Anton von Werner

Geschichte in Bildern

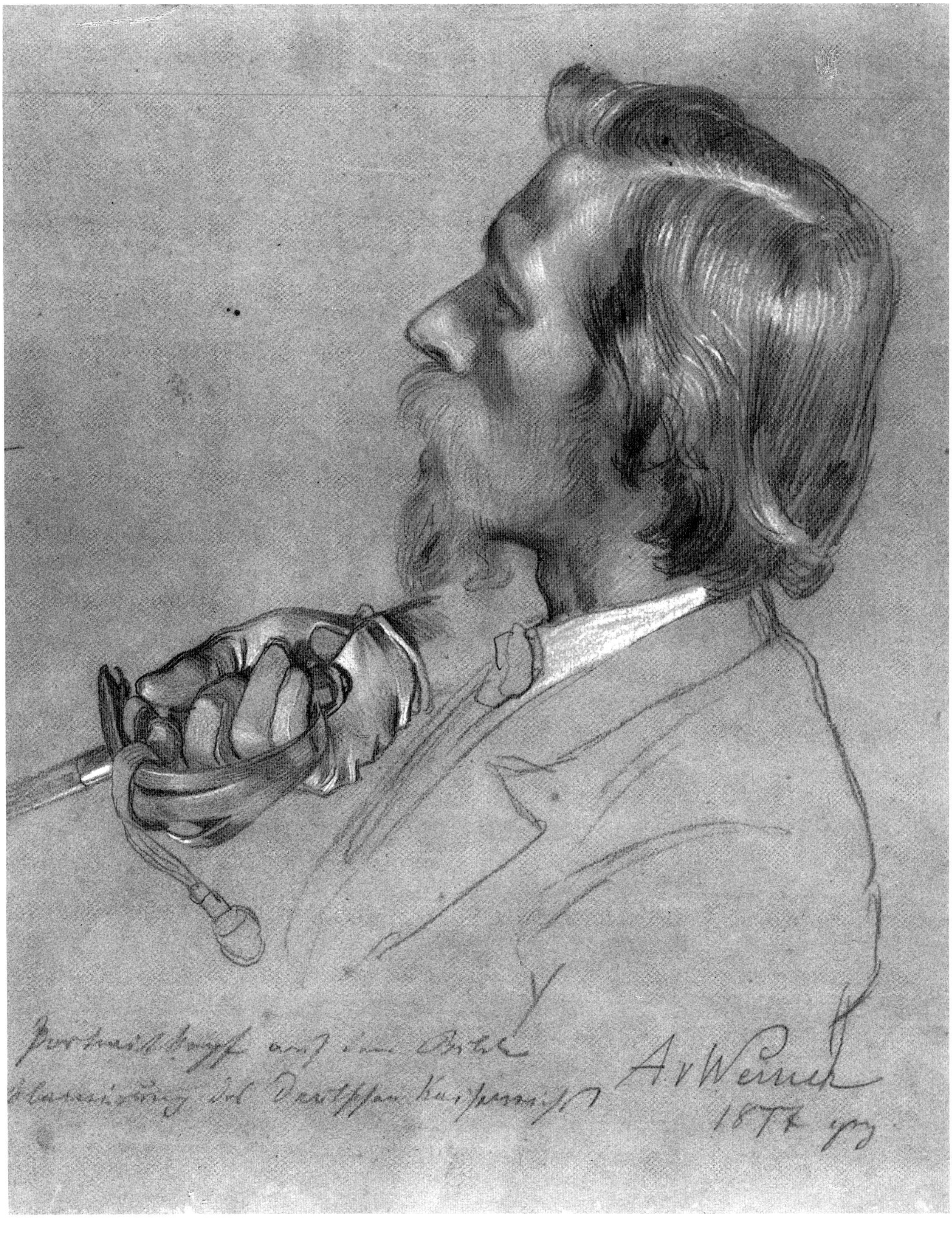

Anton von Werner
Geschichte in Bildern

Herausgegeben von Dominik Bartmann

mit Beiträgen von
Dominik Bartmann, Andreas Bekiers, Jutta Dresch,
Françoise Forster-Hahn, Thomas W. Gaehtgens,
Jörn Grabowski, Werner Hager, Reinhold Heller,
Britta Kaiser-Schuster, Ekkehard Mai,
Christa Pieske, François Robichon,
Peter Springer, Gert-Dieter Ulferts,
Martina Weinland

HIRMER VERLAG MÜNCHEN

Konzeption und Projektleitung:
Dominik Bartmann

Organisation:
Martina Weinland

Ausstellungsgestaltung:
Volker Pfüller

Aufbau:
Produktionsmanagement Architekturbüro Christian Axt und
Tanja Sprang mit Thomas Kaiser

Konservatorische Betreuung:
Ursula Fuhrer

Restaurierung:
Lothar Brokof, Dorothée Beckmann-Buczynski,
Nina Vladi Kurpik, Gruppe MERK (Roland Enge,
Ekkehard Koch, Andreas Mieth, Martina Runge),
Ingo Timm, Blandyna Wojcik

Installation »Roter Salon«:
Alexandra Restaurierungen
– Stuckarbeiten: Friedrich P. Schuster
– Photographische Arbeiten: Oltmann Reuter
– Tischlerarbeiten: Hülsenberg GmbH

Leihverkehr:
Edith Michelsen

Transport:
Hasenkamp Internationale Transporte, Adolf Stoppel Schwertransporte

Öffentlichkeitsarbeit:
Angelika Wachs, Thomas Wellmann

Multivision:
Jürgen Krebs (AV-Optik)

Plakatgestaltung:
Nicolaus Ott + Bernard Stein

Redaktion:
Sabine Beneke

Die Deutsche Bibliothek – CIP-Einheitsaufnahme

Anton von Werner : Geschichte in Bildern ; [Ausstellung des
Berlin Museums und des Deutschen Historischen Museums
Berlin, im Zeughaus, 7. Mai–27. Juli 1993] / hrsg. von
Dominik Bartmann. Mit Beitr. von Dominik Bartmann ... –
München : Hirmer, 1993
ISBN 3-7774-6140-7
NE: Werner, Anton von [Ill.]; Bartmann, Dominik [Hrsg.]; Berlin-
Museum

CIP Kurztitelaufnahme der Deutschen Bibliohek

Auf dem Umschlag: Anton von Werner, *Die Kaiserproklamation,*
Detail. Kat. 534
Rückseite: Die zerstörte »Herrscherhalle« im Berliner Zeughaus nach
einem Bombenangriff, Ende 1944. Im Hintergrund Anton von Werners
Kaiserproklamation
Frontispiz: Anton von Werner, Selbstbildnis für das Gemälde
Die Proklamation des Deutschen Kaiserreiches, 1877, Detail. Kat. 507

Satz: Bruckmann, München
Lithographie: Dörfel, München
Druck und Bindung, Passavia, Passau
Umschlagentwurf: Dieter Vollendorf, München
ISBN 3-7774-6140-7
Printed in Germany

Inhalt

Leihgeber

Berlin	Akademie der Künste
	Alexandra Restaurierungen
	Archiv für Kunst und Geschichte
	Berlinische Galerie
	Berlin Museum
	Inge Bethge-Riedel
	Bildarchiv Preußischer Kulturbesitz
	Deutscher Bundestag
	Deutsches Historisches Museum
	Freie Universität Berlin
	Galerie Westphal
	Geheimes Staatsarchiv Preußischer Kulturbesitz
	Johannes Grützke
	Hochschule der Künste
	Johanniterorden
	Matthias Koeppel
	Landesarchiv Berlin
	SKH Dr. Dr. h.c. Louis Ferdinand Prinz von Preußen
	Märkisches Museum
	Michael Mittelstädt
	Dr. Horst Rügler
	Dr. Wolfgang Schulz
	Staatliche Schlösser und Gärten
	Staatliche Museen zu Berlin – Preußischer Kulturbesitz
	– Gipsformerei
	– Kunstbibliothek
	– Kupferstichkabinett
	– Museum für Volkskunde
	– Nationalgalerie
	– Zentralarchiv
	Staatsbibliothek Preußischer Kulturbesitz
	Der Tagesspiegel
	Verein Berliner Künstler
Bonn	Universitätsbibliothek
Bremen	Galerie Neuse
Doorn	Stichting Huis Doorn
Dortmund	Museum für Kunst und Kulturgeschichte
Dresden	Staatliche Kunstsammlungen, Gemäldegalerie Neue Meister
Düren	Leopold-Hoesch-Museum
Düsseldorf	Stadtmuseum
Duisburg	Stadt Duisburg
Essen	Kurt Demke
Frankfurt/Main	Deutsches Postmuseum
	Slg. Graf Douglas
Frankfurt/Oder	Museum Viadrina
	Stadtarchiv
Friedrichsruh	Bismarck-Museum
Gravelotte	Musée militaire
Hamburg	Kunsthalle
Hannover	Niedersächsisches Landesmuseum
Schloß Harburg	Fürstlich Oettingen-Wallerstein'sche Sammlungen
Karlsruhe	Literarische Gesellschaft (Scheffelbund)
	Städtische Galerie im Prinz-Max-Palais
	Staatliche Kunsthalle
Kiel	Kunsthalle
Leipzig	Museum der bildenden Künste
Lübeck	Museum für Kunst und Kulturgeschichte
	Slg. Dr. Pieske
Maussane-les-Alpilles	Edmond Cielusek
Merseburg	Geheimes Staatsarchiv Preußischer Kulturbesitz
Minden	Slg. Georg Speitel
Moline	Francis Joseph Dewes Burgweger Family
München	Galerie Füssl & Jakob
	Staatliche Graphische Sammlung
Münster	Westfälisches Landesmuseum für Kunst und Kulturgeschichte
New York	The Forbes Magazine Collection
Nürnberg	Germanisches Nationalmuseum
Offenbach	Deutsches Ledermuseum/Schuhmuseum
Paris	Musée de l'Armée
	Musée d'Orsay
Potsdam	Brandenburgisches Landeshauptarchiv
	Stiftung Schlösser und Gärten Potsdam-Sanssouci
Puteaux	F.N.A.C.
Radolfzell	Stadtmuseum
Rastatt	Wehrgeschichtliches Museum
Saarbrücken	Kulturamt
	Saarland-Museum
Schleswig	Schleswig-Holsteinisches Landesmuseum
Schweinfurt	Slg. Georg Schäfer
Stuttgart	Staatsgalerie
Versailles	Musée National du Château de Versailles
Warszawa	Muzeum Narodowe w Warszawie
Weinheim	Ludwig Hoheisel
Wien	Österreichisches Staatsarchiv – Kriegsarchiv
Windsor Castle	The Royal Collection
Wrocław	Muzeum Narodowe we Wrocławiu

Dr. Karl Feiden

sowie zahlreiche Leihgeber, die nicht genannt zu werden wünschen

Vorwort

Als er am 4. Januar 1915 starb, war er nicht vergessen, aber gründlich unzeitgemäß geworden. Welten liegen zwischen Werners heiler Welt, in der sich das Preußisch-Militärische, das National-Deutsche und das Festlich-Gesellschaftliche zu repräsentativen Großbildern verbindet, und der Wirklichkeit des Frühjahrs 1915: auf dem westlichen Kriegsschauplatz der erste Giftgasangriff, auf den Meeren das Ende der kaiserlichen Flottenillusionen, in Deutschland Brotmangel und der 500. Jahrestag der Hohenzollerndynastie in Brandenburg ohne offizielle Feier.

Mit Werner fiel ein Bollwerk der wilhelminischen Kunstpolitik. Auch angesichts des Todes blieben die Modernen, die der mächtige Mann lange behindert hatte, voller Ressentiments. *»Die Bedeutung an diesem Werner war, daß er eine große Zeit tätig miterleben durfte – doch künstlerisch hat er diese Bedeutung nicht zu verdienen gewußt«*, schrieb *Kunst und Künstler* in seinem bitteren Nachruf. Bei dieser desinteressierten Absage ist es lange geblieben. Die Künstler-Rebellen der Zeit um 1900 sind die Sieger der Kunstgeschichte geworden. Der *Name* Anton von Werner sank ab zum Synonym für den Kostümfest-Historismus des deutschen Kaiserreiches – ein Mißverständnis. Trotzdem sind die *Bilder* präsent geblieben. Keine Agentur, die zur *Illustration* von Buchumschlägen, Schulbüchern, Fernsehsendungen nicht die Reproduktionen nach Werner wie Farbphotos bereithielte.

Hier setzt unsere Ausstellung ein. Sie verknüpft das seit Wiedervereinigung und Hauptstadtbeschluß gesteigerte Interesse an der Kulturgeschichte der Reichsgründungs- und Kaiserzeit mit der Frage nach dem Verhältnis von Wahrheit und Ideologie in den Bildern ihres prominentesten Programmkünstlers. Versteckte Winke, daß man damit ein Feld der Entdeckungen betrete, liefert gerade die zeitgenössische Kunstkritik, die Werner oft *»Trockenheit«* und *»Phantasielosigkeit«* angekreidet hatte. Harry Graf Keßler (1904) bemängelte sogar an Werners *Kaiserproklamation* die Ersetzung von *»echten patriotischen«* Gefühlen durch bloße *»verstandesgemäße Gesinnung«*. Und Werner seinerseits beschäftigte sich mit dem Problem, ob es nicht mit der Malerei vorbei sein könne, wenn erst die Farbphotographie zu höherer Technik entwickelt sei.

Daß unsere Ausstellung mit so großem Atem nach Werners *Wahrheit* fragen kann, liegt auch daran, daß erstmals seit einem halben Jahrhundert monumentale Hauptwerke wieder greifbar geworden sind, die als verschollen galten oder unzugänglich waren. Nun restauriert, geben sie im Verein mit den anderen, den nichtoffiziellen Künstler dokumentierenden Leihgaben Gelegenheit, auch unser Vorurteil über den *Maler* Anton von Werner zu prüfen.

Anton von Werner – Geschichte in Bildern ist als kunsthistorisch-kulturhistorisches Großunternehmen möglich geworden durch die freundschaftliche Verbindung des Berlin Museums mit dem Deutschen Historischen Museum und durch die Großzügigkeit der Leihgeber, für die wir herzlich danken. Für einen Sommer kehrt Anton von Werner an jenen Ort im ersten Stockwerk des Berliner Zeughauses zurück, wo die »Ruhmeshalle« mit Monumentalformaten einst von Glanz und Hybris des deutschen Nationalismus zeugte, bevor sein tiefer Sturz auch die Bilder Werners in den Abgrund riß.

CHRISTOPH STÖLZL DOMINIK BARTMANN

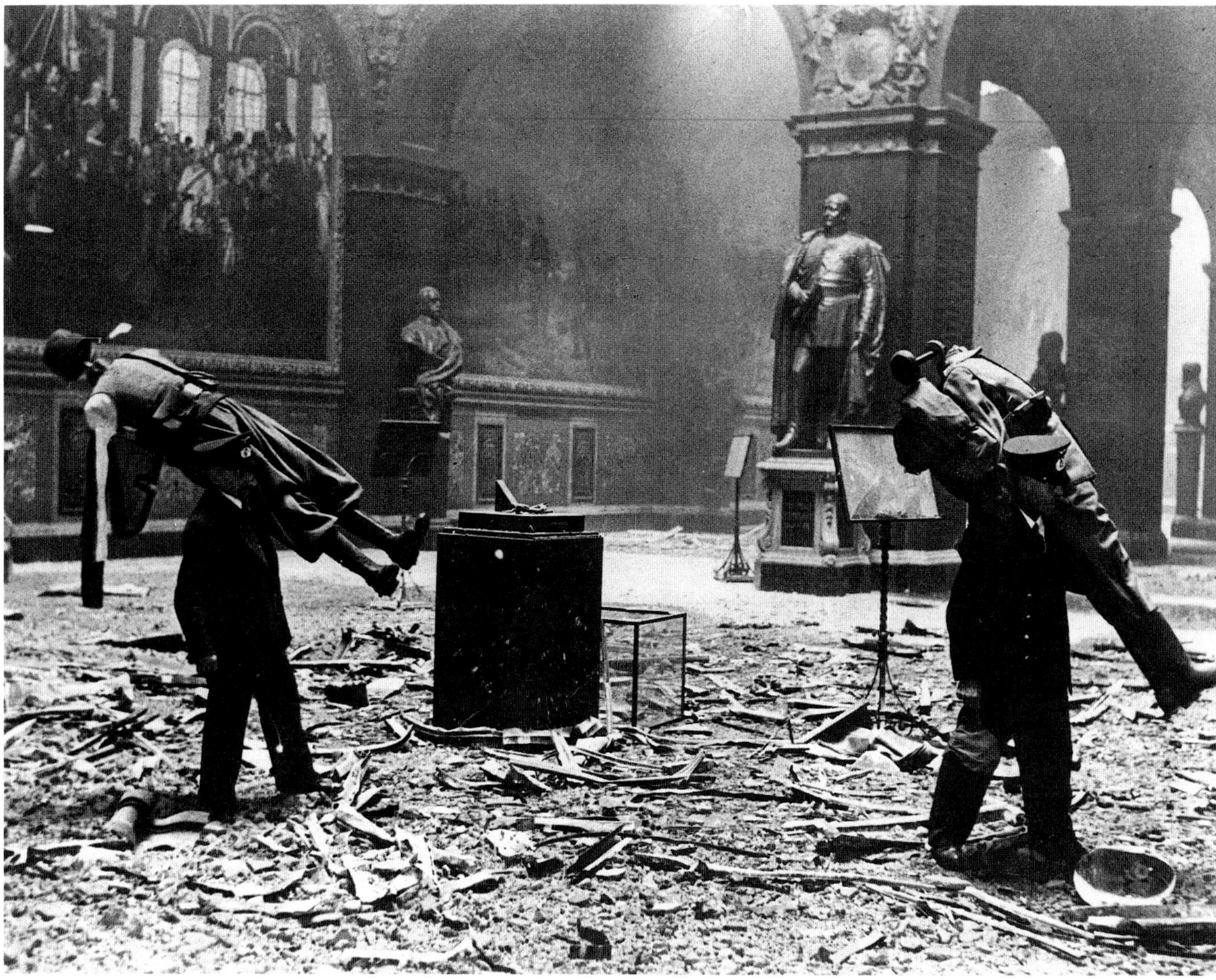

Die zerstörte »Herrscherhalle« im Berliner Zeughaus nach einem Bombenangriff, Ende 1944.
Im Hintergrund links Anton von Werners *Kaiserproklamation*.

DOMINIK BARTMANN

Zur Ausstellung

Anton von Werner – nichts als eine Witzfigur der patriotisch-akademischen Kunstrichtung eines mit der Novemberrevolution von 1918 zugrunde gegangenen Zeitalters? Zeitgenössische Karikaturen zeichnen das Bild eines obrigkeitsgläubigen, intriganten, selbstgefälligen und chauvinistischen Charakters. Daß über sein künstlerisches Talent schon zu Lebzeiten die Zeit hinweggegangen war, ist freilich kein Grund, ihn nicht ernstzunehmen. Nicht übersehen werden sollten auch Werners liberale Neigungen, sein fast freundschaftliches Verhältnis zum Kronprinzen Friedrich Wilhelm und seine ausgezeichneten Beziehungen zu seinen jüdischen Auftraggebern.

Sein einst ruhmvoller Name ist heute wenigen geläufig, seinem Hauptwerk, der *Kaiserproklamation*, ist aber fast jeder einmal begegnet. Vieltausendfach reproduziert, veranschaulicht es den Gründungsakt des Zweiten Deutschen Kaiserreiches. Es gibt keine prägnantere Darstellung dieses Ereignisses. Werner lieferte seiner Nation die Ikone ihrer staatsrechtlichen Geburt. Er war bei der Zeremonie anwesend, und er hatte den Auftrag, sie in einem Gemälde der Nachwelt zu überliefern. Daher rührt das Vertrauen in die Authentizität seiner Übermittlung, und dieses Vertrauen wird auch seinen übrigen Kompositionen entgegengebracht. Dem aufmerksamen Beobachter wird aber auffallen, daß verschiedene Varianten der *Kaiserproklamation* existieren bzw. existiert haben. Sie sind zu unterschiedlichen Anlässen entstanden und vertreten in sich widersprüchliche politische Standpunkte. So stellt sich die Frage nach der Objektivität von Werners Geschichtsmalerei wie der von historischen Abhandlungen überhaupt. Allzu kritiklos ist man bereit zu glauben, daß sich alles genauso abgespielt hat, wie Werner es zeigt. Offenbar bedarf es des optischen Reizes, sich Vergangenheit zu vergegenwärtigen, und die »photographische« Treue seines Stils trägt dazu bei, seine Werke als Quelle anzuerkennen. Das hebt Werner aus der Masse der Illustratoren seiner Zeit heraus, deren meist schnellebige, aber nicht unbedingt durch Miterleben verbürgte Produkte niemals die Schlagkraft seiner Arbeiten erreicht haben. Nicht von ungefähr tragen Werners Bildfindungen die Aura des Originären.

Der 150. Geburtstag Anton von Werners bietet den Anlaß, sich mit dieser Problematik auseinanderzusetzen. Wie aktuell die Thematik seiner Bilder ist, ergibt sich aus dem nach der Wiedervereinigung sprunghaft gestiegenen Interesse an der preußischen Vergangenheit Deutschlands, ja, aus dem gelegentlichen Wunsch nach deren Renaissance. Dabei deckt das Schaffen Werners ungefähr den Zeitraum ab, in dem Preußen die führende Rolle im Reich übernahm und schließlich an dem Anspruch, Weltmacht zu sein, scheiterte.

Im Mittelpunkt der Ausstellung stehen Werners Historien- und Ereignisbilder, vor allem vom Deutsch-Französischen Krieg und der daraus resultierenden Reichseinigung sowie von zeremoniellen Höhepunkten des Kaiserreiches. Im Abstand von mehr als einem Jahrhundert, in einem Europa der offenen Grenzen, muß es möglich sein, frei von Vorurteilen und Ressentiments darüber zu befinden. Die Ausstellung beabsichtigt nicht mehr und nicht weniger, als durch eine gründliche Aufbereitung des Materials die Möglichkeit zu eröffnen, zu einem eigenen Urteil über den Künstler und sein Werk zu gelangen. Auf spektakuläre Inszenierungen wird dabei bewußt verzichtet, ebenso auf die unmittelbare Konfrontation mit Werken der Moderne. Vielleicht ist es aber auch schon sensationell genug, vielen Arbeiten, die man nur durch Abbildungen kennt, nun im Original zu begegnen. Schwere Schäden im Zweiten Weltkrieg und eine langandauernde Mißachtung des Wilhelminismus haben es mit sich gebracht, daß Werners Œuvre nur unvollkommen erhalten ist. Eigens für die Ausstellung wurden umfangreiche und aufwendige Restaurierungsmaßnahmen ergriffen, die Bilder wie den *Berliner Kongreß* für die Öffentlichkeit zurückgewinnen. Ihrer Wirkung wird sich kaum jemand entziehen können. Monumental im Format, ausgeklügelt in der Komposition, von einem delikaten Kolorit und geschickter Lichtführung gekennzeichnet, stellen sie die Steigerung des für die Berliner Schule so charakteristischen Realismus ins Extrem des äußerlich Faßbaren dar. Dahinter verbirgt sich eine oft propagandistische Intention, die aufgrund meisterlicher Suggestion nur den Schluß zuläßt: Ja, genauso muß es gewesen sein!

Das Arbeitsprinzip des Künstlers bestand darin, durch empirische Anhäufung von Details die Richtigkeit der intendierten Bildaussage zu untermauern, ungeachtet der Tatsache, daß sich diese durch Einflußnahme des Auftraggebers oder durch eine neue politische Konstellation leicht in ihr Gegenteil verkehren konnte. So war es möglich, in einer neuen Fassung eines Gemäldes ein anders akzentuiertes »Dokument« zu schaffen. Dabei ist zu berücksichtigen, daß zwischen Bildidee und Ausführung oft mehrere Jahre vergingen.

Die Krise der Historienmalerei in der zweiten Hälfte des 19. Jahrhunderts als Folge umgreifender politischer, kultureller und sozialer Umwälzungen wurde von Werner nicht wahrgenommen. Zwar reagierte er auf die Geschwindigkeit moderner Nachrichtenübermittlung, indem er sich nach 1870 aktuellen Themen zuwandte, von denen er nicht zu Unrecht annahm, daß sie Geschichte machen würden. Mit Gründung des Deutschen Reiches ließ er von »historischen«, den tagespolitischen Bezug höchstens verschlüsselnden Themen ab, wie sie die Generation seiner Lehrer vorgegeben hatte. Aber eine Umsetzung des Zeitgenössischen im Sinne einer individuellen Reflexion findet nicht statt, vielmehr erschöpft sich der künstlerische Prozeß in einem äußerlichen Erfassen und Arrangieren. Nach 1871 entfernte sich Werner zunehmend von der Aktualität des Historischen und verfiel in eine nostalgisch-pathetische Beschwörung der Kriegs- und Reichseinigungszeit. Konsequent setzte er dabei ein Kunstmittel ein, das den Betrachter ans Bild fesseln soll: die behauptete Augenzeugenschaft. Sie kann sich in verschiedenen Formen ausdrücken, in Gestalt des traditionellen, sich aus dem Zitatenschatz der Kunstgeschichte bedienenden Historienbildes wie in der perfekten Illusion des Panoramas. Nicht nur, daß Werner der Ruf des Kriegsmalers nachhing, der in Versailles dabei gewesen war, stets suchte er den Betrachter ins Bild einzubeziehen, die Distanz zum Bild aufzuheben. Das unterscheidet ihn vom bedeutendsten deutschen Künstler seiner Zeit, Adolph Menzel.

So wie Werners Schicksal auf besondere Weise mit den politischen Umständen seiner Zeit verwoben war, so widmete er seine Schaffenskraft fast ausschließlich den historischen Glanzpunkten seines Landes. Weniger als Chronist denn als Historiograph hinterließ er eine »Geschichte in Bildern« – nicht von Anfang an zyklisch angelegt, aber zum Schluß den Bogen von der Reichsgründung bis zum Imperialismus spannend. Es gelang ihm dabei das Kunststück, auch weniger malerische Ereignisse so treffend zu veranschaulichen, daß sich seine historischen Darstellungen heute stärker ins Bewußtsein eingeprägt haben als die Geschichte selbst.

Die Ausstellung trägt dem Rechnung, indem sie sich auf den Standpunkt des Nachgeborenen begibt, der in den illustrierten Annalen einer untergegangenen Epoche blättert. Gleichzeitig konterkariert sie diesen Standpunkt durch Heranziehung der historischen Fakten, von Photographien und Dokumenten, durch Vergleich mit Zeugnissen der bildenden Kunst, vor allem aber durch Aufschlüsselung der jeweiligen Bildgenese. Diese beginnt bei ersten Kompositionsskizzen, gefolgt von einer oder mehreren in Öl gemalten Farbskizze(n) und führt weiter über zahlreiche Porträt-, Figuren-, Modell- und weitere Studien zur Endfassung.

Es ist dies ein mühsamer, aber spannender Prozeß, an dessen Ende möglicherweise die Erkenntnis steht, daß die Darstellung historischer Wirklichkeit reine Fiktion bleiben muß.

WERNER HAGER

Leben mit Geschichte*

Eine uns so fern gerückte Erscheinung wie Anton von Werner können wir uns deutlicher machen, indem wir diesen Künstler aus seiner Zeitwelt, ihren Wertbegriffen und Vorstellungen zu verstehen suchen. Werner war eine sehr zeitbedingte Figur, dem Deutschland vor hundert Jahren verhaftet, das den meisten unter uns nur noch eine schattenhafte Erinnerung und vielen fremd geworden ist. Diese Epoche aber und damit Werners Schaffenszeit trägt die Züge eines weiter gespannten Zeitalters, das sich von der Französischen Revolution bis zum Ersten Weltkrieg hinzieht. Wir nennen es das 19. Jahrhundert, und dieses weist eine für Werners Bildthematik grundlegende Voraussetzung auf, ein Verhältnis zur Geschichte nämlich, wie es so eng und alles durchdringend niemals vorher und auch seither nicht mehr bestanden hat.

Denn Werner war ein Historienmaler. Als solcher hielt er sich aber weniger an die Vergangenheit als an die Ereignisse seiner Gegenwart, und zwar vornehmlich an solche, die den Aufstieg des deutschen Kaiserreiches begleiten. Ein Schlachtenmaler wie so viele damals ist er jedoch ungeachtet seines großen Sedan-Panoramas und einiger sonstiger Kriegsepisoden nicht gewesen; ihn interessierte der historisch bedeutende Moment, also Handlungen und Begegnungen führender Männer, Staatsakte, Zeremonien; auch ist er zum Chronisten der Hohenzollernfamilie geworden, der er durch seine persönliche Beziehung zu Kronprinz Friedrich Wilhelm nahestand. Man kann also sagen, mit seiner nüchtern gegenständlichen Malerei und als treffsicherer Porträtist jener Welt hoher Herren und Damen, Militärs und Staatsbeamten war er ein Reporter großen Stils. Ereignisse wie die Kaiserproklamation sehen auch wir noch, ob wir wollen oder nicht, mit seinen Augen.

Wie kommt auf der Spätstufe des 19. Jahrhunderts eine so wirksame bildliche Aktualisierung des Zeitgeschehens zustande? Sie beruht auf Voraussetzungen, die bis in die Anfänge der Epoche zurückreichen. Über das Denken und Fühlen übt die Vorstellung von der Geschichtlichkeit des Daseins eine unbeschränkte Macht aus, und so ist auch erlebte Gegenwart ein Stück Geschichte, ein Stoff mit dem Anspruch auf große Darstellung. Wie jeder historische Gegenstand von jeher, empfängt auch dieser gewisse wertsetzende Akzente, er wird idealisiert. Zum Unterschied aber von der barocken Historie wird er zugleich derart naturgetreu wiedergegeben, als habe die bildlich zurechtgerückte Handlung tatsächlich so stattgefunden. Dieses idealistisch-realistische Verfahren stützt sich auf ein Vertrauen in die wissenschaftliche Naturerkenntnis als Gewähr von Wirklichkeit schlechthin, verschmolzen mit der altverwurzelten Autorität der Geschichte als Lehrmeisterin und Richterin über das Leben. So wird das große Thema der Historie als ein Stück Naturwirklichkeit aufgefaßt. An diesem täuschenden Konzept hat Werner zeitlebens festgehalten, unbeirrt von den Bewegungen der Kunst um ihn her; er nannte ein solches Bild eine »*Urkunde*« und schrieb ihm Dokumentarwert zu. Natur und Geschichte, aufeinander bezogen als Pole der Wirklichkeit, so lautet das Credo der Epoche, und als seine Wahrzeichen gleichsam stehen an der Wiener Ringstraße die beiden Hofmuseen, das kunsthistorische und das naturhistorische, einander spiegelbildlich gegenüber. Dieser Grundgedanke lebt sich ohne seinen ursprünglichen Tiefgang in Werners spätnaturalistischer Historienmalerei aus.

Ältere Historie verstand sich als Chronik der antiken und modernen Welt und vertrat zugleich mit ihrem festen Bestand an Vorbildern aus diesen Weltaltern das exemplarische Lehramt. Noch in Goethes *Pädagogischer Provinz* wird ein Bilderkreis dargeboten, worin sich die Hauptinhalte des Alten und Neuen Testaments mit dem Weltgeschehen derart verschränken, daß die bleibenden Werte hervortreten, und Wilhelm Meister freut sich, daß sich sein Sohn »*jene musterhaften Ereignisse als wirklich, als wenn sie neben ihm lebendig gewesen wären, zueignen sollte*«. Noch gelten also feste Normen, standen diese aber bisher »*wie Fixsterne am Himmel*«, so rücken sie nun näher, werden unmittelbar aufgenommen; aus generellen Geboten bildet sich ein Maßstab individueller Bildung und Selbsterkenntnis heraus.

Diese Subjektivität des Erlebens hat sich im »Sturm und Drang« des vorigen Jahrhunderts durchgesetzt, und Herder hat dafür das Wort »*Einfühlung*« gefunden. In der Romantik wächst sie sich mächtig aus, aber ihr tritt die Objektivität in Gestalt einer sich methodisch konsolidierenden Wissenschaft entgegen, und an dieser findet die einfühlende Anschauung der »Welt als Geschichte« ihren Halt. Geschichte, das ist nun ein sich aus sich selbst vollziehender Prozeß, der seinen Sinn in sich trägt als Entwicklung auf ein Ziel hin. Wird dies auch bestritten, so ist doch die Überzeugung von der Evolution als Sinndeutung des Lebens allgemein, und der Glaube an die Normativität der Historie gewinnt eine Macht, wie sie vordem nur der Religion zustand. Geläufige Redewendungen wie »vor der Geschichte bestehen«, »einen geschichtlichen Auftrag erfüllen« und immer wieder auch die Idee von der Weltgeschichte als Weltgericht verraten, in welchem Maße das Geschichtsbewußtsein in die Nachfolge nicht nur der alten Glaubenswahrheiten, sondern auch der Aufklärungsideen eingetreten ist.

Geschichte bewegt sich in der Zeit, und in ihrem Miterleben steigert sich die Zeitvorstellung, das Zeitgefühl. Chateaubriands Denken erhebt die Zeit zur wirkenden Macht, seine Generation lebt sich ein in eine rascher bewegte Welt, er selbst verrät *»ein pathetisches, fast gereiztes Zeitgefühl«*. Ähnlich sensibel Novalis, wenn er schreibt: *»Fortschreitende, immer mehr sich vergrößernde Evolutionen sind der Stoff der Geschichte [...] vergänglich ist nichts; was die Geschichte einmal ergriff, aus unzähligen Verwandlungen geht es in immer reicherer Gestalt erneut wieder hervor«*. Im ewigen »Stirb und werde« erscheint Geschichte als ein Schaffendes, Bewegendes, sie gleicht einer handelnden Person, die etwas zu ergreifen und umzuwandeln vermag, und so wäre das früher nicht ausgesprochen worden.

Forschend und fühlend, denkend und ahnend aus Natur und Geschichte gewoben, erweitert sich die Vorstellung eines aus abgründiger Zeitentiefe herkommmenden, der Macht der Zeit unterworfenen Menschheitsweges zum Geistes- und Seelenraum. Man lebt mit der Historie. *»Schon als Kind geschah es mir oft, daß ich keine Ruhe über das Schicksal Hannibals finden konnte oder in Verzweiflung über die Schlacht bei Poltawa war«*, erzählt der 1785 geborene Fürst Pückler, und bei dem 1819 zur Welt gekommenen Fontane heißt es: *»[...] von Kindesbeinen an habe ich eine ausgeprägte Vorliebe für die Historie gehabt. Ich darf sagen, daß diese Neigung mich geradezu beherrschte [...] mit elf Jahren [...] machte ich die Julirevolution mit und weinte wie ein Kind, als es nach der Schlacht bei Ostrolenka mit Polen vorbei war«*. Solche Streiflichter ließen sich vermehren; sie bezeugen die Emotionalität des Verhältnisses zur Geschichte in der ersten Jahrhunderthälfte. *»Das Beste, was wir von der Geschichte haben, ist der Enthusiasmus, den sie erregt«*, erklärt Goethe. Mit der Zeit schleift sich diese Erregbarkeit zwar ab, sie durchzieht jedoch, wenn auch nicht unwidersprochen, die ganze Epoche bis an ihr Ende. Die Areale der Vergangenheit enthüllen sich als Bereiche des eigenen Inneren, worin man sich selbst sucht und findet oder wovor man, je nachdem, auch zurückschrickt. Die Zeitentiefe ist ein Stück der eigenen Tiefe, und wie von jeher ist an ihren Wegen das Gebot: »Erkenne dich selbst!« aufgerichtet. Nach wie vor mißt sich die Gegenwart an der Vergangenheit. Setzte aber der alte Kanon historischer *exempla* vorzugsweise moralische Maßstäbe, so steigen nun vor den Lebenden Wertbegriffe wie Macht, Größe, Schicksal auf, die nicht einfachhin als gut oder böse einzustufen sind.

Solche Gedanken sind auf dem Wege, als die Revolution ausbricht und der Tradition ihre Absage erteilt. Ginge es nach ihr, so ließe man das Gewesene versickern, faßte alle Quellen neu und lenkte ihre Wasser rein auf die Zukunft hin. Dabei wird diese ja doch selbst historisch gedacht, als Entwicklung, als Prophetie. Die Revolution kommt aus dem gleichen Geschichtsbewußtsein her wie die Tradition, beide Positionen bleiben dialektisch aneinandergekettet, unter den Begriffen des Fortschritts und der Bewahrung ein untrennbares Paar. Historisch also rechtfertigen sich die aus der Revolution hervorgegangenen Nationen, und zwar aus der Zeit als bewegtem Ablauf, nicht wie die Dynastien oder die Stammbäume des Adels vor einem stehenden Zeitenhintergrund. Daß dies alles aber nicht nur Ideen sind, sondern Ausflüsse des Willens, der Macht, das erfahren die Völker im Umsturz der Französischen Revolution und dann unter den Kriegsstürmen, die sich über Europa hinwälzen. *»Was will man mit dem Schicksal? Die Politik ist das Schicksal«*, erklärt Napoleon, und diese unmißverständliche Sprache setzt die Kräfte, die das Geschehen bewegen, als positive, berechenbare, nicht mehr als transzendente voraus. *»Über Geschichte kann niemand urteilen als wer an sich selbst Geschichte erfahren hat. So geht es ganzen Nationen«*, folgert Goethe.

Aber das Pendel schlägt zurück, der in der Revolution dort, in den Freiheitskriegen hier erfolgte Aufbruch wird durch die Restauration zum Stillstand gebracht. Unter dieser äußeren Ruhe beginnt die innere Verarbeitung der seit einem halben Jahrhundert erfahrenen Anstöße, der Historismus tritt in seine Reifezeit ein, eine mächtige Einverleibung der Vergangenheit hebt an. Dabei wird eine Geschichte entdeckt, von deren Zeitentiefe und Erscheinungsfülle man sich vorher keinen Begriff machte. Bis um 1830 bildet sich das historische Weltbild der Neuzeit in großen Zügen heraus, universal angelegt, doch mit dem Schwerpunkt in Europa. Erschlossen wird es von einer Geschichtswissenschaft, die nun erst als freie Geistestätigkeit ihre methodische Autonomie erlangt. Sie wird umspielt von einer Dichtung und Prosa, worin historische Stoffe dramatisiert und nacherzählt, episch oder balladesk behandelt sind. Aus dieser wiederum, mehr als aus den Werken der Geschichtsschreiber selbst, schöpft die bildende Kunst, die Flut der nun Stadt und Land überziehenden Denkmäler und vor allem die Historienmalerei, die sich, anders als das aufs Allgemeinbedeutende gerichtete barocke Historienbild, in unendlicher Nacherzählung von Ereignissen ergeht und so den zutage geförderten Wissensbestand der Allgemeinheit vermittelt, die ihn als Bildungsstoff, nicht minder aber als subjektives Erlebnis aufnimmt. Ihr nächstverwandt als ebenfalls erzählende Kunst ist der historische Roman, der wie sie auf Jahrzehnte hinaus seine Blütezeit erlebt. In alledem spricht sich ein unstillbares Bedürfnis aus, die Vergangenheit nachzuerleben, mit ihr mitzugehen, sich mit ihr zu identifizieren, und dieses Eintauchen in entschwundene Welten, erst romantisch, dann historisch, als Flucht in frühere Stile, verstärkt sich um so mehr, je spürbarer sich das Leben unter dem Einfluß der Technik zu verändern beginnt. Als Umgang mit der Zeitentiefe ist dies aber ein produktiver Vorgang, ein Gewinn an innerem Raum, und wird *»das gewaltig herschauende Gewesene«* nun erst voll bewußt, so sinkt es zugleich tief ins Unbewußte hinab. Der historische Sinn klärt und verfeinert sich, man beginnt zu begreifen, was man am Überkommenen besitzt, und ebenso wie ihrer Ratio folgt die Forschung ihrem Spürsinn, ihrer Ahnung. Über subjektiver Einfühlung und objektiver Erkenntnis wie über zwei Pfeilern wölbt der Bund mit der Geschichte seinen Bogen, und eine unermeßliche Kultur geht daraus hervor.

Der geistige Gewinn wird alsbald praktisch fruchtbar. So holt sich die Politik ihre Argumente aus dem historischen Reservoir, und nicht selten, besonders in Frankreich, tritt der

Historiker selbst als Staatsmann hervor. Nie sind die den aufstrebenden Nationen lebensnotwendigen Traditionen und Theorien sorgfältiger erwogen und gepflegt worden, und auch das Programm der Revolution erhält seinen historisch-theoretischen Unterbau. Gegen Ende des Jahrhunderts wird das Klima sich ändern, einstweilen aber beherrscht der Historismus im Verein mit der Naturwissenschaft das Denken der Zeit.

Der Durchbruch kommt in Gang unter den Erschütterungen der Revolutionsjahre und dem großen Zug der Unternehmungen Napoleons. Rasch erweitert sich der Gesichtskreis, Epochen, Länder und Völker zeichnen sich deutlicher ab. Nicht nur das Mittelalter löst sich aus dem Nebel, auch das klassische Altertum enthüllt Schritt für Schritt seine wahre Gestalt. Paestum hat Goethe auf seiner Italienreise noch befremdet, nun aber versteht man die strenge Sprache dieser Tempel; seit 1818 sind die Elgin Marbles im Britischen Museum zu sehen, darunter vom Parthenon abgenommene Originale griechischer Skulptur, und neben ihnen verblassen Italiens Statuensäle, in denen das klassizistische Ideal gewachsen war. Die Ansammlung von Napoleons europäischem Kunstraub im Pariser Louvre vermittelt grundlegende Begriffe vom Umfang und der Entwicklung der älteren Kunst. Mit Niebuhrs *Römischer Geschichte* (1811–45) tut die quellenkritisch fundierte Historiographie einen entscheidenden Schritt; die Republik mit ihren längst als moralische Vorbilder vertrauten Brutussen und Scipionen wird historisch greifbar. 1829 wird das Preußische Archäologische Institut in Rom, 1844 die Ecole française d'Athènes gegründet. Schon seit 1780/90 lesen die Deutschen ihren Homer in Vossens metrischer Übersetzung, nun erzählt ihnen Gustav Schwab die Sagen des klassischen Altertums.

Auch die nordische Vergangenheit tritt hervor. In eine sagenhafte Vorzeit führen Gemälde wie Caspar David Friedrichs *Hünengrab* oder Johann Wilhelm Schirmers *Deutscher Urwald* zurück. Man forscht nach dem Ort der Varusschlacht, bis in die dreißiger Jahre entstehen Hermannsdramen und Hermannsdenkmäler. Schon als Johann Jakob Bodmer 1757 das Nibelungenlied entdeckte, das 1782/84 als Gesamtausgabe erschien, schimmerte durch das hochmittelalterliche Epos die Saga aus der Völkerwanderungszeit hindurch, nur fehlte dafür noch der Sinn; nach der Jahrhundertwende aber erwacht das Gedicht, übt eine kaum mehr vorstellbare Wirkung aus und wird ausdrücklich zum Nationalmythos erhoben. Neudeutsch als Feldausgabe gedruckt, begleitet der Heldengesang die Krieger in den Freiheitskampf. August Wilhelm Schlegel wirbt in seinen Berliner Vorlesungen 1803/04 für das Mittelalter, noch vor Chateaubriand und mit ähnlicher Eindringlichkeit. Nach und nach kommt das erhaltene Gut an alter Dichtung und Weistümern ans Licht, und seit 1812 bringen die Brüder Grimm die Hausmärchen, dann die deutschen Sagen heraus. Mit der Deutschen Grammatik und dem Riesenunternehmen des Deutschen Wörterbuchs geben sie der Nation im Ringen um ihr Selbstbewußtsein den Rückhalt am historischen Aufbau ihrer von den Dichtern neu geschenkten Sprache; noch 1842 empfindet Burckhardt Jacob Grimms Kolleg über die *Germania* des Tacitus als *»das schönste und interessanteste«*. Auf Betreiben des Freiherrn vom Stein erscheinen ab 1826 die *Monumenta Germaniae historica*. Leidenschaftlich greifen die Deutschen nach ihrer alten Kaisergeschichte; Bodmer hat sie zuerst poetisch heraufbeschworen, nun stellt Raumers *Geschichte der Hohenstaufen* (1822/28) dieses Kernstück der Reichstradition auf festen Grund. Eine kaum abschätzbare Wirkung auf die politische Phantasie übt die Barbarossalegende aus. Schon 1828 erscheint Immermanns Trauerspiel *Friedrich II.*, 1829/30 folgen Grabbes Stauferdramen, und fortan hält die Produktion von Gedichten, Theaterstücken, Gemälden und Denkmälern aus diesem Stoffkreis an, erst im großdeutschen Sinne, dann der neuen Reichsidee gemäß.

Dies alles reift noch zu Lebzeiten Goethes heran, in dessen Alterswerk sich das Universum von Natur und Geschichte darstellt. Auf das Wirken des Weltgeistes in der Geschichte zielt Hegels Denken, und Ranke hat seinen welthistorischen Entwurf im Sinn, während Savigny die Rechtswissenschaft historisch verankert. Auch die Theologie tastet sich mit dem *Leben Jesu* von David Friedrich Strauß in dieser Richtung vorwärts. Die Wiederentdeckung der altniederländisch-altdeutschen Malerei, noch unter Goethes Teilnahme, rückt die Kunstbetrachtung aus dem klassizistischen Kanon in den historisch vergleichenden Gesichtskreis, und so entsteht auch hier eine neue Wissenschaft, die wiederum den Horizont des schaffenden Künstlers erweitert. Sie drängt zur Erhaltung der Denkmäler; 1817–30 wird die Marienburg im Hauptteil wiederhergestellt, und schon reift der Entschluß zum Ausbau des Kölner Doms, zunächst als Nationaldenkmal verstanden. Die Nationalidee ist wie in Frankreich aus der Revolution entsprungen und bleibt eng mit liberalen Forderungen verknüpft, aber während sie dort in der Julirevolution 1830 durchbricht, muß sie sich hier wie in Italien unter der Decke vorarbeiten, literarisch, künstlerisch und unter ständigem Bezug auf die Geschichte. Auch die alte Musik steigt wieder auf; im Jahre 1829 bringt Mendelssohn-Bartholdy die vergessene Matthäuspassion in Berlin zu Gehör.

Behält die Nationalgeschichte immer ihren aktuellen Bezug, so findet die romantische Phantasie ein weites Feld in den Geschichten anderer Völker. Unter diesen steht die englisch-schottische jahrzehntelang in höchster Gunst. Während Britannien aufsteigt, taucht seine Vergangenheit vor den Augen des Kontinents wie ein Thule aus dem Westmeer empor. Shakespeare war ihr erster Sprecher, nun tritt Walter Scott mit unermeßlicher Ausbreitung hinzu. Sagen lösen sich aus dem Nebel, Shakespeare rückt die nördliche Vergangenheit mit der klassischen zusammen, Cäsar erscheint dem Brutus bei Philippi nicht anders als Hamlets Vater seinem Sohn auf der Terrasse von Helsingör, beides Geschichte, aus Sage in Dichtung verwandelt. Seit Herder und dem jungen Goethe zieht sich die Rezeption des Dichters über ein halbes Jahrhundert hin, durch Schlegel und Tieck ins Deutsche eingebürgert; gleichzeitig finden Franzosen und Deutsche zu ihrer eigenen Vergangenheit zurück, zunächst zum Spätmittelalter, das sich bei dem Engländer so farbig auslebt. Auch Walter Scott dringt in diesen Schauplatz ein, Paul Delaroche hat daraus geschöpft, ebenso Eugène Delacroix; Fontane hatte es besonders Schottland angetan, das er selbst bereiste.

Anders steht es mit dem Eindruck, den die Geschichte des Schweizer Volkes macht. Hier ist es ein bestimmter Ideengehalt, der über die Grenzen dringt. Seit Johannes von Müllers Darstellung (1780/1808) weiß man, wie diese Bauern und Bürger ihre Unabhängigkeit mächtigen Landesfürsten in harten Kämpfen abgerungen hatten; schon 1793 nennt sich eine Sektion der Pariser Revolutionäre *Guillaume Tell*. Dann greift Schiller den Gründungsmythos der Eidgenossenschaft auf und prägt ihn dichterisch; sein Bild des freien Volkes erblickt der Strom der Reisenden, den der Reiz der Bergwelt ins Land zieht. Einen Inbegriff des Opfertodes bildet die *Winkelried-Legende*. In dieser ruhmreichen, von kraftvoll bildhaften Taten erfüllten Historie fand noch Hodler den Stoff zu seiner Erneuerung der Wandmalerei. Den Deutschen galt das Müllersche Werk als *Messiade*, bis es von Raumers *Hohenstaufen* überstrahlt wurde; seit den zwanziger Jahren erscheint das Tell-Motiv in der Berliner Malerei, und rein leuchtet die Idee der Freiheit in Alfred Rethels *Gebet vor der Schlacht bei Sempach* (1824) auf. Den anderen Hort republikanischer Unabhängigkeit hat Schiller mit seinem *Abfall der Niederlande* in Erinnerung gerufen. Die Begriffe Freiheit und Nation, eng verknüpft, erleuchten das ganze Jahrhundert, ungeachtet des Anspruchs, den die Sozialidee auf den Titel der Freiheit zunehmend erhebt. Erfüllt von diesem Ideal wendet sich der Philhellenismus dem unter das türkische Joch gebeugten Griechenvolk zu; Delacroix setzt ihm mit dem *Massaker auf Chios* ein gewaltiges Denkmal, indes Byron in Missolunghi als Mitstreiter untergeht. Ein tragisch getöntes Echo findet Polens vergebliches Ringen um seine Freiheit.

So wird ein Stück Land und Volk nach dem anderen in seiner Eigenart geschichtlich erfaßt. Spanien zieht die Blicke auf sich, nicht mehr als der gefürchtete Unterdrücker von einst, sondern als romantisch-historischer Boden, der vom Kampf mit dem Islam gezeichnet ist. Calderon und Lope de Vega treten Shakespeare an die Seite. Seit Napoleons ägyptischer Unternehmung ist auch der Vordere Orient erschlossen, er wird von Goethe in das dichterische Universum eingefügt. In dieser Gegend führt jetzt Lady Hester Stanhope, die Nichte Pitts, auf ihrer Felsenburg im Libanon ein sagenumwobenes Leben, das selbst einem Roman gleichkommt. Nordafrika wird mit der Eroberung Algiers (1830) zugänglich, und auf seiner Reise nach Marokko als Begleiter des französischen Gesandten (1832) wird Delacroix zumute, als sehe er in den Arabern die Enkel der alten Römer vor sich. Der ferne Osten ist zwar seit der Chinamode der Barockzeit mit bestimmten Vorstellungen verknüpft, auch gibt es eine *Histoire générale de la Chine*, doch die Entschleierung Ostasiens läßt noch auf sich warten, und Dunkel bedeckt auch das innere Afrika. In die Neue Welt dagegen hat schon Chateaubriand mit den Augen des Europäers hineingeblickt, und nun streben die Auswanderer diesem gelobten Lande der Freiheit zu. Rußland endlich steht seit dem Sieg über Napoleon als Großmacht dar, es dringt nach Sibirien, in den Kaukasus und gegen Konstantinopel vor, dessen Rückführung zum Christentum es als seine Mission ansieht. In dem Roman *Krieg und Frieden* entwirft Tolstoi das Geschichtsgemälde des Kampfes gegen den westlichen Eroberer, das zugleich eine Wesensdeutung Rußlands ist. So weitet sich der Horizont der vergangenen wie der gegenwärtigen Welt. »*Die Geschichte in Auffassung und Darstellung ist unendlich interessanter geworden*«, erklärt der junge Burckhardt.

Diese neuartigen Schauplätze und ihre Begebenheiten nimmt die historische Darstellung in Wort und Bild mit wahrer Leidenschaft in Besitz. Das Zeitalter will mit der Geschichte leben, so wird darüber mehr gelesen als je zuvor, aber nicht jedermann wagt sich an die Bücher der Geschichtsschreiber heran, auch unter den Gebildeten nicht, und so fällt den erzählenden und abbildenden Künsten der Löwenanteil der Vermittlung zu. Wort und Bild gehen dabei nahe zusammen und beeinflussen einander ständig. Als Goethe im Jahre 1830 polnischen Besuch empfängt, kommt er wie von selbst auf den Einfall, den jugendlichen Poeten dieses Landes die Bearbeitung nationaler Geschichtsstoffe zu empfehlen. Aus dem Leben Kasimirs des Mönches zum Beispiel ließe sich »*eine Dichtung oder ein historisches Drama voll ergreifender Gemälde bilden*«. Die Historie drängt sich unwillkürlich als Thema auf, und Wort und Bild werden ohne Zögern in einem Atem genannt.

Wenn dem so ist, wie wird der Stoff angefaßt? Was wünscht der Leser oder Betrachter zu hören oder zu sehen? Wie wird das Einst zum Erlebnis im Jetzt gemacht, mit dem sich der Aufnehmende eins fühlen kann? Denn darauf kommt es doch an.

Das klassische Drama der Barockzeit zog die Handlung in idealer Einheit mit Raum und Zeit auf einem imaginären Schauplatz zusammen; diese Geschlossenheit bürgte für Richtigkeit und Wahrheit. Es traten einander möglichst nur idealtypische Personen gegenüber, und dieser *style sublime* beherrschte auch die Historienmalerei. Bei Shakespeare dagegen läuft die Handlung unter beliebigem Wechsel von Ort und Zeit wechselvoll vor den Augen des Zuschauers ab.

Diese Freizügigkeit macht sich das historische Drama im Sturm und Drang und in der Romantik zunutze; Grabbe läßt auf der Bühne ganze Geschichtsverläufe geradezu nachspielen, und auf diesem Wege geht der Historienfilm bis heute weiter. Schiller dagegen hat die historische Einbildungskraft ein Jahrhundert lang mit klassischer Dramaturgie beschäftigt und gelenkt. Zeitgemäßes Beiwerk setzt er nur sparsam ein und erreicht dennoch eine derartige Gegenwärtigkeit, daß sich seine Auffassung öfters an die Stelle des tatsächlichen Geschichtsverlaufs gesetzt hat. Erst sein *Tell* erhebt die helvetische Befreiungssage zum Urbild der Freiheit. Der Wallenstein ist sein *Wallenstein*, Maria Stuarts Leiden setzen sich in seiner Version fest, das Ende Piccolominis wird unterschiedslos neben dem Tod Gustav Adolfs angeführt, dabei ist der Piccolomini doch eine von Schiller erfundene Figur. Aber er lebt wie der historische König, und man lebt mit ihnen, wirklichen wie erdachten Gestalten, in einer heute kaum mehr nachfühlbaren Vertrautheit. Schon Goethe warnte, Figuren der Poesie seien keine historischen Personen, »*wie man ja ein historisches Bild nicht moralisch als eine wirkliche Handlung beurteilen darf*«.

Zu diesem Bildungsstande mit seinen psychologischen Folgen trägt die Bühne wesentlich bei. In Deutschland erreicht Grillparzer mit *König Ottokars Glück und Ende* (1823) und später noch mit seinem *Bruderzwist in Habsburg* Höhepunkte der historischen Schicksalstragödie. Es folgt mancherlei Epigonenarbeit, die sich wie die Malerei im Stofflichen verfängt; wenn Paul Heyse seinen Freund Burckhardt um solche Stoffe angeht, wird er ziemlich unwirsch abgewiesen. Doch es besteht ein breites Repertoire an Stücken, die in historischen Umwelten spielen, und in ihrer unablässigen Aufführung ersteigt die Sprechbühne über den dokumentarischen Historismus der Meininger bis hin zu Max Reinhardt immer höhere Stufen künstlerischer Vergegenwärtigung.

Weder Lyrik und Epos noch das Drama erstreben die Darstellung von Kulturgeschichte; diese Forderung erschafft sich ein eigenes literarisches Organ im historischen Roman. Hier gilt es, frühere Zeitalter als Ganzes emporzuheben und anzuschauen, aus deren Schoß dann die handelnden Personen und ihre Schicksale hervorgehen. Kaum ist Napoleon abgetreten, erringt Walter Scott im Jahre 1814 seinen ersten Erfolg, und dann biegen die Laufbahnen der historisch erzählenden Literatur und Malerei auf eine Weile in eine Parallelbahn ein, derart, daß das Nachdenken über die eine auch die Probleme der anderen erhellt. Die Wirkung von Scotts Romanen eilt wie ein Lauffeuer über Europa hin. Wie im Tagebau, der eine ganze Bergwand aufreißt, wird eine nie zuvor gesehene Fülle geschichtlichen Stoffes hervorgefördert und nimmt Leben an. Der Impuls ist durchaus romantisch, aber der Autor verhält sich nicht nur betrachtend, er bezieht Stellung, er vertritt die Sache seines Schottlands. Anders als bei Shakespeare ergießt sich nun helles Licht über die Vergangenheit, was Scott geben will, ist volle historische Wirklichkeit, aus Quellen erarbeitet und dann dichterisch gestaltet. Aber wo liegt da die Grenze zwischen Dichtung und Wahrheit? Der Verfasser hat darüber in der Vorrede zu *Ivanhoe* Betrachtungen angestellt, die lehrreich nachzulesen sind, denn sie umkreisen die Möglichkeit historischer Darstellung überhaupt. Wie spiegeln sich Vergangenheit und Gegenwart ineinander, wie wird ihr Zeitabstand überbrückt? Was heißt überhaupt historische Wahrheit und wie wird sie nacherlebt? Damit ist die Kernfrage aufgeworfen, die hier und heute Anton von Werners Bildberichte in Zweifel zieht, wie denn faktische Richtigkeit und künstlerische Gestaltung so abzustimmen seien, daß die eine im lebendigen Fluß der anderen aufgeht. Denn Wissenschaft rekonstruiert, Kunst aber evoziert Geschichte – das eine vom anderen, wohlgemerkt, nie rein zu scheiden, sondern beides in der wissenschaftlichen wie der künstlerischen Darstellung stets vermischt, nur zu verschiedenen Graden.

Scotts Fazit, seine Arbeitstheorie lautet: wir können die Vergangenheit, also die einstmals Lebenden verstehen, denn wir sind mit ihnen durch einen doppelten Strang verbunden, zum einen durch die Tradition, die sich von Generation zu Generation forterbt, zum anderen durch die allzeit gleichbleibende menschliche Natur. Der erzählende Künstler darf sich also auf eine Konstanz der Dinge verlassen, wenn diese auch jeweils den Zeitumständen angepaßt erscheinen, und diese Umstände lassen sich erforschen. Das Gleichbleibende modifiziert sich nach Maßgabe seiner Geschichtlichkeit, die jedem Zustande seine Individualität verleiht. Zu der Zeit um 1817, als sich Scott dies alles zurechtlegt, steht seinem historischen Realismus der historische Idealismus gegenüber, in Peter Cornelius am radikalsten verkörpert. Auch der Deutsche sucht die Wahrheit in einem allgemein Menschlichen, das sich aber in dem Maße verwirklicht, als es sich typisierend aus seinem historischen Verband löst. Scotts allzeit gleiche Menschennatur gehört dagegen der Erfahrungswelt an und verwirklicht sich individualisierend in der Geschichte. Seine Gestalten werden nicht entrückt, sondern kommen auf uns zu, geadelt durch ihre Herkunft aus einer großen Welt, die einstmals war, und wir sind zum Mitleben mit ihnen eingeladen, die sich so ähnlich wie wir betragen und doch nicht unseresgleichen sind. Und eben darin lag zweifellos für Scotts Leserschaft der unwiderstehliche Reiz; die Landschaft der Vergangenheit lockte ähnlich wie die Alpen oder ferne Kontinente, in die man sich hinauf und hinaus wagte. Die Zeit kommt ins Spiel, es ist die Ferne und die darin liegende Spannung, die ausgekostet wird. Der Erzähler aber zeigt seine Meisterschaft darin, wie er das Einst und das Jetzt, die Ferne und die Nähe in der Schwebe zu halten weiß und den dabei frei gehaltenen Raum mit dichterischer Erfindung ausfüllt. Der Leser seinerseits überwindet den Abstand im Prozeß der Identifikation. Eine Generation später, 1844, hat Burckhardt dazu bemerkt: *»Grade wie das Publikum jetzt mit der großartigsten Freskomalerei kein Verhältnis mehr knüpft, sondern individuelles Leben, Charakteristik und Colorit verlangt, ebenso will es auch [...] Menschen, nicht solche, die seinesgleichen sind, [...] sondern solche, die seinesgleichen sein könnten«.*

Nicht alles, was man weiß, ist darstellungswürdig, daher soll der Autor seinen Stoff sichten, und dies ist Sache des künstlerischen Feingefühls. Die daraus entwickelte historische Fiktion muß ebenso gegenwärtig wirken wie im Rahmen des einstmals Gegebenen bleiben, *»this I have found the most difficult part of my task«* – dies ist in der Tat das Schwierigste, weil eigentlich Produktive dabei.

Fortan nimmt der historische Roman an der historischen Erschließung der Vergangenheit bis an die Schwelle der Gegenwart hervorragenden Anteil. Scott selbst behandelt in *Quentin Durward* noch das Zeitbild der Burgunderkriege, und in diesem französischen Spätmittelalter spielt auch Victor Hugos *Notre-Dame de Paris* (1831), ein Fanal des nach der Julirevolution aufflammenden *Romantisme*. Die Handlung ist in flackerndes Helldunkel getaucht; im klaren Licht wandeln dagegen Manzonis *I Promessi Sposi* (1829), von Goethe bewundert. Im ergreifenden Schicksal gläubiger Seelen spielt sich auch der Kampf zwischen Gut und Böse vor dem Hintergrund der spanischen Herrschaft über Italien ab; aus den Quellen geschöpft, gewinnt das Zeitbild eindringliche Wahrheit. Im ersten Anlauf erreicht der historische Roman also eine Höhe, der die Malerei nur mit Mühe gleichkommen wird. Der Eroberung Granadas widmet Washington Irving seine viel gelesene Erzählung *The Alhambra* (1832), die die Aura Spaniens einfängt. Um 1835 taucht der Wilde Westen in Coopers unvergeßlichem *Lederstrumpf* auf; das freie Schweifen in diesen Weiten leuchtet auf in den Erzählungen Karl Postls, der sich Charles Sealsfield nennt.

Auch das römische Altertum rückt auf Erlebnisnähe heran. Bulwer-Lyttons *Last days of Pompeji* (1834) sind angeregt von dem gleichnamigen Kolossalgemälde des Russen Karl Pawlowitsch Brüloff, der seinerseits an einem römischen Opernabend auf den Einfall kam, den Untergang der Stadt zu schildern. So konvergieren Malerei, Literatur und Bühne in einem Motiv. Burckhardt aber notiert (1851):

»[...] das Phantasiebild der Alten Welt wird nie ein vollständiges sein; Stellung des historischen Romans hiezu« und erwähnt Bulwer-Lytton.

Im deutschen Roman weicht die ätherische Frühromantik eines Novalis der Klärung der historischen Realität. Hauffs *Lichtenstein* (1826) stellt die Handlung aus der Reformationszeit in den Rahmen der schwäbischen Heimat, und Willibald Alexis erschließt seit den dreißiger Jahren die brandenburgisch-preußische Geschichte. Seine Erzählung führt von einer anderen Seite her auf die politische Gegenwart zu als der noch immer fortwirkende Staufermythos. An historischem Gehalt stehen diese Romane Scott nicht nach, aber stärker als dort wirkt hier die Landschaft mit; das ostelbische Land findet seine Sprache. Und schon schreibt Franz Kugler (1839/40) das Leben König Friedrichs nieder, das Menzel zu illustrieren unternimmt.

Gleichwohl bleibt das Verfahren des historischen Romans und mit ihm der Historienmalerei anfechtbar. Man stößt sich trotz allem an der Unstimmigkeit des Zeitbildes mit der darin spielenden Handlung. Selbst Delacroix meint zweifelnd, wenn man um eine Romanhandlung herum ein historisches Szenarium aufbaue, gewinne man zwar auf den ersten Blick ein *parfum de réalité*, aber keine künstlerische Einheit, und so sei auch Scotts Ruhm schon wieder im Schwinden. Die Notiz stammt aus dem Jahre 1853. Fontane dagegen, der Dichter historischer Balladen, bekennt (1854): *»[...] sowie ich die Geschichte als Basis habe, gebiet ich über Kräfte, die mir sonst fremd sind«*.

Gleich danach liest man im Vorwort zu Scheffels *Ekkehard*: *»auf der Grundlage der historischen Studien das Schöne und Darstellbare einer Epoche umspannend«* dürfe der historische Roman *»auch wohl verlangen, als ebenbürtiger Bruder der Geschichte anerkannt zu werden«*, um so mehr, als *»die Geschichte, wie sie bei uns geschrieben zu werden pflegt, eben auch nur eine Zusammenschmiedung von Wahrem und Falschem ist«*, die nur nicht wie die Dichtung *»wagen darf, ihre Lücken spielend auszufüllen«*. Umgekehrt klagt Burckhardt (1842) über den Roman, *»den so viele Leute für Geschichte lesen, die nur ein wenig arrangiert, aber im wesentlichen wahr sei«*. Und dennoch wahrt diese Gattung auf lange Zeit hinaus ihren Anspruch auf lesbare Vermittlung von Geschichte. Um 1865 bemerkt Fontane, ein Ahnungsvermögen erschließe dem Dichter die Vergangenheit, *»es waren Menschen wie wir«*, und an ihrem Verhalten *»ist nahezu nichts unmöglich, was innerhalb der Gefühlswelt liegt«*. Das war schon Scotts Überzeugung. Drei Jahrzehnte später heißt es dann allerdings: *»Vor 70 Jahren ließ man sich dergleichen gefallen, jetzt weiß man, daß das so nicht geht«*. Vor dem ansteigenden Wissen hält die dichterische Evokation nicht mehr stand.

Sie hat indessen etwas geleistet, das es bisher nicht gab, die erzählende Verschmelzung einer Landschaft mit ihrer Geschichte, wie sie Fontane in den *Wanderungen durch die Mark Brandenburg* gibt. Gustav Freytags *Ahnen* (1872–80) beleben eine Folge von Kulturbildern mit dazu passender Handlung, und Stifters *Witiko* (1865) erweckt das böhmische Land zu historischem Leben. Die Landschaft nämlich bildet ein Element, das die Spannung zwischen Einst und Jetzt noch bereichert. Zum *Ekkehard* bemerkt Hofmannsthal, sein besonderer Reiz liege darin, daß die Gestalten zugleich in eine ferne Vergangenheit gestellt sind und in eine völlig gegenwärtige deutsche Landschaft. So bildet auch die föhnige Mittagsstunde auf dem Julierpaß, in der Conrad Ferdinand Meyers *Jenatsch* anhebt, ein aus genauer Kenntnis der Alpenwelt entsprungenes *paysage intime*, und Hofmannsthal selbst hat im *Andreas* das unvergeßliche Bild des Kärntner Landes entworfen.

Dem historischen Realismus gegenüber gipfelt gegen das Jahrhundertende hin die literarische Historie deutscher Sprache in der Dichtung Meyers. Die Dämonie der Politik erschüttert den *Jenatsch*-Roman, den *Hutten* und das *Amulett* durchstreicht der scharfe Luftzug des Kulturkampfes, der *Pescara* steht im Lichte des Risorgimento. Aber die Historie wird zum Spiegel innerer Erfahrungen; wie er selbst sagt, will der Dichter in gewisse Seelentiefen hinabsteigen, *»gleichviel unter welcher Form«* – die Form, die er beherrscht, ist eben die historische. Mit solcher Introversion gleitet das Spiel mit der Geschichte jedoch ins Symbolische über, das *fin de siècle* kündigt sich an.

Ein untergründiger Trieb zieht die Lebenden zu der Vergangenheit hin, also daß sie wie Träumende auf verwischten Spuren wandeln. In Fontanes *Stechlin* wird ein Reiseerlebnis erzählt, von Waltham Abbey, der Grabstätte König Harolds. *»Ich habe das Bild von Horace Vernet gesehen, wo die schöne Col-de-Cygne zwischen den Toten umherirrt. Und ich erinnere mich auch, daß zwei Mönche neben ihr herschritten. Und als sie gefunden hatten, was sie suchten, legten sie den König auf dichtes Baumgezweig und trugen ihn bis Waltham Abbey. Und da begruben sie ihn. Und als ich da, die Sonne ging eben unter, in einem uralten Lindengange stand und das Abendläuten von der Kirche her begann, da war es mir, als käme der Zug mit den Mönchen den Lindengang herauf, und ich sah Editha und sah auch den König, trotzdem ihn die Zweige halb verdeckten«*.

Dieses Dürsten nach dem Gewesenen begnügt sich denn auch nicht mit den Mitteln der Kunst, es nutzt den alles ineinander verwandelnden Zauber des Spiels. In die Welt von einst spielt man sich hinein, indem man in ihre Tracht schlüpft und ihre Gebräuche nachahmt. Historische Kostümfeste und Festzüge im fließenden Übergang zu Theater, Malerei und Dichtung bilden ein durchgehendes Merkmal des Zeitalters. In deutschen Landen setzen sie ein mit den noch aus der Barockzeit kommenden Ritterturnieren wie an den Höfen von Wien und Berlin und setzen sich fort im kostümierten Massenaufgebot wie dem Nürnberger Dürerfest und dem Münchner *Deutschen Volks- und Kunstleben zu Anfang des 16. Jahrhunderts*, beide von 1840, worin die Legende vom deutschen Erzkünstler und seinem Kaiser Max erscheint und das erstarkende Bürgertum sich in der reichsstädtischen Herrlichkeit von einst spiegelt. Politische Anlässe bieten sich dar, so der von Makart veranstaltete Festzug zur Silberhochzeit des österreichischen Kaiserpaars 1879, der Volkswesen und Geschichte der Donaumonarchie vorführt und Wien tagelang in den Abglanz ihrer großen Barockzeit taucht, eine nie wieder erreichte bildhafte Verschmelzung von Vergangenheit und Gegenwart. Indessen träumt sich Ludwig II. von Bayern in das Leben Ludwigs XIV. hinein, bis ihm die Realität entgleitet. Zum Jubiläum der Berliner Aka-

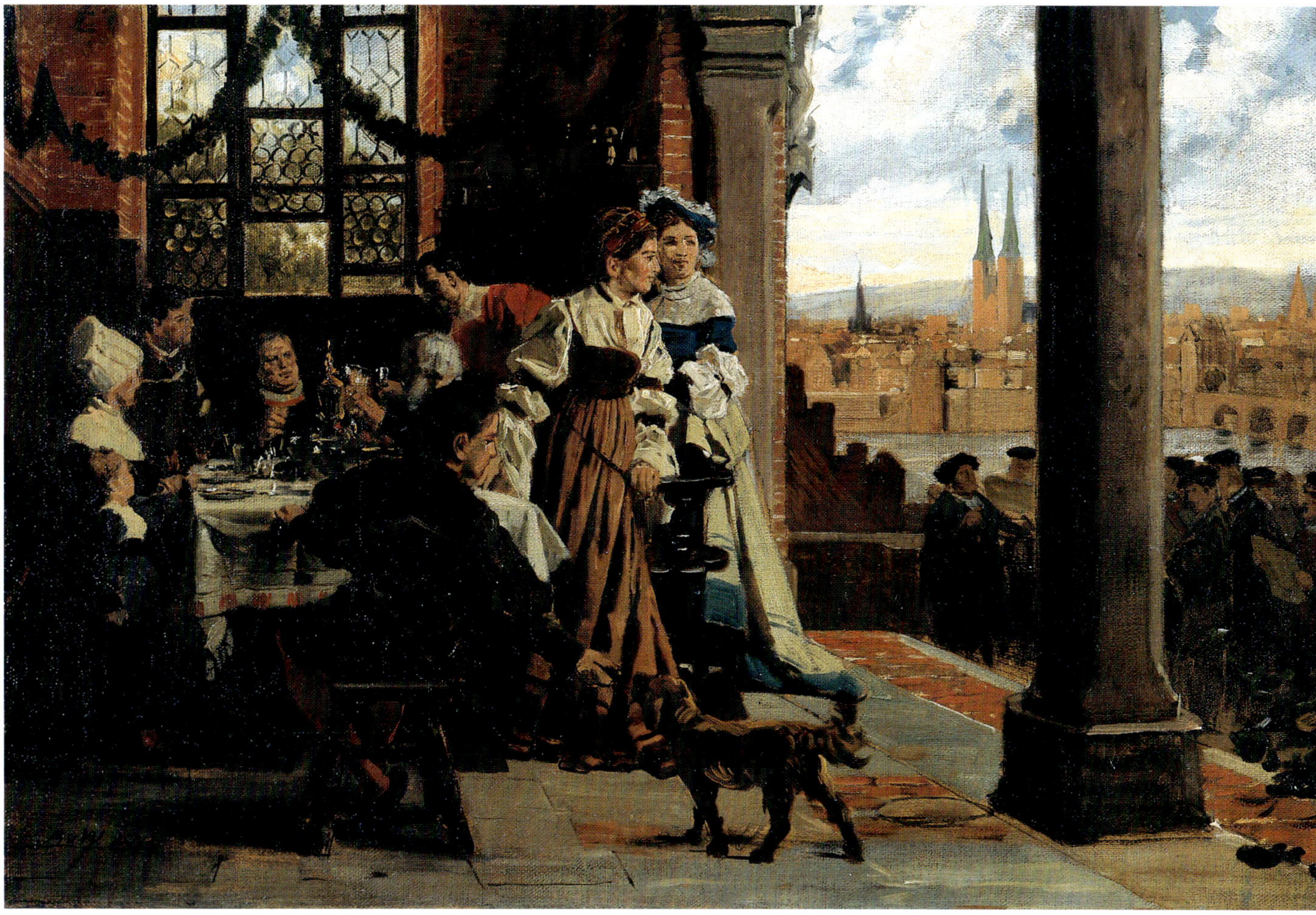

1 Anton von Werner, Farbskizze zu dem Wandbild *Dr. Martin Luther auf einem Familienfest* (Die Familie des Auftraggebers in Kostümen der Reformationszeit) im Hause Franz Wollner, 1874. *Kat. 142*

demie 1882 findet ein *Pergamenisches Fest* mit Triumphzug des Königs Attalos statt, und welche Rolle die historisch gefärbten Volksfeste in der Schweiz spielen, läßt sich bei Gottfried Keller nachlesen. Wenn der Maler Piloty sich auf einem Kostümfest als Richelieu umherbewegt, offenbart er als ein wandelndes Stück Historienmalerei sein verborgenes Selbst.

Es gibt aber noch eine leichtere, elegantere Art, ins Gewesene, Zurückgewünschte hineinzugleiten, die »Lebenden Bilder«. Sie waren schon dem Altertum bekannt und erleben jetzt eine Blütezeit. Man »stellt« ein Gemälde, eine Szene aus der Dichtung oder Geschichte, und das ist mehr als bloß ästhetische Spielerei, eine ernsthafte bildende Absicht schwingt mit, zur Malerei und Bühne laufen die Fäden hin und her. Peter Kraffts *Erzherzog Karl mit der Fahne* wird als plastische Gruppe wiederholt, und im Düsseldorfer Schadowkreis läßt man zum Jubiläum des Direktors *»seine vornehmsten Schöpfungen in Lebenden Bildern erscheinen«*. »Gestellt« ist die von Anton von Werner 1874 gemalte Szene, wo die Familie Wollner in der Tracht der Lutherzeit den Reformator als Gast empfängt – der Empfang des Himmlischen Bräutigams durch die Klugen Jungfrauen umgewandelt zum Gruppenporträt in einer fiktiven historischen Situation (Abb. 1). Ein Kind des Zeitgeschmacks ist auch das Tongemälde. Liszt wollte die sechs Kaulbachschen Historiengemälde im Berliner Neuen Museum in Musik setzen, *»ließ es aber zum Glück bei der Hunnenschlacht bewenden«*, und Kurd von Schlözer hört 1865 in Taormina bei sinkendem Abend vom Marktplatz her die Klänge eines Konzerts herüberwehen, worin *»zum Schluß ein Musiktableau der Schlacht von Melazzo mit der Garibaldihymne, Kanonenschlägen und dem verhallenden dumpfen Wirbel der bourbonischen Truppen auf dem Rückzug«* ertönt.

Optisch einbezogen wird der Betrachter von den Panoramen, beliebten Schaubühnen, auf denen vorzugsweise Schlachten illusionistisch vorgeführt werden. Ein Panorama ist ein Pavillon mit Rundhorizont, den das Auge von einem Standort in der Mitte aus abstreift. Man befindet sich wie mitten auf dem Schlachtfeld. In Deutschland ist das berühmteste Werners *Sedan-Panorama* von 1883 (Kat. 366–367), und noch zum Regierungsjubiläum Kaiser Franz Josephs im Jahre 1898 wird im Wiener Prater ein großartiges Panorama eröffnet. Von einer noch ingeniöseren Veranstaltung berichtet Fürst Pückler 1828 aus Dublin. In einem *Peristreptic Panorama* zieht die Seeschlacht von Navarino auf einer abrollenden Leinwand vor dem Zuschauer in zeitlicher Abfolge vorüber, von Beleuchtung und Musik belebt. Die Bildbewegung weist voraus auf den Film, der sich in unseren Tagen der historischen Phantasie annimmt.

All diesem Leben mit der Geschichte liegt die Arbeit der historischen Wissenschaft zugrunde, die mit weitgespannten

Werken das geschichtliche Weltbild der Neuzeit aufbaut. Methodisch beruht es auf dem kritischen Quellenstudium, wie es Ranke begründet. Mit dem Pathos der Kontinuität antwortet die Historie auf den Glaubensanspruch der Revolution, sie wird selbst zur Glaubenslehre, zu einem *sacrum*. In ihr erkennt Hegel das Wirken des Weltgeistes. Im Vorwort zu Niebuhrs *Römischer Geschichte* heißt es, sein Jahrhundert habe von der Vorsehung den Auftrag zu diesen Forschungen empfangen, und Gott werde sein Werk segnen. 1822 äußert ein Basler Gelehrter, unter dem Heiligsten sei nichts Heiligeres als die Geschichte, dieses ewige Gedicht des göttlichen Verstandes. Aus solchen Worten spricht der Enthusiasmus der Romantik. »*Komm nach Berlin, nimm teil an meinem Geschichtsjubel*«, schreibt der junge Burckhardt an einen Freund. Er tritt in Rankes Seminar ein; »*jetzt erst ahne ich etwas von historischer Methode*«.

Will Ranke ähnlich wie Thukydides »*bloß sagen wie es eigentlich gewesen*«, so heißt das, die Dinge selbst sollen zum Sprechen kommen, und der Forscher fühlt sich zur Objektivität verpflichtet. Als Darsteller aber lebt er in der uralten Überzeugung, daß Geschichte erzählbar sei, ja im Erzählen erst entstehe, als die *rerum gestarum memoria* nämlich, die Erinnerung an die geschehenen Dinge. Erinnerung aber heißt Gestaltung, Geschichtsschreibung ist eine Kunst. Als innere Vision ist in Burckhardt das Bild der Renaissance aufgestiegen, und ein ganzes Zeitalter hat daraus geschöpft und danach gelebt.

Denn »*Geschichte ist nicht vorhanden um der Merkwürdigkeit willen, sondern um die Vergangenheit mit der Gegenwart zu vermitteln*«. Man kann wie Friedrich Theodor Vischer diese Aufgabe politisch nehmen. Er erwartet »*die Wiedererweckung des Religiösen in einem durch Kunst und Geschichte bestimmten neuen Kirchenbegriff*«, denn die Geschichte ist »*die naturgemäße Wirklichkeit, worin sittliche Mächte Gottes Gegenwart verkünden*«. Sie ist »*der unendliche Stoff, aus dem die werdelustige Zeit die Kraft zu neuem Leben schöpft*«. Burckhardt dagegen gesteht anfangs, Geschichte sei ihm »*großenteils Poesie, eine Reihe der schönsten malerischen Kompositionen*«. Das klingt noch spätromantisch, aber diese unbefangene Freude am Vergangenen zerstören die Ereignisse der Jahre 1848/49. Die politische Krisis führt bei ihm zu einer Krisis des Geschichtsbewußtseins. Dem Vischerschen Fortschrittsoptimismus gegenüber enthüllt sich das Geschehen als eine Folge von Krisen, und die Krisentheorie der *Weltgeschichtlichen Betrachtungen* zeigt, wie sich die Kulturen entwickeln, verwandeln, und eine die andere ablöst. Die Sinnesgewißheit der linearen Geschichtsvorstellung also wird Burckhardt wie Nietzsche fragwürdig, und damit ist auch das Vertrauen in die Erzählbarkeit der Historie als bloßer Ereignisfolge erschüttert. Und wenn dann Fontane den noch von Walter Scott herrührenden romantischen Realismus als nicht mehr tragfähig erkennt und Burckhardts alte Augen im Weltgeschehen die Umrisse des Mythos gewahren, da findet auch in Hodlers Zürcher Fresken aus den alten Schweizerkriegen der – in Goethes Sinn – symbolische Stoff der Geschichte zurück zur symbolischen Form, die einem Anton von Werner unbegreiflich bleibt.

Der Umgang des 19. Jahrhunderts mit der Historie war ein Prozeß der Selbsterhaltung und Selbstfindung, wie ihn jedes Zeitalter durchmacht. Die historischen Leitbilder traten an die Stelle der religiösen, das Bild der historischen Welt ordnete sich nach den Begriffen der Evolution und Individualität, bis auch diese sich relativierten, die Zeit in ihr gehöriges Verhältnis zur Dauer zurückwich und aus dem Individuellen das Typische wieder hervortrat. Darüber ist jedoch der Vorgang der Historisierung unserer Vergangenheit nicht etwa abgebrochen, er greift vielmehr im Gegenzug zu dem Tempo der Veränderung nur immer weiter um sich. Kaum sind die Dinge um uns her außer Gebrauch geraten, werden sie gesammelt und aufbewahrt. Menschenströme durchfluten glanzvolle Ausstellungen, angelockt von mythisch anmutenden Fernen. Je hastiger wir leben, desto begieriger lauschen wir dem Echo aus der Zeitentiefe.

* Der Text bildet einen Auszug aus dem gleichnamigen Kapitel des Buches des Verfassers: Geschichte in Bildern. Studien zur Historienmalerei des 19. Jahrhunderts, Hildesheim/Zürich/New York 1989. Dem Georg Olms Verlag sei an dieser Stelle für seine Zustimmung zum leicht veränderten und gekürzten Wiederabdruck gedankt.

EKKEHARD MAI

Nationale Kunst – Historienmalerei vor und nach 1870
Von der Romantik der Geschichte zu geschichtlicher Wirklichkeit

»Das Geschlecht von 1870, das den Krieg gegen Frankreich gewonnen, das Deutsche Reich gegründet hatte, verlangte nach Taten, auch auf dem Felde der Kunst«.[1] Wilhelm Waetzoldt, Autor dieser Zeilen und mit der preußischen und kaiserlichen Kunstverwaltung groß geworden, veröffentlichte seine Abhandlung über die *Deutsche Malerei seit 1870* im Jahre 1918, dem Jahr, in dem mit dem verlorenen Ersten Weltkrieg das 19. Jahrhundert in seinen politischen, sozialen und kulturellen Strukturen von der weithin international gewordenen Moderne endgültig verabschiedet wurde. Damit war zugleich eine Kunstauffassung beendet, die über ein Jahrhundert hin die Auseinandersetzung über Ideal und Wirklichkeit, Sinnbild und Abbild, die Gattungen und Funktionen von der hohen zur angewandten Kunst, vom Allgemeinen zum Konkreten und *»von der Nachahmung zur Erfindung der Wirklichkeit«* (Werner Hofmann) beherrscht hatte. Innerhalb eines Jahrhunderts wurde der Wandel eines Jahrtausends in der Malerei neuerlich und unter geänderten Vorzeichen, Bedürfnissen, Rahmenbedingungen und Funktionen zum Abschluß gebracht, wurde der Abgesang eines ganzen Jahrhunderts zur Geburtsstunde einer neuen und absoluten Selbstbestimmung und Freiheit von Kunst und Künstlern. Kandinsky bezeichnete den Umschlag und Wechsel als den von der *»großen Realistik«* zur *»großen Abstraktion«* und zugleich als die entscheidende Entwicklung noch im ersten Jahrzehnt des neuen Jahrhunderts, gefolgt vom letzten des alten Kaiserreichs, das sich selbst – viel zu spät für die der Kunst angetragenen Hoffnungen und Utopien seit der Romantik, den Freiheitskriegen und der fehlgeschlagenen Revolution von 1848 – mit der Versailler Proklamation nach dem Sieg über Frankreich die Krone aufgesetzt hatte. Die Inthronisierung Wilhelms I. erfolgte im Bewußtsein und in der Kenntnis der Geschichte und mit monumentaler Geste öffentlichen Akts und Dokuments, deren historischer Zeitzeuge und Apologet Anton von Werner wurde – Sproß eben jener historischen Richtung, die weniger die Poesie des zeitlosen Idealismus als die Prosa des zeitgenössischen Reports im großen wie im kleinen zum Programm der Kunst erklärte.

Mit der Einlösung des Kaiserreiches und der Einigung Deutschlands schlug endlich, so schien es, der Historienmalerei die Stunde. In ihr wurde die Wahrheit des Moments, der Erinnerung würdig und voll der Erzählung für die Nachgeborenen, zum Monument erhoben. Es war eben dies Prinzip des Festhaltens für die Nachwelt zur Feier der Gegenwart, das Wilhelm Waetzoldt denn auch wie viele vor ihm als Merkmal dieser Halbjahrhundertepoche der *»nationalen Kunst«* seit 1870, zunächst frei von jeder Wertung, konstatieren sollte: *»Eine Zeit, die so Vieles und so Großes hatte geschehen sehen, wollte auch in Bildern, daß etwas geschehe, daß es viel zu sehen gäbe. Es ist daher kein Wunder, daß das erzählende Bild die Kunst der Zeit beherrscht, nicht allein in dem engen Begriff des bürgerlichen Genrebildes, sondern so weit gefaßt, daß es die geschichtliche, die religiöse und mythologische Darstellung mit begreift«.*[2]

Noch einmal, endlich also nach der Romantik und der *»cornelianischen Epoche«* (Adolf Teichlein, 1871), mit der der Heros und Stammvater deutscher Historien- und Monumentalmalerei seit Nazarenertagen, Peter von Cornelius, zum Inbegriff einer ganzen Schule erhoben worden war[3], schickte sich die Historienmalerei an, die Spitze zu erringen. Sie tat dies im Rangstreit um die Gunst des Publikums, letztlich aber ganz konkret über Auftrag und Mission aus Politik und Künstlerkreisen, in der Vertikale geschichtlicher Entwicklung und in der Hierarchie der Gattungen – nicht nur quantitativ nach Zahl der Bilder und Größe der Formate, sondern ausdrücklich qualitativ mit dem Anspruch wahrer Bildung und großer Kunst. Es war dies ein Jahrhundertthema. Der wachsenden Flut der Bilder aus Landschaft und Genre, die über das bürgerliche Heim und die Kunstvereine die Ausstellungen und den Markt besetzten, kam der Historie allein die offizielle und öffentliche Vermächtnissicherung konservativer Werte von Volk, Staat, Nation und Glaube zu. Man braucht sich nur der hehren Worte zu entsinnen, die einst Peter von Cornelius 1814 im Auftrag der deutschen Künstlerschaft in Rom an den Wiener Kongreß 1815 voller Überzeugung und Hoffnung auf die nationale und kulturelle Einheit Deutschlands in seinem vielzitierten Brief gerichtet hatte: *»Sie eröffnen ihren innigen Wunsch, alle deutschen Fürsten um Vereinigung ihres Schutzes und ihrer Unterstützung der Künstler unserer Nation zu bitten, damit das, was von Rom aus für das Wohl der Kunst in Deutschland geschehen kann, als eine Sache des allgemeinen Vaterlandes betrachtet werden möge«.* Und im Brief an Joseph Görres vom 3. November 1814 präzisierte er: *»Unser Vaterland steht auf einem Punkt, wo es einer solchen Kunst nicht entbehren sollte [...] Jetzt aber komme ich endlich auf das, was ich meiner innersten Überzeugung gemäß, für das kräftigste und ich möchte sagen unfehlbare Mittel halte, der deutschen Kunst ein Fundament zu einer neuen, dem großen Zeitalter* *und dem Geist der Nation angemessenen Richtung zu geben; dieses wäre nichts anderes als die Wiedereinführung der Fresko-Malerei, wie sie zu Zeiten des großen Giotto bis auf den göttlichen Raphael in Italien war.«*[4]

Dieser Appell an die Nation, an Volk und Vaterland infolge von Revolution, Freiheitskriegen und dem Wunsch, den Künsten einen einheitlichen Boden wie einst im Heiligen Römischen Reich Deutscher Nation zu geben, war nicht nur Ausdruck einer Sehnsucht nach materieller Sicherung seitens einer zunehmend von Thron und Altar freigesetzten Künstlerschaft, die in Konkurrenz um Unterhalt und Auskommen sich einem bürgerlichen Geschmack mit eigenen, erst in der Entwicklung befindlichen Regularien zu stellen hatte. Sie war mehr noch von einem kunstpolitischen Willen mit ideeller Programmatik zur Erneuerung der Kunst in einem neuen Zeitalter getragen. Wenn auch retrospektiv mit Vorbildern, die der Geschichte entnommen waren: Der Wiederentdekkung des Altertums und der klassischen Antike im 18. Jahrhundert seit Winckelmann folgte mit Herder, Goethe und der zeitgenössischen Romantik um 1800 bekanntlich die Wiederentdeckung des Mittelalters und der frühen Neuzeit unter nationalem Vorzeichen. Daß die Besinnung auf die eigene Geschichte vor allem von einem Sozialmodell der engen Bindung von Kunst und Staat, Volk und Nation getragen war, machten nicht nur die Rückgriffe auf Dürer und die deutsche, Raffael und die italienische Renaissance deutlich. Das deutsche Themenrepertoire von den Nibelungen über die Staufer bis zur Zeit der Reformation, Friedrich des Großen und Preußen stand darüber hinaus im Dienste der Legitimation der Gegenwart durch Tradition. *Historia magistra vitae* meinte nicht nur die Inhalte, sondern im Falle der Kunst auch die ästhetischen Mittel und Funktionen im Lebenszusammenhang der Kunst, die sich mit der neu gewonnenen Freiheit zugleich um ihre Einbindung und Verbindlichkeit zu sorgen hatte. Die Geschichte allein verhieß das kollektive Band der Einigung, wo es um das Ganze ging, dem Cornelius und die Seinen sich verpflichtet fühlten. Die Medien und Wirkungsmittel der Historie neu zu fassen und das allgemeine Leben damit zu durchdringen, war denn auch das höchste Ziel und blieb weithin das offizielle und künstlerische Muster, mit dem Kunst und Politik ihre Rückversicherung betrieben.

Das 19. Jahrhundert in der Kunst wurde daher nicht nur das der bürgerlichen Geschmackskultur privater Vorlieben und Neigungen in der Landschafts- und Genremalerei, sondern es war auch das einer quantitativ nicht minder immensen Produktion von Historienmalerei im offiziellen Dienst. Sie versagte sich dabei weder privater Erbauung und sentimentaler Rührung noch wissenschaftlicher Erkenntnis und illustrativer Unterrichtung, und sie reichte von den episch-philosophischen Höhepunkten der Weltgeschichte bis zu den Niederungen absichtsvoll volkstümlicher Erzählung oder nur mehr unterhaltsam anekdotischer Geschwätzigkeit. Kunst und Welt fungierten als Geschichtsbuch und Erzählung. Unter dem Anpassungsdruck von wissenschaftlicher und literarisch populärer Geschichtsschreibung einschließlich Dramen- und Romandichtung durchschritt die Historienmalerei von der Poesie zur Chronik sämtliche Höhen und Tiefen mit einem Repertoire formaler Bewältigung, das alle Gattungsformen und Motivregister einbezog. Die Illustration von Wissen kam mit dem Anspruch auf Authentizität einher, und die Wirklichkeit der Bilder war materialistisch das gelebte Losungswort der Zeit. Der immens aufgeblühte *»kunstgeschichtliche Betrieb«* (Cornelius Gurlitt) trug das Seine dazu bei. Geschichte und Geschichtsbild wurde so denn auch nahezu alles; grenzenlos und damit letztlich zu einer allzu »losen« Gattung damit auch die Historienmalerei, was schier unermeßlichen Streit der Zeitgenossen nach sich zog. Es war dies eine Entwicklung, die schon längst vor dem Kaiserreich eingesetzt und letztlich auch den *»Kampf um die neue Kunst«* (Carl Neumann, 1897) zur Folge hatte. Was Wunder, wenn es denn ausgerechnet zum Zeitpunkt politisch-nationalen Triumphs über das *»ästhetische Nationalbewußtsein«* sorgenvoll hieß, daß man *»nicht wie nach 1815 am Anfang sondern eher am Ende einer Kunstepoche stehe, und zwar an einem Ende, welches das Wie aller ferneren kunstgeschichtlichen Entwicklung noch sehr fraglich erscheinen läßt«*.[5] Der Autor dieser Einschätzung aus dem Jahre 1871 sollte nur allzu recht behalten. Dieses Nationalbewußtsein mit monumentaler Geste manifestierte sich ästhetisch letztlich »trotz der Zeit«, ein Dilemma der Verspätung, an dem sich sehr bald scharf die Geister schieden. Denn nur gut zwei Jahrzehnte später konstatierte Richard Muther, ein Anhänger der modernen und vor allem französischen Entwicklungen, über das Wechselspiel geschichtlicher Daten und ihrer Folgen für die Kunst mit Bezug auf den Krieg von 1870: *»Durch ihn erhielt die Historienmalerei den Todesstoß«*. Die Beliebigkeit *»kulturgeschichtlicher Bilderbücher«*, die zuhauf den Dokumentarsinn der Epoche nur mehr illustrativ bestätigten, führte die Historienmalerei nach seiner und vieler anderer Meinung bloß noch zu *»gespreizter Nichtigkeit«*.[6]

Aufstieg und Fall, Glanz und Elend der Historienmalerei als höchste Gattung der Bildkünste, die über das Denkmal die öffentliche Plastik, ja selbst die repräsentative Architektur in ihren Bann gezogen hatte, lassen sich insofern nirgendwo mehr verfolgen als in der zweiten Hälfte des 19. Jahrhunderts nach Gründung des Deutschen Kaiserreiches. Es war die Zeit nicht nur eines inflationär zur Feier von Vergangenheit und Gegenwart herhaltenden Historismus, der sich der Geschichte in allen ihren Spielarten versicherte, es war zugleich die einer in mehrfacher Hinsicht politischen Instrumentalisierung der Kunst vom anonymen Flugblatt bis zum öffentlichen Monument. Und es war zugleich die einer Säkularisierung und Industrialisierung des Erhabenen, die Anpassung des Zeitlosen ans allzu Zeitgemäße, nicht nur die Demokratisierung, auch die Banalisierung dessen, was als »große Kunst« langhin den Maßstab geliefert hatte. Bilderflut und Denkmalwut – selten handelte derart enthusiasmiert und krisengeschüttelt die Kunst *»vom Nutzen und Nachteil der Historie für das Leben«*. Leitlinien und Positionen, Entwicklungen, Beispiele, Anspruch, Versagen und Kritik der Historienmalerei vor dem Hintergrund von Partikularismus und Einigung, dem Streit um eine historische und nationale und zugleich moderne Kunst – was allzu oft pauschal nur auf den begrifflichen Antagonismus von Idealismus und Realismus kunsthistorisch verkürzt worden ist – sollen nachfolgend umrissen werden. Es geht dies nicht ab ohne den Blick zurück in die Jahrzehnte vor 1870, als man unter dem Eindruck nationaler Bewegung im In- und Ausland schon 1856 retrospektiv-resümierend und zugleich sorgenvoll nach vorn gewandt die Frage stellte: *»Was thut der deutschen Historienmalerei noth?«*[7]

Vom Idealismus in der Historie zur zeitgemäßen Realistik

Max Schasler bedachte diese Frage im *Deutschen Kunstblatt* als Vertreter einer historischen Bewegung, die sich mit den philosophischen Weihen Hegels und in ihrer Nachfolge Friedrich Theodor Vischers, Franz Kuglers, Heinrich Gustav Hothos, Carl Jakob Burckhardts und vieler anderer der neuen säkularisierten Religion der Zeit, der Historie, programmatisch anzunehmen suchte. Die Götterdämmerung im romantischen Verhältnis von Kunst und Religion war Ausdruck von Tendenzen einer realistischen Erfahrung personalisierter Kräfte und Veränderungen durch historische Erkenntnis und zeitgenössische Ereignisse. Der gewaltige Schock der Französischen Revolution, der napoleonischen Kriege und der nachfolgenden Erhebungen von 1830 und 1848 unter dem politischen Druck des Volkes hatte die ehedem gottgewollte Ordnung von Thron und Altar als Rahmenbedingung auch für die Kunst obsolet werden, zumindest nicht als die einzig gültige erkennen lassen. Im vollen Umfang und letztlich den unterschwellig gleichermaßen von Sehnsucht und Angst um Normen und Verbindlichkeiten beherrschten Bewegungen von Klassizismus und Romantik voraus, hatte die Säkularisierung das Geschichts- und Zeitbewußtsein zur eigentlichen Klammer von Volk und Nation erklärt. Der Schwund der einst von Gott, Göttern, Herrschaft und gemalten Idealen tradierten Transzendenz der Kunst sorgte zugleich in den vierziger Jahren für eine Entmystifizierung von Traditionen und Wertigkeiten gerade in der Malerei und in allen Künstlerschulen. Landauf und landab waren die Inhalte und Dogmen nicht nur der Malerei Kritik, Krisen und Reformen unterworfen – das Verhältnis von Staat und Kunst stand in toto zur Debatte. Die Zweiteilung zwischen dem Allgemeinen, Großen und Ganzen in stellvertretender und symbolischer Repräsentanz und dem bürgerlichen Einzelschicksal mit dem Anspruch eigener Präsenz durch Kunst hatte mehreres zur Folge: einen Zuständigkeitswechsel von Auftraggeber und Adressat, eine Differenzierung der Funktionen, Organisations- und Wirkungsformen der Kunst, Polarisierung, Kompromiß und ständige Suche nach zeitgemäßen Positionen inner- und außerhalb des überlieferten Traditionsgerüsts von Themen, Mitteln, Formen und Formaten. Von der Theorie der ästhetischen Versöhnung bis zur Praxis des politischen Antagonismus reichte denn auch das Spektrum der künstlerischen Möglichkeiten.

Die Historienmalerei war natur- und gattungsgemäß von den Auseinandersetzungen und Lösungsvorschlägen am meisten betroffen. Mit ihr war seit jeher das bewegende Allgemeine in und über die Zeit hinaus verknüpft gewesen – die Religion, die klassische Vergangenheit im Mythos der Ideale, nunmehr Volk, Vaterland, Geschichte. Hegels Satz vom Ende der Kunst mit der Selbstvollendung der Antike ließ Vischer schon 1841 die bewegenden Kräfte der Geschichte zum eigentlichen Prinzip der nie vollendeten Moderne und damit zum Fortschritt in der Kunst erklären: *»Die Geschichte, die Welt als Schauplatz des Herrn, die naturgemäße Wirklichkeit in scharfen, nicht romantisch schwankenden, festen Umrissen als eine Bewegung, worin sittliche Mächte Gottes Gegenwart verkündigen, wo Himmelskräfte auf und niedersteigen und sich die goldnen Eimer reichen, das ist das Feld des modernen Künstlers«*.[8] Und weiter über die Kunst und Geschichte als Äquivalente vom Wirken Gottes in der Welt: *»Welche Welt, welche ungehobenen Schätze liegen noch vor uns! Nur ein Gebiet von hunderten: die deutsche Geschichte, die Hohenstaufen, die deutsche Heldensage! Wem müssen solche Stoffe nicht das Herz schwellen? Und da sollte keine Verherrlichung Gottes sein?«*[9] Das Erhabene und Tragische, die höchsten sittlichen Ziele sollten hier ihren Niederschlag finden im Beispiel der Zeit und zum Beispiel für die Gegenwart. Vor allem in der Historienmalerei bedurfte es neuer Phantasie und Inspiration, die zu begeistern, mitzureißen und das Allgemeine im Konkreten als verbindend-verbindlichen Wert mitzuteilen wußte. Die von Vischer angesprochenen und ausgebreiteten Stoffe im Gang der Weltgeschichte konnten als Handanweisung der praktischen Ästhetik gelten. Das Entscheidende freilich waren für ihn die Phantasie in der Geschichte und beim Einzelnen, die Wahl der richtigen Stoffe, des bedeutsamen Moments und einer realistischen Individuation des Dargestellten. Auch Franz Kugler, Preußens erster Kunstreferent, hatte noch in den dreißiger Jahren *»neue Monumente für die Gegenwart«* gefordert[10], vom *»Volk als Gesammtindividuum«* gesprochen, die *»ernstesten und erhabensten Zwecke des Lebens«*[11] zum Kriterium geschichtlicher Kompositionen erhoben, um damit *»die höhere Würde der Kunst festzuhalten, sie nicht ins Genremäßige herabsinken zu lassen, in ihr vielmehr stets, im Ganzen wie im Einzelnen des Bildes, diejenige Gemessenheit und innere Gesetzmäßigkeit zu bewahren, welche man insgemein mit dem Worte ›Styl‹ zu bezeichnen pflegt«*.[12] In seinem Handbuch der Geschichte der Malerei von 1837 urteilte er *»über die gegenwärtigen Verhältnisse der Kunst zum Leben«*: *»Die Wiedereinführung der Kunst in die Kirche und in das öffentliche Leben, d.h. ihre monumentale Bestimmung, dies ist es, wovon vornehmlich die tiefere Begründung einer neuen Kunstblüthe abhängen wird [...]«*.[13]

Es waren dies die alten Forderungen vom ersten Jahrzehnt des Jahrhunderts, auch war Cornelius noch immer in Amt und Würden als Direktor der Königlichen Akademie der bildenden Künste in München unter Ludwig I. Gerade er und seine Schule fanden unter dem italienerfahrenen Staatsmäzen Mittel und Möglichkeiten der monumentalen Wandgestaltung im öffentlichen Raum von der Pinakothek über die Glyptothek, die Hofarkaden, die Residenz bis zur Ludwigskirche. Und dennoch war gerade mit letzterer sein Stern gesunken, sollte er sich unter dem Druck einer neuen Schule und Generation ausgerechnet dann zur Erneuerung der Monumentalmalerei 1840 nach Berlin begeben, als sogar die jüngere und langhin gerühmte Schule seines Nachfolgers in Düsseldorf, Wilhelm Schadows, ihren Zenit auf dem Gebiet der Historienmalerei schon wieder verlassen hatte. Ihre Erfolge Ende der zwanziger und bis Mitte und Ende der dreißiger Jahre, die auf einer gefühlvollen Poesie der Stoffe, der Verbindung von Naturalismus des Modells und Idealität der Darstellung zusammen mit einer hervorragenden technischen Meisterschaft beruhten, waren im Schwinden begriffen.

Der Richtungsstreit zwischen Idealismus und Realismus, der auch bei Schadow gottgefälligen großen Historie und dem publikumsgefälligen *»kleinhistorischen«* Genre[14] hatte zur Verhärtung der Fronten, letztlich aber zur Kritik am süßlichen Ideal hier wie da insgesamt geführt. Preußens rheinische Filiale war ob ihrer sentimentalen *»Düsseldorfereien«*, der *»Jeremiaden und melancholischen Thränenbilder«* (Hermann Püttmann) aus Literatur und Theater, Bibel und Geschichte mit ihrem *»stereotyp gewordenen Brüten«*, wie selbst Immermann, der langhin vertraute Freund Schadows, diese Welt der trauernden Räuber und Königskinder, der Nonnen, Pagen, Ritter und Kirchgängerinnen von Bendemann, Köhler, Hildebrandt, Hübner oder Sohn nannte[15], vom Zeitbewußtsein überholt worden. Der Dichter Friedrich von Uechtritz, auch er ein Historiograph der Düsseldorfer Schule, hatte noch vor Schadows Italienreise von 1839/40, die in diesem neuerlich die alten Nazarener-Ideale von der religiösen Grundbestimmung der Kunst errichten sollte, geschrieben: *»Diese Künstler bekümmern sich nämlich fast gar nicht um die großen politischen Fragen der Zeit, ja sie haben sich selbst in der stürmischen Epoche der Julius-Revolution und der darauf folgenden Jahre fast gar nicht darum bekümmert [...so] daß im Ganzen in der Handhabung des Allgemeinen und einem philosophierenden Räsonnement nicht gerade die Stärke der Düsseldorfer Künstler liegen«*.[16] Dabei waren es eben neben dem *»edlen Naturalismus«*[17] *»die ernsten Lebensscenen, in welchen die Leidenschaft, das Herz des Menschen oder das Gemüth, in ihrer vollen Kraft losbrechend, die Schranken des Ceremoniösen, des Leeren und Falschen überschreiten«*[18], mit welchen die moderne Richtung Düsseldorfs gegen die *»Kartonkunst«* von Cornelius angetreten war. Man wollte am farbigen Abglanz das Leben und nicht die Totenstarre des Ideals. Der »moderne Zeitgeist« erklärte in Düsseldorf die romantische Poesie zum Universalprinzip, oder, mit den Worten von Püttmann: *»Das Höhere und Geistige in der* menschlichen *Natur zur Erscheinung zu bringen, den tiefsten, innersten Gefühlen der Menschenbrust Farbe zu leihen – das ist die schöne Mission der bildenden Kunst, die, eine erhabene Gefährtin der Poesie, mit dieser gleiche Ziele verfolgt und sie erreicht, wenn die technischen Gesetze gebührend berücksichtigt werden [...] Das Natürliche verlangen wir, weil dies allein zum Herzen und Sinne der Menschen spricht, weil das Gemeine ohne Wahrheit ekelhaft, weil das Ideale unverständlich ist«*.[19] Für Cornelius war eine solche Zeitgebundenheit des Ideals an allzu Menschliches undenkbar, war solcherart dargestellte Geschichte *»Leichenbalsamierung«*, die sich an den hehren Gesetzen des klassischen Ideals und der großen Form verging. Und doch hatten sich auf seinen Spuren und aus seiner Schule heraus Farbe und »Realismus« entwickelt, wie ihn die Düsseldorfer mit Bendemann, Lessing und Rethel, Mücke, Plüddemann, Stilke auch in zyklischer Monumentalmalerei in Schloß Heltorf, im Dom zu Neuss, für Schloß Cappenberg, das Dresdner Schloß oder die Burg Stolzenfels verarbeiteten. Immermann, Grabbe und Uechtritz hatten als Dramatiker, von Raumer als Historiker die geschichtlichen Materialien zum Hohenstaufenmythos bereitgelegt, Schadows Öl- und Staffeleimalerei mit der naturalistischen Technik und farbigen Gestaltung ansprechendes Gefühl und Volkstümlichkeit an die Hand gegeben. Das Staffeleibild im kleinen Format war denn auch der entscheidende Unterschied zwischen dem Monumental- und dem Privatstil bei Cornelius und Schadow, beider Vereinigung im Kompromiß farbiger Großleinwände und in technischen Experimenten zwischen Fresko und Ölmalerei durch Enkaustik (Wachsmalerei) und Stereochromie (Wasserglasmalerei) die Zukunft der Historienmalerei als Requisite mit öffentlicher Wirkung. *»Das Fresko als Idee«* erfuhr dadurch eine neue Verfügbarkeit, die dem tektonischen Stil der Tradition mit Modernität begegnete.

Cornelius und die Düsseldorfer, die ihrerseits bald nach Dresden, Berlin und Frankfurt gingen, erlebten nun gleichermaßen in den Jahren zwischen 1840 und 1860 das letzte Aufbäumen des Idealismus *in* der Historie und zugleich den ersten Siegeszug *durch* Historie. Damit eröffnete sich erstmals im Medium der Geschichtsdarstellung der Neuzeit die volle Spannweite zwischen symbolischer und allegorischer Weltdeutung auf der einen, anekdotischer Zuspitzung auf den psychologisierenden Moment auf der anderen Seite. Es war zudem das Widerspiel von objektiver und subjektiver Phantasie, wie sie Vischer forderte. Gemeint ist damit die Rolle Wilhelm von Kaulbachs, des Cornelius-Schülers, die der belgischen Historienbilder und im weiteren Verlauf die Karl von Pilotys. Über Düsseldorf wurden nun München und Berlin zu den neuen Zentren der Historienmalerei und eben für jene Frage, die mit Max Schasler in der Mitte des Jahrhunderts im eigentlichen zu stellen war: Was tut der Historienmalerei in diesen Zeiten des Umbruchs mit wessen Hilfe und vor allem »wie« nun tatsächlich not? Welche Geschichtsbilder, in welcher Form und Tradition zumal, da man hier nicht über die gleichen ikonographischen Konventionen gebot wie bei der sakralen Malerei, vielmehr die meisten Themen inhaltlich und formal erst neu zu erschließen waren?

Eine der meistbesprochenen und seit 1842 mit einer Marathontournee gefeierten Lösungen war die, welche die zeitgenössische belgische Malerei unter Rückgriff auf die Nationalgeschichte der Niederlande zu Zeiten der Teilung zwischen Süd und Nord vorstellte. Es handelte sich um die »belgischen« Riesenbilder von Edouard de Bièfve mit dem *Kompromiß des niederländischen Adels* (Abb. 2) und der *Abdankung Karls V.* von Louis Gallait sowie im weiteren Verlauf ähnlich gelagerten Darstellungen meist tragischer oder anrührender Entscheidungsmomente der Geschichte von Hendrik de Keyser und Gustav Wappers. Sie entfachten einen Prinzipienstreit unter den Historienmalern, der seinesgleichen suchte. Belgien hatte sich 1830 als Staat eine monarchische Verfassung gegeben, und so kam es mit der neu erwachten Antwerpener Historienmalerei unter Berufung auf Rubens und das goldene Jahrhundert der flämischen Kunst zu einer vor allem von Frankreich inspirierten neuen Blüte an der Akademie. Von David und Delacroix bis Gros, Scheffer und Delaroche und vor dem Hintergrund nationalpatriotischer Zyklen in Versailles hatten sich die belgischen

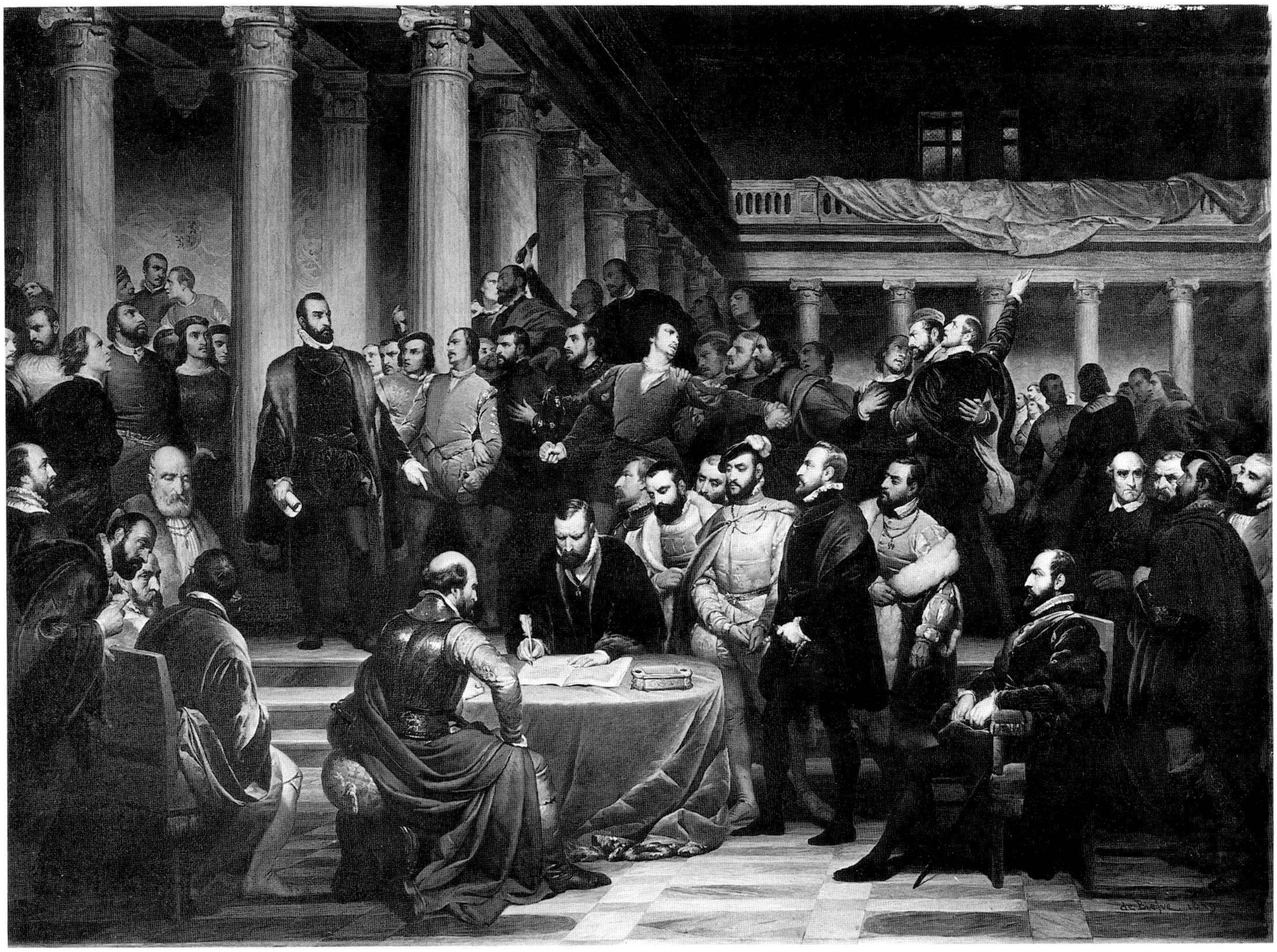

2 Edouard de Bièfve, Der Kompromiß des niederländischen Adels (1566), 1849. *Kat. 546*

Maler auf den tragischen Moment und die farbige Geschichtstreue in Personal und Kostümierung eingelassen. Sie folgten damit dem, was man bereits den Husbildern von Lessing oder den Karlsbildern von Rethel als *»auf der Höhe der Zeit«* befindlich im *Kunst-Blatt* von 1837 – eine Stimme unter vielen – abgefordert hatte: *»die Heranführung des Momentes aus der Geschichte der Menschheit im Ganzen, durch Darstellung der entschiedensten Persönlichkeit im Einzelnen«*.[20] Die dramatische Inszenierung des Moments als Konfliktsituation im Davor und Danach einer Handlung war denn auch die entscheidende Lehre für Historiker, Dramatiker und Maler. Sie symbolisierte den Bewegungsablauf der Geschichte als Parallele der eigenen Zeiterfahrung mit *»volkstümlichem Interesse«*. Doppelt *»vaterländisch«* in Kunst und Geschichte entwickelte sich *»wie mit einem Zauberschlage«* (Kunst-Blatt, 1844) die *»originelle neubelgische Schule«* zum Vorbild auch für Deutschland. Den Enthusiasmus über de Keysers *Schlacht von Worringen*, Wappers *Aufopferung des Bürgermeisters van der Werff* oder Gallaits *Todesstunde des Grafen Egmont* und viele andere Themen dieser Art teilten denn auch vor 1848 Kugler und Vischer. Ersterer sprach angesichts der Berliner Präsentation von de Bièfve und Gallait von der *»großartigen historischen Fülle und Energie«*[21], letzterer vom *»nationalen Stoff [...] so populär, so wahrhaft national, im Politischen so malerisch«*, wie ihn die deutsche Geschichte leider nicht bieten könne.[22]

Mitte der vierziger Jahre lösten eben diese beiden Bilder zugleich bei ihm und anderen einen Vergleich nicht nur mit der im Grunde verwandten Düsseldorfer, sondern mehr noch mit der eher gegenständigen Münchner Schule von Cornelius aus. Schon länger warf man dieser die mangelnde Popularität der Bildstoffe, die gedankliche Trockenheit, die *»gemalten Rätsel«* und freudlosen Abstraktionen vor, *»weil sie keine konkret poetische Wirklichkeit«* erzielten.[23] Individuen, nicht Ideale und *»philosophische Sprichwörteleien oder veraltete humanistische Schlacken«*[24] schienen der Zeit angemessen. So fragte schon 1844 Ludwig Igelsheimer: *»Haben nun die belgischen Künstler weniger von diesem Geist der Geschichte, weil sie vielleicht die Knöpfe an den Kleidern ihrer Figuren abzählen, oder weil sie auch den Falten an einer ledernen Hose ihre Aufmerksamkeit nicht entziehen?«*.[25] Mit dem *»Geist der Geschichte«* war niemand anders als Münchens neue Größe nach Cornelius gemeint, die sich nun nicht mehr auf die Antike und ihre symbolische Kraft, sondern vor allem auf die enzyklopädische und objektivierende Geschichtsallegorie im Monumentalformat geworfen hatte: Wilhelm von Kaulbach. Mit weltgeschichtlichen Themen in figürlich epischer Breite hatte er zur Erneuerung von

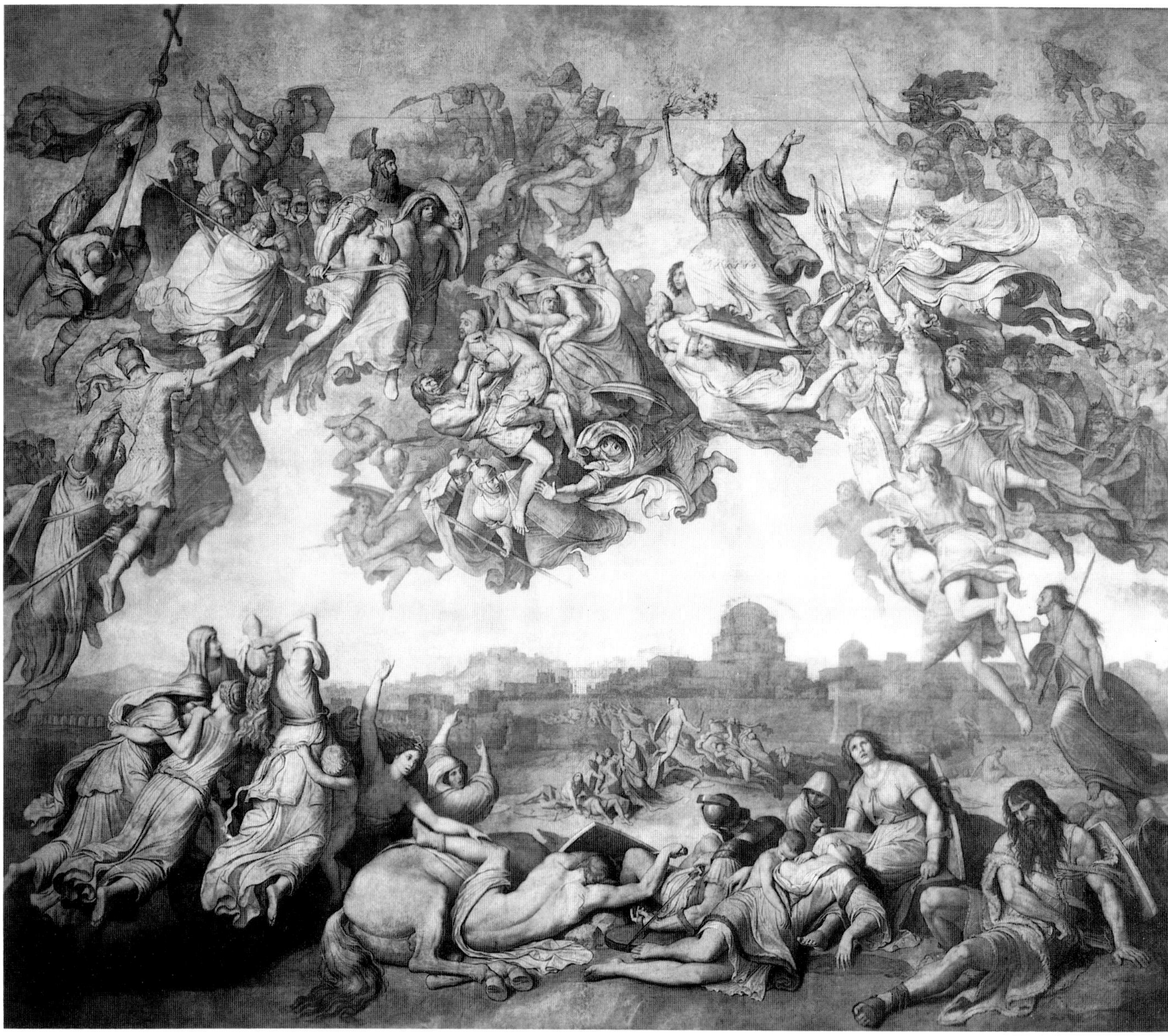

3 Wilhelm von Kaulbach, Hunnenschlacht, 1834, ehemals Berlin, Neues Museum, Wandgemälde (zerstört)

Cornelius' Gedankenbildern beigetragen und stieg nach dem Architekten Friedrich von Gärtner 1849 zum Direktor der Münchner Akademie der bildenden Künste auf. Mit der *Hunnenschlacht* (Abb. 3), seit 1834, und dem *Babylonischen Turm* folgte er in der Massenregie italienischen Renaissancevorbildern von Raffael bis Michelangelo, ebenso wie er in der Fassadengestaltung der Neuen Pinakothek und für das Treppenhaus des Berliner Neuen Museums zeitgenössische und historisch nationale Themen aufgriff – die Verherrlichung Ludwigs I. und z.B. *Das Zeitalter der Reformation* als eine von sechs Darstellungen, mit denen er die Kulturgeschichte zum Programm der Monumentalmalerei erhob. Er wandelte letztlich auf Hegels und durchaus auch auf Vischers Spuren, wenn er als Verfechter des Idealismus über seine Ziele bekannte: *»Der Geist Gottes in der Geschichte ist es, den ich malen wollte, einerlei, ob er zu uns aus den religiösen Anschauungen der Griechen oder der Juden spricht; die Allgegenwart des unsagbaren Etwas, das über den Wassern der Genesis schwebte, das aus den Bildwerken der Hellenen um so deutlicher redet, das die Hunnen Attilas aus ihren fernen asiatischen Steppen bis an die Küsten des Mittelländischen Meeres trieb, wie die Kreuzfahrer in die glühenden Wüsten Palästinas«*.[26]

Von Kaulbach stammte denn auch das berühmte Wort: *»Geschichte müssen wir malen, Geschichte ist die Religion unserer Zeit, Geschichte allein ist zeitgemäß.«*[27] Obwohl farbiger als Cornelius, dessen letzter großer Versuch ebenfalls in Berlin mit den Campo-Santo-Entwürfen (Abb. 4) scheitern sollte, obwohl »realistischer« im Detail, war es doch der Versuch, die großen und allgemeinen Ideen in ebenso große und allgemeine Kompositionen fließen zu lassen – zu wenig selbst für Vischer, der über diese Münchner Schule bis hin zu Schnorr von Carolsfeld urteilte: *»[...] keine Gegenwart, keine Lebenswärme in der Behandlung, weil schon im Stoffe keine ist. Es ist eben auch eine Götter-, eine Symbolmalerei«*.[28]

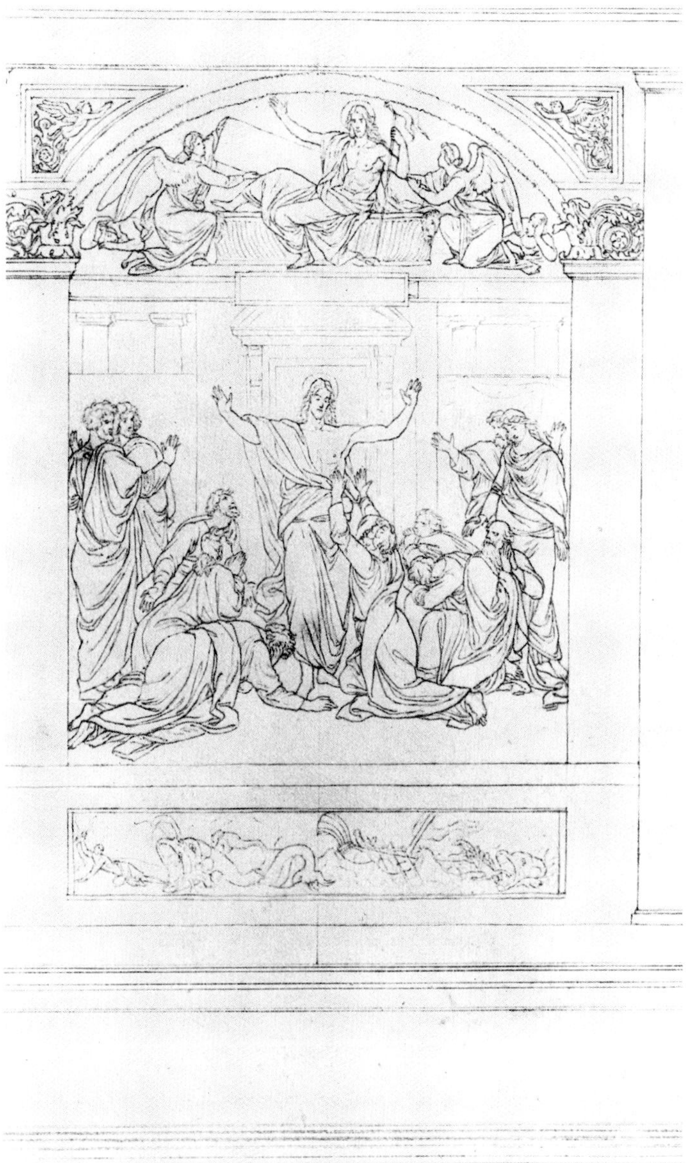

4 Peter von Cornelius, Entwurf für den Campo-Santo in Berlin (Westwand), 1843–1845, Weimar, Staatliche Kunstsammlungen zu Weimar

Das Historische, dessen Individualität, die Psychologie des Moments im Vor und Danach, schließlich das Prinzip des Malerischen, das über die Sensation der Farbe zugleich farbiger Abglanz des Lebens in der Phantasie des Künstlers war, das stand nunmehr Mitte des Jahrhunderts an. Kein geringerer als Cornelius spürte die Wende am eigenen Leib, als er letztmalig die Summe seines Bildbegriffs, der nicht Illustration, sondern Idee sein wollte, in einem *»christlichen Epos«* für den Campo Santo des Berliner Doms in unzähligen Entwürfen und während zwanzig Jahren Arbeit im Auftrag Friedrich Wilhelms IV. zu Papier gab – ein unvollendetes Monument von Kunst und Geschichte, das nur mehr Vermächtnis blieb. Die Systematik des dort betriebenen Historismus von Haupt- und Nebenbildern zur Erneuerung von Nation und Religion im großen Ganzen war nicht mehr zeitgemäß. *»Der historische Augenblick gilt nichts, der symbolische Bezug alles«*, schrieb von Einem.[29] Nicht die Dramen der Geschichte, *das* Drama der vereinenden und versöhnenden Beziehung von Gott und Mensch sollte in diesem letzten großen und unvollendet gebliebenen Zyklus zu Bild und Sprache werden. Cornelius hatte sich schon 1843 zum Zeitpunkt der belgischen Bilder zu seinem Plan und gegen die Tendenzen der Zeit bekannt, um *in* der Zeit *über* die Zeit hinaus zu wirken. *»Irgendein Ergebnis der Geschichte von welcher Art es sei, tale quale wieder hervorrufen zu wollen, halte ich für eine Gespensterbeschwörung, aber vollends das bloße Konservieren für Leichenbalsamierung. Wer aber in die ursprüngliche Notwendigkeit des einst Entstandenen zurückgeht und sie faßt, wird bald – zwar nicht gleiche – aber ähnliche Momente finden; und nur dann kann der Genius entbunden jene stille Verwandlung beginnen, die proteusartig nur nach außen wechselt, im Innern aber wie die Natur ewig dasselbe bleibt.«*[30]

Um den Geist der Geschichte von innen bittend – das war, wo man längst »von außen« her die Erfahrung, Kenntnis und Wissenschaft von Kunst und Geschichte, längst auch die Wissenschaft der Malerei *in praxi* technisch betrieb, anachronistisch geworden. Kein Wunder, daß selbst ein Verehrer von Cornelius wie Hermann Grimm den Ruck zum Realismus unter dem Eindruck der 48er Revolution als persönliche Götterdämmerung verstand: *»Sein Publikum war rein zerstoben und zerstreut und kam nie wieder zum Vorschein. Seine Kompositionen nahmen den Anschein von Rätseln an, über deren Lösung nachzusinnen, niemand mehr Lust noch Zeit hatte. Es war aus mit ihm.«*[31]

Epen und Episoden, Dramen und historische Momente in farbig gefaßter Leibhaftigkeit, die zeitgenössisch anzusprechen, Erkenntnis zu vermitteln und zugleich allgemeinmenschlich zu rühren vermochte, das waren über die fünfziger und sechziger Jahre hinweg die Kernpunkte der Debatte zum Historienbild. Geschichte in Bildern – aber wie? Das war das eine. Und Bilder mit Geschichten, nur welchen? Das war das andere, worum man stritt. Noch einmal Vischer: *»Die* geschichtliche Malerei *erfaßt als ihren Stoff das allgemein Menschliche in der Konkretion der entscheidenden, mit Namen, Ort und Zeit in das Gedächtnis der Nachwelt eingeschriebenen* Handlung *und ist daher im wesentlichen dramatisch«* (§ 709), und: *»Wir durchwandern also mit raschen Schritten die Geschichte und sehen ihre Hauptgestalten darauf an, was für und wie viel ästhetischen Stoff sie darbieten; die Geschichte als Fundgrube der Kunst«* (§ 341). Er spricht von den *»großen Momenten«* und den *»Silberblicken der Freiheit«* als der ästhetisch einzig wahren Geschichtsbetrachtung aus Zeitinteresse.

Eben diese Forderung löste im zeitgenössischen Verständnis nun ausgerechnet Karl von Piloty aus der Münchner Schule ein, der in Düsseldorf gelernt und dann Antwerpen und Paris mit den neuesten Entwicklungen der Historienmalerei der Schulung bei Kaulbach hinzugefügt hatte. Er war gleichen Jahrgangs wie Böcklin, nur zwei Jahre älter als Anselm Feuerbach, jedoch fast eine halbe Generation jünger als Adolph Menzel, dessen *Aufbahrung der Märzgefallenen* schon 1848 und dessen großformatiger Friedrichzyklus im Auftrag der Verbindung für Historische Kunst anderthalb Jahrzehnte nach seinen Illustrationen zu Franz Kuglers *Geschichte Friedrichs des Großen* seit 1855 entstand.[32] Gerade Piloty wurde zum Apologeten des *»historischen Moments«*, wählte die *»Silberblicke«* der nationalen Geschichte und wurde zum Vertreter eines modernen, effektvoll-pathetischen Sensationsbildes. Naturalismus, Kolorismus und psychologische Zuspitzung der Handlung selbst dort, wo sie wie bei dem gefeierten *Seni vor der Leiche Wallensteins* von 1855 (München, Neue Pinakothek; vgl. Kat. 307) unter Rückgriff auf Daumier und Gallait deren Negation zum eigentlichen Stimulans erhob[33], erfuhren hier die Weihen der großen Malerei. Die Realistik stofflicher Treue verband sich mit einem szenischen Kompositionsgeschick, das unmittelbar die Sinne des Betrachters zu fesseln, ja zeitgenössisch zu erschüttern verstand. Der Betrachter selbst war in Gestalt Senis ins Bild gesetzt, der tragische Moment bereits vergangen und nur mehr dessen Wirkung der Beweis von Größe und Vergänglichkeit. Geschichte war hier wahrlich als *»religiöse Andacht«* zelebriert, Größe und Fall – sogar ganz wörtlich – in der Nichtigkeit des Einzelnen zugleich mit *»weltgeschichtlicher Bedeutung«* demonstriert. Aber eben die Darstellungsmittel der Realistik des Geschehens, das kaum historisch kolportiert, vielmehr mit Phantasie frei nach Schiller interpretiert erschien, rief auch Kritik hervor – bleibend und bis weit nach 1870. Gleichviel ob *Wallenstein auf der Reise nach Eger*, sein *Alexander auf dem Totenbett*, sein *Nero auf den Trümmern Roms* oder die *Thusnelda im Triumphzug des Germanicus* – an der vermeintlichen stofflichen Kostümtreue und an der Brillanz der malerischen, weil äußerlichen Erscheinung schieden sich die Geister. *»Ob Sammet und Seide vorlaut mitsprechen dürfen, wenn wir einem Wallenstein die letzte Ehre erweisen«*, fragte ein Korrespondent des *Deutschen Kunstblatts* immerhin schon 1855[34], und nur zwölf Jahre später schob der Kritiker Friedrich Pecht, der die Wirklichkeitsaneignung Pilotys anfänglich zu feiern wußte, ob der ungeahnten Folgen zweifelnd die Erkenntnis hinterher: *»In der Kunst aber wie im Leben darf man das Kleine nicht gewahren, wenn man das Grosse erblicken soll. Mit dem Mikroskop untersucht man Läuse, aber keine Helden.«*[35] Es war dies ohne Frage Ergebnis eines Läuterungsprozesses, der mit der gemalten Sensationshistorie Pilotys und seiner Schule sowie den Tendenzen und Entwicklungen nach 1855 zu tun hatte. Auch er hatte eine patriotische, eine neue vaterländische Historienmalerei gefordert, nicht anders als die Kunstvereine und Künstler, die in der Verbindung für historische Kunst zusammengetreten waren, um über die öffentliche Funktion der Kunst neu nachzudenken. An Staates und der Akademien Stelle und zugleich als imaginäres Museum einer *»nationalen Galerie«*, die erst mit Wageners Vermächtnis in Berlin entstehen sollte, war *»höherer Zweck«* der Verbindung die *»Förderung der deutschen Kunst durch Erwerb bedeutender Kunstwerke und zwar vorzugsweise des geschichtlichen Faches [...]«*.[36] Das sollte mittels Ankauf, Bestellung oder Preiswettbewerb erfolgen. Die Beteiligung erwarb man über den Ankauf von Anteilscheinen, also vermittels des klassischen Aktienvertriebs der Kunstvereine. Es war eben diese Selbstorganisation »privater« Hand des Jahres 1854, die Schasler beklagte. Seine Erwartungen waren an den Staat gerichtet, der allein der historischen und monumentalen Kunst *»die Mittel zu einer* regelmäßigen *und geordneten Produktion auf diesen Gebieten darböte«*, denn *»das bedarf wohl kaum einer Rechtfertigung, was wir oben andeuten, daß nämlich die* historische *Kunst, ebenso wie die Monumentalmalerei, die Skulptur und die Architektur, auf eine ihrer würdige und großartige Weise nur durch* großartige *Mittel gefördert und am Leben erhalten werden können.«*[37]

Diese und andere Petitionen zu einer Neuregelung des Verhältnisses der Kunst zum Staate fielen nicht von ungefähr in die hoffnungsvolle Ära des preußischen Kultusministers von Raumer, dessen kurze Amtsperiode immerhin dazu reichte, die Denkschrift von Fritz Eggers über eine *Gesammt-Organisation der Kunstangelegenheiten* zu veröffentlichen, und daß Franz Kugler einen Entwurf zu *Grundbestimmungen für die Verwaltung der Kunstangelegenheiten im Preußischen Staate* vorlegen, aber nicht mehr erleben konnte. Kugler starb im selben Jahr 1858, da von Raumer die politische Bühne wieder verließ und erst ein Jahr später posthum die Schrift erscheinen konnte – vorderhand ohne Aussicht auf Realisierung. Seit diesen in zehn Jahren nach 1848 entstandenen Bemühungen einer Grundsatzregelung zum Verhältnis von Staat und Kultur war aber realiter die Diskussion über eine Staatspflege der Kunst in der Künstlerschaft und beim Volke nicht mehr wegzudenken. Über »nationale Kunst«, über eine Nationalgalerie und die Gründung einer Allgemeinen Deutschen Kunstgenossenschaft 1856 mit der Einrichtung einer Allgemeinen Deutschen Kunstausstellung, eben im Jahr 1858 in München, zugleich mit ständigen Reformen der Kunstakademien als Staatsanstalten handelte man nicht nur in Preußen, auch Bayern war davon nicht ausgenommen, kleinere Residenzen und Länder wie Baden, Württemberg und Weimar blieben davon nicht unberührt. Keine Frage, daß dies im Hinblick auf die Nachbarländer Frankreich, Belgien und England und einer zunehmenden Internationalisierung und Konkurrenz der Künste und Künstler erfolgte. Beim zweiten Treffen der noch in der Gründungsphase befindlichen Kunstgenossenschaft in Stuttgart 1857 wurden die Ziele klar gefaßt: *»Die Einheit, die uns das Vaterland noch nicht bieten kann, wir wollen sie wenigstens gründen in der deutschen Kunst, wir wollen eine nationale Kunst und in ihr die nationale Einheit.«*[38] Und eben dafür vor allem bedurfte man einer nationalen Galerie, welche die preußischen Künstler, zumal die in Düsseldorf, aber auch unter der Führung von Feodor Dietz die in München forderten. Schon Max Schasler hatte sich dafür ausgesprochen, um 1859 in den *Dioskuren* erneut die Stimme zu erheben, nachdem landauf, landab von Künstlern selbst die Budgetierung der Kunst im Staatshaushalt verlangt worden war – *»zur Entstehung nationaler, monumentaler Kunstschöpfungen und zur Anlegung einer Galerie von Werken vaterländischer Künstler«*.[39]

Die Nationalgalerie sollte eine Art Paulskirche der modernen und nationalen Kunst und Sammelbecken einer staatlichen Kunstförderung werden, die sich als einigendes Band um die divergierenden, dem Regionalismus bzw. Partikularismus entsprechenden Richtungen schlingen sollte. Es war der Versuch, noch einmal zu einen, was mit dem aufkommenden, auf Markt und Handel abgestellten »Realismus« – vornehmlich in den kommerziellen Gattungen Genre und Landschaft – und mit dem wachsenden Antagonismus von Kunst und Gewerbe auseinanderzubrechen drohte. So kam es nur wenig später dann tatsächlich 1861 in Berlin zur Gründung der Nationalgalerie, die, wie Eberlein aus dem ganzen Kontext wohl zu Recht geschlossen hat, ursprünglich *»zunächst nur für die Historienmalerei gedacht und gefordert wurde«*.[40] Aber möglich geworden allein durch die testamentarische Stiftung des »preußischen Grafen Schack«, des Kaufmanns Joachim Heinrich Wilhelm Wagener, schwedisch-norwegischer Konsul in Berlin, im selben Jahre 1859, war sie bei dessen Tod 1861 von vornherein international. Wageners Gemäldesammlung schloß auch Franzosen, Belgier (u. a. auch de Bièfve und de Kayser), Holländer und Engländer ein und war ausdrücklich der *»neueren Malerei in ihrer weiteren Entwicklung«* vorbehalten. Diese Sammlung war nicht nur Anlaß, über ein Ausstellungsgebäude befinden zu müssen, sie sorgte schließlich auch 1862 für die Gründung der Preußischen Landeskunstkommission, die als Gremium von Künstlern und Kunstsachverständigen neben Erwerbungen auch für die Monumentalkunst und den Gebäudeschmuck zuständig wurde – jene öffentliche Kunst, deren bevorzugter Träger die Historienmalerei seit Beginn des Jahrhunderts sein sollte. Justi begründete später mit Recht ihre Entstehung *»aus den demokratischen Anschauungen von 1848«*.[41]

Mit diesen Institutionen schien endlich das Instrumentarium zur Erneuerung der Historienmalerei im nationalen Sinne gestellt, war aber zugleich dem Richtungsstreit mit der Demokratisierung durch Mehrheitsfindung Tür und Tor geöffnet. Es zeigte sich dies weniger bei der Verbindung für Historische Kunst, die ihren Absichten zumindest in den ersten Jahren strikt treu bleiben sollte, ehe sie ihr eigenes Programm der *»figürlichen Darstellungen, welche über das Alltägliche und Kleinliche hinausragen«*[42], erweiterte, als von Anfang an bei der Landeskunstkommission. Die Liste der von der Verbindung erworbenen und verlosten Werke umfaßte der Reihenfolge nach u. a. Moritz von Schwinds *Der letzte Ritt Kaiser Rudolfs von Habsburg nach Speyer*, Adolph Menzels *Zusammenkunft Friedrichs II. und Josephs II. zu Neisse*, Georg Bleibtreus *Schlacht an der Katzbach*, Wilhelm Sohns *Bonifatius fällt die heilige Eiche*, Julius Scholtz' *Das Gastmahl der Wallenstein'schen Generäle*, Wilhelm Camphausens *Der Übergang auf Alsen* oder Karl von Pilotys *Die Ermordung Cäsars*. Die Themen behandelten früh auch religiöse Sujets, auch versuchte man allen Schulen gerecht zu werden. Mehrheitlich aber handelte es sich doch um Stoffe aus der nationalen oder Weltgeschichte.

Anders bei der Nationalgalerie und der Landeskunstkommission, wo, ebenso wie es sich im Ausstellungswesen z.B. in München entwickelte, die Frage national oder international sehr schnell die Grenzen des Selbstverständnisses und der Funktion aufzuzeigen vermochte. Dem Preußischen Ministerium für Geistige, Unterrichts- und Medizinalangelegenheiten unterstellt, sah man in dem anfänglich nur auf 25000 Taler gesetzten Fonds für Erwerbungen und Monumentalkunst die Gefahr der Vorteilsnahme insbesondere der Berliner Künstlerschaft – so jedenfalls 1862 der Rheinländer und Abgeordnete Dr. August Reichensperger.[43] Parteilichkeit und Bestellkunst auf der einen, oder wie es Justi formulierte, *»nicht Erziehung sondern Bescherung, heute mir, morgen dir«*[44] auf der anderen Seite, das waren die großen Sorgen, die man dem demokratischen Gerechtigkeitsdenken des Kunstrats in der Frage der Kunstförderung entgegenhielt. Es schien, als wenn auf diese Weise eher die Beliebigkeit der Verteilung und damit auch der Themen denn die Ziele einer nationalen Kunst und Galerie zum Zuge kämen. Die damit erkennbare Unverbindlichkeit schien sich daher denn auch trotz Piloty in München, Daege und Schrader in Berlin, Bendemann in Düsseldorf, Schnorr von Carolsfeld und Hübner in Dresden, Ludwig de Coudres in Karlsruhe auf dem Felde der Historienmalerei breit zu machen. Nach den großen Gründungsfiguren und der von ihnen begründeten Schulen schienen die meisten Akademien mit der hohen Kunst, zumal der Historie, brachzuliegen, Landschaft und Genre dominierten. Die sechziger Jahre, urteilte einst Wilhelm Waetzoldt, waren daher entschieden die einer Zeit der Unentschiedenheit, des Übergangs. Aber eben dies sollte, wollte sich ändern – nach 1870 mit der Einigung, der Wirklichkeit lang geübter Künstlerhoffnung in der Gründerzeit, eben in jenen Tagen, da man mit Teichlein in einer *»großen Zeit den großen Styl«* sich wünschte, wo man, so scheint es, dem historischen Augenblick neuerlich Monumente setzen und jedes Monument zur Historie erklären wollte. Es war die Zeit Werners, immer noch die Pilotys und sogar Kaulbachs, aber auch die Feuerbachs, Marées' und Menzels und schließlich die der Sezessionen weit über die Jahrhundertwende hinaus. Eine neuerliche Generationsdichte sorgte auch für eine Dichte der Kunst, deren Progression letztlich Jahrzehnt für Jahrzehnt meßbar und deren Gegenwart schneller Historie als die Historie letztlich Gegenwart wurde. Vor allem die Historienmalerei sah sich dem frappierend ausgesetzt.

Spiegel der Geschichte

Der *»kunstgeschichtliche Situationsplan«* (Adolf Teichlein) nach 1870 stand vor allem im Zeichen nationaler Feier und historischer Vergegenwärtigung jüngster Ereignisse und dynastischer Geschichte. Bayern und Wittelsbach, Preußen und die Hohenzollern sowie die Militär- und Schlachtenmalerei waren aber nur das eine, Religions- und Sittenbild neben der antiken Bildungsklassik das andere Ferment einer bald zwiespältigen Allianz von Staat und Bürgertum. Die Frage war die, was konkret unter Nation zu verstehen war, ob und wie die Künste dem Ausdruck verleihen und wie sie an der historisch-politischen Traditionsbildung und Pflege eines Nationalgefühls breitenwirksam partizipieren sollten und konnten. Denn *»der Nationalstaat war nicht nur ein Machtproblem, eine Verfassungsordnung bestimmter Art, sondern auch eine Bewußtseinshaltung«*.[45] Geschichte wurde daher mit neuem realistischen Historismus pragmatisch instrumentalisiert als Legitimation und geistiges Korsett für die divergierenden Kräfte der Gegenwart. Und auch die Künste schienen aufgerufen, den Sprach- und Kulturraum Deutschland entsprechend abzudecken. Das Dilemma von nationalem Staatsdienst der Kultur und freier Selbstbestimmung der Kräfte, von öffentlich-offizieller Doktrin im staatlichen Selbstverständnis und privatem, gesellschaftlichem Anspruch war vorgezeichnet. Die künstlerische Produktion insgesamt geriet daher mehr denn je in die Abhängigkeit von Träger-

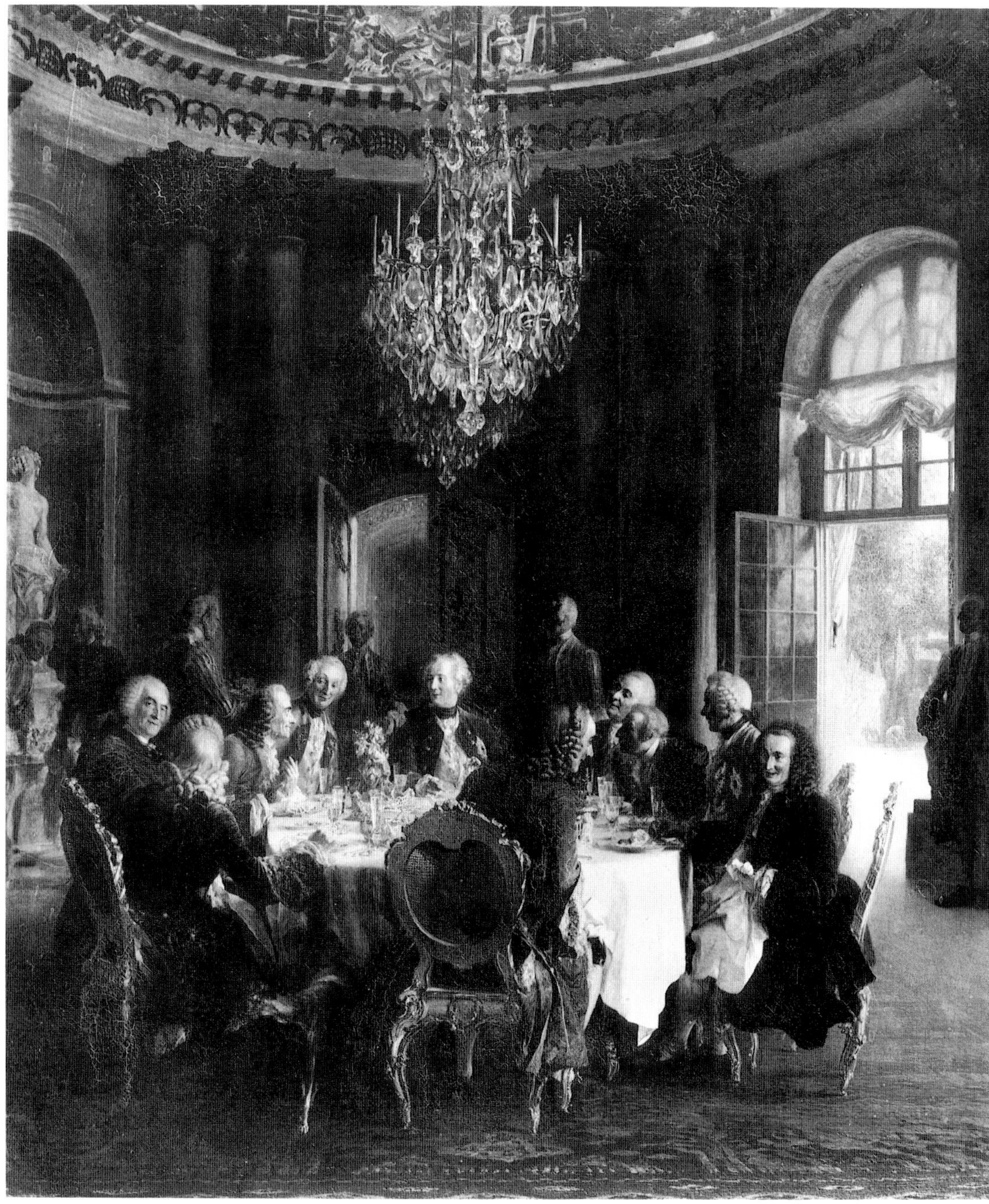

5 Adolph Menzel, Tafelrunde in Sanssouci, 1850, ehemals Berlin, Nationalgalerie, Kriegsverlust

schaften und Adressaten, am stärksten jedoch die öffentliche, die historische Kunst in Bronze, Stein und Malerei.

Die *»Ideen von 1871«* standen denn auch von Anfang an im Zeichen von Sieg und Gefahr nicht nur gesellschaftspolitisch, auch kulturell. Wenn Anselm Feuerbach unter »historischer Kunst« vor allem die »ewige«, die über alle Zeiten hinweg große Kunst verstand, so die Mehrheit der Zeitgenossen, denen er sich erbittert versagte, die »zeitgemäße« Kunst, die bei ihm wie bei Schopenhauer, Nietzsche und anderen immer wieder auch *»unzeitgemäße Betrachtungen«* zur Folge hatten. Um zeitgemäße Realistik mehr denn um die Klassik von Idealen ging es nach 1870 stärker denn je. Volk – Nation – Staat, das schien jetzt Wirklichkeit geworden und evozierte eine Flut der Bilder, von denen Akademien, Ausstellungen, Museen, öffentliche Bauten und das großbürgerlich-repräsentative Heim gleichermaßen betroffen waren.[46] Der Spiegel der Geschichte avancierte zum gesellschaftlichen Genre. Mit Enthusiasmus, Kritik, aber mehr noch politischer Indifferenz begrüßten denn auch die meisten Künstler das neue deutsche Reich, dessen Herkommen aus dem Felde jüngster Kriegsereignisse und auf dem Felde altdeutscher und besonders altpreußischer Geschichte die Stoffe bildeten, aus dem die Bilder waren – durchaus eingedenk dessen, daß mit dem Stoff noch nicht die Form gewonnen war.

Es waren vor allem die preußischen Maler zwischen Berlin, Düsseldorf und Königsberg, die bereits in der zweiten Hälfte der sechziger Jahre das politische Aufkommen Preußens auch mit Darstellungen und Wahlverbindungen der preußischen Geschichte begleitet hatten. Die Preußische Landeskunstkommission zeigte Wirkungen in der Monumentalmalerei, aber auch im freien Bild. Menzels Gemäldefolge zu Friedrich II. (Abb. 5), von Friedrich Wilhelm IV. mit gemischten Gefühlen begleitet, war bereits zu Beginn der sechziger Jahre abgeschlossen, aber nur teilweise zu öffentlicher Reputation gekommen. 1863 war erstmals der ganze Zyklus ausgestellt. *»Menzel, der Beobachter«* schloß an seine früheren Interpretationen an – er paarte Genauigkeit im Detail mit malerischer Phantasie der Szenen, die wenig von der heldischen Triangelkomposition früherer Tage zeigten, in denen herausgehoben die Mitte dem Protagonisten zur Glorifikation vorbehalten war. Julius Schrader aus Berlin war hier 1849 mit seinem *Friedrich II. nach der Schlacht von Kolin* (Leipzig, Museum der bildenden Künste) noch anders verfahren, und Wilhelm Camphausen aus Düsseldorf schloß sich dem an, auch er bedacht, eher die ideale Bedeutung des geschichtlichen Moments bei *Friedrich II. an der Leiche Schwerins*, 1868 (Potsdam, SSG Potsdam-Sanssouci), hervorzukehren als scheinbare Beiläufigkeit mit dem Triumph des Malerischen. In München hatte Philipp Foltz die staufische Geschichte für sich entdeckt und an seine Schüler weitergegeben. Wilhelm von Lindenschmit und Albert Graefle ebendort hatten sich der Schlacht und dem Triumph Hermann des Cheruskers am Teutoburger Wald gewidmet, und vollends zu Pantheen nun der bayrisch-nationalen und Weltgeschichte gerieten die Ausmalung des Bayerischen Nationalmuseums und des Maximilianeums, wo die Kaulbachs in Öl und mit kolossalem Maßstab den technischen Ersatz für das Fresko suchten. Und wenn sich Hermann Plüddemann in Dresden noch Barbarossa und Otto von Wittelsbach widmete, so sein Kollege Julius Scholtz dem Dreißigjährigen Krieg und Wallenstein. Bezeichnete die Galilei-, Cromwell-, Hus-, Hutten- und Luther-Ikonographie z.B. Karl Friedrich Lessings, Julius Hübners, Julius Schraders, Wilhelm von Lindenschmits und Wilhelm von Kaulbachs noch die ältere, aber realistisch erfaßte Geschichtsromantik, so wechselte man mit Darstellungen zum Großen Kurfürsten, zu Friedrich II., zu den Befreiungskriegen und schließlich Wilhelm I. anläßlich der Einigungskriege seit 1864 über zur Chronik und historischen Bildkunde. Der prosaische Geist kostümgeschichtlicher Genauigkeit kam hier zu seinem besonderen Recht und war Ausdruck jenes zunehmenden Dokumentarsinns objektivierender Geschichtsauffassung, wie sie nach 1870 bei Anton von Werner und der preußischen Hofkunst bevorzugt anzutreffen war. Menzels »Charakteristik« hatte hierfür ebenso den Boden bestellt, wie der »Kostümstreit« seit Rauch Indiz des Berliner Ideal-Realismus geworden war.

Die siebziger Jahre waren also längst vorbereitet, als nach der Reichsgründung die Woge nationaler Begeisterung – und Kritik – auch die Bildkünste erfaßte. Gedruckt und gemalt erhielten die Bildersäle der deutschen Vergangenheit vor dem Hintergrund der *»gewaltigen Geschichte der letzten Jahre«* (Julius Lessing) ideologisch Konjunktur. Die Spannweite der Bildsymbolik sollte von Adler, Eiche und Wotansäule bis zum Bismarckturm, von Arminius über Barbarossa bis zu Fridericus Rex, von der Victoria zur Germania, vom Kyffhäuser zum Reichstag und von der Lutherrenaissance bis zum Kaiserdom reichen. Dem Willen zur ideologischen Bewältigung von Geschichte und Gegenwart entsprachen denn auch die vor allem über historische Darstellungen gewonnenen symbolisch, allegorisch und im Einzelfall konkret-anschaulichen Gesinnungsmuster der Zuordnung von Liberalismus und Renaissance, Protestantismus (Reformation) und Nationalismus, Patriotismus und Kosmopolitismus, Historismus und Modernismus. Gott, König, Volk und Vaterland hielten nun mit staatlichem Willen Einzug in die Malerei – zur sittlichen Erbauung, nationalstaatlichen Erziehung und Kultivierung der Werte. Feuerbach, der seine *Amazonenschlacht* begann, als Paris eingenommen wurde, entsetzte sich über die säkularisierte Religion der neuen Zeit – die nicht die seine war –, den dekorativen Makartstil, den Industrialismus der Kleinkunst, die Banalitäten geschichtlichen Alltags, die eben alles andere als wahre »historische Kunst« waren. Diese basierte noch immer auf Größe des Inhalts, Größe der Form, aber nicht auf äußerer Größe durch Effekte und Formate. Wo er sich selbst einmal darauf eingelassen hatte – wie für Nürnberg 1878 –, entledigte er sich dessen relativ schnell, *»dann aber nichts mehr in dieser Art«*.[47]

Eine figural aufwendige, farbenblühende, großformatige Historienmalerei entsprach aber ohne Frage dem gründerzeitlichen Monumentalstil, der historistisch und malerisch nicht nur die öffentlichen Bauten von Schule und Museum bis zum Gericht und Bahnhof ergriff, sondern auch den Wohnbau in den unterschiedlichsten Stilkonglomeraten zwischen Gotik, Renaissance und Neobarock miteinbezog. Das optimistische Geschichtsbewußtsein sollte sich, abgesehen von der Hohenzollernthematik und der Erschließung einer reichsdeutschen Geschichte aus der Vergangenheit, medial in zwei Bildgattungen besonders niederschlagen: einer wahren Flut von Militär- und Schlachtenmalereien, die zudem mit Velarien und Panoramen zum Deutsch-Französischen Krieg aufwarteten, und einer staatlich-öffentlich, aber auch von Kunst- und Bürgervereinen, ja im Einzelfall sogar privat getragenen Monumentalmalerei, die im Wortsinne flächendeckend Leinwände in Treppenhäusern, Aulen, Festsälen oder Burgräumen auf die Mauern brachte, wo sie nicht in Freskotechnik, Enkaustik oder experimentellen Mischformen den Verbund mit dem Putz suchte. Die *»lebendige Wahrheit«* von Heroismus und Historismus kam mit der Gunst des historischen Augenblicks tatsächlich ungemein putzsüchtig einher.

Die »Apotheose des Realismus« im Hohenzollerngeist schien in Berlin und Preußen federführend zunächst mit Menzel vollzogen. Sein *Krönungsbild* von 1861/65 als Auftragsarbeit Wilhelms I. war trotz aller damit verbundenen Konflikte und Kritik seiner Charakterisierungskunst und dokumentarischen Treue jenseits zeitloser Idealität Maßstab auch der jüngeren Generation – Anton von Werners, Georg Bleibtreus, Arthur Kampfs und Friedrich Geselschaps in Berlin, Wilhelm Camphausens, Emil Hüntens und Theodor Rocholls in Düsseldorf, Louis Kolitz' und Hermann Knackfuß' in Kassel, Robert Haugs in Stuttgart. München, Weimar, Dresden und Karlsruhe standen mehrheitlich noch unter dem Eindruck der farbsatten Richtung Pilotys und der belgisch-französischen Schule. Die Namen, die dafür stehen, reichen von Wilhelm von Diez, Wilhelm Lindenschmit, Ferdinand von Keller und Ferdinand Pauwels bis Julius Scholtz und Hermann Wislicenus (Abb. 6). Die Kunstschulen in Dresden, Weimar und Karlsruhe standen unter dem Doppel-

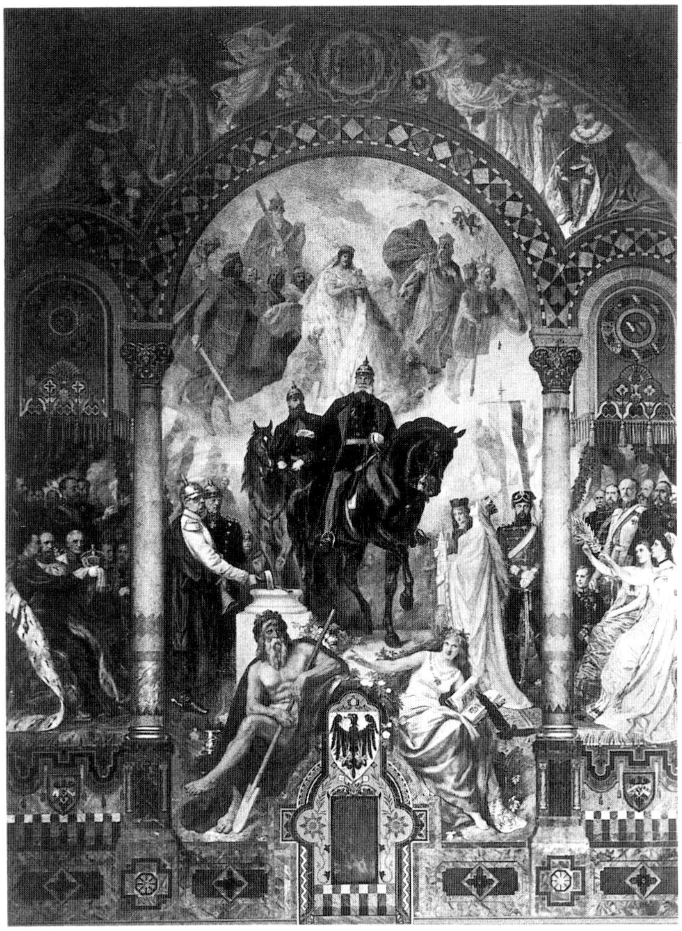

6 Hermann Wislicenus, Die Wiedererstehung des Reiches 1871, Fresko in der Goslarer Kaiserpfalz, 1880–1882

einfluß von Düsseldorf und München, Kassel und Königsberg unter dem Berlins. Soweit es das profane Geschichtsbild im klassischen Sinne des umfassenderen Begriffs »Historienbild«[48] betraf, so dominierten personalisierte Episoden aus der großen und kleinen Geschichte von Nation und Region; soweit es die religiöse Historie betraf, wurde sie vor allem Illustration der Religionsgeschichte zwischen hergebrachter Ikonographie katholischen Glaubens und protestantischer Geschichtsbebilderung. Auch bei letzterer kam es ähnlich wie bei der Profanhistorie zu Versuchen der Erneuerung im Zeitgeist volkstümlicher und gegenwartsnaher Vermittlung, waren der katholische Idealismus und evangelisch-protestantische Realismus in kirchlichen Darstellungen die zwei Seiten ein- und derselben Problematik, konkurrierten alte und neue Inhalte mit traditionellen und modernen Mitteln.[49]

»*Kunst für die deutsche Christenheit*« bedurfte nicht nur der alten »katholischen Blätter«, sondern im Zuge von Kulturkampf und protestantischer Staatsreligion einer neuen Wirklichkeit und Wahrhaftigkeit, die von Menzel bis Liebermann und von Pfannschmidt, Schaper und Gebhardt bis zu Uhde und Steinhausen reichte. Was aber bis zur Jahrhundertwende und teils darüber hinaus der Malerei nach 1870 auch in diesem Sujet mit der Profanhistorie gemein war, war die Verlebendigung der Historie als aktualisierte Gegenwart durch die Mittel zeichnerisch-naturalistischer und koloristischer Präsenz. Es war das gleiche Streben nach vermeintlich faktischer Echtheit, Wissenschaftlichkeit und Wahrhaftigkeit, zu pseudodokumentarischer Treue des Gegenstands, das auch über die Bildmittel gebieten ließ, vom Modellnaturalismus bis zur Kostümfrage, von der packenden Anschaulichkeit des Zeitmoments in der Komposition bis zur narrativen Erzählung, von der schon im Ansatz oft trockenen, berichtenden Zeichnung bis zum geradezu materialistischen Umgang mit der Farbe als Bemalung.

Am stärksten kam dies, wie schon erwähnt, dort zur Geltung, wo der Umgang mit der Geschichte *im* und *als* Bild öffentlich gefordert war – in der Monumentalmalerei. Sie zumal nahm staatstragenden Charakter an, und ihrer Pflege flossen die meisten Mittel zu, sie auch schien vor allem Garant der großen, volksgetragenen Kunst, wie sie die Kunstgeschichte seit der Renaissance in Kirche und Palast vor Augen führte, und wie sie von Cornelius bis Gebhardt als Ideal und Realität erfahren wurde. Schon 1881 konstatierte der Kunsthistoriker Anton Springer, es liege in der Natur der Monumentalmalerei, daß sie konservativer als andere Zweige der Kunst aufträte[50], und der Maler Otto Knille hielt in seinen *Grübeleien* von 1887 über die Monumentalkunst als Staatsaufgabe fest: »*Darum suche der Staat die* Tradition, *welche uns noch mit der Idealkunst vergangener Epochen verknüpft, nach Kräften zu erhalten. Es gilt, den* kunstgeschichtlichen Zusammenhang *nicht trennen zu lassen, denn nur in diesem vermögen wir uns ein Correctiv für alle Kopfsprünge des befreiten Subjects zu bewahren*«.[51] Daß »*aus dem Jahre 70 ein mächtiger Aufschwung erfolgen werde*«, habe sich leider nicht erfüllt, um so mehr sei der Staat gefordert, »*die großen Vorstellungen in großen Zügen zu gestalten*«.[52]

Eben dies geschah in Preußen über die Landeskunstkommission, die über die Fülle neuer staatlicher Bauaufgaben in allen Bereichen von Politik, Wissenschaft und Kunst in der Hauptstadt und in den Provinzen der »*Pflege der Monumentalmalerei in Preußen*« einen gewaltigen Schub geben sollte. Die Investitionen dafür waren bei weitem höher als für Erwerbungen der Nationalgalerie. Die zur Verfügung stehenden Mittel waren von 25000 Talern in den Jahren 1863 bis 1871 schon im darauffolgenden Jahr auf 150000 und schließlich in den weiteren Jahrzehnten bis 1911 auf 350000 Mark angehoben worden. Zwischen 1889 und 1902 z.B. waren diese Aufwendungen doppelt so hoch wie für die Nationalgalerie.[53] Die Mitglieder, in der Mehrzahl Künstler, rekrutierten sich vornehmlich aus Berlin, Düsseldorf, Königsberg, weitgehend also aus den Akademien. Ihre entscheidende und intensivste Phase der Tätigkeit erlebte diese Kommission in der Ära des Direktors der Nationalgalerie, Max Jordan, und der Richard Schönes, der bis 1880 zunächst Kunstreferent im Preußischen Kultusministerium und danach Generaldirektor der Königlichen Museen gewesen ist. Es war dies zugleich die Zeit, da auch Anton von Werner Sitz und Stimme in der Kommission hatte, da er selbst 1874 in das neue Amt des Direktors der Berliner Kunstakademie zu deren grundlegender Erneuerung und Verjüngung berufen worden war. Die Mehrheit der Kommissionsmitglieder in diesen Jahren stellten ohnehin die Berliner, Düsseldorf rangierte mit einem Drittelanteil auf Platz zwei.

Über alle Künstlerstreitigkeiten hinweg wurden vornehmlich staatliche Bauten (nebst Zuschüssen für nichtstaatliche Gebäude) mit Monumentalkunst ausgestattet, mehrten sich die Anträge aus allen Provinzen. Was seinerzeit Karl Rahl in Wien für die dortige Ruhmeshalle schuf, wurde nun gleichermaßen auch für das Zeughaus in Berlin umgesetzt, das zur Ruhmeshalle der preußischen Armee wurde. Treppenhäuser und Festsäle von Universitäten, Bibliotheken, Museen, Kunsthallen, Ministerien, Regierungsgebäuden und Gerichten folgten aller Orten, bevorzugt Gymnasien zumal. Denn, wie der Apologet des neuen Reichs aus Berlin, Adolf Rosenberg, zu schreiben wußte: »*Von den Wänden der Schulsäle werden die Heldengestalten des klassischen Altertums auf die Knaben und Jünglinge herabblicken, werden die Großthaten der Geschichte zu ihnen reden und sie zur Nacheiferung entflammen*«.[54] Die Aufzählung der Objekte würde zu weit führen. Sie war immens und ging schon seit den siebziger Jahren über Preußen hinaus, hatte auch den Süden und alle anderen Landesteile des geeinten Deutschlands erfaßt. Würde je ein Atlas dieser heute nicht nur durch Kriegszerstörung dezimierten öffentlichen »Bilderlust« an der Geschichte zusammengestellt werden, er würde für einen sehr viel kürzeren Zeitraum ganzen Epochenzeiträumen vergangener Jahrhunderte quantitativ in nichts nachstehen.

Gemalte wie plastische Monumente oder monumentale Architektur – dies alles stand untereinander im Verweiszusammenhang sowohl übergeordnet in einer strategischen Erschließung und Ausschmückung der Provinzen und historischen Schauplätze des Vaterlands als auch im konkreten Beispiel in gegenseitiger Stützung und Erhellung als thematisches und dekoratives Ensemble. Das Prinzip der historischen Vergegenwärtigung war dabei funktionsgetragen und bezog grenzüberschreitend alle Gattungen und Genres mit ein. Der Hang zum Gesamtkunstwerk war unverkennbar nicht nur aus dem Prinzip des Malerischen von seiten der Künstler entwickelt, er war ein Echo staatlicher Strategie im zu dieser Zeit nationalteleologisch verstandenen »Plan der Geschichte«. Insofern verstand schon die eigene Zeit – wie Otto Knille – das Geschichtsbild als konkrete Allegorie, die zwei Jahrzehnte später als in Frankreich der dort von Courbet und seinen Kritikern postulierten *allegorie réelle* eine deutsche Antwort erteilte. Der Staat selbst war jetzt ein Gesamtkunstwerk, das sich in Kunst und Geschichte und in der Fiktion von Vergangenheit und Zukunft als Gegenwart präsentierte und damit auch *re*präsentierte. Aber mit der realpolitischen Forcierung der kollektiven Einheit als Staatsprogramm am allegorisch genutzten Beispiel der Geschichte erwuchs der Monumentalkunst auch der »individuelle Feind«, die Freiheit der Kunst, die sich privat und selbstbestimmt ihre eigenen Kriterien einer Kunst für Künstler und »für alle« suchte.

Mit den neunziger Jahren brach die Zeit der Sezessionen an – Ausdruck einer privaten Geschmackskultur, die an und in sich selbst privat und subjektiv Genüge fand, aber nicht länger die wilhelminisch verordnete Geschichte zum Maßstab ihrer Wirkung machte. Vor dem Fall des Reiches, der sehr schnell auch als Verfall der Geschichte gedeutet werden kann, hatte sich die Kunst längst neu orientiert und bei sich selbst »die Zukunft« ausgemacht. Die »historische Kunst« im Verständnis des 19. Jahrhunderts hatte dabei ausgedient.

1 Waetzoldt, Wilhelm: Deutsche Malerei seit 1879, Leipzig 1918, S. 2
2 Ebd.
3 Teichlein, Adolf: Nach dem Kriege, in: Zeitschrift für Bildende Kunst, 6, 1871, S. 121 ff., hier S. 162; Riegel, Hermann: Geschichte des Wiederauflebens der deutschen Kunst zu Ende des 18. und Anfang des 19. Jahrhunderts, Leipzig [2]1882; ders., Cornelius, der Meister der deutschen Malerei, Hannover 1866; Förster, Ernst: Peter von Cornelius. Ein Gedenkbuch aus seinem Leben und Wirken, Berlin 1874; neben Einzelaufsätzen in kritischer Würdigung zuletzt Büttner, Frank: Peter Cornelius – Fresken und Freskenprojekte, Bd. 1, Wiesbaden 1980
4 Vgl. Simon, Karl: Eine unbekannte Denkschrift der Deutsch-Römischen Künstlerschaft an Fürst Metternich (1814), in: Zeitschrift des Deutschen Vereins für Kunstwissenschaft, 3, 1936, S. 446; Förster (wie Anm. 3), S. 152; Droste, Magdalena: Das Fresko als Idee. Zur Geschichte öffentlicher Kunst im 19. Jahrhundert (Kunstgeschichte: Form und Interesse, Bd. 2), Münster 1980
5 Teichlein (wie Anm. 3), S. 161
6 Muther 1893, S. 520
7 Schasler, Max: Was thut der deutschen Historienmalerei Noth, in: Die Dioskuren, 1, 1856, S. 143 ff.
8 Nach Beenken 1944, S. 279
9 Ebd., S. 279
10 Kugler, Franz: Kleine Schriften und Studien zur Kunstgeschichte, Bd. III, Stuttgart 1854, S. 226
11 Ebd. (»*Über die Richtung der Kunst in Bayern*«), S. 505
12 Ebd. (»*Über geschichtliche Compositionen*«), S. 235
13 Ebd., S. 232
14 Bemerkungen über die Bilder der Düsseldorfer Schule, ausgestellt in Dresden im December 1836, in: Das Kunst-Blatt, Nr. 28–30, hier S. 118; vgl. auch Mai, Ekkehard: Die Düsseldorfer Kunstakademie im 19. Jahrhundert – Cornelius, Schadow und die Folgen, in: Kurz, Gerhard (Hg.): Düsseldorf in der deutschen Geistesgeschichte, Düsseldorf 1984, S. 197 ff.
15 Immermann, Karl: Düsseldorfer Anfänge. Maskengespräche, in: Deutsche Pandora. Gedenkbuch zeitgenössischer Zustände und Schriftsteller, 3. Bd., Stuttgart 1840, S. 83
16 Uechtritz, Friedrich von: Blicke in das Düsseldorfer Künstlerleben, Bd. 1, Düsseldorf 1839, S. 83
17 Püttmann, Hermann: Die Düsseldorfer Malerschule und ihre Leistungen seit der Errichtung des Kunstvereins im Jahre 1829. Ein Beitrag zur modernen Kunstgeschichte, Leipzig 1839, S. 29
18 Ebd., S. 28
19 Ebd., S. 30
20 Das Kunst-Blatt (wie Anm. 14), S. 118
21 Kugler (wie Anm. 10), S. 378
22 Vischer, Friedrich Theodor: Die Abdankung Karls V. von Louis Gallait und der Kompromiß der flandrischen Edeln von Carl de Biëfve, in: Kunsttheorie und Kunstgeschichte des 19. Jahrhunderts in Deutschland, I, Texte und Dokumente, hg. von Werner Busch und Wolfgang Beyrodt, Stuttgart 1982, S. 205
23 Ingelsheimer, Ludwig: Die belgischen Bilder. Eine Parallele mit der Münchner Schule, in: Kunsttheorie… (wie Anm. 22), S. 200
24 Ebd.
25 Ebd., S. 204
26 Geschichte der deutschen Kunst 1848–1890, hg. von Harald Olbrich, Leipzig 1987, S. 129
27 Ebd., S. 130
28 Kunsttheorie… (wie Anm. 22), S. 206

29 Einem, Herbert von: Peter Cornelius, in: Wallraf-Richartz-Jahrbuch, 16, 1954, S. 155

30 Ebd., S. 152

31 Ebd., S. 146

32 Vgl. zuletzt Chapeaurouge, Donat de: Menzels Friedrichsbilder im »historischen Genre«, in: Historienmalerei in Europa 1990, S. 213–227; Paret 1990, 17ff.

33 Vgl. Bringmann, Michael: »Seni vor der Leiche Wallensteins«. Möglichkeiten und Grenzen realistischer Historienmalerei im 19. Jahrhundert, in: Neue Zürcher Zeitung, Nr. 46, 1988, S. 37

34 Rosenberg 1894, S. 28

35 Wie Anm. 33

36 Die Verbindung für historische Kunst 1854–1904. Denkschrift, bearbeitet von Max Jordan, Berlin 1904; vgl. auch Schmidt, Hans-Werner: Die Förderung des Vaterländischen Geschichtsbildes durch die »Verbindung für Historische Kunst«, Marburg 1985

37 Schasler (wie Anm. 7), S. 144

38 Deiters, Heinrich: Geschichte der Allgemeinen Deutschen Kunstgenossenschaft. Von ihrer Entstehung im Jahre 1856 bis auf die Gegenwart, Düsseldorf o. J. (1903), S. 8; Schasler, Max: Über die Gründung einer Nationalgalerie moderner Kunstwerke, in: Die Dioskuren, 4, 1859, S. 1 f.

39 Schasler (wie Anm. 38), S. 2

40 Eberlein, Kurt Karl: Vorgeschichte und Entstehung der Nationalgalerie, in: Jahrbuch der Preußischen Kunstsammlungen, 1, 1930, S. 255; vgl. auch Honisch 1979

41 Justi, Ludwig: Die Landes-Kunst-Kommission, in: ders., Im Dienste der Kunst, Breslau 1936, S. 201 ff.; vgl. auch With, Christopher: The Prussian Landeskunstkommission 1862–1911 (Kunst, Kultur und Politik im Deutschen Kaiserreich. Schriften eines Projekt-Kreises der Fritz-Thyssen-Stiftung, Bd. 6), Berlin 1986

42 Die Verbindung... (wie Anm. 36), S. 8

43 With (wie Anm. 41), S. 27

44 Justi (wie Anm. 41), S. 232

45 Schieder, Theodor: Das deutsche Kaiserreich von 1871 als Nationalstaat, Köln/Opladen 1961, S. 9

46 Vgl. Scholz 1980; immer noch nützlich Brieger 1930; Geschichte der deutschen Kunst 1890–1918, hg. von Harald Olbrich, Leipzig 1988; Wappenschmidt, Heinz-Toni: Allegorie, Symbol und Geschichte. Ausstattungsprogramme öffentlicher Gebäude des 19. Jahrhunderts in Deutschland, Tübingen 1989 (auf die Thesen der letzten beiden Bücher sei hier nicht eingegangen)

47 Ecker, Jürgen: Anselm Feuerbach. Leben und Werk. Kritischer Katalog der Gemälde, Ölskizzen und Ölstudien, München 1991, S. 359

48 Vgl. Mai, Ekkehard: Historia! – Von der Figurenmalerei in Theorie und Praxis seit dem 16. Jahrhundert, in: Triumph und Tod des Helden 1988, S. 15–29

49 Vgl. Mai, Ekkehard: Programmkunst oder Kunstprogramm? Protestantismus und bildende Kunst am Beispiel religiöser Malerei im späten 19. Jahrhundert, in: Ideengeschichte und Kunstwissenschaft. Philosophie und bildende Kunst im Kaiserreich, hg. von Ekkehard Mai, Stephan Waetzoldt und Gerd Wolandt (Kunst, Kultur und Politik im Deutschen Kaiserreich. Schriften eines Projekt-Kreises der Fritz-Thyssen-Stiftung, Bd. 3), Berlin 1983, S. 431 ff.; umfassend Gross, Friedrich: Jesus, Luther und der Papst im Bilderkampf 1871 bis 1918. Zur Malereigeschichte der Kaiserzeit, Marburg 1989

50 Springer, Anton: Die Kunst des 19. Jahrhunderts, Leipzig ^{2}1884, S. 171

51 Knille, Otto: Grübeleien eines Malers über seine Kunst. Separat-Abdruck aus der Deutschen Rundschau, 1887, S. 40

52 Ebd.

53 With (wie Anm. 41), S. 30 f.

54 Rosenberg, Adolf: Die Pflege der Monumentalmalerei in Preußen, in: Die Grenzboten, 42, 1883, S. 27

JUTTA DRESCH

»...lebendige Gestalten aus alter Zeit« Anton von Werners Illustrationen der historischen Dichtungen Joseph Victor von Scheffels

Zur Fortsetzung seines Kunststudiums kam Anton von Werner im Oktober 1862 nach Karlsruhe. Doch nahm er das Lehrangebot der vom Landschaftsmaler Johann Wilhelm Schirmer geleiteten Großherzoglichen Kunstschule kaum in Anspruch und ließ sich außerhalb der Akademie von Adolph Schroedter, Carl Friedrich Lessing und Hans Canon unterrichten. Die Ehepaare Schroedter und Lessing standen in jener Zeit im Mittelpunkt der Karlsruher Künstlerschaft. Wöchentlich organisierten sie literarisch-musische Treffen, in die sich der im gesellschaftlichen Umgang früh gewandte Werner vortrefflich einzufügen verstand, nicht nur, weil er die Freunde bisweilen mit exzellentem Cellospiel unterhielt.[1] Später, im Jahre 1871, heiratete er Schroedters Tochter Malvine.

Ein Empfehlungsschreiben der Malerin Marie von Wartenberg aus Frankfurt/Oder führte Anton von Werner im Dezember 1862 bei Joseph Victor von Scheffel ein.[2] Der in Karlsruhe zurückgezogen lebende Dichter begegnete ihm mit einer für ihn außergewöhnlich spontanen Sympathie, die wohl darin begründet lag, daß Scheffel in Werner seinen Jugendtraum vom Künstlertum wiederfand. Werner erinnerte sich später: »*Was aber meinem Leben nicht nur während meines Aufenthalts in Karlsruhe, sondern für die ganze Zukunft einen dauernden Stempel aufdrückte, das war die innige Freundschaft, die mich vom ersten Augenblicke meiner Bekanntschaft mit dem Dichter des ›Ekkehard‹ unbewußt zu ihm, Herz zum Herzen, hinzog, trotz des großen Altersunterschiedes, denn der Dichter war damals sechsunddreißig und ich neunzehn Jahre alt.*«[3]

Geschichte und Poesie

Joseph Victor von Scheffel wurde 1826 in Karlsruhe als Sohn einer bürgerlichen Familie geboren.[4] Seine Mutter, die in der Poesie dilettierte und Kontakte zu den Karlsruher Künstlern pflegte, brachte ihm die bildende Kunst nahe. Scheffel erhielt schon als Kind Zeichen- und Malunterricht beim Tiermaler Rudolf Kuntz und wäre nach der Gymnasialzeit, in der er besonders mit den klassischen Sprachen vertraut wurde, gerne Maler geworden. Doch studierte er von 1843 an in München, Berlin und Heidelberg Rechtswissenschaften, um dem Wunsch des Vaters zu entsprechen, der ihn für eine Beamtenlaufbahn vorsah. Sein Interesse an der Kunst behielt Scheffel jedoch bei. Während eines einjährigen Studienaufenthalts in Berlin lernte er 1845/46 Franz Kugler kennen, den Kunsthistoriker und Herausgeber des *Kunst-Blattes*, der sich in der aktuellen Debatte um die Historienmalerei engagierte. Unter dem Eindruck der patriotischen Begeisterung für das deutsche Mittelalter, die mit den Befreiungskriegen einen ersten Höhepunkt erreicht hatte, war es um 1840 zu einem Umbruch von der nazarenisch geprägten, idealistischen Historienmalerei zu einer als realistisch apostrophierten Geschichtsmalerei gekommen, die einen Beitrag zur Stärkung des Nationalbewußtseins leisten sollte. Zu den Protagonisten der neuen Richtung gehörten der zu dieser Zeit noch in Düsseldorf tätige Carl Friedrich Lessing mit Gemälden zur Geschichte des Protestantismus und sein Schüler Alfred Rethel, dessen Fresken zum Leben Karls des Großen im Rathaus der Stadt Aachen von 1840 an geplant und ab 1847 ausgeführt wurden. In der Betrachtungsweise der Zeitgenossen beschwor Rethels Bildzyklus die Idee des mittelalterlich-christlichen Kaisertums als Muster für das wieder zu errichtende Deutsche Reich.

Scheffel zeigte Interesse für die Historismusdebatte. In seiner ersten Publikation, einer Abhandlung in der *Karlsruher Zeitung* zu einem Werk des badischen Historienmalers Feodor Dietz, schrieb er: »*Doch ist auch in der deutschen Kunst längst dieselbe Erkenntnis erwacht und hat [...] den Schatz, der in unserer Geschichte für den Künstler verborgen liegt, gehoben. Die deutschen Heldensagen, die bedeutendsten Momente unserer mittelalterlichen Geschichte, Karl der Große wie die Hohenstaufen haben ihre Darsteller gefunden; ebenso hat sich die Kunst den Kämpfen der neuen Zeit zugewendet und in den Männern, die den Protestantismus in Kirchenversammlungen und Hörsälen wie auf dem Schlachtfeld verfochten, würdige Gestalten entdeckt.*«[5]

Scheffel bestand 1848 in Heidelberg die juristischen Prüfungen mit einer Examensarbeit aus dem Bereich des römischen und französischen Rechts. 1849 wurde er ohne neuerliche schriftliche Arbeit promoviert. Während des Frankfurter Parlaments war Scheffel zweiter Sekretär des liberalen Staatsrechtlers und Heidelberger Abgeordneten Karl Theodor Welcker, den er jedoch als zu sehr vom preußischen Adel beeinflußt sah. Scheffel selbst war in dieser Zeit großdeutsch gestimmt und damit gegen die Übermacht Preußens, die er jedoch später um der Einheit Deutschlands willen tolerierte. In der Revolutionszeit bekannte sich Scheffel zu liberaldemokratischen Ideen und sah in einem konstitutionellen Kaiserreich eine anzustrebende Etappe auf dem Weg zur Republik.

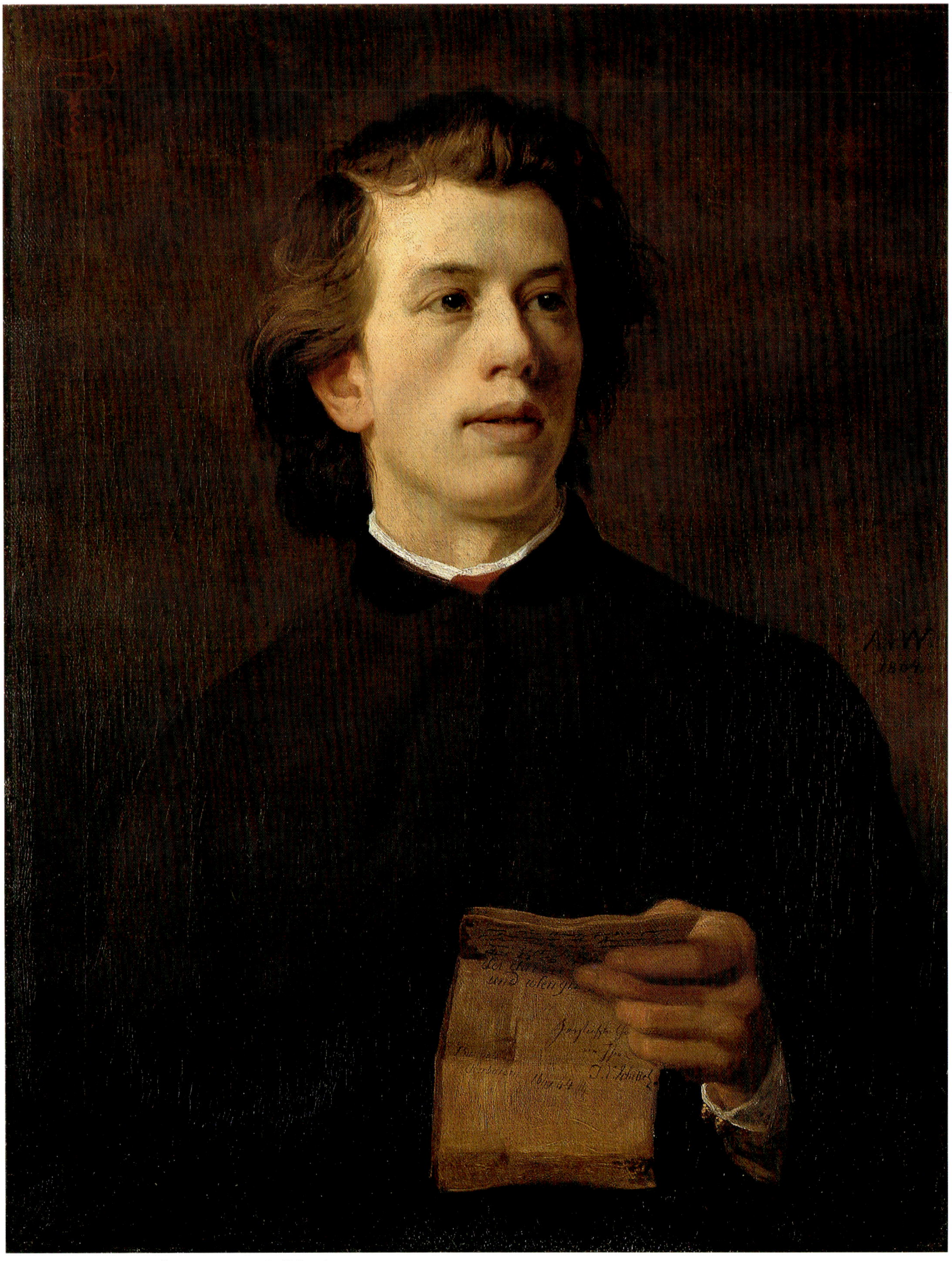

7 Anton von Werner, Selbstporträt mit Scheffelbrief, 1864. *Kat. 164*

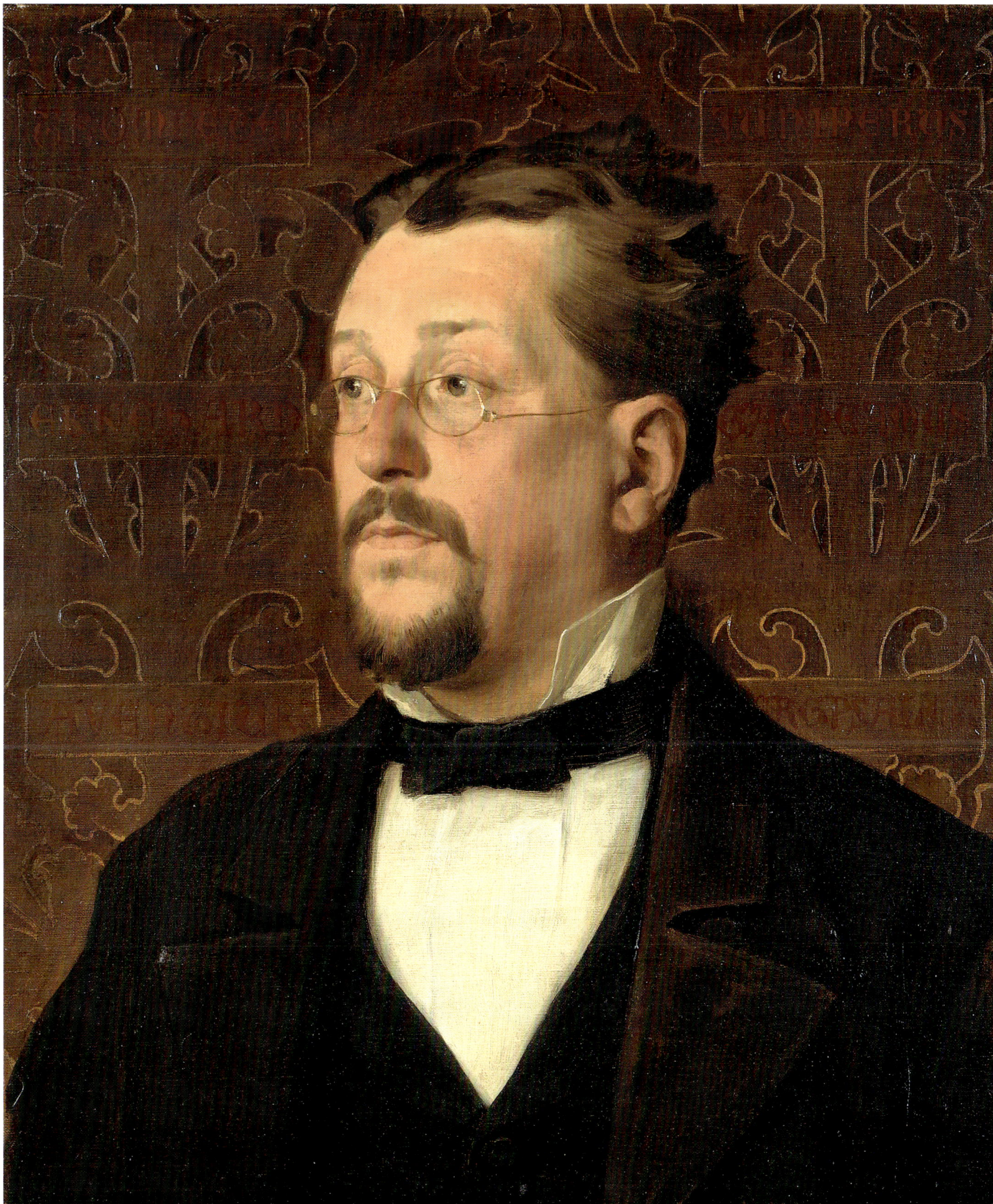

8 Anton von Werner, Porträt des Dichters Joseph Victor von Scheffel, 1870. *Kat. 165*

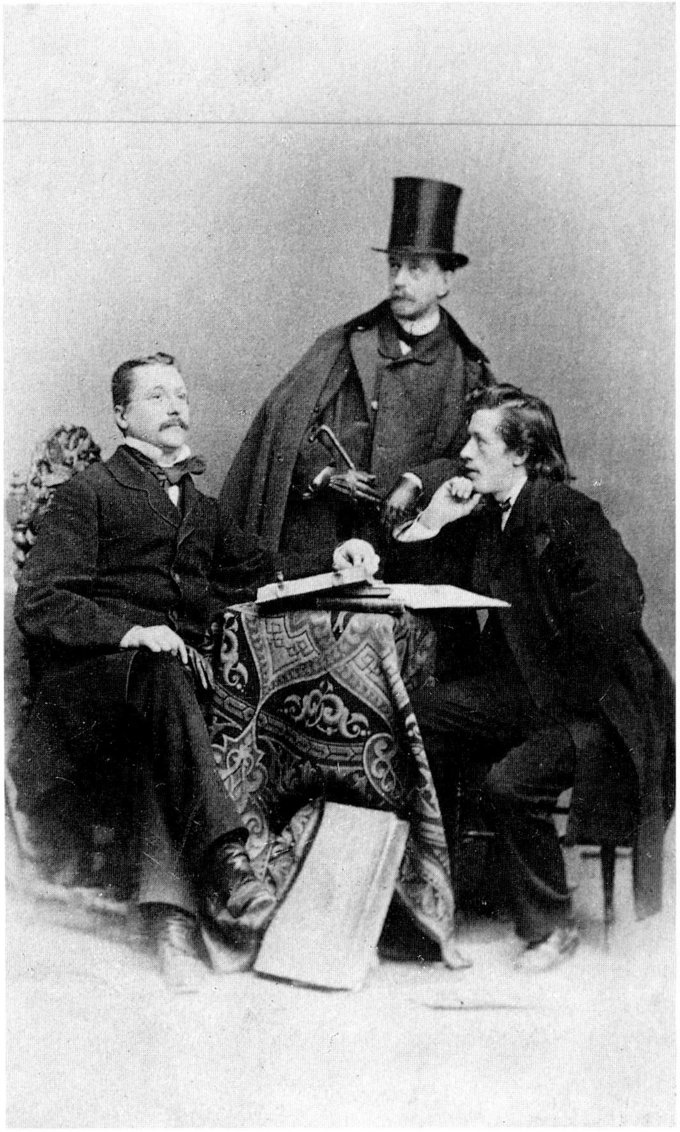

9 Joseph Victor Scheffel, der Verleger Bonz und Anton von Werner, um 1865. *Kat. 166*

Von einem Rechtspraktikum, das er zum großen Teil im südbadischen Säckingen absolvierte, nahm Scheffel im Mai 1852 Urlaub, um sich einen lange gehegten Wunsch zu erfüllen. Mit dem Vorhaben, sich zum Maler ausbilden zu lassen, reiste er für etwa ein Jahr nach Italien (Abb. 10). Im Kontakt mit den deutschen Künstlern in Albano und Olevano mußte Scheffel aber erkennen, daß er die Malerei nicht mehr von Grund auf erlernen konnte. Doch rieten ihm die Künstlerfreunde ausdrücklich, sein herausragendes Erzähltalent zu nutzen und sich der Schriftstellerei zu widmen. Scheffel folgte diesem Rat, und so entstand noch in Italien als erster dichterischer Wurf das Versepos *Der Trompeter von Säckingen. Ein Sang vom Oberrhein*, in dem Scheffel eine Überlieferung aus dem späten 17. Jahrhundert als Liebesgeschichte des bürgerlichen Trompeters Werner Kirchhof und des Freifräuleins Margareta von Schönau frei nachdichtete. Die Veröffentlichung erfolgte Ende 1853.

Scheffels weiterer Lebensweg war damit noch nicht bestimmt, doch wollte er auf keinen Fall in den juristischen Staatsdienst zurückkehren. Aus Rom schrieb er am 9. Januar 1853 an seine Eltern: »*[...] so stehn mir nach meiner Rückkehr zwei Wege offen: Wissenschaft oder Kunst [...] Beides ist mir eigentlich gleich lieb und gleich nah am Herzen, denn Wissenschaft und Kunst sind in gewissem Sinn eins, beide sind geistige That, befriedigendes Leben, und ich würde dahin streben, entweder in der Wissenschaft künstlerisch oder in der Kunst wissenschaftlich, d.h. den ewigen Grundsätzen des Schönen getreu zu wirken.*«[6] Scheffel zog ein Thema der badischen Rechtsgeschichte für eine Habilitation in Erwägung, hatte aber schon im Frühjahr 1854 diesen Plan aufgegeben und mit den Vorbereitungen zu seinem ersten Roman *Ekkehard. Eine Geschichte aus dem 10. Jahrhundert* begonnen. Möglicherweise ließ sich Scheffel zu seiner schriftstellerischen Arbeit durch Jacob Grimm ermuntern, der 1815 in *Von der Poesie im Recht* auf gemeinsame Wurzeln der Dichtkunst und der Juristerei hingewiesen hatte.[7] Indem er fundierte Quellen- und Literaturkenntnisse mit phantasievoller Erzählkunst verband, ließ Scheffel im Geiste seiner eigenen Zeit Geschichte lebendig werden. Im historischen Roman, der parallel zur Historienmalerei Bedeutung erlangte, fand er seine Neigungen erfüllt, zumal er ihn als moderne Variante der großen epischen Dichtungen begriff. Der *Ekkehard* wurde Scheffels größter Erfolg und zugleich der erfolgreichste deutsche Roman des 19. Jahrhunderts.

Noch bevor der *Ekkehard* nach zügiger Fertigstellung im Sommer 1855 veröffentlicht wurde, begann Scheffel mit den Vorbereitungen zu einem zweiten Roman, den er vielschichtiger entwarf als die Mönchsgeschichte. Zur Titelfigur wählte er die venezianische Malerin und Tizian-Schülerin Irene di Spilimbergo (1540–1559). Die historischen Ereignisse des 16. Jahrhunderts sollten ebenso beschrieben werden wie Kunst und Kultur jener Zeit. Große Vertreter der Epoche – Tizian, Torquato Tasso (ein Vetter der historischen Irene), Jacopo Sansovino und Pietro Aretino – sollten an der Handlung teilhaben. Die Stadt Venedig sollte als Hauptkulisse dienen. Scheffel beschäftigte sich intensiv mit Quellen und wissenschaftlicher Literatur zum 16. Jahrhundert.[8] Zu Studienzwecken reiste er 1855 nach Venedig. Im Oktober 1856 siedelte Scheffel nach München über, wo er sich erstmals als Dichter akzeptiert fühlte. Doch brach Scheffel die Arbeit am *Irene*-Roman ab, als seine Schwester Marie, die für die Titelfigur als lebendes Vorbild gedient hatte, verstarb.

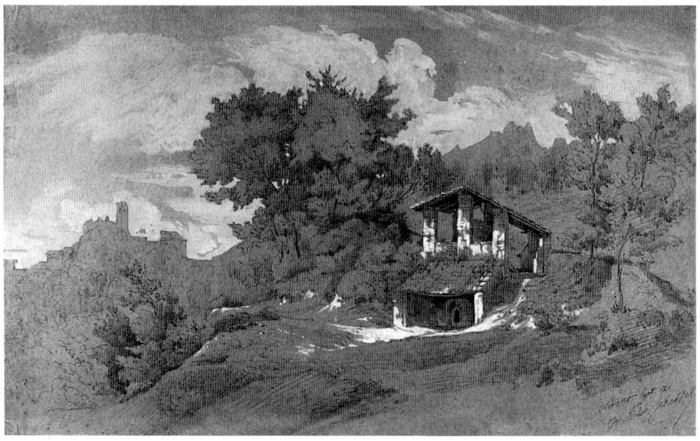

10 Joseph Victor von Scheffel, Landschaft bei Olevano, 1852, Karlsruhe, Staatliche Kunsthalle, Kupferstichkabinett

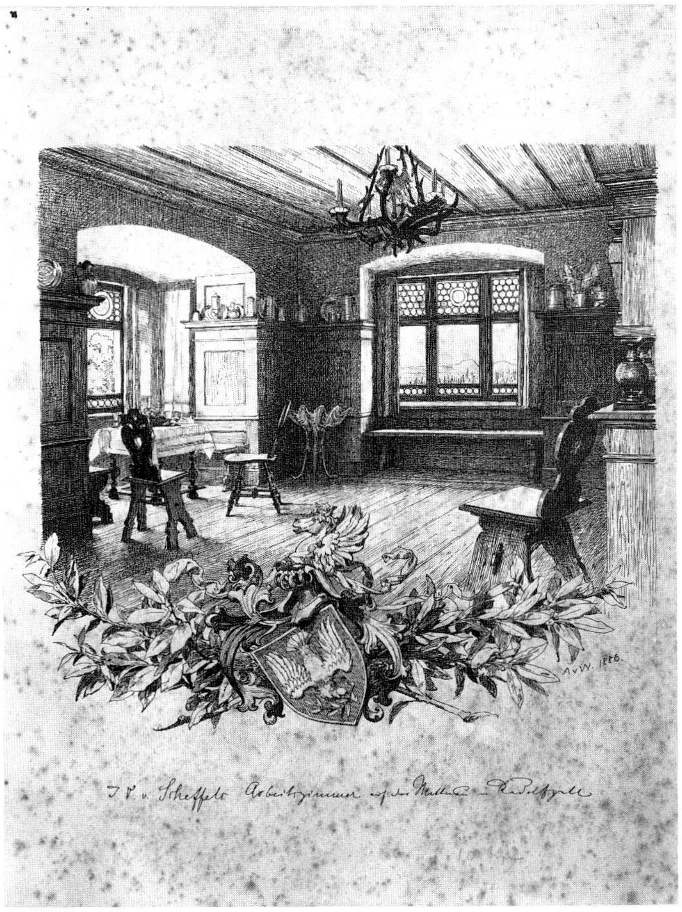

11 Anton von Werner, Scheffels Arbeitszimmer, 1886. *Kat. 169*

Der Wartburg-Roman – ein nationales Epos

Die erste Begegnung zwischen Anton von Werner und Joseph Victor von Scheffel datiert in die Vorbereitungszeit des Gedichtbands *Frau Aventiure*, der 1863 erschien und ein Fragment des ursprünglich geplanten, groß angelegten Wartburg-Romans ist.

Der in der Sage überlieferte Sängerstreit am Hofe des Landgrafen Hermann I. von Thüringen soll 1207 auf der Wartburg stattgefunden haben. Von der Wartburg aus wirkte die Landgräfin Elisabeth von Thüringen als Wohltäterin und wurde dafür schon bald nach ihrem Tode (1231) heiliggesprochen. Martin Luther hielt sich 1521/22 im Schutz der Wartburg auf und übersetzte in dieser Zeit das Neue Testament. Die Wartburg stand im Wirkungskreis Goethes und wurde nach den Befreiungskriegen Wahrzeichen des Strebens nach Freiheit in einem geeinten Deutschland; 1848 fand hier und in Eisenach der Burschenschaftstag statt, an dem auch Scheffel teilnahm. Um dieser Bedeutung gerecht zu werden, wollte Großherzog Carl Alexander von Sachsen-Weimar die Wartburg zu einem historisch-politischen Monument des deutschen Geistes ausgestalten und gab 1849 die Wiederherstellung der stark verfallenen Anlage in Auftrag. Moritz von Schwind malte 1854 bis 1857 auf der Wartburg einen Freskenzyklus, in dem er ihre Geschichte verklärend rekapitulierte. Vor Schwinds Gemälde zum *Sängerstreit* (Abb. 12) versprach Scheffel dem Großherzog am 16. November 1857, einen Roman zur thüringischen Geschichte um 1200 zu schreiben, den sogenannten Wartburg-Roman. Im Zentrum des ersten Teils sollten die Taten der Thüringer auf dem dritten Kreuzzug stehen, besonders ihre Teilnahme an der kriegsentscheidenden Belagerung der Stadt Akkon von 1189/90. Der zweite Teil sollte vom Sängerstreit handeln, den im 19. Jahrhundert schon Novalis, E.T.A. Hoffmann und Richard Wagner verarbeitet hatten.

Etwa zur selben Zeit, in der Scheffel dem Großherzog von Sachsen-Weimar den Wartburg-Roman versprach, nahm er eine Stelle als Bibliothekar bei Fürst Karl Egon von Fürstenberg im badischen Donaueschingen an, um die eben erworbene Laßberg-Bibliothek zu katalogisieren. Scheffel blieb bis März 1859 im Dienst des Fürsten. Dann verließ er Donaueschingen, um sich ganz dem Wartburg-Roman zu widmen. In Donaueschingen fand er Gelegenheit, sich in die Zeit des Sängerstreits einzuarbeiten. Er las wissenschaftliche Literatur und konnte wesentliche Quellen einsehen, denn zu den zahlreichen mittelalterlichen Handschriften der Laßberg-Bibliothek gehörten das 1755 in einer Handschrift aus dem 13. Jahrhundert wiedergefundene *Nibelungenlied* und Wolfram von Eschenbachs *Parzival*.[9] Das *Nibelungenlied* hatte zunächst wenig Beachtung gefunden, obwohl Johann Jakob Bodmer es schon 1757 mit der *Ilias* verglichen hatte. Im Zuge der patriotischen Begeisterung für das deutsche Mittelalter wurde es dann aber in den Rang einer Nationaldichtung erhoben. Das *Nibelungenlied*, so war man sich im frühen 19. Jahrhundert einig, war lange vor der Zeit des Minnesangs entstanden, aber erst um das Jahr 1200 aufgeschrieben

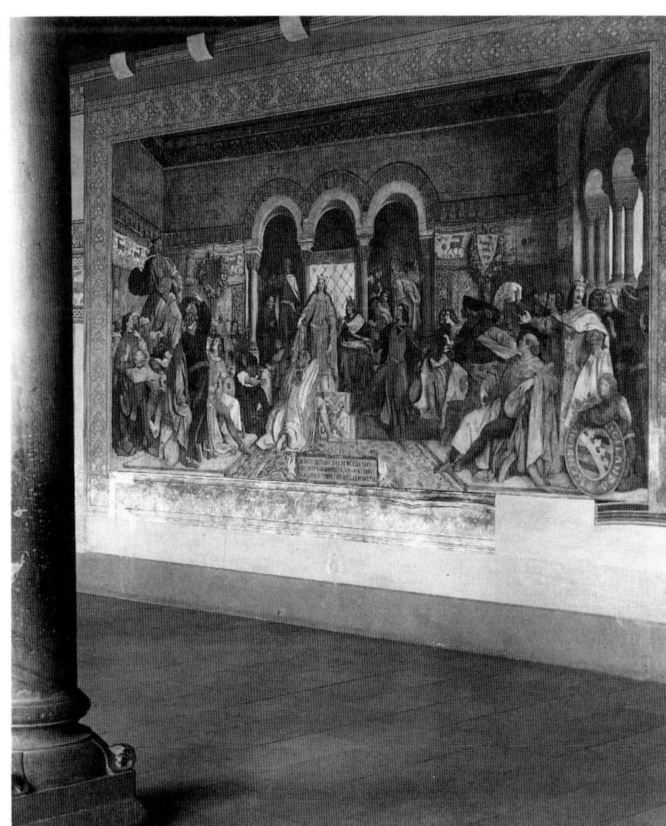

12 Moritz von Schwind, Der Sängerkrieg auf der Wartburg, 1854–1855, Fresko in der Wartburg, Eisenach

worden. Die Suche nach dem Dichter, Abschreiber oder Übersetzer wurde zu einem zentralen Punkt der frühen Forschungen zum *Nibelungenlied.*[10] In sie wurde Heinrich von Ofterdingen einbezogen, einer der Teilnehmer am legendären Sängerstreit auf der Wartburg, dem noch keine Dichtung gesichert zugeordnet worden war.

Scheffel nahm regen Anteil an dieser Autorensuche. Er ließ sich beeinflussen von den Thesen August Wilhelm Schlegels und Adolf von Spauns, die aus unterschiedlichen Gründen Ofterdingen als Autor des *Nibelungenliedes* betrachteten, sowie von Adolf Holtzmann, der von der Existenz einer vom Passauer Bischof Pilgrim am Ende des 10. Jahrhunderts in Auftrag gegebenen lateinischen Version ausging.[11] Anfang 1854 bezeichnete Scheffel das in lateinischen Hexametern verfaßte *Walthariuslied* als *»Seitenstück zu den Nibelungen«*.[12] Er wies ihm im *Ekkehard* als Erstlingswerk des zum Dichter geläuterten Titelhelden eine wichtige Rolle zu und fügte eine eigene deutsche Übersetzung in den Roman ein.[13] Zudem erzählt er im letzten Kapitel ausführlich, daß, während Ekkehard in der Bergeinsamkeit dichtet, der Schreiber Konrad in Passau das lateinische *Nibelungenlied* vollendet. Scheffels Quellen- und Literaturstudien zum Wartburg-Roman konzentrierten sich bald auf den möglichen Autor des *Nibelungenliedes*.

Scheffel sah Ofterdingen in seiner Entwicklung zur Dichterpersönlichkeit. Als Kristallisationspunkt betrachtete er den im Sängerstreit ausgetragenen Konflikt mit Wolfram von Eschenbach, der als Vertreter der höfischen französischen Kunst seiner Zeit gilt. Nach dieser Auseinandersetzung hielt Scheffel Ofterdingen für gereift, das *Nibelungenlied* aus dem Lateinischen in die deutsche Sprache zu übertragen.[14] Scheffel hat sich intensiv um den wissenschaftlichen Beweis seiner Thesen bemüht, zumal er mit seinen Ansichten zwei Komplexe miteinander verknüpfte, die zur Entstehungszeit des Wartburg-Romans von brisanter Aktualität waren: Zum einen war das *Nibelungenlied* als Nationalepos für das kulturelle und politische Selbstverständnis der Deutschen von größter Bedeutung. Zum anderen orientierte sich seit den 1840er Jahren die nationale Stimmung im noch zersplitterten, aber nach Einheit strebenden Deutschland selbst in liberalen Kreisen am Gegensatz zu Frankreich. Unter diesen Bedingungen muß sich Scheffel bewußt gewesen sein, daß seine für den Wartburg-Roman zentralen Auffassungen vom Sängerstreit und vom Dichter des *Nibelungenliedes* nicht nur literarische Motive bleiben konnten. Doch hielt Scheffel seine Thesen wohl schon 1858 für nicht verifizierbar, weshalb er ernsthaft daran dachte, die Arbeit am Wartburg-Roman abzubrechen und dies schließlich auch tat.

Im Sommer 1862 faßte Scheffel den Entschluß, die mittlerweile für den Wartburg-Roman verfaßten Gedichte separat zu veröffentlichen. Ein Bericht der *Koburger Zeitung* vom Dezember 1862, in dem über eine Geisteskrankheit Scheffels gemutmaßt wurde, ließ ihn dieses Vorhaben als Beweis seiner Schaffenskraft vorantreiben. Das Buch erhielt den Titel *Frau Aventiure. Lieder aus Heinrich von Ofterdingens Zeit.* Durch die Veröffentlichung der Gedichte mit einer Widmung an Carl Alexander löste Scheffel zumindest einen Teil seines dem Großherzog gegebenen Versprechens ein. Außer dem Gedichtband wurden noch zwei weitere Fragmente veröffentlicht, die Novelle *Juniperus. Geschichte eines Kreuzfahrers* und die von einem Eremiten berichtenden Verse *Bergpsalmen.* Beide stammen aus dem für Scheffel offensichtlich unproblematischen ersten Teil des Wartburg-Romans.

Erste Arbeiten für Scheffel — Frau Aventiure

Schon bald nachdem Scheffel Anton von Werner kennengelernt hatte, bat er ihn, ein Titelblatt für die in Vorbereitung befindliche Publikation von *Frau Aventiure* zu zeichnen. Dieser erste Auftrag Scheffels an Werner stand am Beginn einer lebenslangen kongenialen Zusammenarbeit und herzlichen Freundschaft.

Werners Entwürfe zu *Frau Aventiure* kamen allerdings nicht zur Verwendung, denn das Buch erschien im Sommer 1863 mit einem Titelholzschnitt Julius Schnorr von Carolsfelds mit der Darstellung des sinnenden Walther von der Vogelweide vor der Wartburg (Abb. 13). Scheffel war jedoch weiterhin an einer Illustrierung durch Werner interessiert und versuchte deshalb, Großherzog Carl Alexander zu

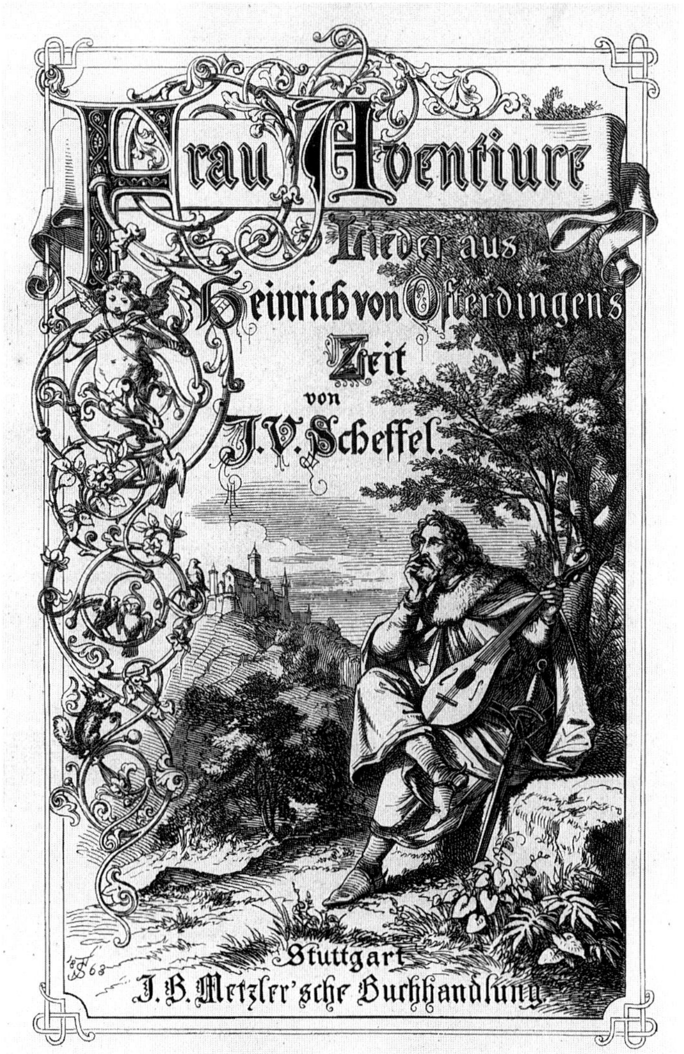

13 Julius Schnorr von Carolsfeld, Titelholzschnitt zur Erstausgabe von Joseph Victor von Scheffels *Frau Aventiure*, 1863, Karlsruhe, Staatliche Kunsthalle, Kupferstichkabinett

einem entsprechenden Auftrag an den Künstler zu bewegen. Bereits Anfang 1863 schrieb er an den Kommandanten der Wartburg, Bernhard von Arnswald: »*Es ist ein junger Künstler hier, A. von Werner aus Frankfurt a.d. Oder [...] Derselbe hat ein bedeutendes Talent für Illustration in Arabesken und mittelalterlichen Figuren und eine jugendliche Liebenswürdigkeit in seinen Erfindungen. Wählen Sie z.B. ein Dutzend Lieder, die Ihnen speziell zusagen, aus und stellen Sie mir ein mäßiges Honorar, z.B. 120 Thaler, zur Verfügung, so will ich dafür sorgen, daß wir einen kalligraphisch und künstlerisch mustergiltigen illustrirten Text der Wartburgbücherei überreichen dürfen. Es wäre dies eine Ermuthigung für einen jungen strebenden Mann, der einer solchen würdig ist.*«[15] Im März bewilligte Carl Alexander sechs Illustrationen. Auf Scheffels Initiative wurde die Zahl im Sommer 1863 auf zwölf Blätter erhöht.

Die Zeichnungen zu *Frau Aventiure* (vgl. Abb. 14, 15) müssen als eine von Scheffel initiierte, protegierte und weitgehend bestimmte Arbeit des jungen Anton von Werner angesehen werden. Für die ikonographische Gestaltung gab Scheffel detaillierte Hinweise. So schrieb er am 16. Oktober 1863 aus seinem Urlaubsort Pinzenau in Oberbayern zur Illustration des Gedichts *Die Ausreise*, das Wolfram von Eschenbach zugeordnet ist: »*Die Gestalten der in der ›Ausreise‹ einherreitenden Ritter sind so aufzufassen, daß sie erst zum Turnier reiten, und dies Lied als Aufforderung, mitzuziehen, vor befreundeten Burgen erschallen lassen. Es kann also im Hintergrund füglich der Söller einer Burg angebracht werden, auf welchem die Burgbewohner hinabschauen und hinabhorchen... es könnte auch der Zug als einreitend in die Burg aufgefaßt sein, aber hinabgereicht darf von den Damen Nichts werden, weder Kranz noch Wehrgehäng pp., da dies erst nach vollendetem Turnier geschehen kann. Da der reitende, mit Speer und Helm pp., von den Knappen begleitete*

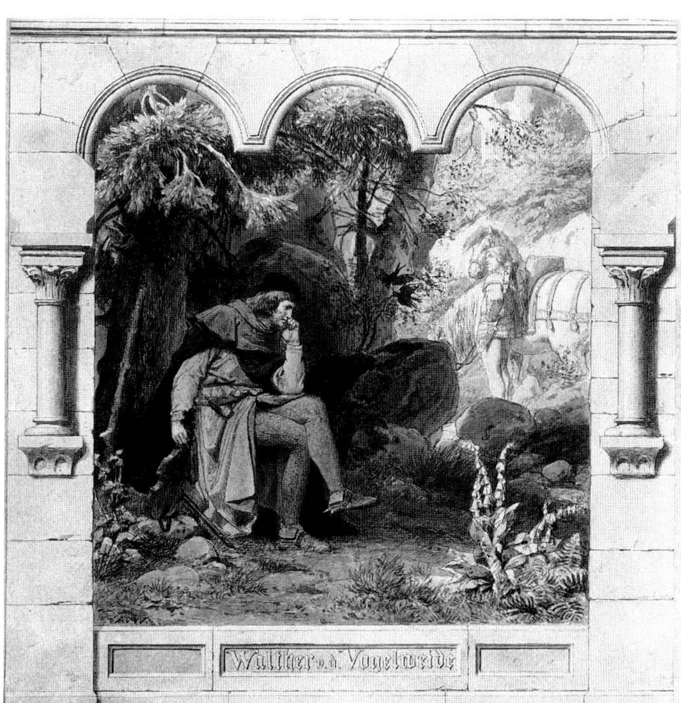

14 Anton von Werner, Walther von der Vogelweide, um 1864. *Kat. 176*

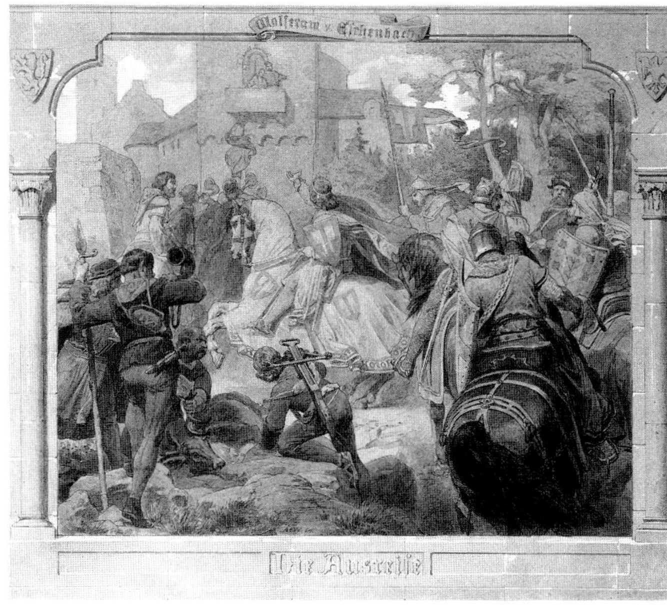

15 Anton von Werner, Die Ausreise, 1864. *Kat. 181*

Ritter als Wolfram von Eschenbach zu charakterisiren ist, müssen Sie auch dessen Darstellung und sein Schildwappen, wie es in der Manessischen Handschrift gemalt ist, zu Rate ziehen. Das Bild befindet sich in der Übersetzung der Wolframschen Werke von San Marte, welche Sie in meiner Bibliothek [...] vorfinden.«[16] Diesen Anweisungen entsprechend, zeigt Werners figurenreiche Zeichnung (Abb. 15) Eschenbach mit einladender Geste an einer Burg vorbeireitend. Das auf Schild und Schabracke angebrachte Wappen hat zwei aufrechte, symmetrisch angeordnete Beile, wie es im Bild des Wolfram im *Codex Manesse* gegeben ist. Um den Betrachter in die Zeit des Sängerstreits zu versetzen, erhielten die szenischen Darstellungen zu *Frau Aventiure* Einfassungen mit romanischen Architekturformen, welche die Illustrationen als kleinformatige Anlehnungen an historistische Wandgemälde erscheinen lassen, wie sie im 19. Jahrhundert vielfach entstanden.

Die bis 1865 als Pinselzeichnungen über Bleistift ausgeführten Illustrationen sollten ursprünglich auf die Wartburg gelangen, kamen dann aber 1867 aus dem Besitz Werners in die Großherzogliche Kunsthalle Karlsruhe. Es ist davon auszugehen, daß sie als Unikate und nicht zur drucktechnischen Umsetzung geschaffen wurden, zumal Werner keine zusätzlichen Initialen oder anderen ornamentalen Schmuck zu *Frau Aventiure* anfertigte, was für die vollständige Ausgestaltung eines illustrierten Buches notwendig gewesen wäre.

Juniperus und Bergpsalmen

Im Jahre 1866 fanden sich Scheffel und Werner zusammen, um die illustrierte Erstausgabe des *Juniperus* vorzubereiten, die im darauffolgenden Jahr erschien. Im Vorwort beschreibt Scheffel eine »*Doppelarbeit des Dichters und des Malers*«. Entsprechend zeigt die einleitende Illustration Scheffel und Werner in gleichberechtigtem Nebeneinander, wobei Werner den Dichter rezitierend im Gelehrtentalar und sich selbst in der Tracht der Renaissancekünstler erscheinen läßt

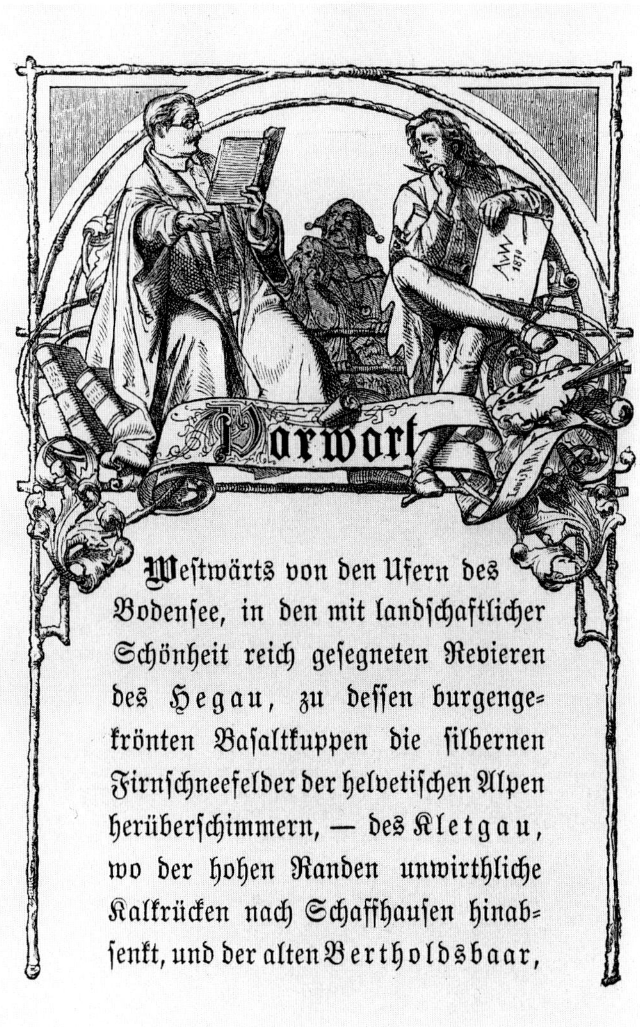
Vorwort
Westwärts von den Ufern des
Bodensee, in den mit landschaftlicher
Schönheit reich gesegneten Revieren
des Hegau, zu dessen burgenge-
krönten Basaltkuppen die silbernen
Firnschneefelder der helvetischen Alpen
herüberschimmern, — des Kletgau,
wo der hohen Randen unwirthliche
Kalkrücken nach Schaffhausen hinab-
senkt, und der alten Bertholdsbaar,

16 Anton von Werner, Holzschnitt zum Vorwort von Joseph Victor von Scheffels *Juniperus*, 1870, Karlsruhe, Staatliche Kunsthalle, Kupferstichkabinett

(Abb. 16). Für das Vorwort schrieb Scheffel: »*[Der Dichter hofft, ...] lebendige Gestalten aus alter Zeit vorzuführen. Sein kunstgeübter Freund A. von Werner hat sich mit Hingebung der Aufgabe gewidmet, diese Gestalten bildlich zu erfassen und, wie im Mittelalter einer geschriebenen Dichtung ein reicher Miniaturenschmuck zugekommen wäre, so das zu druckende Büchlein mit schlichten, sinnigen Holzschnittzeichnungen ausgestattet [...]*«.[17] Werner zeichnete für den *Juniperus* 28 Illustrationen: Initialen, historisierende Ornamente und Rankenwerk sowie szenische Darstellungen, die zum ganzseitigen Abdruck bestimmt waren oder kleinformatig in den Text eingefügt wurden. Bei einigen dieser Darstellungen ist das Vorbild der Historienmalerei seines Karlsruher Lehrers Lessing unverkennbar, andere haben einen genrehaften Charakter. Die ganzseitigen Illustrationen sind mit rahmenden Bildleisten versehen. Auf diese Weise illustriert, wurde die Novelle *Juniperus* formal in die Nähe der zeitgenössischen Bücher zur deutschen Nationalgeschichte gerückt, z.B. zum illustrierten *Nibelungenlied*, was der Bedeutung entsprach, die Scheffel ursprünglich dem Wartburg-Roman zugedacht hatte.

Die *Bergpsalmen* wurden schon für ihre Erstausgabe von 1869 mit reich gestalteten Initialen und sechs ganzseitigen szenischen Darstellungen illustriert (Kat. 184–185). Werner hatte die Konzeption selbst entwickelt und räumte seinen Bildern einen eigenständigen Wert ein. In einem Brief an Scheffel vom 8. März 1868 erläuterte er: »*Für die Bergpsalmen ist mein Program[m] so: 3 realistische Bilder [...] u. 3, wie soll ich sie bezeichnen? – Phantasien vielleicht, wozu mich die Nebelschilderung ganz besonders angeregt hat. Die 6 Blätter werden dadurch einen eigenthümlichen malerisch phantastischen Reiz bekom[m]en, u. in den 3 Phantasien kann ich die phantastischen Eindrücke der Alpenwelt, wie Du sie schilderst trefflich wiedergeben, u. habe dazu ein weites Feld für die rein malerische phantastische Schöpfung.*«[18] In dieser ihm schriftlich übermittelten Konzeption sah Scheffel den Charakter seiner Dichtung vollkommen erfaßt. In den »*realistischen Bildern*« gestaltete Werner große Bergszenerien. Dagegen faßte er in den »*Phantasien*« die im Text geschilderten bedrohlichen Naturgewalten Sturm und Nebel sowie die dem Eremiten bei einer »*Gletscherfahrt*« begegnenden Gefahren allegorisch auf und fügte monumentale neobarocke Figurengruppen ein. Hier ist die Nähe zu Werken Gustave Dorés festzustellen, den Werner in Paris kennengelernt hatte. Dorés Illustrationen, z.B. zu Dantes *Göttlicher Komödie* von 1861, zeigen ähnlich dramatische, z.T. surreal arrangierte Figureninszenierungen. Die in den »*Phantasien*« der *Bergpsalmen* verwirklichte Figurenauffassung blieb einmalig für Werners Scheffel-Illustrationen. Wie er sie später selbst beurteilte, ist nicht bekannt. Auch liegt keine spätere Stellungnahme Scheffels vor. Aber für die Illustrationen zum *Trompeter* und auch zum *Ekkehard* kehrte Werner zur historistischen Übernahme alter Bildwelten zurück.

Gaudeamus

Von 1848 an war Scheffel Mitglied des Heidelberger *Engeren*. Für diesen geselligen Akademikerstammtisch verfaßte er zahlreiche Gedichte, darunter Studenten- und Trinklieder, poetische Reiseberichte sowie humorvolle Kommentare zu naturwissenschaftlichen, historischen und kulturhistorischen Vorträgen. In einigen dieser Gedichte kommt der zeitgenössische Nationalismus zum Ausdruck. In anderen distanzierte sich Scheffel mit seinem Lob auf den ewigen Studenten von bürgerlichen Normen. Auch sein bisweilen in Spott übergehender Humor traf vor allem die Etablierten. Einige dieser Gedichte veröffentlichte Scheffel anonym als Volkslieder oder Kommersgesänge, wodurch sie unabhängig von seiner Person populär wurden. Weil aber andere sehr persönlich gehalten waren, ließ sich Scheffel nur widerwillig zur gesammelten Veröffentlichung bewegen.

Anton von Werner gehörte zu den Freunden Scheffels, die den Dichter zur Herausgabe des *Gaudeamus! Lieder aus dem Engeren und Weiteren* überredeten. Zunächst erschien eine Textausgabe, doch Werner bereitete schon 1867 während seines Aufenthalts in Paris die Illustrationen vor. 1869 erschien eine Ausgabe mit 60 Holzschnitten; für die zweite illustrierte Auflage von 1877 verbesserte Werner einige Vorlagen und erhöhte ihre Zahl auf 111. Die Illustrationen zum *Gaudeamus* (vgl. Abb. 17–20) entsprechen in ihrer motivischen und stilistischen Vielfalt den unterschiedlichen

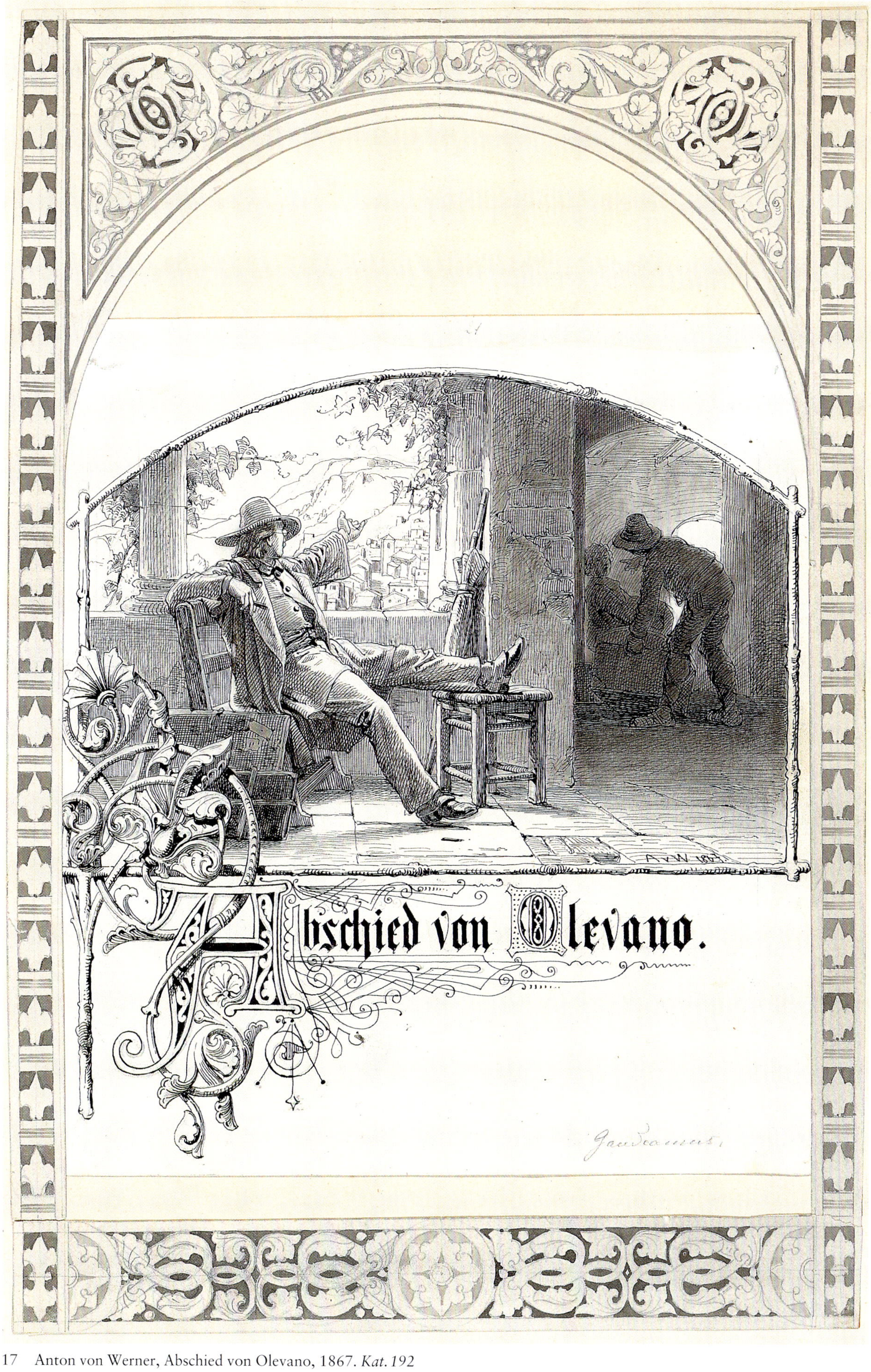

17 Anton von Werner, Abschied von Olevano, 1867. *Kat. 192*

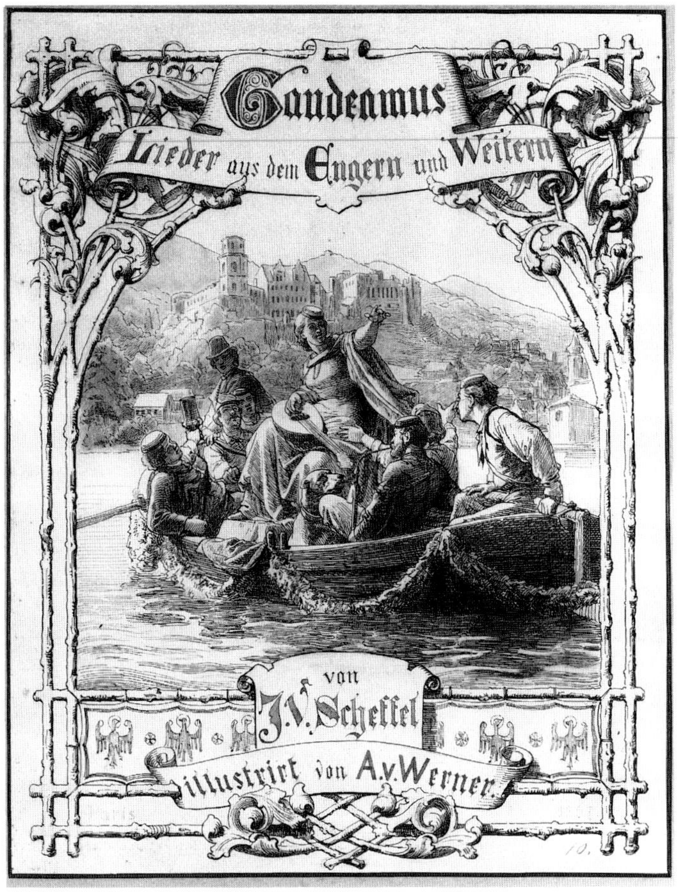

18 Anton von Werner, Titelblatt zu *Gaudeamus,* 1867. *Kat. 189*

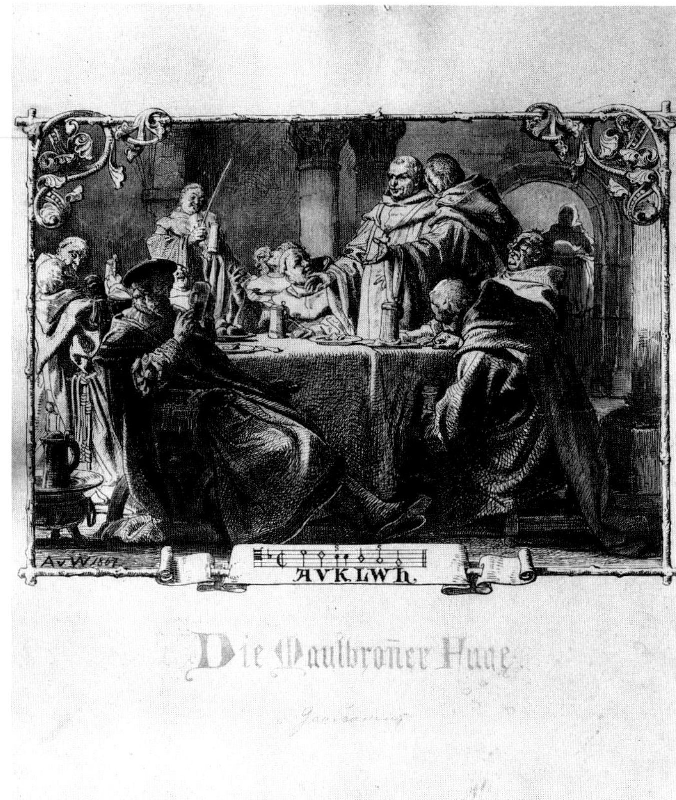

19 Anton von Werner, Die Maulbronner Fuge, 1867. *Kat. 194*

Themen der Gedichte. So finden sich Ornamente, Anlehnungen an antike Kunst, naturwissenschaftlich-humoristische Darstellungen, historische Szenen und Landschaften. Mittlerweile hatte Werner eine technische und künstlerische Meisterschaft erworben, die in den *Gaudeamus*-Illustrationen besonders in der Verbindung szenischer Darstellungen mit filigranem Ornament erkennbar ist. Dabei stellte er sich in der Realisierung dieser Grenzform zwischen Illustration und Ornament auf eine Stufe mit seinem Lehrer Adolph Schroedter. Auch für das *Gaudeamus* äußerte Scheffel Bildwünsche. So bemerkte er in einem Brief vom 27. April 1867 zum Titelblatt: *»Ersinnen Sie dazu den Genius der Lieder, als Knaben mit dem Wunderhorn, oder studentisch frisch, in Heidelberger Landschaft, mit den passenden Attributen, aelteren und jüngeren Leuten Eins aufspielend...«*[19] Werners Zeichnung (Abb. 18) zeigt eine kleine Männergesellschaft in einem Boot unterhalb des Heidelberger Schlosses auf dem Neckar fahrend. Die Muse der Studentenlieder sitzt erhöht in ihrer Mitte. Die Figur am Ruder hat die Gesichtszüge des Dichters und gehört damit zu mehreren szenisch eingefaßten Scheffel-Porträts, die Werner für das *Gaudeamus* entwarf. So sind seine Illustrationen zum Liederbuch auch eine Hommage an den Freund, mit dem er am Jahreswechsel 1867/68 Duzfreundschaft schloß.

Der Trompeter von Säckingen

Die Bildwelt des 17. Jahrhunderts sowie Scheffels historisches Wissen über diese Epoche waren Grundlage der *Trom-*

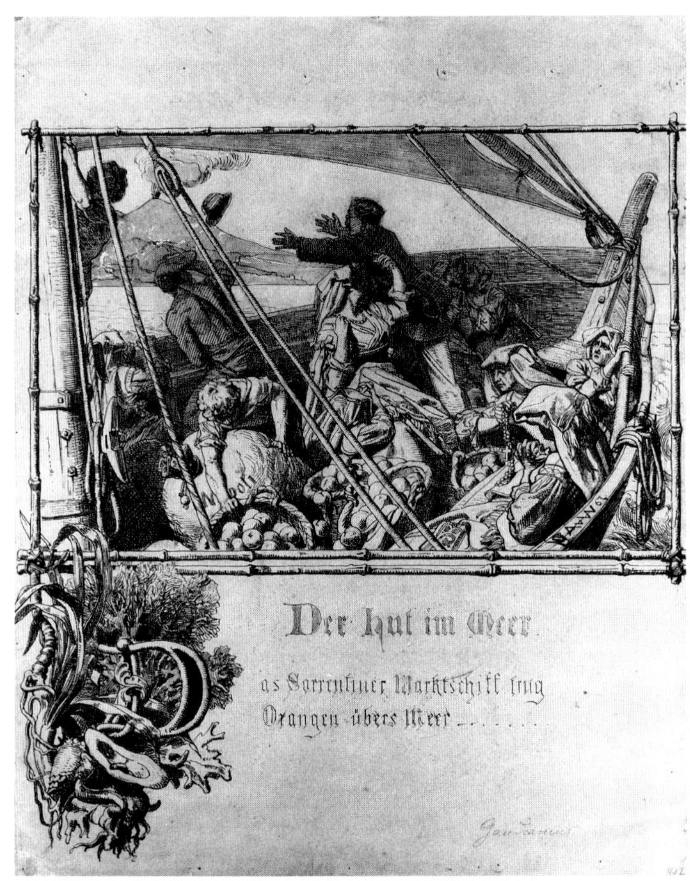

20 Anton von Werner, Der Hut im Meer, 1867. *Kat. 193*

peter-Illustrationen (vgl. Abb. 21–23), von denen Werner die meisten 1869 während seines Italienaufenthaltes zeichnete. Wieder gab es einen regen Austausch mit Scheffel, der beispielsweise am 20. Februar 1869 zu einer Illustration des dritten Stückes schrieb: »*Was die Fridolinusprocession betrifft, so ist dieselbe in der Zeit [...] sicher mit großem Pomp abgehalten worden und Du darfst getrost unter Baldachin den Stadtpfarrer, assistiert von 2 Kaplänen im Ornat und gefolgt von noch mehr Geistlichkeit einherschreiten lassen [...] Der Sarg für den Leib des hl. Fridolin wird wohl in romanischem oder gothischem Styl ganz ähnlich vorhanden gewesen sein, ehe der jetzige angefertigt wurde.*«[20] Werner zeichnete die Prozession zu Ehren des Stadtheiligen von Säckingen gemäß den Angaben Scheffels, stellte sie aber in den Hintergrund und machte die gleichzeitig stattfindende erste Begegnung Werner Kirchhofs mit Margaretha von Schönau zum eigentlichen Motiv seiner Darstellung (Abb. 21). Die Überreichung eines Willkommenstrunkes an Gäste war ein beliebtes Motiv der barocken Genremalerei und bot zudem die Möglichkeit zur Interieurdarstellung. Hier fand Werner Vorbilder für die Illustration zur von Scheffel im sechsten Stück des Versepos beschriebenen Begrüßung des Trompeters auf dem Säckinger Schloß. Einige *Trompeter*-Illustrationen sind mit barocken Ornamenten sowie Formen der Architektur und Bauskulptur des 17. Jahrhunderts gerahmt, was ihre historische Einbettung dekorativ verstärkt.

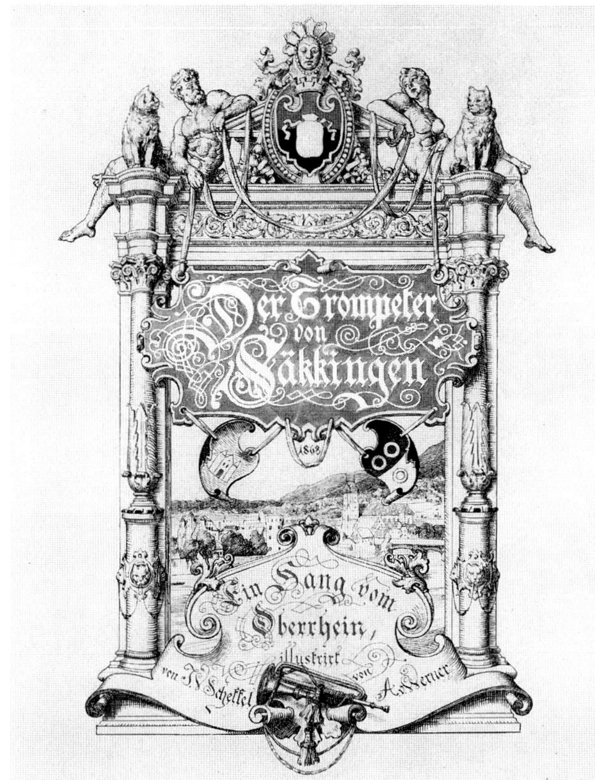

22 Anton von Werner, Titelblatt zum *Trompeter von Säckingen*, 1869. *Kat. 199*

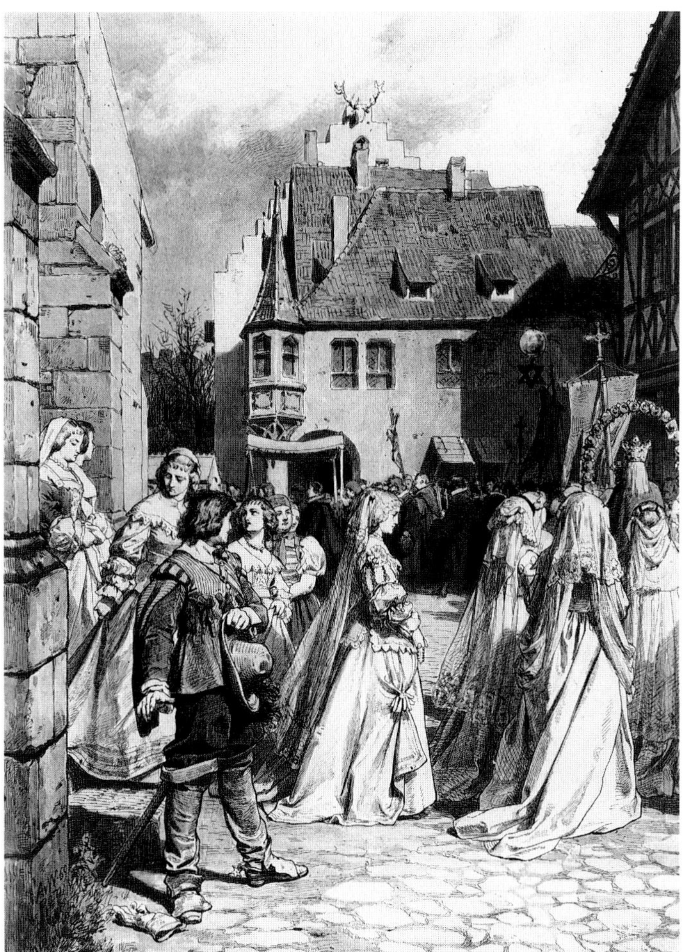
21 Anton von Werner, Jung Werner erblickt zum ersten Male Margaretha in der Prozession am St. Fridolinstage: »*Den Mann hat's!*«, 1869. *Kat. 201*

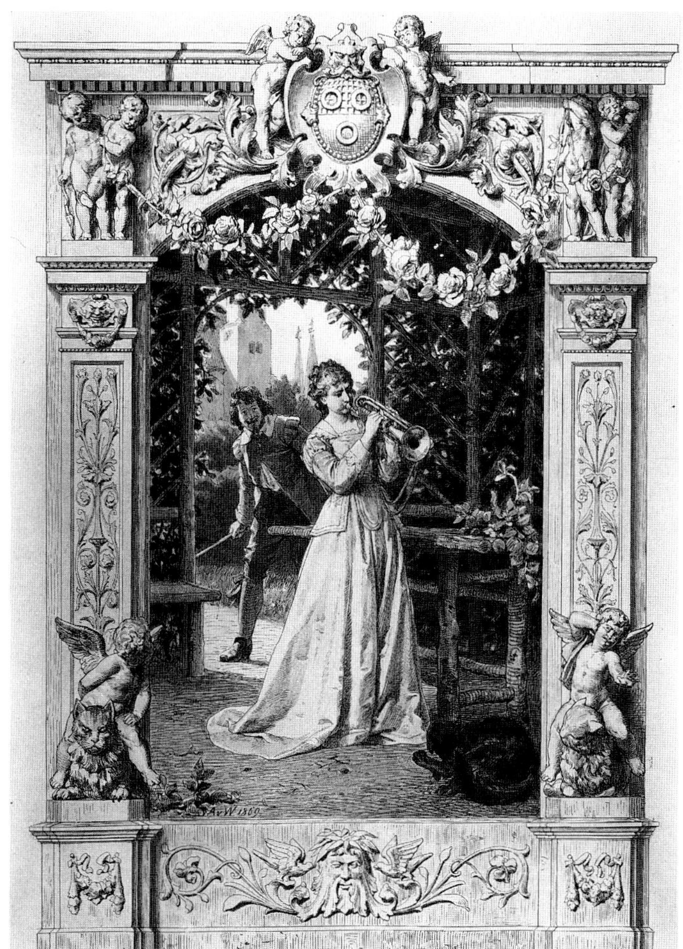
23 Anton von Werner, Jung Werner überrascht Margaretha Trompete blasend in der Geisblattlaube, 1869. *Kat. 202*

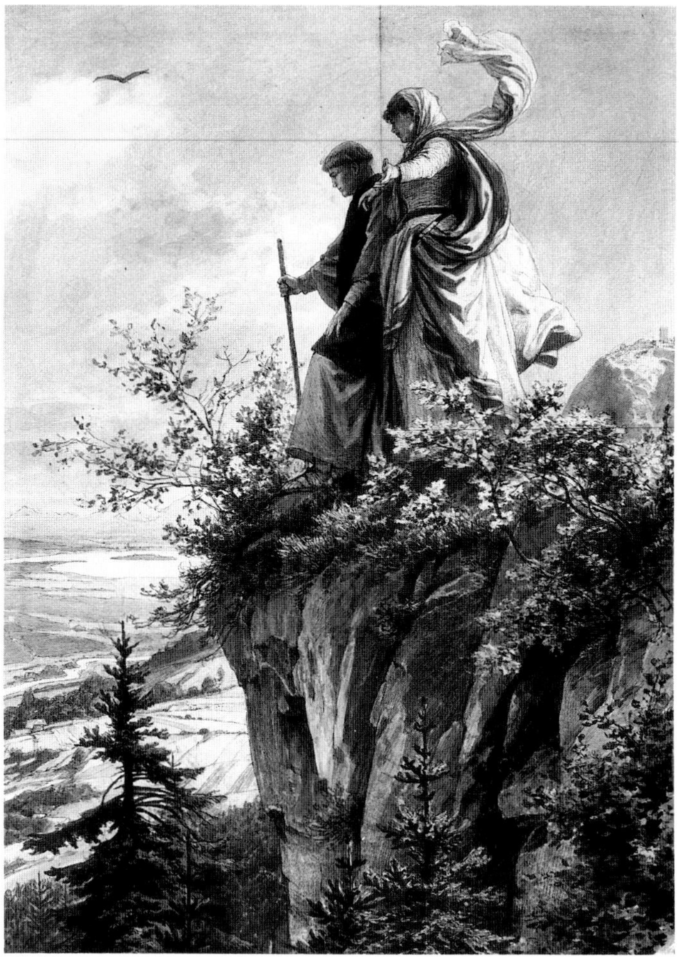

24 Anton von Werner, Hadwig und Ekkehard auf dem Hohenkrähen, um 1879. *Kat. 213*

Ekkehard

Nachdem alle anderen wichtigen Schriften durch Werner illustriert worden waren, kam in Scheffel der Wunsch nach einer entsprechenden Ausgabe des *Ekkehard* auf. Der durch umfangreiche Quellenstudien vorbereitete Roman war Scheffels populärstes Werk. Im zweiten Band der von der Gesellschaft für ältere deutsche Geschichtskunde seit 1819 herausgegebenen *Monumenta Germaniae Historica* veröffentlichte Georg Heinrich Pertz 1829 die St. Gallener Klosterchronik *Casus sancti Galli*. Diese wurde vom Mönch Ratpert begonnen und von Ekkehard IV. (980–1060) bis ans Ende des 10. Jahrhunderts fortgeführt. Sehr detailliert und mit großer Erzählfreude schildert sie das Klosterleben sowie regionale Zeitgeschichte. Nach dem Bericht der Chronik verfaßte Ekkehard I. (910–973) die lateinische *Waltharius*-Dichtung, die später von Ekkehard IV. bearbeitet wurde. Die Annalen berichten auch von Ekkehard II. (gestorben 990), welcher der jung verwitweten Schwabenherzogin Hadwig auf der Burg Hohentwiel den Vergil erklärte. Scheffel, dessen Großmutter mütterlicherseits aus dem Hegau stammte, kannte Landschaft und Geschichte der Gegend genau. So lag es nahe, seinem ersten Roman den *Casus sancti Galli* zugrunde zu legen. In der Titelfigur faßte Scheffel die Viten der drei historischen Mönche mit Namen Ekkehard zusammen, verlieh ihr aber auch autobiographische Züge. In dichterischer Freiheit erzählt er die unerfüllte Liebe zwischen Hadwig und dem intellektuellen, aber unsicheren Ekkehard, als deren Folge der Mönch in die Einsamkeit der Alpen flieht. Dort schreibt er das *Walthariuslied* nieder, was ihn von der Liebe kuriert und seine Wandlung vom Gelehrten zum Dichter bewirkt. Scheffel bettete seine Erzählung ein in eine Schilderung des historischen Übergangs vom Heidentum zum Christentum sowie des Gegensatzes zwischen kirchlicher und weltlicher Macht.

Bei der Lektüre des *Ekkehard* konnte sich der Bücherfreund ganz dem Lesevergnügen hingeben und sich dennoch gewiß sein, ein gelehrtes Buch in Händen zu halten. Denn Scheffel schilderte aus der Perspektive des 19. Jahrhunderts Ereignisse um Nebenfiguren der Geschichte. Dadurch machte er für seine Zeitgenossen das Mittelalter überschaubar und begreiflich.[21] Der heimatliche Aspekt, die genaue Lokalisierung der Handlung und breite Naturschilderungen tragen zudem zur Wirkung des Buches bei. Die Mönchsgeschichte ist in einem zugänglichen, bisweilen heiteren Erzählstil abgefaßt, der Text folgt dem Prinzip der Erstverständlichkeit. Die Passagen, die historische Kenntnisse vermitteln, und besonders die zumeist in mittelalterlichem Latein abgefaßten Anmerkungen können unbeachtet bleiben, ohne daß das Verständnis der Handlung verlorengeht. Der Leser kann sich sogar ausschließlich auf das romantisch ausgeschmückte Liebesdrama konzentrieren.

Der Wunsch Scheffels nach einer von Werner illustrierten Ausgabe festigte sich, als Heinrich Jenny in Hamburg sowie die Schüler des Münchner Akademieprofessors Karl von Piloty als »*Unberufene*« Darstellungen zur Mönchsgeschichte schufen. Letztere wies Scheffel mit dem Kommentar zurück: »*[...] große Formate, manierirte Effecte, keine historische Auffassung [...]*«.[22] Scheffel sah nur in Anton von Werner seinen legitimen Illustrator, der ihm in seinem Streben nach historischer Korrektheit gefolgt war. Auch mit seinem Einfühlungsvermögen in Person und Werk des Dichters und mit seinem großen Spektrum künstlerischer Ausdrucksformen hatte er es stets vermocht, Scheffels Schriften zur Zufriedenheit des Dichters zu illustrieren. Bei allen Buchprojekten hatte sich ihre Freundschaft sehr bewährt. So war es für Werner selbstverständlich, auch die Illustrationen zum *Ekkehard* zu übernehmen. Er begann 1874 mit den Vorbereitungen und wollte schon im Frühjahr 1875 die Konzeption vorstellen und erste Zeichnungen liefern. Scheffel ließ Werner Literatur und umfangreiches Anschauungsmaterial zukommen. Die Freunde berieten die historische Richtigkeit und Texttreue der geplanten Darstellungen. Mehrmals führte Scheffel Werner zu Studienzwecken durch die Bodenseeregion, wovon einige Landschafts- und Architekturstudien zeugen. In der St. Gallener Klosterbibliothek kopierte Werner aus alten Handschriften Initialen und dergleichen, um sie seinen Zeichnungen zugrunde zu legen. Ende 1876 ließ Werner dem Freund ein Buch mit Skizzen zu den *Ekkehard*-Illustrationen zukommen, mit denen sich Scheffel vollkommen einverstanden erklärte.

Die mit Werners Berliner Ämtern verbundenen Verpflichtungen verzögerten die Fertigstellung der *Ekkehard*-Illustrationen. Allerdings hielt sich Werner nicht an seinen ursprünglichen Plan, den Hauptinhalt des Romans mit 35 bis 40 ganzseitigen Darstellungen übersichtlich zu machen und das Buch mit zusätzlichen Initialen, Vignetten etc. auszuschmücken. Er erweiterte die Konzeption wesentlich. Am 16. Januar 1881 schrieb Werner an Scheffel, der mittlerweile fürchtete, die Fertigstellung und Publikation des illustrierten *Ekkehard* nicht mehr zu erleben: »*Es sind für den Ekkehard über 200 Illustrationen bereits jetzt (bis zum 20. Capitel) skizziert; wenn ich für jedes Blatt nur 2½ Tage rechne u. ununterbrochen arbeiten könnte, so kämen schon jetzt 500 Arbeitstage heraus! Die Arbeit kann nur nach u. nach entstehen, wenn sie gut werden soll; ich bin für solche kleine Arbeiten überdies jetzt nicht mehr so mobil und so – leichtfertig, wie damals, als ich Juniperus, Gaudeamus u. Trompeter machte u. es wird heute mehr von mir verlangt!*«[23] Die Gesamtzahl der vorgesehenen Illustrationen läßt sich nach diesen Angaben für den 25 Kapitel umfassenden Roman auf mehr als 250 hochrechnen.

Die illustrierte Ausgabe des *Ekkehard* hätte gewiß die besondere Aufmerksamkeit der Zeitgenossen auf sich gezogen, was in der Scheffel-Verehrung, in der Wertschätzung seines frühen Romans und im hohen Ansehen Anton von Werners begründet gewesen wäre. Dies macht es verständlich, daß sich Werner diesem Unternehmen mit besonderer Sorgfalt widmete. Es kann vermutet werden, daß er nur ein Illustrationsprogramm der Bedeutung des Werkes für angemessen hielt, das an Umfang und künstlerischem Wert den *Ekkehard* neben die berühmten illustrierten Bücher der Zeit gestellt hätte, z.B. neben Schnorrs *Bibel in Bildern* und neben Menzels Illustrationen zu Kuglers *Geschichte Friedrichs des Großen*. Doch kam Werner mit den *Ekkehard*-Illustrationen nicht voran und konnte sie auch nach Scheffels Tod nicht vollenden, weshalb dieses Hauptwerk Scheffels ohne vom Dichter legitimierte Illustrationen blieb.

Von Werners *Ekkehard*-Illustrationen sind Abbildungen überliefert und einige auch in Skizzen oder Zeichnungen erhalten (vgl. Abb. 24). Die Konzeption ist soweit nachzuvollziehen, daß neben szenischen Darstellungen verschiedener Größe auch ein an der mittelalterlichen Buchmalerei orientierter Ornamentschmuck vorgesehen war. Damit griff Werner erneut auf das bewährte historistische Prinzip zurück. Für die *Ekkehard*-Illustrationen ist zudem eine Tendenz zur Monumentalisierung der Figuren und Szenerien zu erkennen, die Werner wohl der besonderen Aufgabe für angemessen hielt. Die ausgearbeiteten lavierten Federzeichnungen sind mit großer Detailgenauigkeit bildmäßig ausgeführt.

Kongeniale Illustration

Werner illustrierte nicht nur die Werke Scheffels, sondern auch Herders *Cid* sowie Schillers *Räuber* und *Jungfrau von Orléans*. Neben ihm hatte sich im 19. Jahrhundert eine Vielzahl von Künstlern parallel zur Malerei in größerem Umfang der graphischen Gestaltung und Illustrierung von Büchern gewidmet. In Deutschland eröffnete Daniel Nikolaus Chodowiecki am Ende des 18. Jahrhunderts die Reihe der bedeutenden Buchillustratoren. Im spätbarocken Stil illustrierte er die Werke der großen Dichter und Gelehrten seiner Zeit. Ebenfalls im späten 18. Jahrhundert entwickelte sich in der Nachfolge des Engländers John Flaxman auch in Deutschland die klassizistische Buchillustration, die sich in der Tradition der griechisch-antiken Vasenmalerei und der Zeichnung des Quattrocento auf die lineare Umrißzeichnung konzentrierte. Ihr einflußreichster Repräsentant war Peter von Cornelius.

Im Laufe des 19. Jahrhunderts fanden künstlerisch gestaltete Titelblätter und Randzeichnungen eine immer weitere Verbreitung. Als ihre Bildquellen gelten die mittelalterliche Buchmalerei und das um 1515 entstandene Gebetbuch Kaiser Maximilians, das Dürer, Cranach, Burgkmair, Altdorfer und Baldung Grien mit mehrfarbigen Randzeichnungen ausgeschmückt hatten und das 1808 als lithographierte Reproduktion erschienen war. Charakteristisch für Randzeichnungen sind die phantasievollen Verbindungen von zumeist pflanzlich rankenden Ornamenten und figürlichen Darstellungen. Zu ihren Hauptvertretern gehören Eugen Napoleon Neureuther und Adolph Schroedter.

Wurden zunächst die antiken Epen, Dantes *Göttliche Komödie* und die großen zeitgenössischen Bühnenstücke illustriert, so wandte sich das Interesse seit der Frühromantik neuen Stoffen zu. Nun wurden auch die Ausgaben der *Heiligen Schrift*, der christlichen Heldenepen des Mittelalters, der Märchen, der lyrischen Dichtungen und Lieder mit Abbildungen versehen. Zu den bedeutendsten deutschen Illustratoren jener Zeit zählt Julius Schnorr von Carolsfeld, der u.a. Illustrationen zu Karl Simrocks Übersetzung des *Nibelungenliedes* schuf und damit das Nationalepos seiner Bedeutung entsprechend ausgestaltete. Schnorrs 1851 bis 1860 entstandene *Bibel in Bildern* enthielt 241 Illustrationen und wurde zu einem der populärsten Werke der deutschen Buchillustration des 19. Jahrhunderts. Neben Schnorr sind Ludwig Richter, Moritz von Schwind, Theodor Hosemann und Alfred Rethel zu nennen. Adolph Menzel stellte sich besonders mit seinen 1839 bis 1842 entstandenen, nahezu 400 Illustrationen zu Franz Kuglers *Geschichte Friedrichs des Großen* in die Reihe der großen Illustratoren seiner Zeit (vgl. Abb. 46). Menzels Federzeichnungen, zum Druck in Holzschnitte umgesetzt, erreichen formal und inhaltlich einen hohen Grad an Modernität. Zum Teil wie aus Kompositionen herausvergrößerte Ausschnitte angelegt und räumlich dicht an den entsprechenden Textstellen ihren Platz findend, werden sie so nicht nur inhaltlich, sondern auch formal gleichsam »drehbuchartig« mit dem Text verwoben und ihm gleichberechtigt an die Seite gestellt. In einer bewußten Darstellung von *»dichte«* Atmosphäre erzeugenden *»Nebensächlichkeiten«*, *»welche die Historie vom Repräsentativen herabziehen und aufs Menschliche emporheben«*[24], erlaubt sich der Künstler eine eigene Inszenierung.

In Anton von Werner hatte Scheffel einen ihm geistesverwandten Künstler gefunden, der es verstand, die ausgeprägten Bildvorstellungen des Dichters in Illustrationen umzusetzen. Am Ende seines Lebens erinnerte sich Werner: »*Es war der Maler in Scheffel, den es drängte, die Figuren seiner dichterischen Phantasie im Bilde verkörpert zu sehen.*«[25] Aus dem Briefwechsel zwischen Scheffel und Werner geht hervor, daß die beiden immer wieder Bildinhalte und ikonographische Details auf ihre historische Richtigkeit und auf ihre Entsprechung zum Text erörterten. Auch ist bekannt, daß Scheffel Werner Literatur und Anschauungsmaterial zur Verfügung stellte und daß sie zur Vorbereitung der Illustrationen gemeinsame Studienreisen unternahmen. Werners Aufgabe bestand darin, die Dichtungen Scheffels in historische Bilder umzusetzen und dennoch die dem 19. Jahrhundert verbundene Erzählperspektive zu bewahren. Dies galt auch dann, wenn Scheffel seine Figuren humoristisch oder theatralisch überzeichnet hatte. Viele Illustrationen Werners sind daher so angelegt, daß sich Architektur, Ornamente, Heraldik, Kostüme etc. zu historisch »korrekten« Szenerien verbinden, die in ihnen agierenden Figuren aber dem Geist des 19. Jahrhunderts entstammen. Deshalb schwanken die Scheffel-Illustrationen vielfach zwischen Historie und gründerzeitlichem Genre.

Kunst und Technik

Die Entwicklung industrieller Produktionsmethoden veränderte das Buchgewerbe von Grund auf. Als es um 1850 möglich wurde, auf der Schnellpresse Holzstöcke und Typensatz in einem Arbeitsgang zu drucken, setzte sich der Holzschnitt als Illustrationstechnik durch. Kupfer- und Stahlstiche sowie Lithographien fanden in der Folgezeit als Illustrationsdrucke kaum noch Anwendung, weil sie als Tief- bzw. Flachdruckverfahren einen eigenen Arbeitsgang erforderten und deshalb unrentabel waren. Auch wurde der Holzschnitt verbessert, was seine Nachteile gegenüber den Metallschnittechniken ausglich. Schon um 1840 konnten von Holzstöcken Kupfergalvanos genommen werden, so daß von nun an beliebige Auflagehöhen zu erreichen waren. Der Holzschnitt wurde zum Holzstich weiterentwickelt, der feinere Strichlagen ermöglichte. Der um 1870 aufkommende Tonstich machte schließlich die Bearbeitung des Holzes mittels feinst gestochener Schraffuren und Linienzügen möglich und erlaubte die variationsreiche Wiedergabe von Grauwerten in kleinsten Abstufungen. Mit Hilfe des Tonstichs ließ sich die Holzschnitt-Illustration von der graphischen zur malerischen Ausrichtung wandeln.

Werners Zeichnungen zu *Frau Aventiure* wurden nicht druckgraphisch umgesetzt. 1867 erschien erstmals eine illustrierte Ausgabe des Gedichtbandes mit eingeklebten Photographien nach Werners Zeichnungen; 1881 wurde eine Ausgabe mit Lichtdrucken veröffentlicht. 1875 gab der Münchner Bruckmann Verlag photographische Reproduktionen als repräsentative Leinwand-Mappen heraus.

Die Illustrationen zu *Juniperus* und zum *Gaudeamus* wurden in herkömmlicher Holzstichtechnik für den Druck vorbereitet. Zeugen die *Gaudeamus*-Illustrationen von einer meisterhaften Beherrschung der linearen Zeichentechnik, so strebte Werner bei den *Bergpsalmen* erstmals eine malerische Wirkung an. Auch dabei ist eine Orientierung an Gustave Doré wahrscheinlich. Die malerische Wirkung ließ sich nur mit der neuen, noch nicht etablierten Tonstichtechnik erreichen. Am 3. Juni 1869 schrieb Werner aus Rom an Scheffel: *»Wir werden mit dieser Art Holzschnitt die deutschen Doktrinäre [...] gegen uns haben, aber der moderne Holzschnitt feiert in dieser Arbeit doch einen Triumph, u. mit der [...] Kontur- u. Schraffurmanier wäre es zudem garnicht möglich gewesen, die Bergpsalmen zu illustrieren.«*[26] Von der Figurengestaltung der *Bergpsalmen*-Illustrationen wandte sich Werner wieder ab, doch hatte er bei diesem Projekt im Tonstich die seinen Vorstellungen entsprechende drucktechnische Umsetzung seiner Zeichnungen gefunden. Mit der malerischen Ausrichtung, der bildmäßig perfekten Gestaltung seiner Buchillustrationen verzichtete Werner bewußt auf die in Zeichnung und Graphik mögliche Verkürzung und Spontaneität, wie sie beispielsweise Menzels eine Generation früher entstandenen *Kugler*-Illustrationen eigen sind.

Im Anschluß an die *Bergpsalmen* wollte Werner auch seine Zeichnungen zum *Trompeter* in der Tonstichtechnik umsetzen lassen. In langwierigen Verhandlungen mit Scheffels Verleger Adolf Bonz, welche die Veröffentlichung des illustrierten *Trompeters* bis 1873 verzögerten, bestand Werner darauf, die Druckstöcke vom Xylographen Adolf Cloß in Stuttgart herstellen zu lassen. Nur ihm sprach er das notwendige technische Können und das Einfühlungsvermögen in seine künstlerische Intention zu. Die bildmäßige Ausführung der vollendeten *Ekkehard*-Illustrationen läßt erkennen, daß Werner auch für sie die Umsetzung in Tonstiche vorsah.

Dichterfürst und Leserschaft

Mit dem enormen Interesse, auf das das *Gaudeamus* stieß, legte Scheffel den Grundstein für seinen Erfolg. Ausgehend von Burschenschaftskreisen, fand das Buch bald ein breites Publikum und die entsprechende Resonanz. So wurde Scheffel 1870 erstmals in der weitverbreiteten und einflußreichen *Gartenlaube* rezensiert.[27] Die Popularität Scheffels, dessen Werke bis dahin nur einen engen Verehrerkreis gefunden hatten, war keineswegs voraussehbar und in ihrer Plötzlichkeit und in ihrem Ausmaß für den deutschen Buchhandel einmalig. Der Erfolg des *Gaudeamus* initiierte einen massenhaften Absatz der beiden frühen Werke *Trompeter* und *Ekkehard*.[28] Aber nur *Gaudeamus*, *Trompeter* und *Ekkehard* erhoben Scheffel in den Rang eines Dichterfürsten. Die drei publizierten Fragmente des Wartburg-Romans erreichten keine vergleichbare Berühmtheit. Im Frühjahr 1873 schrieb Scheffel an Carl Alexander über *Frau Aventiure*: *»Dieses Werk, an dem ich so lange mit Treue und Hingebung gearbeitet, erlebt jetzt im Jahre 1873 – 10 Jahre nach seinem Erscheinen – erst die vierte Auflage, während mein leichtsinniges 1867 publicirtes Studentenliederbuch Gaudeamus alljährlich in 4 Auflagen gedruckt wird.«*[29]

In der Nachfolge der Werke Walter Scotts wurden seit der Mitte des 19. Jahrhunderts europaweit historische Romane populär. In Deutschland verzeichneten die wissenschaftlich vorbereiteten, aber spannend geschriebenen Professorenromane große Erfolge, z.B. der 1876 erschienene *Kampf um Rom* des Rechtshistorikers Felix Dahn. Weil nationale Geschichte und historische Figuren weiterhin in Politik und Gesellschaft einen hohen Symbolwert hatten, blieb die Bevölkerung auf die Rezeption der Vergangenheit disponiert. Mit dem *Ekkehard* hatte Scheffel schon in den 1850er Jahren die Prinzipien des Professorenromans vorweggenommen und befriedigte nun ein breites Interesse.

Scheffel ließ sich in den 1870er Jahren, nun finanziell unabhängig, auf der Halbinsel Mettnau bei Radolfzell am Bodensee die »Villa Seehalde« erbauen. Sie diente ihm als Refugium, denn er selbst empfand die Popularität als Bürde. Aber die Öffentlichkeit sah in ihm nicht den körperlich labilen, zu Depressionen neigenden Dichter, der längst den Zenit seines Schaffens überschritten und wichtige literarische Arbeiten nicht vollendet hatte. Als Scheffel 1876 seinen 50. Geburtstag feierte, wurde er geehrt wie kein anderer lebender Dichter zuvor. Großherzog Friedrich I. von Baden verlieh ihm den erblichen Adelstitel. Bismarck, den Werner im *Gaudeamus* lesend gezeichnet hatte (Abb. 25), gratulierte. Karlsruhe und Radolfzell ernannten Scheffel zum Ehrenbürger. Das Radolfzeller Ehrendiplom zeichnete Anton von Werner mit je einer Szene aus *Trompeter* und *Ekkehard* (Abb. 26).

Scheffels nationale Einstellung dürfte dem in der Zeit üblichen Maß entsprochen haben, war aber gewiß nicht aggressiv ausgeprägt, denn dies hätte seiner Persönlichkeit in keiner Weise entsprochen. Aufgrund seiner Beschäftigung mit deutscher Geschichte wurde ihm dennoch die Rolle eines nationalen Vordenkers zugewiesen.

Kurz nach seinem 60. Geburtstag starb Scheffel am 9. April 1886 in Karlsruhe. Die Scheffel-Verehrung erfuhr nach dem Tod des Dichters einen weiteren Aufschwung. Die der *»Denkmalseuche«* (Richard Muther) verfallene Nation stellte ihren Scheffel-Kult öffentlich zur Schau. Keinem anderen Dichter des 19. Jahrhunderts wurden auch nur annähernd so viele Denkmäler gesetzt. Neben den monarchistischen Monumenten für den 1888 verstorbenen Kaiser Wilhelm I. und neben den Heldenmälern, die dem über Frankreich siegreichen Militär errichtet wurden, erhielt Scheffel seinen festen Platz in den Denkmalprogrammen deutscher Städte. Denn mit Scheffel konnte in einer Person ein Vertreter des Bürgertums sowie ein Repräsentant deutscher Wis-

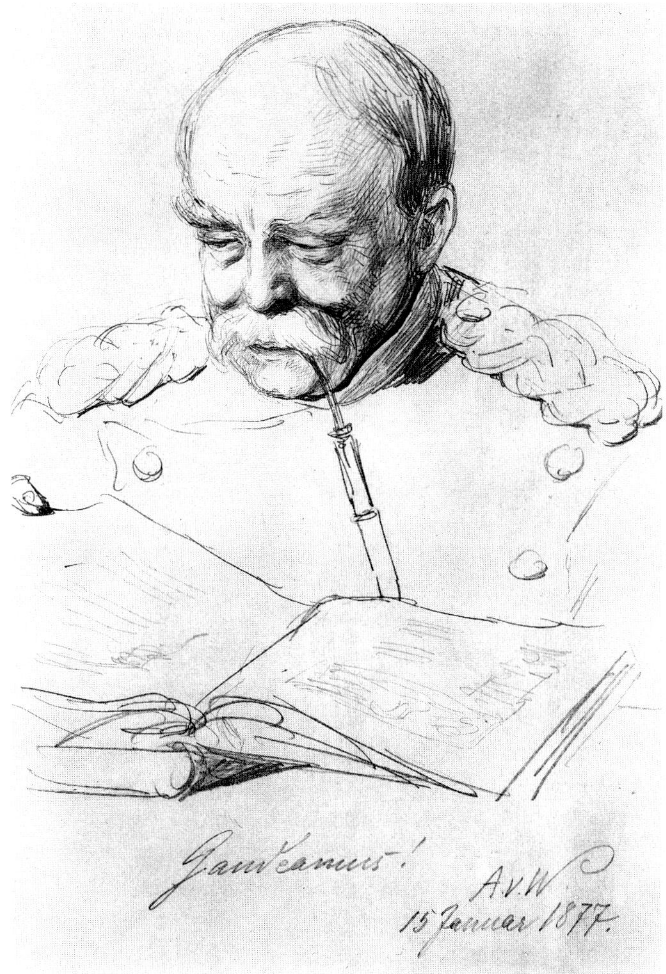
Gaudeamus!
A.v.W
15 Januar 1877.
25 Anton von Werner, Bismarck im Gaudeamus lesend, 1877. *Kat. 188*

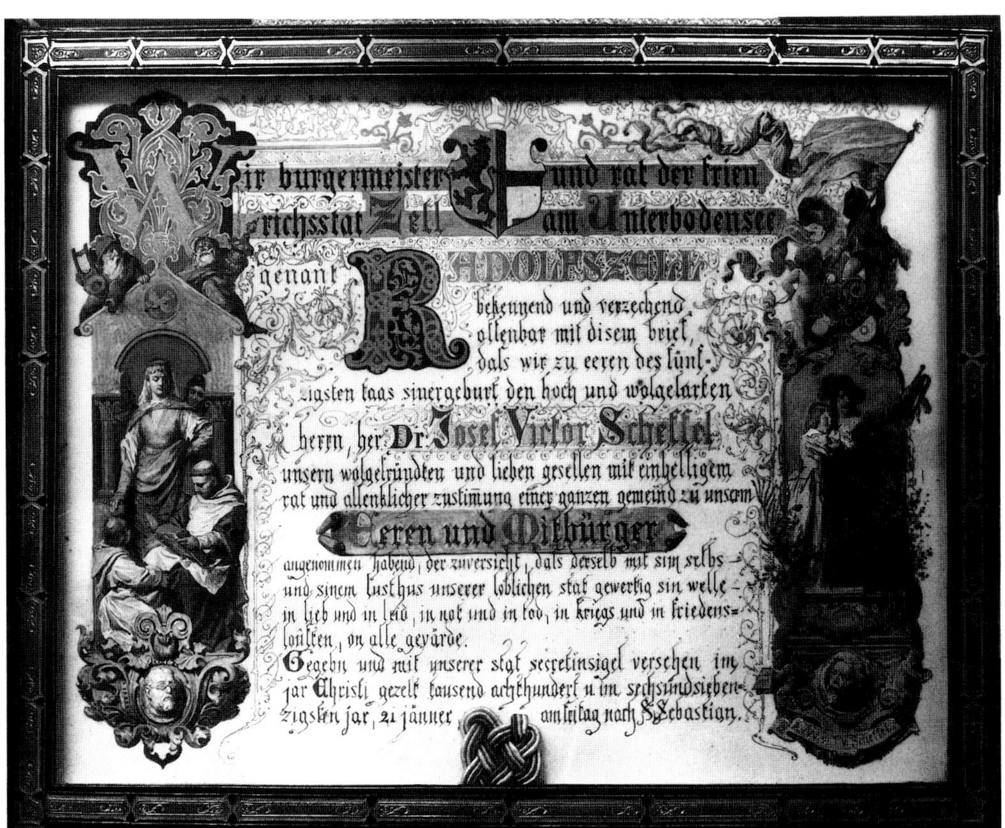
Wir burgermeister und rat der frien
richsstat Zell am Unterbodensee
genant Radolfszell
bekennend und verzechend
offenbar mit disem brief,
dass wir zu eeren des fünf-
zigsten tags sinergeburt den hoch und wolgelarten
herrn, her Dr. Josef Victor Scheffel
unsern wolgelründten und lieben gesellen mit einhelligem
rat und allenklicher zustimmung einer ganzen gemeind zu unserm
Eeren und Mitbürger
angenommen habend, der zuversicht, dass derselb mit sim selbs
und sinem husthus unserer loblichen stat gewertig sin welle
in lieb und in leid, in not und in tod, in kriegs und in friedens-
löuften, on alle geyärde.
Gegebn und mit unserer stat secretinsigel versehen im
jar Christi gezelt tausend achthundert u im sechsundsieben-
zigsten jar, 21 jänner am fritag nach St. Sebastian.
26 Anton von Werner, Ehrenbürgerbrief der Stadt Radolfzell für J.V. v. Scheffel, 1876. *Kat. 168*

senschaft und Kunst geehrt werden. In Heidelberg, wo man Scheffel noch zum 60. Geburtstag die Ehrenbürgerwürde verliehen hatte, setzten schon im Mai 1886 Vorbereitungen zur Errichtung eines Scheffel-Denkmals ein. Die Festrede zur Enthüllung des von Adolf Heer 1891 vollendeten Standbildes macht exemplarisch deutlich, wie sehr deutschnationale Kreise Leben und Werk Scheffels für ihre Ziele nutzbar gemacht hatten. In ihr hieß es: *»Wir leben in einem ehernen Zeitalter, in dem eine Saat von Kriegerdenkmalen allenthalben aus der Erde sprießt. Wohl uns, daß unter den Helden, die unser deutsches Wesen schützten, schirmten, auch der Dichter nicht fehlt, der deutsches Wesen nähren, kräftigen und adeln half [...] Das ist es, was wir vor allem heute an Scheffel preisen, daß er ein deutscher Dichter war, der wie kein Anderer mitten im Deutschtume stand [...]«*[30] Erst als die nationalen Ideen in den Schützengräben des Ersten Weltkrieges zugrunde gingen, hatte auch die mit ihnen eng verbundene Rezeption der Werke Joseph Victor von Scheffels sowie die enthusiastische Verehrung des Dichters ihren Höhepunkt überschritten.

1 Dresch, Jutta: »*Am trefflichen Umgang der verschiedensten Art ist hier kein Mangel...*« Künstlerleben in Karlsruhe 1850-1870, in: Kunst in der Residenz 1990, S. 54–65

2 Scheffel lernte Marie von Wartenberg, die Ehefrau eines preußischen Offiziers, im Sommer 1848 in Lauenburg, Schleswig-Holstein, kennen, wohin er den Reichskommissar Karl Theodor Welcker als Sekretär begleitete.

3 Werner 1914, S. 123

4 Biographische Angaben zu Scheffel folgen weitgehend: Mahal, Günther: Joseph Viktor von Scheffel – Versuch einer Revision, Karlsruhe 1986

5 Scheffel, Joseph Victor: Feodor Dietz und sein Bild: Der Tod der 400 Pforzheimer, in: Franke, Johannes (Hg.): Scheffels sämtliche Werke, Leipzig 1916, Bd. 10, S. 102–108; hier S. 102 f. Dietz' Gemälde befand sich damals in der Großherzoglichen Kunsthalle in Karlsruhe. 1931 wurde es nach Pforzheim verkauft.

6 Scheffel in Italien. Briefe ins Elternhaus 1852–1853, eingeleitet und hg. von Wilhelm Zentner, Karlsruhe 1929, S. 70 f.

7 Grimm, Jacob: Von der Poesie im Recht, in: Zeitschrift für geschichtliche Rechtswissenschaft, 2, 1815, Heft 1, S. 25–99; wiederabgedruckt in: Grimm, Jacob: Kleinere Schriften, Bd. 6, Berlin 1871, S. 152 ff. Scheffels Kenntnis dieses Textes ist gesichert.

8 Panzer, Friedrich: Scheffels Romanentwurf »Irene von Spilimberg«, Sitzungsberichte der Heidelberger Akademie der Wissenschaften, Philosophisch-historische Klasse, 1930/31, 6. Abhandlung, Heidelberg 1931, S. 18–34

9 Scheffel las insbesondere: Raumer, Friedrich von: Geschichte der Hohenstaufen und ihrer Zeit, 6 Bde., Leipzig 1823–1825; Wilken, Friedrich: Geschichte der Kreuzzüge nach morgenländischen und abendländischen Berichten, 7 Bde., Leipzig 1808–1832; vgl. Panzer, Friedrich: Scheffels Wartburgroman, 1. Teil: Wartburggeschichten, Karlsruhe 1937, S. 102 f.

10 Heute wird das Nibelungenlied als traditionell anonyme Heldendichtung angesehen, die auch anonym ins Literarische übertragen wurde.

11 Schlegel, August Wilhelm: Aus einer noch ungedruckten historischen Untersuchung über das Lied der Nibelungen, in: Schlegel, Friedrich (Hg.): Deutsches Museum, 1, 1812, S. 9–36, 505–536; 2, 1812, S. 1–23; Spaun, Anton von: Heinrich von Ofterdingen und das Nibelungenlied, Linz 1840; Holtzmann, Adolf: Untersuchungen über das Nibelungenlied, Stuttgart 1854. Heinrich von Ofterdingen gilt heute als fiktive Gestalt. Auch geht die neue Forschung davon aus, daß keine lateinische Version des *Nibelungenliedes* existierte.

12 Vom Trompeter zum Ekkehard. Scheffels Briefe ins Elternhaus 1853–55, eingeleitet und hg. von Wilhelm Zentner, Karlsruhe 1934, S. 7, Brief vom 24. Januar 1854

13 Scheffel gab 1874 den lateinischen Text des *Waltharius liedes* und seine deutsche Übersetzung in einer separaten Publikation heraus.

14 Scheffel, Joseph Victor von: Frau Aventiure, in: Franke (wie Anm. 5), Bd. 3, S. 138 f., Anm. 52

15 Proelß, Johannes: Scheffels Leben und Dichten, Berlin 1887, S. 586

16 Scheffel 1915, S. 15 f.

17 Scheffel, Joseph Victor von: Juniperus, in: Franke (wie Anm. 5), Bd. 2, S. 10

18 Die (unpublizierten) Briefe Werners an Scheffel werden im Oberrheinischen Dichtermuseum Karlsruhe verwahrt.

19 Scheffel 1915, S. 43

20 Scheffel 1915, S. 98

21 Paret, Peter: Scheffel und die Verbürgerlichung des deutschen Mittelalters, in: Paret 1990, S. 155–174

22 Scheffel 1915, S. 138. Folgende Piloty-Schüler illustrierten den *Ekkehard*: Gyula Benczur, Wilhelm Diez, Joseph Flüggen, Eduard Grützner, Johann C. Herterich, Alexander von Liezen-Mayer, Gabriel von Max, Claudius Schraudolph d.J. und Ferdinand Wagner. Die Zeichnungen der Piloty-Schüler wurden von Bruckmann, München, phototechnisch reproduziert. Einige sind abgebildet in: Franke (wie Anm. 5), Bd. 4–6

23 Wie Anm. 18

24 Ruhmer, Eberhard: Deutsche Buchillustration im 19. Jahrhundert, in: Ausstellungskatalog »Die Kunst der Illustration«, Herzog August Bibliothek Wolfenbüttel 1986, S. 11–28

25 Scheffel 1915, S. VI f.

26 Wie Anm. 18

27 Arnold, G.: Gaudeamus!, in: Die Gartenlaube, 1870, S. 165 ff. Dem Artikel ist ein Stich nach einem Scheffel-Porträt Anton von Werners beigegeben.

28 Auflagen des *Trompeter*: ^{1}1853 (mit Datum 1854); ^{5}1867; ^{50}1876; ^{100}1882; ^{150}1887; ^{200}1892; ^{250}1900; ^{322}1921; ^{334}1927. – Auflagen des *Ekkehard* : ^{1}1855 (10000 Exemplare!); ^{6}1870; ^{20}1876; ^{50}1880; ^{100}1887; ^{150}1895; ^{200}1904; ^{250}1911; ^{284}1918. – Vgl. Mahal (wie Anm. 4), S. 184

29 Briefwechsel zwischen Joseph Viktor von Scheffel und Carl Alexander, Großherzog von Sachsen-Weimar, hg. von Conrad Höfer, Karlsruhe 1928, S. 125

30 Zitiert nach: Wetzig, Sabine: Die Denkmäler für Karl Gottfried Nadler und Joseph Victor von Scheffel, in: Heinemann, Günter (Hg.), Heidelberger Denkmäler 1788–1981, Heidelberg 1982, S. 41

THOMAS W. GAEHTGENS

Anton von Werner und die französische Malerei

Anton von Werner war der in seiner Zeit prominenteste Hofmaler des Deutschen Kaiserreiches. Als Künstler und Organisator des Kunstbetriebs stand er ganz in den Diensten der politisch repräsentativen Aufgaben, die die wilhelminische Hofgesellschaft an ihn stellte. Als persönlicher Berater Friedrichs III. und Wilhelms II. nahm er in allen die Kunstpolitik des Kaiserreiches betreffenden Fragen eine herausragende und richtunggebende Rolle ein.

Werners Historiengemälde sind malerische Dokumente bedeutender Ereignisse der Politik des wilhelminischen Reiches. Sie halten zeremonielle Ereignisse fest, deren geschichtliche Bedeutung von der Regierung so hoch eingeschätzt wurde, daß sie den Zeitgenossen und den nachfolgenden Generationen auf würdige Weise und mit propagandistischer Überzeugungskraft dargeboten werden sollten.

Man wird sich fragen, was ausgerechnet die Malerei Anton von Werners mit der Kunst Frankreichs in Verbindung bringen soll. Sollte nicht gerade dieser deutsche Künstler in seiner politischen Überzeugung und seinem Malstil dem Patriotismus, ja dem wachsenden Nationalismus und Imperialismus gehuldigt haben, der Frankreich und das Deutsche Reich zu langjährigen erbitterten Gegnern machte? Mußte nicht gerade seine Kunst den Versuch repräsentieren, sich als originär deutsch, unabhängig von allen französischen Einflüssen, darzustellen?

Was immer zeitgenössische und spätere Autoren an Paradigmen nationaler Identität in der Kunst zu beschreiben versuchten, die *Confraternité des artistes* des 19. Jahrhunderts war eine internationale Gemeinschaft. Auch Anton von Werner bewunderte die Werke seiner französischen Malerkollegen und lernte von ihnen. Politische Gegensätze erschwerten immer wieder den persönlichen Umgang, verhinderten aber nicht den Austausch künstlerischer Ideen.

Das Verhältnis Anton von Werners zu Frankreich und zur französischen Kunst ist viel komplizierter, als es zunächst erscheinen mag, und muß auf verschiedenen Ebenen behandelt werden. Da ist einerseits die Frage, ob über politische und nationalistische Eingenommenheiten der Epoche hinweg künstlerische Gemeinsamkeiten zwischen seiner Kunstauffassung und derjenigen seiner französischen Kollegen gefunden werden können. Dieses Problem geht etwas überspitzt von der Vorstellung aus, ein Künstler sei zuerst und vor allem Künstler und erst in zweiter Linie Angehöriger einer Gruppe, einer politischen Gemeinschaft oder einer Nation. Andererseits richtet sich eine Untersuchung des Verhältnisses Anton von Werners zur französischen Kunst auch auf die Frage, worin sich denn seine Auffassung der Malerei, insbesondere der Historienmalerei, von der des Nachbarlandes unterscheide. Mit dieser zweiten Ebene ist die Suche nach Kennzeichen einer nationalen Kunst verbunden. Bei diesem schwierigen Problem muß man die eigene Skepsis, ob es so etwas wie eine nationale Kunst überhaupt gibt, zurückstellen. Wichtiger ist es, als Historiker festzustellen, ob in einer bestimmten Epoche an die Existenz und gar die Realisierung einer nationalen Kunst geglaubt worden ist.

Daß es sinnvoll ist, die oben definierten Fragen im Zusammenhang mit dem Werk Anton von Werners zu stellen, kann nicht bezweifelt werden. Die biographischen Fakten sprechen für sich. Der Maler hatte engste Beziehungen zu französischen Künstlern. Er ist selbst mehrfach in Frankreich, dort vor allem in Paris, gewesen. Als Organisator von Ausstellungen hat er sich um die Mitwirkung seiner französischen Kollegen bemüht, und wir dürfen davon ausgehen, daß er zeit seines Lebens die künstlerischen Aktivitäten und den Kunstbetrieb in Frankreich durch Berichte, die in den deutschen Zeitschriften veröffentlicht wurden, verfolgte.

Als freier Künstler in Paris

Anton von Werners Auseinandersetzung mit Frankreich und mit der französischen Kunst begann bereits am Anfang seiner Laufbahn. Der Maler gehörte zu einer Generation, die die traditionelle Orientierung der deutschen Kunst nach Italien nicht mehr als bindend ansah. Die Kunstauffassung der Nazarener war längst überwunden. Neue Zentren einer zunächst romantischen, dann realistischen Darstellungsweise hatten sich in Düsseldorf, Karlsruhe und München gebildet. Die Akademien in diesen Städten zogen die jüngeren Maler an. Düsseldorf hatte nach der Pensionierung von Schadow und dem Weggang Schirmers und Lessings nach Karlsruhe seine Anziehungskraft um die Jahrhundertmitte weitgehend eingebüßt. Nach einem kurzen Aufenthalt in Berlin entschloß sich Werner im Jahre 1861, bei Adolph Schroedter in Karlsruhe weiterzustudieren.

In Karlsruhe wurde deutlich, daß Werner Historienmaler werden wollte. Er hatte als Zeichner und Illustrator begonnen und führte solche Arbeiten auch weiter, vor allem für die Epen seines Freundes Joseph Victor von Scheffel. Immer stärker rückten jedoch historische Ereignisse in das Zentrum

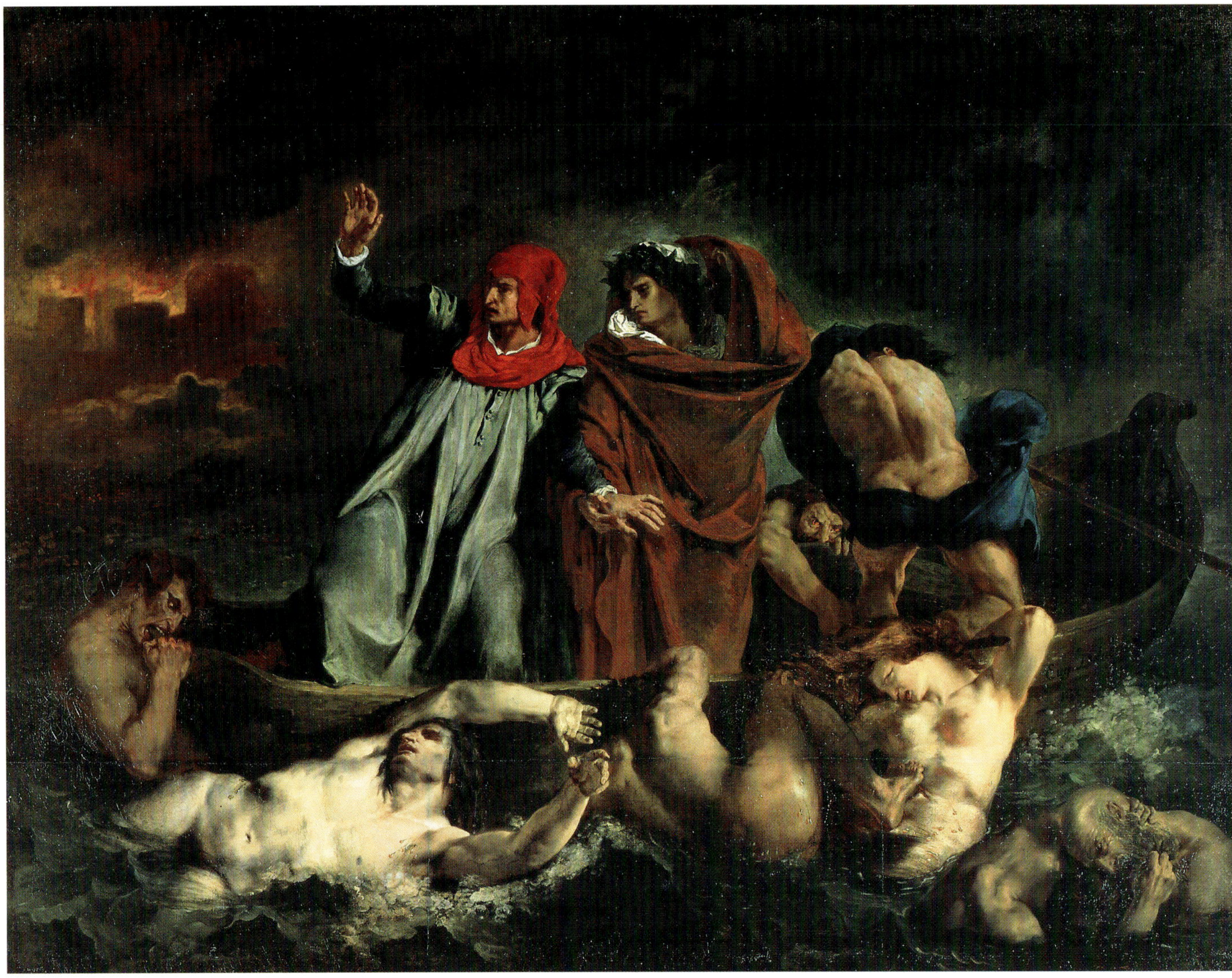

27 Eugène Delacroix, Dante und Vergil in der Hölle, 1822, Paris, Musée du Louvre

seines Interesses. Hierzu bestärkte ihn sein künstlerischer Drang, den höchsten Rang der Gattungshierarchie zu erreichen. Dabei empfing er unmittelbare Anregungen von dem in dieser Zeit herausragenden und weithin berühmten Historienmaler Carl Friedrich Lessing.

Eine intensive malerische Ausbildung, die für die Vollendung auch größerer Historiengemälde notwendig war, scheint Werner in Karlsruhe nicht zuteil geworden zu sein. Jedenfalls suchte er in diesem Bereich noch Erfahrung zu sammeln, ohne sich in einen Werkstatt- oder Ausbildungsbetrieb unmittelbar eingliedern zu wollen. Seiner Erfolge als Dekorationsmaler und Illustrator und auch seines Alters wegen konnte er nicht mehr als Schüler angesehen werden, als ihm im Jahre 1867 die Möglichkeit geboten wurde, für einige Zeit nach Paris zu gehen.

Es war nicht sein erster Besuch der französischen Hauptstadt. Bereits im Jahre 1865 hatte er sich kurze Zeit dort aufgehalten. Leider wissen wir nur wenig über diese Reise. Immerhin enthält ein unvollständiger Bericht in seinen Jugenderinnerungen, deren Veröffentlichung vorbereitet wird, den Hinweis, daß er sich mit der damals die Zeitgenossen besonders beschäftigenden Landschaftsmalerei von Rousseau, Daubigny und Corot nicht zu befreunden vermochte. Hingegen schätzte er Delacroix' *Dantebarke* (Abb. 27), die allerdings bereits eine Generation früher entstanden war, und vor allem Meissoniers *Napoleon III. und sein Generalstab bei Solferino* von 1863 (Abb. 28). Mit Meissonier nannte er einen Künstler, dessen Werke er nachweisbar immer bewundern sollte.[1] Auf die Auseinandersetzung mit seinem Œuvre werden wir noch zurückkommen.

Der erste Besuch in Paris hat zweifellos seinen Entschluß, sich für längere Zeit dorthin zu begeben, bestärkt. In seinen Jugenderinnerungen, der wichtigsten Quelle über diesen zweiten, von März 1867 bis Juli 1868 währenden Aufenthalt, hat Werner die Gründe für den Ortswechsel von Karlsruhe nach Paris angegeben. Äußerer Anlaß war der Umstand, daß er als Beauftragter des Großherzogtums Baden die entsprechende Abteilung der Kunstausstellung auf der Exposition Universelle zu betreuen hatte. Er selbst konnte dort sein 1866 entstandenes Gemälde *Konradin von Hohenstaufen und Friedrich von Baden, das Todesurteil hörend* (Abb. 29) zeigen. Die willkommene Dienstreise nach Paris vermochte er mit dem wahren Ziel, zu sehen und zu lernen, zu verbinden. In den Jugenderinnerungen schrieb er:

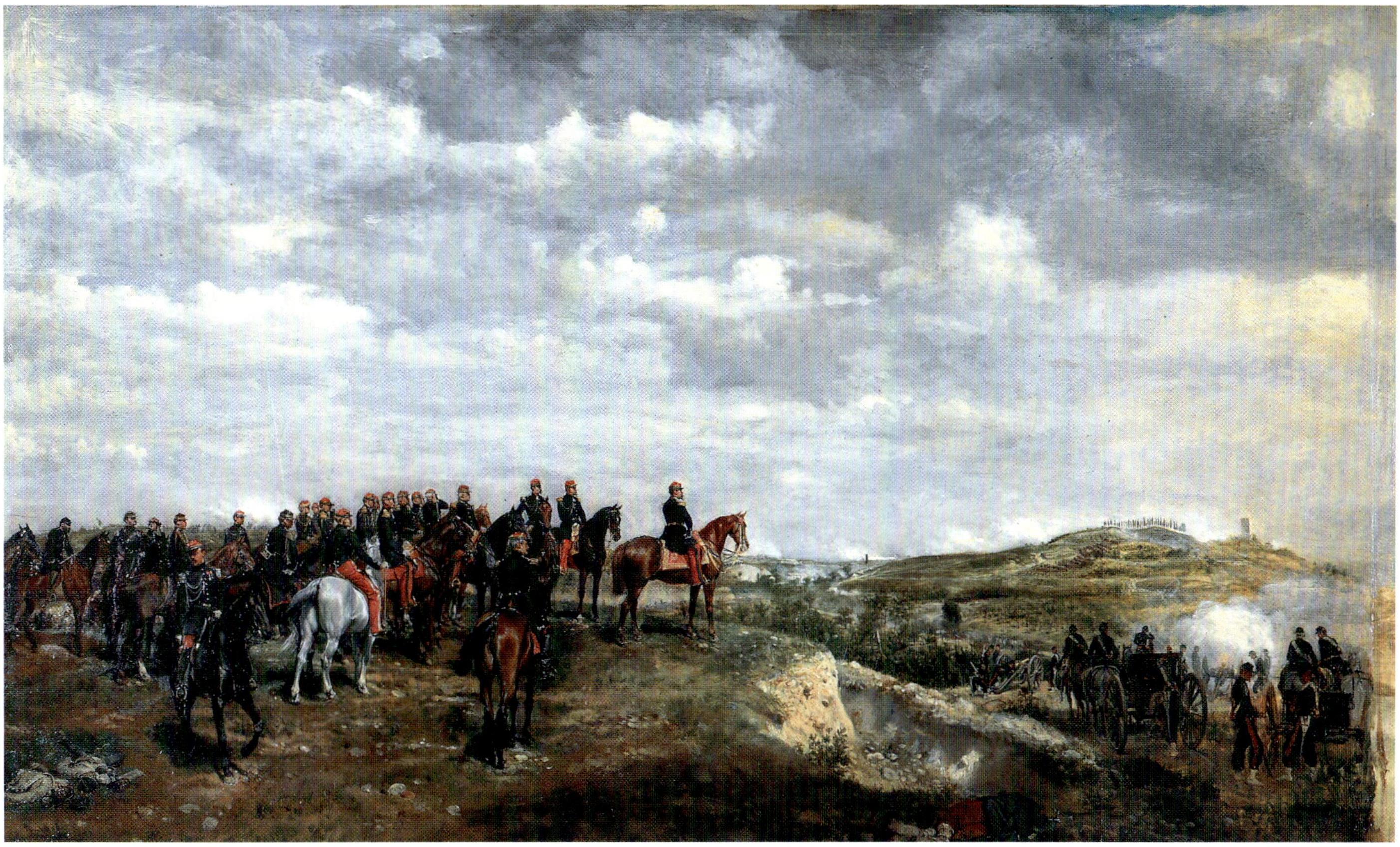

28 Ernest Meissonier, Napoleon III. und sein Generalstab bei Solferino, 1863, Paris, Musée d'Orsay

»Indessen ich glaubte und hoffte, in Paris das zu lernen, wozu ich bisher noch immer nicht die rechte Gelegenheit gefunden hatte, das Malen im eigentlichen Sinne, und ich hatte gerade deshalb Paris als Übergangsstation für einen längeren Aufenthalt in Italien, zu dem ich doch verpflichtet war, gewählt. Seit den vierziger und fünfziger Jahren gingen die deutschen Künstler vornehmlich nach Paris, um das Technische, das Herstellbare eines Bildmotives im malerischen Sinne zu erlernen, sei es im Atelier von Delaroche, Couture, Léon Cogniet, oder bei Bonnat oder Gleyre wenigstens Akt zu malen. So ungefähr war auch meine Absicht, aber es kam ganz anders. Vor allem bot die Exposition Universelle so viel Lernenswertes und Anregendes, daß dies allein schon als Studium für das ganze Jahre genügte, und alles andere zurücktreten mußte.«[2]

In den französischen Ateliers konnte man vor allem Maltechniken lernen, für die es in den deutschen Ländern nur wenige qualifizierte Werkstätten gab.[3] Die von Werner angeführten Namen waren die herausragenden Historienmaler der Epoche. Als Lehrer an der Académie des Beaux-Arts unterrichteten sie eine große, international besetzte Schülerschar. Der streng reglementierte Ausbildungsweg ermöglichte eine gründliche, praktische Schulung vom Zeichnen nach antiken Skulpturen, nach der Natur, dem Aktmodell bis zu malerischen Entwürfen von Historienszenen und deren großformatiger Ausführung. Parallel zu dieser praktischen Ausbildung gehörte auch der Unterricht in Geschichte, Perspektive, Geographie und anderen natur- und geisteswissenschaftlichen Fächern zum Kanon der Künstlererziehung.

Anton von Werner unterzog sich jedoch nicht dieser konsequenten schulischen Disziplin. Sei es, daß er sich bereits als ausgebildet empfand, sei es, daß Schwierigkeiten des Zugangs zur Académie ihn hinderten, er blieb als ein freier Künstler in Paris und ließ sich vom allgemeinen Kunstbetrieb leiten.

Studium in Museen und Ausstellungen

Das Jahr 1867 bedeutete in der Geschichte der europäischen Malerei eine Art Wendepunkt. Er wurde gerade in Paris deutlich wahrgenommen und ausführlich kommentiert. Anton von Werner konnte als Augenzeuge an diesem Prozeß Anteil nehmen. Inwiefern er von der Neuorientierung für seine spätere Entwicklung geprägt wurde, gilt es im weiteren zu erörtern.

Durch den Tod zweier bedeutender Persönlichkeiten der Kunst, Ingres und Cornelius, wurde das Jahr 1867 gleich zu Beginn überschattet. Die Kunstwelt sah mit ihrem Tod gleichsam das Ende einer Epoche gekommen und eine neue Kunstauffassung, die in ganz Europa sichtbar wurde, vordrängen. Mit diesen beiden bedeutenden Malern schienen die letzten großen Repräsentanten der traditionellen Historienmalerei zu Grabe getragen worden zu sein. Die Künstler der Gegenwart suchten einem neuen Publikum zu entsprechen. Genre und Landschaft waren die Gattungen, denen sich die jüngere Generation von Malern zuwandte. Äußerlicher Beweis für diese nicht mehr aus der Welt zu schaffende

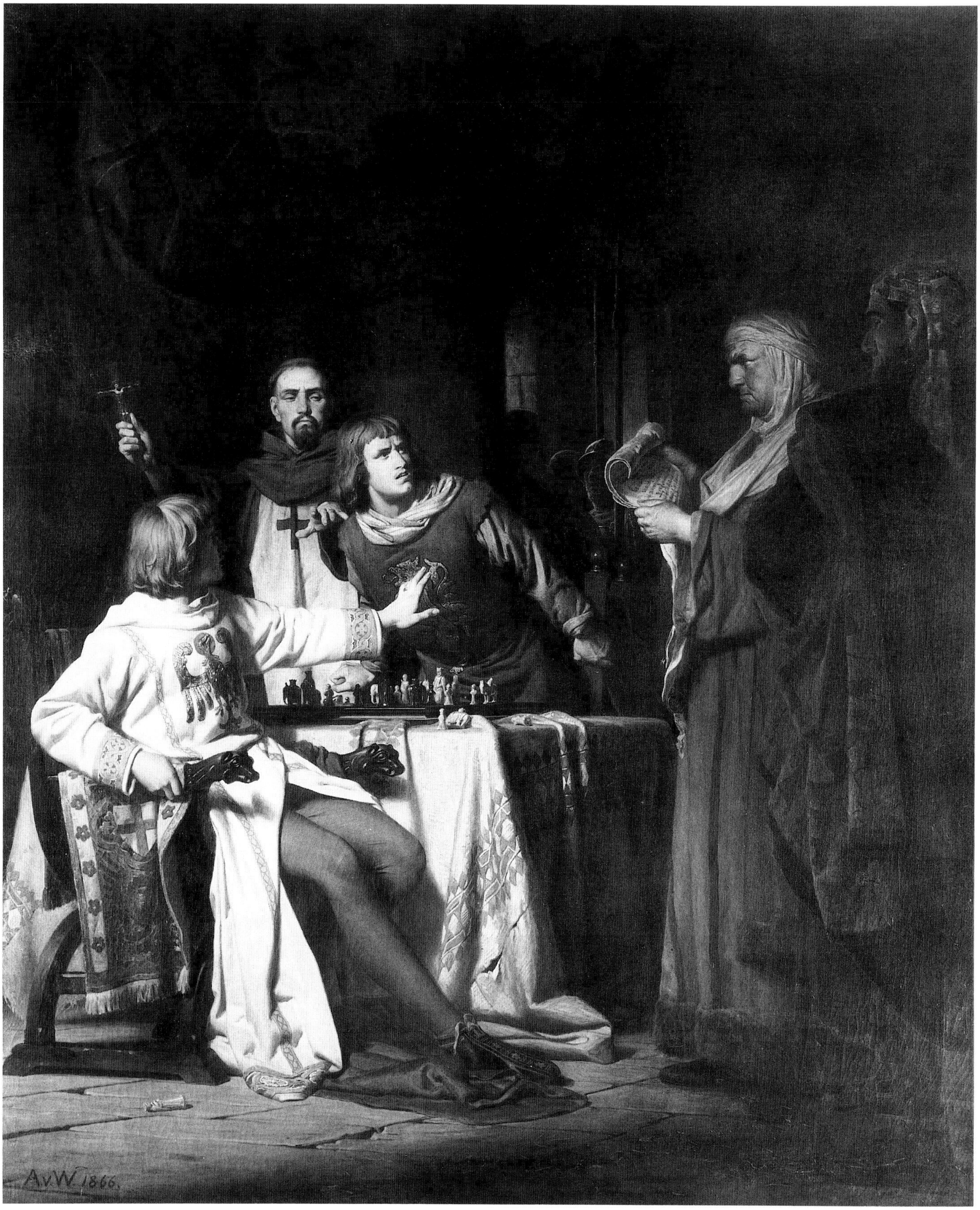

29 Anton von Werner, Konradin von Hohenstaufen und Friedrich von Baden, das Todesurteil hörend, 1866, Karlsruhe, Staatliche Kunsthalle

Tatsache, die von den konservativen Kritikern bedauert, von den fortschrittlichen begrüßt wurde, war der Umstand, daß im Salon von 1867 von 1581 ausgestellten Bildern ungefähr tausend dem Genre zugehörten.[4] Der gegenüber der neuen Genre- und Landschaftsmalerei aufgeschlossene Kritiker Castagnary kommentierte kurz: *»la religion est morte, l'histoire est morte, la mythologie est morte.«*[5]

Anton von Werner hatte die Chance, abgesehen von den Sammlungen in den Museen, drei große künstlerische Ereignisse in der französischen Hauptstadt miterleben zu können: die umfangreiche Retrospektive der Werke von Ingres, die zu seinem Gedächtnis seit April veranstaltet wurde, ferner den Salon des Jahres und die Kunstausstellung aus Anlaß der Weltausstellung.[6] Er konnte somit den künstlerischen Werdegang Ingres' studieren, sich über die unmittelbar zeitgenössische französische Kunstentwicklung ein Bild machen sowie auf der Exposition Universelle, für die er ja selbst von den südwestdeutschen Staaten mit einer Mission beauftragt war, einen Überblick über die Kunstproduktion Europas etwa der letzten zehn Jahre gewinnen. Es ist daher verständlich, wenn er in seinen Jugenderinnerungen schrieb, daß es ganz anders kommen sollte. Zu einer intensiven Ausbildung in einem Atelier konnte er wohl kaum Zeit finden. Vielmehr suchte er offenbar das Angebot in Museen und Ausstellungen zum Studium zu nutzen. Neben den angeführten Ausstellungen moderner Kunst studierte er im Louvre die Werke von Veronese, Tizian und Rubens.

Die Jugenderinnerungen enthalten eine Reihe von Hinweisen, wie Werner die vielfältigen Anregungen in Paris aufnahm. Sehr aufschlußreich ist zunächst sein Kommentar über den Tod von Cornelius. Die Zeitschriften stellten ihn Ingres gegenüber, wobei die Kritiker versuchten, nationale Eigenschaften der Repräsentanten der beiden Kulturen zu definieren. Die idealistische, gleichwohl sinnlich malerische Auffassung Ingres' und die philosophische und auf das Zeichnerische ausgerichtete von Cornelius wurden als Gegensatz gesehen.[7] Auch Anton von Werner beurteilte die beiden Künstler als Antipoden, *»weil alles Malenkönnen, rein technisch gemeint, was Ingres im vollsten Masse und virtuos beherrschte, Cornelius nicht nur vollkommen abging, sondern ihm sogar als reiner Greuel gegen die echte Kunst in seinem Sinne erschien«*.[8]

Natürlich behandelte er auch die Malereiabteilung der Exposition Universelle ausführlich.[9] Während er von den deutschen Abteilungen sagt, sie hätten repräsentativer ausfallen können, einzelne Künstler jedoch nicht hervorhob, zeigte sich Werner wieder besonders beeindruckt von den Gemälden Meissoniers in der französischen Abteilung: *»Unter allen Bildern der Ausstellung hat mir Meissoniers* Napoleon auf dem Rückzug 1814 *aus der großen Kollektion seiner hier ausgestellten Werke den größten und nachhaltigsten Eindruck hinterlassen.«*[10]

Meissoniers Vorbild ist in mehreren Gemälden Werners zu spüren. In Paris entstanden zwei Genrebilder, Kostümstücke aus der Zeit des Dreißigjährigen Krieges, die möglicherweise von ähnlichen Landsknechtszenen von Meissonier inspiriert wurden.[11] Aber erst in einem später entstandenen Historienbild sollte sich Werner mit einem Werk des Franzosen ganz unmittelbar auseinandersetzen.

Anton von Werner und Delacroix

Während seines Aufenthalts in Paris malte Anton von Werner eine großformatige Komposition. Obwohl er ursprünglich gar nicht beabsichtigt hatte, sich mit der längerfristigen und aufwendigen Arbeit an einem Ölgemälde zu beschäftigen, scheint ihn Léon Cogniet darin bestärkt zu haben. Werner wählte ein Ereignis aus der deutschen mittelalterlichen Geschichte: *Heinrich IV. durch Anno von Köln geraubt* (Abb. 30).

Wir wissen nicht, auf welche Weise Werner zu diesem entlegenen Thema gelangte. In seinen Jugenderinnerungen gibt er nur an, er habe längere Zeit nach einem ihn faszinierenden Stoff gesucht, sich endlich für das erwähnte entschieden, das wie sein Hohenstaufenbild die Auseinandersetzung zwischen Kirche und Staat zum Gegenstand habe. Die Aktualität des dargestellten Themas war insofern gegeben, als der mittelalterliche dem zeitgenössischen Machtkampf zwischen preußischem Herrschaftsanspruch und rheinisch-katholischen Widerständen entsprach. Ein Thema einer historistischen Geschichtsauffassung also, die durch das vergangene Ereignis zu gegenwärtigen Problemen Stellung zu nehmen erlaubte. Lessing hatte zu diesem Themenkreis mit seinen Werken Vorbilder geliefert.

Dargestellt ist der Raub des jungen Heinrich durch den Erzbischof von Köln im Jahre 1062, und zwar der Moment, in dem bei der Überquerung des Rheins der junge König durch einen Sprung aus dem Boot zu fliehen versucht. Er wird jedoch von mehreren Männern an seinem Vorhaben gehindert und in den Kahn zurückgehoben. Boot und Besatzung nehmen die großformatige Komposition fast ganz ein. Das Schiff gleitet diagonal von links nach rechts im Vordergrund an dem Betrachter vorbei, so daß er das Geschehen schräg von der Seite unmittelbar vor Augen hat. Die dämmrige, nächtliche Atmosphäre vermittelt dem Gemälde den Eindruck des Unheimlichen und Konspirativen, der dem Sujet adäquat ist.

Dramatische Fluß- oder Meerüberquerungen haben in der Geschichte der Malerei, insbesondere der des 19. Jahrhunderts, eine ausgeprägte Tradition. Es wäre verwunderlich, wenn Werner nicht die schon in ihrer Entstehungszeit berühmtesten, Copleys *Watson und der Hai*, Géricaults *Floß der Medusa*, Leutzes *Washington überquert den Delaware* und vor allem Delacroix' *Dantebarke* gekannt hätte. Von dem letzten Bild wissen wir, daß er es besonders geschätzt hat, und es ist wahrscheinlich, daß von dieser Komposition auch entscheidende Anregungen ausgegangen sind. Gerade der Versuch der Verdammten in der *Dantebarke*, in das rettende Boot hineinzuklettern, ist motivisch dem Geschehen in Werners Gemälde verwandt.

Trotz dieser Parallelen sind die Unterschiede größer als die Ähnlichkeiten. Werners Bild unterscheidet sich vor allem durch die Diagonalkomposition von derjenigen Delacroix'. Dieser Umstand ist grundsätzlicher Art und kennzeichnet eine ganz andere Kunstauffassung. Entscheidend ist nämlich, daß Delacroix die Barke wie eine Erscheinung an dem Betrachter vorbeigleiten läßt. Er erfährt das Geschehen als ein symbolisches Ereignis. Ihm wird der Höhepunkt einer längeren Erzählung vorgeführt: das Erschrecken vor dem Grauen.

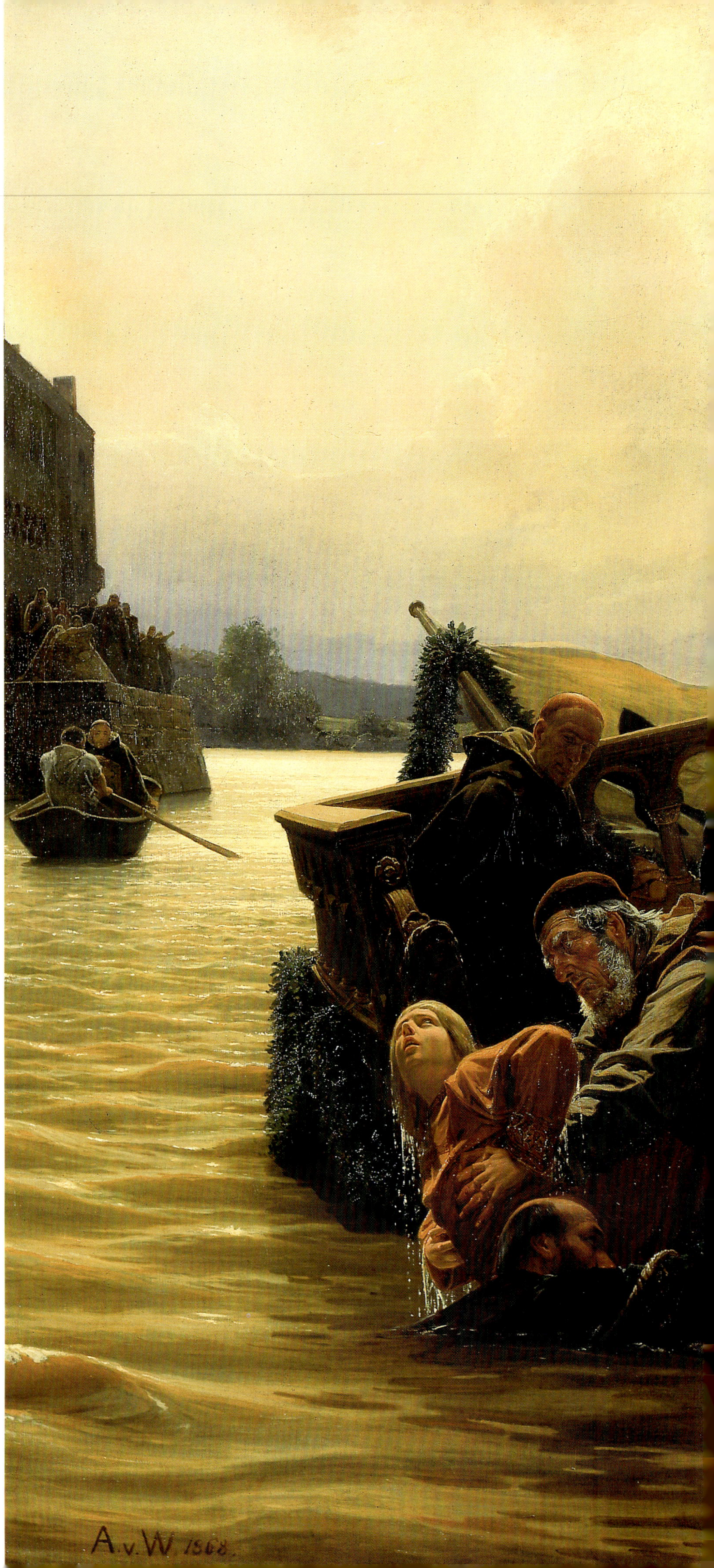

30 Anton von Werner, Heinrich IV. durch Anno von Köln geraubt (1062), 1868. *Kat. 225*

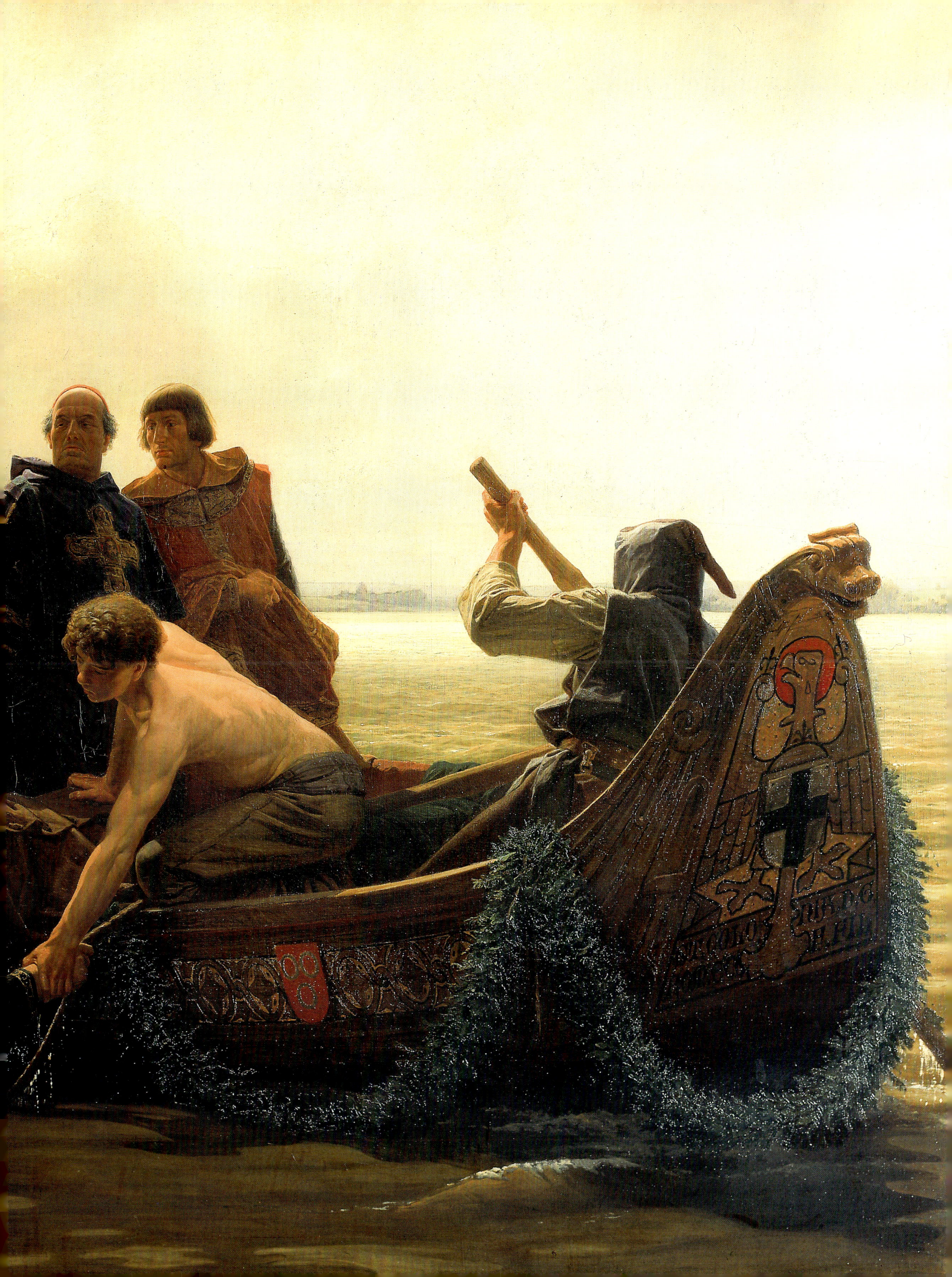

Der Moment ist geschildert, in dem Dante unter den Verdammten einen Bekannten erkennt. Delacroix konfrontiert den Betrachter somit mit dem furchtbaren Augenblick, der den dramatischen und moralischen Höhepunkt der Handlung darstellt. Insofern ist das Werk ein klassisches, den Regeln akademischer Tradition entsprechendes Historienbild.

Ganz anders gestaltete Anton von Werner sein Gemälde. Durch die Diagonalkomposition wird der Betrachter stärker in die Rolle eines Augenzeugen einer wahren Begebenheit gerückt. Das Boot gleitet wie zufällig an ihm vorüber, der Zuschauer scheint in einem parallel etwas vorherfahrenden Boot zu sitzen und sich umzuwenden. Man stelle sich vor, die Szene würde von einer Kamera gefilmt, der Kameramann würde genau die Position des Betrachters einnehmen.

Anton von Werners Bestreben war darauf ausgerichtet, den Betrachter in das Geschehen einzubeziehen. Nicht Delacroix' Gleichnis und die Warnung vor dem Grauen, das in der Unterwelt zu erwarten ist, interessierte ihn, sondern der Versuch, die Szene so nachzustellen, wie sie sich abgespielt haben könnte. Dieser künstlerischen Absicht sind nun auch alle anderen Stilelemente unterworfen. Alles ist darauf ausgerichtet, historisch korrekt zu sein. Das gilt für die Kostüme der Dargestellten, die scheinbar photographisch getreue Darstellung der Physiognomien, das Wappen am Bug des Bootes, das Dämmerlicht und die genaue Wiedergabe der leichten Wellen. Der Betrachter kann natürlich nicht wissen, ob es so war, aber er soll überzeugt werden, daß es so gewesen sein könnte.

Von der Romantik zum Realismus

Der Gegensatz zwischen Delacroix und Werner ist der einer Generation. Für den Älteren bedeutet das Historienbild, schon in der Auswahl des zu schildernden Ereignisses, eine moralische Aufgabe. Das Geschehen selbst ist nur Anlaß, den Betrachter zum Nachsinnen anzuregen. Bei Werner wird das Geschehen so genau wie möglich inszeniert. Der Betrachter soll nicht nur Anteil nehmen, sondern förmlich dabei sein. Während Delacroix Dantes Epos deutet, sucht Werner sich jeglicher Interpretation zu enthalten und scheinbar sachlich die Tatsachen zu schildern.

Die Kunstgeschichte hat den Unterschied der Kunstauffassung dieser beiden Generationen mit den Begriffen Romantik und Realismus, die beide aus diesen Epochen stammen, zu fassen gesucht. Mit der Benennung ist aber noch nicht viel ausgesagt. Wichtiger ist die Deutung des Phänomens. Anton von Werner trat in Paris in ein künstlerisches Klima ein, von dem er nicht unbeeindruckt blieb. Seiner Bewunderung für Delacroix stand aber seine Bindung an seine eigene Generation gegenüber. Das romantische Kunstideal konnte er zwar bewundern, ihm aber nicht mehr entsprechen.

Man kann wohl mit einiger Sicherheit annehmen, daß trotz seiner in den Jugenderinnerungen schwärmerisch vorgetragenen Begeisterung für die älteren Meister er doch wachen Auges den Wandel von der Romantik zum Realismus während seines Aufenthaltes in Paris wahrnahm. Er wurde ja auch in den Zeitschriften von den Künstlern und Kritikern intensiv und kontrovers diskutiert.[12] Man muß zwar nicht annehmen, daß der Maler nach seiner Ankunft gleichsam schockartig eine andere Richtung einschlug. Denn sein *Konradin von Hohenstaufen und Friedrich von Baden, das Todesurteil hörend* hatte diese Entwicklung vorbereitet. Allerdings darf auch nicht übersehen werden, daß Werner bereits 1865 in Paris gewesen war. Die neuen Entwicklungen waren ihm sicher schon früher nicht verborgen geblieben, ja sie waren mittlerweile in ganz Europa sichtbar geworden, nicht nur in der französischen Hauptstadt.

Es ist auch wichtig, sich klarzumachen, daß der Gegensatz der Generationen sich in den deutschen Ländern auf ähnliche Weise vollzog wie in Frankreich. Vielleicht war Frankreich durch die umfangreichere und intensive künstlerische Betriebsamkeit in dem europäischen Kunstzentrum, das Paris darstellte, innovativer und von ausstrahlendem Einfluß in die Nachbarländer. Aber prinzipiell läßt sich der Wandel der Konzeption von Romantik zu Realismus auch in Deutschland nachweisen.

Anton von Werner ist, wie er selbst ausführte, in Karlsruhe von Carl Friedrich Lessings Malerei tief geprägt worden. Ja man kann vielleicht sogar sagen, daß Lessings Vorbild ihn zur Historienmalerei gebracht hat.[13] Aber gerade das berühmteste Gemälde von Lessing, die *Hussitenpredigt* (1836; Berlin, Nationalgalerie, SMB) ist ein Beleg dafür, daß Werner in seiner Kunstauffassung über die idealisierende Darstellung von Lessing hinauszugehen suchte. Auch bei Lessing ist das Geschehen wie bei Delacroix frontal auf den Betrachter hin orientiert. Der Künstler folgte einer Kompositionsweise, wie sie aus der christlichen Ikonographie geläufig war, um seinem Werk einen sakrosankten Charakter zu verleihen. Dieser Ausdruckswille widerspricht Werners Versuch, dem Geschehen Überzeugungskraft dadurch zu verleihen, daß dem Betrachter die vorgebliche Wirklichkeit so nah wie möglich gegenübergestellt wird. Lessing, so anders sein Malstil auch erscheinen mag, ist Delacroix in seiner Kunstauffassung näher verwandt als Anton von Werner. Trotz der Lehren und Anregungen, die er in Karlsruhe empfangen hat, zeigte sich, daß er sich von allen romantischen Elementen in seiner Malerei zu befreien begann.

Anton von Werner und Meissonier

Der künstlerische Schritt, den Anton von Werner in Paris vollzog, ist nicht anders zu erklären, als daß er sich von der Kunstauffassung Ernest Meissoniers beeindruckt zeigte. Seine Begeisterung für dessen Werke wird vor diesem Hintergrund erklärlich. Bereits 1865 hatte er die Bilder des Franzosen bewundert, besonders das Gemälde *Napoleon III. und sein Generalstab bei Solferino*. Wie bereits erwähnt, erschien ihm dann zwei Jahre später das Gemälde *Napoleon auf dem Rückzug 1814* (1864; Paris, Musée d'Orsay) als das bedeutendste auf der Exposition Universelle ausgestellte Werk.

Obwohl das Thema völlig unterschiedlich ist, gibt es doch in der Inszenierung und Ausführung der Bilder Meissoniers und Werners verwandte Elemente. Sie lassen darauf schließen, daß der Deutsche seinem Vorbild in mancher Hinsicht folgte. Die Diagonalkomposition war bei Meissonier bereits auf geschickte Weise ins Bild gesetzt, so daß der Betrachter wie am Rande des Weges stehend den vorbeiziehenden Kaiser mit seinem Gefolge miterleben kann. Für den

Betrachter ist geradezu raffiniert genau die Untersicht des Stehenden gegenüber einem Reiter gewählt, eine Perspektive, die jegliche idealistische Erhöhung eines Helden vermeidet zugunsten eines scheinbar natürlichen Abstands.

Dieser vorgeblichen Naturtreue entspricht auch die Wiedergabe aller gegenständlichen Details, von den Uniformen bis zur Darstellung der Muskulatur der Pferde und dem naßkalten Lehmboden, durch den der Zug an einem grauverhangenen Wintertag sich auf dem Rückzug befindet. Wenn man sich fragt, warum dieses Gemälde auf Anton von Werner den größten und nachhaltigsten Eindruck gemacht hat, so kann die Erklärung nur darin liegen, daß die scheinbar präzise malerische Rekonstruktion der Umstände seiner künstlerischen Vorstellung entsprach. In seiner Darstellung der Überfahrt über den Rhein und des Raubes des jungen Heinrichs IV. ist Werner ähnlich verfahren.

Meissoniers Vorbild ist jedoch erst einige Jahre später, als Anton von Werner mit Darstellungen aus dem Deutsch-Französischen Krieg, hochrangigen Ereignissen der preußischen Geschichte und der des Deutschen Reiches beschäftigt war, in einer bedeutenden Komposition ganz sichtbar geworden. In seinem Werk *Moltke mit seinem Stabe vor Paris* (Kat. 398), 1873 vollendet, setzte er sich unmittelbar mit Meissoniers *Napoleon III. und sein Generalstab bei Solferino*, das er bereits 1865 in Paris bewundert hatte, auseinander.

Die Forschung hat aufgezeigt, daß die Komposition durch Skizzen vorbereitet wurde, die offenbar während des Deutsch-Französischen Krieges 1870/71, als sich Werner beim Generalstab in Versailles aufhielt, entstanden sein müssen.[14] Für die endgültige Ausführung des Gemäldes muß er sich dann intensiv mit der Komposition Meissoniers beschäftigt haben. Sein Bild wirkt geradezu wie der Versuch, ein Vorbild nachzuahmen, es aber gleichzeitig in seinem Sinne zu erneuern oder gar zu verbessern.

Gemeinsamkeiten und Unterschiede der beiden Kompositionen sind nicht zu übersehen. Werner hat nur die allgemeine Anlage der Komposition übernommen. In allen Details sind die Bildelemente jedoch so verschoben worden, daß eine völlig andere Wirkung entstanden ist. Dazu gehört die Erhöhung des Vordergrundes und seine Füllung mit militärischen Genremotiven sowie das Heranrücken Moltkes an den Betrachter.

Entscheidend ist der Umstand, daß Werner seine Darstellung gegenüber der Meissoniers noch stärker versachlicht. Zwar ist sein Bild nicht ohne durchdachte Regie entstanden und auch nicht ohne symbolische Anspielungen konzipiert. Nicht zufällig befindet sich der ausgestreckte Arm des Generals von Podbielski, den Moltke übrigens gar nicht zur Kenntnis zu nehmen scheint, genau über der in der Entfernung kaum sichtbaren Kuppel des Invalidendomes, worauf Dominik Bartmann zu Recht hingewiesen hat.[15] Aber dennoch vermeidet Werner, sichtbar bewußt, alle inszenierenden Mittel, die der Komposition ihre spontane Glaubwürdigkeit festgehaltener Tatsächlichkeit nehmen würden. Meissoniers kalkulierte Bildordnung, in der Napoleon in der Mitte und im Mittelgrund herausgehoben ist, suchte Werner zu vermeiden. Alle Blickrichtungen, Licht und Schattenperspektiven und auch die Landschaft sind auf den Empereur hin ausgerichtet. Er ist der Dreh- und Angelpunkt der Komposition. Der Betrachter ist von ihm entfernt, er ist in seiner Nähe nicht geduldet.

Anton von Werners strategische Bildmittel sind andere. Die Ähnlichkeiten sind nur vordergründig. Er formt das Vorbild vollständig um. Nebensächliches wird in den Vordergrund gerückt, die Distanz zum Heerführer, der nach links auf den Hügel versetzt wurde, ist aufgehoben. Eine Vielzahl von Perspektiven führt in die Landschaft. Auf diese Weise wird der Betrachter zum Augenzeugen. Bei Meissonier ist eine unüberwindbare Schwelle zwischen Betrachter und Bild gelegt, oder anders ausgedrückt, das Geschehen ist Bild, der Betrachter befindet sich im Museum. Bei Werner ist gerade diese Schwelle aufgehoben oder zumindest weitestgehend vermieden. Der Maler rechnet auf eine andere Wirkung. Er macht den Betrachter zum Teilnehmer der Szene.

Diesem Gegensatz der Auffassung entspricht auch die Malweise. Meissoniers Pinselstrich ist präzis modellierend und gleichzeitig pastos. Er hält die Dinge, die erkennbar sein müssen, bis zum kleinsten, nebensächlichsten Detail mit feinstem Pinsel fest.[16] Werner hingegen malt die Gegenstände gleichmäßig aus. Es gibt keine Unterschiede der Bewertung der Gegenstände, sondern ausschließlich die Vergegenwärtigung des Faktischen.

Versailles

Als Anton von Werner sich im Jahre 1871 erneut in Frankreich aufhielt, diesmal in Versailles aus Anlaß der Proklamierung des Deutschen Kaiserreiches, kam es zu einer weiteren Begegnung mit der französischen Malerei. Erst nach seiner Ankunft in Versailles erfuhr er, daß der Großherzog von Baden ihn hatte rufen lassen, um an dem Ereignis teilzunehmen. Es ist wahrscheinlich, daß der Fürst von der Umgebung, den im Schloß von Versailles von Louis-Philippe eingerichteten Galeries historiques, so wie viele Besucher vor ihm, beeindruckt war.[17] Der Gang durch die französische Geschichte anhand großformatiger Historienbilder wird ihn dazu angeregt haben, das bevorstehende Ereignis zu einem repräsentativen Gemälde gestalten zu lassen. Anton von Werner wurde ausersehen, diese Aufgabe zu übernehmen.

Die Entstehung und Gestaltung des Werkes ist an anderer Stelle ausführlich behandelt worden.[18] In unserem Zusammenhang soll jedoch noch einmal auf den Umstand verwiesen werden, daß sich Werner für die Komposition seines Werkes mit einer Reihe von Meisterwerken der französischen Historienmalerei auseinandersetzen konnte, die im Schloß von Versailles in den Galeries historiques hingen. Sowohl von den Gemälden Davids, dem *Sacre* und der *Verteilung der Adler*, ließ er sich anregen, ohne die strenge, hierarchische, ganz auf Napoleon hin ausgerichteten Kompositionen zum Vorbild zu nehmen.

Entschieden mehr scheint ihn das riesige Gemälde von Eugène Devéria, *Der Schwur Louis-Philippes auf die Verfassung von 1830 vor den Kammern* (vgl. Abb. 31), beeindruckt zu haben, das eine Vielzahl von mehr oder weniger bewegungslos an einer Zeremonie Anwesenden vereinigte.[19] Es schildert den Schwur Louis-Philippes vor der Kammer im

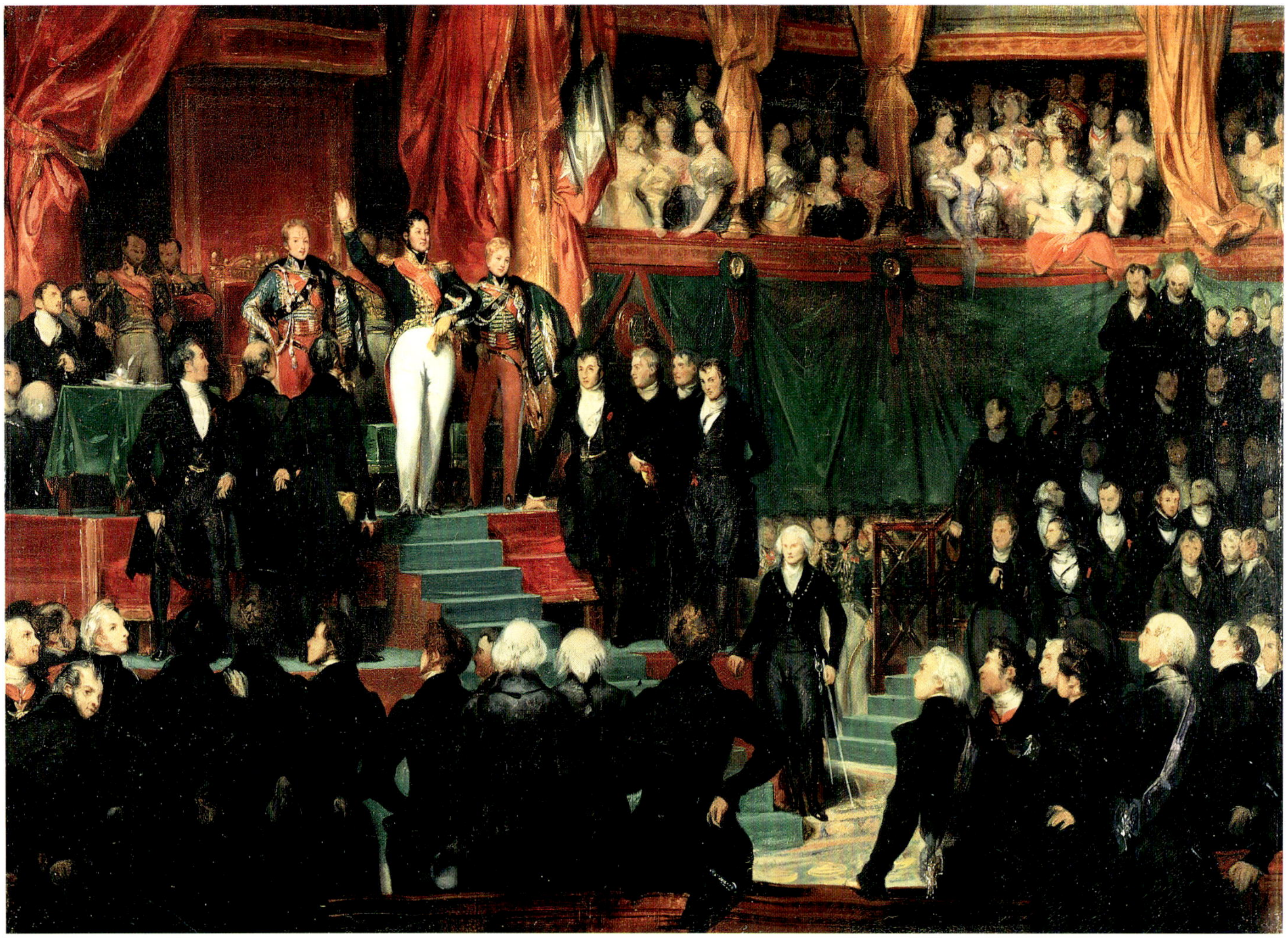

31 Eugène Devéria, Farbskizze zu dem Gemälde *Le Roi prête serment en présence des Chambres de maintenir la Charte de 1830 (Der Schwur Louis-Philippes auf die Verfassung von 1830 vor den Kammern), 9. Août 1830* im Musée du Château de Versailles, Salle de 1830, 1836. *Kat. 545*

Jahre 1830, also ein Ereignis, das wie die Proklamierung des Deutschen Kaiserreiches eigentlich durch weitgehende Handlungslosigkeit ausgezeichnet war. Aus einer solchen Vorgabe hatte auch Werner ein Gemälde zu schaffen.

Werner folgte in der ersten, heute verlorenen Fassung der *Proklamierung des Deutschen Kaiserreiches* Devérias Vorbild. Die uns bereits bekannten Vorteile der Diagonalkomposition ermöglichten ihm, der Szene den Grad an Wirklichkeitstreue zu vermitteln, den er erreichen wollte. Wie bereits Devéria stand er vor der schwierigen Aufgabe, eine Vielzahl von Porträts in seinem Gemälde unterbringen zu müssen. Er scheute sich nicht, einige von ihnen in verlorenem Profil zu geben und im Vordergrund anonyme Rückenfiguren einzufügen, um auch in diesem Werk das Prinzip zu verwirklichen, den Betrachter zum Augenzeugen zu machen und in die Komposition einzubeziehen.

Dieser Grundsatz findet sich durchgängig im Werk Anton von Werners. Mit dieser Feststellung können wir uns jedoch noch nicht zufriedengeben. Vielmehr sollte sie Anlaß sein, seine Kunst gerade in ihrer Auseinandersetzung mit französischen Vorbildern noch eindringlicher zu deuten.

Vergangene und miterlebte Geschichte

Über nationale Grenzen hinweg gab es auch im 19. Jahrhundert Gemeinsamkeiten in der künstlerischen Auffassung. Anton von Werner hat seine Verehrung für die Kunst Meissoniers niemals verleugnet. Wenn er auch nicht sein Schüler war, so hat Meissonier doch durch das Vorbild seiner Werke auf die künstlerische Entwicklung Werners entscheidend eingewirkt. Der Weg von einer romantischen, anekdotisch erzählerischen Historienmalerei in der Nachfolge Lessings ist durch seinen Aufenthalt in Paris und die Auseinandersetzung mit den Werken von Meissonier in Richtung auf einen bewußteren Realismus gefördert worden.

Diese Kunstauffassung erfuhr durch die an ihn herangetragenen Aufträge, herausragende Ereignisse der preußischen und kaiserlichen Politik zu malen, eine weitere Entwicklung. Nicht mehr Ereignisse der vergangenen, sondern der miterlebten Geschichte hatte er zu gestalten. Die fiktive Augenzeugenschaft, die er bereits in Darstellungen früherer Themen als Stilprinzip verwirklicht hatte, steigerte sich nun zur Aufgabe des Chronisten historischer Vorgänge.

Es ist wichtig, sich zu vergegenwärtigen, daß seine Werke einen letzten Entwicklungsschritt der Historienmalerei darstellen. Mit seinen Gemälden erreichte die Gattung einen Stand, der keine weitere inhaltliche und formale Entfaltung mehr ermöglicht. Sie verlor nach ihm ihren Sinn. Andere Medien, wie Photographie und Film, übernahmen ihre Funktionen.

Um diese Entwicklung zu verdeutlichen, ist es notwendig, nochmals zu Werners Anfängen zurückzukehren. Bereits seine Gemälde *Konradin von Hohenstaufen und Friedrich von Baden, das Todesurteil hörend* sowie *Heinrich IV. durch Anno von Köln geraubt* entfernten sich von den traditionellen Regeln der Historienmalerei. Schon die Wahl der Themen entsprach nicht mehr der Forderung, herausragende Ereignisse, die sittliche, moralische Exempel für die Nachwelt bedeuten, in den Mittelpunkt zu stellen. Der Großmut Alexanders oder der Schwur der Horatier waren solche Handlungen, die Modelle für tugendhaftes Verhalten veranschaulichen und Gegenstand von Historienbildern sein konnten. Die beiden von Werner gemalten Szenen sind aber eher Illustrationen von historischen Ereignissen, die keine moralisch vorbildlichen Modelle für die Gegenwart bedeuten. Die einzige Regung, die sie beim Betrachter hervorzurufen imstande sind, ist das Gefühl des Miterlebens.

Damit ist nicht gesagt, daß die geschilderten Szenen zufällig ausgewählt worden seien. Im Gegenteil, sie enthalten, wie bereits oben erwähnt, Anspielungen auf gegenwärtige politische Zustände. Aber gerade diese unmittelbare Bindung an die Zeitgeschichte enthebt sie ihres Anspruchs auf Allgemeingültigkeit der Aussage. Wir müssen als Historiker heute mühsam entschlüsseln, auf welche aktuelle Diskussion die Gemälde antworten. Eine ohne Kenntnis der Umstände für jedermann verständliche Aussage ist den Bildern nicht zu entnehmen.

Dieser Tatsache entspricht die formale Gestaltung, die ebenfalls nicht mehr den klassischen Regeln folgt. Zu den Grundsätzen der traditionellen Historienmalerei gehörte, daß die moralische Aussage für den Betrachter, der die dargestellte Geschichte nicht kennt, aus der Komposition heraus schlüssig lesbar sein muß. Es ist vom Künstler in Erfüllung dieser Vorschriften daher der fruchtbare Moment herauszustellen, der Geschichte sinnvoll zum Ausdruck bringt.

In Werners Gemälden kann davon nicht die Rede sein. In ihrer Darstellung einer bestimmten geschichtlichen Situation wenden sie sich bereits zum Genre. Die beim Schachspiel unterbrochenen deutschen Fürsten Konradin von Hohenstaufen und Friedrich von Baden sind von dem Ergebnis der Lektüre überrascht, so zumindest kann man es ihren Bewegungen entnehmen. Worum es sich bei der Lektüre handelt, was vorausging und was folgte, wird nicht deutlich. Mit Akribie sind aber alle Details geschildert, und der Betrachter wird an einer Szene beteiligt, die aufzuschlüsseln ihm einen Moment der Spannung und des Interesses abverlangt.

Dieselben Beobachtungen lassen sich an *Heinrich IV. durch Anno von Köln geraubt* (Abb. 30) machen. Ohne den Titel zu kennen, wüßte wohl nur der Eingeweihte, wer da aus dem Wasser gezogen wird. Daß hier ein Raub stattfindet, ist nur aus der Kenntnis der Umstände zu rekonstruieren, aus dem Bild selbst kaum zu ermitteln. Erinnern wir uns nochmals an Delacroix' *Dantebarke*, um den Gegensatz der Auffassung zu verdeutlichen. Selbst wenn der Betrachter die Umstände der geschilderten Szene nicht kennt, Dante nicht gelesen hat, kann er den Schrecken und das Grauen vor den Qualen der Gestalten in den Fluten der Unterwelt erfassen, die der Maler vergegenwärtigt.

Vom romantischen Genre zum Verismus historischer Wirklichkeitsvermittlung

Anton von Werner hat seine Konzeption von Historienmalerei nicht erfunden. Sie war ein Zeitphänomen des beginnenden Realismus. Immermann hatte Gemälde der Düsseldorfer Schule, die dieser Auffassung entsprechen, mit dem Begriff *romantisches Genre* beschrieben.[20] In der französischen Kunstkritik findet sich auch die Bezeichnung *genre anecdotique* für dasselbe Phänomen. In diesen Werken wird eine idealisierende Auffassung zugunsten einer Darstellung aufgegeben, die das Ereignis vorgeblich historisch getreuer vergegenwärtigt.

Die Künstler dieser neuen Art von Historienmalerei hatten mit einem ganz anderen Publikum zu rechnen. An dem geschilderten Ereignis wurde nicht tugendhaftes Verhalten nachdenklich wahrgenommen, sondern man sollte sich in die Situation versetzen. Nicht Kontemplation über die Darstellung, sondern Partizipation an der Handlung waren gewünscht. Mit der Geschichte wurde in beiden Fällen frei umgegangen, sie wurde jedoch in der traditionellen Historienmalerei bewußt interpretiert, im *romantischen Genre* vorgeblich rekonstruiert.

Anton von Werner wuchs in die Diskussion über diesen Wandel der Auffassung von Historienmalerei hinein. Die Auseinandersetzung wurde sowohl in Frankreich, wo vor allem Delaroche der herausragendste Vertreter dieser Richtung war, wie in den Düsseldorfer und Karlsruher Kunstzentren geführt. Sie erfuhr eine neue Welle des Interesses, als in den 1840er Jahren die belgischen Historienmaler Bièfve, Gallait, Leys und Pauwels ihre großformatigen Gemälde auf Reisen durch die deutschen Lande schickten.[21] Ihre Werke galten als vorbildlich, da sie eine neue Qualität an Wirklichkeitstreue zu vermitteln schienen.

Mit dieser künstlerischen Konzeption, die auch seine Illustrationen kennzeichnet, begab sich Werner nach Paris.[22] Werner muß bei seinem Studium der Werke in den Museen, Ausstellungen und Ateliers die allgemein geführte Auseinandersetzung über das Ende der Historienmalerei wahrgenommen haben. Im Jahre 1867 war auch das *genre anecdotique* in eine Krise geraten. Die Glaubwürdigkeit der Geschichtsmalerei stand in Frage. Die Künstler suchten, wie die Historiker in ihren Büchern, durch immer umfangreicheres Quellen- und Detailstudium den Betrachter oder Leser von der Wahrheit ihrer Darstellung zu überzeugen.

Meissoniers Kunst stellte gleichsam den Höhepunkt des Verismus historischer Wirklichkeitsvermittlung dar. Der Maler war bereits und wurde weiterhin mit allen Auszeichnungen geehrt, die das Second Empire zu vergeben hatte. Er galt allgemein als einer der bedeutendsten Maler seiner Zeit. Durch sein Studium der Kunst Meissoniers fand Werner zu der aktuellsten und allgemein in den höchsten Tönen gelobten Richtung der Historienmalerei. Meissoniers Kunst sollte ihm seinen weiteren Weg weisen.

Abbilder der Wirklichkeit

Mit den Aufgaben, die ihm als Hofmaler im Kaiserreich zugewiesen wurden, entwickelte Anton von Werner seinen eigenen Stil. Dieser bestand darin, die zu schildernden Ereignisse dem Betrachter auf eine ganz neue Weise zu vermitteln. Er war im Grunde kein Historienmaler im strengen Sinne mehr und auch kein Chronist von herausragenden historischen Begebenheiten. Seine Malerei versuchte, die Distanz zwischen Handlung und Betrachter aufzuheben.

Dieses Ziel verstand er auf neue Weise zu erreichen. Zum einen mit den Mitteln der Komposition, in denen er grundsätzlich den Vordergrund zum Betrachter hin öffnete und die Hauptszene im Mittelgrund ansiedelte. Der Betrachter wird hierdurch in das Geschehen miteinbezogen. Zum anderen suchte er dem Naturvorbild in Form und Farbe so nahe wie möglich zu kommen. Malerei wurde dadurch geradezu zur banalen Reproduktion von Wirklichkeit. Jeder eigenständige malerische Wert war in seinen Augen abzulehnen. Nur so ist verständlich, daß ihm auch die Hilfe von Photographien nur bedingt nützte. Er benötigte das Zeichnen, das Aquarellieren, wenn irgend möglich sogar das Malen in Öl vor dem Original. Kunst wurde scheinbar eine Übertragung der Wirklichkeit in das Bild.

Aber noch mit einer weiteren, viel entscheidenderen Doktrin brach Werner. Seine Historiengemälde entsprechen vor allem in der Auffassung des Themas nicht mehr den traditionellen Anforderungen an die Gattung. Werners Historien sind darum vielmehr *historisches Genre*. Einmaligkeit und Bedeutung der Szenen wurde durch Alltäglichkeit ersetzt. Wenn Anton von Werner in der *Proklamierung des Deutschen Kaiserreiches* einen früheren oder späteren Moment dargestellt hätte, wäre die Komposition kaum verändert worden. Bei der Szene könnte es sich auch um eine Ordensverleihung oder eine Geburtstagsgratulation handeln. Werners Historienbilder zeichnen sich durch Handlungslosigkeit aus. Dramatische Zuspitzung in einer bewegten Komposition hätte künstlerische Freiheit des Gestaltens bedeutet. Ein Ereignis zu interpretieren, war nicht seine Sache. Den politischen Auftrag zu erfüllen und die Handlung im ihm offiziell vorgegebenen Sinn festzuhalten, sah er als seine Funktion an.[23]

Der Genrecharakter trifft auch auf Gemälde zu, die von ihrem Thema her geradezu die Einmaligkeit eines historischen Geschehens beinhalten. In *Bismarcks Zusammentreffen mit Napoleon* (Kat. 394) verstand es der Maler durch den Anschein dargestellter Zufälligkeit, die politische Botschaft auf pointierte Weise zu vermitteln. Wieder ist die uns schon geläufige Diagonalkomposition gewählt. Der Kanzler reitet die Landstraße entlang, als ob er sich auf einem Spazierritt befinde. Gerade hat er den Betrachter passiert. Daß in der Entfernung die kleine Gestalt inmitten des Weges den besiegten und gefangenen Kaiser Napoleon darstellt, ist kaum zu erkennen. Durch die scheinbare Alltäglichkeit der Umstände, die Größe Bismarcks und die Winzigkeit Napoleons wird die Erniedrigung des politischen Gegners propagandistisch zum Ausdruck gebracht. Dieser Umstand wird noch gesteigert, wenn – wie in diesem Falle – die Darstellung, ins Panorama oder Diorama vergrößert, den Betrachter durch Format und räumliche Illusion noch unmittelbarer beteiligt.

In dieser von Anton von Werner entwickelten Kunstauffassung und Kunstpraxis waren zwei Widersprüche enthalten. Viele Zeitgenossen haben sie erkannt und seine Kunst daher in Frage zu stellen gewußt, wenn nicht gar gebrandmarkt. Der erste Widerspruch ergab sich aus dem Umstand, daß Werners Bilder nur vorgeben, Wirklichkeit zu vergegenwärtigen. Auch sie waren ein Abbild einer Vorstellung von Geschehen. Der Künstler komponierte, ließ weg und fügte hinzu. Die Gemälde sind keine photographischen Schnappschüsse, sondern Interpretation von Handlung. Deutlich läßt sich diese Tatsache in den verschiedenen Fassungen der *Proklamierung des Deutschen Kaiserreiches* ablesen, die auch politisch unterschiedliche Aussagen enthalten.[24]

Der zweite Widerspruch ist grundsätzlicherer Art. Er traf schon seit der Mitte des 19. Jahrhunderts alle Künstler, die sich der Illusion hingaben, Kunst könne getreue Abbilder von Wirklichkeit bieten. Die Überzeugung und das Bekenntnis wuchsen immer stärker, daß Malerei eine individuelle und nur bis zu einem geringen Maße organisierbare oder erlernbare Angelegenheit sei. Dieser Vorstellung, die scheinbar Unordnung und Zufall statt gezielter Planung zur Methode der Kunst erhob, mußte Anton von Werner widersprechen. Da seine Malerei auf Augenzeugenschaft zielte, konnte er den individuellen Ausdruck im Kunstwerk nicht zulassen.

Bereits während seines Aufenthaltes in Paris im Jahre 1867 konnte er sich mit der Kunst von Courbet und Manet vertraut machen, die, von der Salonjury abgelehnt, ihren eigenen Pavillon in unmittelbarer Nähe des Ausstellungsbezirks errichtet hatten. Werner lehnte ihre Malerei ab und entwickelte sich immer stärker zum führenden Gegner aller impressionistischen Bestrebungen. Aus seiner künstlerischen Perspektive war diese Haltung konsequent. Manet, Monet und Liebermann schufen keine illusionistischen Abbilder von Natur, in die sich die Betrachter hineinversetzen konnten. Sie malten vielmehr nach ihrem künstlerischen Empfinden. Ihr Gegenstand war die Kunst, nicht Werners vorgestellte Wirklichkeit.

Das angepaßte Geschichtsbild

Man sollte sehr vorsichtig sein, Anton von Werners Kunst als spezifisch deutsch zu bezeichnen. Nicht nur der Umstand, daß, wie wir gesehen haben, enge Verbindungen mit französischen Malern seine künstlerische Laufbahn bestimmten, mahnt zur Vorsicht. Auch die Tatsache, daß der Begriff »deutsch« einen Kulturraum bezeichnet, dessen Verschiedenheit und Zerfallenheit keine klare Vorstellung vermittelt, spricht gegen einfache nationale Zuordnungen.

Wohl aber läßt sich seine Kunst durch ihre enge Bindung an den Hof und die preußische und kaiserzeitliche Politik als charakteristisch für die wilhelminische Kultur bezeichnen. Werners Illusions- und Illustrationsmalerei trat mit dem Anspruch auf, den auch die Politik vertrat. Anton von Werner hatte beinahe alle Vollmachten, die im Kunstbetrieb in einer Hand vereinigt werden konnten, inne. Und er betrieb, wie seine Auftraggeber, Machtpolitik. Aus diesem Grunde konnte sich die Moderne nur gegen ihn und außerhalb der offiziellen Institutionen organisieren.

Die Kunst Anton von Werners ist konservativ. Sie war nicht auf Veränderung, auf Experiment oder auf Visionen eingestellt. Sie suchte vielmehr offiziell vorgegebene Ereignisse festzuhalten. Die Qualität seiner Malerei lag in den Augen der Auftraggeber in der Erfüllung einer Norm. Ihr Gütesiegel bestand in der scheinbar wirklichkeitstreuen Wiedergabe geschichtlicher Vorgänge, mit deren historischer Bedeutung sich auch der Maler identifizieren konnte. Wie fragwürdig allerdings der Wahrheitsgehalt der Gemälde war, belegt der Umstand, daß er durch neuere Versionen an die Gegenwart angepaßt werden konnte. Aber nur auf diese Weise konnten die Erwartungen der Zeitgenossen, die sich immer wieder in ihren Rollen bestätigt sehen wollten, befriedigt werden.

Ein anschauliches Beispiel zur Erläuterung dieses Zusammenhanges ist die zweite Fassung der *Proklamierung des Deutschen Kaiserreiches*, die über zehn Jahre nach dem Ereignis entstand und die Anwesenden um Jahre gealtert wiedergab. Geschichte wurde auf diese Weise gleichsam aktualisiert und auf den neuesten Stand gebracht. Der Künstler geriet in eine Abhängigkeit, durch die er zum Propagandisten der jeweiligen Regierungspolitik wurde.

Anton von Werner mag diese groteske Form der Anpassung nicht als fragwürdig empfunden haben. Die Entwicklung der modernen Kunst, die er ablehnte, hat jedoch Qualitätsmaßstäbe geschaffen, nach denen seine Malerei heute als banal erscheint.

Selbst zu Zeiten schärfster Konfrontation zwischen Frankreich und Deutschland hat sich Werner nicht auf überhebliche Weise abfällig über die französische Kunst geäußert. Wohl wandte er sich mit allen ihm zur Verfügung stehenden Mitteln gegen die Moderne und damit auch gegen die modernen französischen Künstler. Denn seine Kunstauffassung ließ individuelle künstlerische Erfahrungen und ihre Umsetzung nach ästhetischen Maßstäben nicht zu. In dieser Verurteilung stimmte er mit vielen seiner französischen Kollegen überein. Die Verwandtschaft von Kunstanschauungen vermochte die Gemeinschaft der Künstler über die politischen Gegensätze hinweg zu verbinden. Zur pauschalen Diffamierung der französischen Kunst hatte Anton von Werner keinen Anlaß, wußte er doch, was er den von ihm geschätzten Malern des Nachbarlandes zu verdanken hatte.

1 Werner 1914, S. 199. Zu Meissonier vgl. Gréard, M. O.: Jean-Louis-Ernest Meissonier. Ses Souvenirs – Ses Entretiens, Paris 1897, und Guilloux, Philippe: Meissonier. Trois Siècles d'Histoire, Paris 1980

2 Werner 1914, S. 236

3 Zu den Reisen deutscher Künstler nach Paris vor Anton von Werner vgl. Becker, Wolfgang: Paris und die deutsche Malerei, München 1971

4 Mainardi, Patricia: Art and Politics of the Second Empire. The Universal Expositions of 1855 and 1867, New Haven/London 1987, S. 138

5 Castagnary, Jules-Antoine: Le Monde artistique. Salon de 1867, in: La Liberté, 2., 4., 15., 18., 25., 28. Mai und 7. Juli 1867; vgl. auch Mainardi (wie Anm. 4), ebd.

6 Von Ingres' Werken war er tief beeindruckt, bezeichnete sie als wahrhaft klassisch. Besonders hob er das berühmte Gemälde der *Quelle* (Paris, Musée du Louvre) hervor, *»jene Apotheose reinster und keuschester Weiblichkeit, die wohl nicht übertroffen werden wird, und die man immer mit den Werken antiker Schönheit, wie die medizeische Venus oder die von Milos in einem Atemzuge nennen kann«* (Werner 1914, S. 252 f.).

7 Manche Kritiker, wie Charles Clément, sahen durch den Tod der beiden Künstler das Ende der Historienmalerei gegeben; vgl. Mainardi (wie Anm. 4), S. 156.

8 Werner 1914, S. 253

9 *»Mein Hauptinteresse und meine Freie Zeit wandte ich zunächst nur der Ausstellung zu, vor allem natürlich dem Studium der Kunstabteilungen der verschiedenen Nationen, was für mich ebenso das Neueste wie das Wichtigste war.«* (Werner 1914, S. 247)

10 Werner 1914, S. 248

11 Die beiden Gemälde *Feier des 30. Geburtstags* und *Eine vertrauliche Unterredung* sind verschollen. Nach einem Photo des zweiten zu urteilen, handelt es sich um Werke, die Meissoniers Genreszenen durchaus verwandt sind.

12 Die umfangreiche Literatur zum Realismus wurde jüngst zusammengestellt von Weisberg, Yvonne M. L. und Gabriel: The Realist Debate. A Bibliography of French Realist Painting, *1830–1885*, New York/London 1984.

13 Während seines Aufenthaltes in Paris versuchte er Lessing zu einem Besuch in der französischen Hauptstadt zu bewegen, allerdings vergeblich (vgl. Werner 1914, S. 249).

14 Kunstreich 1960, S. 243–262; Bartmann 1985, S. 38–42

15 Bartmann 1985, S. 40. Vgl. in diesem Zusammenhang auch den Beitrag von Kemp, Wolfgang: Verständlichkeit und Spannung. Über Leerstellen in der Malerei des 19. Jahrhunderts, in: Der Betrachter ist im Bild. Kunstwissenschaft und Rezeptionsästhetik, Köln 1985, S. 253–278.

16 Die Kritiker bewunderten und belächelten die Werke Meissoniers: *»Plus les figurines sont microscopiques, mieux réussit Meissonier«*, schrieb Théophile Thoré-Bürger (Salons, Paris 1870, S. 353). Vgl. dagegen das scharfe Urteil Emile Zolas: *»Le mystère m'est donc révélé. M. Meissonier est accablé d'honneurs et d'argent, parce qu'il a un talent à la portée de tout le monde«* (Mon Salon, Manet, Écrits sur l'Art, Paris 1970, S. 124).

17 Vgl. über die Geschichte der Einrichtung der Galeries historiques Gaehtgens, Thomas W.: Versailles als Nationaldenkmal. Die Galerie des Batailles im Musée Historique von Louis-Philippe, Berlin 1985

18 Bartmann 1985, S. 96–122; Gaehtgens 1990, passim

19 Vgl. Gaehtgens (wie Anm. 17), S. 300–305; Bartmann 1985, S. 106 f.

20 Vgl. den Ausstellungskatalog »Die Düsseldorfer Malerschule«, Kunstmuseum Düsseldorf/Mathildenhöhe Darmstadt, Mainz 1979, S. 30

21 Vgl. auch Bartmann 1985, S. 107

22 Zu den Illustrationen vgl. in diesem Katalog den Beitrag von Jutta Dresch, S. 33 ff.

23 Vgl. seine Interpretation von Gérômes Gemälde *Der Tod des Marschall Ney*, in: Kemp (wie Anm. 15), S. 273: *»Geschichte liefert der Historienmalerei Material, nicht Thesen – Material zur Erzeugung von Spannung und zur Selbstdarstellung.«*

24 Vgl. Gaehtgens 1990, S. 56–75

FRANÇOIS ROBICHON

Der Krieg von 1870/71 und die französische Militärmalerei*

Als der Krieg von 1870/71 ausbrach, war dies der erste Konflikt auf französischem Boden seit den Tagen des Ersten Kaiserreiches. Die unangenehme Erinnerung an jene Zeit war seither durch die abenteuerliche Eroberung Algeriens verdrängt worden; und im Krim- und Italienfeldzug hatte Frankreich für eine gerechte Sache gesiegt. Einziger Schatten auf dem Bild: die mexikanische Expedition, die moralisch nicht zu rechtfertigen war und militärisch eine Katastrophe darstellte. Vor allem aber war sie ein politischer Skandal, der von Edouard Manet denn auch in seiner *Exécution de Maximilien* von 1867[1] angeprangert wurde. Frankreich indes ging aus der Pariser Weltausstellung desselben Jahres gestärkt hervor und wurde von keinerlei Selbstzweifel gequält. Der Ruhm konnte nicht ausbleiben.

Auch die Historienmaler hatten die Kämpfe aus den Augen verloren. Zwar machten etliche Künstler die Feldzüge mit, einige wenige den auf der Krim, eine größere Zahl den italienischen, aber in der Mehrzahl arbeiteten die Maler auf der Grundlage von Zeugenberichten und ab 1855 mit Hilfe von Photographien.[2] Ihr Werk war das von Historikern. Es ging darum, die Kommandierenden zu verherrlichen, nicht aber den Krieg in seiner Wirklichkeit zu zeigen. Isidore Pils, Adolphe Yvon, Félix Philippoteaux malten riesige Kompositionen für das Historische Museum von Versailles, in denen nichts anderes als die Tugenden der Marschälle und Generäle gefeiert werden. Die Soldaten neben dem Hauptakteur sind lediglich Statisten. Diese Monumentalmalerei, Fortsetzung der offiziellen Kunst des Ancien Régime, wurde bereits in den fünfziger Jahren des 19. Jahrhunderts kritisiert: »*Allzu lange hat man sich [...] nur um jene modische und lügenhafte Geschichtsschreibung gekümmert, die darin besteht, die Fakten um einen oder zwei herausgehobene Männer herumzugruppieren; der Moment ist gekommen, dem Anstoß der weiter oben zitierten hervorragenden Schriftsteller zu folgen und endlich der Nation Rechnung zu tragen. Die Künstler haben hierbei eine große Rolle zu spielen: Von der weit zurückliegenden Einrichtung der Kommunen bis zur kirchlich erfolgten Eroberung Algeriens ist es ihnen ein leichtes, heroische Begebenheiten zu malen, die von jener ruhmreichen Legion vollbracht wurden, die man Frankreich nennt.*«[3]

Diese ideologische Infragestellung wurde einige Jahre später mit einer noch radikaleren ästhetischen Kritik seitens Charles Baudelaires verbunden. In seinem *Salon de 1845* kritisierte er zunächst scharf die *Prise de la Smalah* von Horace Vernet, die zwischen Geschichte und Anekdote schwanke: »*Jede Einheit fehlt; statt dessen eine Fülle kleiner interessanter Anekdoten – ein gewaltiges Wirtshauspanorama [...].*« Später lieferte er in seinem *Salon de 1859* eine erste scharfsichtige Analyse der Militärmalerei: »*Bei näherer Betrachtung fordert diese Art Malerei geradezu die Verfälschung oder die Bedeutungslosigkeit. Eine* ***wahre*** *Schlacht ist kein Gemälde, denn, um als Schlacht einsichtig und dadurch interessant zu sein, läßt sie sich nicht anders darstellen als durch weiße, blaue oder schwarze Linien, welche die in Einsatz befindlichen Bataillone bezeichnen. In einer solchen Darstellung wird, wie in der Wirklichkeit, das Gelände wichtiger als die Menschen [...] Handelt es sich demnach nicht um ein Gemälde für Strategen und Topographen, das in der reinen Kunst nichts zu suchen hat, so ist ein Schlachtenbild nur unter der Bedingung einsichtig und interessant, daß es* ***eine einfache Episode des militärischen Lebens*** *darstellt. Das hat zum Beispiel Pils sehr wohl begriffen, dessen geistreiche und solide Kompositionen wir oft bewundert haben, so auch, früher, Charlet und Raffet.*« 1857 verkündete Edmond About radikal entgegengesetzte Ansichten: »*Ein gutes Gemälde zeichnet sich dadurch aus, daß es die großen Züge der dargestellten Aktion festhält und zeigt, worin sie von den vorangehenden abweicht. Es sind nicht die Details, wodurch sich eine Schlacht von einer anderen unterscheidet [...] Die Künstler, die in einem Gefecht nur eine Ansammlung von Episoden sehen, gleichen jenen Kurzsichtigen, die die Gegenstände nur dicht vor ihrer Nase unterscheiden können [...] Opfert die Episode nicht, wenn eine dabei ist, die uns den Charakter der Schlacht verdeutlichen kann, aber laßt sie in einer Ecke. Unsere Augen werden nach ihr suchen, seid beruhigt.*«[4]

In den zehn Jahren zwischen 1860 und 1870 gelang es Künstlern einer neuen Generation wie Paul Protais, Alphonse de Neuville, Henri Dupray, Edouard Detaille oder Etienne Berne-Bellecour, das Genre fortzuentwickeln, indem sie anekdotische oder episodische Szenen vorlegten. Zahlreiche Gemälde stellten jedoch nach wie vor Schlachten dar; die Debatte war noch nicht entschieden.

Das Wesen des Krieges von 1870/71 löste eine tiefgehende ästhetische Revolution aus. Einerseits machte die Ausweitung des Kriegsschauplatzes die Schlacht als Einheit obsolet – man sprach von Invasion –, andererseits betonte die patriotische und republikanische Bewegung unter dem Gouvernement de la défense nationale mit den von Léon Gambetta aufgebauten Massenheeren die Rolle des Bürgers im Kampf gegen die Deutschen. Zudem nahmen die meisten jungen Maler an den Kämpfen teil und wurden so zu unmittelbaren Zeugen des Krieges. Auf seinem Bild für den Salon von 1875 versammelt Berne-Bellecour einige der Pariser Künstler, die an seiner Seite an den Kämpfen um Malmaison teilgenommen hatten.[5] Neuville, Detaille, Léon du Paty, Etienne Beaumetz, Léon Couturier, Georges Hyon, Dupray, Eugène Médard, Lucien Pierre Sergent, Auguste Lançon, Charles Castellani usw., allen ist es ein Herzensanliegen, ihre Kriegserinnerungen zu malen.

In der Ostarmee waren die Künstler nicht sehr zahlreich bzw. gehörten zu den offiziell bestallten Malern, wie John-Lewis Brown, die die Führungsstäbe begleiteten, um beim Triumph der Armee dabei zu sein.[6] Die Anwesenheit der Maler im Krieg – besonders bei der Belagerung von Paris waren viele dabei – zog zweierlei nach sich, die Bedeutung dieser Belagerung als Thema und der gegenüber früher veränderte Charakter der Kriegsdarstellungen: *»Damit in unserer Zeit Maler auftreten konnten, die in der Lage waren, Kampfhandlungen zu malen, mußte erst 1870 kommen und eine ganze Generation in die Armee eingegliedert werden. Hierdurch lernten Maler wie de Neuville und Detaille das Schlachtfeld und die düsteren Wahrheiten des Krieges kennen.«*[7]

Wenn aber dieser Krieg notwendigerweise einerseits zu einem Gewinn an Realismus in der Militärmalerei führte, so veränderte die abschließende Niederlage in ihrer moralischen Tragweite zutiefst die Art der Darstellungen.

Die Episode

Die Veränderungen in der Militärmalerei sind sehr früh bemerkt und theoretisch abgehandelt worden. In den Berichten über den Salon von 1874, einem Rekordjahr, was die Zahl der Bilder über den Krieg von 1870/71 angeht, wurden die verschiedenen Gründe für dieses plötzliche Phänomen angeführt. Der künstlerische Bruch mit der Vergangenheit wurde häufig aus eher politischen denn ästhetischen Gründen betont, so daß sich der Eindruck einer spontan aus dem Krieg hervorgegangenen und nicht mit der kaiserlichen Regierung verbundenen Generation vermittelte. Wenige Tage nach der Gefangennahme Napoleons III. am 1. September 1870 bei Sedan wurde in Paris die Dritte Republik unter einer Regierung der nationalen Verteidigung ausgerufen. Die dann von Léon Gambetta aufgebauten Massenheere kamen besonders beim versuchten Entsatz des von den Preußen belagerten Paris zum Einsatz.

In der Hauptsache wurden nun zwei Gedanken aufgeworfen, beide um die Frage des Bildformats kreisend, dessen Verkleinerung sich in erster Linie durch die neue, individuelle Sicht des Krieges rechtfertige: *»Die Schlachtenmalerei hat ebenfalls ihren Charakter verändert, indem sie ihre Ausmaße änderte, und man kann nicht sagen, daß sie dadurch ärmer geworden wäre, denn sie war unter dem letzten Regime in einem tiefgreifenden Niedergang begriffen. Nun aber haben unsere Künstler den Krieg aus der Nähe gesehen, den wirklichen Krieg [...] Anstelle dieser pompösen Siegesdarstellungen, die das Zweite Kaiserreich auf Bestellung anfertigen ließ, liefern sie uns dem wirklichen Leben entnommene Szenen.«*[8]

Diese Sicht war sicher auch durch strategische Veränderungen in der Kriegsführung begründet, zunächst aber war sie die Weigerung, eine Komposition um eine historische Gestalt herum aufzubauen. Wenn der Sieg den Generälen gehörte, so war die Niederlage die aller Bürger. Denn was diese neuen Werke kennzeichnet, war die emotionale Resonanz, die sie beim – hauptsächlich Pariser – Publikum hervorrief, das das schreckliche Jahr ebenfalls erlebt hatte. Es ging nicht einfach nur darum, Geschichte darzustellen, jedermann kannte sie, sondern gemeinsam Erinnerungen zu teilen, ein Gedächtnis aufzubauen, das die Schande der Niederlage verklärte.

Die Militärmalerei erfuhr in der Folge eine Neueinstufung in der Hierarchie der künstlerischen Gattungen, die für die Historienmalerei das Großformat und eine intellektuell anspruchsvolle Komposition verlangte.[9] Die Verkleinerung des Formats und die Intimität der Szenen näherten die Militärmalerei der Genremalerei an, das national bedeutsame Sujet, dessen moralische Erhabenheit, verbanden sie hingegen eher mit der Historienmalerei. Und was bisher eine Art Zusatz zum eigentlich dargestellten Ereignis war, die Episode, wurde nunmehr der Kern der neuen Ästhetik. Schon bevor sie zu einer zeitgenössischen Ausdrucksform des Krieges aufstieg, gestaltete sich die Episode als eine Verbindung zwischen dem Individuellen und dem Kollektiven, der persönlichen Empfindung und dem Nationalgefühl. Das neue, kleinere Format war eine strukturelle Folge dieses Zugangs zur Geschichte, das sich äußerlich in der Verknüpfung von Gigantismus und Miniaturhaftigkeit ansiedelte. Das Verhältnis des Betrachters zur Darstellung fand sich dadurch verändert, denn dieser Maßstab ermöglichte seine Einbeziehung durch Identifikation. Er wohnte nicht mehr einer Theatralisierung der Geschichte bei, die eine Distanzierung zu der Raum und Menschen beherrschenden Zentralfigur voraussetzt, sondern einer vertrauten Szene, von der er selbst ein Teil hätte sein können.

Ernest Meissonier hatte 1864 versucht, ein Historienbild im Format eines Genrebildes auszuführen: Sein *Napoléon III à Solférino* (Abb. 28) wurde wegen der technischen Glanzleistung, jedoch nicht wegen der Ambitioniertheit der Komposition geschätzt. Umgekehrt versuchte sich ein Künstler wie Charles Armand-Dumaresq an einem Historienbild, auf dem ein Marschall nicht mehr in der Lage ist, die Schlacht zu beherrschen. Sein *Maréchal de Mac-Mahon blessé à Sedan* (Abb. 32), im Auftrag für das Historische Museum in Versailles entstanden, mißt 3,50 x 5 m. Das Sujet wurde jedoch in Anbetracht des Bildformats als zu anekdotisch empfunden: *»Was die Ausführung angeht, enthält ein solches Bild, selbst wenn man das Sujet einbezieht, nichts anderes, was auch in den Maßen eines Genrebildes enthalten ist. In den Rang eines Historiengemäldes erhoben, gebührte ihm die Ehre, mit der großen Werken geschuldeten Achtung behandelt zu werden.«*[10]

Der Niedergang des großen Historienbildes hatte auch ökonomische und praktische Gründe. Das bürgerliche Publikum fand nicht den Platz, um mehrere Meter lange Gemälde

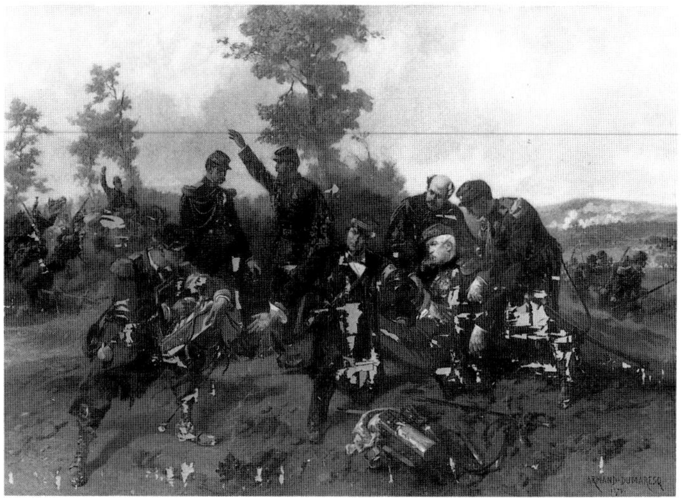

32 Charles Armand-Dumaresq, Le maréchal de Mac-Mahon blessé à Sedan, 1878, Versailles, Musée historique du château

unterzubringen. Es ist bezeichnend, daß mehrere Künstler zur Forcierung ihrer Anfragen bezüglich eines staatlichen Ankaufs mit dem Format argumentierten, wie zum Beispiel Emile Betsellère im Jahre 1873: »*Es hat zu große Maße für die meisten Kunstliebhaber, es ist daher ein Museumsbild.*« Oder Charles Castellani 1874: »*Da ich mich wegen der Größe dieses Gemäldes nicht an das Publikum wenden kann, das Bilder kauft, habe ich ein wenig damit gerechnet, daß mir der Staat bei der so schweren Aufgabe, der ich mich mit der Historienmalerei unterziehe, eine gewisse Hilfe zukommen läßt.*«[11]

Die Episode, die sich als neuer Punkt der Kritik an der Militärmalerei abzeichnete, schloß alle Rückgriffe auf alte Stilmittel aus. Sie mußte die Reflexion über Geschichte gewährleisten, das intime Tagebuch der französischen Nation mit Inhalt füllen, so wie es die Galerie der Schlachtenbilder in Versailles als gleichsam offizielles Anzeigenblatt gewährleistete.[12] Alphonse de Neuville begründete mit den *Dernières cartouches* (Abb. 33) für den Salon von 1873 endgültig den Archetyp des Episodenbildes, indem er die vollständige Umdeutung einer militärischen Szene herbeiführte: Soldaten kämpfen im Innern eines Zimmers gegen unsichtbare Feinde.

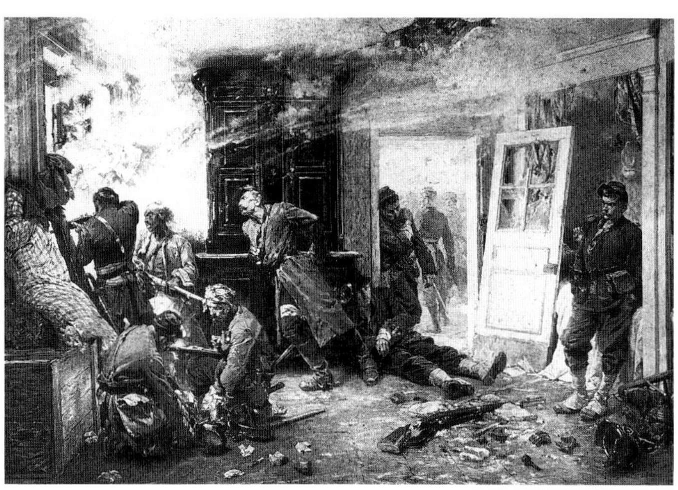

33 Alphonse de Neuville, Les dernières cartouches, 1873, Bazeilles, Maison des dernières cartouches

Auf radikale Weise definierte der Künstler hier eine neue Typologie des Militärbildes. Die Episode war selbstverständlich ein Stück erlebter Geschichte, das sich in die kollektive Geschichte der Nation einfügte. So beruht *Dernières cartouches* auf dem Zeugnis des Bataillonkommandeurs Lambert, der in der Mitte der Komposition dargestellt ist.[13]

Die Episode beinhaltete jedoch vor allem eine besondere bildliche Syntax, die es erlaubte, eine – oft unbedeutende – Geschichte in einen Tatbestand von Bedeutung zu verwandeln. Sie besitzt ein konfliktreiches Bildgefüge, in dem zwei Kräfte aufeinanderstoßen – und dies häufig in einem Katastrophenmoment, d.h. dort, wo das Kräftegleichgewicht plötzlich kippt. Diese extreme Spannung äußert sich im Bildfeld durch eine unausgewogene Verteilung der Flächen, die die beiden anwesenden Kräfte beanspruchen. Diese Beanspruchung steht in einem umgekehrt proportionalen Verhältnis zum Potential jeder Kraft: Das Bild von Neuville ist ein ausgezeichnetes Beispiel für diese Regel, da die am Rande der Niederlage stehenden Franzosen das ganze Bildfeld einnehmen. Man könnte diesbezüglich von einer Heroisierung des Konflikts sprechen, da die größte Fläche der Darstellung einer völlig ausweglosen Situation eingeräumt wird. Außerdem sind die Figuren fest in eine Verräumlichung des Konflikts integriert, indem sie den Aufbau der bildlichen Syntax bezeichnen. So verkörpert jeder der Soldaten der *Dernières cartouches* einen Stimmungszustand des Kampfes, wobei sie alle zu dem einen Fenster stürzen, aus dem der letzte Schuß abgegeben wurde. Durch diese überaus starken gestalterischen Zwänge ergibt sich die Zuordnung der Szene ganz unmittelbar, und ihre klar organisierte Lesbarkeit läßt keinen Raum für irgendeine Doppeldeutigkeit.[14] De Neuville erreicht mit diesem Bild einen hohen Grad an Perfektion. Die *Défense de la porte de Longboyau* (Abb. 34) und der *Cimetière de Saint-Privat* sind nach dem gleichen Prinzip aufgebaut.

Edouard Detaille griff die Episode auf gleiche Art und Weise auf, allerdings ohne de Neuvilles Expressivität zu übernehmen. *En retraite*, *La charge de Morsbronn*, *En reconnaissance* oder *Champigny* (Abb. 35) sind ebenso entscheidende, zum Bild gewordene Episoden des Krieges von 1870/71. Es sind Synthesen des Ostfeldzuges, des Loire-Feldzuges und der Belagerung von Paris, die die moralische Verfassung der Truppe, welche vom aufopferungsvollen Heroismus des Kürassiers bis zur erfüllten Pflicht des Bürgers der Mobilgarde reicht, wiedergeben. Im Unterschied aber zu de Neuville wählte Detaille weniger systematisch Katastrophenmomente aus, wenngleich seine Episoden durchaus eine dramatische Spannung aufweisen.[15] Dies ist der Fall bei *En reconnaissance*, einer seiner berühmtesten Bildkompositionen, worin er den dem Kampf vorangehenden Spannungszustand auszudrücken versucht hat.

Die Stärke der Episode liegt darin, den Soldaten in den Vordergrund gerückt zu haben, und damit die durch den Krieg hervorgerufenen individuellen Empfindungen. Insbesondere das Leiden ist es, das de Neuville und Detaille als erste in Frankreich in den Gesichtern ihrer Soldaten zum Ausdruck gebracht haben. Diese Individualisierung umfaßt eine vollständige Gefühlsskala vom Schrecklichen bis zum Heroischen, Seelenzustände, die viele Franzosen empfunden hat-

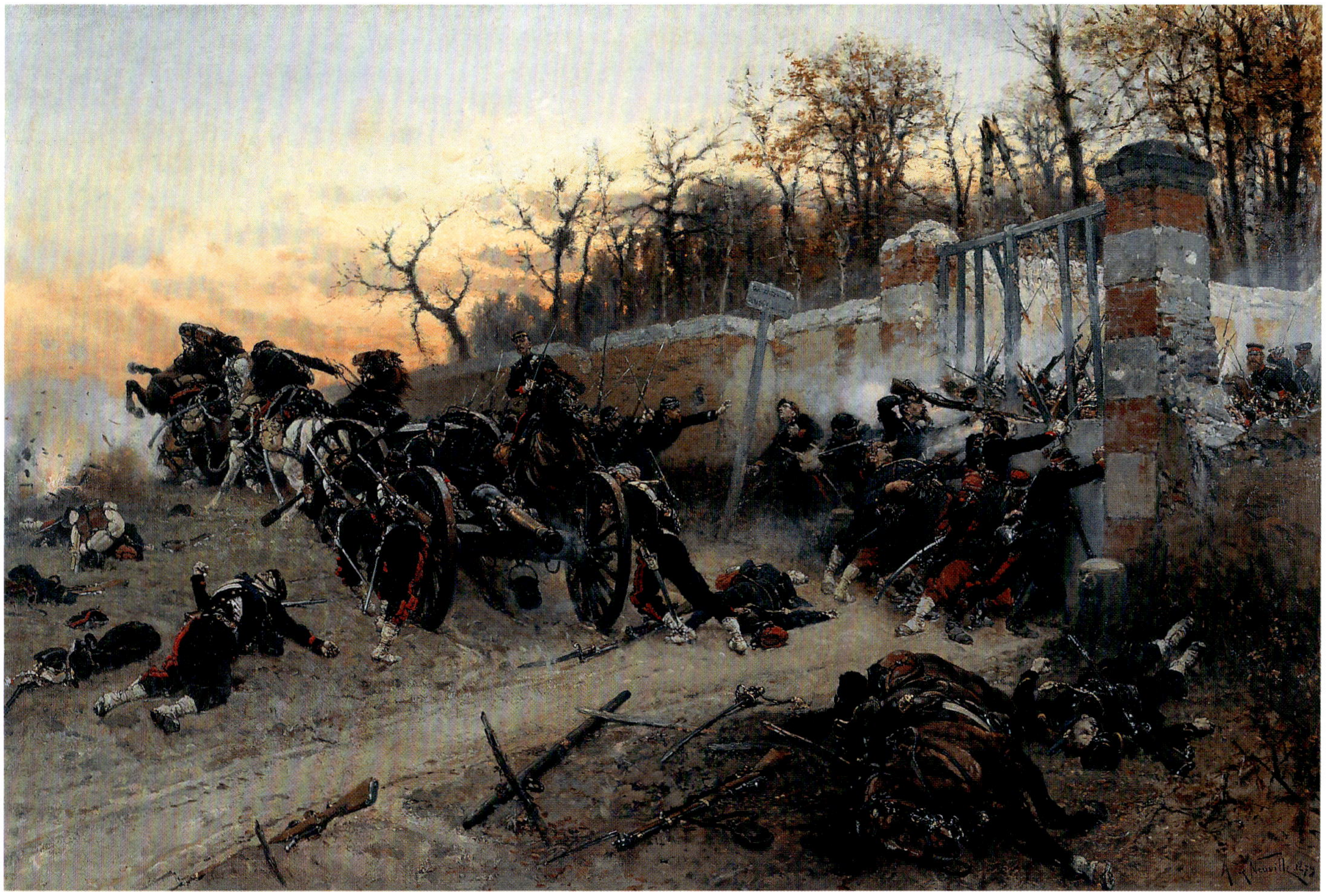

34 Alphonse de Neuville, Défense de la porte de Longboyau (21. Oktober 1870), 1879. *Kat. 298*

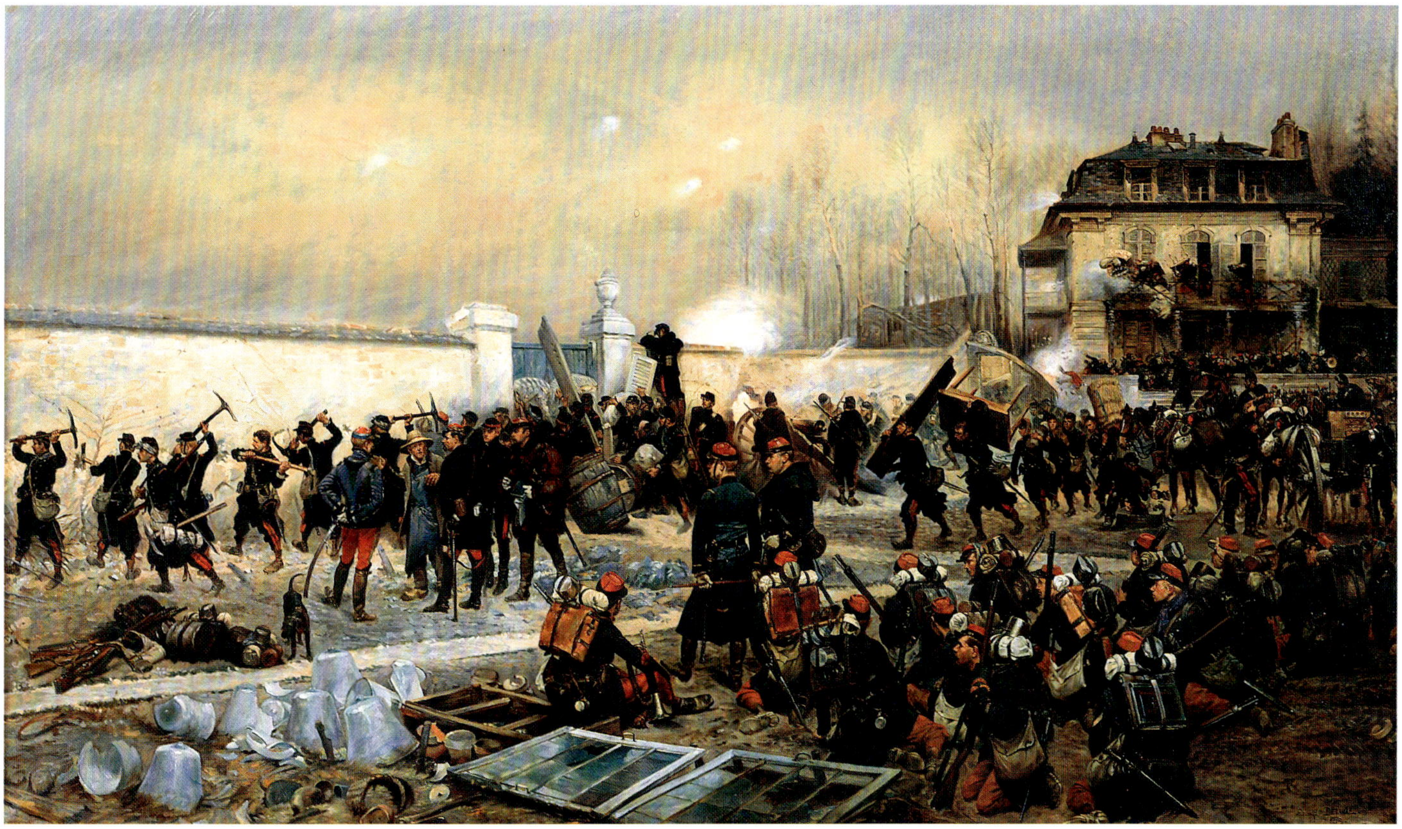

35 Edouard Detaille, Replik des Gemäldes *Défense de Champigny (2. Dezember 1870)* , 1879. *Kat. 296*

men. Diese kleinformatigen und einfach aufgebauten Bilder stellten für zahlreiche Künstler wie Paul Grolleron und Jules Monge ein einträgliches Geschäft dar.

Die zweite Verschiebung ergab sich aus der angestrebten Expressivität der dargestellten Figuren. De Neuville, dieser großartige Erfinder dramatischer Szenen, in denen die Kräfte und Konflikte auf ihrem Höhepunkt dargestellt werden, hat häufig die Gestik seiner Soldaten betont, die freilich in einer breit angelegten Komposition eingebettet ist. Mit der Einschränkung der Episode auf die Anekdote wird aus der Gebärdensprache der Protagonisten ein Stereotyp ohne substantielle Verbindung mit der Handlung und ohne Eingliederung in eine Syntax. Die hervorgehobene Geste verkommt rasch zur anspruchslosen Pose. Gewisse Szenen werden dadurch sogar unglaubwürdig, und die psychologische Analyse der Kämpfenden wird durch eine vorgespielte Haltung ersetzt. Die Kritiken, die diesen Verfall anprangern, waren zunächst eher selten, dafür aber heftig: »*Herr Jeanniot hat dem herkömmlichen Schema der kleinen Bleisoldaten eben einen herrlichen Fußtritt versetzt, […] er hat es verstanden, seine Soldaten ohne plumpe Dramatik und ohne vulgäre und banale Effekthascherei anzuordnen; der Ausdruck ist lebhaft, der Bildaufbau äußerst gewagt und frei, und seine Typen aus dem Militär haben einen völlig neuen Zug von Wehrhaftigkeit.*«[34] Sie kamen auch von Schriftstellern wie Jules Richard, der sich schon immer mit der Militärkunst beschäftigt hatte: »*Die Schlachtenmaler haben – außer einigen wenigen, die ich nicht nennen werde, um niemanden zu verärgern – eine eigene Ästhetik ausgebildet. So wie man einst die Generäle heroisierte, heroisieren sie jetzt die Soldaten und erfinden ihnen ganz unwahrscheinliche Stellungen, die schwungvollen Bewegungen von Gymnasten oder Kunstreitern […] Wenn Jeanniot uns von den Albernheiten und Kampfübungen der Militärakademie befreit, wird er sich um die Kunst und ihre Zeitgenossen verdient gemacht haben.*«[35] Diese vernünftige Reaktion auf ein bestimmtes Imponiergehabe ging Hand in Hand mit dem Anprangern der Banalisierung erzählerischer Strukturen, deren Figuren de Neuville und Detaille in den siebziger Jahren festgelegt hatten, und die nun standardisiert waren: *Surprise*, *En reconnaissance*, *Parlementaire*, *Une capture*, *Pièce en danger*, *Otages*, *L'escalade*, *L'interrogatoire*, *Eclaireurs d'avant-garde*, *En embuscade* usw. – Bilder dieser Art gab es zu Hunderten. Der *Combat dans un village* war ein Sesam-öffne-dich für alle Formen von Mittelmäßigkeit, für jeden Mangel an Inspiration und Anspruch: eine Straße, zwei Häuser und ein paar Soldaten, die auf unsichtbare Feinde schießen. Diese klägliche patriotische Litanei wurde zuletzt zu einer Karikatur ihrer selbst.[36]

Zur selben Zeit kamen deklamatorische und beschwörende Bildtitel auf wie *En avant!*, *Aux armes!*, *Suprême effort!*, *Au drapeau!*, Klischees der berühmten *furia francese*, sowie andere, die moralische Werte ausdrücken, die den einfachen französischen Soldaten auszuzeichnen hatten: *Un brave*, *Un héros*, *Frères d'armes*, *Fraternité*, *Un secours*. Monge war der unübertroffene Meister dieser patriotisch aufgeladenen Malerei, in der der Soldat nacheinander Held und Heiliger ist. Georges Darien, der anarchistische Schriftsteller, parodiert in *L'Epaulette*, wo aus *Dernières cartouches* (Abb. 33) von de Neuville *La Défense de Nourhas* von Madame Glabisot geworden ist, diese konventionelle Episode: »*Berge von deutschen Leichen; Preußen gehen wie üblich hinter Mauern und Bäumen in Deckung und beginnen gut gesichert und geschützt zu schießen (was im Widerspruch zu der Unmenge von Leichen zu stehen scheint, aber das macht nichts). Eine Handvoll lässig uniformierter Franzosen, den alten gallischen Furor in den Augen, verteidigt sich mit einer nicht alltäglichen Entschlossenheit.*«[37]

Einige Franzosen schienen dennoch von diesen Übertreibungen genug zu haben. Nach Jahren heftiger Kritik begannen manche Maler, sich in Frage zu stellen, so Pierre Lagarde, der 1902 *La Retraite* (Abb. 37) ausstellte, 1905 *Soir de guerre*, 1907 *L'Année terrible* und 1911 *La Débâcle*. Hier ist man weit entfernt von den üblichen Bildern, die die Titelseiten der Boulevardzeitungen füllten. *La Retraite* zeigt eine Truppe, deren Zuordnung ungewiß bleibt, die sich in ein Waldstück zurückzieht und dabei alles Zerstörte hinter sich läßt. Der bildhafte Ausdruck des Krieges vermittelte sich nicht mehr über die Episode, diese Bilder stellen eher einen Zustand als eine Handlung dar. Der *Coin de Bataille* von Charles Hoffbauer (Salon von 1904) zeigt die Trostlosigkeit auf dem Schlachtfeld nach dem Kampf, in der die Verwirrung der Soldaten in einer allgemeinen Desorientierung aufgeht.

Diese pessimistische Sicht des Krieges fand ihre Entsprechung in den ersten Konflikten des 20. Jahrhunderts, angefangen beim russisch-japanischen Krieg (1904–1905), der die französische Öffentlichkeit stark beschäftigt hat. Gleichzeitig verhinderte jedoch die wieder anwachsende Spannung mit Deutschland jegliche unvoreingenommene Entwicklung in der Darstellung des Krieges von 1870/71. Seine Geschichte war im Laufe der Jahrzehnte regelrecht zum nationalen Katechismus geworden, dem die Künstler unablässig Episoden und legendäre Gestalten entnahmen.

Mythologien

Die Geschichte des Krieges von 1870/71 verkörperte sich in einigen charakteristischen Gestalten, die rasch mythische Figuren wurden. Ihre Kristallisation verband sich mit dem Verlauf des Krieges, aber auch und vor allem mit den großen kulturellen Spannungen innerhalb Frankreichs. Insofern war es schlüssig, daß sich auch die Malerei ihrer bemächtigte und sie in einem kollektiv erlebbaren Imaginären zum Bild werden ließ. So spielte der Kürassier vor allem zu Beginn des Feldzugs, im August, eine Rolle: Reischoffen-Morsbronn, 6. August; Rezonville, 16. August, und Mouzon-Floing-Sedan, 31. August – 1. September. Im ersten Jahrzehnt nach dem Krieg waren die Kürassierbilder selten. Sie stammen von einigen Künstlern des Zweiten Kaiserreiches, die wie John-Lewis Brown oder Alfred Quesnay de Beaurepaire an die heroischen Angriffe des Krimfeldzugs oder des Ersten Kaiserreiches gewöhnt waren. Die geringe Anzahl der Bilder erklärt sich aus der Zurückhaltung gegenüber der Armee des Zweiten Kaiserreiches, aber auch aus der Schwierigkeit des Sujets, das kompositorische und zeichnerische Fähigkeiten verlangte, die nicht allen Malern zur Verfügung standen. So wurde der Kürassier eine mythische und populäre Figur,

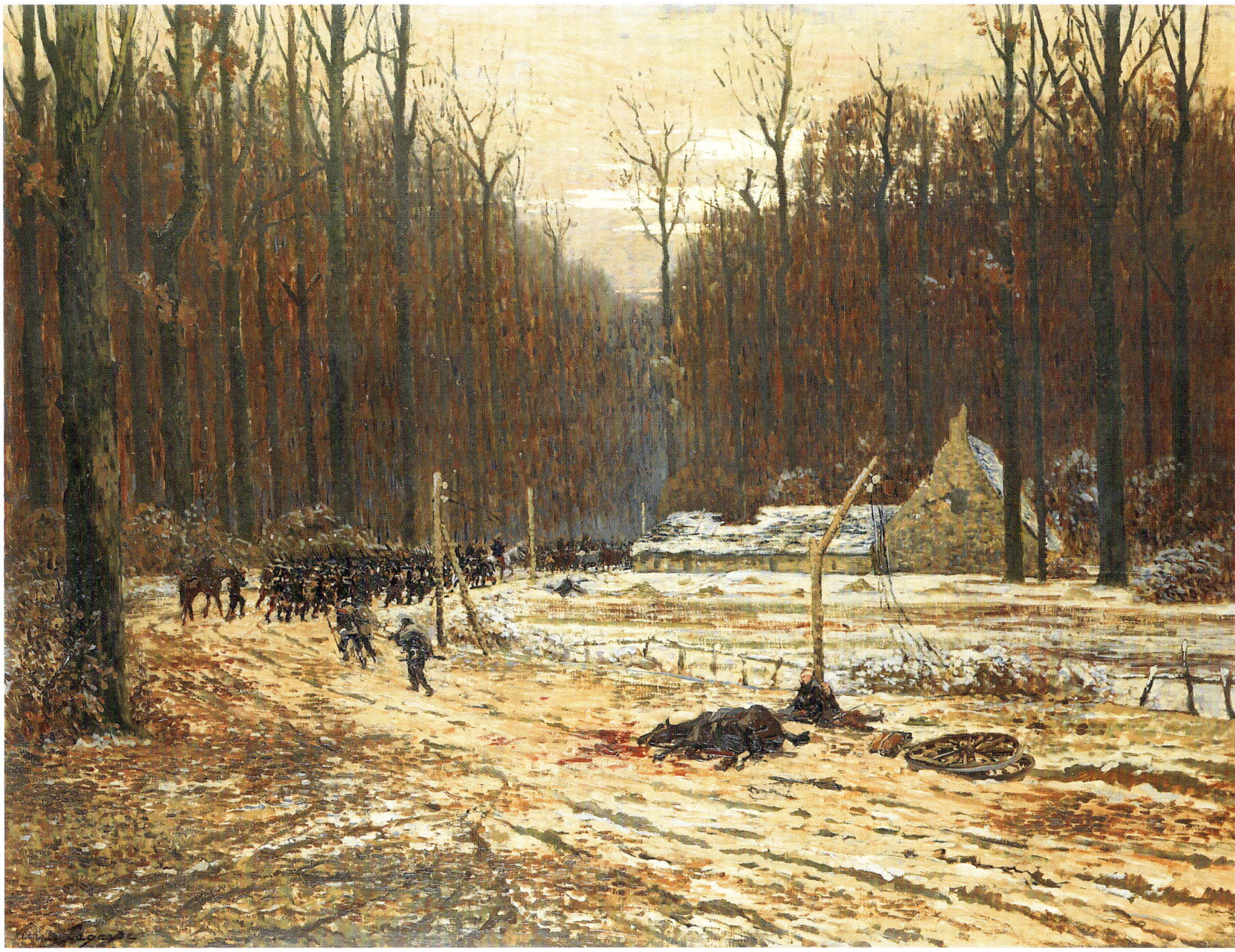

37 Pierre Lagarde, La Retraite, 1902. *Kat. 297*

denn die durch ihn verkörperten Werte – Heroismus und äußerste Opferbereitschaft – waren dazu geeignet, die Niederlage zu verklären. Er hatte bereits einen so festen Platz im allgemeinen Bewußtsein, daß die im Salon von 1874 ausgestellte *Charge de Morsbronn* von Detaille als im Widerspruch zur Ruhmesgeschichte stehend kritisiert wurde.[38]

Das Panorama der *Cuirassiers de Reischoffen* von Poilpot, das 1881 in Paris eröffnet wurde, zeigt den Abend des 6. August, nachdem sich die Kürassiere geopfert hatten, um die Armee zu retten. Auf dem Plakat zum Panorama kämpft der Kürassier Fuchs zu Fuß mit Säbelhieben gegen die deutsche Artillerie[39], das Publikum war jedoch enttäuscht, daß es nicht dem berühmten Angriff wiederbegegnete. Während die Regierung ernsthaft daran dachte, den Säbel, den zahlreiche Militärs als für den modernen Kampf ungeeignet ansahen, abzuschaffen, rettete Aimé Morot das Thema und gab ihm, indem er den Inhalt verwandelte, seinen ganzen Nimbus zurück. Es war weniger der Heroismus des Kürassiers von 1870 als der allgemeine Ausdruck sittlich motivierten Handelns, welcher zum Sujet seiner Bilder wurde. In dem Maße, wie sich die Emotion über den Krieg beruhigte, die Erinnerung aus dem Gedächtnis schwand, vollzogen die Militärmaler eine Übertragung der darzustellenden Werte auf die Triebkräfte des Angriffs. Eine neue Ruhmesgeschichte baute sich auf Grundlage dieser Vorstellung auf. Der Ausdruck der beim Angriff entwickelten Energie sollte eine neue Emotionalität dem Thema gegenüber bewirken. Daher veränderten sich die Darstellungen, wofür *Bataille de Reischoffen* von Aimé Morot (Abb. 38) ein Beispiel ist. Der Betrachter, fast frontal davor plaziert, erleidet visuell die Wirkung des Angriffs, während der Feind weitgehend verborgen bleibt. Es ging nicht mehr darum, eine Geschichte nachzuzeichnen; das titelgebende *Reischoffen* ist äußerst unbestimmt und die Landschaft untypisch.

Diese Entwicklung erreichte ihren Höhepunkt in *En folie* (Salon von 1911) von Pierre-Victor Robiquet (Abb. 39), ein Bild, dessen Sujet mit Morots *Reischoffen* identisch ist, freilich ohne die historische Wahrheit zu respektieren. Der Angriff war etwas Mystisches geworden, ein Wahnsinn, der jeder taktischen Logik widersprach. Das Kavallerieregiment von 1913 empfahl denn auch den Kürassieren den Angriff mit gezogener Waffe.

Die andere große Figur ist die des *moblot*, des Mobilgardisten, des Bürger-Soldats der Défense nationale, der für die Verteidigung seines Vaterlandes kämpfte. Die 1868 geschaffene und 1871 aufgelöste Garde mobile wurde aus jungen

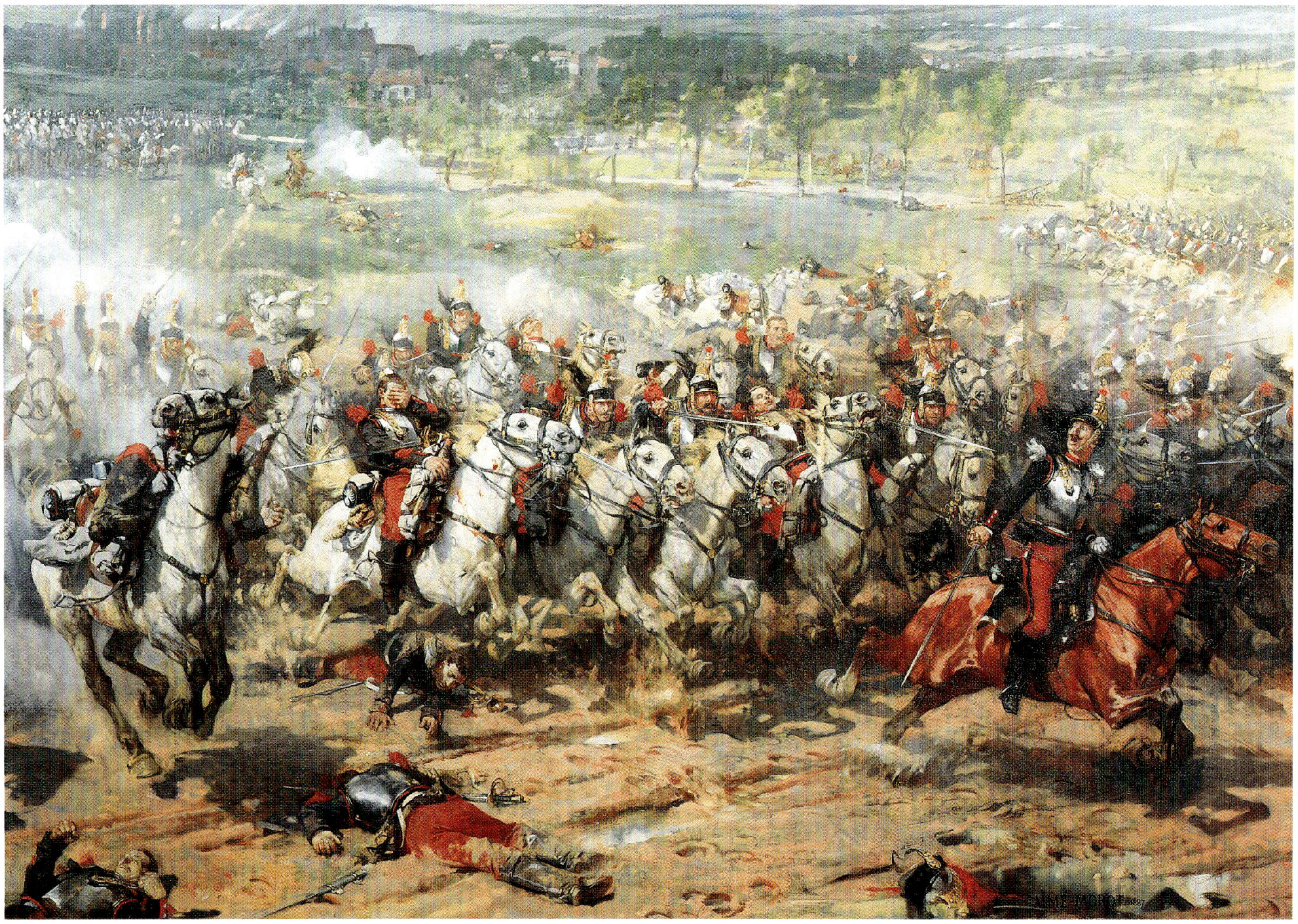

38 Aimé Morot, Bataille de Reischoffen (Wörth, 6. August 1870), 1887. *Kat. 299*

Männern gebildet, die nicht zur aktiven Armee zählten, aber doch einberufen werden konnten. Mit diesen Mobilgardisten waren die Maler in Berührung gekommen, und oft gehörten sie während der Belagerung von Paris selbst dazu. *»Alphonse de Neuvilles moblot wird in der Geschichte der Kunst als ein entscheidender und stimmiger Typus verzeichnet bleiben. Er ist sozusagen der Protagonist des großen deutsch-französischen Dramas und verkörpert als solcher den letzten Kraftakt des überraschten und alle seine Kinder zu Hilfe rufenden Vaterlandes. Detailles Cuirassier hat denselben historischen Wert und zeigt die epische Seite der militärischen Disziplinen.«*[40] Mit der Reform der militärischen Institutionen und der Einführung der allgemeinen Wehrpflicht verkörperte dieses Korps die republikanischen Tugenden und erinnerte entfernt an den Soldaten der französischen Revolution. Der *moblot* erschien in zahlreichen pittoresken Szenen der Belagerung von Paris und nahm an den großen zwischen November 1870 und Januar 1871 organisierten Ausfallversuchen teil, in denen er zur Legende wurde. Er rettete die Ehre der französischen Truppen, als die Armee in Metz kapitulierte.

Angesichts dieser großen weltlichen Figuren glorifizierte Frankreichs katholische Glaubensbewegung, die sich vom Patriotismus nicht übertreffen lassen wollte, den Priester, der dem Soldaten zur Seite stand. Paul Déroulèdes *Chants du soldat* haben zusammen mit den in *L'héroïsme en soutane*[41] zusammengestellten Erzählungen des Generals Ambert der Gestalt des kämpfenden Geistlichen Geltung verschafft. Man denke an die Figur des Pfarrers von Bazeilles, der die Verteidigung seines Dorfes organisiert, aber auch an die Klosterbrüder, die den Verletzten zur Hilfe eilen und die Toten begraben oder an die Schwestern, die die von den Deutschen gefangengenommenen Verletzten umsorgen. Diese Bilderproduktion war in den achtziger Jahren, in denen die katholische Öffentlichkeit gegen die kaiserliche und republikanische Macht ankämpfte, sehr intensiv. Einige seltenere, von General de Charette in Auftrag gegebene Bilder erinnern an die Opferbereitschaft der kirchlichen Zuaven. Als das Gesetz von 1889 die Seminaristen zum Wehrdienst verpflichtete, machte sich die katholische Strömung jedoch auch den Patriotismus zu eigen. Die große Gestalt des katholischen Patriotismus ist fortan Jeanne d'Arc, die von Gott berufen wurde, das Vaterland zu retten. Die erstaunlichste ikonographische Synthese des patriotischen Katholizismus ist das Bild *Pour l'Humanité, Pour la Patrie* (1894) von Jean Joseph Weerts, das die Figur des Kürassiers und die Christi in der gleichen Verherrlichung des Opfers vereint. Jules Monge veranschaulichte mit mehreren Bildern die Vorstellung, daß die Religion eine gute Trostspenderin sei, und daß die Aufopferung mit der christlichen Moral in Einklang stehe.

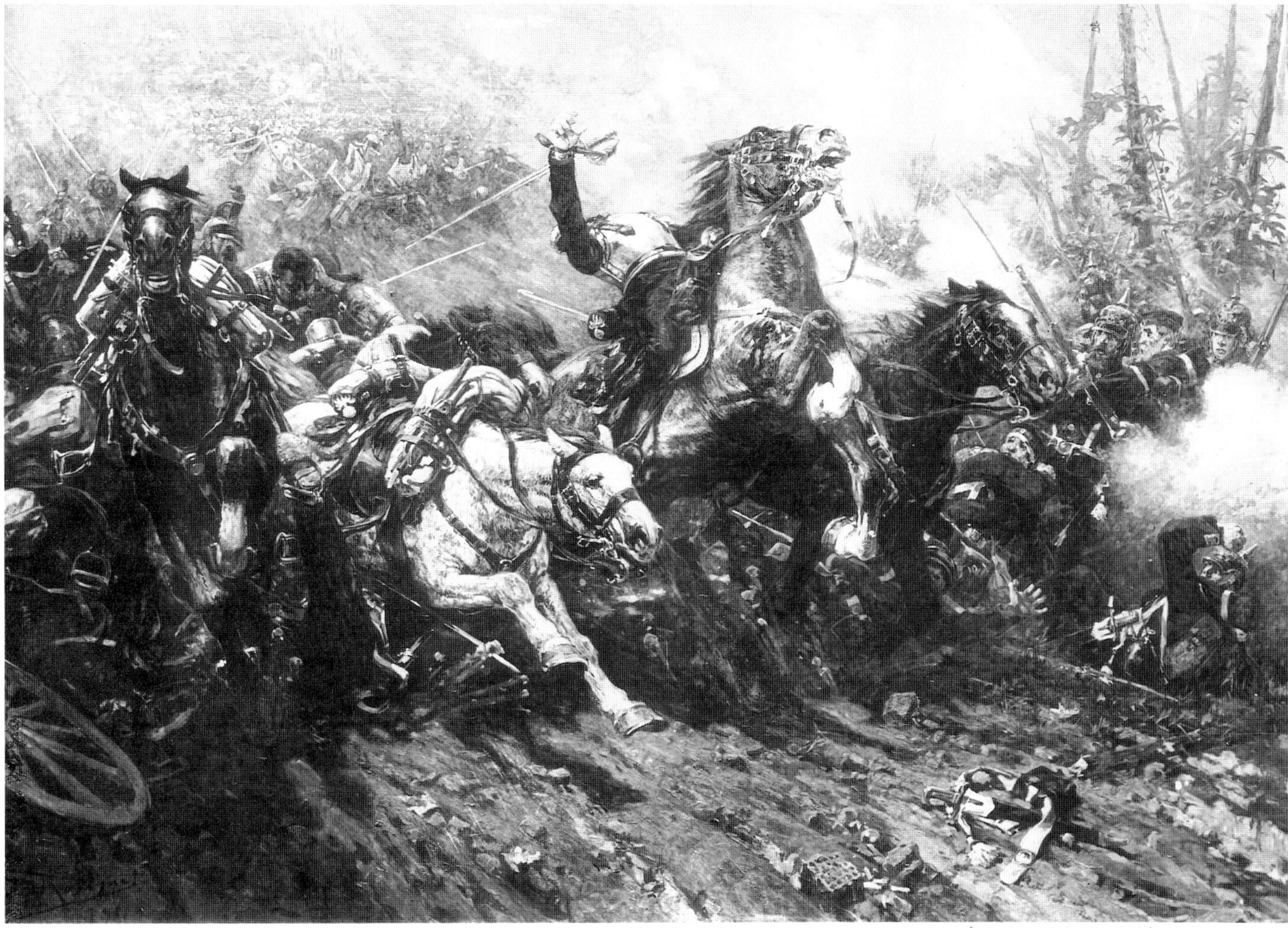

39 Pierre-Victor Robiquet, En Folie: mort du colonel de Lacarre, du 3e cuirrassiers, à Elsasshausen, 1911, Rambervillers (Vogesen), Rathaus

Am erstaunlichsten ist es, daß diese mythischen Figuren aus dem Epos der Nation zu Beginn des Ersten Weltkrieges unverändert wiederanzutreffen sind. Der *moblot* war der Vorläufer des *poilu*, des französischen Frontsoldaten. Der Kürassier steht, verbunden durch das gleiche ritterliche Ideal, dem Flieger zur Seite, und Jeanne d'Arc wacht über die Schützengräben mit einem 7,5-cm-Geschütz. Es mußten erst Verdun und der »totale Krieg« kommen, damit das Dickicht der Konventionen, Stereotypen und Mythologien von einigen vom Joch der Zensur befreiten Künstlern in Frage gestellt wurde.[42] Doch zunächst galt es, sich von der Last gültiger Konventionen zu befreien. Das letzte Wort soll Jules Richard haben, der folgenden Gedankenaustausch überliefert: *»Da ich mich bei mehreren unserer großen Künstler über die Tendenz beklagte, unsere Niederlagen unter einem tröstenden, meist übertriebenen und sogar verlogenen Äußeren zu verbergen, antworteten sie mir: ›Das französische Publikum liebt es nicht, daß man ihm allzu unverblümt die Wahrheit sagt‹.«*[43] Die nackte Wahrheit wurde noch nie freundlich aufgenommen.

Malerei und Patriotismus

Der Patriotismus stand im Mittelpunkt der Malerei des Krieges von 1870/71, so wie er im Mittelpunkt des Lebens der Nation stand. Während der ersten zwanzig Jahre nach dem Deutsch-Französischen Krieg herrschte in den verschiedenen Schichten der Bevölkerung ein breiter Konsens über patriotische Werte und über die Frage von Elsaß-Lothringen. Die Divergenzen kamen erst mit der Boulanger-Krise gegen Ende der achtziger Jahre auf, in der der Patriotismus von den nationalistischen Bewegungen vereinnahmt wurde, und mit der Entwicklung der pazifistischen, sozialistischen und anarchistischen Richtungen, die jegliche Kriegstreiberei zurückwiesen und ein anderes Ideal für Frankreich anzubieten versuchten.[44]

In seiner großen Mehrheit blieb das Volk auf eine gleichsam instinktive, gefühlsmäßige und absolute Weise patriotisch. Die militärische Wiederaufrichtung der Nation war unantastbar, die verlorenen Provinzen ließen revanchistische Gedanken aufkommen. Und während ein Teil des politischen, intellektuellen und künstlerischen Milieus einer Entspannung der deutsch-französischen Beziehungen positiv gegenüberzustehen schien, war die *vox populi* unmißverständlich anderer Meinung. Der gleichmäßige Rückgang von Darstellungen des Krieges von 1870/71 bedeutete nicht das Nachlassen der Gefühle, die in seiner Folge groß wurden. Die Bevölkerung hatte höchstens andere Motive, sie zum Ausdruck zu bringen, andere Gründe, wieder imperiale Hoffnungen zu hegen, so durch das Bündnis zwischen

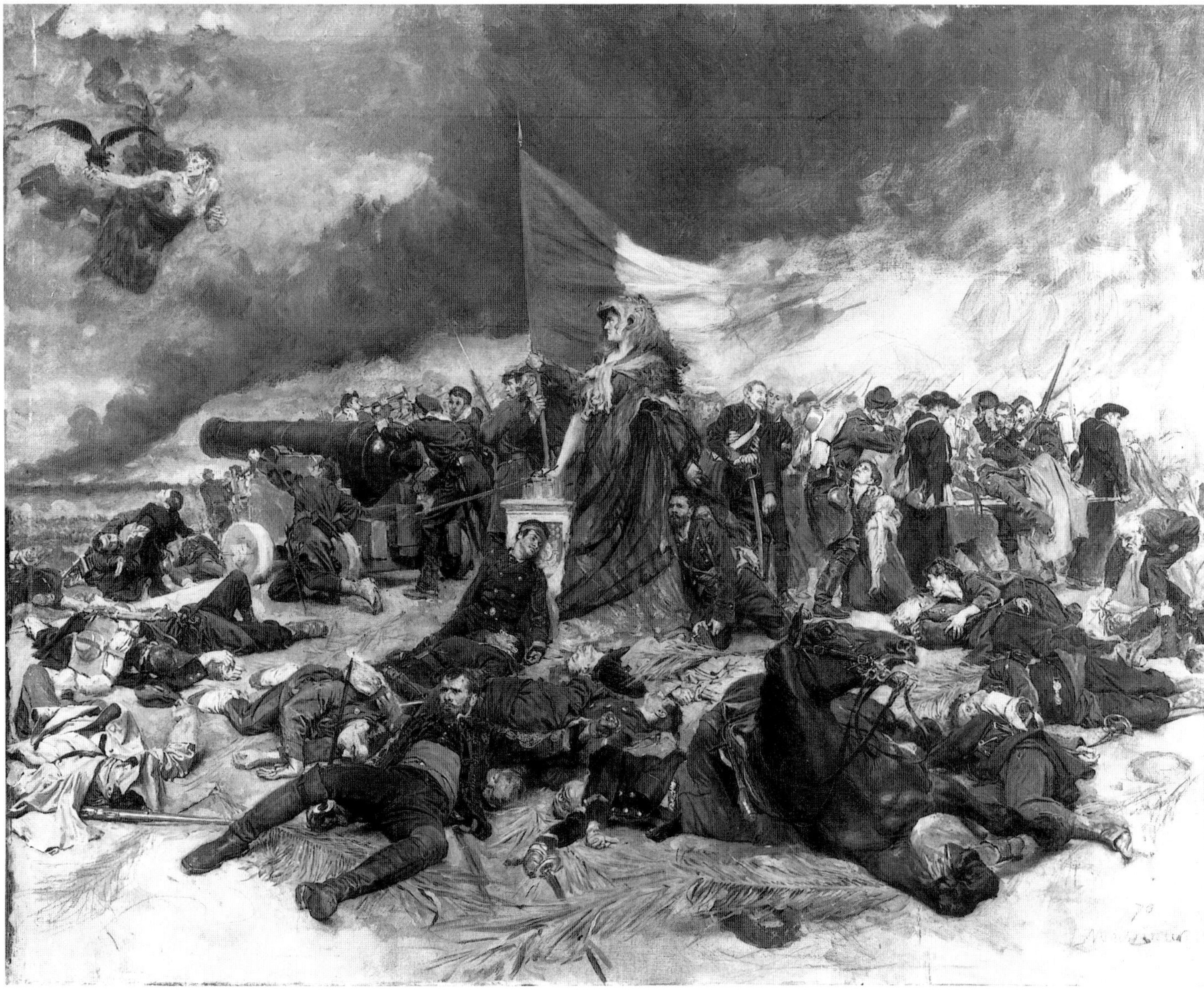

40 Ernest Meissonier, Le siège de Paris, 1870, Paris, Musée d'Orsay

Frankreich und Rußland und die kolonialen Eroberungen. In diesem Kontext ist es sehr kompliziert zu erkennen, wie die französische Gesellschaft die Darstellung des Krieges von 1870/71 wahrnahm. Die Reaktionen des breiten Publikums, der Kunstliebhaber, des politischen Milieus und der Kritik weisen deutliche Unterschiede auf und entwickelten sich nicht parallel. Die ideologische Entwicklung der französischen Gesellschaft und der Zustand der deutsch-französischen Beziehungen sind sicher grundsätzlich maßgeblich, um den Einfluß der Darstellungen beurteilen zu können. Die politischen Beziehungen berührten jedoch nicht gleichmäßig die verschiedenen Bevölkerungsgruppen, und die politischen und moralischen Auswirkungen der Folgen der Niederlage waren durchaus verschieden, Patriotismus und Revanchismus machten nicht die einheitliche Bewußtseinslage der Franzosen aus.

Die Beziehungen zwischen Militärmalerei und Patriotismus waren daher mehrdeutig und kompliziert. Das künstlerische Schaffen war nicht an sich ideologisch, wenn man die Propagandamalerei einmal ausnimmt; sie hatte ihre eigenen Kriterien. Die Künstler waren sich jedoch der ideologischen Vereinnahmung bewußt, an erster Stelle Edouard Detaille, der zu den patriotischen Bewegungen immer Abstand gewahrt hatte, ohne deswegen der Vereinnahmung durch sie und ihrem Druck zu entgehen. Als Detaille 1891 auf der Internationalen Kunstausstellung in Berlin ausstellen wollte, um die Überlegenheit der französischen Kunst zu beweisen, zwang ihn eine heftige öffentliche Kampagne, darauf zu verzichten.[45] Gleichzeitig erfreute er sich der Zeichen der Wertschätzung und sogar der Bewunderung, die ihm der deutsche Kaiser Wilhelm II. zuteil werden ließ. Der Verzicht auf die Berliner Ausstellung hinderte ihn auch nicht daran, für den preußischen Kronprinzen zu arbeiten. Fern war die Zeit seines ersten Bildes *Les Vainqueurs* (1872), wo er die Preußen zu Uhrendieben stempelte.

Im Laufe der Jahre stellten sich die Künstler die Frage nach dem Stellenwert des Patriotismus in der Kunst. Viele hegten Zweifel, schwankend zwischen der großen Lüge und der brutalen Wahrheit. Und doch scheint ein patriotischer Konsens begründet worden zu sein, der den Erwartungen des großen Publikums entsprach, derjenigen, die die Kunstsalons füllten und über Erfolge entschieden, die durch die Presse und Kunstblätter verbreitet wurden. Dieses Publikum interessierte sich vor allem für das Sujet und blieb weder unempfindlich für die Anstachelung seines Chauvinismus noch für die Verdrängung eines schlechten Gewissens. Insofern hatten es Werke schwer, die diese Bloßstellung der Kunst angriffen und mit den geltenden Konventionen brachen.

Die Maler

Der Krieg von 1870/71 hat einerseits einer neuen Ästhetik des Krieges zum Durchbruch verholfen, andererseits hat er auch eine neue Kategorie von Künstlern hervorgebracht: die Militärmaler. Während die Schlachtenmaler des Zweiten Kaiserreiches Diener des Staates waren und von seinen Aufträgen lebten, war die neue Generation unabhängig und lebte vom Kunstmarkt. Befreit vom Staat, hatte sie freilich eine große moralische Verantwortung den Franzosen gegenüber. Denn das Bild vom Krieg 1870/71 war ein patriotisches oder überhaupt keines.

Die extremste künstlerische Ausdrucksform war die von Künstlern wie Ernest Meissonier, die sich aus Patriotismus weigerten, den Siebzigerkrieg überhaupt zu malen. So erklärte er folgerichtig: »*nicht ein Deutscher wird bei mir noch den Fuß über die Schwelle setzen*«, nicht einmal in der Malerei. Während er mit seinem *Napoléon III à Solférino* (Abb. 28) oder *1814* die Historienmalerei zu modernisieren versuchte, kennt man von ihm nur eine Farbskizze von 1870, *Le siège de Paris* (Abb. 40), die eine Allegorie der Verteidigung von Paris darstellt.

De Neuville verkörperte die »tragische« Strömung, die den größten Heroismus und das größte Desaster in Szenen von höchster Spannung zusammenzubringen versuchte. Seine bereits unter dem Zweiten Kaiserreich sehr lebhafte Malerei hatte an Tiefe gewonnen: »*Niemand gibt besser als Alphonse de Neuville die peinigenden Ängste in den entscheidenen Auseinandersetzungen und im Todeskampf wieder; niemand verleiht seinen Bildgestalten ergreifendere Ausdrucksformen und variiert die Typen auf intelligentere Weise, wobei er durchgehend auf der Tonleiter des Schrecklichen bleibt, die er kaum verläßt.*«[46] Wilfrid Beauquesne gehörte, wenn auch dem Stil nach weniger brillant, derselben Richtung an und beschwor zwischen 1883 und 1914 die dunklen und die glorreichen Tage der französischen Armee. Zahlreicher waren jene, die in der Art von Boulevardstücken malten, wie Paul Boutigny, den man gemäß seines Bildes *Un brave* von 1889, wo ein beherzter Krieger den Heldentod der Familie vorzieht, mit der Formel »Einer gegen Alle« charakterisieren könnte. Dieser übertriebene Heroismus ging häufig Hand in Hand mit einem Porträt des brutalen, arroganten, wenn nicht sogar sadistischen Deutschen, der in den Szenen von Geiselnahmen und Massenexekutionen seine Rolle spielt. Viele ließen sich davon in Versuchung führen, so z. B. Alexandre Bloch, Emile Brisset, Paul Grolleron oder Ernest-Jean Delahaye, der in seinem Antigermanismus besonders heftig war.[47]

Diese Ikonographie hatte einen größeren Erfolg als die »negativistische« Strömung, die, vor allem in den ersten

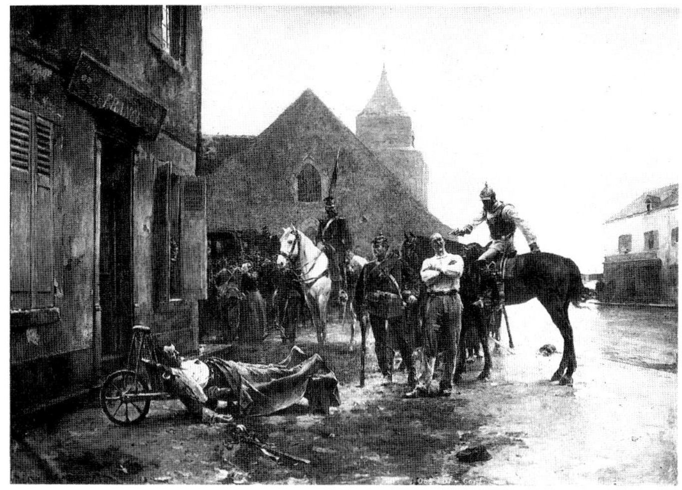

41 Paul Boutigny, La confrontation, 1886. *Kat. 295*

Nachkriegsjahren, die dunkle Seite des Konflikts zeigte: die Verletzten, die Ambulanzen und die Toten, die in Massengräbern beerdigt werden; die Gefangenen oder die in der Schweiz Internierten. Die Franzosen hatten schnell ihre innere Krise überwunden und diese Ikonographie zurückgewiesen. Bereits 1877 wurde Detaille aufgefordert, die Aussage seines Bildes *Salut aux blessés*, auf dem die Gefangenen ursprünglich Franzosen waren, umzukehren. Eugène Médard, 1879 angeklagt, mit *Une retraite* die Moral der Nation zu untergraben, widmete sich im darauffolgenden Jahr der glorreichen Verteidigung Belforts. Wenn Etienne Beaumetz 1882 *La brigade Lapasset brûle ses drapeaux* ausstellt, so heißt es 1887 beim gleichen Thema *Ils ne l'auront pas!* und 1888 *Salut à la victoire*: »*Sein Bild wird stark beachtet und man spürt bei den Diskussionen, die sich davor entspinnen, daß der Maler heftig eine empfindliche Seite in unseren Herzen angerührt hat.*«[48] Und der Autor fährt fort: »*Die Kunst ist so chauvinistisch wie die Fahne [...] Wenn die Maler den Feldzug von 1870/71 behandeln, suchen sie die Episoden heraus, in denen der Wert unserer Soldaten besonders hervorstach, wo die Verluste, die sie erlitten, besonders heldenhaft waren. Was für großzügige Lügen!*«

Jeder Versuch von Objektivität wurde als Angriff auf die Moral der Nation verurteilt. Alfred Roll, ein anerkannter Künstler, machte mitten in der Boulanger-Krise diese schmerzliche Erfahrung. 1887 wird *La guerre, marche en avant* von den Patrioten heftig angegriffen: »*Der Eindruck dieses Gemäldes ist erbärmlich; sicherlich ist dies einer der betrüblichen Aspekte dieses Krieges, aber es ist nicht der Krieg. Der Krieg, das ist die unvergleichliche Begeisterung und Unbedingtheit, mit der bei Morot eine Geschützstellung erobert wird, was dieses Gemälde zu einem lebendigen, persönlichen Geschichtsblatt macht, einem der besten des Salons, während das Werk von Roll eine bedrückende Tristesse, eine düstere Niedergeschlagenheit ausstrahlt.*«[49] Fortan waren die Preußen die Gefangenen, wurden die Fahnen gerettet und die Toten waren Helden. In Jules Monges *Dernier du bataillon* (Salon von 1894) schreibt der letzte Überlebende mit seinem Blut »*Vive le 2e Zouave*« auf eine Mauer. Hier wird der Gipfel eines offensichtlich schlechten Ge-

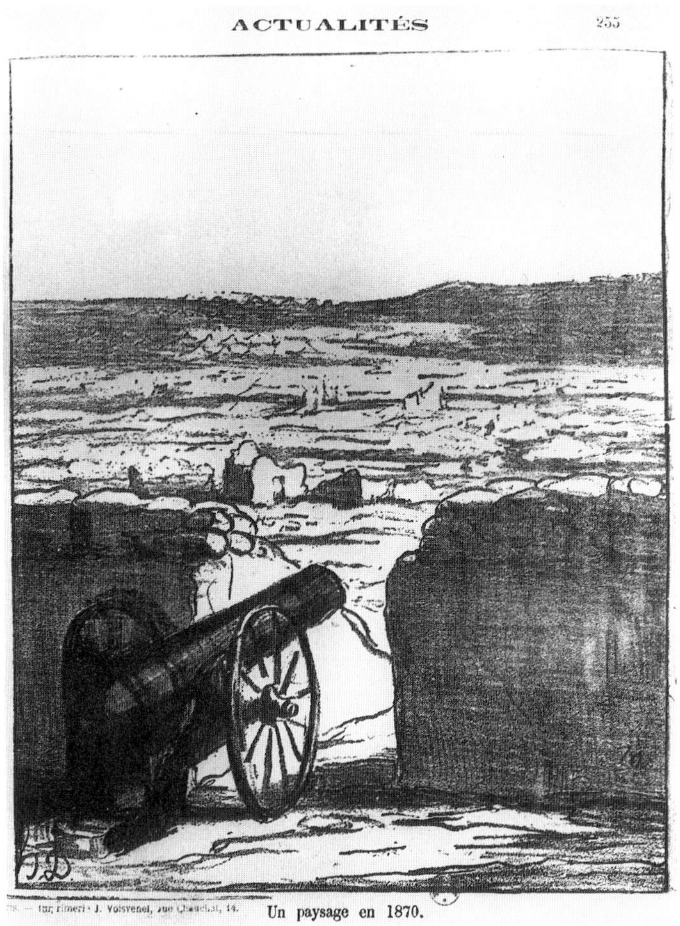

42 Honoré Daumier, Un paysage en 1870, in: Le Charivari, 10.12.1870

schmacks erreicht, als ob das ständige Überbieten darauf zielte, eine schwindende Aussprechbarkeit des betroffenen Publikums zu kompensieren, das seit zwanzig Jahren mit Szenen überschüttet wurde, die die Niederlage verklärten. Jules Benoit-Lévys *Défense de Rambervillers* im Salon von 1896 und 1897 Monges *Turco-Ben-Kaddour au combat de Lorcy (26 décembre 1870)* wurde nochmals ein großer Erfolg beschieden. Eine Reaktion zeichnete sich indes durch Künstler wie Lagarde und Hoffbauer ab, die wieder eine tiefgehende, reichlich pessimistische Haltung dem Krieg gegenüber entwickelten. Sie waren jedoch, ganz wie Roll zwanzig Jahre früher, sehr isoliert. Und sie wogen nicht schwer gegenüber Delahaye und seiner *Juliette Dodu* (Salon von 1910), der Vorsteherin des Telegrafenamts von Pithiviers (Loiret), die deutsche Depeschen abfing und an den General d'Aurelle weiterleitete. Zum Tode verurteilt, wurde sie von Prinz Friedrich Karl begnadigt, der einem solchen Heroismus gegenüber seinen Respekt nicht versagen konnte.

Detaille könnte man an die Spitze der realistischen Strömung stellen. Er hat sich selbst zu seiner Ästhetik geäußert und scheint sich vollkommen der Konventionen bewußt gewesen zu sein, die auf seiner Kunst lasten. Resignierend hat er deren Zwänge akzeptiert, ohne jedoch seinen Anspruch aufzugeben. Detaille war ein Realist, der weniger Gefühle bewegen als zu analysieren suchte. Er analysierte die Verhaltensweisen und Charakterzüge der französischen Soldaten, wählte Szenen aus, in denen sie zum Ausdruck kamen, dabei immer mit einer großen historischen Treue. Seine Kunst gründet gleichsam auf der Arbeit eines wahren Historikers, der seine Quellen verifiziert.[50] Detaille hatte am Krieg teilgenommen, er kannte seine Erhabenheit, seine Abgründe und seine Schrecken. Die beiden letzten Aspekte waren durch die französische Öffentlichkeit aber von der Darstellung praktisch ausgeschlossen. Dennoch akzeptierte er nicht, daß die Glanzpunkte über die historische Wahrheit hinaus glorifiziert würden. Während er das Panorama der Schlacht von Champigny, die nur ein sehr bedingter Sieg der französischen Truppen war, malte, empörte er sich über die Kommentare eines Ratgebers, der dem Ruhm des Tages allzuviel hinzudichtete. Detaille war der Maler der Niederlage, bevor er der Maler der Erneuerung der französischen Armee wurde. Doch er vermischte beides nicht. *»Diese Art, den Krieg darzustellen, ist ebenso originell wie wahr. Bei keinem unserer Militärmaler, weder bei den alten noch bei den neuen, findet man etwas gleichwertiges [...] Dies führt jedoch dazu, daß man seine Ästhetik zu definieren versucht. Man kann es mit einem Wort tun: Es ist Realismus. In erster Linie will Detaille wahr sein. Alphonse de Neuville ist dramatischer, Detaille wahrer. Wenn sie alle beide die Maler der schrecklichen Jahre bleiben sollen, so wird die Nachwelt vom ersten vor allem verlangen, ihr das Fieber dieser Zeit zu überliefern und vom zweiten, ihr sie in der bestimmten und nüchternen Art des Historikers zu erzählen.«*[51] Das war er tatsächlich, denn er führte als einer der ersten die positivistische historische Wissenschaft Hippolyte Taines in die Malerei ein. Er war im Atelier von Meissonier, der damals von seinem großen Fresko über die napoleonische Zeit träumte, für das er alle möglichen Forschungen und Studien betrieb, in eine gute Schule gegangen. Die von ihm 1890 veranlaßte Gründung der Gesellschaft La Sabretache, die sich der Militärgeschichte widmete und deren Präsident er lange Zeit war, ist aufschlußreich für seine Vorgehensweise.[52] Bibliothek und Sammlung der Gesellschaft sind die Empfehlung einer Zeit, in der Künstler nicht von allzuviel Skrupel geplagt wurden.

Einige Maler traten in seine Fußstapfen, wie Henri Dupray und anfangs Berne-Bellecour. Beide haben indes keine so bedeutenden Werke wie Detaille hervorgebracht, da sie rasch ins anekdotische Genre abfielen. Als Gleichgesinnte ließen sich noch Couturier, Sergent, Raoul Arus, Médard und James Alexander Walker anführen, die, unterschiedlich talentiert, durch historiographische Strenge und realistische Darstellung menschlicher Typen wahrheitsgetreu geblieben sind. In dieser Hinsicht ist ihnen häufig die naturalistische Literatur nahegekommen, die sich im Umkreis von Zola in den zehn Jahren zwischen 1870 und 1880 zu entwickeln begann. Die Maler haben jedoch weder deren moralische Unerbittlichkeit noch soziale Dimension. Der einzige Militärmaler, der als »naturalistisch« bezeichnet werden kann, ist Georges Jeanniot. Er illustrierte im übrigen als erster 1890 Zolas *La Débâcle*. 1870 war er Leutnant beim 23. Infanterieregiment. Nachdem er zwei Jahre zuvor von der Militärschule in Saint-Cyr abgegangen war, kam er als Mitglied der Ostarmee mit dem Krieg in Berührung; am 16. August wurde er in Rezonville schwer verletzt. Da er in einem intellektuell ziemlich subversiven Milieu lebte, ist seine Sicht des Krieges kritisch und alles andere als gefällig. Sein Ausgangspunkt

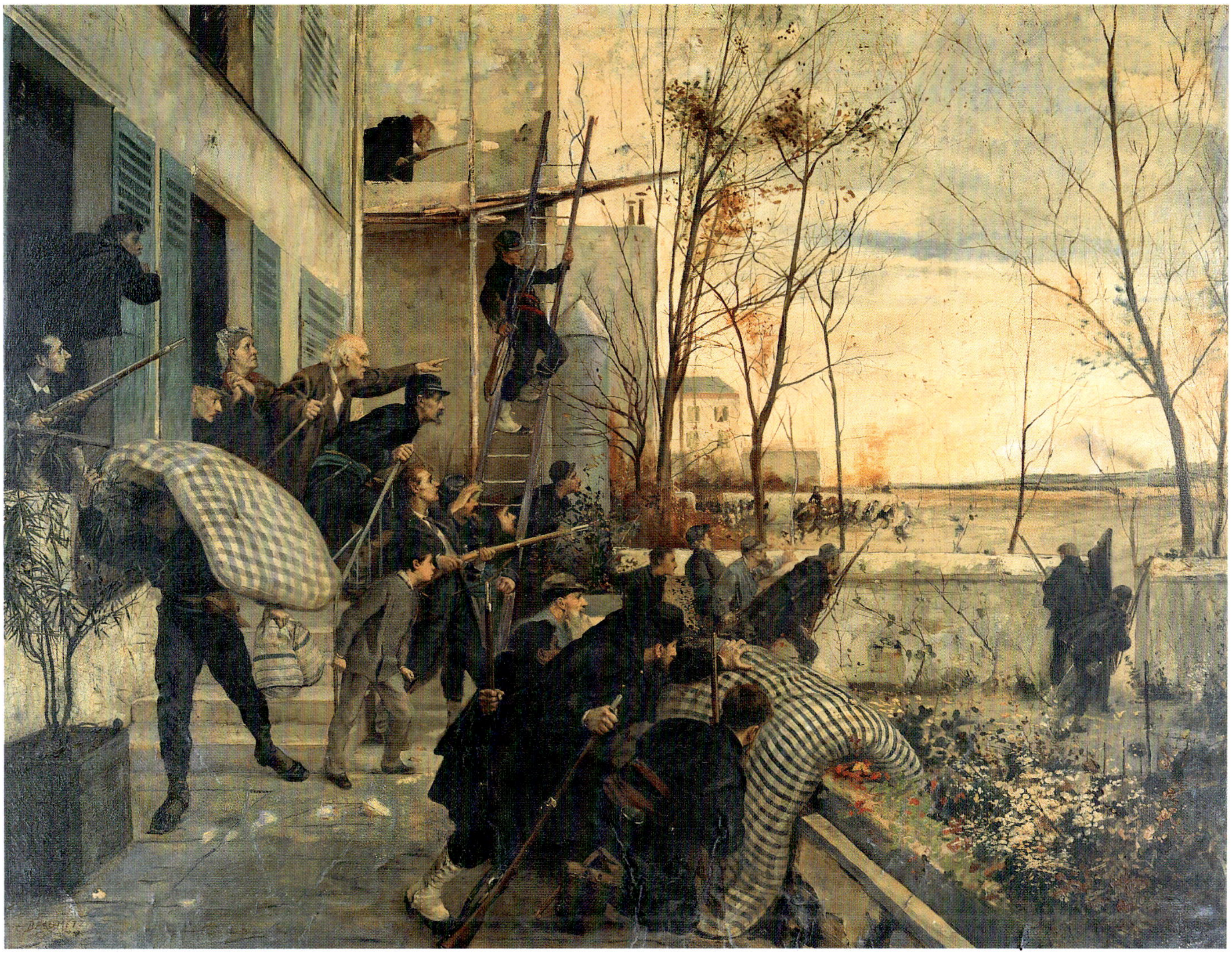

43 Etienne Beaumetz, Les voilà!, 1880. *Kat. 294*

war der eines Teilnehmenden, nicht eines Randständigen. Ebenso wie Detaille bemühte er sich um Genauigkeit bei der Typenzeichnung und historische Richtigkeit. Seine gestalterischen Mittel sind jedoch von anderer Art. Jeanniot hat vor dem Geschichtlichen die Malerei im Auge, die Farbe hat den Vorrang vor der Wiedergabe des Details. Es ist gewissermaßen ein durch Manet hindurchgegangener Detaille; zudem kommen in allen seinen Kompositionen Ironie und Sozialkritik zum Vorschein.

Schließlich besitzen wir noch einige Spuren von der Existenz zutiefst antimilitaristischer und antirevanchistischer Künstler aus dem Arbeitermilieu, für die die Niederlage von 1870/71 vor allem die der Pariser Kommune blieb. Diese Richtung betätigte sich vornehmlich auf dem Gebiet der Graphik, da eine solche Malerei schwerlich ausgestellt und noch weniger verkauft worden wäre. Diese Künstler waren Mitglieder der 1884 gegründeten Societé des Indépendants oder auch der 1892 gegründeten Union libérale d'Artistes français. Die Karikaturisten, angefangen bei Honoré Daumier (Abb. 42), waren häufig die heftigsten Kritiker der Maßlosigkeit der patriotischen Produktionen, die im Salon ausgestellt wurden.

Die Kritik

Die Kritik der Kunstsalons war im 19. Jahrhundert eine eigene Gattung, der sich eine Reihe von Autoren gewidmet hat. Es gab nicht eine Zeitung oder Zeitschrift, die dem Salon nicht jedes Jahr im Mai einige Seiten oder vereinzelt auch Beilagen oder Sondernummern einräumte. Alle Richtungen waren anzutreffen, von den Monarchisten bis zu den Linksradikalen, die über die Bilder mit der größten Parteilichkeit urteilten. Allerdings folgte die Kunstkritik auch eigenen Regeln, und so kann man, was die Militärmalerei des Krieges von 1870/71 angeht, durch die gesamte Presse hindurch eine allgemeine Entwicklung feststellen. Während der siebziger Jahre zeigte die Kritik der seriösen Tageszeitungen und der gelehrten Zeitschriften wenig Neigung, die Bilder des Krieges 1870/71 zu kommentieren, mit Ausnahme des Werkes zweier Künstler, Detaille und de Neuville, deren Talent und Erfolg nicht umgangen werden konnten.[53] Wenn beide Künstler, wie im Salon von 1880, nicht ausgestellt wurden, erfuhr die Militärmalerei kaum Erwähnung.

Konservative Zeitschriften wie die *Revue des Deux Mondes* bekundeten eine deutliche Ablehnung der Sujets: »*Die zahllosen Kampfepisoden, mit denen seit unseren Niederlagen jedes Jahr der Salon überfüllt ist, verursachen mir einen Widerwillen [...] Schluß mit den verletzten, überraschten und flüchtenden Franzosen, Schluß mit den Leichen im Vordergrund, mit den klaffenden Wunden und der zerrissenen Kleidung!«*[54] Diese Kritik, die die Erinnerung an die nationalen Katastrophen als *»antipatriotisch«* verurteilte, verband sich häufig, den episodischen Charakter betreffend, mit einem ungünstig ausfallenden ästhetischen Urteil, *»denn es ist ein weiter Weg von der Anekdote zur Geschichte, von einem vertraulichen Brief zu einem Heldenepos«*.[55] Diese Produktion war zu anspruchslos und fand nur schwer ihren Platz in der üblichen gattungsmäßigen Einleitung. Freilich wurde anerkannt, daß sich die Menge vor den Bildern von Detaille, de Neuville und Berne-Bellecour drängte, die alljährlich *das* Ereignis waren.[56] Die Boulevardpresse räumte ihnen einen besonders hervorgehobenen Platz ein und bildete die Werke ab, die den größten Zuspruch erhielten. Einige Kritiker waren der Militärmalerei jedoch durchaus zugetan, wie Gustave Goetschy, der Autor des ersten Buches über die neue Schule der Militärmalerei, Eugène Montrosier oder Jules Richard, der ab 1886 einen *Salon militaire* veröffentlichte.

Während die Zahl der Künstler, die sich dem Krieg von 1870/71 widmeten, nach 1880 kontinuierlich anstieg, fand die gelehrte Kritik ein neues großes Thema: die Erschöpfung des Sujets. Eugène Montrosier hatte es 1878 eingeführt: *»Es möge uns indes erlaubt sein, unsere Militärmaler vor einem der Grundbestandteile ihres Erfolgs zu warnen: der Aktualität. Die Aktualität, die zu ihrer Beliebtheit beigetragen hat, beginnt schwächer zu werden, und diese graduelle Abschwächung macht eine Fortentwicklung ratsam, auf die sie sich klugerweise vorbereiten sollten.«*[57] Es wurde von zahlreichen Kritikern wie Albert Wolff vom *Figaro-Salon*[58] oder Jules Richard aufgegriffen und ausgedeutet. Bei letzterem wurde die Erschöpfung der Sujets jedoch direkt mit einer beim Publikum wahrnehmbaren veränderten Einstellung in Verbindung gebracht: *»Ich möchte die Gelegenheit ergreifen, darauf hinzuweisen, daß in dem Maße, wie wir uns von dem schrecklichen Jahr entfernen, es immer schwieriger wird, die Episoden aus dem Deutsch-Französischen Krieg zu behandeln; zunächst, weil man sie schon zwanzig Mal behandelt hat, sodann, weil wir nicht Wort gehalten haben, als wir geschworen haben, unsere Fehlschläge schnellstmöglich wiedergutzumachen [...] Ich muß sagen, daß unsere Niederlagen uns belasten, uns stören, und daß wir es nicht besonders mögen, daß man sie uns jedes Jahr in Goldrahmen faßt.«*[59]

Diese Vorbehalte bringen sicher die einsetzende Ermüdung eines Teils des Publikums zum Ausdruck, der auf Siege wartete. Da diese im Krieg von 1870/71 reine Karikaturen waren, griffen viele Künstler auf die Geschichte des Ersten Kaiserreiches zurück. Diese Epoche war gleichsam eine unerschöpfliche Quelle an Taten von kollektivem Heroismus und von pittoresken Episoden, die den Erinnerungen von Offizieren oder einfacher Soldaten der Großen Armee entnommen wurden.[60] Das um so mehr, als der Krieg von 1870/71 seine besten Momente bereits hergegeben hatte und in der reinen Anekdote und der Wiederholung zu versinken drohte.[61] Trotz dieser berechtigten Kritiken scheint das große Publikum an diesen weniger anspruchsvollen Bildern reichlich Gefallen gefunden zu haben.[62]

Nichtsdestoweniger wurden in den Jahren nach 1890 die Szenen aus dem Krieg von 1870/71 in den Salons seltener, und es bedurfte eines wirklich außergewöhnlichen Gemäldes, damit sich die Kritiker damit befaßten. Diese Müdigkeit war zudem Ausdruck der Selbstzensur, zu der sie sich verpflichtet fühlten. Die Bilder, ganz gleich von welcher ästhetischen Qualität, hatten von vornherein das in seiner Gesamtheit patriotische und chauvinistische Publikum auf ihrer Seite. Jedes unparteiische Urteil war unmöglich, da die Malerei mit der Moral der Nation in einen engeren Zusammenhang gebracht wurde. Es war eine Pflicht, sie gut zu beurteilen: *»Die Militärmalerei hat einige Infanteristen dieses Jahr. Obwohl de Neuville tot ist, obgleich Detaille, ganz in Anspruch genommen von seinen wunderbaren Illustrationen zur französischen Armee, nicht die Muße hat, auszustellen, donnert die Kanone trotzdem und die Offiziere der Chasseurs zu Fuß, einen Degen in der einen und ein Lorgnette in der anderen Hand, schreien: ›En avant!‹. Clairons blasen zum Angriff und Herr Déroulède mag sich vorstellen, daß es nur noch wenige Tage sind, bis wir Elsaß und Lothringen zurückerhalten. Es liegt mir fern, zu spotten. Ohne der Ligne des Patriotes anzugehören, hege ich für unsere Armee eine menschliche Hochachtung, die an Bewunderung und Begeisterung grenzt, aber ich dulde ungern rote Hosen in der Kunst, in keiner Kunst. Betrachter und Kritiker sind im voraus in der Pflicht, und es ist Vorschrift, den Hut zu schwenken und zu brüllen: Es lebe die Front!, andernfalls man für einen Geheimagenten Bismarcks gehalten und von der Menge niedergemacht wird.«*[63] Diese Meinung wurde von den Kritikern weitgehend geteilt, die sich ihrer starken Abhängigkeit von einer öffentlichen Meinung bewußt waren, und deren Urteil vor allem dem ideologischen Inhalt der Bilder galt.[64] Zur Bestätigung sei die Bemerkung eines Kritikers des *Journal des Artistes* herangezogen, der anläßlich des im Salon von 1886 ausgestellten Bildes von Beaumetz bemerkte: *»Wenn der Maler etwas dumm ist, so rettet ihn sein Patriotismus.«* Die Herzen entflammen, den Traum von einem kriegerischen Sieg am Leben zu erhalten, darin bestand das ungeheure Verdrängungsunternehmen, dem sich die Malerei des Krieges von 1870/71 hingab. Die Emotionen, die sie auslöste, waren unantastbar, denn es handelte sich um eine nationale Therapie.

Dennoch entwickelte sich auf dieser Grundlage eine heftige Kritik. Sie hatte erneut in Charles Baudelaire einen berühmten Vorgänger: *»Horace Vernet ist ein Militär, der malt. – Ich hasse diese bei Trommelschlägen improvisierte Kunst [...] Ich hasse diesen Mann, weil seine Bilder überhaupt keine Malerei sind, sondern eine heftige, behende Masturbation, eine Reizung der französischen Epidermis.«*[65] Diese Argumentation wurde zunächst von Huysmans aufgegriffen, für den *»der Patriotismus eine negative Eigenschaft in der Kunst ist«*[66], dann von Maupassant, der nicht stehenbleiben wollte vor all den patriotischen Manifestationen in Farbe, die den Gönnern des Ölbildes so teuer waren[67] und schließlich von Mirbeau, der gestand, *»den tiefsten Abscheu vor Militärbildern zu haben. Die Herren Detaille, de Neuville und Berne-Bellecour, und generell all diese verkleideten*

Feldherrn, die sich für Maler hielten, hatten mir diese Art von Ablenkung absolut verleidet«.[68] Dieser ästhetische Protest wurde im Laufe der Jahre spürbar politischer.

Kurz vor der Jahrhundertwende bemerkte Urbain Gohier, ein für Dreyfus eintretender Journalist, etwas boshaft: »*Seit fünfundzwanzig Jahren haben in den Gemäldeausstellungen mehr deutsche Leichen die Schlachtfelder bedeckt und sind auf den Bildern mehr deutsche Gefangene vorbeigezogen als Soldaten von Deutschland während des ganzen Krieges an die Front geschickt worden sind.*«[69] Aufgrund der Übertreibungen, ja Maßlosigkeiten, war das Thema in den Augen der Eliten, die es bis dahin halbwegs unterstützten, völlig in Verruf geraten. Da die öffentliche Unantastbarkeit der Armee mit der Dreyfus-Affäre[70] ein Ende gefunden hatte, fühlte sich die Kritik nunmehr frei, nach bestem Wissen und Gewissen zu urteilen. Radikaler noch stellte man jetzt die durch die Bilder suggerierte Wirklichkeit in Frage. Georges Darien griff in *L'Epaulette* die wesentlichen Elemente einer Pressekampagne auf, die aus Anlaß des 25. Jahrestags der Schlacht von Sedan hinsichtlich der Verteidigung des Hauses der *Dernières cartouches* in Bazeilles angelaufen war und einige Jahre später mit einer Mystifizierung ihren Abschluß fand. Das absolute Meisterwerk der patriotischen Malerei sah sich der Lächerlichkeit ausgesetzt.[71] Darien fand jedoch in der patriotischen Presse hartnäckige Verteidiger des Bildes, die das offen zutage Liegende ableugneten[72], ja seine Geschichte wurde sogar für das Theater bearbeitet.[73] Die Positionen der Kritiker radikalisierten sich, und häufig hatten die Bilder nicht einmal Anspruch auf einen Kommentar oder wurden mit einer Zeile erledigt. Der Mangel an Meisterwerken machte den nationalistischen Kritikern die Aufgabe noch schwerer. Und auch Guillaume Apollinaire stellte 1911 fest, daß »*die Militärmalerei im Niedergang befindlich*« sei.[74]

Der Wiederanstieg der Spannungen in den deutsch-französischen Beziehungen veranlaßte einige junge Künstler, wieder an das Thema anzuknüpfen, aber diese bescheidene, ästhetisch sehr dürftige Renaissance fand letztlich keine für sie eintretende Kritik. Die Kunstkritik lehnte es ab, sich allein nach den patriotischen Werten der Malerei zu richten. Klarsichtig genug, ließ sie sich nicht von ihrer Oberflächlichkeit und Niedrigkeit täuschen. In einer Zeit, in der die französische Schule einen bedeutenden Aufschwung erlebte, wo die Stile sich vervielfältigten, reichte der Blick der Ästheten weiter als der der Patrioten. Die Kritik hat die Veränderungen zu verstehen und die malerischen Qualitäten eines jeden zu bewerten gewußt. Keines der Meisterwerke des Krieges von 1870/71 ist vergessen worden. Alle haben eine angemessene Bestätigung erfahren.

Kollektives Gedächtnis und neue Ästhetik

Der Krieg von 1870/71 beschleunigte eine formale Entwicklung der Militärmalerei, die sich bereits in den sechziger Jahren abgezeichnet hatte. Der Krieg war jedoch noch fern und die Armee, gleichsam neben der Nation ein Eigenleben führend, erregte vor allem die Phantasie und Neugier. Mit den Kämpfen auf französischem Boden und der Einberufung zur Nationalgarde änderte sich die Wahrnehmung des Krieges. Für halb Frankreich war es schmerzlich erlebte Geschichte. Die Schlachtenmalerei wurde primär eine Malerei von Erinnerungen, die ein kollektives Gedächtnis bildeten, in dem sich die tragische Erschütterung durch den Krieg mit einem von der demütigenden Niederlage herrührenden Gefühl von Nationalstolz vermischte. Diese Bilder waren aufs engste mit dem Leben der Nation verbunden. Mit der Zeit nahm jedoch das Vergessen und Nichtverständnis zu.[75] Die Künstler der »jungen Schule« ließen daher das Sujet fallen, an erster Stelle der berühmteste unter ihnen, Edouard Detaille. Fortan wurde die Revanche in der Heldengeschichte der Revolution und des Ersten Kaiserreiches sublimiert. Das einzige napoleonische Panorama des ausgesprochen republikanischen Malers Poilpot zeigte im Jahre 1900 die Schlacht von Jena. Die neuen Helden hießen Marceau, Murat, Lasalle und Ney.

Das Ideal historischer Wahrheit, das die Schlachtenmalerei nach der Niederlage durchdrang, hatte sich nun in historiographische Gelehrsamkeit verwandelt, wobei die Prägnanz der Episoden bei dieser Rückkehr zur Vergangenheit verlorenging. Die Malerei knüpfte an alte Konventionen an und vergaß darüber deren Anachronismus. In den Bildern, die den Krieg von 1870/71 behandeln, ist diese retrospektive Anlehnung gegen Ende des 19. Jahrhunderts deutlich zu bemerken.

Dennoch wurde bei den besten Künstlern der Zeit aus dem Krieg eine neuartige Ästhetik geboren: »*Wer hätte uns wohl vorausgesagt, daß wir die Entdeckung der wahren Schlachtenmalerei nur einem Desaster verdanken werden, und daß ein Jahr der Niederlagen uns geben würde, was 400 Jahre der Siege uns nicht gegeben hatten.*«[76] De Neuville hatte die psychologischen und moralischen Tiefen des menschlichen Wesens erforscht, das, einmal Soldat geworden, sowohl zu Heldenhaftigkeit als auch zu Mutlosigkeit fähig ist. Er tat dies mittels einer Ästhetik, die man heute als expressionistisch bezeichnen könnte. Detaille, weniger psychologisch, suchte zunächst den Eindruck des modernen Krieges gleichsam durch die Darstellung von dessen hinterlassenen Spuren zu fassen, mußte aber angesichts der ablehnenden Haltung seiner Zeitgenossen letztendlich darauf verzichten. Denn der Zweck der Malerei dieser Zeit war nicht, den wirklichen Krieg bildhaft werden zu lassen, sondern die Niederlage zu verklären.[77] Beide Betrachtungsweisen schließen sich gegenseitig aus.

Und doch haben diese beiden Maler den Weg freigemacht für bildnerische Ausdrucksformen wie den Futurismus, den Expressionismus oder den Kubismus, die die Wahrheit des neuen Krieges, den der »Stahlgewitter«, erfassen würden.

* Aus dem Französischen von Peter Geble

1 Spätere Fassungen von 1868/69; vgl. den Ausstellungskatalog »Edouard Manet. Augenblicke der Geschichte«, Kunsthalle Mannheim 1992/93, München 1992

2 Hinsichtlich der französischen Maler auf der Krim vgl. Robichon, François: Jean Charles Langlois. La photographie, la peinture, la guerre, Nîmes 1992

3 Camp, Maxime du: Les Beaux-Arts à l'Exposition Universelle de 1855, Paris 1855, S. 411

4 About, Edmond: Nos Artistes au Salon de 1857, Paris 1857, S. 334–338

5 Berne-Bellecour, *Les tirailleurs de la Seine au combat de Malmaison, 21 octobre 1870*, Versailles, Musée National du Château de Versailles

6 In seinen *Feuilles de route* berichtet Déroulède unter dem Datum vom 8.8.1870 in Metz von seiner in Gesellschaft von Maurice Richard, Minister für Literatur, Wissenschaft und Kunst, und John-Lewis Brown verbrachten Reise.

7 Larroumet, Gustave: L'exposition de Meissonier, in: Revue illustrée, 1.3.1893

8 Duvergier de Hauranne, Ernest: Salon, in: Revue des Deux Mondes, 1.7.1874

9 In dem *Rapport à L'Empereur sur le progrès des sciences, des lettres et des arts depuis 1789*, Bd. 5, Paris 1808 (Neuauflage 1989), S. 118 heißt es nach der Beurteilung von Historienmalern wie Hennequin oder Gros: *»Herr Lejeune, Schlachtenmaler (in der Terminologie der Kunst eine Art Zwischeneinstufung zwischen dem Historien- und dem Genremaler), scheint durch die Wahl und die Wahrhaftigkeit der Sujets, die er behandelt, in Wirklichkeit in die Reihe der Historienmaler zu gehören.«*

10 Bericht von Inspektor D'Escamps, Archives nationales, F.21.191.

11 Betsellère, Emile: Des Vaincus, Archives nationales, F.21.195.; Castellani, Charles: Un escadron du 1er régiment de cuirassiers tente de percer les lignes prussienes après la bataille de Sedan. Commandant d'Alincourt, division Bonnemain, Archives nationales, F.21.201.

12 Vgl. Gaehtgens, Thomas W.: Versailles als Nationaldenkmal. Die Galerie des Batailles im Musée Historique von Louis-Philippe, Berlin 1985

13 *»Ich habe eben mit dem Kommandeur der Marineinfanterie, der Bazeilles mit einem einzigen Bataillon verteidigt hat, das Haus besucht [...] Ich habe die Absicht, das zu malen - natürlich mit Schüssen und Verletzten [...]«* (Brief von de Neuville an Albert Wolff, zitiert nach: Darien, Georges: L'Epaulette [Nachwort], Paris 1978). In einem Brief an die *Monde illustré*, abgedruckt in der Nummer vom 27.9.1873 zusammen mit einem Kupferstich des Bildes, gibt de Neuville einen genauen Bericht von dieser Episode.

14 *»Sein Bild, gut aufgebaut und gut ausgeführt, ist voll von wirklicher Empfindung; alle Figuren sind ausdrucksvoll, alle handeln heroisch. Unter diesem einstürzenden Dach verteidigt man sein Leben und etwas, das noch mehr wert ist, das Vaterland und die Gerechtigkeit«* (Mantz, Paul: Le Salon, in: Le Temps, 11.6.1873)

15 *»In dieser militärischen Szene, wo nicht gekämpft wird, ist mehr Dramatik als in vielen Schlachtenbildern, wo es an Kugeln nur so hagelt und der Boden mit Toten übersät ist, hier herrscht das Gefühl und die Stille vor einer drohenden Gefahr.«* (Cherbuliez, Victor: Salon, in: Revue des Deux Mondes, Juni 1876)

16 Goetschy, Gustave: La peinture militaire, in: L'Exposition des Beaux-Arts. Salon de 1880, Paris 1880

17 Castagnary, Jules: Salons (1872–1879), Bd. 2, Paris 1892

18 *»Detaille betrachtet wie die meisten jungen Maler heutzutage den Krieg nicht, wie ihn van der Meulen oder sogar Horace Vernet und Yvon gesehen haben, von seiner theatralischen und melodramatischen Seite her, sondern von der intimen Seite, die ergreifender ist, von der Episode her: eigentlich das einzige, was man in den Schlachten sehen kann, wo alle Soldaten liegend schießen, und wo das Auge nichts wahrnimmt.«* (Claretie, Jules: Edouard Detaille, in: L'Art et les artistes français contemporains, Paris 1876)

19 Hinsichtlich des Bildes von Castellani im Salon von 1873 *Les Turcos à Wissembourg* überliefert Jules Claretie folgendes Urteil eines unbekannten Korrespondenten: *»Die geschriebene und gemalte Geschichte ist einfach ekelhaft [...] Die Franzosen haben die preußischen Bataillone niemals zu durchstoßen vermocht, das ist wohl wahr, hat aber einen guten Grund, denn sie haben nie zu ihnen vordringen können. Zerrieben und vernichtet von einer, was die Zahl der Geschütze und ihre Reichweite angeht, überlegenen Artillerie, haben wir den Feind niemals vor unsere Bajonette bekommen. Fast alle unsere Toten sind gefallen, ohne einen Deutschen gesehen zu haben.«* (Claretie, Jules: Salon de 1873, in: wie Anm. 18)

20 Houssaye, Henry: Salon, in: Revue des Deux Mondes, 1.-15. Juni 1877

21 Ardant du Picq, Charles: Etudes sur le combat, Paris 1903 (Neuauflage 1978), S. 55

22 Dieser Roman von Zola war mit 300000 Exemplaren sein größter Verkaufserfolg. Eine von Georges Jeanniot illustrierte Ausgabe erschien 1893.

23 Digeon, Claude: La crise allemande de la pensée française (1870–1914), Paris 1959, S. 53–63

24 Die Zeichnung wurde im Februar 1872 im Cercle de l'Union Artistique ausgestellt. Eine Frédéric Masson gewidmete Version wurde abgedruckt in: Les Lettres et les Arts, 1.11.1886 und im Carnet de la Sabretache, Dezember 1912. Eine weitere, Goupil gewidmete Version, abgedruckt in Claretie, Jules: Paris assiégé, Paris 1898

25 Auguste Lançons *Ensevelissement des morts après Champigny* für den Salon von 1873 wurde jedoch abgelehnt. Er bringt seine Sicht auf den Krieg in einer Serie von Radierungen zum Ausdruck, die das Werk von Eugène Véron, La troisième invasion, Paris 1876–1877, illustrieren.

26 Die Bilder des russischen Malers Vasilij Vasil'evič Vereščagin über den russisch-türkischen Krieg, die die Kriegsschrecken zeigen, hatten einen großen Erfolg. Ihre Ausstellung in Paris im Volney-Kreis im Januar 1880 erreichte jedoch nur einen beschränkten Kreis von Künstlern und Kunstliebhabern.

27 du Picq (wie Anm. 21), S. 112

28 Claretie (wie Anm. 18)

29 Bloy, Léon: Le fossoyeur des vivants, in: Sueur de Sang, Paris 1893

30 Claretie (wie Anm. 18)

31 Vachon, Marius: Edouard Detaille, Paris 1898, S. 66

32 Hinsichtlich der figurativen Syntax in den Kriegspanoramen vgl. Robichon, François: Emotion et sentiment dans les panoramas militaires après 1870, in: Revue suisse d'Art et d'Archéologie, 4, 1985, S. 281–287

33 Vgl. Robichon, François: Les panoramas de Champigny et de Rezonville, in: Bulletin de la Société de l'Histoire de l'art français, Paris 1979, S. 259–278

34 Mirbeau, Octave: Le Salon, in: La France, 16.5.1886, anläßlich seines Bildes *Ligne de feu*

35 Richard, Jules: En Campagne, N.F., Paris o. J. (1886), S. 82

36 *»[...] am eigenartigsten ist es zu sehen, daß die einen, wie Grolleron und Boutigny, denen nichts mehr einfällt, sich darauf beschränken, die klassischen, sozusagen sterotypen Sujets, die Allerweltsthemen der Genremalerei zu wiederholen (Une surprise, Le suprême effort usw.), und die anderen, in der Art von Berne-Bellecour (La défense d'un pont), die sich mit Plänen tragen, die nur noch der besonderen Kompetenz der Waffen des Genies unterstehen.«* (Sertat, Raoul: Le Salon, in: Revue Encyclopédique, 1.7.1892)

37 Darien, Georges: L'Epaulette, geschrieben 1901, erschienen 1905

38 Vgl. Robichon, François: La charge du 9e cuirassiers à Morsbronn, in: Tradition, Nr. 17, Juni 1988

39 Dieses Panorama machte eine bemerkenswerte kommerzielle Karriere. Nach Paris wurde es mit großem finanziellen Erfolg in Lyon, Bordeaux, Marseille und Montpellier ausgestellt. 1896 wurde es bei einem Brand zerstört.

40 Bergerat, Emile, in: Goetschy, Gustave: Les jeunes peintres militaires, Paris 1878, o.S.

41 1876 veröffentlicht, ist es das erste Buch zum Thema. Es hat zahlreiche Neuauflagen erlebt.

42 Das Bild *Verdun* von Félix Valloton ist sicher eine der radikalsten Darstellungen des Ersten Weltkrieges.

43 Richard, Jules: Salon militaire, Paris 1886, S. 70

44 Rémy de Gourmont bringt dieses neue Ideal in einem 1891 erschienenen Artikel zum Ausdruck: »›Sterben für das Vaterland‹: wir singen andere Romanzen, wir pflegen eine Art von Poesie« (Le Joujou patriotisme, in: Le Mercure de France, April 1891).

45 Vgl. Bartmann 1985, S. 182 f.

46 Enault, Louis: Salon, in: Moniteur des Arts, 15.7.1881

47 Das Bild vom häßlichen Deutschen wird von Octave Mirbeau in einem Artikel des Gaulois vom 22.12.1884 und in seinem 1886 erschienenen Roman *Le Calvaire* heftig kritisiert.

48 Richard, Jules: Salon militaire, Paris 1888, S. 59

49 Fresnel, Paul: Le Salon, in: Le Correspondant, 10.5.1887

50 Anläßlich der Ausführung von *Charges de Morsbronn* im Jahre 1873 begab sich Detaille an Ort und Stelle, um von dem Dorf Zeichnungen anzufertigen, und sammelte die Augenzeugenberichte der überlebenden Kürassiere. Sein historisch genaues Bild wurde mit Zurückhaltung aufgenommen.

51 Larroumet, Gustave: Petits portraits et notes d'art, Paris 1900, S. 254

52 La Sabretache versammelte rasch Militärs, Schriftsteller und Maler um sich, die mit gleicher Rigorosität arbeiteten. In ihrer Mitte entstand die Idee zu einem Armeemuseum, das dann 1896 eröffnet wurde.

53 Vgl. Moniteur des Arts, 16.5.1873, über das Bild von Detaille: »*Detaille scheint einen der Erfolge des Salons zu behaupten; sein Gemälde, En retraite, gibt mit einem außergewöhnlichen Können eine der Episoden des letzten Krieges wieder. Trotz des von Detaille in diesem Werk entfalteten Talents, trotz der gespannten Neugier des Publikums, trotz alledem kommen wir letztendlich doch nicht umhin, die Wahl vergleichbarer Sujets zu bedauern, die mit einem unnötigen Einvernehmen unverdiente Katastrophen fortsetzen.*«

54 Lagenevais, F. de: Salon, in: Revue des Deux Mondes, 15.6.1875

55 Lafenestre, Georges: Salon de 1873, in: Gazette des Beaux-Arts, 1.7.1873

56 »*Dieses ausgezeichnete Militärgemälde voller Ausdruck, Leben und Wahrheit zieht die Menge an, die sich unaufhörlich davor drängt.*« (Dictionnaire Véron, 1879 [Detaille, *Champigny*])

57 Montrosier, Eugène: La Peinture militaire en 1878, in: L'Art, 14, 1878, S. 29–37

58 »*Die Militärgemälde sind dieses Jahr weniger zahlreich im Salon, was man versteht. Man hat ein wenig übertrieben nach dem Krieg von 1870/71: Jeder wollte eine Erinnerung beisteuern. Einen Moment lang gab es nur Schlachten und Metzeleien an den Wänden des Palais de l'Industrie.*« (Figaro-Salon, 1885, S. 54)

59 Richard (wie. Anm. 43), S. 17

60 »*Aber wir wollen uns nicht gerne bei diesen rückblickenden Szenen aus dem schrecklichen Jahr aufhalten; das Publikum ermüdet; es verlangt nach tröstlichen Erinnerungen und geht eher zu denen, die die alten* **Bulletins** *unserer großen, glücklich verlaufenden Kriege interpretieren*« (Yriarte, Charles: Figaro-Salon, Paris 1892, S. 65)

61 »*Seit einer gewissen Zeit können sie [die Militärmaler] im übrigen ihre Verlegenheit nicht verbergen: der Feldzug von 1870/71, von dem sie so lange gelebt haben, scheint erschöpft; kaum, daß es ein oder zwei Maler zuwege gebracht haben, bei der gewissenhaften Durchsicht der Quellen unbekannte Episoden zu entdecken.*« (Revue Encyclopédique, 1.7.1892)

62 »*Die gewöhnlichen Maler von militärischen Sujets, Grolleron, Boutigny und Marius Roy werden im Salon mit kleinen episodischen oder anekdotischen Gemälden vorgestellt, die dazu angetan sind, alle Besucher des Palais der Champs-Elysées zu interessieren.*« (Dayot, Armand: Salon de 1890, Paris 1890, S. 33)

63 Fresnel, Paul: Salon, in: Le Correspondant, 107, April–Juni 1886

64 »*Unsere Schmerzen sind heftig geblieben und unser Haß lebhaft. Das sind schlechte Voraussetzungen, um ein Werk allein nach seinen künstlerischen Qualitäten zu beurteilen*« (Olmer, Georges: Le Salon, Paris 1886, S. 67)

65 Baudelaire, Charles: Salon de 1846, Paris 1962, S. 165

66 Huysmans, Joris-Karl: Le Salon de 1879, in: L'art moderne, Paris 1883 (Neuauflage 1975), S. 78

67 Maupassant, Guy de: Le Salon, in: Le XIXe siècle, 18.5.1886

68 Mirbeau, Octave: Le Salon, in: La France, 16.5.1886

69 Gohier, Urbain: L'armée contre la nation, Paris 1899, S. 12

70 Zola veröffentlicht sein berühmtes *J'accuse* im Januar 1898, wodurch es im August 1899 zur Wiederaufnahme des Prozesses in Rennes kam.

71 Die anarchistische Zeitung *La Feuille* veröffentlichte in ihrer Nr. 17, 1897–1899, eine Zeichnung von Hermann-Paul, die ein Pasticcio des Gemäldes von de Neuville ist und den Titel *En joue...faux!* trägt, eine Anspielung auf die vom Generalstab zum Zwecke der Verurteilung von Dreyfus gefälschten Dokumente; der begleitende Kommentar von Zo d'Axa lautet: »*Die Religion der Fahne, der Kult der Armee werden schwächer. Der über jeden Verdacht Erhabene wird von vielen Bürgern verdächtigt, die heute aus einem langen, blau-weiß-rotem Traum zu erwachen scheinen.*«

72 Die Zeitung *Le Gaulois* begann am 28. April 1899 auf Initiative des patriotischen Dichters François Coppée eine Spendenaktion für den Ankauf des Hauses der Dernières cartouches und dessen Ausgestaltung zu einem ständigen Museum. Unter den ersten Spendern befanden sich Detaille, Déroulède, de Neuvilles Witwe, Literaten wie Houssaye, Lemaitre, Barrès usw.

73 *Les Dernières cartouches*, Stück in zehn Bildern von Jules Mary und Emile Rochard. Premiere am 14. Januar 1903 in der Ambigu Komödie.

74 Apollinaire, Guillaume: Aux artistes français, in: L'Intransigeant, 30.4.1911

75 »*Die Nachwachsenden wissen historisch kaum, daß in der Zeit, als sie gezeugt wurden, das Vaterland blutete und von großem Leid heimgesucht war. Wie könnten sie die maßlose Demütigung eines ganzen so dumm besiegten großen Volkes erahnen oder verstehen [...]*« (Bloy, Léon: L'obstacle, in: Gil Blas, 3.12.1892)

76 Bergerat, Emile: Introduction, in: Goetschy (wie Anm. 40)

77 »*Wie die jungen Leute meiner Generation hatte ich die Ehre, im Jahre 1870 die Armee zu durchlaufen. Wir haben die Wut der Niederlage gekannt, wir haben das Vaterland verstümmelt gesehen. Und während wir noch in der Sprachlosigkeit des großen Desasters verharrten, zeigte ein Künstler unseres Alters auf, was es an Hingabe, an Leiden, an Heroismus bei den Soldaten der schrecklichen Jahre gab; er erlaubte uns, den Kopf wieder zu erheben; er erwärmte uns das Herz. Von unserem Studiengeld kauften wir die populären Photographien des Cuirassiers de Morsbronn, von la Reconnaissance, von Salut aux blessés.*« (Larroumet, Gustave: Rede vom 31.12.1895 beim Diner von La Sabretache, in: Le Temps, 1.1.1896)

FRANÇOISE FORSTER-HAHN

Die *»formende Kraft«* historischer Bilder Adolph Menzels und Anton von Werners Darstellungen deutscher Geschichte

»Wenn eine Nation sich als zusammengehörig empfindet, müssen die Gründe dafür in der Gemeinsamkeit des Schicksals, also in der Geschichte liegen. Diese aber wirkt nicht nur durch die Geschehnisse selbst, sondern auch durch die Kunde von ihnen, sei sie geschrieben oder erzählt. Denn Geschichte ist mehr als Ereignischronik; durch Bewertung und Auswahl wird sie auch Beispiel und Sinngebung und damit zur formenden Kraft.«[1]

Noch eindrucksvoller vielleicht als geschriebene und erzählte Kunde von geschichtlichen Ereignissen sind gemalte Bilder, weil die permanente Materialität ihrer Erscheinung sich tiefer und bleibender ins Gedächtnis schreibt als Worte. Dabei haben Bilder immer auch eine doppelte Rolle gespielt: einerseits werden in ihnen gesellschaftliche und ideologische Kräfte reflektiert, andererseits beeinflussen und bilden sie das Bewußtsein derjenigen, die sie betrachten. Historienbilder sind deshalb immer mehr als bloße Chronik oder Dokument; denn sowohl die Wahl des spezifischen Gegenstandes als auch die bildlichen Strategien, die der Maler zu ihrer Darstellung einsetzt, konstruieren Geschichte.

Die Charakterisierung von Historienbildern als »dokumentarisch« oder »authentisch« kann immer nur die Darstellung historischer Details treffen. Gerade diejenigen Bilder des 19. Jahrhunderts, die als besonders authentische Dokumente gepriesen wurden, erweisen sich nicht nur als Inszenierung, sondern markieren auch entscheidende Wendepunkte der neueren deutschen Geschichte: Adolph Menzels *Tafelrunde* (1850, Abb. 5), sein *Flötenkonzert Friedrichs des Großen* (1852, Abb. 45) und Anton von Werners *Proklamierung des Deutschen Kaiserreiches* (1877; Kat. 457). Beide Maler wurden für ihre *»photographische Wirklichkeitsdarstellung«* sowohl gelobt als auch kritisiert. Schon gleich nach der Publikation der Holzschnittillustrationen zu seinem Buch *Geschichte Friedrichs des Großen* und zu einer Zeit, als die Erfindung der Photographie erst wenige Jahre alt war, verglich Franz Kugler Menzels historische Darstellungen mit den neuen, von der Kamera produzierten Bildern: *»[...] es ist eine daguerrothypartige Realität in seinen Anschauungen, eine historische Tüchtigkeit in seinen Kompositionen, [...] die in solcher Art fast nicht ihres Gleichen findet.«*[2] Denselben photodokumentarischen Charakter schrieb man Anton von Werners *Kaiserproklamation* zu, bis kürzlich Thomas Gaehtgens betont hat, wie sehr und warum der Maler hier Geschichte manipuliert hat.[3] Die signalhafte Wirkung von Menzels und Werners Szenen beruht gerade nicht auf ihrer Darstellung historischer »Wirklichkeit«, sondern auf ihrer einzigartigen Bilderfindung. Ihre Inszenierung erzählt und reflektiert nicht nur, sondern formt Geschichte in Bildern.

Durch unzählige Reproduktionen prägten Menzels *Flötenkonzert* und Werners *Kaiserproklamation* das nationale Bewußtsein mehrerer Generationen. Die Darstellung des Preußenkönigs in einem privaten Moment, *»in seinen Erholungsstunden«*[4], und die des Staatsaktes in Versailles haben dazu beigetragen, die unter preußischer Führung erreichte Vereinigung der deutschen Staaten im Publikum zu verankern: Königlich-preußische Vergangenheit und kaiserliche Gegenwart wurden in zwei Bildern komplementär verbunden und suggerierten daher nationale Identität in einem Augenblick, als das neue Reich dringend der Beschwörung von Vergangenheit, besonders der preußischen, bedurfte. Menzels Bilder, deren Konzeption ursprünglich in der liberal-bürgerlichen Interpretation Friedrichs II. der Vormärzjahre wurzelte, dienten nun dazu, die kaiserliche Gegenwart in der preußischen Vergangenheit zu verankern. In ihrer grundlegenden Menzel-Monographie, die 1890 erschien, betonten Max Jordan und Robert Dohme: *»[...] heute meinen [wir], daß gerade dieser selbe Krieg [der siebenjährige], indem er die militärische Hegemonie Preußens im Reich begründete, eine der unerläßlichen Voraussetzungen für die neu errungene Einheit der Nation wurde.«*[5]

Wie radikal sich die Interpretation eines Bildes in kurzer Zeit verändern kann, zeigen gerade die diametral entgegengesetzten Lesarten von Menzels Friedrichbildern; ihre Deutung war nicht fixiert, sie wandelte sich mit dem jeweiligen Betrachter und seinem Standort, änderte sich mit dem Publikum, das dieselben Bilder in immer wieder neuen geschichtlichen Zeitumständen las. Diese Fluktuation künstlerischer Absicht und öffentlicher Rezeption verkehrte eine Lesart in ihr Gegenteil. Um die Mitte des vorigen Jahrhunderts, als Menzel seine Bilder Friedrichs des Großen erstmals ausstellte, ordneten auch Kritiker, die dem Maler günstig gesonnen waren, die *Tafelrunde* und das *Flötenkonzert* nicht in die Kategorie der Historienmalerei, der höchsten in der Hierarchie der Bildkunst, ein. Selbst Friedrich Eggers, der 1852 über das *Flötenkonzert* schrieb, konnte das Gemälde nur dem *»historischen Genre«* zuweisen: *»Das gegenwärtige Bild ist mehr, so zu sagen, der Reflex eines Historienbildes oder der Keim zu einem solchen. Es behauptet in der Genre-*

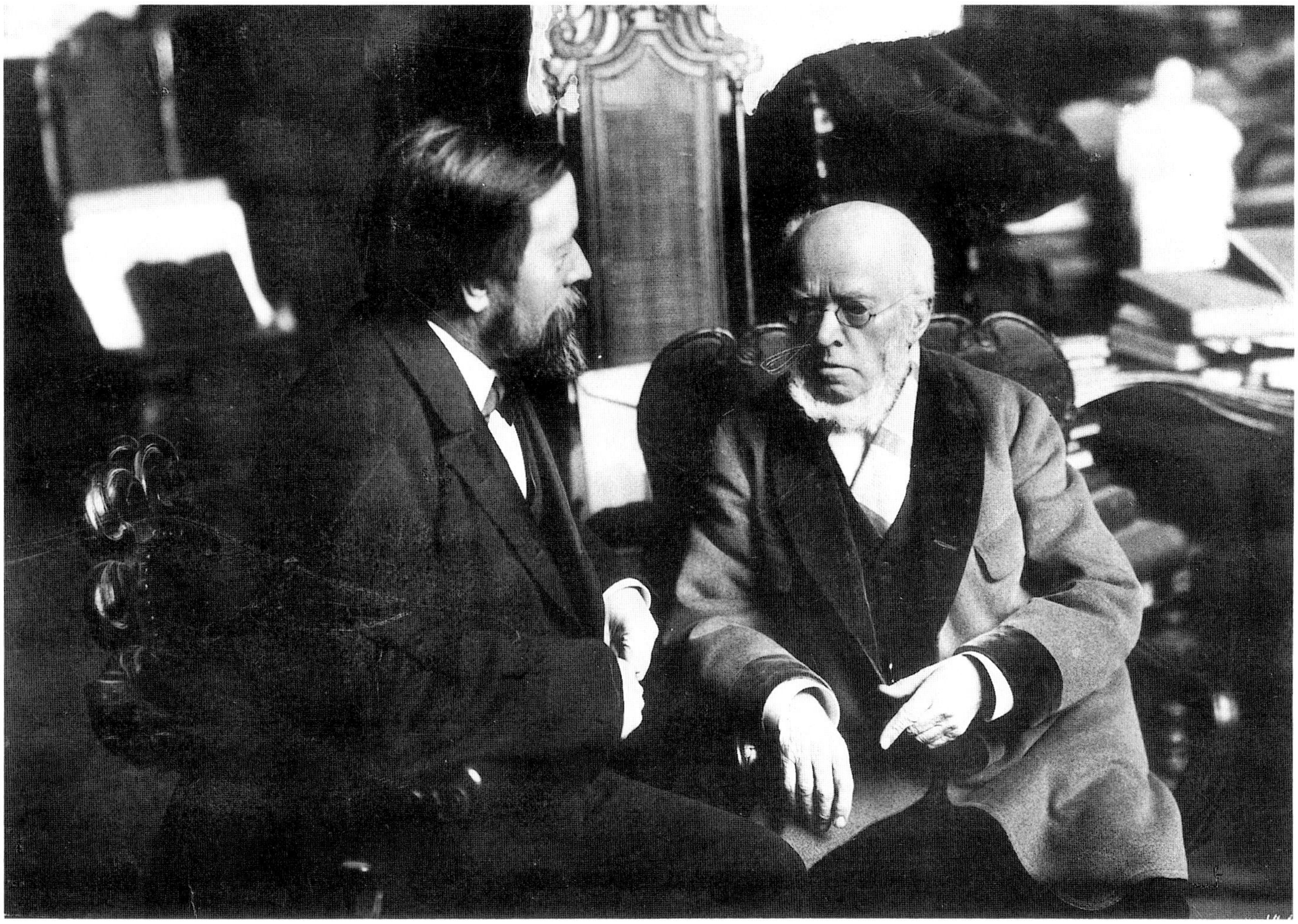

44 Anton von Werner und Adolph Menzel, 1900. *Kat. 22*

Historie die höchste Stelle, weil man dem Ganzen, weil man den geschichtlichen Figuren darin deutlich anmerkt, daß die Scene die augenblickliche und kurze Mußestunde eines Mannes schildert, welcher mehr versteht, als die Flöte zu blasen.«[6] Zwei Jahre zuvor hatte derselbe Autor schon die *Tafelrunde* ebenso als »*historisches und werthvolles Genrebild*« definiert.[7]

Da um die Mitte des Jahrhunderts der Diskurs über Inhalt und Gestaltung von Geschichtsbildern noch ganz von der klassizistischen Doktrin geprägt war, unterschied Max Schasler, als er 1856 über Genre- und Historienmalerei reflektierte, zwischen »*historische[n] Genrebilder[n] oder vielmehr genrehafte[n] Historienbilder[n]*« und der eigentlichen Historienmalerei, die sich sowohl inhaltlich als auch stilistisch unterscheide: »*Die Historie erhebt den Menschen über die individuelle Existenz und das ganze empfindungsmäßige Leben des Einzelnen hinaus in die allgemeine, etwas abstrakte Region der weltgeschichtlichen Entwicklung [...] Demgemäß ist auch der historische Stil abstrakter, pathetischer, ohne individuelle Zufälligkeiten und liebenswürdige Kleinigkeiten, die gerade den Reiz des Genre ausmachen. Er besitzt eine Noblesse der Formen, welche [...] durch die höheren spiritualistischen Zwecke des Historienbildes aber durchaus gerechtfertigt ist. Die Idealisierung in der Historie richtet sich daher auch auf das heroische Moment [...].*«[8] Gemäß seiner Definition folgerte der Autor, »*daß Menzel's Bilder überhaupt mehr dem historischen Genre als der Historie im engeren Sinne angehören; namentlich die beiden vorzüglichsten unter ihnen: ›Das Diner in Sanssouci‹ und das ›Konzert in Sanssouci‹, haben schon ihrem Motiv nach einen spezifisch genrehaften Charakter [...].*«[9] Noch 1870 wurde selbst das *Krönungsbild* nur als »*interessantes Augenblicksbild*« eingestuft im Vergleich zu Wilhelm Camphausens *Reiterporträt Friedrichs des Großen*, dem »*Intention*« und »*welthistorischer Charakter*« zugesprochen wurden. Nur wenige Jahre bevor Menzels Historienbilder eine rigoros nationale Lesart finden sollten, konnte der Autor »*welthistorische Bedeutsamkeit*« und »*das Monumentale der historischen Wahrheit*« zwar in Camphausens Darstellung entdecken, in Menzels Bildern aber nur »*das Momentane des Eindrucks*«, die »*prägnante Schilderung des Moments*« feststellen.[10]

Zur selben Zeit, als Anton von Werner die *Kaiserproklamation* fertigstellte, wurde Menzels 60. Geburtstag mit Ausstellungen und kritischen Würdigungen begangen und vollzog sich der grundsätzliche Wandel in der öffentlichen Rezeption seiner Darstellungen Friedrichs des Großen. Diese bis heute nachwirkende Revision einer vormärzlichen, bürgerlich-liberalen Sicht auf den König zu einer nationalen in

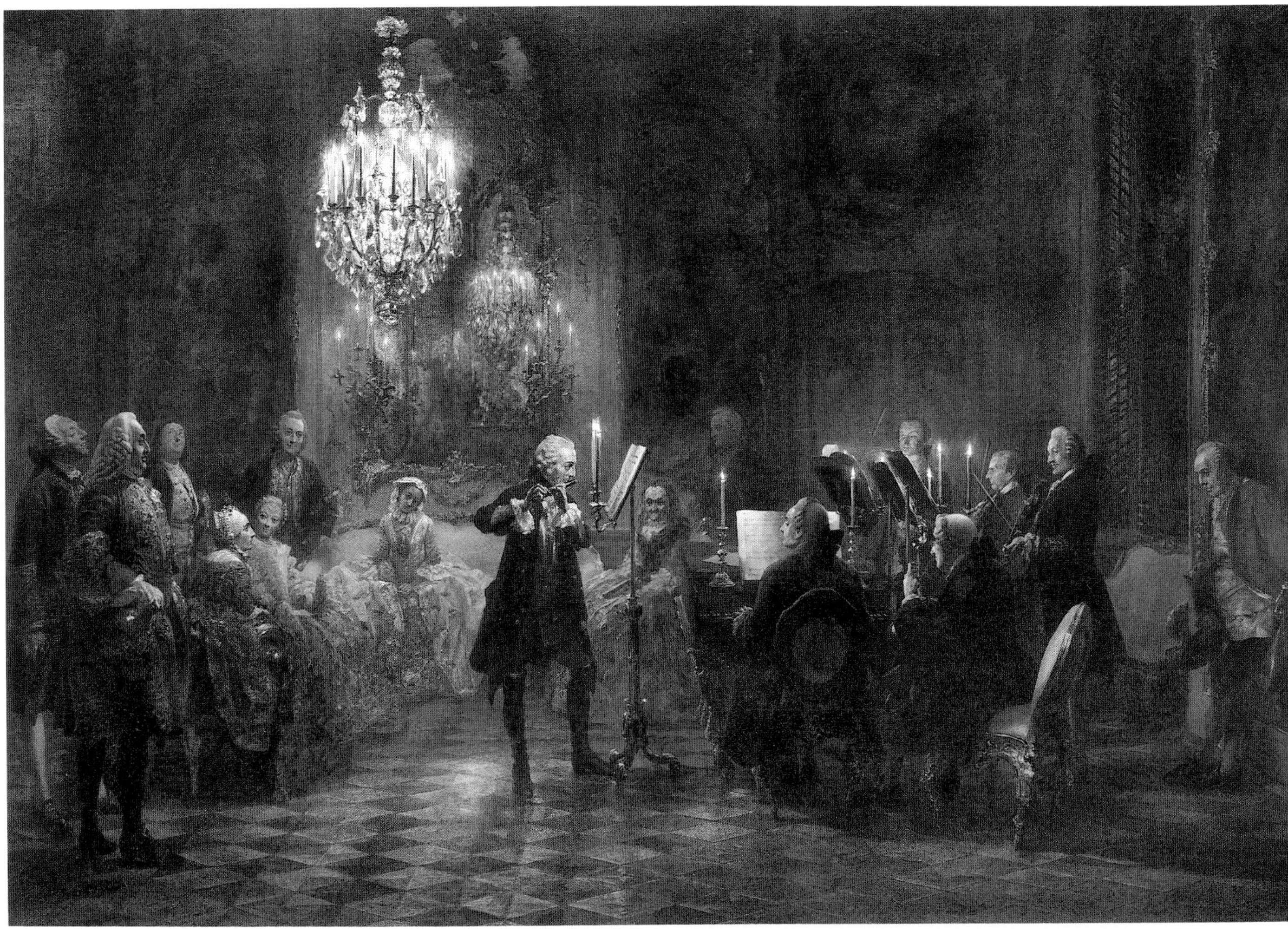

45 Adolph Menzel, Flötenkonzert Friedrichs des Großen in Sanssouci, 1852, Berlin, Nationalgalerie, SMB

der Gründerzeit traf nicht nur das Werk, sondern auch die Person des Künstlers selbst[11]: »*Man hat eben auch in der politischen Geschichte gern das spezifisch Preußische herabsetzen, zu ignoriren, zu vernichten gesucht, bis es sich eines Tages als identisch mit dem recht und echt Deutschen und als dessen Retter und Rächer enthüllt und bewährt hat. Es dürfte leicht dahin kommen, daß [...] dereinst die vorläufig noch gedankenlos nachbenannte preußische Kunst, zugestandenermaßen zuerst und am energischsten durch Adolph Menzel vertreten, wenn nicht überhaupt als die einzige, doch als die vornehmste erkannt werden wird, die jetzt in einer näheren Beziehung zu den nationalen, d.h. zu den deutsch-nationalen Interessen steht.*«[12] Nicht nur wurden Menzels historische Arbeiten nun als »*von echt deutschem Schrot und Korn*« charakterisiert[13], sondern es wurde ihnen auch eine tiefgreifende aktuelle Wirkung auf die öffentliche Meinung zugeschrieben, die die Umkehr der Lesart gleichsetzte mit der »Umkehr« der politischen Verhältnisse, mit dem »nationalen Aufschwung«: »*Doch die Zeit des siegreichen Durchbruches war nicht mehr fern. Die Umkehr der öffentlichen Meinung und der kritischen Stimmen wurde bewirkt durch die neuen glänzenden Verherrlichungen Friedrichs des Großen und seiner Zeit, die der Künstler innerhalb weniger Jahre hervortreten ließ.*«[14] Von jetzt ab wurde Menzel als nationaler Künstler interpretiert, der das »*Verdienst*« habe, »*[...] die Erinnerung an den preußischen Helden im Volke rege erhalten und die Nation durch bildliche Vorführung seiner glorreichen Heerführer und Soldaten immer wieder auf das sicherste Fundament des preußischen Staates hingewiesen zu haben*«.[15]

Die Kritik der Gründerzeit, die die öffentliche Wirkung von Bildern durchaus erkannt hatte, schrieb Menzels Historiendarstellungen also eine doppelte Funktion zu: einerseits die Person und die Taten des Königs zu glorifizieren und andererseits das Publikum politisch zu belehren. Allerdings konnte diese Doppelwirkung der Bilder erst dann ins opportune Licht gerückt werden, nachdem das ursprünglich bürgerlich-liberale Element ins Deutsch-Nationale verschoben worden war.

Nachdem die Lesart von Menzels Darstellungen des Preußenkönigs dem neuen »*nationalen Aufschwung*« (ein Lieblingsausdruck der Zeit) angepaßt war, konnten dieselben Bilder, die ursprünglich im »historischen Genre« Platz fanden, als Symbole einer neuen Geschichtsdeutung wirken. Nicht unwichtig war dabei, daß sowohl das *Flötenkonzert* als auch die *Tafelrunde*, 1875 bzw. 1873 von der 1876 eröffneten Nationalgalerie angekauft, nun diese neue »Sinndeutung« öffentlich ausstrahlen konnten. War Werners *Kaiserproklamation* auf Bestellung gemalt worden, so hatte Menzel fast alle seine Historienbilder ohne Auftrag gemalt, ja die *Tafelrunde*, die man dem König zum Kauf angeboten hatte, war von diesem zurückgewiesen worden.[16] Menzel hatte also seine Bildthemen selbst gewählt und nach eigener Geschichtsdeutung formuliert, ohne dabei auf einen Auftraggeber Rücksicht nehmen zu müssen. Da er außerdem stets seine Unabhängigkeit betonen wollte und sich durch kleinbürgerliche Herkunft und zwergenhafte Körpergestalt als Außenseiter empfand, ließ er sich auch als Künstler nur ungern von ästhetischen Prämissen leiten. So übersetzte er seine Interpretation des Königs als Mann des Volkes ins Bild, denn er war wie die Liberalen der Vormärzjahre überzeugt, *»daß Friedrich mehr als ein Vater für sein Volk lebte, und daher sein Andenken vorzugsweise dem Bürgerstande heilig ist [...]«*.[17] Seine Interpretation traf ganz mit Carl von Rottecks und Carl Theodor Welckers vom deutschen Liberalismus der Zeit vor 1848 geprägten *Staats-Lexikon* überein, einer Publikation, von der schon Karl August Varnhagen von Ense scharfsichtig erkannt hatte, daß sie *»die Geschichte zu bestimmtem Zweck«* gebrauche.[18] Dort wird im Abschnitt über Friedrich II. abschließend betont: *»Die freisinni-*

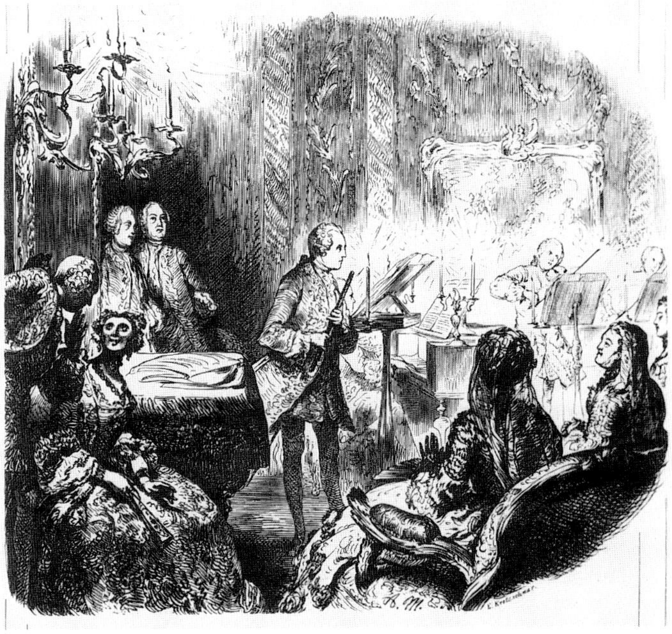

46 Adolph Menzel/E. Kretschmer, Friedrich der Große in seinen Mußestunden, Holzstich in Kuglers *Geschichte Friedrichs des Großen*, 1841/42

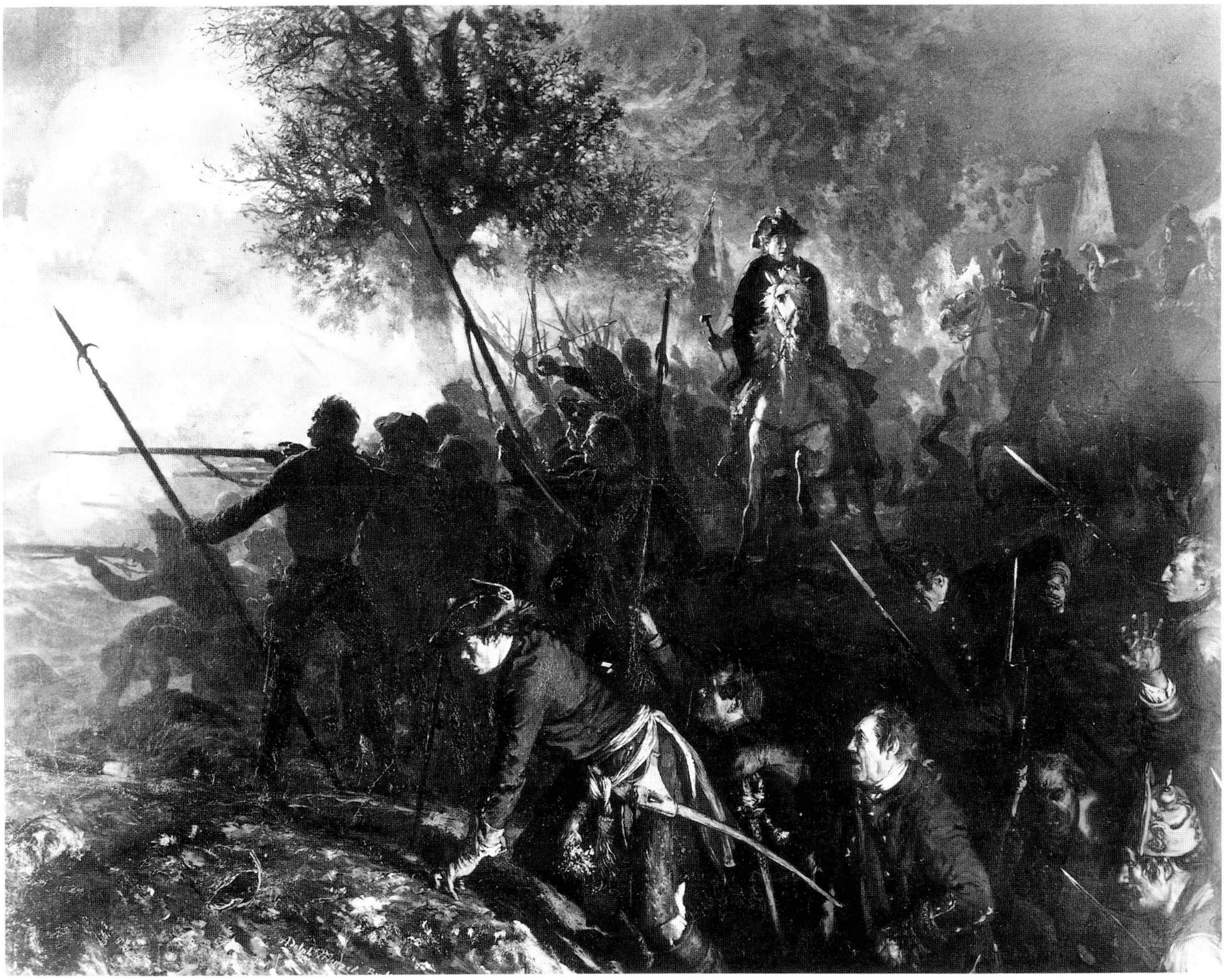

47 Adolph Menzel, Friedrich und die Seinen bei Hochkirch, 1856, ehemals Berlin, Nationalgalerie, Kriegsverlust

gen Worte arbeiteten der Verwirklichung der Sache vor; die religiöse Freiheit der Begründung der bürgerlichen; die Freilassung der Presse zur philosophischen Forschung wirkte ein auf die Benutzung derselben in politischen Fragen; [...]«[19]

Die Koppelung dieser liberal-bürgerlichen Interpretation des Königs mit Franz Kuglers Absicht, ein *»Volksbuch«* zu publizieren, hat auf Menzels Bilderfindung der Illustrationen zu Kuglers *Geschichte Friedrichs des Großen* prägende Kraft ausgeübt: Viele der Holzschnittszenen haben ihre Bildquellen in der Anekdotenliteratur und der populären Graphik, auch das *Flötenkonzert* und die *Tafelrunde*. So war es kein Zufall, daß auch die beiden Gemälde in den kleinen Schwarz-Weiß-Illustrationen des Buches vorgeformt waren (Abb. 46). Seit ihrer Eröffnung hingen die Gemälde in der Nationalgalerie und wirkten nun im Kontext eines immer aufdringlicher werdenden »nationalen Aufschwunges«, der sogar das Hochkirchbild (Abb. 47) erfaßte, *»dieses Riesenbild einer Niederlage«*, das Menzel ohne Bestellung gemalt hatte.[20] Menzel selbst äußerte sich später sarkastisch über den Ort, an den sein Bild ursprünglich verbannt worden war, nachdem Friedrich Wilhelm IV. es nach demütigendem *»Antichambrieren und Petitionieren«* erworben hatte. *»Die nichthoffähige Niederlage«* hatte *»im blitzblauen Marinezimmer nach dem Hof hinaus«* Platz gefunden, *»in dem bei Hofbällen die Lakaien die Teetassen wuschen, und so gewissermaßen als Hohepriester der Kunst auf dem Teetisch-Altar vor meinem Schmerzensbild funktionierten«*.[21] Selbst dieses Bild einer Niederlage wurde im Kaiserreich aus seiner ästhetischen und physischen Verbannung befreit und an die Wand über dem Schreibtisch des letzten Kaisers gehängt, nachdem Kritiker es als *»nationales Kunstwerk«* feierten, das die Tage von Sedan ankündige![22]

Der einzige bedeutende offizielle Auftrag, den Menzel für das Königshaus ausführte, war das Krönungsbild (vgl. Abb. 48), das in seinem historischen Stellenwert oft mit Werners *Kaiserproklamation* verglichen wurde. Die *Krönung König Wilhelms I. zu Königsberg 1861* (1861–1865; Potsdam, SSG Potsdam-Sanssouci) sollte ein besonderes monarchisches Ritual dokumentieren, denn als Wilhelm I. sechs Monate nach seiner Thronbesteigung beschloß, seinen Regierungsantritt mit einer feierlichen Krönung in Königsberg zu begehen, statt die übliche Erbhuldigung anzunehmen, bedeutete diese Wahl eine bewußte Erneuerung des Krönungszeremoniells, mit dem Friedrich I. 1701 die erbliche Königswürde der Hohenzollern begründet hatte. Die Krönungsfeierlichkeiten fanden am 18. Oktober 1861 in der Königsberger Schloßkirche statt, an einem Tag, der nicht nur auf den Geburtstag des Kronprinzen Friedrich Wilhelm fiel, sondern vor allem auch an die Völkerschlacht von Leipzig erinnern sollte. Der Auftrag wurde Menzel am 12. Oktober 1861 erteilt, also nur knapp eine Woche vor den Feierlichkeiten in Königsberg.[23] War Werner in letzter Minute und ohne Wissen um die bevorstehende Gründung des zukünftigen Reiches nach Versailles geeilt, so reiste Menzel schnellstens nach Königsberg, um am Ort selbst die notwendigen Vorbereitungen zu treffen. Werner wurde beauftragt, den Staatsakt der Gründung des Kaiserreiches festzuhalten, Menzel wurde ersucht, die Erneuerung der preußischen Monarchie in einem Monumentalgemälde zu dokumentieren. Beide Maler hatten zur Zeit der Auftragserteilung keinerlei Erfahrung mit der Darstellung offizieller Staatsakte oder zeitgenössischer Geschichte, und beide wohnten als Augenzeugen dem Zeremoniell bei. Menzel hatte zwar seine Bilder Friedrichs des Großen gemalt, aber nur einmal einen Versuch unternommen, ein zeitgenössisches Ereignis darzustellen, die *Aufbahrung der Märzgefallenen* (1848; Hamburg, Hamburger Kunsthalle), ein Bild, das unvollendet geblieben ist und damals nur wenigen bekannt war.[24] Beide Maler kannten und studierten sicherlich Davids *Le Sacre* (1805–1807; Paris, Musée du Louvre), und Werner muß sich bei der Ausführung der *Kaiserproklamation*, besonders in seiner ersten Fassung von 1877 (Kat. 457), auch an Menzels Krönungsbild orientiert haben.

Menzel bereitete das Krönungsbild, sein bis dahin anspruchvollstes und monumentalstes Gemälde, durch eine Vielzahl minutiöser Studien vor: Architektur- und Porträtzeichnungen, schnell hingeworfene Skizzen von Details und Entwürfe in Öl, in denen er die Bildkomposition festzulegen suchte. Er arbeitete intensiv vier Jahre lang, von 1861 bis 1865, an seinem Bild, das dann sowohl von der zeitgenössischen Kritik wie vom Publikum als trockenes Zeremonienbild abgeurteilt wurde und auch später niemals zur »Ikone« wurde wie das *Flötenkonzert* und die *Tafelrunde*. Die Bildkonstruktion ist komplex, Vorder- und Hintergrund treten in ein spannungsreiches Verhältnis zueinander, wobei die proportional größten Figuren vom linken und rechten Bildrand angeschnitten sind. Diese treten auch durch die Farbigkeit der Gewänder, rot oder dunkel, und scharf individuell gezeichnete Physiognomien hervor und drängen die viel kleinere Gestalt des Königs in den Mittelgrund zurück. Obwohl Menzel Wilhelm I. in dem Augenblick festhält, als dieser mit der hocherhobenen Rechten in einer pathetischen Geste das Schwert über die Menge erhebt, dominiert die Figur des Königs keineswegs die Bildszene. Wie die Soldaten im Vordergrund des Hochkirchbildes durch Größe, Position im Bild und individuell gezeichnete Physiognomien ein starkes Gegengewicht zur Gestalt Friedrichs des Großen bilden, so dominieren die im Krönungsbild anwesenden Würdenträger das pomphafte Zeremoniell. Die Geschlossenheit der Menge wird unterbrochen – beispielsweise durch die Figur des Staatsministers von Patow im rechten Vordergrund, der sich von der Hauptszene abwendet und aus dem Bild heraus auf den Betrachter blickt. Andere sind in sich selbst versunken oder folgen scheinbar gleichgültig dem Staatsakt. Die Diskrepanz zwischen den scharf individuell gezeichneten Physiognomien der Teilnehmer und dem abstrakten emphatischen Pathos der königlichen Geste, die Spannung zwischen Vorderbühne und Hauptszene wirken der Geschlossenheit des Ganzen entgegen. Werner dagegen setzte eine auf Geschlossenheit zielende Komposition bewußt ein, um die begeisterte Zustimmung der Anwesenden zu betonen und die Vertreter der einzelnen deutschen Staaten als einige Menge, als *eine* Nation vorzuführen.[25] Während er als Regisseur sorgsam darauf bedacht war, jeden einzelnen – individuell charakterisiert – der Menge so einzuordnen, daß deren Einheit gleichsam als Bild der Nation dient, bricht Menzel diese durch Dissonanzen. Er löst den Konflikt zwischen der abstrakten Sinndeutung des Rituals und dem authentischen

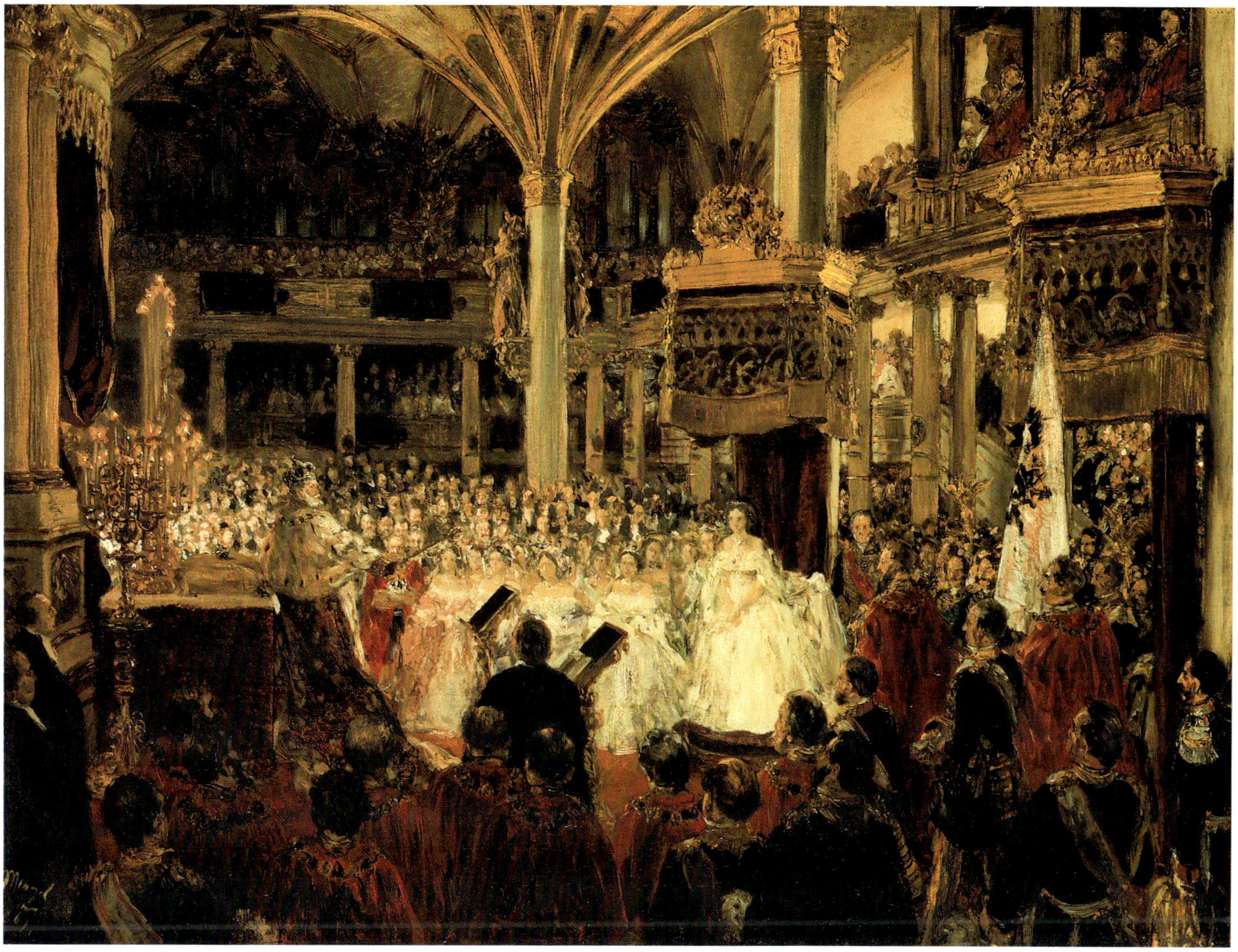

48 Adolph Menzel, Farbskizze zu dem Gemälde *Die Krönung König Wilhelms I. zu Königsberg* (18. Oktober 1861), 1861. *Kat. 547*

Detail als historische Gegenwart nicht auf. Die *Kaiserproklamation*, besonders in ihren späteren Versionen, beschwört die Autorität des Kaisertums, das Krönungsbild dagegen verharrt in der Ambivalenz von Staatsakt und Gegenwart des Individuums.

Seit früher Jugend bewunderte Werner Menzel, den er 1867 persönlich bei der Weltausstellung in Paris kennenlernte, wo auch das Hochkirchbild ausgestellt war. Später traf er in Berlin des öfteren mit ihm zusammen, besonders im Kreis des Kronprinzenpaares, das beide in seinem Zirkel von Künstlern und Wissenschaftlern empfing. In seiner Jugend hatte Werner Menzels Illustrationen zu Kugler, sein Uniformwerk und *Die Helden Friedrichs des Großen* für sich entdeckt und *»kopierte und studierte sie mit demselben Eifer, wie Michel Angelos Deckenbilder der Sixtina nach den vorhandenen alten Stichen«*.[26] Ausgelöst wurde diese frühe Verehrung durch einen Stich der *Tafelrunde*, den er in einem Patrizierhaus in Frankfurt/Oder gesehen hatte. Während der junge Werner durch Menzels historische Darstellung, selbst in einem Nachstich, *»mächtig ergriffen«* war, ist es vielleicht bezeichnend für den Akademiestudenten, daß ihn das Original, dem er 1860 im Berliner Kunstverein begegnete, enttäuschte. Die Farbe, meinte er, schade der Absicht des Bildes.[27]

Menzel rekonstruierte die Vergangenheit, Werner inszenierte die Ereignisse der eigenen Zeit. Wie ein Reporter arrangiert er die Komposition seines Bildes *Bismarcks Zusammentreffen mit Napoleon* (Kat. 394) auf der Chaussee vor Donchery.[28] Der herausragende Platz, den der Maler der Figur des Kanzlers im linken Vordergrund zuweist, signalisiert sofort, daß hier ein dramatischer Wendepunkt im Deutsch-Französischen Krieg und somit in der Geschichte der deutschen Nation dargestellt ist. Der Sieger begegnet dem Besiegten mit der Aura der Übermacht. Die Gruppe Napoleons und seiner Generäle ist diskret in den Hintergrund gerückt und erscheint deshalb sehr viel kleiner, jeglicher individueller Kennzeichnung beraubt, als die dominierende Figur Bismarcks zu Pferde im Vordergrund. Seine Gestalt beherrscht die Komposition, so wie sie die ihm entgegenkommende Gruppe der Franzosen überragt. Napoleon, der neben seiner Kutsche steht, tritt in keiner Weise aus seiner Entourage heraus. Die Hierarchie der Figuren in der Bildkonstruktion führt dem Publikum die einmalige Bedeutung des historischen Augenblicks klar vor Augen. Es kann keinen Zweifel für den Betrachter geben, wer diese Bildinszenierung und somit das dargestellte historische Ereignis dominiert, weil ihm selber die Rolle eines Augenzeugen suggeriert wird.

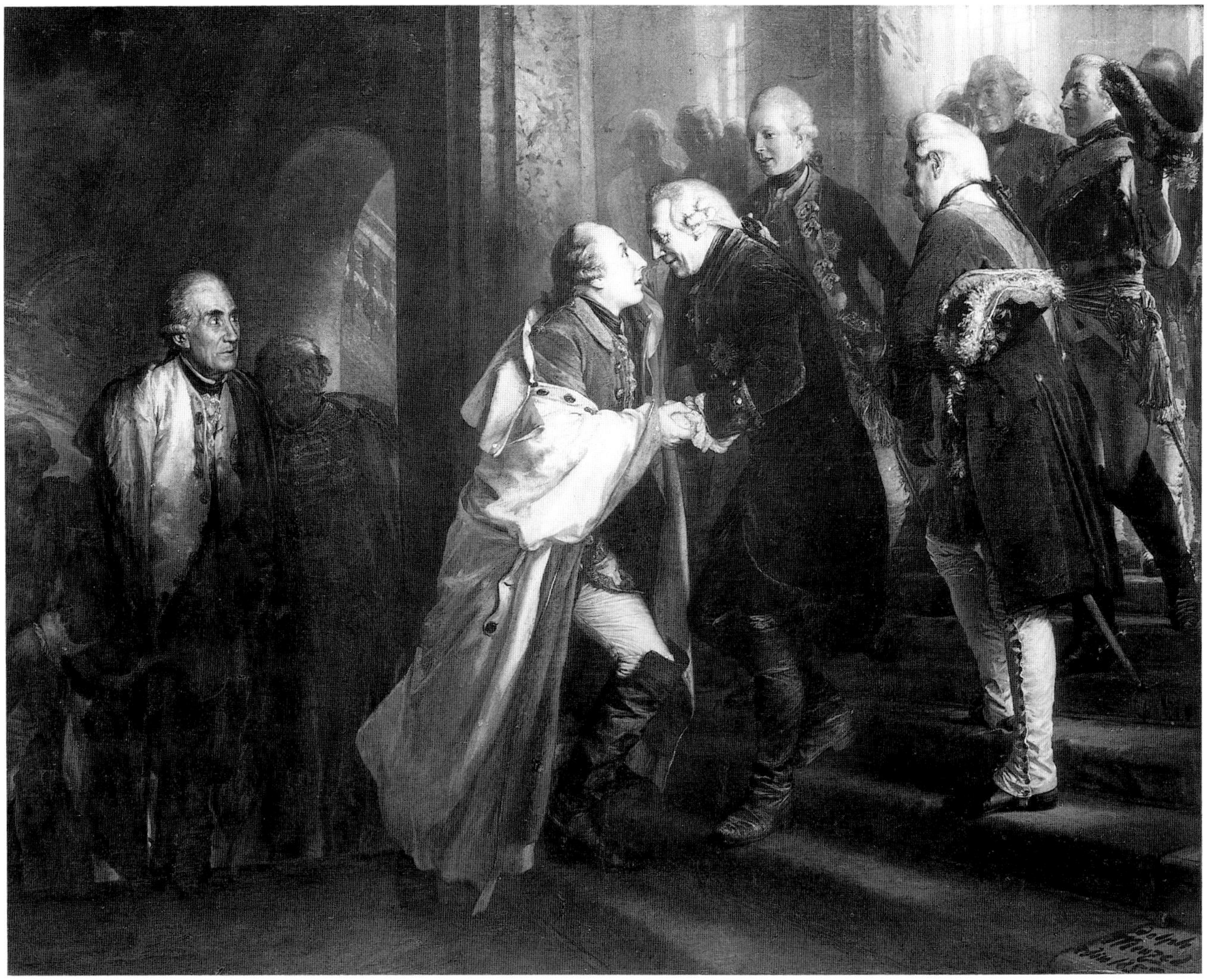

49 Adolph Menzel, Begegnung Friedrichs II. mit Kaiser Joseph II. in Neiße im Jahre 1769, 1855–1857, Berlin, Nationalgalerie, SMB

Ganz anders Menzels *Begegnung Friedrichs II. mit Kaiser Josef II. in Neiße im Jahre 1769* (1855–57; Abb. 49), ein Bild, das von der Verbindung für historische Kunst in Auftrag gegeben wurde und durch Verlosung dann in den Besitz des Großherzogs von Sachsen-Weimar gelangte. Dargestellt ist das Zusammentreffen des jungen Kaisers Josef II. mit dem von ihm verehrten König Friedrich II. im bischöflichen Palais in Neiße sechs Jahre nach dem Ende des Siebenjährigen Krieges, als Österreich und Preußen sich wieder um politische Annäherung bemühten. Die Bildtradition der Fürstenbegegnung ist hier fast aufgelöst; denn Menzel rückt die Szene von der Steifheit des Zeremoniells ab und fängt statt dessen die psychologische Intensität des Augenblicks in einer Momentaufnahme ein, die durch Anlage des Treppenaufgangs und kontrastreiche Beleuchtung dynamisch gesteigert wird. Der Akzent liegt nicht auf einer monumentalen Darstellung der rituellen Begegnung, sondern auf dem persönlich-individuellen Moment des historischen Vorgangs. Während Werner durch die klare Hierarchie der Figuren innerhalb des Bildraums dem geschichtlichen Ereignis eine vordergründig-politische Deutung gibt und es zum offiziellen Dokument erhebt, läßt Menzels komplexe Konstruktion keine so eindeutige Lesart zu: die spontane Berührung der beiden Hauptfiguren durchbricht monarchische Etikette und rückt den politischen Akt ins Persönlich-Individuelle.[29]

Der Kontrast zwischen fleckenartiger, künstlicher Beleuchtung und nächtlicher Dunkelheit steigert zwar die Begegnung zwischen den beiden Monarchen dramatisch, verschleiert aber gleichzeitig die Szene ins Diffus-Ambivalente. Eine ähnliche Funktion haben nächtliche Dunkelheit und flackerndes Licht in der Szene *Friedrich II. und die Seinen bei Hochkirch 13./14. Oktober 1758* (1856; ehemals Berlin, Nationalgalerie, SMB, Kriegsverlust), in der die Nacht die militärische Aktion verdunkelt, der Schein des Feuers die Überraschung und Verwirrung des Augenblicks jedoch dramatisch beleuchtet. Als Schlachtenbild widerspricht die Komposition aller Konvention solcher Darstellungen. Schon die Wahl des Themas durchbricht die Tradition: Menzel stellte die hastig-konfuse Gegenwehr der preußischen Armee auf einen nächtlichen Überraschungsangriff der Österreicher dar. Während die Soldaten im Vordergrund mit ausgeprägten individuellen Zügen charakterisiert sind, erscheint die schemenhafte Figur des Königs nur als Silhouette.[30] Die scharfe Asymmetrie der Komposition, das abrupte Abschneiden der Figuren vom vorderen und rechten Bildrand, vor allem aber die relativ kleine, von der nächtlichen Verwirrung

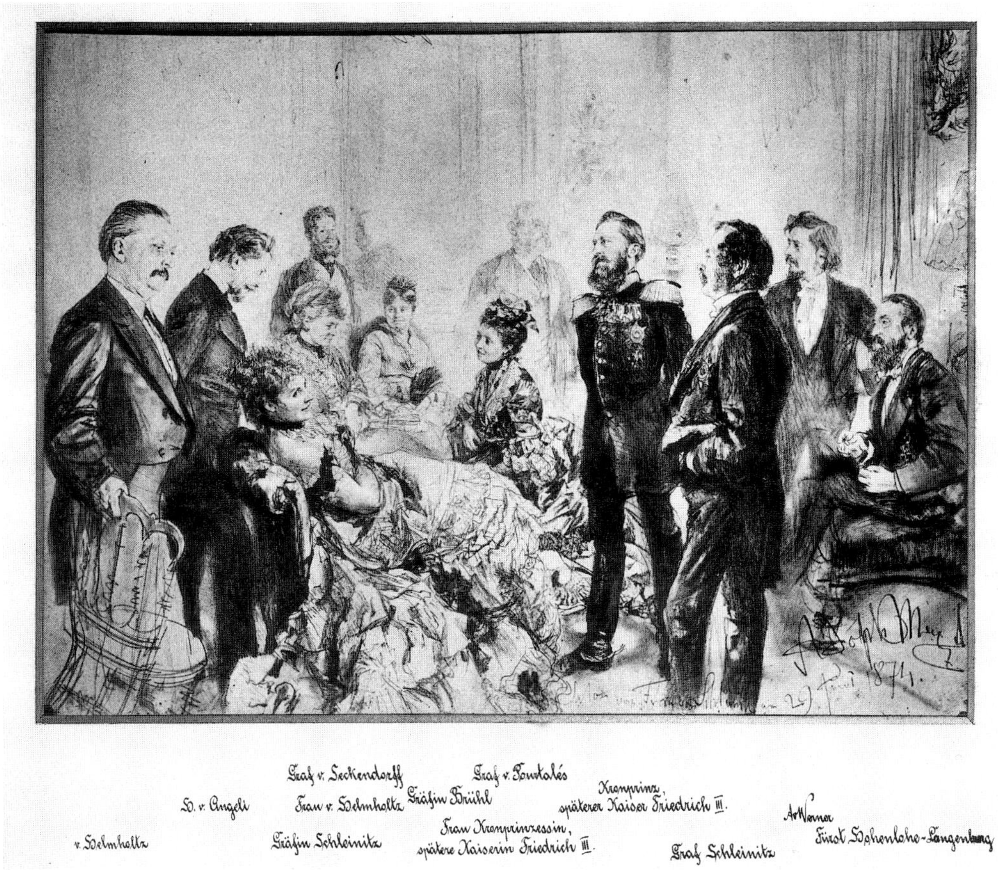

50 Adolph Menzel, Salon von Frau von Schleinitz, 1874. *Kat. 71*

eingefangene Figur des Königs im Mittelgrund rücken die Szene von der Bildtradition heroisierender Schlachtendarstellungen ab.

Wie Menzel in seinem Hochkirchbild, so gibt auch Werner in seinem Gemälde *Sturm auf den Spicherer Berg* (Kat. 313)[31], 1880 für den Rathaussaal in Saarbrücken fertiggestellt, eine Gefechtsepisode wieder, in der eine Kompanie einen im Bild unsichtbaren Feind angreift. Wie Menzel organisiert er die Szene in einer extrem asymmetrischen Komposition, aber hier hören auch schon die vergleichbaren Elemente auf. Helles Tageslicht beleuchtet nicht nur scharf die einzelnen Figuren in ihren Bewegungen und Aktionen, sondern hebt auch die Gestalt des befehlenden Generals und die des zum Angriff blasenden Soldaten hervor. Zwei Bildfelder mit den monumentalen Figuren von Feldmarschall Moltke und Fürst Bismarck rahmten die Szene des Kampfes ein. Diese Inszenierung einer Gefechtsepisode strebt weniger nach sogenannter »historischer Treue«, als sie den Akzent auf die Heroisierung des Krieges und die Verherrlichung seiner Führer – gleichsam als patriotisches Exemplum – legt. Menzels Hochkirchbild dagegen fixiert Spannung und Drama des nächtlichen Angriffs in einer stark fragmentierten Komposition, eine Augenblicksszene, die den noch unentschiedenen Ausgang des Kampfes nicht zum heroischen Erlebnis glorifiziert und weder auf einen Auftraggeber noch an ein bestimmtes Publikum gerichtet war. Werners Bild belehrte das Publikum an öffentlichem Ort über die heroischen Taten der deutschen Armee, produzierte Propaganda für das neue Kaiserreich, Menzels *»Riesenbild einer nichthoffähigen Niederlage«* dagegen wurde in einen Nebenraum des Berliner Schlosses delegiert.

Auch in den Bildern der Hoffeste des Kaiserreiches lassen sich die gegensätzlichen Haltungen ihrer Autoren ablesen: Menzels zwar loyale, aber auch zutiefst ambivalente und skeptische Haltung gegenüber dem neuen Kaiserreich und Werners enthusiastische Beteiligung an der politischen Darstellung der vereinten Nation. Werner porträtierte die Mitglieder der kaiserlichen Familie umgeben von der politischen, militärischen und kulturellen Elite des Reiches. Er arrangierte diese Szenen in authentisch wiedergegebenen Räumen des Schlosses, während Menzel bis auf seltene Ausnahmen keine Porträts in seinen Hofballszenen darstellte, sondern nach unbekannten Modellen arbeitete. Auch seine auf den ersten Blick so »historisch treu« dargestellten Räumlichkeiten des Schlosses entpuppen sich bei näherem Studium als Collage vieler genau beobachteter und zeichnerisch festgehaltener Einzelheiten. Menzel synthetisiert also an verschiedenen Orten und zu verschiedenen Zeiten fixierte Fragmente zu fiktiver Einheit auf der Leinwand.[32] Die Illusion einer »wahrheitsgetreuen« Reportage vom gesellschaftlichen Leben am Hof wird zwar im Auge des Betrachters geweckt, aber schon die künstlerische Arbeitsmethode wirkt jeder Absicht einer dokumentarischen Chronik entgegen. Als Kaiserin Augusta das *Ballsouper* (1878; Abb. 51) sah, soll sie spontan geäußert haben: *»Sind wir wirklich so häßlich?«*[33] Die karikaturistischen Züge – die Störelemente – brechen nicht nur die Illusion der Authentizität und Harmonie, sondern auch die einer kohärenten Gesellschaft.

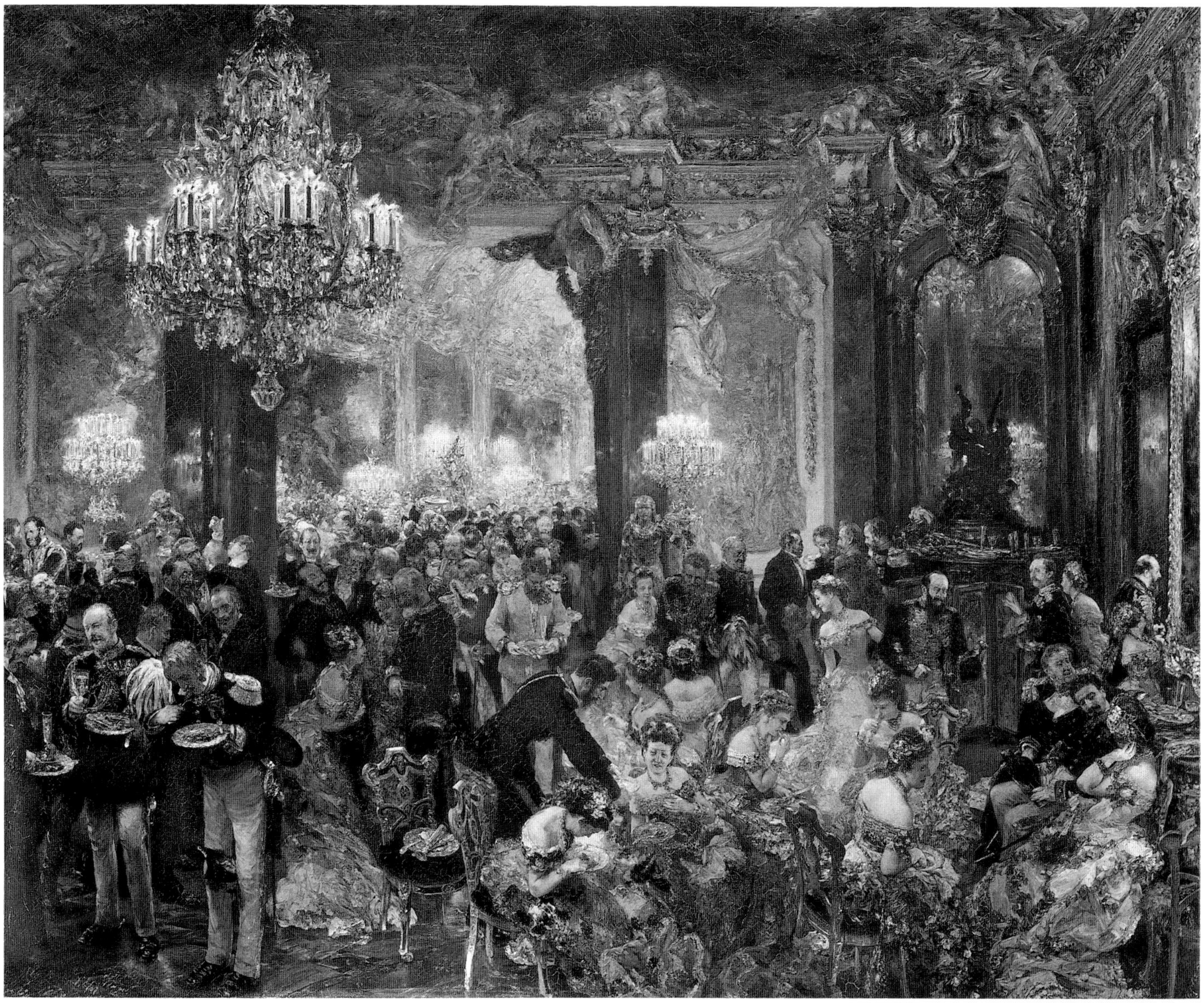

51 Adolph Menzel, Das Ballsouper, 1878, Berlin, Nationalgalerie, SMB

Selbst in seinem Bild *Cercle am Hofe Wilhelms I.* (1879; Abb. 53) sind diese Spannungen und Brechungen vorhanden, obwohl Menzel in dieser einzigen Ausnahme von der Anonymität seiner Hofbilder abwich und den Kaiser als Hauptperson zentral in der Komposition plazierte. Werner stand sicherlich Menzels Modell vor Augen, als er fast zwanzig Jahre später sein Bild *Der erste Hofball* (1897; Abb. 52) malte. In seiner Bildkonstruktion sind die Figuren von der sie hoch überragenden Architektur des Schlosses eingefangen und durch den großzügig freigelassenen Raum im Vordergrund in sichere Distanz zum Betrachter gebracht. Solche Inszenierung zielt nicht nur auf die Darstellung devot befolgter Etikette ab, sondern betont auch die Autorität des Kaisers durch seine Stellung im Bildraum. Jeder einzelne seiner Gäste – u. a. Moltke, Kronprinz Friedrich Wilhelm und Prinz Wilhelm – ist ein deutlich erkennbares Porträt, so daß die Steifheit des höfischen Rituals in Werners Bild pointiert umgesetzt wird. Während hier einheitlich alle Gäste dem Kaiser unterwürfig zugewandt sind, wendet sich in Menzels Szene die Figur in Uniform neben Wilhelm I. abrupt ab und kehrt dem Monarchen den Rücken zu. Diese Geste bricht nicht nur die Kohärenz der den Kaiser umgebenden Gruppe, sondern transformiert das prunkvolle Hofzeremoniell in eine fast zufällige Momentaufnahme.

Dieselben Bildstrategien, die Werner im *Ersten Hofball* anwandte, charakterisieren auch sein Gemälde *Kaiser Friedrich als Kronprinz auf dem Hofball 1878* (1895; Kat. 548): die Personen, vom zeitgenössischen Publikum sofort identifizierbar, sind im Weißen Saal des Berliner Schlosses wie auf einer Bühne versammelt, durch den leeren Vordergrund vom Betrachter distanziert und von der machtvollen Architektur des Schlosses überragt. Die Gestalt des Kronprinzen selbst beherrscht die Gruppe der Gäste so wie Wilhelm I. mit kaiserlicher Autorität die Szene des *Ersten Hofballes*. Einer der Gäste auf Werners *Der Kronprinz 1878 auf dem Hofball* ist Menzel, von seinem jüngeren Kollegen so porträtiert, wie sein Auftreten bei solchen Anlässen von zahlreichen zeitgenössischen Berichten beschrieben wird: Menzel steht auf dem obersten Treppenabsatz, an den äußersten rechten Bildrand gerückt, aus der Distanz die Hauptgruppe um den

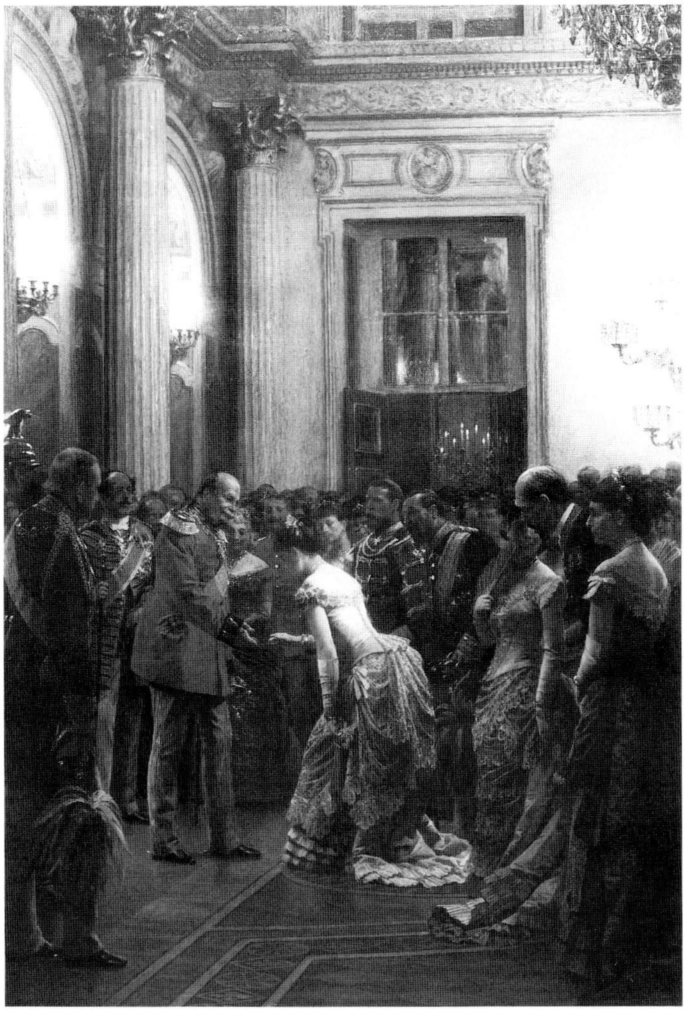

52 Anton von Werner, Der erste Hofball, 1897, Regensburg, Ostdeutsche Galerie

Kronprinzen skeptisch beobachtend, anwesend, aber nicht teilnehmend. Er erscheint hier mit derselben kritischen Haltung, die seine eigenen Bilder von Hoffestlichkeiten bestimmt. Im selben Jahr, als Werners fiktive Szene stattfand, 1878, malte Menzel sein *Ballsouper*. Diese beißende Satire auf die Hofgesellschaft, in der weder die anwesenden Gäste, noch die Architektur des Raumes »echt« sind und worin diese Dissonanzen nicht einmal die Illusion eines glanzvoll-harmonischen Festes vortäuschen, wurde nicht nur in Berlin, sondern auch in Paris kritisiert.[34] Nur eine Figur ist von des Autors karikierender Charakterisierung ausgenommen. Es ist die jugendliche Gestalt in heller Uniform in der Bildmitte – vorsichtig einen Teller balancierend – und vielleicht den Kronprinzen Friedrich Wilhelm darstellend. Wenn diese Identifizierung richtig ist, dann hätte Menzel den Kronprinzen als einen Teilnehmer unter vielen in der wogenden Menge der Gäste dargestellt. Eine solche »demokratische« Bildstrategie – im Gegensatz zu Werners hierarchischer Plazierung der Fürsten – wäre gleichsam Ausdruck von Menzels skeptisch-ambivalenter Haltung zum Kaiserreich und würde sich einpassen in ein Oeuvre, das seinen weiten Bogen von den Illustrationen zu Kugler und der *Aufbahrung der Märzgefallenen* über die Friedrichbilder bis zum *Eisenwalzwerk* (Abb. 104) und den späten Zeichnungen schlägt.

Trotz der ideologischen und künstlerischen Gegensätze, die beide Maler in respektvoller Distanz voneinander hielten, und der kulturpolitischen Konflikte des Kaiserreiches minderte sich Werners Verehrung für den Älteren nicht. Als Werner 1908 um eine Stellungnahme über eine Reorganisation der Nationalgalerie gebeten wurde, trat er begeistert für die Schaffung eines Menzel-Museums in der alten Schinkelschen Bauakademie ein, ein Plan, der bereits nach der großen Menzel-Ausstellung von 1906 spontan aufgekommen war, aber von Bode vehement abgelehnt wurde.[35] Ironischerweise waren es gerade Werners Autorität stiftende, Zeitgenössisches thematisierende Historienbilder, die dazu beitrugen, Menzels Darstellungen der Vergangenheit in ein neues Licht zu rücken. Werner, dieser »*Historienmaler preußischer Färbung*«, wie Ludwig Justi ihn nannte[36], hatte nun in Menzels Rekonstruktionen der königlichen Vergangenheit eine notwendige »patriotische« Provenienz für die Darstellung der kaiserlichen Gegenwart gefunden. Er, dessen bildnerische Strategien Autorität nie in Frage stellen, wurde zum offiziellen Chronisten und einflußreichen Kunstpolitiker des Kaiserreiches in denselben Jahren, als Menzel sich immer mehr in das private Medium des Zeichnens zurückzog und mit seiner *Abreise König Wilhelms I. zur Armee am 31. Juli 1870* (1871; Berlin, Nationalgalerie, SMB) seine historischen Arbeiten abschloß. Auch dieses letzte Geschichtsbild war in seiner Konzeption mehr Inszenierung der städtischen Volksmenge als Monumentalisierung des Königs.

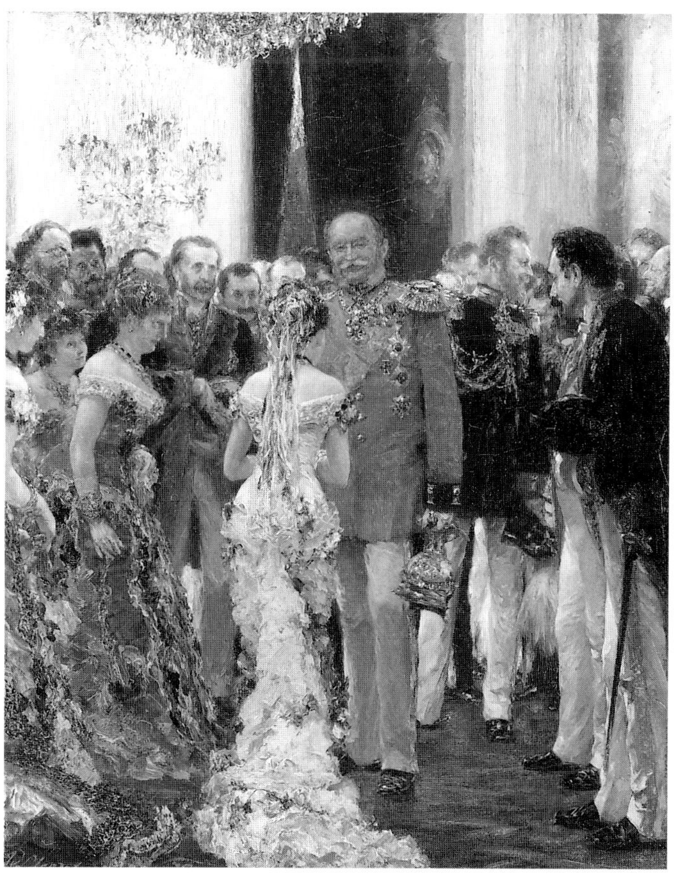

53 Adolph Menzel, Cercle am Hofe Wilhelms I., 1879, Schweinfurt, Slg. Georg Schäfer

Während Menzel seine Geschichtsbilder fast ausschließlich ohne Bestellung malte, hatte Werner von Anfang an seine Darstellungen vom Deutsch-Französischen Krieg sowie von den folgenden politischen Ereignissen im Kaiserreich den Wünschen seiner offiziellen Auftraggeber anzupassen. Seine gesamte Produktion von Historiengemälden war nicht nur das Resultat solcher Aufträge für genau bestimmte Gelegenheiten und Lokalitäten, sondern Themenwahl und Bildstrategien waren gleichermaßen von seinen Mäzenen beeinflußt, mit denen der Künstler oft in enger persönlicher Verbindung stand. Als Menzel seine Bilder Friedrichs des Großen malte und ausstellte, lebte er fernab vom königlichen Hof. Erst die radikale Revision der Deutung seiner Bilder vom Bürgerlich-Liberalen ins National-Deutsche – nun *»selbständig bedeutende Darstellungen der großen nationalen Erinnerungen«*[37] – ließ ihn zum Liebling des Kaiserhofs aufsteigen und führte zu einer späten Ehrung. Als *»nationale Erinnerungen«* gelesen, komplementierten Menzels Historienbilder nun Werners heroisierende Darstellungen der kaiserlichen Gegenwart und konnten dem Publikum die Fiktion einer »nahtlosen« preußisch-deutschen Geschichte in Bildern vorführen.

1 Bruyn, Günter de: Lobrede auf Martin Walser (Zur Verleihung des Huch-Preises in Darmstadt am 17. Juni 1990), in: Deutsche Befindlichkeiten, Frankfurt/Main 1991, S. 193

2 Kugler, Franz: Berliner Brief, in: Kunstblatt, 1848, Nr. 45, S. 177 (wieder abgedruckt in: Kleine Schriften zur Kunstgeschichte, Bd. III, Stuttgart 1854, S. 664). Eine ausführliche Darstellung der Entstehungsgeschichte des Kugler-Menzel-Buches und eine Analyse von Menzels historischen Illustrationen und Bildern bei Forster-Hahn, Françoise: Adolph Menzel's ›Daguerreotypical‹ Image of Frederick the Great. A Liberal Bourgeois Interpretation of German History, in: Art Bulletin, 59, 1977, S. 242–261

3 Gaehtgens 1990, passim

4 Eine der anekdotischen Bildquellen für das Flötenkonzert, ein Peter Haas zugeschriebenes graphisches Blatt, ist betitelt *Friedrich der Große in seinen Erholungsstunden* und diente Friedrich Försters *Leben und Thaten Friedrich's des Großen, Königs von Preußen. Ein vaterländisches Geschichtsbuch* (5 Bde., Meißen 1840) als Illustration (abgebildet in Bd. V, gegenüber S. 881).

5 Jordan, Max, und Dohme, Robert: Das Werk Adolph Menzels, 3 Bde., München 1890, Bd. I, S. 18

6 Eggers, Friedrich: Die diesjährige Berliner Kunstausstellung, in: Deutsches Kunst-Blatt, 3, 1852, S. 338

7 Wie Anm. 6, 1850, S. 162: *»Friedrich der Große unter seinen Freunden und Gesellschaftern (1750). Es ist ein höchst anziehendes, historisches und werthvolles Genrebild, das an sich den Gedanken einer geistreichen, heitern Tischgesellschaft an fürstlicher Tafel und in den Räumen eines königlichen Schlosses auf's gelungenste wiedergibt [...]«*

8 Schasler, Max: Kunst-Kritik. 1. Historienmalerei, in: Die Dioskuren, 1, 1856, S. 116

9 Wie Anm. 8

10 Anonym: Ausstellung des berliner Künstlervereins, in: Die Dioskuren, 15, 1870, S. 230

11 Eine gute historiographische Studie ist: Frederick the Great: A Profile, hg. von Peter Paret, New York 1972; vgl. auch Forster-Hahn (wie Anm. 2)

12 Meyer, Bruno: Adolph Menzel. Eine Skizze, in: Zeitschrift für Bildende Kunst, 11, 1876, S. 8–9 (Hervorhebungen im Original). Der Autor bezeichnet das Kugler-Menzel-Buch *»als Lieblingsbesitz nicht bloß des preußischen Volkes, sondern der deutschen Nation [...]«* und betont, daß erst 1856 die zweite Auflage erschien, während anschließend weitere Auflagen schnell folgten, die siebente 1870. Meyer schlägt zudem vor, Menzels Illustrationen zu Les Oeuvres de Frédéric le Grand als ähnlich bebildertes Volksbuch herauszugeben, denn ein solches *»handliches Bändchen [...] würde gar nichts kosten und den Werth von einigen Dutzend sehr kostspieligen Siegessäulen weit überragen [...]«* (ebd., S. 45 ff.).

13 Wie Anm. 12, S. 47

14 Wie Anm. 12, S. 50

15 Rosenberg 1879, S. 260. Der Autor hebt hervor, daß *»gerade der Holzschnitt das populärste und wirksamste aller künstlerischen Agitationsmittel«* sei.

16 Zur Geschichte der *Tafelrunde* vgl. den Ausstellungskatalog »Adolph Menzel. Gemälde, Zeichnungen«, Nationalgalerie, SMB, Berlin 1980, S. 298 f. *Die Huldigung der schlesischen Stände* (1855) war auf Bestellung des schlesischen Kunstvereins für das Breslauer Museum entstanden; *Die Begegnung Friedrichs des Großen mit Kaiser Franz Josef* (1857) war 1855 von der Verbindung für Historische Kunst in Auftrag gegeben worden.

17 Menzel in einem Brief vom 24.2.1839 an den Verleger der Kugler/Menzelschen Geschichte Friedrichs des Großen, J. J. Weber, in Leipzig; in: Adolph von Menzel. Briefe, hg. von Hans Wolff, Einleitung von Oskar Bie, Berlin 1914, S. 21

18 Varnhagen von Ense, Karl August: Tagebücher, Leipzig [2]1863, Bd. III, S. 212, Eintrag vom 22. 9. 1845

19 Rotteck, Carl von, und Welcker, Carl: Das Staats-Lexikon. Encyklopädie der sämmtlichen Staatswissenschaften für alle Stände, neue verbesserte Auflage, Altona 1847, Bd. V, S. 263. Der Beitrag über Friedrich II. wurde von G. Friedrich Kolb verfaßt (Hervorhebungen im Original).

20 Hertel, Albert: Erinnerungen an Menzel, in: Süddeutsche Monatshefte, 9, 1912, Bd. I, S. 787

21 Wie Anm. 20, S. 787 f. Zum *Hochkirchbild* vgl. auch: Forster-Hahn, Françoise: Aspects of Berlin Realism. From the Prosaic to the Ugly, in: The European Realist Tradition, hg. von Gabriel P. Weisberg, Bloomington 1982, S. 129 f. Menzels eigene Version der Geschichte dieses Bildes (Kriegsverlust; seit 1928 Eigentum der Nationalgalerie), die er seinem Freund Albert Hertel erzählte, abgedruckt in dessen Essay (wie Anm. 20).

22 Pecht, Friedrich: Deutsche Künstler des 19. Jahrhunderts. Studien und Erinnerungen, 2. Bde., Nördlingen, 1877/1881, S. 348

23 Zum *Krönungsbild* vgl. Bartoschek, Gerd: Zur Entstehung des Krönungsbildes, in: Ausstellungskatalog »Adolph Menzel. Gemälde, Zeichnungen« (wie Anm. 16), S. 49-60

24 Eine ausführliche Analyse des Bildes in: Forster-Hahn, Françoise: Die Aufbahrung der Märzgefallenen. Menzel's Unfinished Painting as a Parable of the Aborted Revolution of 1848, in: Kunst um 1800. Werner Hofmann zu Ehren, hg. von Christian Beutler, Peter-Klaus Schuster und Martin Warnke, München 1988, S. 221–232

25 Vgl. Gaehtgens 1990, S. 51 ff.

26 Werner 1913, S. 130; über sein Verhältnis zu Menzel vgl. besonders S. 129-133

27 Werner 1913, S. 130

28 Bartmann 1985, S. 53–54

29 Zur Analyse und Geschichte der *Begegnung* vgl. Forster-Hahn (wie Anm. 21), S. 130 f.

30 Forster-Hahn (wie Anm. 21), S. 129 f.

31 Vgl. Bartmann 1985, S. 55–62

32 Über Menzels Arbeitsmethode und seine ambivalente Haltung gegenüber dem Kaiserreich vgl. Forster-Hahn, Françoise: Authenticity Into Ambivalence. The Evolution of Menzel's Drawings, in: Master Drawings, 16, 1978, Nr. 3, S. 255–283

33 Jordan, Max: Das Werk Adolph Menzels, München 1905, S. 80

34 Während Degas das *Ballsouper* kopierte, kritisierte Pissarro »lourdeur« und »bourgeoisisme« in Menzels Bild; vgl. Pissarro, Claude: Lettres à son fils Lucien, Paris 1950, S. 66*f*.

35 Die Dokumente dazu befinden sich im Archiv der Nationalgalerie.

36 Justi, Ludwig: Memoiren. Typoskript, S. 276 (SMB/ZA,I/NG)

37 Wie Anm. 12, S. 6

JÖRN GRABOWSKI

Leitbilder einer Nation
Zur Präsentation von Historien- und Schlachtengemälden in der Nationalgalerie*

»Die von Herrn Akademiedirektor von Werner gemachten Vorschläge zur Entlastung der Nationalgalerie scheinen mir in manchen Punkten sehr beachtenswert zu sein und wirkliche Abhilfe in Aussicht zu stellen.« Mit dieser etwas zurückhaltenden, doch letztlich wohlmeinenden Äußerung leitete der Generaldirektor der Königlichen Museen, Wilhelm von Bode, seine Stellungnahme zu Anton von Werners Immediatbericht über die Raumsituation der Nationalgalerie ein.[1] Werner war nach der Beurlaubung Hugo von Tschudis am 5. März 1908 auf Vorschlag des preußischen Kultusministers Holle als provisorischer Leiter der Nationalgalerie (Abb. 54) eingesetzt worden.

Werners Vorschläge zur Neuordnung und -verteilung des bereits die Aufnahmefähigkeit der Nationalgalerie bei weitem überschreitenden Kunstbestandes hielt Bode für richtig und erfolgversprechend. Neben einer generellen Einschränkung der Sammeltätigkeit auf die nationale Kunst und die damit verbundene Abtrennung der Werke ausländischer Künstler befürwortete Wilhelm von Bode auch die von Anton von Werner vorgeschlagene Abgabe der Porträtbilder und -büsten sowie die einer Anzahl von Schlachten- und anderer historischer Gemälde als *»wesentliche Entlastung«*.[2]

Außerdem hielt Werner die Präsentation der Historien- und Schlachtenbilder im Hauptgeschoß der Nationalgalerie, im ersten Cornelius-Saal, für unglücklich und mißlungen. Entsprechend der Bedeutung der Historienmalerei im 19. Jahrhundert war diese Gattung im Bestand der Nationalgalerie breit vertreten. Bis zum Jahre 1903 wurden von 69 Künstlern insgesamt 119 historische Darstellungen, Herrscherbildnisse und Porträts militärischer Führer erworben.[3]

Von der Historienmalerei, die als die edelste Gattung der Malerei galt, erwartete man, daß sie in der Lage sein werde, der Nation eine Vorstellung ihrer eigenen Größe und Bedeutung zu vermitteln. Sie hatte die politischen Vorstellungen der herrschenden Klasse zu artikulieren und vor allem zur Formierung eines Nationalgefühls beizutragen. Rudolf Eitelberger, Gründer des österreichischen Museums für Kunst und Industrie, wurde 1866 noch deutlicher und ordnete der Historienmalerei die Vertretung der Staatsinteressen als grundsätzliche Aufgabe zu. Sie sei das vornehmste Mittel, das Volk für die *»Staats-Idee«* zu erziehen.[4]

Für den Kunstschriftsteller Ernst Guhl hatte der Historienmaler dabei Geschichtliches prinzipiell vom Standpunkt der Gegenwart aus zu sehen und zu interpretieren. Der Künstler sollte nicht aus seiner Zeit heraustreten, im Gegenteil, *»mitten in dieser stehend und durch die Bildung derselben getragen, ergreift er die grossen Momente der Geschichte, deren tief innerliche Bedeutung, wie reale äusserliche Erscheinung er darstellen will«*.[5] Gerade darin bestand für Guhl das Eigentümliche der modernen geschichtlichen Kunst: mit dem Wissen der Gegenwart sollte Geschichte aufgearbeitet und gewertet werden.

Auch Adolf Rosenberg, Kunstschriftsteller und Biograph Anton von Werners, widersprach bereits 1880 den Auffassungen von einer nachlassenden Attraktivität und rückläufigen Entwicklung der Schlachtendarstellungen energisch: der große Teil des Volkes ließe sich *»die Freude an seinen [!] Thaten nicht verbittern«*. In den Ausstellungen erfreuten sich *»keine Gemälde einer so großen und ungetheilten Popularität [...] wie diejenigen, welche der Erinnerung an die welterschütternden Ereignisse von 1870 und 1871 gewidmet sind«*.[6] Nach dem eigentlichen Krieg zögen jetzt die Künstler in den Krieg. Die nationalen Anfeindungen fanden nach 1871 auf dem Gebiet der Kunst ihre Fortsetzung. Philosophen, Historiker und Kunstkritiker formierten ein *»geistiges Allgemeingut«*, wonach die Kunst zu einem Kampfmittel gegen den noch kulturell dominierenden französischen Feind aufgebaut wurde.[7]

Diesem apodiktisch deklarierten Auftrag an die Historienmalerei konnte sich gleichsam gerade auch die Nationalgalerie nicht entziehen. Entsprechende Werke wurden angekauft bzw. in Auftrag gegeben. Zu den bekanntesten »Vertragspartnern«, jenen Künstlern, die im Auftrag der Nationalgalerie historische Darstellungen oder Porträts anfertigten, gehörten u.a. Franz Adam, Eduard Bendemann, Georg Bleibtreu, Wilhelm Camphausen, Emil Hünten, Franz von Lenbach, Louis Kolitz, Karl von Piloty, Werner Schuch, Anton von Werner und Fritz Werner.

Die Ära Jordan: Historienbilder »zum Ruhme der Nation«

Seit ihrer Gründung verstand sich die Nationalgalerie als eine mit den *»Mitteln der Kunst gebildete Selbstdarstellung«* der Nation. In ihr wurden von Malern und Bildhauern des *»eigenen Volkes«*, von lebenden bzw. jüngst verstorbenen Künstlern Werke gesammelt und *»zum Ruhme der Nation«* gezeigt.[8]

Zum Zeitpunkt der Eröffnung der Nationalgalerie am 21. März 1876, die in Anwesenheit des Kaisers und zahlreicher

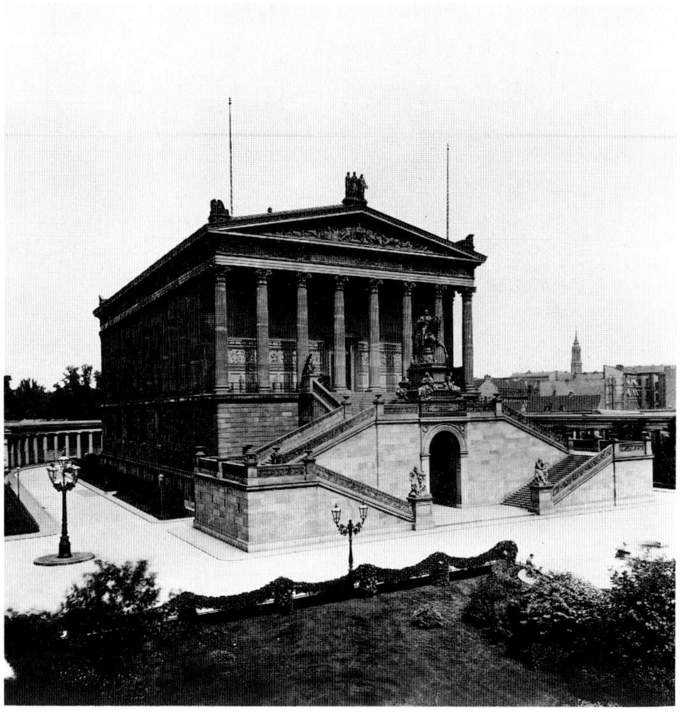

54 Die Nationalgalerie, 1917

deutscher Fürsten mit feierlichem Gepränge vollzogen wurde, zählte der Fundus der Galerie 391 Gemälde, 85 Kartons und 16 Bildwerke.[9] Die Anordnung der Kunstwerke in den einzelnen Etagen, Sälen und Gängen des Hauses erfolgte zu dieser Zeit ausschließlich nach ästhetischen Aspekten, die denen einer historischen Ordnung sowie einer Gruppierung nach Schulen vorgezogen worden war.

Angesichts der in den siebziger und achtziger Jahren durchgeführten zahlreichen Ankäufe geriet die Galerie jedoch schon bald in akute Raumnot. Diese Situation spitzte sich in dem Maße zu, wie die in Auftrag gegebenen, zumeist großformatigen Historien- und Schlachtenbilder vollendet und der Galerie zugeführt wurden. Da diese Werke die »vaterländische« Geschichte in besonders heroischer Manier wiedergaben, sie vorwiegend nur unter diesem Aspekt erst zur Herstellung gelangten, mußten sie auch ausgestellt, in die Schausammlung integriert werden. Dies bedeutete zugleich die Aufgabe der zuvor rein künstlerisch orientierten Hängung.

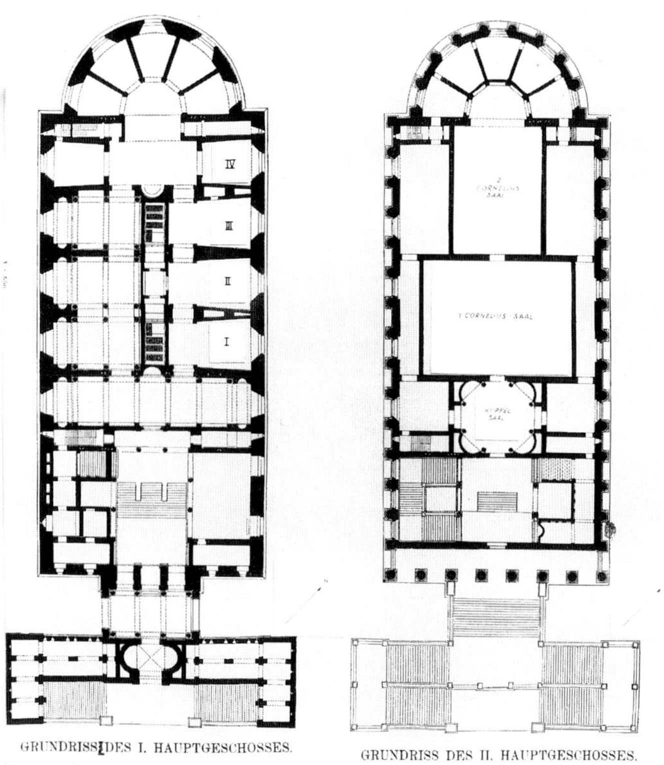

55 Die Grundrisse des 1. und 2. Hauptgeschosses der Nationalgalerie

Der erste Direktor der Nationalgalerie, Max Jordan, vermochte diese Gemälde vorerst noch einzeln in die Sammlung einzugliedern. Sie befanden sich vorwiegend im ersten und im zweiten Geschoß des Gebäudes. Die Plazierung der Kunstwerke unter Jordans Leitung ist für das Jahr 1896 vollständig überliefert.[10] Die repräsentative Querhalle im ersten Geschoß war 1896 mit dem *Reiterbildnis Kaiser Wilhelms II.* (Ankauf 1890) von Werner Schuch, dem Historienbild *Kronprinz Friedrich Wilhelm vor Paris* (Ankauf 1892) von Georg Bleibtreu und Werners historischem Genrebild *Etappenquartier vor Paris* (Ankauf 1894; Kat. 420) bestückt.

An plastischen Werken ordnete Jordan unter anderem Arbeiten von Emil Hundrieser (Statue der Königin Luise, Auftragswerk, Ankauf 1895) sowie mehrere Werke von Reinhold Begas, Porträtbüsten von Moltke (Auftragswerk, Ankauf 1881) und Bismarck (Ankauf 1889), zu. Der Eingangsbereich der Nationalgalerie zeigte sich somit in einem stark historisch orientierten Erscheinungsbild.

In den folgenden vier Sälen der Nordost-Seite des Erdgeschosses (Abb. 55, links, Saal I–IV) stellte man bis auf das unvollendet gebliebene Schlachtenbild von Franz Adam, *Angriff der Brigade von Bredow*, all jene auf Bestellung erworbenen Historiengemälde aus, die zwischen 1867 und 1895 in den Besitz der Galerie gelangten. Diese Gemälde hingen – meist in doppelter Reihung – zwischen Gelehrten- und Offiziersbildnissen, Genrebildern, Landschaften und anderen Werken. Wie Ludwig Justi später bemerkte, hing das Patriotische und das Künstlerische seltsam durcheinander.[11] Angesichts ihrer großen Formate dürften die Historienbilder jedoch den Charakter des jeweiligen Saales nachdrücklich geprägt haben.

Von Saal I bis IV ordnete Max Jordan die Darstellungen grob chronologisch, nach der Abfolge des dargestellten historischen Ereignisses.[12] Eine strenge »historische« Hängung konnte jedoch nur annähernd eingehalten werden. Aus Platzgründen und Fragen der Lichtführung blieben Ausnahmen bzw. »Unregelmäßigkeiten« einer streng chronologisch gedachten Folge nicht aus. In den ersten beiden Sälen traf der Besucher auf Darstellungen aus der Zeit der Befreiungskriege von 1813/15 sowie auf eine des Krieges von 1866. Das Erscheinungsbild des dritten und vierten Saales wurde hauptsächlich durch militärische Begebenheiten der Kriege von 1864, 1866 und 1870/71 bestimmt. Beim Durchschreiten der vier Säle konnte der Besucher die militärischen Höhepunkte, die »zentralen« Ereignisse der jüngsten preußischen Geschichte von der Völkerschlacht bei Leipzig 1813 bis zu den Reiterkämpfen des Deutsch-Französischen Krieges von 1870/71 betrachten.

An den Wänden des repräsentativen Treppenhauses hingen Arthur Kampfs *Professor Steffens begeistert zur Volks-*

erhebung gegen die Franzosen 1813 (Ankauf 1892), Anselm Feuerbachs *Gastmahl des Platon* (Ankauf 1878) und das bereits 1864 erworbene Historienbild von Karl Steffeck *Albrecht Achill im Kampfe mit den Nürnbergern 1450.*

Im zweiten Geschoß hingen nur noch vereinzelt Werke historischen Charakters. Im Vorraum begegnete der Besucher den beiden Reiterbildnissen *Zieten bei Katholisch Hennersdorf* und *Seydlitz bei Roßbach* (Ankauf 1887) von Werner Schuch und in den Apsiskabinetten dem Frühwerk Franz Adams, *Rückzug der Franzosen aus Rußland* (Ankauf 1870), sowie dem Auftragswerk *Szene aus dem Gefecht bei Vendôme, Januar 1871* (Ankauf 1880) von Louis Kolitz. Die beiden großen Cornelius-Säle blieben den Kartons zum Campo Santo, der von Friedrich Wilhelm IV. geplanten Begräbnisstätte der königlichen Familie neben dem Dom, und den Kartons zu den Fresken der Münchner Glyptothek (Götter- und Heroensaal) vorbehalten.

An der Treppenwand zum dritten Ausstellungsgeschoß, in dem keine Historienbilder ausgestellt waren, hing Karl von Pilotys *Alexander der Große nimmt sterbend Abschied von seinem Heere* (Auftragswerk, Ankauf 1886).

Wie die Aufstellung aus dem Jahre 1896 belegt, wurden die historischen Darstellungen aus den letzten Kriegen Preußens vorwiegend in der unteren Etage, dem I. Hauptgeschoß der Galerie, gezeigt. Sie hingen somit in einem bevorzugten Bereich des Hauses, der es dem Besucher ermöglichte, von allen Werken der Galerie zuerst jene als historisch aktuell und bedeutsam empfundene Gemälde von politischem »Gewicht« zu betrachten.

Die Ära Tschudi: »Preußische« Historienbilder zum Ruhme der Hohenzollern

Jordans Amtsnachfolger, Hugo von Tschudi, ließ die Hängung bzw. Aufstellung des Jahres 1896 grundlegend verändern. Aus den Erdgeschoßsälen wurden konsequent alle Historiengemälde herausgelöst und in das zweite Geschoß verwiesen. In die vier Erdgeschoßräume gruppierte er jeweils geschlossen Berliner und Düsseldorfer Meister sowie Künstler der Dresdner, Karlsruher und Münchner Akademien. Saal II blieb den Werken Arnold Böcklins vorbehalten.[13]

Im zweiten Geschoß (Abb. 55, rechts) hingen Historienbilder neben Bildnissen von Generälen und anderen Persönlichkeiten des geistig-kulturellen Lebens in jenen vier Seitensälen, die den Kuppelsaal und die beiden Cornelius-Säle flankieren. Eine historische Konzeption ist nur dahingehend zu erkennen, daß der östliche Seitensaal neben den Bildnissen von Moltke und Bismarck verstärkt mit Szenen aus der Zeit Friedrichs II. und des Befreiungskriegs von 1813/15 ausgestattet wurde. Die beiden größeren Seitensäle (parallel zum 2. Cornelius-Saal) nahmen schließlich in lockerer Anordnung die großformatigen Darstellungen der Ereignisse der drei Einigungskriege 1864–1870/71 auf. Im südlichen Seitensaal hing als »historisches« Bild nur noch Anton von Werners *Etappenquartier vor Paris* (Kat. 420).

Der äußere Anlaß für Überlegungen einer Neueinrichtung des ersten Cornelius-Saales mit einer geschlossenen Präsentation von Historienbildern aus den eigenen Beständen ergab sich durch den Abbau der Jahrhundertausstellung. Nach Beendigung dieser umfangreichen Sonderausstellung, die von Januar bis Mai 1906 mit rund 2000 Werken von 600 Leihgebern einen einzigartigen Überblick über die Entwicklung der deutschen Kunst des 19. Jahrhunderts gegeben hatte, wurde der größere der Cornelius-Säle für die Ausstellung der Historienbilder vorbereitet. Die Einrichtung einer derartigen »Weihehalle« preußischer Heldentaten läßt sich mit Sicherheit nicht auf Tschudis Intentionen zurückführen. Obwohl eine entsprechende Weisung des Ministers oder des Monarchen in den Akten der Nationalgalerie nicht existiert, kann wohl ein Auftrag zu dieser Umgestaltung seitens des Kaisers vorausgesetzt werden, denn jede Phase in der Umgestaltung der Cornelius-Säle mußte durch den Monarchen genehmigt werden. Hugo von Tschudi hätte die Schlachtengemälde gern aus der Nationalgalerie ausgegliedert. Aber bei seinem gespannten Verhältnis zum Kaiser wäre ein derartiger Antrag mit nur noch schärferen Restriktionen beantwortet worden. Die konzentrierte Präsentation deutscher Geschichtsbilder geht somit auf die persönlichen Intentionen Wilhelms II. zurück, der seinem Interesse an der propagandistischen Aufbereitung der »Leistungen« seiner Vorfahren mit Nachdruck Geltung verschaffte.

Für die künstlerische Gestaltung der beiden Cornelius-Säle gewann Hugo von Tschudi den Architekten Alfred Messel, der im November 1906 zwei Aquarellskizzen der geplanten Einrichtung als Entwurf vorlegte.[14] Die geplante Neuordnung der Sammlung bedurfte der persönlichen Genehmigung des Kaisers, der sich prinzipiell einverstanden erklärt hatte, jedoch verlangte, daß *»vor endgültiger Genehmigung«* für die beiden großen Cornelius-Säle eine gesonderte, die *»Neueinrichtung zum Ausdruck bringende aquarellierte Innenzeichnung«* ihm *»mit tunlichster Beschleunigung«* vorzulegen sei.[15] Am 22. November 1906 reichte Tschudi die Entwürfe Messels, aus denen die geplante Ausstellung zu entnehmen war, im Ministerium ein, und am 19. Dezember berichtete er über die geplante Einteilung der Säle: während er den zweiten Cornelius-Saal für die Kartons des Campo Santo vorsah, sollten im ersten, größeren Saal die *»großen Bilder von Menzel sowie die in ihren Ausmaßen ebenfalls bedeutenden Schlachtengemälde und die Porträts historischer Persönlichkeiten eine würdige Aufstellung finden«*.[16] Wegen der besseren Lichtverhältnisse beabsichtigte Tschudi, die Nordost-Wand den Bildern Menzels einzuräumen und die anderen drei Wände mit den übrigen Historiengemälden zu bestücken.

Am 17. Januar 1907 teilte das Ministerium mit, daß der Kaiser mit der vorgesehenen Neueinrichtung der Cornelius-Säle, entsprechend der beigelegten Zeichnungen, einverstanden sei. Diese Meldung durfte aber noch nicht als definitive Entscheidung gewertet werden, denn Wilhelm II. wünschte zunächst eine Wiederherstellung der Säle und eine provisorische Hängung der Gemälde. Tschudi wurde aufgefordert, von der Durchführung dieser Maßnahmen Bericht zu erstatten.[17] Für den Direktor der Nationalgalerie blieb der persönliche Entscheidungsspielraum äußerst gering. Am 13. April 1907 besuchte Wilhelm II. die Nationalgalerie und besichtigte die Cornelius-Säle. Nachdem er sich mit der geplanten

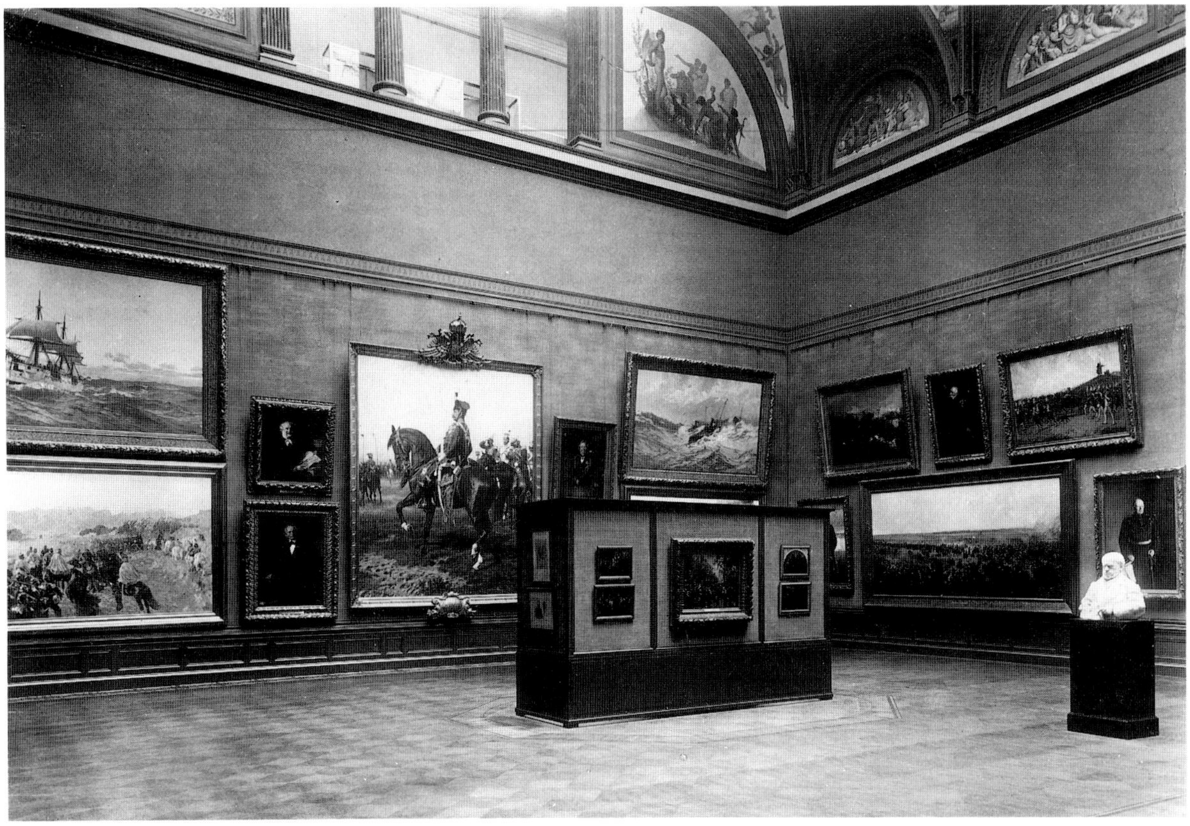

56 Nationalgalerie, Cornelius-Saal, 1907

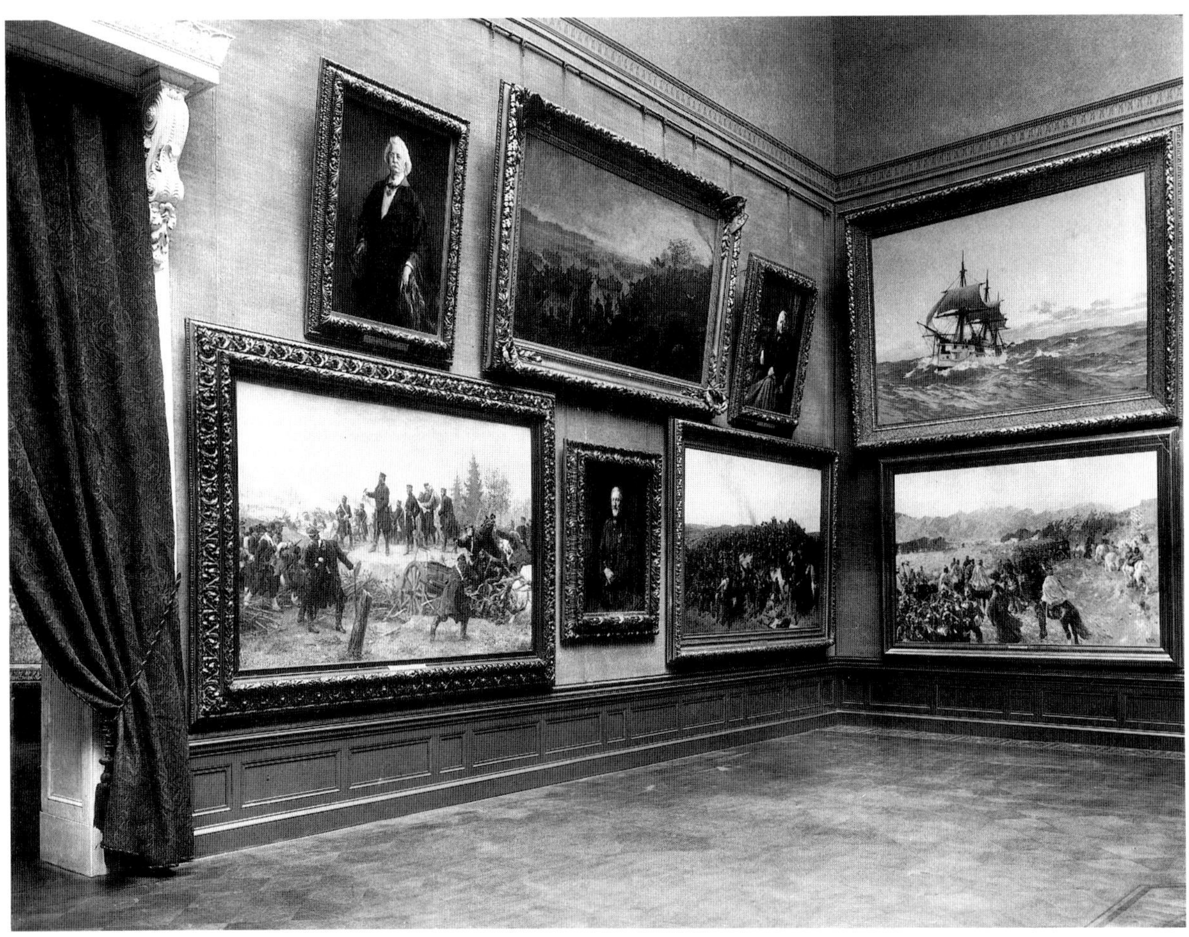

57 Nationalgalerie, Cornelius-Saal, 1907

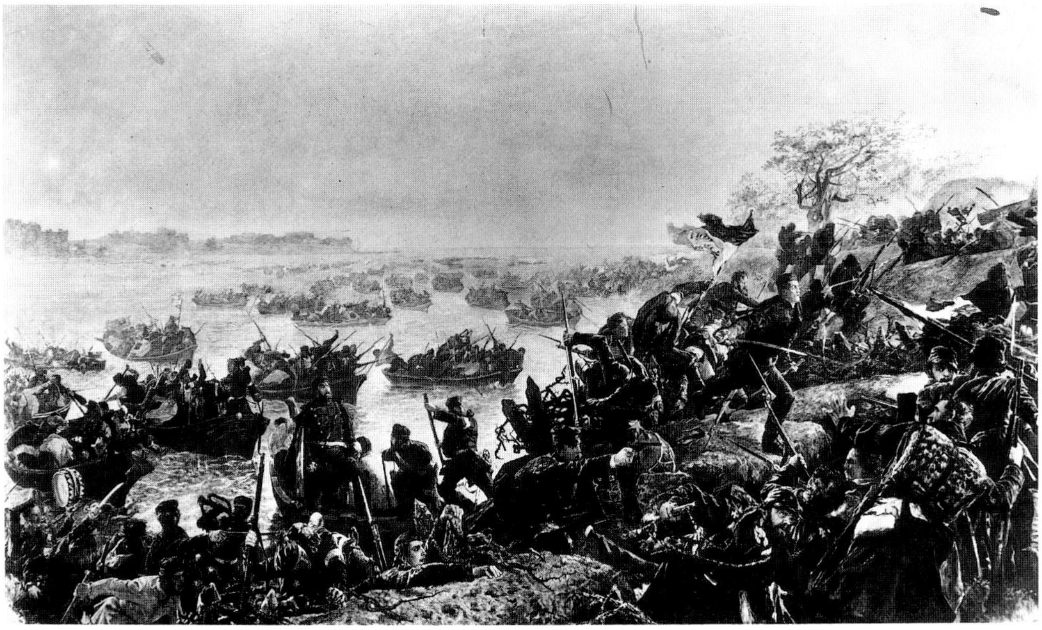

58 Georg Bleibtreu, Übergang nach Alsen, 1864, ehemals Berlin, Nationalgalerie, Kriegsverlust

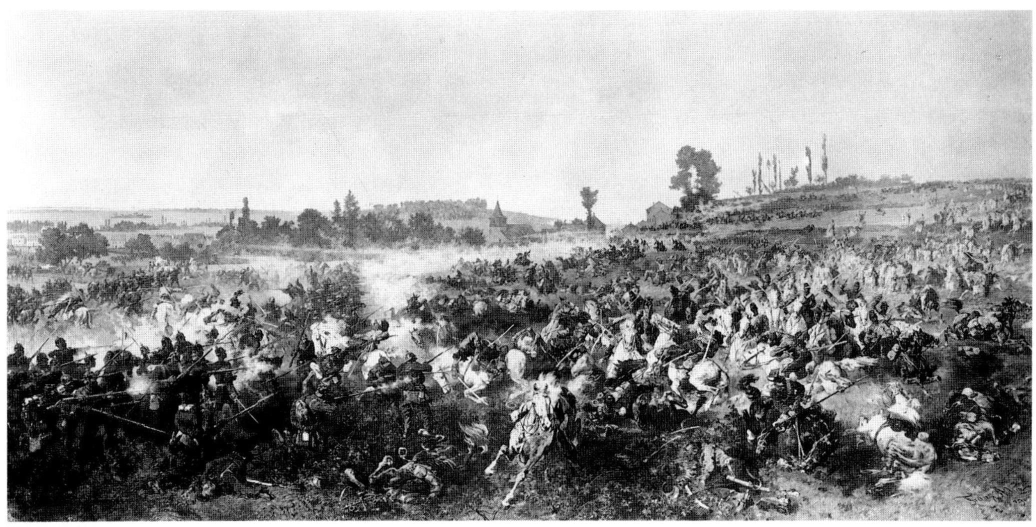

59 Franz Adam, Kampf mit französischer Reiterei bei Floing in der Schlacht von Sedan, 1879, ehemals Berlin, Nationalgalerie, Kriegsverlust

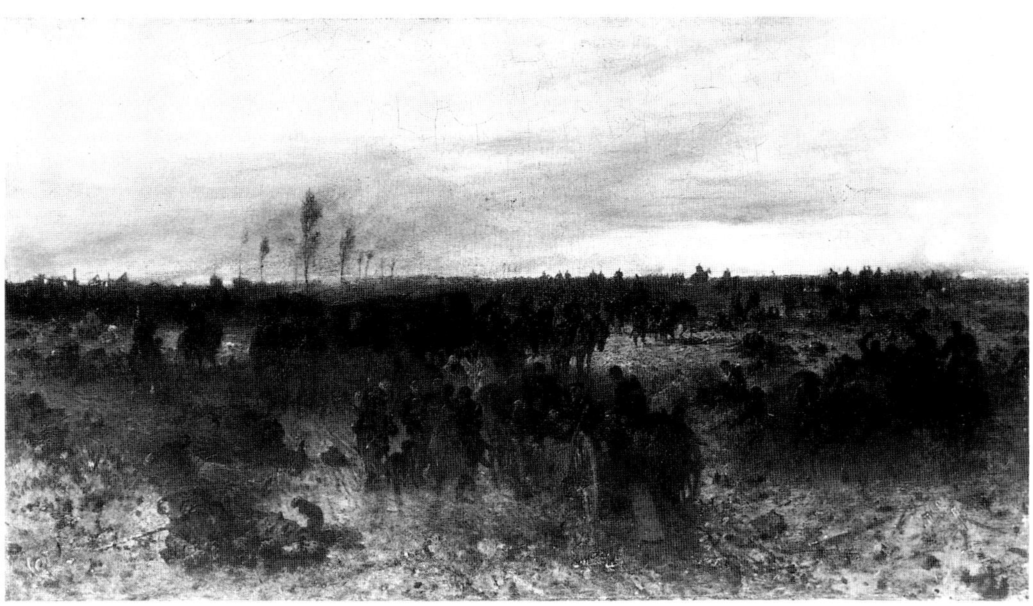

60 Franz Adam, Abend nach der Schlacht bei Wörth, 1871 (?). *Kat. 290*

Ausstellung der Werke einverstanden erklärt und die Öffnung der Säle genehmigt hatte, durften sie am 17. April für die Presse und am darauffolgenden Tag für das Publikum zugänglich gemacht werden.[18]

Für die geplanten Veränderungen stand dem Direktor sogar ein Sonderfonds von 20000 Mark zur Verfügung.[19] Nach Messels Entwürfen ließ Hugo von Tschudi die Wände bis zu einer Höhe von viereinhalb Meter bespannen. Auf dieser edlen, mit einem eingewebten Ornament verzierten Seidenbespannung hingen die Bilder in optisch opulent wirkenden, zum Teil prächtig vergoldeten Rahmen. Zwischen die großen, breiten Historienbilder ließ Tschudi mehrere *»Ehrenbildnisse«* – ebenfalls auf Bestellung erworbene Porträts hoher Offiziere und namhafter Vertreter der Wissenschaft – hängen. Pracht und Fülle bestimmten den Charakter. Es war ein Saal entstanden, der in doppelter Bilder-Reihung eine militärische Heldengalerie der preußischen Geschichte vorstellte, die von den Befreiungskriegen bis zur Beteiligung deutscher Expeditionstruppen an der Niederschlagung der Yihetuan-Bewegung, des sogenannten Boxeraufstandes, reichte.

Tschudi nutzte den Umbau des großen Cornelius-Saales jedoch gleichzeitig zur Einrichtung eines kleinen *»Menzel-Museums«*. In die Mitte des großen Raumes setzte er die Menzelbüste von Reinhold Begas, und an der rechten Seite des Saales hingen von links nach rechts Menzels Fridericusbilder: *Flötenkonzert* (Abb. 45), *Tafelrunde* (Abb. 5) und die *Ansprache Friedrichs bei Leuthen* sowie das *Eisenwalzwerk* (Abb. 104) und das ganzfigurige Bildnis Chodowieckis. Die anderen drei Wände waren mit den Schlachtengemälden und Bildnissen der schon unter Jordan ausgestellten Künstler bestückt.

Eine chronologisch-inhaltsbezogene Abfolge in der Hängung der Gemälde läßt sich in allgemeinen Zügen nachweisen. Diese war zum einen durch das Repräsentationsbedürfnis Wilhelms II. und dessen Sicht auf seine königlich-kaiserlichen Vorgänger begründet und zum anderen durch eine konsequent durchgehaltene Symmetrie in der Wandgestaltung zwangsläufig gegeben.

Zwei zeitgenössische Innenraumaufnahmen (Abb. 56, 57)[20] des großen Cornelius-Saales aus dem Jahre 1907 belegen dessen repräsentativen Charakter und ermöglichen eine annähernde Rekonstruktion der Ausstellung der Schlachtenbilder innerhalb des gesamten Saales. Betrat der Besucher vom Kuppel-Saal kommend den Cornelius-Saal, so fiel sein Blick zuerst auf das von Werner Schuch 1890 geschaffene Reiterbildnis Wilhelms II., welches genau in der Mitte der südwestlichen Längswand (Abb. 56) hing und mit seinen überdimensionalen Ausmaßen den repräsentativen Charakter dieser Wand bestimmte. Von diesem »geistigen« Mittelpunkt ausgehend, gruppierten sich die folgenden Werke streng symmetrisch. Den persönlichen Neigungen des Monarchen entsprechend, hingen links und rechts oben zwei Marinestücke von Carl Saltzmann – eine Kreuzerfregatte und vier Torpedoboote (Ankauf 1893 bzw. 1896) – und jeweils darunter zwei Ereignisbilder Theodor Rocholls, die die deutsche Expedition in China illustrierten (Ankauf 1904) und auf Befehl des Kaisers an einer bevorzugten Stelle der Nationalgalerie gezeigt werden mußten.[21] Dazwischen hingen die Bildnisse der Geheimen Hofräte Wilhelm Weber (Auftragswerk, Ankauf 1885) und Eduard Zeller (Auftragswerk, Ankauf 1887) und des Historikers Leopold von Ranke (Stiftung 1886). Das vierte Bildnis war durch eine in den Raum gesetzte Stellwand, an der die Menzel-Studien hingen, verdeckt.

Das Reiterbildnis des Kaisers umgaben nicht – wie vielleicht zu erwarten gewesen wäre – Offiziersbildnisse, sondern Porträts bekannter Wissenschaftler. Aus dieser, durch den Monarchen selbst genehmigten Konstellation wird die Umsetzung des kaiserlichen Personenkultes besonders sinnfällig: Wilhelm II. sah sich mit Vorliebe als »Landesvater« und als »Förderer der Wissenschaften«. Aus der Werkzusammenstellung dieser Wand lassen sich außenpolitische Tendenzen des Deutschen Kaiserreiches ablesen: der Drang zur militärischen Präsenz auf den Weltmeeren, durch die 1897/98 eingeleitete deutsche Flottenrüstung demonstrativ zur Geltung gebracht, und der Wunsch nach Kolonialbesitz, der durch die Beteiligung an der geplanten Aufteilung Chinas durch die imperialistischen Großmächte realisiert werden sollte.

Gewährte diese Schauwand dem Betrachter einen Blick auf die jüngsten Ereignisse und Ziele der deutschen Außenpolitik, so illustrierten die Gemälde der drei übrigen Wände des Saales die dem Kaiserreich vorangegangenen Zeiten. An der südlichen, dem Kuppel-Saal zugewandten Seite (Abb. 57) hingen drei großformatige Ereignisbilder sowie drei Bildnisse. In der unteren Reihe fanden links das Gemälde von Georg Bleibtreu *Kronprinz Friedrich Wilhelm vor Paris* (Ankauf 1892) und rechts in der Ecke Wilhelm Camphausens *Düppel nach dem Sturm* ihren Platz. Dazwischen wurde das Bildnis des Generals der Infanterie, Graf von Blumenthal, von Gustav Richter (auf Befehl des Kaisers bestellt, Ankauf 1884) gesetzt. Blumenthal war bereits 1864 Generalstabschef des Prinzen Karl und in der gleichen Funktion 1866 sowie 1870/71 für den Kronprinzen tätig gewesen. Das 1883 durch den Kaiser persönlich bestellte Porträt dieses *»verdienstvollen«* Mannes befand sich als geistiger Mittelpunkt zwischen den historischen Ereignissen Düppel und Paris. Darüber hing in der Mitte das Bild *Übergang nach Alsen* von Georg Bleibtreu (Abb. 58), das von den Bildnissen der Professoren Lepsius und Weierstrass flankiert wurde.

Bezieht man die südöstliche Wand (auf Abb. 57, links im Bild nicht mehr sichtbar) neben dem Durchgang zum Kuppel-Saal mit ein, auf der genau neben dem Portal das Gemälde *Königgrätz* von Georg Bleibtreu hing, so erschien auf diesen beiden Wänden in ausgewählten Ereignissen die bildhafte Abfolge der drei Kriege von 1864, 1866 und 1870/71 als militärische Vorstufe der »Reichseinigung von oben«. Dem Besucher wurden damit, »auf einen Blick« geschlossen von links nach rechts, die bekannten Namen Königgrätz, Paris, Düppel und Alsen als signifikante Begriffe preußisch-deutscher Siege der jüngsten Vergangenheit vorgestellt. Das waren *»die großen Momente, die Silberblicke«* der Geschichte, die es nach Friedrich Theodor Vischer darzustellen galt.[22]

Eine streng chronologische Anordnung im Sinne der historischen Ereignisse war sicherlich aus ästhetischen wie auch aus Gründen der Rücksichtnahme gegenüber dem Herrscherhaus nicht möglich gewesen. Chronologisch geordnet, hätte Bleibtreus Bild *Kronprinz Friedrich Wilhelm vor Paris*

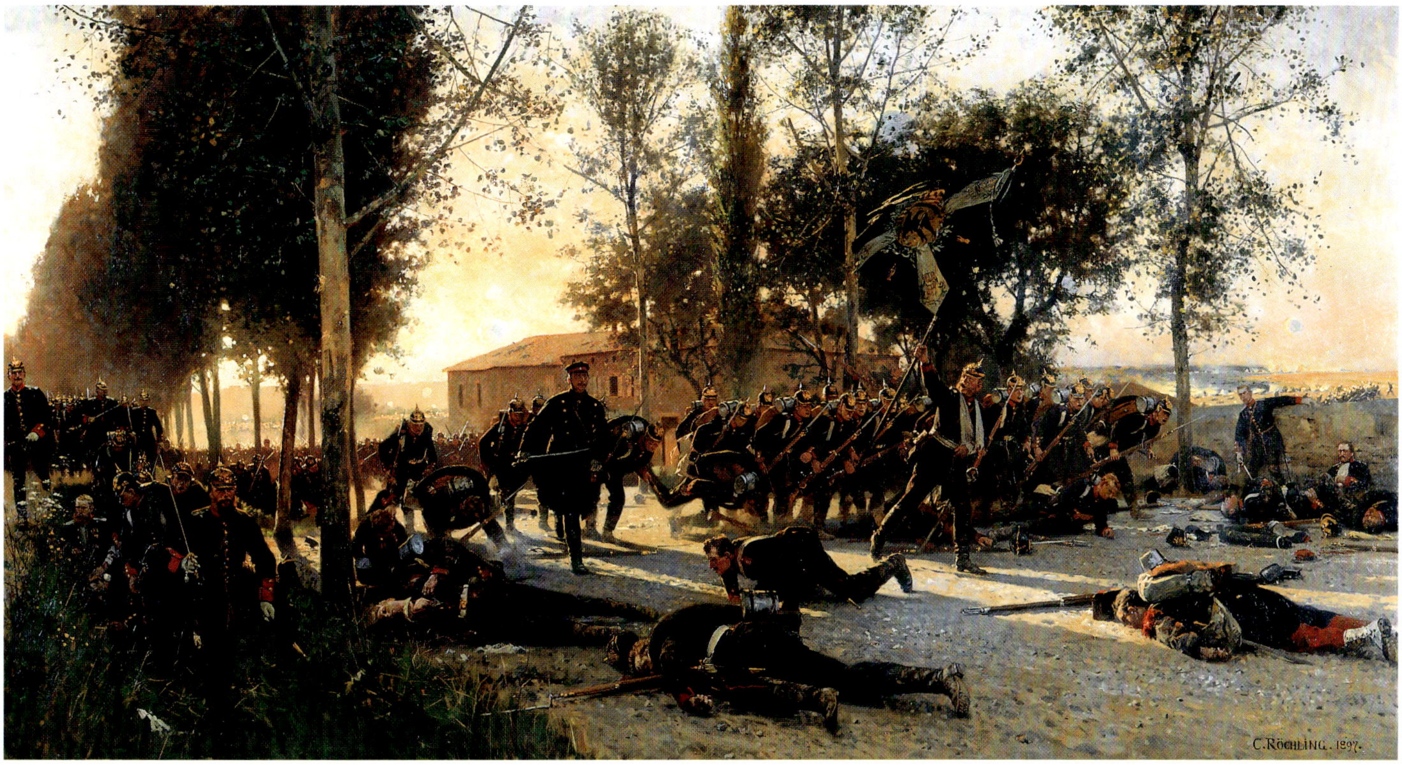

61 Carl Röchling, Tod des Majors von Hadeln (Gravelotte, 18. August 1870), 1898. *Kat. 293*

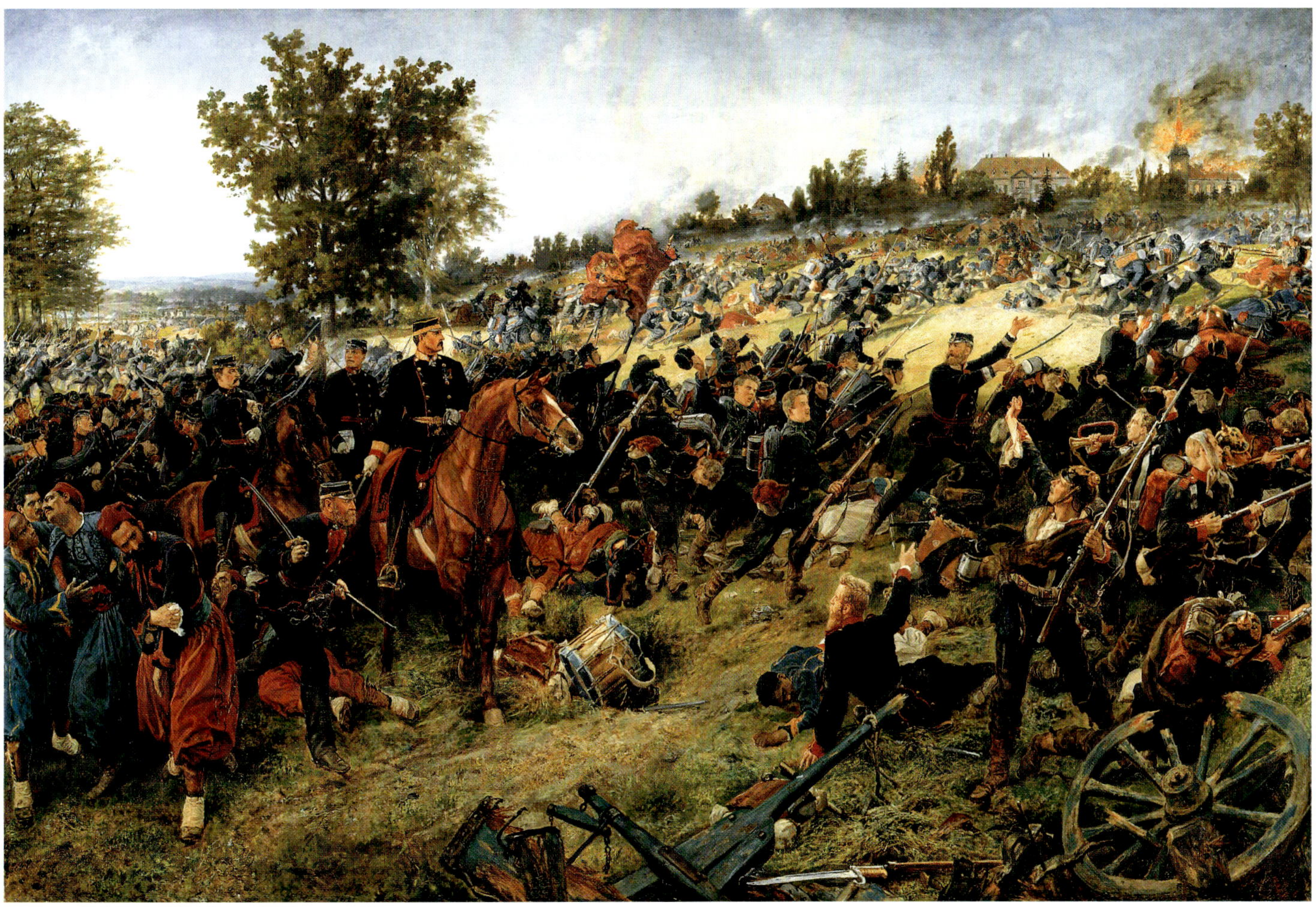

62 Georg Bleibtreu, Die Württemberger in der Schlacht bei Wörth (6. August 1870), 1880. *Kat. 291*

* Der vorliegende Beitrag ist ein überarbeiteter Auszug aus der Dissertation des Verfassers: Grabowski, Jörn: Zur politischen und kunstpolitischen Konzeption der Nationalgalerie. Behandelt anhand der Erwerbungen historischer Darstellungen in der Zeit von 1861 bis 1896 und deren Präsentation in Berlin und Potsdam. Diss. A, Humboldt-Universität Berlin 1990

1 Zu Werners Immediatbericht vom 20.6.1908 verfaßte Bode für den Kultusminister eine dreiseitige Stellungnahme (Abschrift vom 22.8.1908; Staatliche Museen zu Berlin – Preußischer Kulturbesitz, Zentralarchiv [im folgenden: SMB/ZA, I/NG, Autographensammlung]; vgl. auch Bartmann 1985, S. 241 ff.

2 Nach Werners Bericht vom 20.6.1908 besaß die Nationalgalerie *»zur Zeit«* 1328 Gemälde (ohne die 135 Kartons und 220 Skulpturen), aber nur für 623 Werke Raum. Bode unterstützte in seiner Stellungnahme die Vorschläge Werners: 1. die vollständige Ausstellung der Wagenerschen Sammlung im obersten Stock der Nationalgalerie; 2. die abzutrennende Sammlung ausländischer Werke sollte erweitert und in einem anderen Gebäude untergebracht werden; 3. Ausscheidung jener Werke *»unbedeutender«* Künstler oder solcher, von denen eine große Anzahl von Werken vorhanden sei. Diese könnten dann an Provinzialmuseen oder als Dekoration öffentlicher Gebäude abgegeben werden (ein Vorschlag, der besonders unter Justis Leitung breite Anwendung finden sollte). Bode fügte noch hinzu, daß die in der Nationalgalerie vorhandenen Werke des 18. Jahrhunderts ebenfalls an die *»Alten Museen«* abgegeben werden müßten (SMB/ZA, I/NG, Autographensammlung).

3 Die genannten Zahlen schließen allegorische Themen und Darstellungen zur Literaturgeschichte aus; vgl. Katalog der Nationalgalerie, hg. von Max Jordan, Berlin [15]1903

4 Vgl. Eitelberger von Edelberg, Rudolf: Eine österreichische Geschichtsgalerie, in: Gesammelte kunsthistorische Schriften, Wien 1879, Bd. 2, S. 68 ff.

5 Guhl, Ernst: Die neuere geschichtliche Malerei und die Akademien. Mit einer Einleitung von Franz Kugler, Stuttgart 1848, S. 40

6 Vgl. Rosenberg, Adolf: Über die Hauptströmungen in der bildenden Kunst der Gegenwart, in: Allgemeine Militär-Zeitung, 1880, S. 787

7 Vgl. Bock, Sibylle: Bildliche Darstellungen zum Krieg von 1870/71, Freiburg im Breisgau 1982, S. 319

8 Vgl. Rave, Paul Ortwin: Die Geschichte der Nationalgalerie Berlin von ihren Anfängen bis zum Ende des Zweiten Weltkriegs, Berlin [2]1968, S. 4

9 Vgl. Donop, Lionel von: Max Jordan. Ein Lebensbild, Berlin 1907, S. 20

10 Vgl. Berlin und Umgebung. Handbuch für Reisende von Karl Baedeker, Leipzig [9]1896, S. 94–103

11 Vgl. Justi, Ludwig: Memoiren. Typoskript, S. 402 (SMB/ZA, I/NG)

12 Vgl. Baedeker (wie Anm. 10), S. 94–103

13 Vgl. Baedeker (wie Anm. 10), Leipzig [14]1906, S. 80 f.

14 Alfred Messel an Hugo von Tschudi, 13. 11. 1906 (SMB/ZA, I/NG, Aufstellung der Kunstwerke, Acta Gen. 2, Bd. II, Journal-Nr. 2187/06)

15 Vgl. Schreiben des Kultusministers an die Direktion der Nationalgalerie, 14.11.1906 (SMB/ZA, I/NG, Aufstellung der Kunstwerke, Acta Gen. 2, Bd. II, Journal-Nr. 2196/06)

16 Hugo von Tschudi an den Kultusminister, 19. 12. 1906, Briefkonzept (wie Anm. 15, Journal-Nr. 2431/06)

17 Vgl. Schreiben des Kultusministers an die Direktion der Nationalgalerie, 17.1.1907 (wie Anm. 15, Journal-Nr. 177/07)

18 Vgl. handschriftliche Anmerkungen Hugo von Tschudis (wie Anm. 17)

19 Wie Anm. 18

20 Diese Raumaufnahmen können frühestens nach der probeweisen Einrichtung der Cornelius-Säle im Januar/Februar bzw. nach der Besichtigung des Kaisers am 13. April 1907 entstanden sein. Das Inventar der Nationalgalerie weist den Eingang der Fotos für den 11. Mai 1907 aus (SMB/ZA, I/NG, Fotosammlung).

21 Vgl. Justi (wie Anm. 11), S. 402

22 Vgl. Vischer, Friedrich Theodor: Ästhetik oder Wissenschaft des Schönen, 3. Teil, 2. Abschnitt: Die Künste, Drittes Heft: Die Malerei. Das geschichtliche Bild, 708–714, Stuttgart 1854, S. 680

23 Oberstleutnant von Taysen, Chef der kriegsgeschichtlichen Abteilung des Großen Generalstabes. Militärlehrer an der Berliner Kriegs-Akademie; vgl. Handbuch über den Königl. Preuss. Hof und Staat für das Jahr 1875, Berlin 1874, S. 191. Taysen wurde durch Wilhelm II. beauftragt, den von Franz Adam vorgelegten Entwurf zu seinem Schlachtengemälde *Angriff der Brigade von Bredow bei Mars la Tour* einer militärischen Wertung zu unterziehen. Die Abschrift dieses vielseitigen Gutachtens in: Grabowski 1990, S. 101 ff.

24 Vgl. Hentzen, Alfred: Die Entstehung der Neuen Abteilung der National-Galerie im ehemaligen Kronprinzen-Palais, in: Jahrbuch Preußischer Kulturbesitz, 10, 1972, S. 10

25 Mit hoher Wahrscheinlichkeit handelte es sich dabei um Franz Adam, *Kampf mit französischer Reiterei bei Floing in der Schlacht von Sedan*, 1879 (Ankauf auf Bestellung 1879); Emil Hünten, *Kampf mit französischer Reiterei bei Elsaßhausen während der Schlacht von Wörth am 6. August 1870*, 1877 (Ankauf auf Bestellung 1877); Werner Schuch, *Angriff der Brandenburgischen Husaren im Kampfe bei Möckern am 16. Oktober 1813*, 1895 (Ankauf auf Bestellung 1895).

26 Vgl. Baedeker (wie Anm. 10), Leipzig [16]1910, S. 88

27 Die Zukunft der Nationalgalerie. Denkschrift von Dr. Ludwig Justi, Direktor der Königlichen Nationalgalerie, Manuskript (SMB/ZA, I/NG, Aufstellung der Kunstwerke, Acta Gen. 2, Bd. II, Journal-Nr. 502/10)

REINHOLD HELLER

Anton von Werner, der Fall Munch und die Moderne im Berlin der 1890er Jahre

»Das Urteil von uns Kunstlaien hat ja für Künstler keinen Werth und gerade deshalb muß es uns herzlich freuen, wenn es in Künstlerkreisen berufene Männer gibt, welche den Muth haben gegen die Verpfuschung der Kunst aufzutreten auch wenn es Mode geworden ist einen gegentheiligen Standpunkt aufzunehmen.«
(Prof. A. Aeppli, Brief an Anton von Werner, Zürich, 16.3.1909)[1]

In der Geschichte der Klassischen Moderne der bildenden Künste in Deutschland, vom Impressionismus bis zum Expressionismus, spielt die Kunst Anton von Werners keine Rolle. Die unzählbaren Bücher, Ausstellungen, Ausstellungskataloge und Aufsätze, die sich mit der Beschreibung, Analyse und Kritik der Moderne beschäftigen, erwähnen Werners Bilder kaum. Sie bleiben vergessen, dienen deswegen auch heute hauptsächlich als Illustrationen der geschichtlichen Ereignisse, die sie darstellen, und sind mit ihrem Hurrah-Patriotismus als Dokumente ihrer Zeit weniger im Kunstmuseum als im Geschichts- oder Stadtmuseum anzutreffen. Durch das Primat der Ästhetik der Moderne haben Werners Bilder ihre Funktion als Kunst verloren. Wenn aber trotzdem der Name Anton von Werner in der Geschichte der deutschen modernen Kunst nicht unerwähnt bleibt, ist es wegen seiner Rolle als bedeutender regressiver Kunstpolitiker, der mit der Unterstützung Kaiser Wilhelms II. gegen die Kunst der Moderne jahrzehntelang energisch kämpfte, ohne aber den geschichtlichen Prozeß der Anerkennung einer Kunst, die die seine zum Anachronismus erklärte, zurückhalten zu können.

Als Anton von Werner seine autobiographischen *Erlebnisse und Eindrücke* 1913 veröffentlichte, hatte die Moderne sich in Berlin als Impressionismus und Expressionismus durchgesetzt. In den über 600 Seiten des gemischt anekdotischen, sentimentalen, prahlerischen, selbstverherrlichenden Textes – Stil und Methode spiegeln sich gleichsam in den eigenen Bildern – erwähnt Werner aber nie die Ereignisse, die zur Konstituierung der deutschen Moderne und zu seinem Kampf gegen sie führten. Mit den Jahren 1890/91 schließt er seine Erinnerungen ab. Der Fall Munch, mit dem 1892 der bittere Streit zwischen unnachgiebiger Tradition und junger Moderne ausbrach und die Künstler Berlins sich öffentlich in feindliche Lager spalteten, entfiel so der Darstellung aus Werners Sicht.[2] Folglich schließt er sein Buch mit der Darstellung eines kunstpolitischen Erfolgs von rein lokaler Bedeutung: der Verein Berliner Künstler wurde mit der Akademie gleichberechtigt an der Organisation der jährlichen Salons beteiligt und konnte aus dem Gewinn der Internationalen Kunstausstellung von 1891 ein eigenes Künstlerhaus erwerben: *»Möchten sich diese Einrichtungen und Errungenschaften für die Berliner Künstlerschaft in dem Sinne bewähren, in welchem sie beabsichtigt waren und geschaffen wurden: zur Stärkung des Standesbewußtseins der Künstlerschaft als Träger idealer Bestrebungen und zu gegenseitiger Förderung auf materiellem Gebiete, – Gedanken und Ziele, die mir stets am Herzen lagen und für die ich allzeit eingetreten bin, soweit es in meinen Kräften stand.«*[3] In seinen Erinnerungen gibt es weder eine Opposition gegen seine Person oder die von ihm vertretenen rückwärtsgewandten *»idealen Bestrebungen«*, geschildert wird nur der Schein friedlicher künstlerischer Zusammenarbeit unter seinem wohlwollenden kollegialen Schutz.

Die Internationale Kunstausstellung 1891

Die *Erlebnisse und Eindrücke* schließen mit der Internationalen Ausstellung, die das fünfzigjährige Bestehen des Vereins Berliner Künstler 1891 feierte. Werner zufolge war sie *»vom glücklichsten Erfolg begleitet«*[4], und auch sein Biograph Adolf Rosenberg stellte sie als ein unvergleichbares Ereignis dar: *»[Die Ausstellung wurde] mit einem militärischen Gepränge eröffnet, wie es noch niemals bei einer solchen Gelegenheit entfaltet worden war. Der Kaiser wollte damit nicht nur seine erlauchte Mutter [die Kaiserin Friedrich, die das Protektorat über die Ausstellung übernommen hatte] ehren, sondern auch die Kunst, die Künstler und die fremden Nationen, die der Einladung des Vereins Berliner Künstler gefolgt waren. Es war, trotzdem daß die Franzosen in letzter Stunde die Zusage ihrer Teilnahme aus Furcht vor dem Terrorismus des Pariser Pöbels wieder zurückgezogen hatten, die glänzendste und vielseitigste Ausstellung von Kunstwerken, die Berlin bis dahin gesehen hatte [... Anton von Werner] war die Seele und die treibende Kraft des ganzen Unternehmens gewesen [...]«*.[5] Werner hatte eine Ausstellung mit rund 5000 Kunstwerken organisiert, worunter jedoch kaum Werke waren, die eine traditionsorientierte, illusionistische Ästhetik hätten verletzen können. Etwa zwei Drittel der ausstellenden Künstler waren Deutsche, und ein weiterer großer Teil der »Ausländer« wohnte und wirkte hauptsächlich in Deutschland, besonders in Preußen. Um die »Internationalität« der Ausstellung zu sichern, hatte Werner sich wegen der schwierigen politischen Verhältnisse mit Hilfe privater Beziehungen und Einladungen sehr um die Teilnahme einer großen Delegation französischer Künstler bemüht, die schließlich jedoch durch das ungeschickte Verhalten der Kaiserin Friedrich nicht zustande kam. Die Kaiserin hatte durch ihren Besuch bei französischen Künstlern in Paris dem ganzen Unternehmen den Charakter einer offiziellen preußischen bzw. kaiserlich-deutschen Ausstellung verliehen. Die französischen Künstler mußten schließlich nationalem Verlangen nachgeben und ihre offizielle Beteiligung zurückziehen. Dennoch wurde die Ausstellung am 1. Mai mittags um 12 Uhr durch Wilhelm II. eröffnet. Die Ausstellungskommission mit Werner an der Spitze, ein Männerchor, eine Militärkapelle und 36 junge Künstler in venezianischen Pagenkostümen empfingen den Kaiser und seine Mutter im Ausstellungsgebäude am Lehrter Bahnhof.[6] Ein Hymnus auf den *»Friedensfürst«*, der mit *»Hohenzollerschwert«* und *»blankem Schild [...] die Kunst, des Friedens schönste Blume«* beschirme, wurde vorgesungen. Militär, Außenpolitik, prahlerisches Selbstlob, historisierender Kitsch und reaktionäre Kunstanschauungen hatten am »Erfolg« der Internationalen Ausstellung als typisches Kunstereignis des Wilhelminischen Staates ihren Anteil.

Obwohl sie damals in aktuellen Kritiken und in der kunsthistorischen Literatur am meisten besprochen wurden, waren die französischen Künstler nicht die einzige nationale Gruppe, die sich weigerte, in Berlin auszustellen. Für den weiteren Verlauf der künstlerischen Entwicklung in Berlin war es sogar folgenreicher, daß die Mehrzahl der Künstler Norwegens sich ebenfalls entschied, nicht an der Berliner Ausstellung teilzunehmen. Diese Entscheidung war aber weder durch nationale Ressentiments noch durch einen Fauxpas der Kaiserin Friedrich begründet, sondern allein durch die persönlichen Entscheidungen und Kunstanschauungen Werners.

Laut Ausstellungsprogramm benannten die Künstler der teilnehmenden Länder ihre eigenen Jurys. Norwegens Kommission bildete sich aus den damals bekanntesten jüngeren norwegischen Künstlern – darunter Christian Krohg, Frits Thaulow und Erik Werenskiold – und nannte als Stellvertreter in Berlin den Maler Otto Sinding.[7] Der Vorsitz des Vereins Berliner Künstler erkannte die Kommission sowie Sinding an, und 29 Künstler wurden eingeladen, 55 Werke nach Berlin zu schicken. Plötzlich aber, nur kurz vor der geplanten Eröffnung der Ausstellung und nachdem die Bilder schon nach Berlin geschickt worden waren, zog Werner, ohne einen Grund für seine Entscheidung anzudeuten, seine Anerkennung Sindings als norwegischer Repräsentant zurück. Durch den mit ihm befreundeten norwegischen Landschaftsmaler Hans Dahl, der in Berlin lebte, Mitglied des Vereins Berliner Künstler war und trocken-naturalistische Ansichten der norwegischen Fjorde für den deutschen Markt malte, aber nicht zu den eingeladenen Norwegern zählte, erhielt Werner einen Bericht, demzufolge Sinding Führer einer Clique von *»anarchistischen Impressionisten«* sei, die das Kunstleben in Norwegen kontrolliere und alle ihr künstlerisch nicht folgenden Künstler unterdrücke. Werner ermächtigte Dahl daraufhin persönlich, eine neue Auswahl norwegischer Künstler zu treffen. Dahl lud 22 weitere Künstler ein, die wie er haupsächlich die Richtung einer konservativen Landschafts- und Marinemalerei vertraten.[8] Nicht bereit, sich dem Willen Anton von Werners zu beugen, schickte das norwegische Komitee ein Absage-Telegramm, in dem es von der Verantwortung für die Repräsentation Norwegens auf der Ausstellung zurücktrat.[9] Die ausgeladenen Maler entschlossen sich, ihre Bilder direkt zur III. Internationalen Ausstellung aller Nationen nach München zu schicken.

In München waren die *»jugendfrischen Nordländer«* eine Sensation. Schon durch Medaillen internationaler Ausstellungen in Frankreich, Belgien und England anerkannt, erhielten sie in München sechs weitere Medaillen erster und zweiter Klasse, mehr als jede andere ausländische Gruppe.[10] Auch deutsche Kritiker hatten sie schon seit mehreren Jahren als Vorboten einer neuen Kunst bezeichnet, die ihren *»Erziehungsort für das speziell Malerische«* in Paris gefunden hätten, aber durch die *»schlichteste, lyrische Poesie«* ihrer Stimmungsbilder über *»Frankreichs ältere, alternde Kultur«* triumphieren würden: *»›Nach uns die Skandinavier‹, ein Wort Meissoniers, hat alle Aussicht, sich zu bewahrheiten. Noch sind die Norweger sozusagen in den Kinderschuhen, aber sie werden sie schon abwerfen [...]. Im Norden kann und wird am ersten eine Monumentalität in der Kunst wieder einsetzen.«*[11] Cornelius Gurlitt, eine der wichtigsten kritischen Stimmen für die Freilichtmalerei in Deutschland, berichtete: *»Durch einen Streit zwischen Ausstellern und Leitung ist das Erscheinen der jüngeren norwegischen Schule [in Berlin] verhindert worden. Wer die Ausstellung wohl wollte, hat sie entschieden vermißt. Denn die Norweger gehören wie in der Dichtung so in der Malerei zu den fortgeschrittensten Realisten, die mit rascher Entschlossenheit sich dem Neuen zuwenden [...]. Es wird [bei ihnen] der menschlichen Natur schärfer nachgegangen, ihr ist das schönheitliche Mäntelchen abgerissen, um sie zu zeigen, wie sie ist. Nur der, welcher belogen zu sein wünscht oder an dem Menschentum, wie es ist, verzweifelt, kann sich hierdurch verletzt fühlen.«*[12] Werner aber fühlte sich *»verletzt«*. Seine persönliche Intervention stellte sicher, daß das, was in Berlin zu sehen war – um Worte der zeitgenössischen Kritik zu gebrauchen – nur von *»jenen racelosen Norwegern wie Normann und Ludvig Munthe, welche Düsseldorf zu Bilderfabrikanten hat zustutzen helfen«*[13], gemalt wurde.

Die Abwesenheit der jüngeren Norweger wurde gleichsam Vorspiel erneuter Anstrengungen jüngerer Mitglieder, den Verein Berliner Künstler zu reformieren. Nur mit einer Stimme konnte Werner sein Amt als Vorsitzender in der Wahl vom 5. Januar 1892 behalten, und das Jahr sollte ihm noch größere Unannehmlichkeiten bringen. Die mit ihm neu gewählte Ausstellungskommission beabsichtigte, die Vereinsausstellungen neueren Kunstrichtungen und ausländischen Künstlern zu öffnen: *»Die Ausstellungen des Vereins Berliner Künstler dienten früher fast ausschließlich dem heimischen Kunstmarkt, der heimischen Mittelmäßigkeit. Mitunter wurde wohl ein Sensationsgemälde zugelassen, um die Besucher doch ein wenig aufzurütteln. Seit die Kämpfe innerhalb der Berliner Künstlerschaft lebhafter entbrannten, seit die Macht der kunstkritischen Bonzen in Berlin, die durch systematisches Emporloben kleiner Lokalgrößen das künstlerische Gewissen hier einlullten, gebrochen war, seit* *man aus den Ergebnissen großer internationaler Wettbewerbe erkannte, wie die Isolirung zum Jammer für die Kunstentwicklung Berlins wurde, da wurde man zunächst rühriger im jungen Lager des Vereins Berliner Künstler, und man beschloß, in den besonderen Ausstellungen des Vereins nach Kräften zu berücksichtigen, was sich besonders auch im Auslande rege. So brachte man kürzlich einige Landschaften der jungen schottischen Schule in Glasgow zur Schau [...].«*[14] Aus der Dresdner Aquarellausstellung hatte man Arbeiten von Thomas Austin Brown, James Paterson, Macaulay Stevenson und anderen »Glasgow Boys«, die 1890 im Münchner Glaspalast mit ihren träumerischen Stimmungslandschaften und symbolistischen Figurenbildern große Bewunderung und Anerkennung erzielt hatten, nach Berlin gebracht. Wie dieser Import neuerer ausländischer Kunst, die zuvor in anderen deutschen Städten zu sehen war, zeigt, blieb Berlin unleugbar provinziell gegenüber der progressiven europäischen Kunstwelt, abhängig von den Einsichten und Entdeckungen anderer.

Der Fall Munch

Möglicherweise sollte mit der den »Glasgow Boys« folgenden Ausstellung von seiten des Vereins Berliner Künstler der bewußte Versuch unternommen werden, diese Abhängigkeit zu überwinden. Nicht nur in Berlin, sondern in ganz Deutschland wollte man einen Künstler vorstellen, der bisher nur durch die Einsendung von drei Bildern für die Münchener Glaspalast-Ausstellung 1891 bekannt geworden war. Der Maler war Edvard Munch (Abb. 64). 1891 zählte er zu den Berlin boykottierenden norwegischen Künstlern, weshalb seine Einladung nach Berlin vielleicht auch eine Art Wiedergutmachung für Werners und Dahls Umgang mit den norwegischen Künstlern war. Letztlich werden die genauen Gründe für die Einladung jedoch aufgrund der Quellenlage – die Akten des Vereins sind verloren – unbekannt bleiben, wenn sie denn je öffentlich bekannt waren; schon 1933, als Munch noch lebte, schrieb sein norwegischer Biograph Jens Thiis: *»Gott weiß wie [...man] zu einem solchen Entschluß kommen konnte!«.*[15]

Munch erfuhr von der Einladung durch einen kurzen Brief des norwegischen Landschafts- und Marinemalers Adelsteen Normann, der in Berlin und Düsseldorf wirkte und Mitglied der Ausstellungskommission des Vereins Berliner Künstler war: *»Sehr geehrter Herr Munch, als ich durchreiste hielt ich mich einen Tag in Christiania auf und hatte da gleich die Gelegenheit, Ihre bemerkenswerte Ausstellung zu besichtigen. Sie gefiel mir so sehr, daß ich es mir erlaube, Ihnen viel Glück damit zu wünschen. Gestern tagte die Ausstellungskommission des Vereins Berliner Künstler, dessen Mitglied ich bin, und ich schlug vor, daß man Sie einladen sollte, Ihre gesamten Bilder im Verein Berliner Künstler auszustellen, was einstimmig angenommen wurde. Ich bin deshalb so frei, bei Ihnen nachzufragen, sollten Sie nicht schon anders über Ihre Bilder disponiert haben, ob Sie nicht bereit wären, sie hier auszustellen und welche Bedingungen Sie hätten.«*[16] Zeitungsberichten zufolge soll auch der Münchner Maler Fritz von Uhde sich für Munch ausgesprochen haben.[17] Munch sagte sofort zu. Jens Thiis, den Erinnerungen Munchs

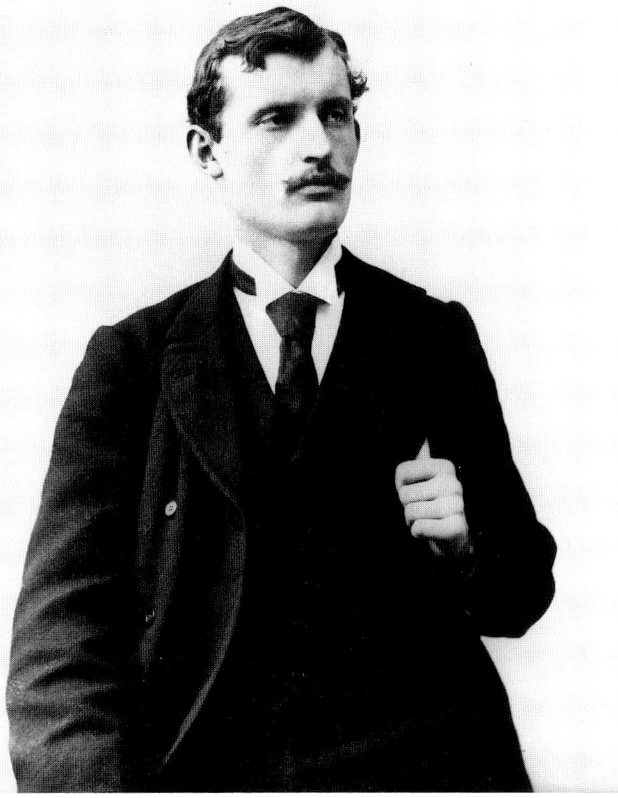

64 Edvard Munch, 1890/92

folgend, bemerkt 1933: *»Für den jungen Munch, der hier zuhause [in Norwegen] nicht gerade viel Zuspruch fand, war ja diese Einladung der Reichshauptstadt eine Ehre und Aufmunterung [...] Er rüstete sich also so gut wie möglich.«*[18]

Der Verein annoncierte die Ausstellung als *»Ibsen'sche Stimmungsbilder«* des *»geniale[n] norwegische[n] Maler[s]«*[19], die 14 Tage, vom 5. bis 19. November, dauern sollte. Im frisch renovierten Ehrensaal, der Erdgeschoß-Rotunde des Architektenhauses, Wilhelmstraße 92, wo der Verein Sonderausstellungen organisierte, hängte Munch selbst seine 55 Bilder, die seine künstlerische Entwicklung seit den frühen 1880er Jahren zeigten, eine Entwicklung, die im radikalen Realismus ihren Anfang nahm und in den neuesten Bildern den Einfluß des französischen Impressionismus und Neoimpressionismus vorstellte.[20] In diesen Werken waren Merkmale der neuesten avantgardistischen Pariser Kunstrichtungen zu sehen, die in ihrer Radikalität leicht alles übertrafen, was die fortschrittlichsten Berliner Künstler – etwa Max Liebermann und die anderen Mitglieder der neu gegründeten Gruppe XI – hervorbrachten; Werke, die auch zustimmende Kritiker als *»unserem Auge so ungewöhnlich, daß man sich auf den ersten Blick kaum in diesem bunten Farbenspiel von violetten und grünen Farbflecken zurechtfindet«*, beschrieben.[21] Die Mehrzahl der Mitglieder des Vereins und sein Vorstand erwarteten sicher, daß die *»Ibsen'schen Stimmungsbilder«* neue Darstellungen der norwegischen Berge und Fjorde, ähnlich den kommerziell sehr erfolgreichen Dahls und Normanns, bringen würden.[22] Jedoch scheint es unwahrscheinlich, daß Normann die Mitglieder der Ausstellungskommission nicht umfassend informiert haben sollte.

Bald aber war es für alle Berliner Künstler und Vereinsbesucher leicht zu erkennen, daß Munch nicht ein zahmer Stimmungsmaler war, sondern – wie es die *Illustrirte Zeitung* ausdrückte – *»einer der verwegensten modernen Impressionisten, dessen Kunst jeder Tradition der älteren Richtungen Hohn spricht«*.[23] *»Was der Norweger in bezug auf Formlosigkeit, Brutalität der Malerei, Roheit und Gemeinheit der Empfindung geleistet hat, stellt alle Sünden der französischen und schottischen Impressionisten wie der Münchener Naturalisten tief in den Schatten«*, schrieb auch Adolf Rosenberg in der *Kunst-Chronik* und erklärte: *»Über die Munch'schen Bilder [...] ist kein Wort weiter zu verlieren, weil sie mit Kunst nichts zu tun haben.«*[24] Munch war nichts weniger als der Extremste der norwegischen *»Clique anarchistischer Impressionisten«*, die im Jahr zuvor Werners Ablehnung gefunden hatte.

Schon kurz nach der Eröffnung schrieb Munch an seine Familie: *»Ja, jetzt ist die Ausstellung eröffnet – und sie erweckt kolossales Ärgernis – hier gibt es nämlich eine Masse älterer elendiger Maler, die über die neue Richtung rasend sind. – Die Zeitungen schimpfen entsetzlich – doch in einigen hat man mich gelobt. – Alle Jungen mögen aber meine Bilder sehr [...]. Vorläufig geht es mir gut und ich bin mit vielen zusammen – Norwegern und Deutschen.«*[25]

In den deutschen Zeitungen und Zeitschriften sowie im Künstlerverein entwickelte sich eine Diskussion darüber, ob auch ein traditionsverneinender »Impressionist« ein Recht habe, im Verein auszustellen, oder ob seine *»Schmierwerke«* nicht eine solche *»Kränkung all' jener ehrlich strebenden Künstler, denen [...] Licht und Raum geraubt wird«*[26], seien, daß man berechtigt wäre, die Ausstellung zu schließen, um dadurch auch das Publikum nicht weiter zu beleidigen. »Impressionismus« wurde als Schimpfwort benutzt – schon 1890 urteilte Werner in einer seiner Reden: *»Mit den Impressionisten [...] will ich mich hier nicht beschäftigen, da ich sonst vielleicht auch auf andere Kuriosa verfallen könnte.«*[27] – und mit Anarchismus (zu einer Zeit, als Bombenanschläge der Anarchisten besonders in Frankreich diesen als gefährliche Bedrohung des ganzen sozialen Systems Europas, seiner Ordnung und Gesetze darstellen ließ) gleichgesetzt, ohne daß man sich mit dem eigentlichen Anliegen der Freilichtmalerei beschäftigte. Munchs Bilder wurden nur kurz besprochen, meistens ablehnend oder spottend, wenn auch einige der früheren Werke von *»einem entschiedenen Talent«* geschaffen zu sein schienen.[28] Man sprach für Munch, um das Recht aller Künstler auf Ausstellung zu schützen – *»In der Kunst hat jeder ein Recht, seine Meinung frei zu äußern.«*[29] – ; man sprach gegen ihn, um das Idealistische der Kunst zu bewahren. Für Munchs Kunst selbst gab es aber letztlich wenig Verständnis, weder von seiten der Jungen noch der Alten.

Wie die *National-Zeitung* berichtete, waren es die berühmtesten Künstler des Vereins, diejenigen, die in ihrem Ruhm einen scheinbar objektiven Beweis für ihren Kunstsinn und ihr Kunstkönnen zu haben schienen (die heute aber alle vergessen sind), die den Protest gegen Munch anführten: *»Die Bilder des Malers Munch [...] haben in der Reihe der Künstler helle Entrüstung wachgerufen. 23 angesehene Maler und Bildhauer, unter ihnen Eschke, Streckfuß, Hundrieser, Moser, Spangenberg, Douzette, haben den Antrag gestellt, die Rotunde [...] sofort zu schließen, und zwar ›aus Hochachtung vor Kunst und ehrlichem künstlerischem Streben, sowie in dem gewiß berechtigten Wunsche, den Verein Berliner Künstler vor dem Verdachte seiner nicht würdiger Unternehmung zu bewahren.‹ Der Vorstand hielt sich aber auf Grunde der Satzungen nicht berechtigt, diesem Antrage zu entsprechen, weil die Ausstellung der Arbeiten des norwegischen Malers auf ausdrückliche Einladung der verantwortlichen Ausstellungs-Kommission erfolgt ist. Es haben nunmehr 31 Künstler, außer den genannten noch die Herren C. Ludwig, Bohrdt und Hans Mayer, beantragt, eine außerordentliche Generalversammlung einzuberufen behufs Wahl einer neuen Ausstellungs=Kommission. Der Vorstand ist diesem Antrage nachgekommen.«*[30] Am Samstag, dem 12. November, am Tag der bevorstehenden Abendsitzung des Vereins, schrieb Munch nochmals an seine Familie: *»Ich sollte wohl wieder einmal schreiben – da Ihr wohl gespannt seid zu hören, was hier los ist. Ja, daß es solchen Aufruhr geben würde, hätte ich nie geglaubt – man schreibt täglich in den Zeitungen für und gegen mich. Ja, aber das schadet doch nichts. – Heute Abend noch soll die große Schlacht sein – Ihr habt wohl in den Zeitungen gelesen, daß die alten Maler das Komitee stürzen und die Ausstellung schließen wollen – zur Vorbereitung gab es schon viele Treffen – man rüstet sich förmlich zur Schlacht. – Gestern war ein Treffen von 100 Malern, die das Komitee stürzen wollen – aber man glaubt, sie werden in der Minderzahl bleiben – und also wird die Ausstellung geschlossen. – Es ist aber das Beste, das geschehen könnte: Bessere Reklame kann ich kaum bekommen.«*[31]

Zeitungsberichte geben eine gute Übersicht der stürmischen Versammlung, so etwa das *Berliner Tageblatt*: *»Es war ein heißer Abend, an dem die Geister heftig aufeinanderplatzten; keines der Vereinsmitglieder konnte sich erinnern, daß jemals im Schoße der Genossenschaft solche Gährung und Gespanntheit ausgebrochen gewesen. Zu der einberufenen Versammlung waren etwa 250 Mitglieder erschienen. Es lagen zwei Anträge vor. Der eine war von Professor Hermann Eschke gestellt und ging dahin: die Munchsche Ausstellung sofort zu schließen. Der andere war von 30 Mitgliedern unterzeichnet und lautete: die Austellungs=Kommission möge durch eine neue ersetzt werden. Für den ersten Antrag sprachen die Herren Prof. H. Eschke und Dielitz, gegen denselben die Herren Carl Breitbach, Prof. Köpping, Prof. Brausewetter und A. v. Heyden.«*[32]

Der weniger neutrale, leicht mokierende Bericht der konservativen *Kreuzzeitung* wurde von mehreren Zeitungen anderer deutscher Städte übernommen: *»Hin und her wogte das Wortgefecht und der Streit der Meinungen. Alte Mitglieder bekämpften ältere und die Modernen forderten wieder und wieder die volle Bewegungsfreiheit jeder Kunstrichtung innerhalb des Vereins. Und führwahr, es gehörte viel Selbstverleugnung dazu, angesichts der Munch'schen Schnellmalerei noch von einer ›Kunst‹=Richtung zu sprechen.«*[33] Die

Freisinnige Zeitung dagegen ergriff Partei für den *»Modernen«* und empfahl das neue Buch *Entartung* von Max Nordau *»allen Kunstphilistern, die zur Gesundheit gerne die Rohheit fügen«*, denn darin würde ein *»gesunde[r] Normalkünstler nach dem Herzen des guten Spießbürgertums und nach dessen vielgerühmten, gesunden Menschenverstand [konstruiert]; was darüber ist, das ist Entartung, Hysterie, Wahnsinn. Zu dieser Entartung rechnet Herr Nordau, als priviligierter Aufsichtsrat über den Normalkünstler, auch den Impressionismus; und ähnlicher Waffen, wie Herr Nordau, bedienten sich die Alten im Künstlerverein [...] Wird man über diesen fürchterlichen Ernst der Berliner nicht anderswo lachen? In der erregtesten Sitzung, die der Berliner Künstlerverein durchmachte, wurde mit 120 gegen 105 Stimmen der bekannte Antrag Eschke angenommen, [...] und Sonntag vormittags schon wurde die Rotunde im Architektenhause ›von den Sudeleien des Norwegers Munch‹ geräumt. Das heißt gründliche Arbeit.«*[34] Mit Munch und der Stimmung gegen seine Ausstellung zog das Urteil der *»Entartung«* über die moderne Kunst und ihre Künstler, das 45 Jahre später seine tragischsten Folgen in den Aktionen gegen »entartete Kunst« haben sollte, in den Wortschatz der deutschen Kunstkritik ein. Aber mit der Stimmung gegen die Munch-Ausstellung fing Berlin auch endlich an, sich auf die neueren internationalen Kunstbestrebungen aufmerksam zu machen und seinen Kunstmarkt für sie zu öffnen. Bewußt oder nicht, gewollt oder nicht, für beide Entwicklungen war Anton von Werner durch seine Opposition gegen die *»Sudeleien«* der norwegischen und anderer *»Impressionisten«*, dabei besonders Munch, direkt verantwortlich.

Munch und die Etablierung der Moderne in Berlin

Der *»Fall Munch«* – wie die Zeitungen die Ereignisse 1892 schnell nannten – war mit der Sonderversammlung des Vereins aber noch nicht zu Ende. *»Der Fall Munch wollte zur Machtprobe zwischen Alten und Jungen werden; er war es, der schließlich den völligen Bruch innerhalb der Berliner Künstlerschaft beschleunigte«*, berichtete die *Freisinnige Zeitung* etwas übertrieben, denn der Bruch war noch nicht so endgültig, wie sie es sich vorstellte: *»Als die Abstimmung über den ›Fall Munch‹ geendet hatte, da trat der berühmte Radirer Prof. Köpping auf und brach in die empörten Worte aus: ›Nun kann kein anständiger Mensch mehr dem Künstlerverein angehören.‹ Mit etwa 80 Herren verließ er den Versammlungssaal. Damit war die Sezession entstanden und Berlin hat dasselbe Schauspiel erlebt wie Paris und München vor ihm.«*[35] Eine Sezession wie die, die man zuvor im selben Jahr in München gegründet hatte, gab es aber noch nicht, obwohl Anstöße dazu unternommen worden waren. Karl Köpping und seine 80, 70 oder 50 – die Zeitungsberichte sind sich über die Zahl uneins – Mann starke Gefolgschaft trafen erneut zusammen und beschlossen eine *»freie Künstler-Vereinigung«* zu gründen, ohne die Auflage, daß deren Mitglieder aus dem Verein Berliner Künstler austreten mußten. Am 14. November schickte die *»freie Künstler-Vereinigung«* an alle Mitglieder des Vereins Berliner Künstler ein von 48 Künstlern unterschriebenes Rundschreiben, in dem sie ihren Schritt rechtfertigte und um weitere unterstützende Unterschriften bat: *»Wir wurden bei unserer Stimmabgabe von dem Gedanken geleitet, daß Herr Munch von einer durch den Verein Berliner Künstler frei gewählten Commission zur Ausstellung* eingeladen, *als vom Verein* selbst *eingeladen betrachtet werden muß, und deshalb verurteilen wir, ohne zu der in den Munch'schen Bildern ausgesprochenen Kunstrichtung irgendwie Stellung nehmen zu wollen, die Schließung der Ausstellung als eine dem üblichen Anstand zuwiderlaufende Maßnahme. Uns liegt daran, mit möglichst großem Nachdruck dieses vor der Öffentlichkeit zu bekennen, falls es nöthig sein sollte. Wenn also Sie, geehrter Herr, gleich uns der Minorität angehört haben, so bitten wir Sie, uns Ihre Unterschrift freundlichst zur Verfügung stellen zu wollen - sub I beiliegender Karte. Sollten Sie der Versammlung nicht beigewohnt haben, indes unsere oben entwickelte Ansicht theilen, so erlauben wir uns, Sie ebenfalls um gütige Mittheilung Ihrer Unterschrift ergebenst zu ersuchen - sub II beiliegender Karte.«*[36] 185 weitere Vereinsmitglieder sollen diesem Standpunkt zugestimmmt haben, aber nur 107 Künstler haben ihre Karte unterschrieben, so daß nur insgesamt 155 Vereinsmitglieder das Rundschreiben öffentlich unterstützten.[37] Etwa drei Wochen darauf, am 7. Dezember, schickte die neue Künstlervereinigung, nun mit Karl Köpping als Vorsitzendem, wieder ein Rundschreiben an die Beantworter der Anfrage, um das Vereinsprogramm bekannt zu geben. Man wollte *»auf jede Art dafür wirken, daß die Beziehungen der Berliner Künstlerschaft zu den Künstlerschaften in und außerhalb Deutschlands in einer für das Berliner Kunstleben förderlichen Weise gewahrt und gekräftigt werden, und daß jedes individuelle künstlerische Schaffen sein Recht finde.«*[38] Hinzugefügt wurde nochmals, daß durch Mitgliedschaft in der *»freien Künstler-Vereinigung«* die *»Stellung des Einzelnen zu dem ›Verein Berliner Künstler‹ in keiner Weise beeinflußt«* wäre. Den Mut, einen alternativen Künstlerverein zu gründen und neue Werte in der Kunst zu propagieren, hatten die Künstler Berlins noch nicht. Indem der Anlaß zur Gründung der *»freien Künstler-Vereinigung«* nicht mehr erwähnt wurde, versuchte die Gruppe dem Konflikt die Schärfe zu nehmen und sich somit einer breiteren Solidarität in der Künstlerschaft zu versichern.[39] Am 3. Januar wurde Werner wieder zum Vorsitzenden des Vereins gewählt. Es schien sich wenig geändert zu haben.

Aber trotzdem deutete der Fall Munch auf eine substantielle Veränderung in der Berliner Kunstlandschaft. Für Berlin und seine Kunst, für die Entwicklung der modernen Kunst in Deutschland kann die Bedeutung des Falls und seiner Konsequenzen kaum übertrieben werden. Die künstlerische Moderne fing mit Munch an, sich in der konservativen, reaktionären Umgebung der kaiserlichen Hauptstadt durchzusetzen. Munch war nicht einfach mit der Schließung seiner Ausstellung aus der Stadt zu verbannen, schon deswegen, weil sie ihn – wie Lovis Corinth fast zwanzig Jahre später beurteilte – *»urplötzlich [zum] berühmteste[n] Mann im ganzen Deutschen Reich«* machte.[40] Munch hatte sich sofort entschlossen, etwas länger in Deutschland zu bleiben, mietete in Berlin ein kleines Atelier und schickte seine Ausstellung nach Düsseldorf und Köln zu den rheinländischen Galerien Eduard Schultes. Seine weiteren Pläne teilte er der Familie mit: »*Ja, ich merke, Ihr seid sehr unruhig wegen meines ›Fiasko‹ [...] – Meine Bilder sind jetzt ja in Düsseldorf – etwas daran verdienen werde ich kaum – der Kunsthändler wird den größten Nutzen davon haben. – Ich glaube, ich werde hier ein Ausstellungslokal mieten und werde dann sicher etwas Geld verdienen. – Die ganze Geschichte wirkt ja hauptsächlich als Reklame für mich. – Bald wird eine Zeitung mein Foto verlangen und bald werde ich meinen ganzen Lebenslauf erscheinen lassen müssen [...] – Wann ich wieder nach Hause kommen werde, kann ich gar nicht sagen.*«[41] Wie die Ausstellungseinladung des Vereins Berliner Künstler schon zu versprechen schien, sollte sich für Munch in Deutschland ein Markt eröffnen, wie er ihn bis dahin in seinem norwegischen Heimatland nicht gefunden hatte. Wenn er auch etwas ironisch seinen neuen Ruhm übertrieb, glaubte Munch, daß das Deutschland, das gerade Ibsen feierte und wo norwegische Landschaftsbilder – obwohl mehr konservativer Richtung – sich am stärksten absetzten, auch seine »nordische Kunst« würdigen und kaufen würde.

Einige wenige Stimmen feierten auch seine Bilder trotz der sonstigen überwältigenden Ablehnung. Im *Berliner Tageblatt*, noch am Tag des außerordentlichen Vereinstreffens, tadelte Theodor Wolff – Theaterkritiker, Mitbegründer des Vereins *Freie Bühne* und später Chefredakteur des *Berliner Tageblatts* – den Kunstkritiker der Zeitung wegen seines vernichtenden Urteils: »*Es fällt mir nicht ein, diesem Besserwissenden mit meiner laienhaften Unerfahrenheit ins Handwerk pfuschen zu wollen, und gerne verberge ich die höhere Meinung von dieses Künstlers Können, zu der ich in der kleinen Rotunde des Vereinshauses gelangte, in der tiefsten Tiefe meines Herzens. Ich ging – warum sollte ich es leugnen und mich besser machen, als ich nun einmal bin? – in diese Rotunde, um zu lachen... Aber bei allen Heiligen sei's bekundet, ich habe nicht gelacht. Es ist ganz anders gekommen als ich geglaubt hatte. Denn zwischen gar manchen Schrullen und wahren Scheußlichkeiten glaubte ich feine, überzarte Stimmungen zu sehen – in dunklen, monddurchfluteten Zimmern, auf einsamen Feldwegen, in verschwiegenen norwegischen Sommernächten – ich glaubte das Athmen stiller, melancholischer, sonderbarer Menschen zu hören, die nachtwandlerisch und wortlos, den schweren Kampf in der Brust verbergend, über ödes Strandgeröll dahinschreiten. Und ich lachte nicht – .*«[42] Ähnlich in seiner synästhetischen Betonung ist auch die Besprechung des Malers Walter Leistikow: »*Das ist gesehen, das ist erlebt, das ist erfunden! Wer solches sprechen kann, oder malen, oder singen, wie soll ich es nennen, in dem lebt eines Dichters Gemüt, mit Dichters Augen schaut er die Welt, die er liebt.*«[43] Zugang zu Munchs Bildern fand sich eher im Kreis der Berliner Literatur, die der bildenden Kunst in der Entwicklung naturalistischer, aber auch nachnaturalistischer Richtungen weit voraus war. Die Dichter der *Freien Bühne* und die Kritiker, die ihre Kunst förderten, waren es, die einen adäquaten Zugang zu Munch fanden, nicht die eigentliche Berliner Kunstkritik. Munch persönlich wurde daher auch mehr ein Teil der literarischen Bohème in Berlin als des Künstlerlebens und fand sich bald im Kreis des *Schwarzen Ferkel*, jener Gruppe von skandinavischen, polnischen, elsässischen und deutschen Dichtern, Kritikern und – nachdem Munch als erster dazu kam – Malern und Bildhauern, aus der sich Berlins erste moderne Avantgarde bildete.[44]

Der Fall Munch lebte noch weiter. Um die »*Reklame*« der Schließung seiner Vereinsausstellungen auszunutzen, brachte Munch seine Bilder nach Berlin zurück. Im zweiten Stock des Equitable-Palasts, Friedrichstraße 59–60, mietete er für seine Ausstellung, um ein Porträt August Strindbergs und mehrere Zeichnungen erweitert, einen Raum, eröffnete sie am 23. Dezember und ließ sie als Vorlage für weitere Ausstellungen photographieren (Abb. 65). Nochmals berichteten Zeitungen von ihm und der Spaltung im Verein. Seiner Schwester schrieb Munch, daß die Ausstellung gut besucht sei: »*Meine Ausstellung werde ich in einigen Tagen schließen. Ich freue mich schon darauf, denn Du kannst Dir ja vorstellen, wie satt mir meine Bilder geworden sind. Im ganzen wurden 1800 M eingenommen – Eintritte – aber übrig bleibt wenig, weil meine Kosten so scheußlich hoch sind [...] Ich hatte doch gehofft, mehr als die 35 Kronen, die ich neulich Tante schickte, schicken zu können [...] – Ich bin oft in der letzten Zeit eingeladen worden – fast nur bei Juden – war letzte Woche 5 Tage nacheinander nicht zuhaus – Mittags- und Abendgesellschaften. – Ich mußte mir eleganten Frack und Mantel kaufen – [...] Die ganze Geschichte mit dem Künstlerverein wird mir doch auch später sehr nützlich sein. – Wir Skandinavier – Strindberg, Gunnar Heiberg, Drachmann und ich und ein gewisser Paul sind dauernd zusammen und treffen uns in einer kleinen Weinstube. Ja, heim komme ich jetzt sicher nicht vor dem Frühling – [...]*«[45] Neben dem kurzen Bericht über seine Finanzen und dem Hinweis auf die skandinavische Bohème im *Schwarzen Ferkel* finden sich Andeutungen eines neuen Auflebens des Berliner Kunstmäzenatentums, von einer jungen Generation von Sammlern, mehrere davon Juden, die nach 1892 die ersten Berliner Sammlungen der neuen internationalen Kunst des Nachimpressionismus und Symbolismus aufbauen sollten. Kurz nachdem er seiner Schwester geschrieben hatte, konnte Munch einige Bilder verkaufen, an Walter Rathenau, den Literaturwissenschaftler und Kritiker Julius Elias, den jungen Harry Graf Kessler, an Eberhard von Bodenhausen und die Braunschweiger Kaffeeproduzenten Arthur und Eugen Franquet.

Diese Sammler fanden ihre Bilder nicht in den großen Berliner Kunstausstellungen, die unter Aufsicht Werners jährlich organisiert wurden. Die Epoche, in der diese unüberschaubaren und konservativen Ausstellungen den Ton der Berliner Kunstwelt bestimmten, leitete mit dem Fall Munch ihren Niedergang ein, auch wenn der Preußische Staat weiterhin große Ankäufe aus den Ausstellungen tätigte. Die historisch bedeutendste Kunst dagegen war in Kunsthandlungen zu sehen und zu kaufen. Um seine Ausstellung nach Berlin zurückzubringen, mußte Munch im Dezember 1892 eigene Räume im Equitable-Palast mieten, und auch im Herbst 1893 stellte er seinen Bilderzyklus *Die Liebe* in gemieteten Räumen im Haus Unter den Linden 19 aus. Es ist anzunehmen, daß damals keine Galerie bereit war, Munch in Berlin auszustellen. Aus Munchs Korrespondenz mit Galerien, die ihn in anderen deutschen Städten ausstellten, ist zu erfahren, daß kaum Käufer zu finden waren und daß auch durch das Eintrittsgeld der vielen Besucher kein Gewinn zu erzielen war. Im Dezember 1895 aber war die neue

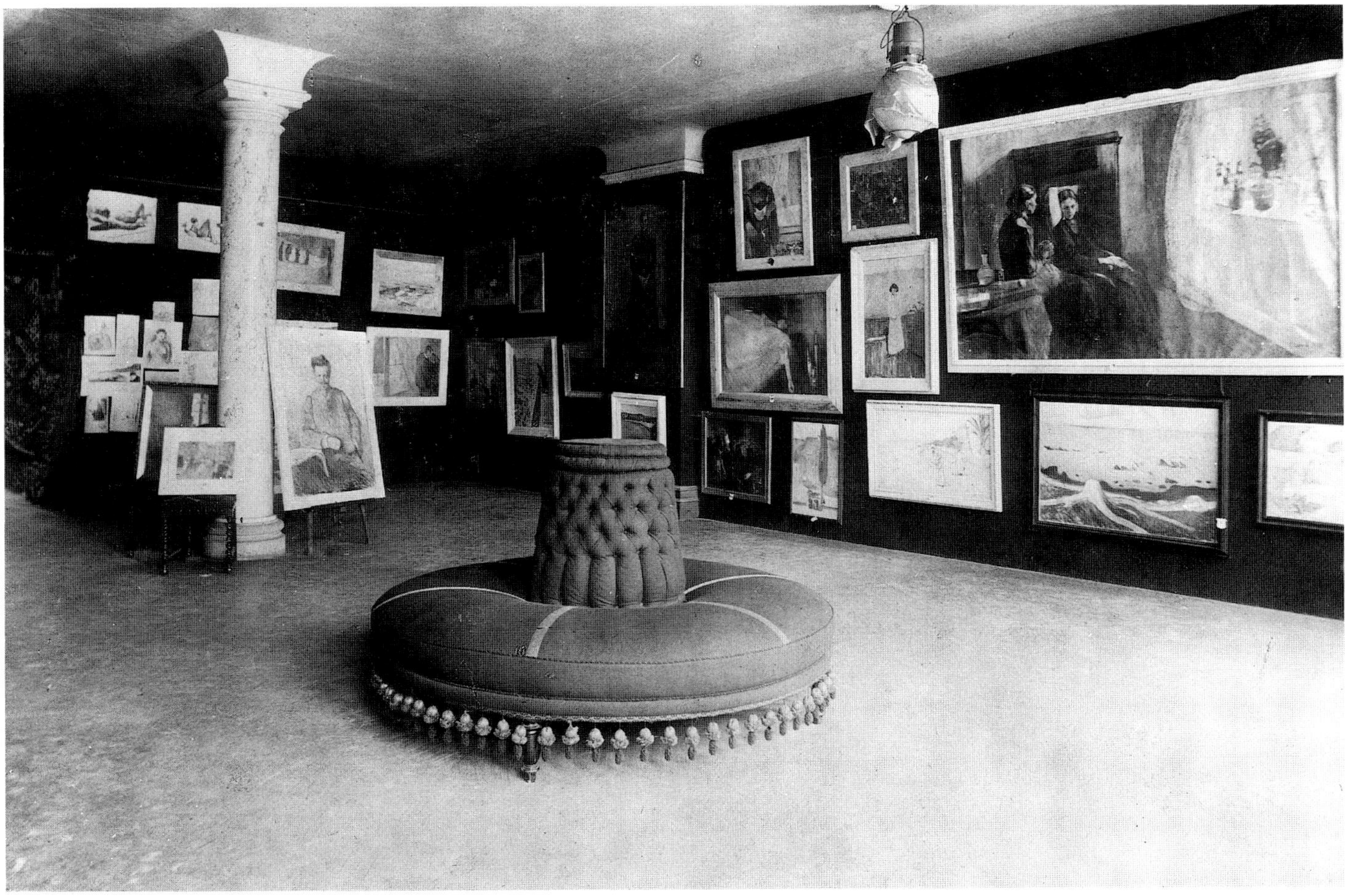

65 Die Munch-Ausstellung im Equitable-Palast, 1892, Oslo, Munch Museet

Galerie Ugo Baroccio, Unter den Linden 16, bereit, Munch – der inzwischen auch billigere und somit leichter verkäufliche Radierungen und Lithographien seiner Bildthemen schuf – auszustellen.[46] Auch die Kunstsalons von Eduard Schulte und Fritz Gurlitt öffneten ihre Räume nicht nur der neueren deutschen Kunst, sondern auch den symbolistischen Bildern aus Skandinavien, Holland, Belgien, England und Frankreich. Gurlitt stellte z.B. schon im Dezember 1893 den holländischen Jugendstilkünstler Jan Toorop und andere *»Symboliker«* aus.[47] Offen gegenüber der neuen Kunst Deutschlands und des Auslands, die bei den offiziellen Kunstausstellungen keinen oder nur wenig Platz fand, waren es die neuen Kunsthandlungen, die nach dem Fall Munch weiter daran wirkten, das Kunstleben Berlins fundamental zu ändern und endlich auch den neuen Kunstrichtungen Europas zu öffnen. In den Galerien des Kunsthandels fanden auch alternative Gruppierungen Berliner Künstler die Möglichkeit, ihre Werke außerhalb der Salons auszustellen. Die *»freie Künstler-Vereinigung«* formte zwar keine eigenständige Gruppe, die Mitglieder blieben im Verein Berliner Künstler als eine Art innere Opposition zur Durchsetzung einer liberaleren Ausstellungspolitik, konnte aber dennoch einen gewissen Erfolg verbuchen, indem Munch 1896 eingeladen wurde, an der von Verein und Akademie gemeinsam veranstalteten Internationalen Ausstellung teilzunehmen.[48] Auch formierte sich 1893 keine Secession, als Munch und andere Künstler – darunter Käthe Kollwitz und Ludwig von Hofmann –, die bei der Großen Berliner Kunstausstellung zurückgewiesen worden waren, ihre eigene Ausstellung organisierten und sie im Panoramagebäude, gegenüber der offiziellen Ausstellung am Lehrter Bahnhof, im Juni mit etwa 400 Arbeiten eröffneten.[49] Wichtiger für die Durchsetzung der Moderne in Berlin war die Gruppe XI, die schon vor dem Fall Munch 1892 in der Galerie Schulte ausstellte und die bis 1899 *»die erfolgreichsten Vertreter der modernen Richtung in Berlin«*[50] versammelte. Mit Mitgliedern wie Walter Leistikow, Max Liebermann, Franz Skarbina, Max Klinger, Ludwig von Hofmann, Dora Hitz u.a. vertrat sie programmatisch einen für die neunziger Jahre typischen Stilpluralismus.[51]

Ein von der Jury der Großen Berliner Kunstausstellung 1898 refüsiertes Gemälde Leistikows führte schließlich zum endgültigen Bruch zwischen Verein und dessen »innerer« Opposition. Am 2. Mai wurde die Berliner Secession gegründet. Nachdem Werner jeden Kompromiß, mit dem die Secessionisten weiterhin am jährlichen Salon auszustellen bereit gewesen wären, zurückgewiesen hatte, entschloß sich die Secession, ein eigenes Ausstellungsgebäude zu bauen. Am 20. Mai 1898, etwa fünfeinhalb Jahre nach dem Fall Munch, wurde die erste Ausstellung der Berliner Secession eröffnet. Mit ihrem Erfolg hatte sich die Moderne in Berlin durchgesetzt. Mit seiner hartnäckigen Opposition gegen die neuen Kunstrichtungen hatte Werner letztlich nur eine Spaltung der Berliner Künstlerschaft in zwei feindliche Lager erreicht und die Moderne zu einer starken Gemeinschaft finden lassen.

Im Jahr der ersten Secessionsausstellung wurde Werner nochmals zum Vorsitzenden des Vereins Berliner Künstler gewählt. In seinem polemischen Kampf gegen den *»modernen Anarchismus und Terrorismus in der Kunst«*, wie er 1897 in einem Brief an die *Dresdner Montagspost* schrieb[52] – einer von vielen seiner Briefe, die mit dem Vermerk *»Abdruck mit Quellenangabe erwünscht!«* in deutschen Zeitungen erschien –, ließ er nicht nach. In Briefen und Reden schimpfte er unaufhörlich gegen *»unsere Französlinge«*, ihre Befürworter und Anhänger und eine deutsche moderne Kunst, die *»eigentlich erst nach 1870 unter der Geburtshilfe und der Pathenschaft von Paris [sic] de Chavannes, Besnard, Manet, Claude Monet, Degas und anderer Pariser Künstler zur Welt gekommen«* war, deswegen *»eine aus dem innersten deutschen Gefühl und Volksthum erstandene Kunst«* nie sein könne und *»in ihrer etwaigen Geschmackslosigkeit oder Unbeholfenheit [weder] interessant [...noch] zu respektieren«* sei.[53] Chauvinistischer Nationalismus in Zusammenhang mit einer »wahren« illusionistischen Naturtreue waren zwei Eigenschaften, nach denen er Kunst beurteilte. Der Moderne in ihrer internationalen Ausrichtung und in ihrer Subjektivität der Darstellung fehlten beide. Sie bedrohte Werners ganzes Wertesystem, das, worauf er sein Leben und sein Werk gegründet hatte. Folglich blieb ihm nur Widerstand oder Infragestellung der eigenen Arbeit und der politisch-sozialen Werte, auf die er sich berief. Er gab dem fortschrittsfeindlichen deutschen Philistertum und seinen politischen Ideologien die größte Unterstützung. Die Bitterkeit vom Kampf zwischen Werner und der Moderne hinterließ sogar Spuren nach seinem Tod. Versöhnung oder Verzeihen gab es nicht, und auch die in Kunstfragen eher moderaten *Westermanns Monatshefte* reagierten auf Werners Tod 1915 gleichsam nur mit Erleichterung: *»Nein, wir sind nicht so arm, daß wir nicht auch im Tode noch einen Mann getrost mit derselben kühlen Gelassenheit behandeln dürften, die er selbst zeit seiner Erfolge allem Jungen, Frischen und Vorwärtsstrebenden in der heimischen Kunst mit einer unsäglich kalten, fast verächtlichen Miene hat zuteil werden lassen. Überlange und überschwer lastete das dumpfe Gewicht seiner Persönlichkeit auf der ihm anvertrauten Anstalt und damit auf ganzen Geschlechtern junger Künstler – es hieße sich, an diesen nun Befreiten, es hieße sich an dem Geist des Fortschritts und der Hoffnung versündigen, wollten wir Werners Heimgang nicht als das bezeichnen, was es ist und bedeutet: eine Erlösung von Druck und Zwang.«*[54]

1 ZStA Merseburg, Rep.92 A. v. Werner XI, Lit. A4

2 Bartmann 1985, S. 190 ist der Meinung, daß Werner deshalb nicht vom Fall Munch spricht, weil das Buch eben schon mit dem Jahr 1890 schließt und die Ereignisse deshalb notwendigerweise außer Sicht bleiben. Daß gerade die Munch-Ausstellung ein Grund sein könnte, die *Erinnerungen* mit dem Jahr 1890 (oder eigentlich 1891) abzuschließen, wird nicht in Betracht gezogen.

3 Werner 1913, S. 596

4 Ebd., S. 595. Zu den Vorbereitungen und dem »Erfolg« der Ausstellung siehe Werner 1913, S. 589–592 und die ausführliche Besprechung bei Bartmann 1985, S. 179 ff. Zu den finanziellen Aspekten der Ausstellung siehe Bartmann 1985, S. 185

5 Rosenberg 1895, S. 108

6 Programm für die feierliche Eröffnung der Internationalen Kunst-Ausstellung; ZStA Merseburg, Hist. Abt. Rep.76Ve, Sekt.4, Abt.IV, Nr. 135a

7 Anonym: Ein Epilog zur Berliner Kunstausstellung, in: Freie Bühne für modernes Leben, 2, 1891, S. 963–966

8 Ausstellende norwegische Künstler im Saal 29 der Ausstellung waren Wilhelm Barth, Carl Wilhelm Barth, Philip Barlag, Johan Jacob Benetter, Gunnar Berg, H. R. Bruun, Hans Dahl, Johannes Grimelund, Wilhelm Holter, Ole Juul, Amaldus Nielsen, Johan Nordhagen, Adelsten Normann, Wilhelm Peters, Ludvig Skramstad, Vincent Stoltenberg-Lerche, Jörgen Sörensen sowie – als Mitglieder des Vereins Berliner Künstler – Anders Askevold, S. Jacobsen, Ludvig Munthe, Georg Anton Rasmussen; vgl. Katalog und Führer, Internationale Kunst-Ausstellung veranstaltet vom Verein Berliner Künstler anläßlich seines fünfzigjährigen Bestehens 1841–1891, Berlin 1891, S. 176–178

9 Vgl. Ein Epilog (wie Anm. 7), S. 964

10 Erste Medaillen erhielten Eilif Petersen und Otto Sinding, zweite Medaillen gingen an Jakob Glöersen, Eyolf Soot, Erik Werenskiold und Stefan Sinding; vgl. Gotthold, Alfred: Die dritte Münchener Jahresausstellung, in: Kunst-Chronik, N.F., 3, 1891, Sp.33–39

11 Nissen, Momme: Vom Münchener Glaspalast, in: Freie Bühne für modernes Leben, 1, 1890, S. 773 f.

12 Gurlitt, Cornelius: Die Internationale Kunstausstellung zu Berlin, München 1891; zitiert nach Doede, Werner: Berlin – Kunst und Künstler seit 1870. Anfänge und Entwicklungen, Recklinghausen 1961, S. 52

13 Nissen (wie Anm. 11), S. 774

14 Sch., L.: Der Impressionismus in Berlin, in: Frankfurter Zeitung, Nr. 315, 10. 11. 1892, S. 1

15 Thiis, Jens: Edvard Munch og hans samtid, Oslo 1933, S. 198 (Übersetzung ins Deutsche durch Reinhold Heller). Fast jede Munch-Studie seit dem Erscheinen der Monographie von Thiis hat sich an seine Schilderung der Affäre gehalten. Anders jedoch neuere, ausführlicher dokumentierende Studien bei Heller, Reinhold: »Affæren Munch«, Berlin 1892–1893, in: Kunst og Kultur, 52, 2, 1969, S. 175–191; Franke, Carola: Edvard Munch und sein erster Berliner Aufenthalt in den Jahren 1892-1895. Magister-Arbeit, Universität Tübingen 1979; Paret 1981; Heller, Reinhold: Edvard Munch: His Life and Work, London 1983, S. 99–112; Bartmann 1985, S. 187–194; Teeuwisse 1986, S. 183–197; Krisch, Monika: Ein Kolossales Ärgernis. Am Beginn der Moderne: Die Munch-Affäre vor hundert Jahren, in: Frankfurter Allgemeine Zeitung, Nr. 266, 14. 11. 1992

16 Adelsteen Normann, Brief an Edvard Munch, 24.9.1892; Oslo, Munchmuseet, Archiv. Der norwegische Text bei Heller, »Affæren Munch« (wie Anm. 15), S. 178 (Übersetzung ins Deutsche durch Reinhold Heller).

17 Vgl. dazu Anonym: Der Bruch innerhalb der Künstlerschaft Berlins, in: Freisinnige Zeitung, Nr. 270, 13.11.1892; Kunst-Chronik, N.F., 4, 1892, Sp. 92

18 Thiis (wie Anm. 15), S. 198

19 Rosenberg, Adolf: Eine Ausstellung von Ölgemälden, in: Kunst-Chronik, N.F., 4, 1892, Sp.74

20 Katalog der Sonder-Ausstellung des Malers Eduard Munch aus Christiania vom 5. bis 19. November 1892, Verein Berliner Künstler, Berlin 1892; ein Faksimile des Katalogs in: Gierløff, Christian: Edvard Munch selv, Oslo 1953, nach S. 78. Ein Versuch, die 55 Bilder zu identifizieren in Heller, Reinhold: Edvard Munch's »Life Frieze«: Its Beginnings and Origins. Phil. Diss., Indiana University 1968, S. 26–29

21 V., G.: Kunst, Wissenschaft und Literatur, in: National-Zeitung, Nr. 617, 6.11.1892

22 Gierløff (wie Anm. 20), S. 78

23 Anonym: Kunst und Gewerbe, in: Illustrirte Zeitung, 99, Nr. 2578, 26. 11. 1892, S. 609

24 Rosenberg (wie Anm. 19), S. 74 f.

25 Edvard Munch, Brief an Karen Bjølstad, ohne Datum, in: Edvard Munchs brev, Familien, hg. von Inger Munch, Oslo 1949, Nr. 126, S. 120f. (Übersetzung ins Deutsche durch Reinhold Heller)

26 Reichel, Eugen: Kunst, Wissenschaft, Literatur, in: Hamburger Nachrichten, Nr. 268, 9. 11. 1892

27 Werner 1896; zitiert nach Kessler, Harry Graf: Herr von Werner, in: Kunst und Künstler, 2, 1904, S. 299

28 S., R.: Theater, Kunst, Wissenschaft, in: Berliner Tageblatt, Nr. 574, 8. 11. 1892

29 Wolff, Theodor: Bitte um das Wort. Die »Affaire Munch«, in: Berliner Tageblatt, Nr. 621, 9. 11. 1892

30 B., L.: Kunst, Wissenschaft und Literatur, in: National-Zeitung, Nr. 621, 9. 11. 1892

31 Edvard Munch, Brief an Karen Bjølstad, Berlin, 12.11.1892, in: Edvard Munchs brev (wie Anm.25), Nr. 128, S. 122 (Übersetzung ins Deutsche durch Reinhold Heller)

32 rs [d.i. Reinhold Schlingmann]: Theater, Kunst, Wissenschaft, in: Berliner Tageblatt, Nr. 578, 13. 11. 1892

33 Kreuzzeitung, 12. 11. 1892; hier zitiert nach: Kleine Zeitung, in: Allgemeine Zeitung München, 15. 11. 1892

34 Anonym: Der Bruch innerhalb der Künstlerschaft Berlins, in: Freisinnige Zeitung, 14. 11. 1892

35 Wie Anm. 34

36 ZStA Merseburg, Hist. Abt.II, Rep. 76Ve, Sekt.4, Abt.IV, Teil IV, Nr. 2, II, S. 251. Bei Bartmann 1985, S. 270, Anm.200 die Namen der 48 Künstler, die positiv antworteten.

37 *»Wenn zuerst die Minderheit, der wir angehörten, 105 gegen 120 betrug, so schlossen sich einige Tage darauf 185 Mitglieder der ersten Minderheit noch an, also ein sehr großer Theil des ganzen Künstlervereins.«* (Brief Hugo Vogels an das Berliner Tageblatt, Nr. 21, 12.1.1893). Die Liste der Unterschreibenden erscheint in ZStA Merseburg, Hist. Abt.II, Rep. 76Ve, Sekt. 4, Abt. IV, Teil IV, Nr. 2, II, S. 255v.

38 ZStA Merseburg, Rep. 89H, Hist. Abt. II, 2.2.1., Königliches Geheimes Civil-Kabinett, Nr. 19973, S. 2

39 Trotz des zahmen Programms der neuen Gruppe gab es weitere Maßnahmen Werners gegen die Minderheit im Verein Berliner Künstler. Am 4. Januar 1893 legten drei Professoren der akademischen Hochschule ihr Amt nieder. Ein offener, erklärender Brief erschien kurz darauf in den Zeitungen: *»Die Veranlassung zu diesem Schritt ist, daß Herr v. Werner und das Lehrerkollegium Zwistigkeiten und Meinungsverschiedenheiten des Berliner Künstlervereins in die Hochschule der bildenden Künste übertragen haben. Wir kamen den Kollegen freundlich entgegen, doch wurde uns jeder Gruß von einem Theil verweigert. Außerdem hat Herr v. Werner beim Minister ein Disziplinarverfahren gegen uns eingeleitet, das jedoch sofort vom Minister als nicht am Platze zurückgewiesen wurde. Jedenfalls sehr kränkend für uns und sehr herrisch von einem Direktor. Wir haben nun den Spieß umgedreht und das Verhalten des Lehrerkollegiums dem Minister unterbreitet. Die Munchaffaire ist dabei nur unschuldige Veranlassung [...].«* (Brief Vogels [wie Anm.37])

40 Corinth, Lovis: Das Leben Walter Leistikows, ein Stück Berliner Kulturgeschichte, Berlin 1910, S. 50

41 Edvard Munch, Brief an Karen Bjølstad, 26.11.1892, in: Edvard Munchs brev (wie Anm. 25), Nr. 130, S. 123 (Übersetzung ins Deutsche durch Reinhold Heller)

42 Wolff (wie Anm.29); vgl. auch Wolffs satirisches Gedicht *Bruder Straubinger,* in: Berliner Tageblatt, Nr. 583, 16. 11. 1892

43 Selber, Walter [d.i. Walter Leistikow]: Die Affaire Munch, in: Freie Bühne für das moderne Leben, 3, 1892, S. 1298

44 Dieses Thema wird weiter in meinem Aufsatz: Das Schwarze Ferkel and the Institution of an Avant-Garde in Berlin, 1892-1895, in: Proceedings of the XXVIII Congress for Art History, Berlin (Berlin 1993) behandelt.

45 Brief an Inger Munch, Berlin, 20. 1. 1893, in: Edvard Munchs brev (wie Anm. 25), Nr. 133, S. 124f. (Übersetzung ins Deutsche durch Reinhold Heller)

46 Ausstellungskatalog »Sonder-Ausstellung des Edv. Munch. (Christiania)«, Berlin, Ugo Baroccio, 3.–24.3.1895

47 Vgl. Anonym: Die Ausstellung der »Symboliker« in Gurlitts Kunstsalon, in: Berliner Tageblatt, Nr. 645, 11. 12. 1893

48 Die Vereinigung blieb bis um 1899 bestehen; vgl. Teeuwisse 1986, S. 185 und Anm. 420

49 Munch versuchte 1893 Mitglied des Vereins Berliner Künstler zu werden. Sein Antrag vom 21. März wurde jedoch am 11. April mit 77 gegen 39 Stimmen zurückgewiesen; vgl. Kunst-Chronik, N.F., 4, 1892, Sp.363

50 Graul, Richard: Die XI, in: Pan, 2, Heft 1, 1896, S. 50

51 Zur Gruppe XI siehe besonders Beneke, Sabine: Die Gruppe XI. Der Beginn der Moderne in Berlin. Magister-Arbeit, Freie Universität Berlin 1988. Zu weiteren Berliner Künstlergruppen siehe Teeuwisse 1986, S. 91ff. und Brommenschenkel, Karin: Berliner Kunst- und Künstlervereine des 19. Jahrhunderts bis zum Weltkrieg. Phil. Diss., Berlin 1942

52 Brief von A. v. Werner an Herrn v. A., in: Dresdner Montagspost, Nr. 34, 1897, S. 404

53 Werner, Anton: Ein Urteil über die moderne Kunst, in: Der Kunstfreund an der Saar, 1, 1897, S. 25f.

54 Anonym: Von Kunst und Künstlern, in: Westermanns Monatshefte, 118, 1915, S. 11

BRITTA KAISER-SCHUSTER

Anton von Werner in der Karikatur

Anton von Werner gilt als herausragende Persönlichkeit des wilhelminischen Kunstlebens. Diese Vorrangstellung spiegelt die zeitgenössische Karikatur, insbesondere die Kunstkarikatur, die keinem anderen Kunstpolitiker eine solche Fülle von Beiträgen widmete, in eindrucksvoller Weise wider. Denn Kunstkarikatur befaßt sich mit einem speziellen inhaltlichen Bereich zeitgenössischer Ereignisse: Sie ist sowohl eine Art kritischer Kommentar zur Kunstpolitik und deren Handlungsträgern als auch in Zeichnung umgesetzte Kunstkritik, die sich detailliert mit Werken zeitgenössischer Künstler auseinandersetzt.[1]

Im Folgenden soll die Karikatur als Spiegel der öffentlichen Meinung Fragen nach der Position Werners im Ansehen des Publikums beantworten helfen: Teilte es die Gunstbezeugungen Wilhelms II., der in Werner den idealen Erfüllungsgehilfen seiner imperialen Politik und seiner Staatsästhetik gefunden hatte? Bis zu welchem Zeitpunkt blieb Werners Stellung und die von ihm repräsentierte Kunst und Politik unangefochten, welche Kritikpunkte wurden formuliert? Karikaturen zum Secessionsführer Max Liebermann werden bei der Analyse zum Vergleich herangezogen.

Als Quelle dienten die zeitgenössischen Karikaturzeitschriften, die nach der Aufhebung der Pressezensur nach 1848 in Deutschland in großer Zahl herausgegeben wurden. Diese Zeitschriften, auf breite Publikumswirksamkeit angelegt, repräsentieren die Aktualität bestimmter Themen ebenso wie den öffentlichen Kunstgeschmack. Die rund zwanzig vorgefundenen Karikaturen zu Anton von Werner, die exemplarisch vorgestellt und analysiert werden, stammen aus den Berliner Blättern *Kladderadatsch* und *Lustige Blätter* sowie der *Jugend* und dem *Simplicissimus* aus München.

Der *Kladderadatsch*, der als bismarcktreu und konservativ galt, brachte erstaunlich viele Beiträge, die in Form der freikomponierten Satire gerade die offizielle Kunstpolitik parodierten. Die Moderne hingegen wurde selten thematisiert oder negativ dargestellt. Die *Lustigen Blätter*, als harmloses Familienwitzblatt konzipiert, waren politisch wie kulturell ebenfalls konservativ, an Kunst rege interessiert, der Moderne gegenüber jedoch voller Skepsis. Die *Jugend*, in deren Programm Politik nicht vorgesehen war, verstand sich als Organ der Moderne und war dementsprechend kritisch gegenüber offizieller Kunst eingestellt. Der *Simplicissimus*, neben der *Jugend* das progressivste dieser Blätter, befaßte sich in seinen Karikaturen am häufigsten mit dem zeitgenössischen Kunstgeschehen. Die meisten Beiträge datieren aus den neunziger Jahren, in denen mit der Rivalität von Salon- und Secessionskunst die Kunstkarikatur generell einen Höhepunkt in Deutschland erreichte.

Anton von Werner verkörpert in der Karikatur die modernefeindliche wilhelminische Kunstpolitik, da er zentrale Positionen in diversen öffentlichen Kunstinstitutionen einnahm: Er war von 1875 bis zu seinem Tode 1915 Direktor der königlich akademischen Hochschule für die bildenden Künste, von 1875 bis 1877 und von 1882 bis 1911 Mitglied der preußischen Landeskunstkommission, von 1887 bis 1907 Vorsitzender des Vereins Berliner Künstler, außerdem Vorsitzender der Mitgliedergenossenschaft der Akademie, Vorsitzender der Lokalgenossenschaft Berlin und Hauptvorsitzender der Allgemeinen Deutschen Kunstgenossenschaft – und er galt als Kunstberater Wilhelms II., der ihn mit Orden und Ehren überhäufte. Das Berliner Kunstleben wurde maßgeblich bestimmt durch den privaten Verein Berliner Künstler mit dem ihm gleichgeordneten Ortsverband der Allgemeinen Deutschen Kunstgenossenschaft sowie durch die staatliche Akademie der Künste. Damit hatte Werner bis zur Gründung der Berliner Secession 1898 alle wichtigen Fäden in der Hand.[2]

Im Jahre 1875 erschien anläßlich Werners Berufung zum Direktor der akademischen Hochschule die erste und einzige (!) positive Karikatur zu seiner Person von Wilhelm Scholz im *Kladderadatsch* (Abb. 66). Mit der Ernennungsurkunde werden ihm Schaufel und Kehrbesen überreicht, den Ernst der Lage bezeichnet eine auf zwölf stehende Uhr im Hintergrund: Die 1696 von Kurfürst Friedrich III. gegründete Akademie befand sich in äußerst desolatem Zustand. Das Lehrangebot war sehr begrenzt, es wurde hauptsächlich nach Gipsen gezeichnet, direkte Studien nach der Natur waren nicht üblich. Gelehrt wurde lediglich Anatomie, die nach Vorlagen kopiert wurde. Zudem waren die Raumverhältnisse sehr beengt. Werner ist in für die Porträtkarikatur typischer Seitenansicht dargestellt, wobei der Kopf zwecks besserer Identifizierbarkeit überproportional vergrößert auf einem schmächtigen Körper sitzt. In diesem noch wohlwollenden Beitrag gibt Scholz die Physiognomie entsprechend unverzerrt wieder. Charakteristische Details, die auch von anderen Zeichnern immer wieder zitiert werden, sind ein regungsloser Gesichtsausdruck, Haartolle mit Geheimratsecke und ein struppiger, über die Lippen herunterhängender Bart. Die Motivtradition der Karikatur, wie Übertreibungen und Verzerrungen von Körpern und Köpfen, die meist im Profil

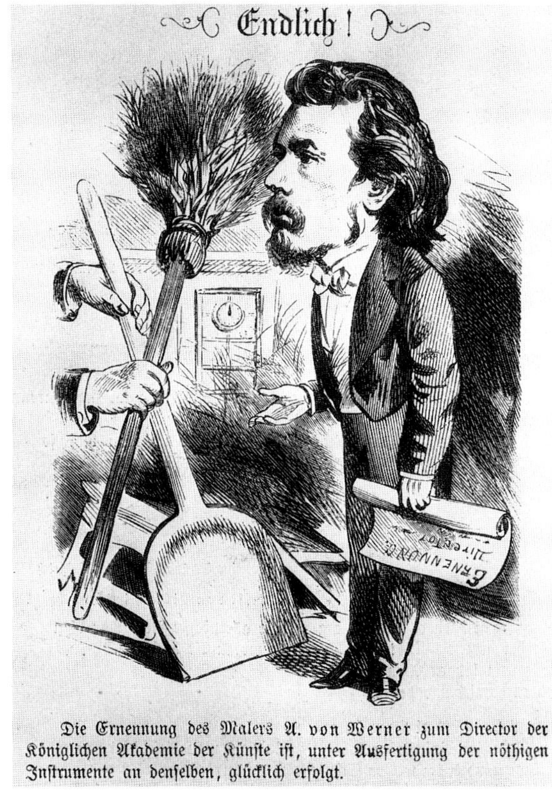

66 Wilhelm Scholz, »*Endlich! Die Ernennung des Malers A. von Werner zum Direktor der Königlichen Akademie der Künste ist, unter Ausfertigung der nöthigen Instrumente an denselben, glücklich erfolgt.*«. *Kat. 99*

wiedergegeben werden, und absurde Kombinationen bei der Proportionierung reichen bis in das 16. Jahrhundert zurück.[3]

Bis 1893 nimmt die Karikatur weiter keine Notiz von Werner, für vereinsinterne Querelen schien man sich weniger zu interessieren. In den folgenden Jahren jedoch wurde ausschließlich Kritik an Werners Kunstpolitik geübt und ein durchweg negatives Bild gezeichnet. So erschien 1893 im *Kladderadatsch* ein Beitrag, der sich auf seine zunehmende Ämterhäufung und Einflußnahme auch auf Ausstellungsjuries bezieht (Kat. 100): Werner hatte 1891 einen Antrag gestellt, der die Veranstaltung und Leitung der Berliner Kunstausstellung entweder der Berliner Kunstgenossenschaft oder dem Verein Berliner Künstler, deren Vorsitzender er war, übertrug, und zwar unter Zurückdrängung des Senats der Akademie. Der Antrag wurde zwar abgelehnt, 1892 jedoch ein neues Ausstellungsstatut festgelegt, das den Geschäftsführer des Vereins gleichzeitig als Geschäftsführer für Ausstellungen auswies. Damit hatte Werner seinen Machtbereich wieder um ein Stück erweitert.

Zunehmend wird nun auch in der Karikatur Werners modernefeindliche Haltung kritisiert. Werner griff die moderne Kunst in seinen jährlichen Akademieabschlußreden heftig an. Er warf ihr Mangel an akademischen Grundlagen wie Perspektive, Anatomie und Farblehre vor. Die Ideen der Moderne lehnte er als staatszersetzend ab. Sie habe für die Macht und Herrlichkeit des neuen Deutschen Reiches und für das Deutschtum nichts übrig. Sie gehe von Gefühl und Stimmung aus und erhebe Undefinierbares, Symbolisches und Mystisches zur Kunstform. Pleinairmalerei und Armeleutemalerei des Impressionismus und Realismus seien Erscheinungen, die mit der hohen Blüte Deutschlands in Wissenschaft, Handel und Industrie nicht in Einklang stünden und nicht deutschen Ursprungs seien.[4]

Die Munch-Affäre[5] im Jahre 1892 trug zu weiterer Unbeliebtheit Werners in Kritikerkreisen bei, galt sie doch als erneuter Beweis seines zweifelhaften Führungsstils und seiner Unterdrückung der Moderne. Als Werner kraft seines Amtes als Vorsitzender des Vereins Berliner Künstler im November 1892 eine Munch-Ausstellung, die auf ausdrückliche Einladung des Vereins an den Künstler zustandegekommen war, auf Antrag einiger Mitglieder schließen ließ, distanzierte sich eine Gruppe meist jüngerer Künstler von dieser Entscheidung. Auch fünf Akademieprofessoren, darunter Franz Skarbina, der u.a. mit Liebermann, Walter Leistikow und Ludwig von Hofmann zu den Gründungsmitgliedern der von 1892 bis 1899 existierenden Gruppe XI[6] gehörte, hatten sich angeschlossen. Als Werner aus diesem Anlaß den Rücktritt Skarbinas von seinem Amt als Akademieprofessor erwirkte, wird nicht nur dieser Schritt von Ludwig Stutz im *Kladderadatsch* 1894 verurteilt (Abb. 67), sondern gleichzeitig die Qualität der Ausbildung an der Kunstakademie in Frage gestellt, die sich auf das Abzeichnen von Säbeln, Uniformröcken, Stiefeln und Epauletten beschränke. Historienmalerei wird als nicht mehr zeitgemäß empfunden. Wörtlich heißt es im Untertitel: »*Anton von Werner hat der modernen Malerei den Krieg erklärt und daher zur Empfehlung eines neuen Akademielehrers hervorgehoben, daß dieser Landwehroffizier sei, der noch heute jährlich seine Uebung mitmache, was gewiß für die Tüchtigkeit des Mannes bürge. Verschiedene Militäreffecten-Handlungen sehen freudig der neuen Kunstära entgegen.*« Stutz karikiert Werner in Seitenansicht mit den typischen physiognomischen Details und verbissener Miene, die durch Falten an Augen- und Mundpartie verstärkt wird. Werner verschließt gerade vor Skarbina die Tür des Zeichensaals der Akademie, in dem emsige

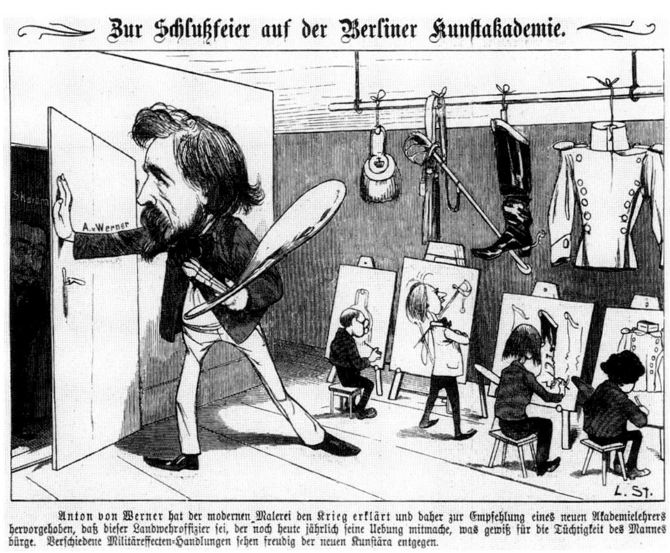

67 Ludwig Stutz, »*Zur Schlußfeier auf der Berliner Kunstakademie. Anton von Werner hat der modernen Malerei den Krieg erklärt und daher zur Empfehlung eines neuen Akademielehrers hervorgehoben, daß dieser Landwehroffizier sei, der noch heute jährlich seine Uebung mitmache, was gewiß für die Tüchtigkeit des Mannes bürge. Verschiedene Militäreffecten-Handlungen sehen freudig der neuen Kunstära entgegen.*«, 1894. *Kat. 101*

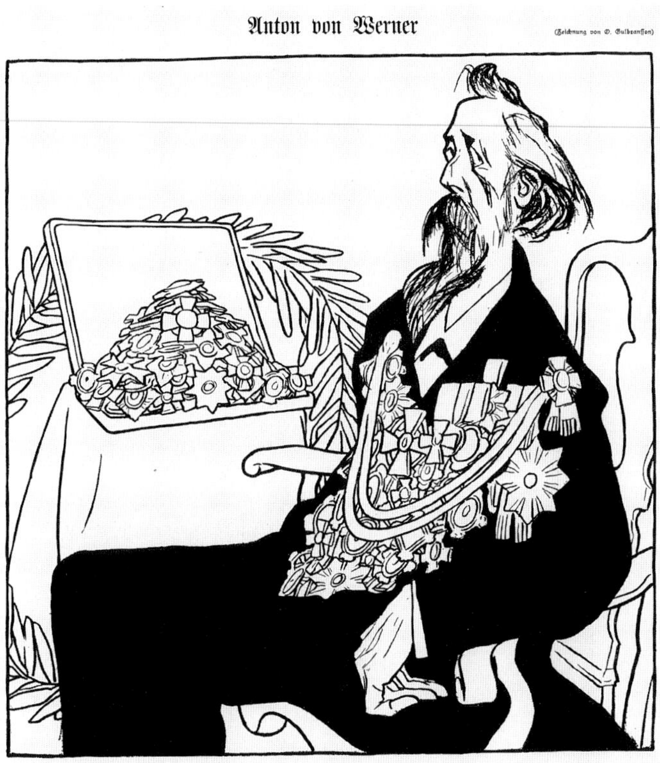

68 Olaf Gulbransson, »*Orden verpflichten.*« , 1903/04. *Kat. 105*

Studenten an einer Stange befestigte Militaria abzeichnen. Nicht nur in der Karikatur wurde dieses Vorgehen Werners scharf kritisiert, die Kunstzeitschrift *Das Atelier* bezeichnete dies als »*ekelhaften Byzantinismus*« und bezichtigte Werner der Unfähigkeit. Daß sich das Rad nicht mehr zurückdrehen

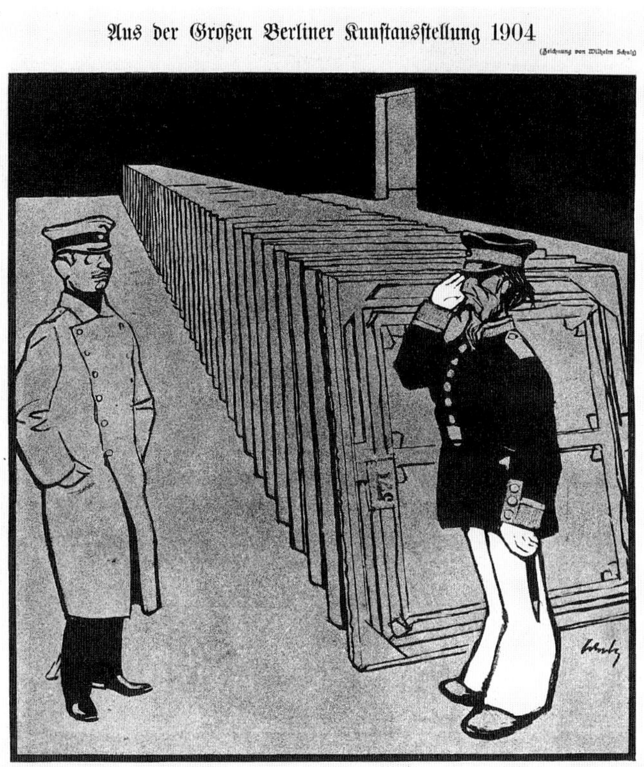

69 Wilhelm Schulz, »*Aus der Grossen Berliner Kunstausstellung 1904. Die Ausstellung wird an hoher Stelle Beifall finden, die Bilder sind tadellos gerichtet.*«, 1904/05. *Kat. 106*

ließ, signalisiert auch ein Beitrag Franz Jüttners in den *Lustigen Blättern* 1897 (Kat. 102), der die Polemiken und Unterdrückungsversuche Werners gegen die Moderne als vergeblich darstellt, da sie doch nur zu weiteren Reaktionen, sprich erneuten Gründungen von Künstlervereinigungen führten.

Wie sehr Werner mit der Kunstauffassung Wilhelms II. konform ging, beweisen die zahlreichen Ehrungen, die ihm dieser zuteil werden ließ. »*Orden verpflichten*« ist treffend die bekannte Porträtkarikatur Olaf Gulbranssons auf der Titelseite des *Simplicissimus* 1903 (Abb. 68) betitelt, die gleichzeitig auf die Abhängigkeitssituation Werners anspielt und ihn zwar hoch dekoriert, aber schon reichlich ermattet mit zerzaustem, schütterem Haar und eingefallenen Wangen – einige Federn mußte er im Kampf gegen die Secession schon lassen – vor einem Berg weiterer Orden plaziert. Die mit spitzer Feder in splissigem Strich gezeichnete Physiognomie Werners ist in diesem im fernen München erschienenen Beitrag zum ersten Mal wirklich verzerrt wiedergegeben, so daß, im Gegensatz zu den Karikaturen der Berliner Autoren, ein respektloser Ausdruck entsteht, der Werner der Lächerlichkeit preisgibt.

Wilhelm Schulz stellt ihn ein Jahr später in der gleichen Zeitschrift als Feldwebel vor, wie er anläßlich der Großen Berliner Kunstausstellung 1904 vor dem Hintergrund einer schier endlosen Reihe akkurat zusammengestellter Bilder vor dem Kaiser salutiert (Abb. 69). Der Kommentar lautet: »*Die Ausstellung wird an hoher Stelle Beifall finden, die Bilder sind tadellos gerichtet.*« Auch Schulz karikiert Werner als lächerliche Figur, blind durch die über die Augen gerutschte Mütze und mit durchgedrückten Säbelbeinen. Die ab 1877 stattfindende Berliner Kunstausstellung (ab 1893 *Große Berliner Kunstausstellung*) bildete vor der Jahrhundertwende den Mittelpunkt der Kunstszene der Reichshauptstadt. Da sich die Jury nun aus Vertretern der Akademie und des Vereins Berliner Künstler zusammensetzte, prägte der offizielle, aber auch der kommerziell orientierte Kunstgeschmack ihren Charakter. Sie war ein wesentlicher Wirtschaftsfaktor für die Masse der an der Akademie ausgebildeten Maler und Bildhauer. Auf diese Weise kamen Ausstellungen zustande, die wegen ihres unüberschaubaren Umfangs von Tausenden von Exponaten an Monotonie kaum zu übertreffen waren. Darauf reagierte nicht nur die Kritik mit einzelnen Spitzen, sondern auch das Publikum mit zunehmendem Desinteresse.

Nach der Munch-Affäre erregten zwei weitere Skandale, die in Zusammenhang mit Werners antimoderner Haltung zu sehen sind, die Gemüter der Öffentlichkeit und der Karikaturisten: der Streit um die Teilnahme secessionistischer Künstler an der Weltausstellung 1904 in Saint-Louis[7] und die Tschudi-Affäre 1907/08. Ab 1894 wurde die Moderne generell verstärkt in der Karikatur thematisiert, nachdem sich im Frühjahr 1892 die Münchner Secession von der Allgemeinen Deutschen Kunstgenossenschaft abgespalten, sich in Berlin die Gruppe XI als Ausstellungsgemeinschaft etabliert hatte und 1893 die Freie Künstlervereinigung gegründet worden war. Secessions-Gründungen in Düsseldorf, Weimar, Dresden und Karlsruhe waren gefolgt. 1897 wurden die Wiener und als letzte 1898 die Berliner Secession ins Leben gerufen, deren Existenz die satirische Presse lebhaft verfolgte, da ihr als einziger Künstlervereinigung die Rolle des unmittelbaren Gegenspielers der wilhelminischen Hofkunst zukam. 1903 schließlich schieden die secessionistischen Gruppen aus der Allgemeinen Deutschen Kunstgenossenschaft aus und formierten sich in einer eigenen Organisation, dem Deutschen Künstlerbund.

Dieser Schritt hängt unmittelbar mit den Vorbereitungen zur Weltausstellung in Saint-Louis zusammen. Ein zunächst ernanntes »Kunstparlament«, bestehend aus unabhängigen Künstlern, Museumsdirektoren und Kunsthändlern, darunter auch Secessionsmitglieder, wurde vom Kaiser auf Drängen Werners wieder aufgelöst. Daraufhin wurde die Allgemeine Deutsche Kunstgenossenschaft mit der Ausführung bedacht, worauf die secessionistischen Gruppen mit einem Boykott reagierten und ihre Teilnahme zurückzogen, weil, so Leistikow, die Deutsche Kunstgenossenschaft von Nichtkünstlern und Dilettanten wimmle. Eine weitere Reaktion war die Gründung des Deutschen Künstlerbundes, dessen neugewählter Präsident Leopold Graf Kalckreuth in dieser Sache noch nicht einmal von Reichskanzler Bülow empfangen wurde.

Wilhelm Schulz zeichnete für den *Simplicissimus* eine Karikatur[8], die die deutsche Kunst als zerlumpte Bettlerin übergroß vor dem geharnischten zwergenhaften Bülow zeigt, der sie vor den Toren der Stadt mit dem Kommentar abweist: »*Lassen Sie sich erst mal von Herrn von Werner ne anständige Uniform anziehen. Dann können Sie wieder vorsprechen.*« – eine Anspielung auf Werners Diktat der Militärmalerei und seine Gleichsetzung von Secessionskunst mit »*Armeleutemalerei*«.

Letzten Endes wurde in Saint-Louis fast ausschließlich akademische Kunst präsentiert. Diese Auswahl kommentiert Bruno Paul für die Titelseite des *Simplicissimus* (Abb. 70). »*Die offizielle Berliner Kunst in Saint-Louis*« wird als verstaubter Fundus einer Requisitenkammer deklariert: Ein bekrönter Schwan zieht eine puttengeschmückte Gondel mit einer holden deutschen Maid, begleitet vom Trompeter von Säckingen, ein Zitat aus einer Scheffel-Illustration Werners.

Die Präsentation moderner Kunst wurde nicht nur auf nationalen und internationalen Ausstellungen, sondern auch in deutschen Museen ständig behindert. Hugo von Tschudi, seit 1896 Direktor der Nationalgalerie, setzte mit seiner modernefreundlichen Ankaufspolitik seine Stellung aufs Spiel. Besonders die Erwerbung ausländischer Kunstwerke von Manet, Monet, Cézanne, Pissarro u.a. erregte den Unmut Werners und des Kaisers. Als Tschudi 1908 erneut Gemälde von Courbet, Daumier u.a. ankaufen wollte, vereitelte Wilhelm II. die Finanzierung, Tschudi wurde beurlaubt, und Werner übernahm die provisorische Leitung. *Simplicissimus* und *Jugend* thematisierten die Befürchtungen weiter Kreise anläßlich Werners Designierung zum endgültigen Direktor. Erich Schilling bezeichnet Werner als Hoflakai mit dem Auftrag, die Nationalgalerie national zu gestalten, und stellt ihn bei der Pflege und Vermehrung seiner Orden dar (Kat. 107). Arpad Schmidhammer porträtiert Werner mit Pinsel und Farbtube vor der Nationalgalerie, mit dem Problem beschäftigt, diese bei einer eventuellen Neuordnung tatsächlich mit ausschließlich nationaler Kunst zu füllen: »*Wenn ich wirklich den Stall* neu *zu füllen kriege, wird es mir doch etwas schwer werden, den* Mist *in genügender Menge zusammen zu bekommen!*« (Kat. 108). Während Schillings Karikatur allgemein gehalten ist – er legt mehr Wert auf die prächtige Gestaltung des Hoflakai-Rockes als auf Porträtähnlichkeit –, greift Schmidhammer zur Porträtkarikatur und stellt Werners Physiognomie unverkennbar treffend in Seitenansicht als eine Art gnomenhaften Kopffüßler mit verzerrten Proportionen dar. Angespielt wird zum einen wieder sowohl auf das Voranstellen seiner eigenen Interessen als auch auf die enge Verknüpfung mit dem Kaiserhaus, zum anderen auf die Frage der Qualität rein nationaler akademischer Kunst. Da Werner selbst mit Pinsel und Farbtube vorgestellt wird, bezieht sich diese Frage wohl vorrangig auf seine eigene Kunstproduktion, die nun vermehrt Eingang in die Nationalgalerie finden soll.

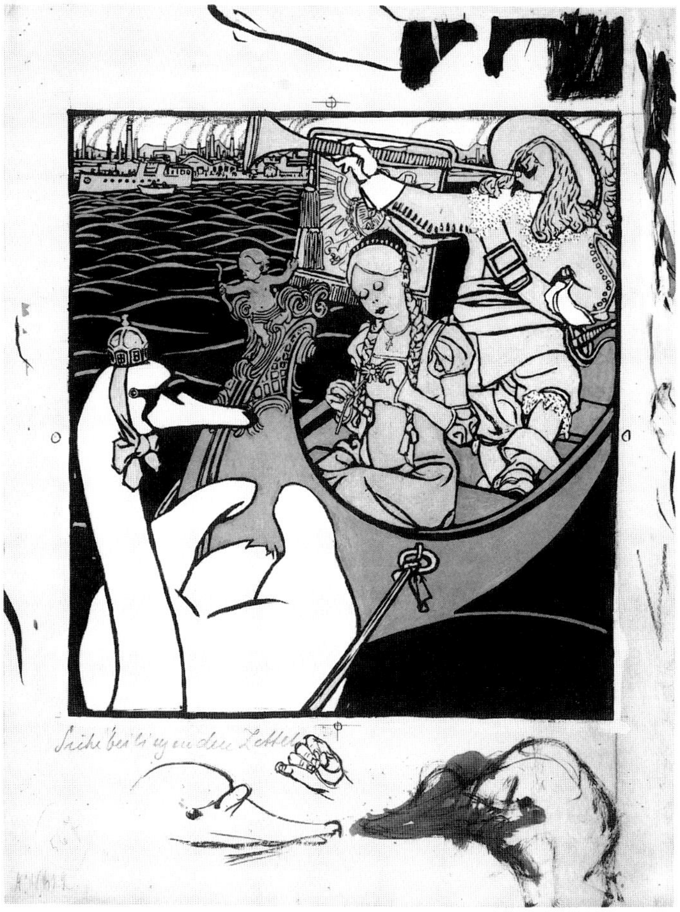

70 Bruno Paul, *[»Die offizielle Berliner Kunst in Saint-Louis. Zieh nach Westen, syrupsüße/Deutsche Kunst und Herrlichkeit!/Zieh nach Westen hin und grüße/Jeden, der vor Dir nicht speit./Grüße alle, die Dich lieben,/Hohe, höchste Herren und.../Kehr nicht wieder, bleibe drüben!]«*, 1903/04. *Kat. 113*

Die Verknüpfung von Künstler und Museumsdirektor wurde allgemein in der Presse, so auch von der *Kunst-Chronik*, als »*wunderlicher Rückfall in eine bedenkliche und längst überwundene ältere Praxis*« gewertet.[9] Ende des Jahres 1909 wurde Ludwig Justi zum Direktor der Nationalgalerie ernannt, die öffentliche Kritik an Werner konnte nicht mehr übergangen werden. Danach wird Werner in der Karikatur nicht mehr erwähnt.

Im Gegensatz zu den zahlreichen Karikaturen zu Anton von Werner als Kunstpolitiker sind ihm bezeichnenderweise als Künstler nur wenige Beiträge gewidmet. Diese befassen sich jedoch nicht als »Werkkarikatur«[10] mit einem einzelnen

Kunstwerk, sondern beziehen sich wiederum ausschließlich auf allgemeine Wertungen seiner Kunst und datieren erst nach Etablierung secessionistischer Künstlervereinigungen. Bis zu diesem Zeitpunkt war Werner sowohl als Darsteller monumentaler Schlachtengemälde und genrehafter Salonstücke als auch für seine Porträts von Adel und Großbürgertum beim Publikum überaus geschätzt und begehrt.[11] Die zeitgenössische Kunstkritik distanzierte sich allerdings zunehmend von Werners zur hohlen Pathosformel verkommener *»monarchisch-nationalen Ästhetik«*[12].

Im Rahmen einer Karikaturenfolge zur Großen Berliner Kunstausstellung 1896 nimmt WA Wellner in den *Lustigen Blättern* Max Koners durch die Wiedergabe in der Akademie-Festschrift *Zur Jubelfeier 1696–1896* bekanntes Werner-Porträt als Bildzitat[13], um Werners Malerei als gute Einnahmequelle, aber gleichzeitig deren qualitative Fragwürdigkeit hervorzuheben. Wellner »münzt« Koners Darstellung des die Farbe auf die Palette drückenden Künstlers um in die Geste des Dukaten Hinzählenden mit dem Kommentar: *»Soviel habe ich heute mit meinem Malen verdient... aber das dicke Ende kommt nach: die Kritik hat mich da wieder schön verrissen.«*[14]

Als Kitsch, mit dem man hoffähig werde, stuft Olaf Gulbransson 1902 im *Simplicissimus* Werners Kunst ein. Unter dem Titel *»Letzter Versuch«* stellt er einen Maler an der Staffelei dar, dem er die Physiognomie Werners verlieh (Kat. 112). Damit erteilt Gulbransson nicht nur der Kunst Werners einen Hieb, sondern auch dem Kunstgeschmack Wilhelms II., der der Meinung war, daß die *»Pflege der Ideale«* die *»größte Kulturarbeit«* sei, und daß die moderne Kunst, die *»das Elend noch scheußlicher«* hinstelle als es schon sei, sich am deutschen Volke versündige und *»in den Rinnstein«* niedersteige.[15] In diesem Beitrag der Münchner Zeitschrift fällt wieder der weitaus respektlosere Umgang mit Werner auf.

In einer *»Portrait-Galerie moderner Meister, wie sie sich das Publikum nach ihren Werken vorstellt«*, charakterisiert WA Wellner 1903 in den *Lustigen Blättern* Anton von Werner als mit Orden behängten helm- und pinselschwingenden Maler in Uniform.[16] In dieser insgesamt siebzehn Künstler-Porträts vorführenden Karikatur ist Werner neben Fidus, Hans Thoma, Louis Douzette, Paul Meyerheim, Carl Röchling, Eduard von Gebhardt, Ludwig Knaus und Ludwig von Hofmann dargestellt. Auch hier wird er wiederum gleichzeitig als Maler von Preußens Glanz und Gloria und als mit Orden überhäufter Kunstpolitiker eingestuft.

Insgesamt gesehen wird Werner in der zeitgenössischen Kunstkarikatur scharf angegriffen. Setzte man in seinen Amtsantritt 1875 noch große Hoffnungen, was die Neuorganisation der Akademie anbelangt, zeigt sich in den Beiträgen der vier auflagestärksten deutschen Satirezeitschriften, daß spätestens in den neunziger Jahren Werners Ansehen, vor allem wegen seines Beharrens auf veralteten Grundsätzen hinsichtlich moderner Kunst, stark gesunken war. Die Vehemenz, mit der er neue Kunstströmungen unterdrückte, wurde als nicht mehr zeitgemäß kritisiert. Die Tatsache, daß sich auch Münchner Blätter mit Werner auseinandersetzten, beweist das Interesse weiter Kreise auch über die Grenzen Preußens hinaus und kennzeichnet die nationale Bedeutung seiner kunstpolitischen Entscheidungen. Gleichzeitig bringen die vergleichsweise respektloseren Beiträge den auf Preußen beschränkten Einfluß Werners zum Ausdruck.

Skandale wie die Munch-Affäre, die Präsentation deutscher Kunst auf der Weltausstellung in Saint-Louis oder der Fall Tschudi tragen, so spiegelt es die Karikatur wider, wesentlich zum Prestigeverfall Werners bei. Absolutistischer Führungsstil, Machtgier, Ämterhäufung und Intrigantentum bei gleichzeitiger Unterwürfigkeit unter kaiserliche Wünsche und Abhängigkeit von Ehrungen durch den Monarchen werden hier vorgeführt und seine Kunst als *»Kitsch«*, *»Mist«* und verstaubter Theaterplunder abqualifiziert, mit dem sich zwar sehr gut Geld verdienen läßt, man sich aber bei der Kritik nur noch Verrisse einhandelt. Selbst seine Lehrinhalte als Leiter eines Meisterateliers an der Akademie werden nicht verschont, sondern als Abzeichnen militärischer Utensilien – mit einem Wort: als Uniformknopf-Realismus – apostrophiert. Der militaristisch-propagandistische und pathetische Charakter von Werners Malerei wird der Lächerlichkeit preisgegeben.

Geht man, wie anfangs erwähnt, davon aus, daß die Karikatur Meinung und Geschmack des Publikums repräsentiert, so kann ab Beginn der neunziger Jahre nicht mehr von Übereinstimmung von Staatsästhetik und Geschmack des gehobenen Publikums die Rede sein. Nimmt man diese Karikaturen als Gradmesser für das politische Klima in Deutschland – Anton von Werner war immerhin Inbegriff eines monarchietreuen Kunstpolitikers –, so ergibt sich ein äußerst kritisches, distanziertes Verhältnis zum wilhelminischen Regierungsstil schlechthin.

Um dieses Bild etwas zu relativieren und nicht den Verdacht aufkommen zu lassen, die zeitgenössische Karikatur sei promodern eingestellt gewesen, muß erwähnt werden, daß nicht nur die offizielle Kunstpolitik und ihre Führungspersönlichkeit kritisiert wurden, sondern ab 1894 auch die Secessionskunst, nach 1899 vor allem die Berliner Secession und Max Liebermann, der generell als Vertreter der Secession angesehen wurde: und zwar in annähernd gleichem Verhältnis und mit vergleichbarer Bissigkeit.[17] Den rund zwanzig Karikaturen zu Anton von Werner entsprechen ebensoviele Beiträge zu Liebermann als Secessionsführer. Im Unterschied zu Werner wurde jedoch Liebermanns Malerei in zahlreichen weiteren Karikaturen schon vor der Gründung der Berliner Secession lebhaft kommentiert.

Besonders die *Lustigen Blätter* befassen sich eingehend mit der Etablierung der neuen Künstlervereinigung und sehen in ihr von Anfang an die maßgebliche oppositionelle Institution zum offiziellen Kunstbetrieb. Positiv wird auch die Berliner Secession, die als Inbegriff der Moderne schlechthin behandelt wird, nie dargestellt. Vorbehalte wie Profitgier und Verdachtsmomente wie Zersetzung der deutschen Kultur werden aus Unverständnis nie aufgegeben. Deutsche Impressionisten werden als Kopisten ihrer französischen Kollegen bezeichnet, deren Kunsthändler als Propagandisten ausländischer Kunst. Besonders der eigenmächtige Führungsstil Liebermanns, der sich über Vorschläge und Wünsche anderer Mitglieder hinwegsetzte, wird kritisiert. Daß hier in manchen Beiträgen bereits antisemitische Tendenzen eine Rolle spielen, kommt erschwerend hinzu.

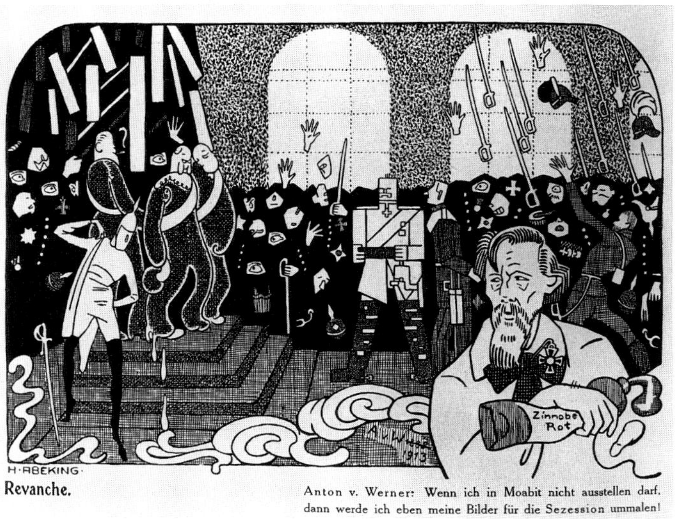

71 H. Abeking, *»Revanche. Anton v. Werner: ›Wenn ich in Moabit nicht ausstellen darf, dann werde ich eben meine Bilder für die Sezession ummalen!‹«*, 1913. *Kat. 114*

Die Karikatur greift, wie bei Werner der Fall, ebenfalls mit besonderer Vorliebe Krisensituationen auf. Ihr Vorgehen soll anhand dreier Beispiele erläutert werden.

Nachdem Liebermann die sehr erfolgreiche erste Berliner Secessionsausstellung 1899 auf nationale Kunst beschränkt hatte, sollten die nächsten Ausstellungen, ebenfalls nach den Vorstellungen Liebermanns, einen Überblick über die moderne Kunst anderer Länder bieten. Schon 1902 kam es deshalb zur ersten Secessionskrise, da sich zum einen die Münchner Künstler benachteiligt fühlten und sich deshalb nur in geringem Maß an der Ausstellung beteiligten, zum anderen der konservative Flügel eine Präsentation ausländischer Kunst auf Kosten deutscher Künstler nicht tolerieren wollte. Sechzehn Mitglieder traten aus und kehrten zum Verein Berliner Künstler zurück. Franz Jüttner kommentiert in den *Lustigen Blättern* 1902 diesen Massenaustritt, indem er Liebermanns vieldiskutiertes Gemälde *Simson und Delila*, das der »Clou« der Secessionsausstellung des Vorjahres war, verfremdet (Abb. 72). Delila schneidet dem schlafenden Liebermann sechzehn Locken ab, die aus den Namen der Abtrünnigen gebildet sind. Anton von Werner lauert bereits empfangsbereit hinter dem Vorhang: *»Sechzehn Locken hat sie dem Riesen Liebermann abgeschnitten, – und überlieferte die Ausgerissenen den Philistern und Moabitern.«*

Wird Liebermann hier als Riese bezeichnet, porträtiert ihn derselbe Autor zum gleichen Thema bereits einige Ausgaben zuvor in der Serie *Die großen Nummern* weniger wohlwollend als *»Tyrann von Charlottenburg«*.[18] Liebermann wird mit einer Krone aus sieben Farbtuben[19], dem »Secessions«-Pinsel als Zepter, der Großen Goldenen Medaille, die die Jury der Großen Berliner Kunstausstellung ihm 1897 verliehen hatte, und mit finsterer Miene in römischem Cäsarengewand als Despot charakterisiert. Der überproportional große Kopf sitzt auf einem zwergenhaften Körper.

Ein Vergleich sowohl mit anderen Porträts dieser Serie als auch mit Porträts Werners zeigt, daß diese Darstellung überdurchschnittlich gehässig und diskriminierend ist: Eine übertriebene Hakennase, weit herabgezogene Mundwinkel, hochgezogene Augenbrauen und eine gerunzelte Stirn geben Liebermann in einer Weise wieder, die nur mit einer antisemitischen Grundhaltung des Zeichners zu erklären ist, die man auch in anderen Porträtkarikaturen zu Liebermann erkennen kann, im übrigen aber nicht von Werner geteilt wurde. Weitere Beiträge beziehen sich auf erneute Krisensituationen in den Jahren 1910 und 1914 mit der jüngsten Künstlergeneration, die Liebermanns Ausstellungspolitik nicht mehr mittragen wollte. Dies hatte die endgültige Spaltung der Berliner Secession zur Folge und die Neugruppierung in der Freien Sezession, in der Liebermann seinen einmal etablierten, heftig kritisierten Führungsstil fortsetzte. Noch 1914 werden Liebermann Geldgier und Profitstreben als Leitmotive seines Handelns unterstellt.

Julius Diez karikiert ihn für die *Jugend* mit aufgepflanztem Bajonett, schwerem Geldbündel auf dem Rücken und umgehängter Geldbrieftasche. Vor die Wahl zwischen Picasso und Dürer gestellt, entscheidet er sich für Dürer: *»Wie wir hören, hat der snobistische Flügel unseres Kunsthandels eine elegante Schwenkung ausgeführt und sucht wieder Anschluß an die deutschen Genietruppen.«*[20]

Die Gegenüberstellung von Karikaturen zu Anton von Werner als Repräsentant der offiziellen Kunstpolitik mit Beiträgen zu Max Liebermann als Führer der Berliner Secession relativiert das in beiden Fällen gewonnene krasse Urteil, hebt jedoch nicht die Gültigkeit der Aussage auf. Festzuhalten bleibt die parallel verlaufende kritische Haltung gegenüber beiden Kontrahenten, wenn auch aus unterschiedlichen Beweggründen. Undemokratischer Führungsstil, Macht- und Profitstreben werden sowohl Werner als auch Liebermann

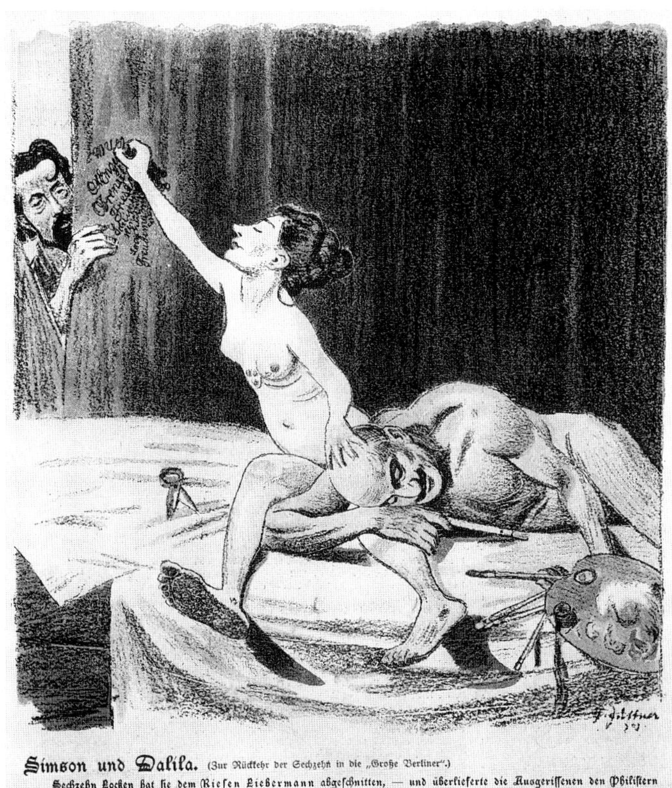

72 Franz Jüttner, *»Simson und Dalila. (Zur Rückkehr der Sechzehn in die ›Große Berliner‹). Sechzehn Locken hat sie dem Riesen Liebermann abgeschnitten, – und überlieferte die Ausgerissenen den Philistern und Moabitern.«*, 1902. *Kat. 111*

angelastet. Wird Werner uneingeschränkt aufgrund veralteter Grundsätze karikiert, ist es gerade Liebermanns für wilhelminische Verhältnisse revolutionäre und deshalb noch nicht nachvollziehbare Kunstauffassung, die ihn in den Augen der Karikaturisten suspekt erscheinen läßt. Dies dürfte auch der Grund für die insgesamt ambivalente Haltung zur Moderne sein: Kritik einerseits, bei Unterdrückung durch die Obrigkeit eindeutige Parteiergreifung andererseits – ein echt *»wilhelminischer Kompromiß«*[21].

Hinzuweisen ist noch auf eine gewisse Werbewirksamkeit der Karikaturen, die nicht unterschätzt werden darf. Da die genannten Zeitschriften in einer recht beachtlichen Auflage erschienen, erhöhten sie indirekt die Publizität der jeweils dargestellten Themen. Ein etwaiger pädagogischer Anspruch, zur Bildung des Publikumsgeschmacks beizutragen, ist als individuelle Ausdrucksmöglichkeit zumindest der Zeitschriftenredaktion ebenfalls zu berücksichtigen. So wird die Rolle der Kunstkarikatur auch darin gesehen, daß sie als Erfüllungsgehilfe einer Kunst fungiert, die sie eigentlich bekämpft.[22] Andererseits gilt beispielsweise die französische Kunstkarikatur des Zweiten Kaiserreiches als ein Ventil und ein Ersatz für politische Kritik.[23] Als Sprachrohr unpopulärer Kritik, die sich gegen den Geschmack und das Interesse weiter Teile der angesprochenen Leserschaft richtete, fungierte die Karikatur in den deutschen Zeitschriften mit Sicherheit nicht.

1 Vgl. Kaiser-Schuster, Britta: Kunstkarikatur im Deutschen Kaiserreich (1871–1914), Phil. Diss., Berlin 1991

2 Zur Struktur des Berliner Kunstlebens vgl. Bartmann 1985, S. 164 ff.

3 Vgl. Ausstellungskatalog »Karikatur. Bild als Waffe. Mittel und Motive der Karikatur in fünf Jahrhunderten«, hg. von Gerhard Langemeyer, Gerd Unverfehrt, Herwig Guratzsch und Christoph Stölzl, Wilhelm-Busch-Museum Hannover/Museum für Kunst und Kulturgeschichte der Stadt Dortmund/Kunstsammlung der Universität und Kunstverein Göttingen/Münchner Stadtmuseum 1984/85, München 1984

4 Nach Bartmann 1985, S. 174

5 Vgl. hierzu Paret 1981, S. 79–84; Bartmann 1985, S. 187–192; Teeuwisse 1986, S. 187 ff.

6 Vgl. Beneke, Sabine: Die Gruppe XI. Der Beginn der Moderne in Berlin. Magister-Arbeit, Berlin 1988

7 Vgl. Paret 1983, S. 167 ff.

8 *»Die deutsche Kunst bei Bülow«*, in: Simplicissimus, 8, 1903/04, Nr. 43, S. 340

9 Zitiert nach Bartmann 1985, S. 242

10 Die Werkkarikatur deckt die nach Meinung des Zeichners kompositorischen, inhaltlichen und stilistischen Schwächen eines Kunstwerks auf, wobei sie sich an einem regelrechten Katalog von Kritikpunkten orientiert.

11 Zur politischen Bedeutung der Historienmalerei Werners siehe Gaehtgens 1990, passim

12 Bartmann 1985, S. 33

13 Bildzitate nutzen den Bekanntheitsgrad eines Kunstwerks und verfremden es durch Verknüpfungen mit aktuellen Ereignissen. Dabei können Physiognomien ausgetauscht und Körper ins Lächerliche verzerrt werden. Im kunstpolitischen Zusammenhang werden meist zeitgenössische Kunstwerke zitiert.

14 Parodistisches von der Großen Kunstausstellung, in: Lustige Blätter, 11, 1896, Nr. 31, S. 8/9

15 Rede Wilhelms II. anläßlich der Vollendung der Siegesallee am 18.12.1901; zitiert nach: Schröder, Wilhelm: Das Persönliche Regiment. Reden und sonstige öffentliche Äußerungen Wilhelms II., München 1907, S. 166

16 Lustige Blätter, 18, 1903, Nr. 25, S. 4/5

17 Vgl. Klant, Michael: Hommage comique à Liebermann. Eine Studie zum Rezeptionswandel Max Liebermanns im Spiegel der Karikatur, in: Kritische Berichte, 13, 1985, S. 5–18

18 Ebd., 17, 1902, Nr. 9, S. 9 (*»Ja, fange ich erst einmal an, dann greif' ich aber gründlich durch, denn ich bin ja der Tyrann von Charlottenburg!«*)

19 Die sieben Farbtuben sind eine Anspielung auf die sieben reinen Spektralfarben, die Liebermann als »Haupt der deutschen Impressionisten« hinstellen sollte.

20 Jugend, 8, 1914, Nr. 45, S. 1275

21 Julius Posener prägte diesen Begriff für die zwischen Tradition und Moderne stehende Architektur von Hermann Muthesius.

22 Vgl. Schuster, Peter-Klaus: Der karikierte Courbet, in: Ausstellungskatalog »Courbet und Deutschland«, Hamburger Kunsthalle/Städtische Galerie im Städelschen Kunstinstitut Frankfurt am Main 1978/79, Köln 1978, S. 494–500

23 Vgl. Herding, Klaus: Courbets Modernität im Spiegel der Karikatur, ebd., S. 502–521

PETER SPRINGER

Geschichte als Dekor
Anton von Werner als Dekorationsmaler und Zeitzeuge

Vorhang auf! Die Bühne, architektonisch gefaßt und sonnendurchglänzt, im Hintergrund Pinien. Vorn zwei Frauen in kostbaren Kleidern, malerisch plaziert; ein Kavalier tritt auf, sie ehrerbietig grüßend: Gräfin Olivia, ihre Kammerzofe Maria und Malvolio, ihr Haushofmeister. Von einer Loggia herabgebeugt verfolgen neugierig-amüsiert der Herzog, der Narr und zwei Hofleute, wie sich die Sache wohl anlassen wird: Shakespeares *Was ihr wollt,* der Komödie dritter Akt, vierte Szene; der Ort: eine Stadt in Illyrien, die Zeit: Renaissance.

Anton von Werner entwarf dieses Bühnen-Bild (Abb. 73) im Jahre 1870, siebenundzwanzigjährig und eben von einer Italienreise nach Karlsruhe zurückgekehrt, wo er seit acht Jahren lebte. Die in leichten Aquarellfarben nur wenige Töne hervorhebende *Skizze für eine Wanddekoration*[1] entstand unmittelbar im Anschluß an seine ersten Wandmalereien. Mit den beiden Historienbildern *Luther vor dem Reichstag in Worms* (Kat. 238) und *Die nationale Erhebung von 1813* (Kat. 246) *»war [ihm ... der] Herzenswunsch [...], große Wandflächen zur Lösung einer würdigen Aufgabe bemalen zu dürfen, erfüllt«.*[2]

Wie Anton von Werner hier nicht nur religiöse und weltliche Befreiung, sondern zugleich auch »alte« Renaissance und »jüngste« – zudem durch die politischen Ereignisse der unmittelbaren Gegenwart aktualisierte – Vergangenheit miteinander verbindet, so verknüpfte er bereits in den sechziger Jahren auch auf seinen Studienreisen nach Paris, der *»immer wichtiger werdende[n] Wallfahrtsstätte junger deutscher Künstler«*[3], und nach Italien, dem alten traditionellen Ziel jeder Künstlerausbildung, gleichsam Gegenwart und Vergangenheit.

Doch offensichtlich bildete nicht Rom, sondern Venedig, das er gleich zweimal besuchte, den Angelpunkt seiner ersten Italienreise. Hier erfuhr er die nachhaltigsten künstlerischen Eindrücke, und hierher ist er – faktisch und künstlerisch – später wiederholt zurückgekehrt.

So auch in *Was ihr wollt*: Blicken wir doch in einen venezianischen Palazzo des Quattrocento, der als architektonische Kulisse das hochrechteckige Bildformat beherrscht; demgegenüber wirken die handelnden Figuren relativ klein und fast wie in die Architektur eingefügt. Zweifellos: Die Hauptrolle in diesem Theaterstück spielt die Kulisse. Als Strukturgerüst im Mittelgrund ist sie handlungslenkend, gliedernd und optisch dominant, entscheidend prägt sie den zwittrigen Charakter des Ortes – halb Innenraum, halb Außenraum. Deutlich wird ihre Funktion, die Geschlossenheit der Wandfläche mit malerisch-illusionistischen Mitteln zu öffnen und die Nobilität des Ambientes mit einer Stimmung mediterraner Heiterkeit zu verschmelzen.

Ihrer kulissenhaften Tiefensuggestion bei tatsächlich geringer Tiefenräumlichkeit entspricht der an Vorbildern Veroneses orientierte »Kniff«, die Hintergrundfiguren gleichsam in den ersten Stock zu plazieren, so daß nicht nur dem Hochformat Rechnung getragen wird, sondern auch eine geschickte Bildregie wirksam werden kann: Zwischen den beiden architektonischen Ebenen und entsprechend zwischen den beiden Personengruppen entsteht ein Handlungszusammenhang und vertikales Spannungsverhältnis. Zwischen oben und unten vermitteln optisch die wohl mosaiziert gedachten Zwickeldarstellungen der dominierenden Architektur. Sie ist es auch, die durch einen ornamentgefaßten Rundbogen das Zentrum rahmend überhöht: Interessiert wenden sich hier die beiden Frauen dem Kavalier zu. Zwei Windspiele sind ihnen als »sprechende« Attribute beigegeben, die in ihrer Körperwendung – überdeutlich parallelisierend – ein genaues »Echo« bilden.

Diese Sphäre der Verkleidung, Posen und Kulissen gibt den Brettern, die die Welt bedeuten, eine ganz eigene – hier wörtliche – Bedeutung. Ihre schulmäßige Ab-Lesbarkeit erscheint indes nicht erlebt, sondern erlernt und vermittelt. Tatsächlich verweist dieses Bild als Umsetzung einer literarischen Vorlage denn auch zurück auf Anton von Werners Erfolgsdebüt als Illustrator der Dichtungen Scheffels, Herders, Schillers und anderer.

Zugleich verweisen die historisierenden Handhabungen der Architekturkomponente und entsprechend die Kostümierung der Figuren auf das Aneignungsverhältnis des Malers gegenüber den Zeugnissen der Vergangenheit. Ihre zitathafte Verfügbarkeit gemeinsam mit der zentralen Bedeutung von Rollenspiel und Maskerade, theatralischer Grundhaltung und Kulissenhaftigkeit lassen, über die kunstimmanente Perspektive hinaus, nach der Wirklichkeit *vor* dem Bilde fragen. Das Wechselverhältnis zwischen beiden ist es nämlich vor allem, das dieses Bild zu einem programmatischen Auftakt, einem Schlüsselwerk für den Maler, für seine Kunst und – in diesem Rahmen auch – für seine Zeit macht.

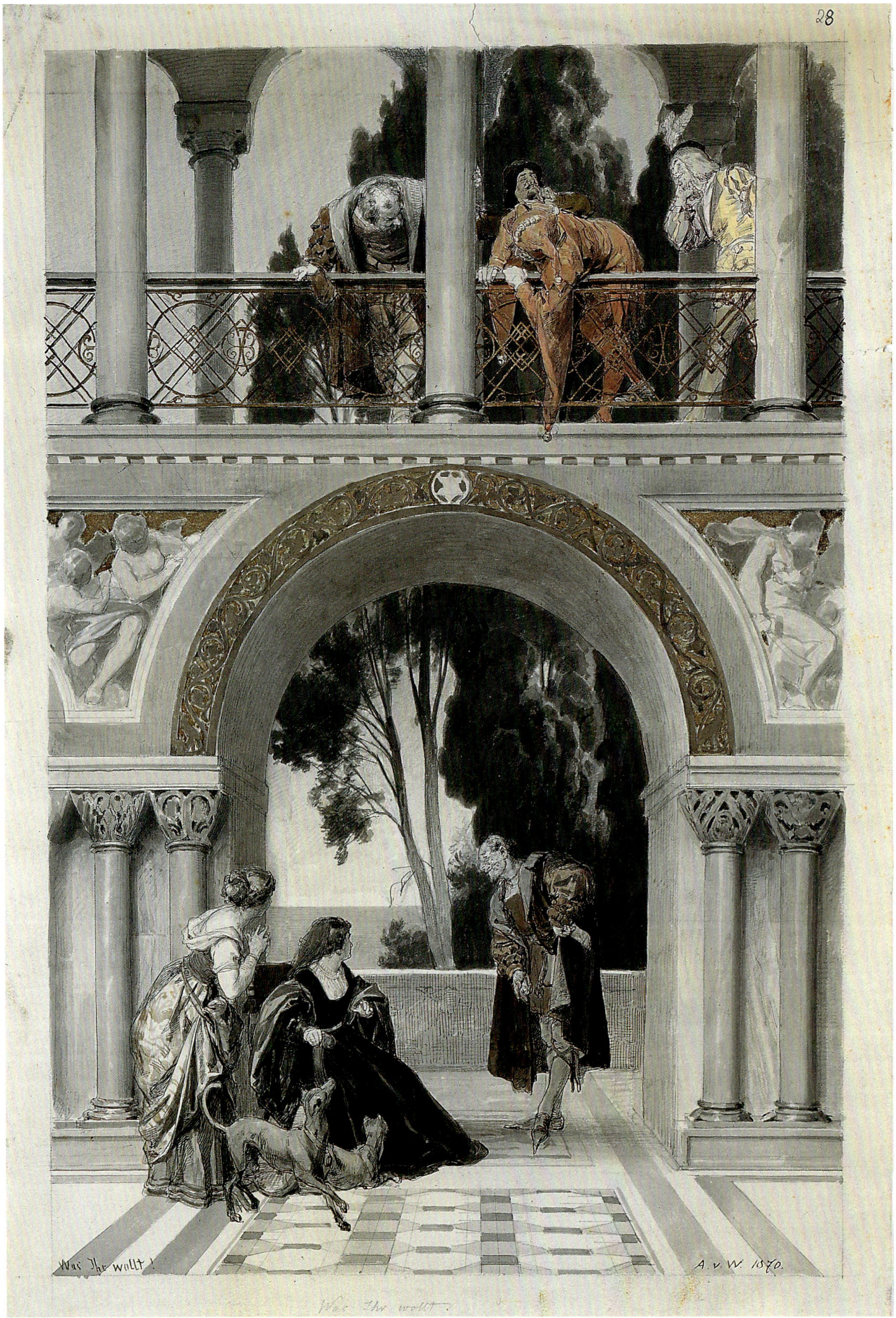

73 Anton von Werner, Entwurf zu dem Wandbild *Was Ihr wollt* im Herrenzimmer des Hauses Pringsheim in der Wilhelmstr. 67 (ausgeführt um 1875), 1870. *Kat. 138*

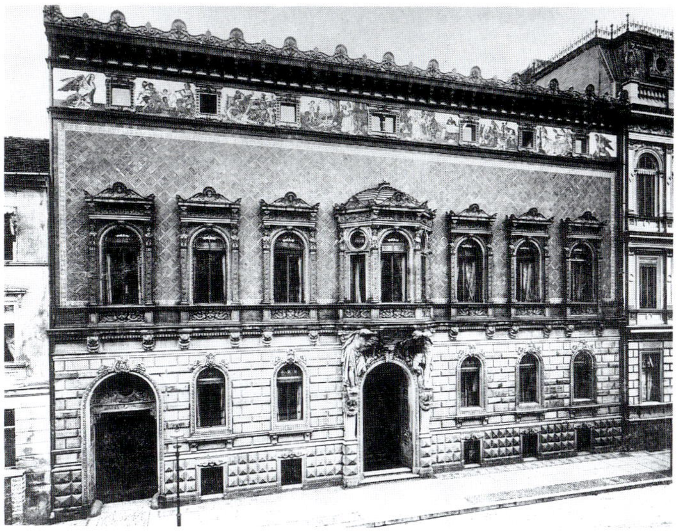

74 Palais Pringsheim, Wilhelmstr. 67, mit dem Mosaikfries, um 1910. *Kat. 140*

»In allen Zeitaltern fand er sich zurecht. Er besaß eine für damalige Zeit ungewöhnliche Kenntnis der historischen Trachten; aber ohne sich in archäologische Spitzfindigkeiten zu verlieren, brachte er immer das malerische Princip zu voller Geltung.«[4] Nicht Selbstzweck war ihm jedoch diese Malerei, schon gar nicht Ausdruck individueller Befindlichkeit, sondern über weite Strecken architekturgeprägte und architekturgebundene Zutat, »dienende« Dekoration.

Deren vorbildliche, »*vollendete Ausbildung*« schuf – nach Ausweis eines Zeitgenossen von 1892 – »*die Renaissance, in der die Dekorationen mit den baulichen Gliedern in vollkommener Harmonie stehen.*« – »*Mit den sechziger Jahren begannen [auch in Deutschland] eifrige Bestrebungen, in öffentlichen und privaten Gebäuden künstlerische Dekorationen zu schaffen. [...] Es fehlte Deutschland aber sowohl der Wohlstand als [auch] der Sinn für bequeme Hausausstattung, welche die Franzosen und Engländer besaßen [...]. Erst nach 1871 und mit der Aufnahme der deutschen Renaissance begann [...] die Dekoration bequem und künstlerisch zugleich zu werden, namentlich die von Wohnräumen. [... Eine besondere Form bildet] die Ausschmückung von Façaden, bei der der Umstand der Dauerhaftigkeit gegen Wetterschäden und der Wirkung in die Ferne mit hinzukommt. [...] Sogar die kostspieligen Glasmosaiken sind wieder in Gebrauch gekommen.*«[5]

Es hat fast den Anschein, als habe der Autor dieser Zeilen bei seinen Worten einen ganz speziellen Bau vor Augen gehabt. Im Frühjahr 1872 war nämlich in Berlin, in der Wilhelmstraße Nr. 67, der Grundstein zum Palais Pringsheim gelegt worden. Als das Haus nach Plänen der Architekten Gustav Ebe und Julius Benda Ende 1874 vollendet wurde, besaß es »*unter den neuesten Luxusbauten Berlins*«[6] eine besondere Bedeutung, an der Anton von Werner maßgeblichen Anteil hatte (vgl. Abb. 74): »*Besonderer Werth ist auf die Ausstattung der in reichen, an venetianische Motive anklingenden Renaissanceformen und im lebhaftesten Farbenschmuck echter Materialien durchgebildete Façade gelegt worden. Das Erdgeschoss besteht aus kräftig getöntem Seeberger Sandstein. Das Haupt-Geschoss ist in den Flächen mit Mettlacher gemusterten Fliesen von stumpfrother Farbe bekleidet und wird durch ein reiches Konsolen-Hauptgesims bekrönt, welches ebenso wie die Fensterumrahmungen und die Architektur des von 2 Atlanten getragenen Erkers aus buntfarbigen, theilweise glasirten Terrakotten der March'schen Fabrik hergestellt ist. – Der grosse von den Fenstern des Obergeschosses durchbrochene Fries unter dem Hauptgesims enthält bunte Bilder auf Goldgrund, die in halblebensgrossen Gruppen die 4 Lebensalter des Menschen versinnlichen; dieselben sind nach Cartons von A. von Werner in Glas-Mosaik von Salviati in Venedig ausgeführt.*«[7]

Der Bau des Palais Pringsheim war »*für Berlin ein sensationelles Ereignis*«[8], denn in seinem enormen materiellen

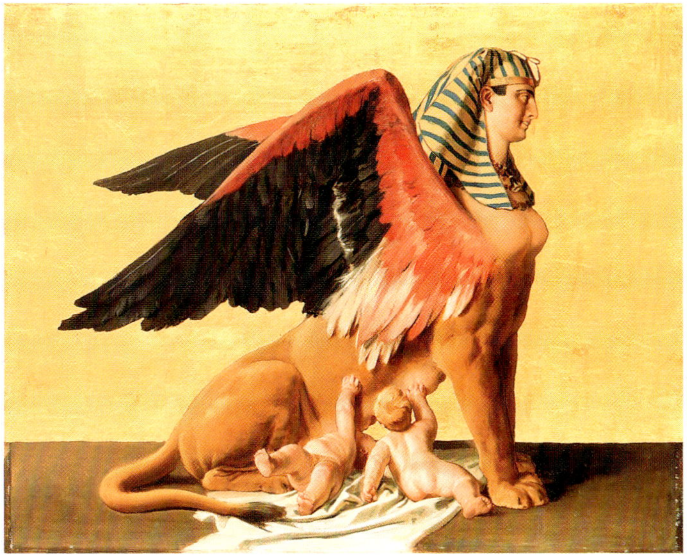

75 Anton von Werner, Initium, Farbskizze zum Mosaikfries am Hause Pringsheim, 1872. *Kat. 139*

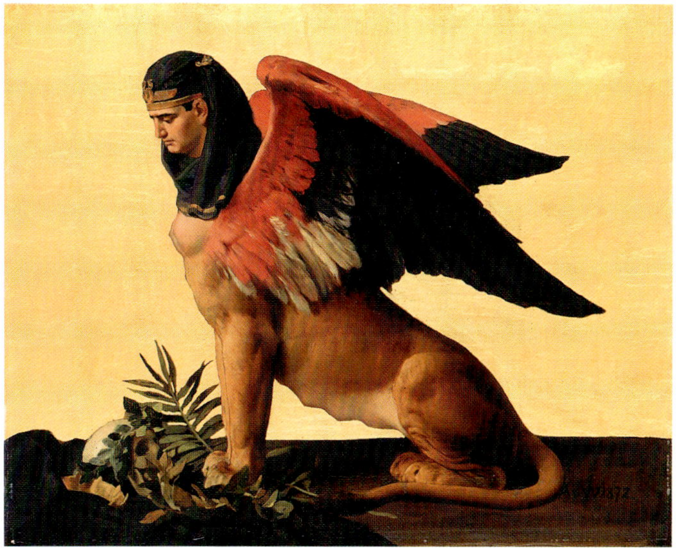

76 Anton von Werner, Finis, Farbskizze zum Mosaikfries am Hause Pringsheim, 1872. *Kat. 139*

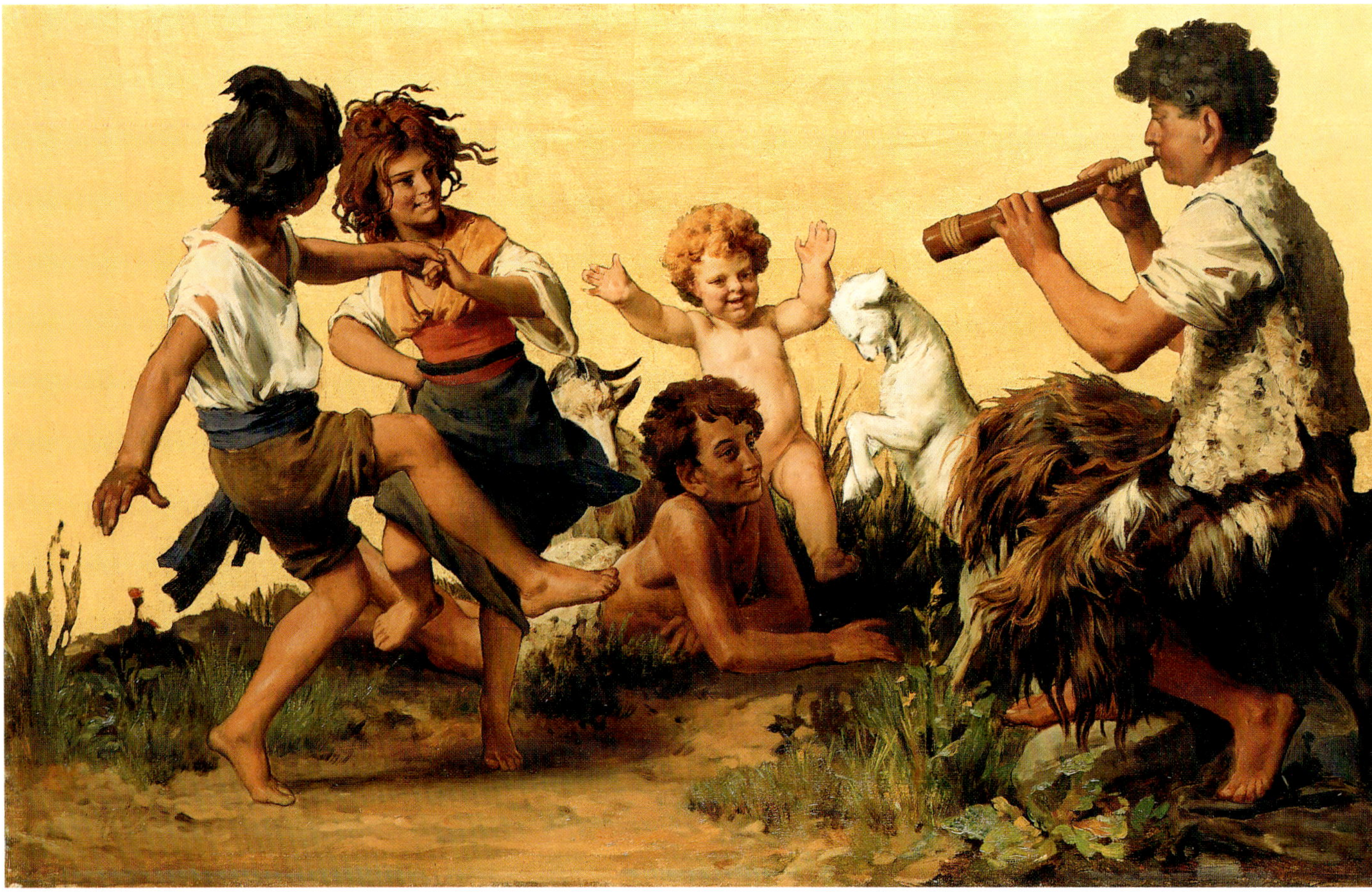

77 Anton von Werner, Juventus, Farbskizze zum Mosaikfries am Hause Pringsheim, 1872. *Kat. 139*

Aufwand demonstrierte er schon mit seiner Fassade eine neue »Baugesinnung«. Seit etwa 1868, verstärkt dann seit 1871, entsprach dem wirtschaftlichen Aufschwung und dem durch die französischen Reparationsmilliarden angeheizten Boom ein Bedürfnis nach größerer Prachtentfaltung, die *»mit einem Schlag die Nüchternheit der Stüler-Schinkel'schen Richtung«* verdrängen sollte. In dieser neuen Architektursprache artikulierte sich das schnelle Geld und der noch junge Reichtum der Wirtschaftsgewinnler, Spekulanten und Emporkömmlinge. Das Unsolide, Überstürzte, ja Gewaltsame dieser Entwicklung klingt auch in den Worten des späteren Biographen Anton von Werners, Adolf Rosenberg, an, die zugleich die ernüchternde Erfahrung des Gründerkrachs von 1873 spiegeln: *»Heute sind diese anspruchslosen Zeugnisse einer soliden Bauthätigkeit durch die prunkvollen Anlagen der Finanzgrößen neuesten Datums beinahe der Vergessenheit anheimgegeben. Mit der gewaltsamen Steigerung der Berliner Lebensverhältnisse hob sich auch die Architektur. Der Gewinn ist unzweifelhaft, und die sich aus ihm ergebenden Folgen werden hoffentlich noch andauern, wenn auch das Leben längst seinen normalen Charakter wieder angenommen haben wird.«*[9] Dabei wird dem Bau, trotz massiver Kritik – Theodor Fontane sprach von *»Kakel-Architektur«* – wiederholt auch *»Originalität«* bescheinigt.[10] Die bestand, im Vergleich zur spätklassizistischen Zurückhaltung, wesentlich in der ausgeprägten Farbigkeit der Baumaterialien und in den besonderen Dekorationstechniken, allen voran in der Verwendung von leuchtendem Glasmosaik.[11]

Der 1859 in Venedig gegründeten Mosaikfabrik von Antonio Salviati war es, bezeichnenderweise mit englischem Kapital, gelungen, die alte Technik für Kirchen und Könige so zu modernisieren und rationalisieren, daß der Name – zunächst in England, bald aber auch in Paris und dann weltweit – zum Synonym für die Renaissance der Mosaiktechnik wurde. Die alte Technik mit ihrer großen Vergangenheit auf das produktionstechnische Niveau der Gegenwart zu bringen, insbesondere die konsequente Anwendung des »umgekehrten Setzverfahrens«, einer neuen, viel rationelleren Produktionstechnik, ermöglichte nicht nur ein schnelleres und billigeres Arbeiten. Sie ermöglichte auch die Verschickung des Mosaiks als Halbfertigprodukt und entsprach damit der zeittypisch gesteigerten Mobilität von Menschen und Waren im Zeitalter der Eisenbahn.[12] Eine ganz entsprechende Industrialisierung der Baukeramik ist mit dem Namen der renommierten Berliner Tonwarenfabrik von Ernst March Söhne verbunden; in noch größerem Umfang galt dies auch für die traditionsreiche Keramikfabrik von Villeroy & Boch in Mettlach.

In charakteristischer Weise war also mit dem großen dekorativen Aufwand am Palais Pringsheim zugleich eine – nur scheinbar widersprüchliche – Verbindung von nobilitierender Traditionshaftigkeit und prunkvoller Modernität gegeben. Darüber hinaus setzte das neu-alte Glasmosaik – und ganz besonders auch dessen Gold-Tesserae – mit ihrer intensiven leuchtenden Farbigkeit die lange Bedeutungstradition als Nobilitierungs- und Dignitätstechnik fort. *»Bunte Bilder*

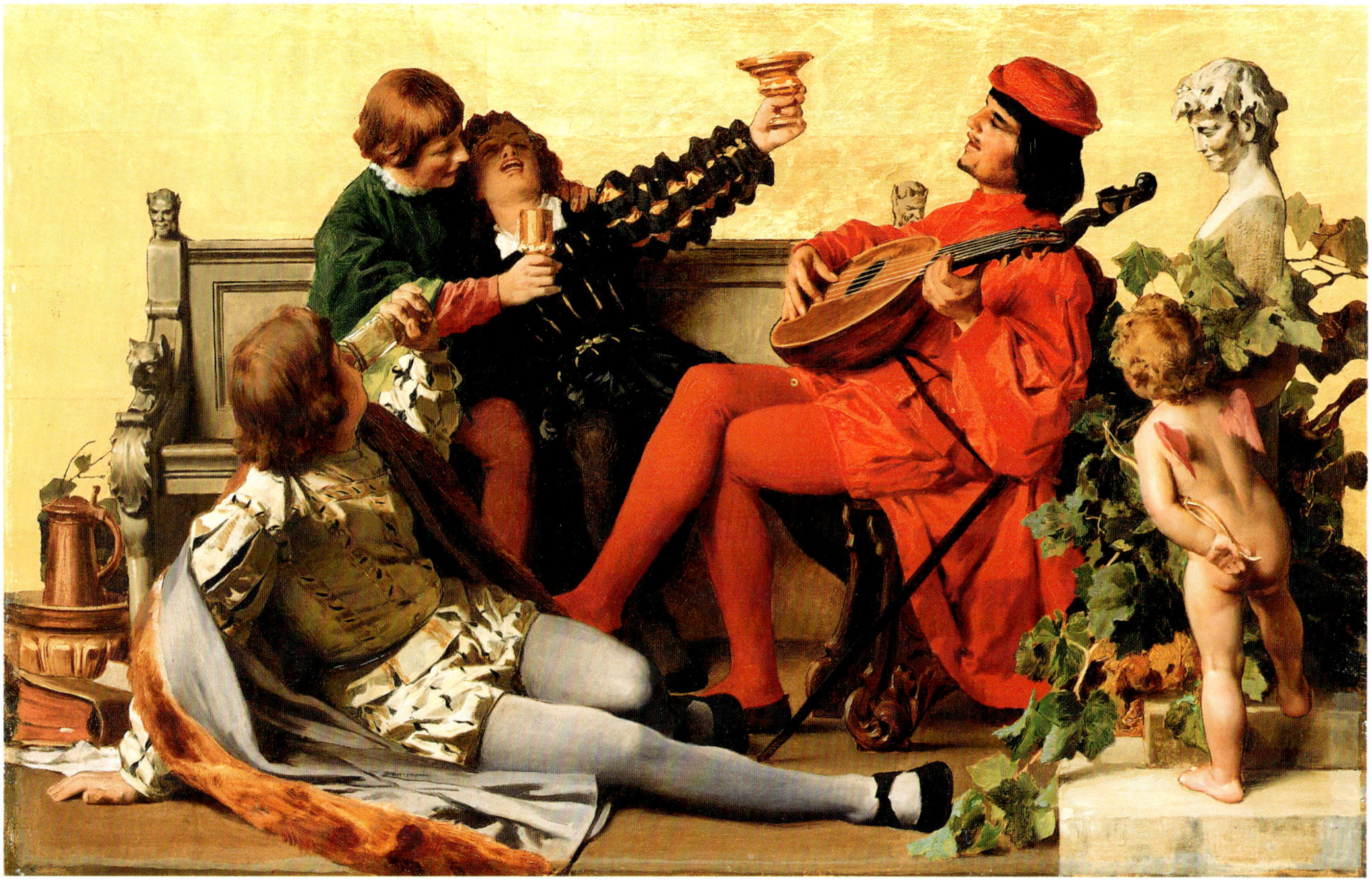

78 Anton von Werner, Amicitia, Farbskizze zum Mosaikfries am Hause Pringsheim, 1872. *Kat. 139*

auf Goldgrund« bedeuten also tatsächlich alten Glanz für neuen Reichtum. Bezeichnenderweise hatte Salviati bis 1871 in Deutschland nur zwei Aufträge, und zwar für den sakralen Bereich, ausgeführt.

Die für das Palais Pringsheim verwendeten Techniken und Materialien besitzen also in hohem Maße eine über das rein Dekorative hinausführende Verweisfunktion; das gilt besonders für das Mosaik des Bilderfrieses (vgl. Abb. 74). Zwar betont Anton von Werner, daß der Fries *»als Architrav unter dem Hauptgesims angebracht und dem Wunsche des Architekten entsprechend in den kräftigsten Farbtönen in Mosaik ausgeführt werden sollte«*.[13] Doch gab es, wie bereits die Formulierung Rosenbergs – *»Ihr rücksichtsloses Vorgehen hat natürlich bereits das größte Aufsehen erregt.«*[14] – andeutet, jenseits des Ästhetischen für die Architekten und ihre Auftraggeber noch ganz andere Motive, diese spektakuläre, fast signalhaft auffällige Fassadendekoration – die Berliner sprachen vom *»bunten Hause«*[15] – zu wählen. Sie lagen u.a. in der Biographie des Bauherrn und in der Lage des Hauses begründet.

Die Wilhelmstraße erlebte um 1870 eine rapide Veränderung. In der von Friedrich Wilhelm I. zur Prachtstraße bestimmten westlichen Begrenzung der barocken Friedrichstadt waren vor allem in ihrem nördlichen Teil Palais des Adels mit weiten Gärten (die späteren »Ministergärten«) erbaut worden, in die dann die Behörden des Deutschen Reiches einzogen und den Begriff »Wilhelmstraße« in der politischen Topographie der Reichshauptstadt prägten. In die Nähe des Adels und der Politik drängte nun auch das große Geld.

In der Wilhelmstraße 76, nur zehn Häuser von Pringsheim entfernt, wohnte von 1862 bis 1875 Otto von Bismarck, in der Nr. 70 residierte bis zu seinem Bankrott der Eisenbahnkönig Bethel Henry Strousberg, und gleich um die Ecke, in der Behrenstraße 63, wohnte Bismarcks Bankier Gerson Bleichröder, »der Berliner Rothschild«; sein Teilhaber, Paul Schwabach, erwarb das Palais des Grafen Hatzfeld am Wilhelmplatz; Ecke Voßstraße baute Borsig, und wenige Häuser weiter entstand das Luxuspalais des Fürsten Pleß, des millionenschweren schlesischen Grubenmagnaten und Großgrundbesitzers.

Sich hier niederzulassen bedeutete den Gipfel des sozialen Aufstiegs für Nicht-Adlige und Politiker und erst recht für die zu Reichtum gelangten Exponenten der jüdischen Minderheit. Hier zu wohnen war sichtbarer Ausdruck dazuzugehören. In dieser Umgebung wird das Verlangen der, in doppelter Hinsicht, Neuhinzugekommenen nach demonstrativer Respektabilität verständlich. Hervorgehoben wurden denn auch immer wieder der demonstrative Luxus, die signalhafte Farbigkeit (Goldmosaik) und die exorbitanten Kosten der Ausstattung.

Die zuvor in unmittelbarer Nachbarschaft des Palais Pringsheim errichteten Bauten setzten dafür Maßstäbe: Das 1867/68 von August Orth erbaute Palais Strousberg war, wie ähnlich auch Anton von Werner hervorhebt, im Innern *»mit verschwenderischer Pracht ausgestattet«*.[16] Das 1870

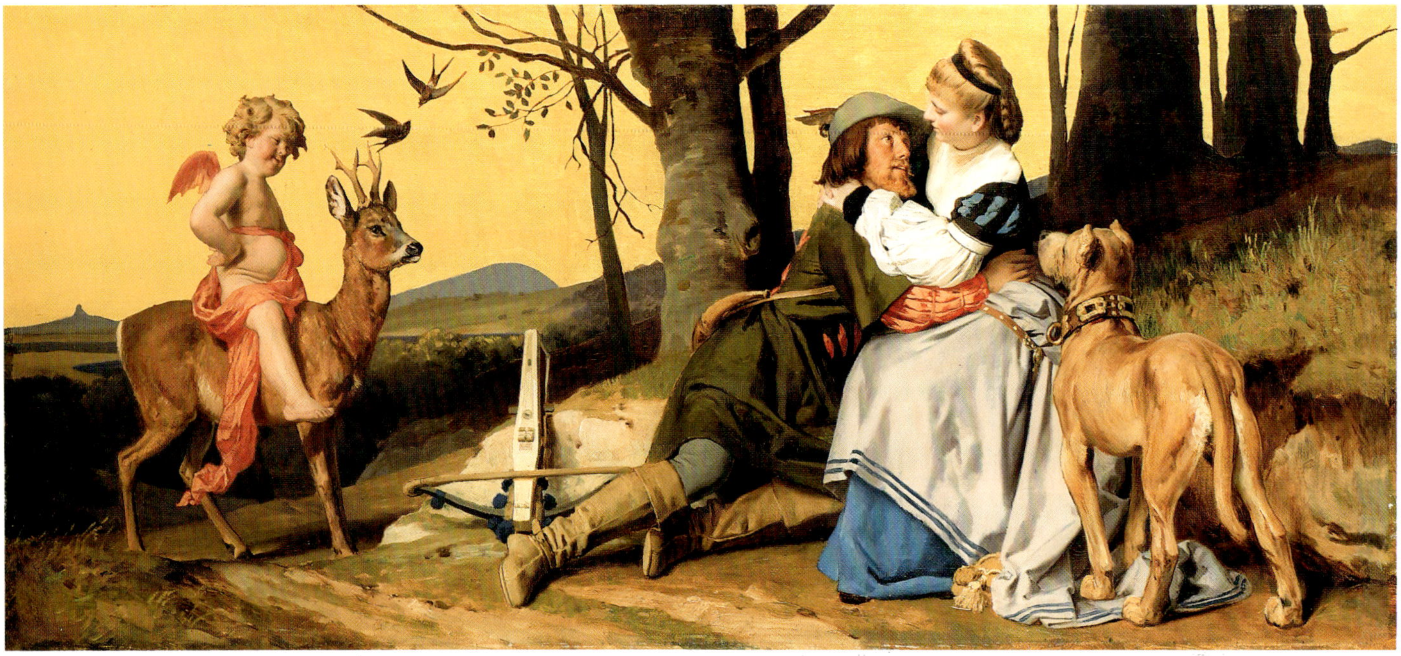

79 Anton von Werner, Amor, Farbskizze zum Mosaikfries am Hause Pringsheim, 1872. *Kat. 139*

vollendete Palais von Eckardstein, Wilhelmstraße 60, besaß nicht nur in seinem Treppenhaus »*eine besonders reiche, architektonische Ausbildung*«, vor allem die Fassade beeindruckte durch ihre Ausstattung in den Formen »*reicher französischer Renaissance*«.[17] In unmittelbarer Nähe, in der Bellevuestraße 3, lag auch das 1871/72 erbaute Palais Oppenheim, dessen Fassade mit »*Fliesen und Reliefs eine Menge sinniger Allegorien auf den künstlerischen Beruf des Besitzers darstellen [...]; ihre Wirkung ist dadurch verstärkt, dass der Grund eine in zartem Goldton abgestimmte Färbung erhalten hat. Baukosten: ca. 105.000 Mk.*«[18]

Die übergangslose Verbindung von »*Goldton*« und »*Baukosten*« ist als kaum zufällige Nachbarschaft Metapher des ablesbaren Reichtums – auch sie verweist auf das Palais Pringsheim und seinen Bilderfries mit goldenem Fond aus »*kostspieligen Glasmosaiken*«, entsprach doch der ungewöhnlichen Dekorationstechnik ihr ungewöhnlicher Preis: »*Für die Ausführung dieser Bilder war das venezianische Glasmosaik gewählt und damit auch eine starke koloristische Wirkung erreicht worden, die den Absichten (nicht nur) des Malers genügte. Da die Glasmosaiken von der Staub- und Schmutzschicht, die sie allmählich stumpf und blind macht, leicht befreit werden können, ist diese Art monumentaler Technik der Malerei mit Kalk- und Wachsfarben weit vorzuziehen. Daß sie sich nach den glücklichen Versuchen Anton von Werners noch wenig eingebürgert hat, erklärt sich zum Teil aus ihrem unverhältnismäßig großen Aufwand an Kosten.*« – »*Die Kosten des Baues betrugen 750.000 Mk.*«[19]

Gegenüber diesem Aufwand für Dauer und Dignität erscheint die inhaltliche Seite des Mosaikfrieses nachgeordnet; seine Bilder waren denn auch – wie Kritiker monierten – durch den zwangsläufigen Abstand des Fassadenschmucks vom Betrachter nur schwer zu erkennen.[20] Sie besaßen jedoch einen direkten Bezug gleichsam zum »Inhalt« des Hauses: »*Gegenstand der Darstellung sollte, dem philosophischen Wesen des Hausherrn entsprechend, das menschliche Leben von der Wiege bis zum Grabe sein: [...] Kindheit, Jünglingsalter, Liebesglück, Eheglück, Alter und Tod, denen ich am Anfang und am Ende je eine Sphinx hinzufügte.*«[21]

Die beiden Sphingen (Abb. 75, 76) sind als Gegensatzpaare gestaltet; die links den Fries einleitende (*Initium*) säugt, dem Vorbild der Römischen Wölfin mit Romulus und Remus folgend, freundlich-erduldend zwei nackte Kinder. Die rechts den Fries beschließende Sphinx (*Finis*) dagegen blickt eher besinnlich-trauernd auf die Attribute der Vergänglichkeit und weltlicher Größe nieder, auf Totenschädel, Kronreif, Lorbeerkranz und Palmzweig.

Kindheit (*Juventus;* Abb. 77), die erste der vier Lebensalterdarstellungen, zeigt tanzende und musizierende »Campagnolenkinder« in animalischer Lebensfreude, teilweise in bewußter Parallelisierung von Tier und Mensch, ausgelassene Bocksprünge vollführend, teilweise fellbekleidet oder unbändig-wild: eine bukolische Hirtenidylle mit Kindern als »jungen Wilden«.

Jünglingsalter (*Amicitia;* Abb. 78) zeigt junge Männer, die sich den Freuden der Musik und des Weins hingeben; rechts, neben einer weinlaubumrankten Herme, wartet bereits Amor: Die »alte Burschenherrlichkeit« als antikisches »Gelage« in Renaissance-Gewändern.

Liebesglück (*Amor;* Abb. 79) als nächstes Bild zeigt in seiner rechten Hälfte unter Bäumen ein Liebespaar (wohl ein Selbstporträt Werners und seiner Frau). Es wird links flankiert von einem auf einem Rehbock reitenden Putto und auf der anderen Seite von einer großen Dogge, die als Sinnbilder für Eros und Treue das junge Glück begleiten. Außerdem erkennt man vor dem Hintergrund einer bewaldeten Hügellandschaft in sprechender Parallelisierung zwei »verliebte« Schwalben. Die Jagd scheint vorbei; die Armbrust zielt vielsagend auf die (Achilles-)Ferse des Jägers. So viel wird klar: Die Jagd ruht, denn nicht das Reh, der Jäger ist die Beute.

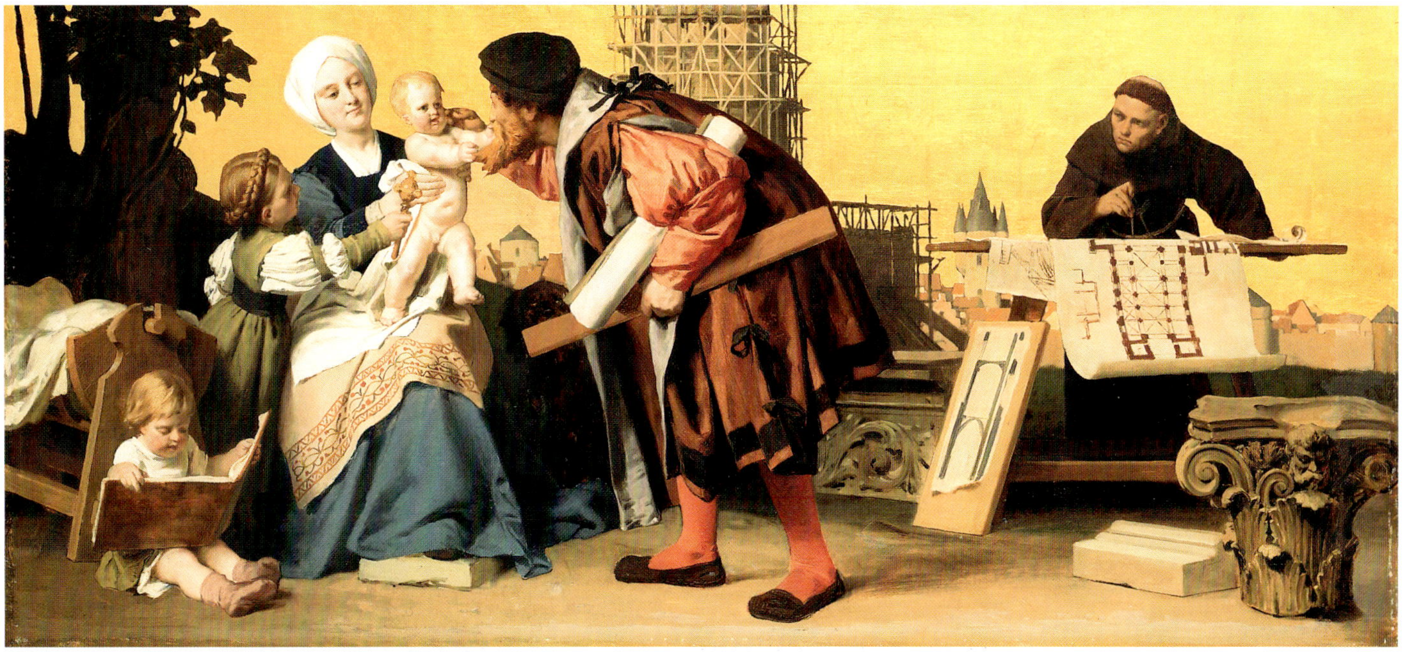

80 Anton von Werner, Felicitas, Farbskizze zum Mosaikfries am Hause Pringsheim, 1872. *Kat. 139*

Wie diese, so ist auch Eheglück (*Felicitas;* Abb. 80) als eine zweigeteilte Komposition angelegt, deren Mitte durch den eingerüsteten Turm einer gotischen Kathedrale markiert wird. (Als dieses Bild entstand, waren die noch nicht vollendeten Türme des Kölner Domes auf ganz entsprechende Weise eingerüstet.) Im Vordergrund rechts ein Kapitell und Steinreliefs. Dahinter ein Mönch mit dem Zirkel in der Hand über Bauzeichnungen gebeugt. Der Mönch wendet sich zur Mitte, wo der mit Planrolle und Wasserwaage bewehrte Baumeister sich seinem »jüngsten Sprößling« zuneigt, den ihm die Mutter entgegenhält. Links daneben die älteren Geschwister, von denen eines vor der Wiege sitzend in einem Buch blättert. – Wie von seiner Arbeit abgelenkt (oder neidvoll?) schaut der Mönch zu dieser Familienidylle hinüber: Der Architekt zwischen Mönch und Mutter, Wiege und Werk, Leben und (Bau-)Kunst. Oder, mit den Worten eines Zeitgenossen: *»Im Genusse des häuslichen Glückes holt sich der Mann Kraft und Lust zu neuem tüchtigem Schaffen.«*[22]

Alter (*Ars;* Abb. 81), das nächste Bild des Zyklus als ideale Darstellung der Renaissance in Gestalt einer Figurengruppe mit einem vornehmen weißbärtigen »Patricier« (wohl ein Porträt des Hausherrn) und einem Künstler mit seinem Gehilfen. Im Mittelpunkt ihrer Aufmerksamkeit steht Benvenuto Cellinis *Perseus*. Im Hintergrund ein Torso, ein reliefierter Sarkophag und eine Büsten-Reduktion des Apoll von Belvedere; im Vordergrund ein Ensemble aus einem Prunkpokal, Humpen, Teller und einer Reiterstatuette: Pringsheim in der Rolle Cosimos I., als Kunstmäzen und Sammler Repräsentant der neuen Medici.

Schließlich Tod (*Exitium;* Abb. 82) als Darstellung eines Greises auf dem Sterbelager, dem die Feder und das Testament (?) entgleiten. Während ein treuer Diener ihm ein letztes Mal die Kissen richtet, senkt auf der anderen Seite des Bettes die Plastik eines nackten Heros bereits die Lebensfackel... Am Fußende hält die geflügelte Fama dem Sterbenden mit der Linken einen Lorbeerkranz entgegen, während sie mit der Rechten auf einer von einem Putto getragenen Tafel seinen Namen einschreibt. In der unteren rechten Bildecke liegt außerdem noch ein Kranz aus Eichenlaub.

Die bildliche Darstellung der sechs Lebensalter als einer, neben anderen, auch im 19. Jahrhundert verbreiteten »Teilungsart des menschlichen Lebens« geht letztlich auf antike Vorbilder zurück, die bereits ihre Analogisierung mit anderen Phänomenen kennen, nicht jedoch die Parallelisierung mit sechs Geschichtsepochen[23], auf die Anton von Werner – zumindest teilweise – anzuspielen scheint: Naturvölker, Antike, N.N., Mittelalter, Renaissance, jüngste Vergangenheit.

Verunklärend wirkt indes die Darstellung mit dem Liebespaar und die durchgehend renaissancistische Kostümierung der zweiten bis fünften Szene. Vage bleibt auch, worauf die deutliche Porträtähnlichkeit des Sterbenden mit Friedrich dem Großen (vgl. auch die Kronenborte) anspielt: der philosophierende Preußenkönig als eine Projektions- und Identifikationsfigur für Pringsheim, entsprechend *»dem philosophischen Wesen des Hausherrn«*?

Der im schlesischen Oels geborene Eisenbahnunternehmer Rudolf Pringsheim (1821–1901) erwarb sich sein großes Vermögen als Pächter der Oberschlesischen Schmalspurbahn. Sein Aufstieg ist eng verknüpft mit dem wirtschaftlichen Aufschwung des oberschlesischen Industriegebiets, wo er große Kohlegruben besaß. Entscheidenden Anteil an der Modernisierung und Industrialisierung hatte im 19. Jahrhundert neben der Textilindustrie vor allem der Eisenbahnbau, wo häufig aus bescheidenen Verhältnissen stammende jüdische Bankiers und Unternehmer durch Geschäftstüchtigkeit und innovative Fertigungsmethoden in kurzer Zeit große Vermögen zusammenbrachten.[24] Zu diesen neureichen Aufsteigern gehörte auch Rudolf Pringsheim. Beiläufig spiegelt sich in den bekannten Vertretern der Familie Pringsheim ein Kapitel deutscher Geschichte unter dem Vorzeichen

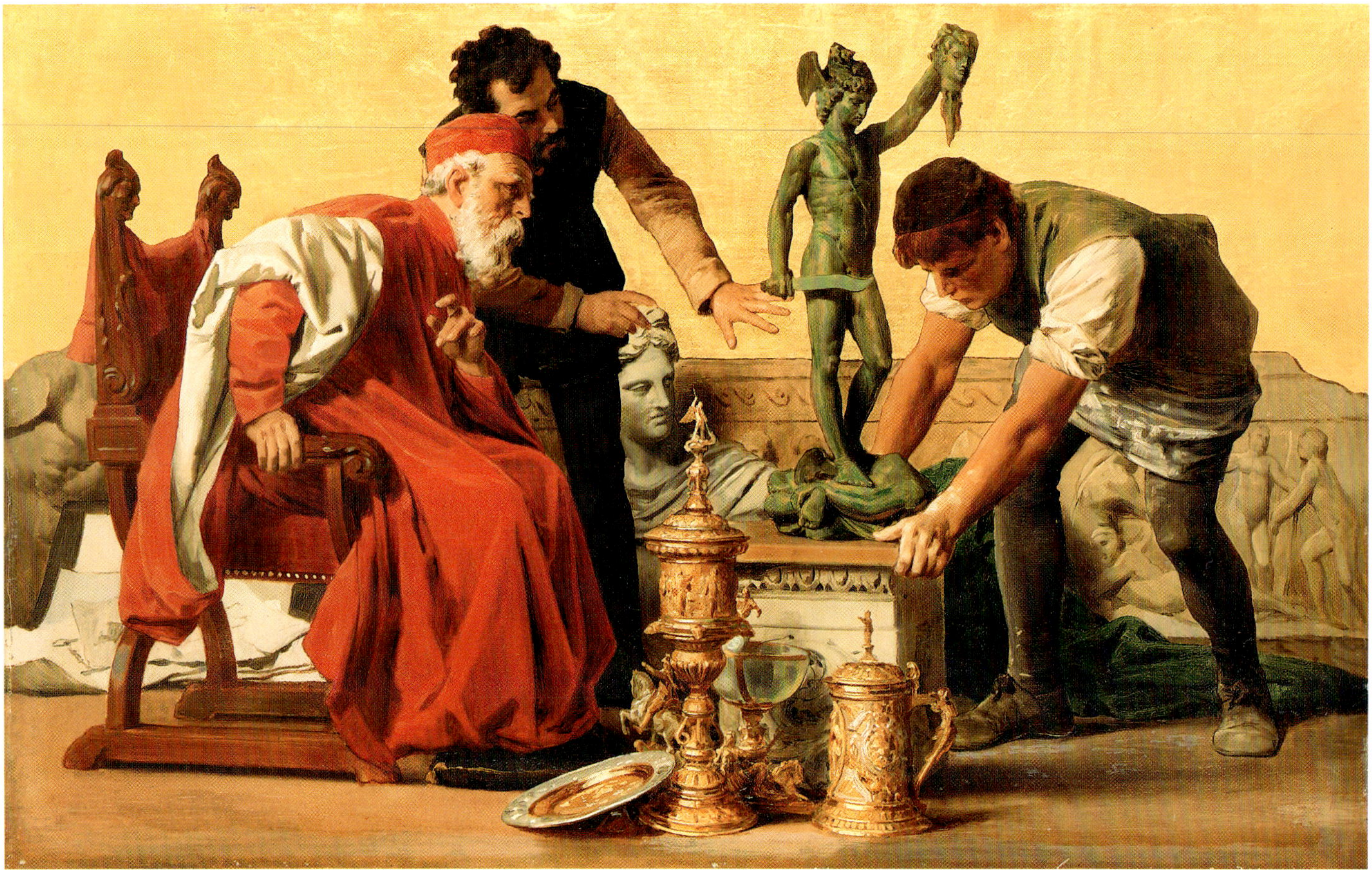

81 Anton von Werner, Ars, Farbskizze zum Mosaikfries am Hause Pringsheim, 1872. *Kat. 139*

der Assimilation, des gesellschaftlichen Aufstiegs und der Zerschlagung dieser deutsch-jüdischen Entwicklung nach 1933: Katia Pringsheim, die Enkelin des Eisenbahnmagnaten, heiratete 1903 den Schriftsteller Thomas Mann. Ihr Vater, der Mathematiker Alfred Pringsheim, starb 1941 im Züricher Exil.[25]

Dem gesellschaftlichen Aufstieg der ersten Generation der Unternehmer und Spekulanten entspricht das im neu erbauten »bunten Haus« geführte »große Haus« als Forum sozialer Selbstdarstellung. Die historischen und historisierenden Formen dieser Häuser verdanken ihre Entstehung also nicht nur einer ganz konkreten geschichtlichen Konstellation, sie besitzen in dekorativer und gesellschaftlicher Hinsicht auch komplementäre Funktionen, »ergänzen« sie doch mit den Mitteln der Kunst das an Legitimität und Dignität, was den Familien und Gebäuden im Vergleich zur alten Elite an generationenalter Tradition fehlte.

Der spektakulären Fassadengestaltung des Palais Pringsheim entsprach der Aufwand im *»prächtig ausgestatteten Innern«* des Hauses: *»Die Decken und Wandgemälde sind von Wilberg, Schmitz, Burger, Piloty und von Werner hergestellt«*.[26] Mit den Worten Anton von Werners: *»Das Haus war auch im Innern mit dekorativen Malereien reich ausgestattet. Den Speisesaal hatte A. Donadini ausgemalt, ein Damenzimmer Ludwig Burger mit kleinen Szenen und Figuren aus Wagners Opern in Arabesken geschmückt, ich hatte für das Herrenzimmer eine Szene aus ›Was Ihr wollt‹ und später ein Familienbild gemalt, während Chr. Wilberg die kahlen hohen Wände des Nachbargrundstückes in einen Blick in südliche Gefilde umgewandelt hatte. Der für alles Schöne begeisterte Schriftsteller Julius Lohmeyer, ein Freund des Hauses Pringsheim wie der Berliner Künstlerschaft, hatte wohl die Anregung dazu gegeben.«*[27]

Anton von Werners Wandgemälde für das Herrenzimmer des Palais Pringsheim hat sich in einer Photographie (Abb. 83) erhalten. Das Herrenzimmer lag in der ersten Etage des Vorderhauses und war durch ein Fenster beleuchtet. Links an das Nachbarhaus angrenzend, lag es neben der zweifenstrigen Bibliothek, dem Damensalon (mit Erker) und dem dreifenstrigen »Tanzsaal«, war also das kleinste der vier zur Straße gelegenen Wohn- und Gesellschaftsräume. Alle diese Räume waren mittels breiter Durchgänge so miteinander verbunden, daß sich im Tanzsaal und im Herrenzimmer an den Enden der fast 30 Meter breiten frontparallelen Achse besonders fernwirksame Wände befanden, die durch Rücksprünge auch architektonisch akzentuiert waren (Abb. 84). Hier dürfte im Herrenzimmer Anton von Werners Familien-Gemälde als Blickfang gehangen haben. Sein Gegenstück im Tanzsaal war möglicherweise das eingangs erwähnte, 1875 nach der Skizze von 1870 entstandene Gemälde *Was ihr wollt*. Vorstellbar wäre, daß das Bild von seinem ursprünglichen Platz im Herrenzimmer hierher wechselte, als Werner *»später«* noch sein *Familienporträt im Kostüm der italienischen Renaissance* malte.[28]

Anstelle der illustrierenden Theater-Malerei – Werner nennt sie selbst *»eine Szene«* – scheint im späteren Familien-

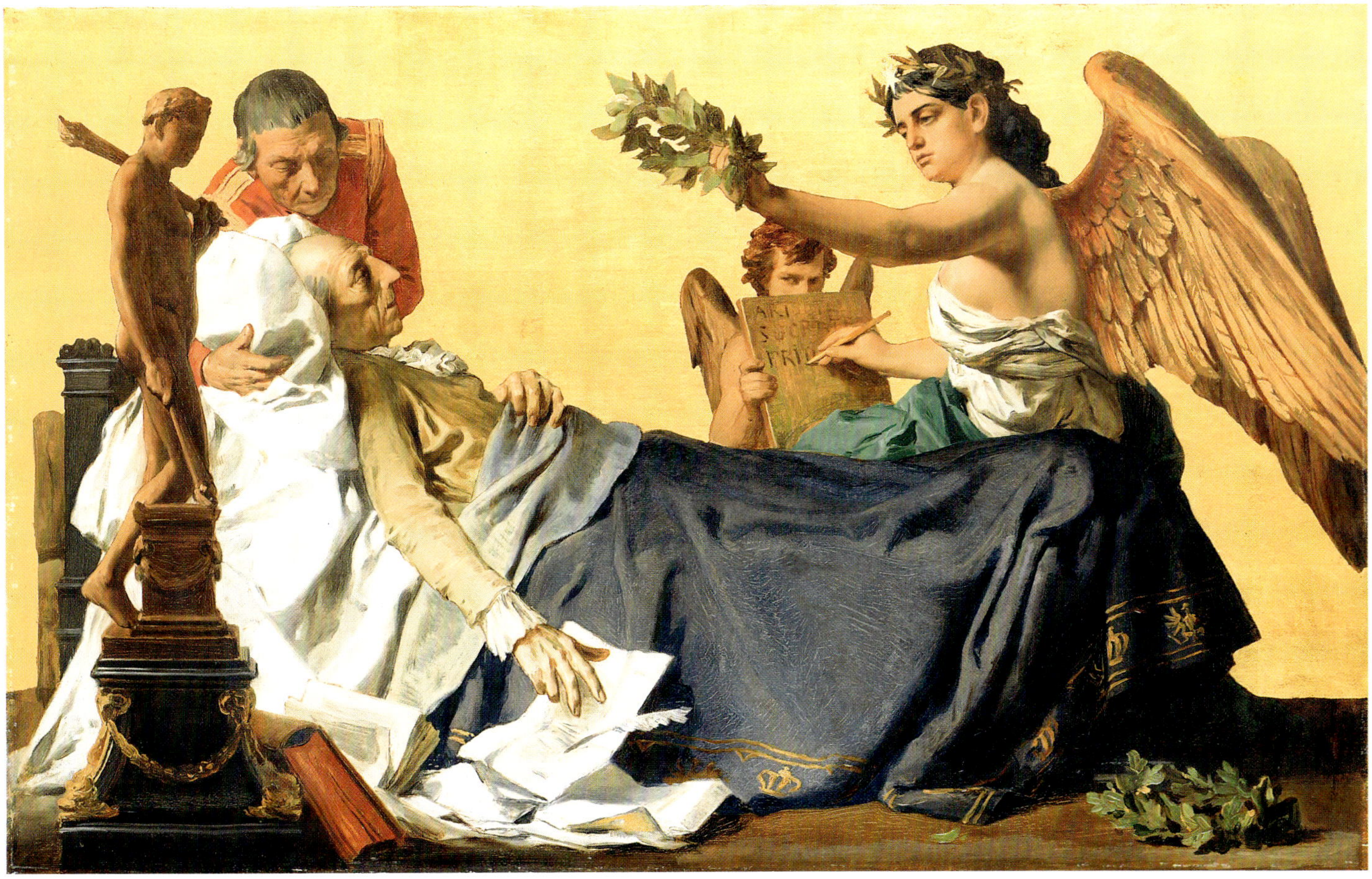

82 Anton von Werner, Exitium, Farbskizze zum Mosaikfries am Hause Pringsheim, 1872. *Kat. 139*

bild das Leben selbst Theater zu spielen. Dargestellt sind auch hier zwei Gruppen, die jedoch optisch eine Einheit bilden: Im Vordergrund links lehnt ein junger Mann am Kamin und liest – wohl auch auf die Bibliothek im Nebenraum anspielend – aus einem Buche vor. Ihm gegenüber steht die Gruppe seiner Zuhörer, ein Mann und drei Frauen, unter denen sich durch eine vorbereitende, gleichfalls 1879 datierte Porträtstudie die Hausherrin, ihre Tochter und Schwiegertochter identifizieren lassen. Zwischen dem Vorleser links und seinen Zuhörern rechts öffnet sich ein Durchblick auf eine Gruppe schachspielender Männer im Hintergrund – wohl auf den Charakter des Zimmers anspielend. In dem bärtigen reifen Mann im Mittelpunkt des Bildes dürfen wir wohl ein Porträt des Hausherrn Rudolf Pringsheim erkennen.[29] Sein Gegenüber ist weitgehend durch einen jungen schnauzbärtigen Mann verdeckt, der sich umwendet und als einziger den Betrachter fixiert. Zur Gruppe der Spieler tritt ein junger Mann hinzu, der wie der Zwillingsbruder des Vorlesers erscheint, und weist auf das Schachbrett. Effektvoll wird er von einem der beiden großen Rundbogen überfangen, mit denen sich der Raum illusionistisch in eine Parklandschaft öffnet. Kapitellformen und gestufte Gesimse leiten zur üppig verzierten gemalten Decke über, die mit der oben halbrunden Form des Bildes kontrastiert. In der rechten Bildhälfte vermittelt geschickt eine dekorative Palme zwischen beiden und zugleich zwischen der Architektur-Kulisse in der oberen und den Personen in der unteren Bildhälfte.

Der offene, loggienartige Charakter der Architektur, die Palme, das südländische Licht und vor allem die prunkvollen Kostüme des Quattrocento schaffen eine mediterrane Atmosphäre vornehmer, festlicher Geselligkeit. Werners Gemälde erscheint so als Projektion der Familie Pringsheim und ihrer Freunde in eine andere Welt, in eine andere Zeit. Zugleich aber ist diese familiäre Imagination der italienischen Renaissance eine Rückführung des »Lebenden Bildes« in das Medium des Tafelbildes, wie umgekehrt das permanente Kostümfest als Fortsetzung des Architekturstils seine Erfüllung im Lebensstil findet.

La Festa

Malerei als Überführung »Lebender Bilder« und temporärer Maskeraden in Dauer, als Projektion aus der Gegenwart der Gründerzeit in die ideale Vergangenheit der venezianischen Renaissance – nicht nur durch diese allgemeine Entsprechung schließt Anton von Werners 1874 datiertes Treppenhausbild *La Festa* für die Hamburger Villa von Eduard L. Behrens (Abb. 86) direkt an seine Arbeiten für Pringsheim an.[30] Die vorbereitende Aquarell-Skizze (Abb. 85) scheint eine verwandte festlich-heitere Geselligkeit zu suggerieren, ohne jedoch bereits das Atmosphärische durch das kostümkundlich Exakte zu präzisieren. Allein die beiden flankierenden Mandolinenspieler zitieren den quattrocentesken Typus des Vorlesenden aus dem Familienbild der Pringsheim und aus dem *Iuventus*-Bild des Lebenszyklus; auch den großen

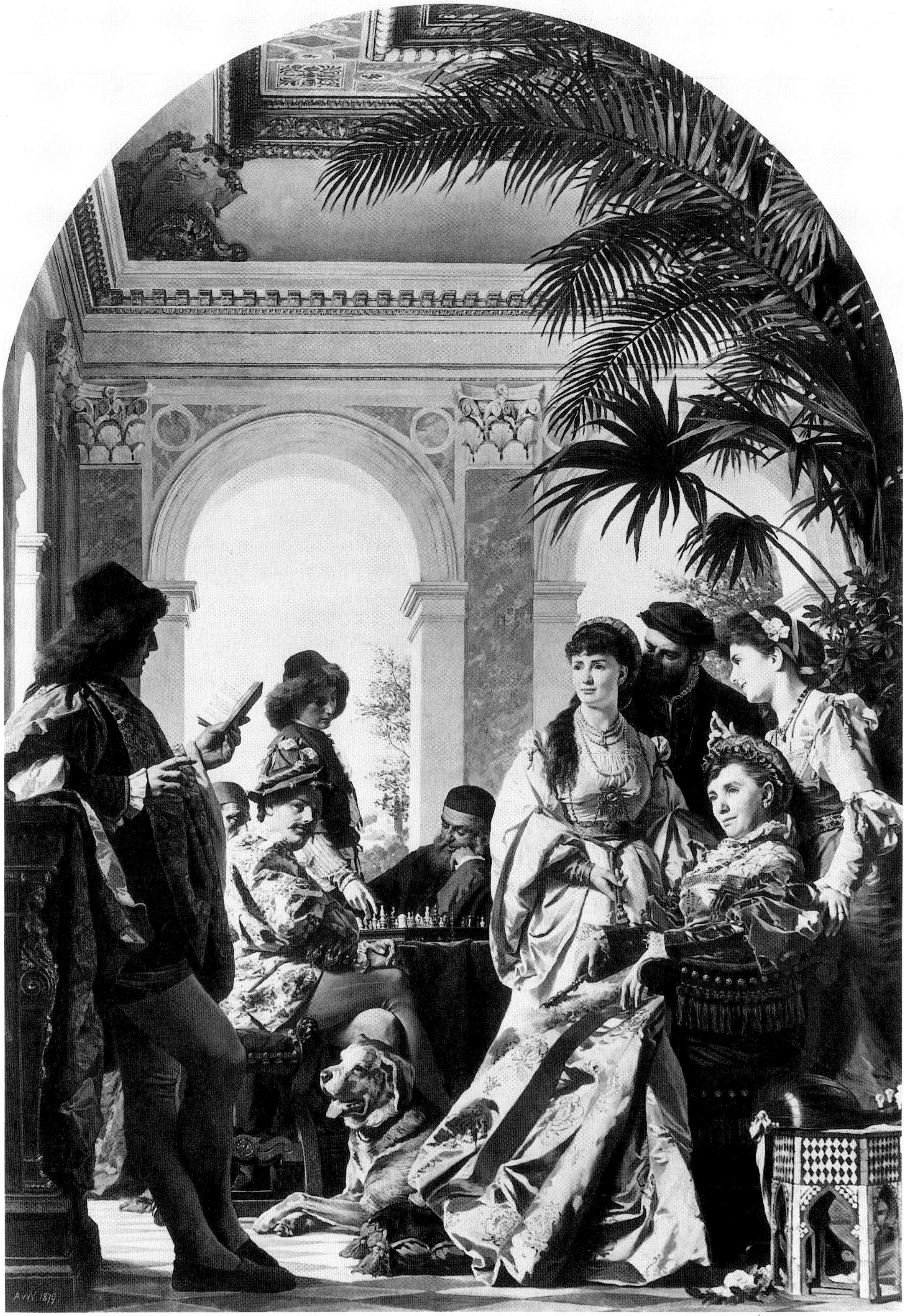

83 Anton von Werner, Familienporträt Pringsheim in Kostümen der italienischen Renaissance, Wandbild im Herrenzimmer des Hauses Pringsheim, 1879. *Kat. 141*

liegenden Hund kennen wir bereits von dort. Dagegen erinnert der Narr rechts im Bild und der Landschaftshintergrund an *Was ihr wollt*.

Überhaupt dominiert auch hier der Bühnencharakter die keilförmig in die Tiefe führende Komposition, deren Strukturgerüst eine von der unteren Bildkante bis zur Bildmitte emporsteigende Treppe bildet. Im Zentrum dieses Bühnenraums steht ein bärtiger Mann, der sich zu einer im Halbschatten Sitzenden zurückwendet und zugleich mit seiner Rechten nach vorne weist. Diese Geste wird von einer jungen, vor ihm die Treppen herabschreitenden Frau aufgegriffen, ganz so, als wolle sie im Betrachter des Bildes einen imaginären Gast begrüßen und ihm die von einem Putto neben ihr gereichten Gaben als Willkommen überreichen.

Aufschlußreich für Werners Arbeitstechnik ist nun zu verfolgen, wie aus dieser lokal und historisch noch recht vagen Skizze, in der allgemeine Eindrücke seiner ersten Italienreise nachzuklingen scheinen, nicht nur bereits bekannte Kompositionselemente wiederverwendet, Motive fortgeschrieben und neu gemischt werden[31], sondern unter offensichtlich recht konkreten »frischen« Eindrücken auffällige Veränderungen vorgenommen werden, bis schließlich daraus das endgültige Gemälde wird.

An den Anfang des dem Jahr 1875 gewidmeten zehnten Kapitels seiner Autobiographie setzte Werner die Abbildung einer Farbenskizze zu *La Festa*, die ebenfalls (noch) 1874 datiert ist. Die Plazierung gerade dieses Bildes an dieser Stelle scheint bewußt gewählt zu sein. Auch hat die erste Skizze zu *La Festa* eine deutliche Veränderung erfahren, Ort und Handlung wurden präzisiert; beibehalten blieb im wesentlichen nur das strukturierende Treppen-Motiv und die zentrale Begrüßungsszene. Doch setzt sich die Handlung nicht mehr gleichsam im Betrachter fort, vielmehr ist er nun vom Wasser bzw. von einer Gondel aus gesehen, nur noch Zuschauer einer festlichen Begrüßung. Dadurch tritt an die Stelle gezielter Unmittelbarkeit, welche anfänglich die Grenze zwischen der Wirklichkeit *im* Bilde und der Wirklichkeit *vor* dem Bilde, zwischen der Begrüßung im Gemälde und der Begrüßung im Treppenhaus verwischte, eine spiegelbildliche Distanzierung. Außerdem erhält nun die getreppte Horizontalstruktur durch kannelierte Säulen ein Gegengewicht. Angedeutet wird durch sie eine loggienartige Architektur, auf deren Treppen-Sockel der Hausherr und seine Gattin eine Besucherin begrüßen, die gerade einer Gondel entsteigt. Ein Diener sichert links die Gondel, während ein zweiter rechts dem Begleiter dieser Frau beim Aussteigen behilflich ist. Wir werden Zeugen der Ankunft von Gästen zu einem Festmahl inmitten des Säulenumgangs (ein Motiv, das im *Gastmahl der Familie Mosse* [Abb. 89] wiederkehrt).

Gegenüber dieser zweiten Farbskizze rückt das schließlich ausgeführte dekorativ-repräsentative Gemälde das figürliche Geschehen deutlich näher an das Auge des Betrachters. Gegenüber dem gesteigerten und nun dominanten Figurenreichtum der Komposition tritt die frühere Bedeutung der architektonischen Versatzstücke zurück. Außerdem verliert die Architektur ihr antikisches »Irgendwo«. Sie erlaubt nun eine dem Ort und den Kostümen entsprechende Präzisierung: Venedig in der Hochrenaissance. Außerdem entspricht der größeren Porträt- und Kostümgenauigkeit die noch gesteigerte Pracht der Ausstattungsdetails wie z.B. der Prunkgondel. Und schließlich ist auch der Narr wieder da.

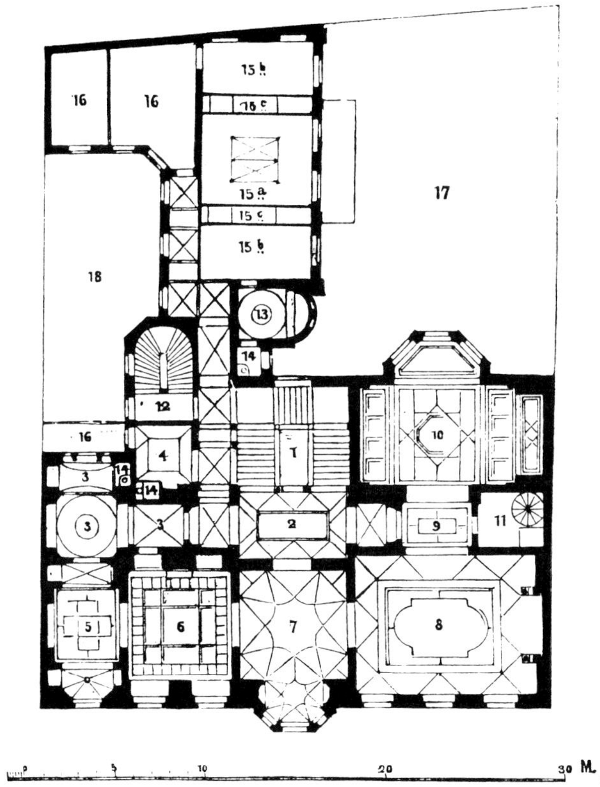

I. Stockwerk: 1. Haupttreppe. 2. Vestibül. 3. Vorzimmer und Herrengarderobe. 4. Damengarderobe. 5. Herrenzimmer. 6. Bibliothek. 7. Damensalon. 8. Tanzsaal. 9. Passage. 10. Speisesaal. 11. Anrichteraum mit Aufzug und Wirthschafttreppe. 12. Nebentreppe. 13. Bad. 14. Kloset. 15a. Schlafzimmer. 15b. Toilettenzimmer. 15c Schränke. 16. Schlafzimmer. 17. Garten. 18. Wirthschafthof.

Fig. 303. Pringsheim'sches Wohnhaus. (Archit. Ebe und Benda.)

84 Palais Pringsheim, Grundriß des 1. Obergeschosses, aus: Berlin und seine Bauten, 1877

Vorausgesetzt, die Jahreszahl 1874 bezeichnet das tatsächliche Entstehungsjahr des Gemäldes, dann scheint die lokale und historische Präzisierung (Venedig bzw. Quattrocento) Rückgriff und Vorgriff zugleich zu sein, denn Werner greift offensichtlich auf Erinnerungen an seine Besuche in Venedig zurück, die durch Vorbereitungen für eine im Mai des folgenden Jahres angetretene Venedig-Reise erneute Aktualität bekommen mußten: Über München, wo er Franz von Lenbach besuchte, gelangte Werner am 11. Mai 1875 nach Venedig. Hier wollte er in der Mosaikfabrik von Salviati die Übertragung seines Bildes für die Berliner Siegessäule überprüfen. Am Bahnhof wurde er deshalb *»von dem fast vollzähligen Künstlerpersonal des Stabilimento Salviati, mit dem Chef an der Spitze, empfangen [...], das mich mit einer wahren Flotte von Gondeln ins Grand Hotel begleitete.«*[32] Gleichfalls nach Venedig gereist waren *»die Kronprinzlichen Herrschaften«*, die ihn – in einer Geste wohlwollender Vertraulichkeit – aufforderten, in ihr Hotel überzuwechseln. In ihrer Gesellschaft unternahm Werner Ausflüge in die Umgebung, und mit ihnen besuchte er wiederholt auch das »Etablissement« von Antonio Salviati: *»Venedig verdankt ihm die Wiedererweckung und Neubelebung eines uralten Industriezweiges: der Kunstglasbläserei und besonders der Glas-*

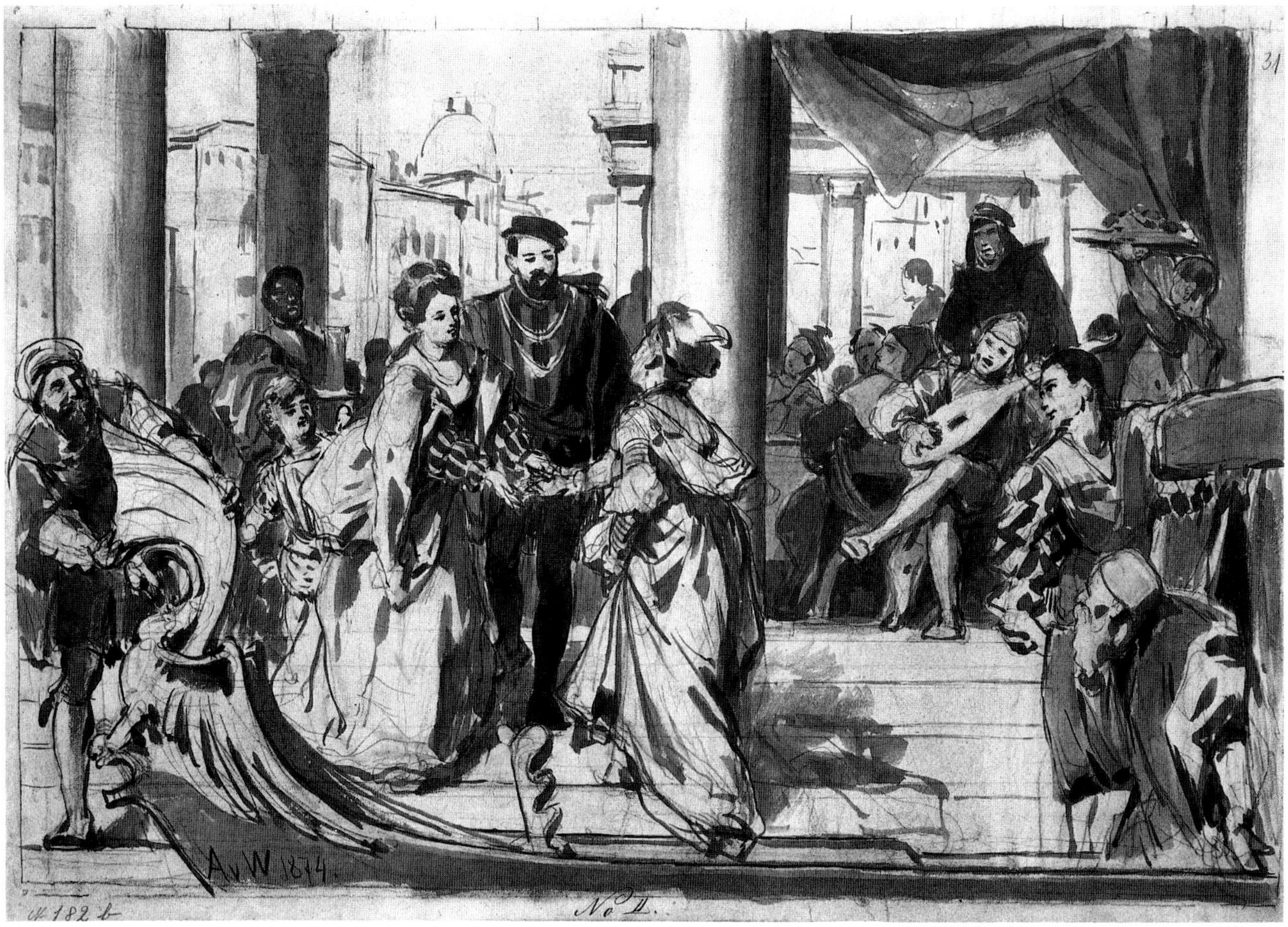

85 Anton von Werner, Entwurf zu dem Wandbild *La Festa*, 1874. *Kat. 144*

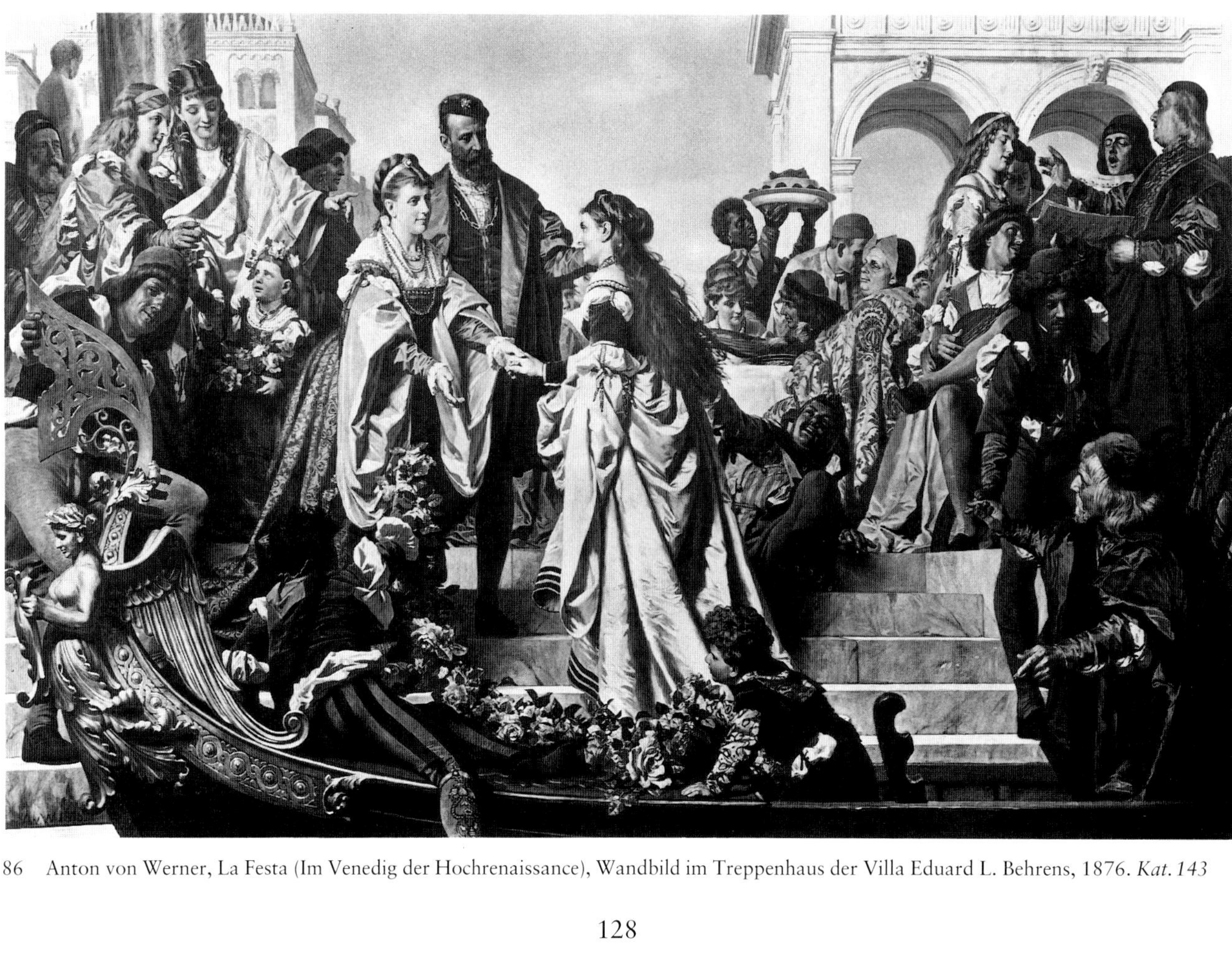

86 Anton von Werner, La Festa (Im Venedig der Hochrenaissance), Wandbild im Treppenhaus der Villa Eduard L. Behrens, 1876. *Kat. 143*

mosaiktechnik [...].« Die Besucher aus Berlin konnten die schon weit fortgeschrittene Ausführung des Mosaikfrieses für die Siegessäule begutachten: *»Einige zwanzig Mosaikkünstler waren mit ihren Arbeitstischen und Schleifsteinen vor dem Originalbilde [Anton von Werners] aufgestellt und arbeiteten mit sichtbarer Begeisterung daran [...]«.*[33]

Auch am Ende des Venedig-Aufenthaltes bildete der Bahnhof den gleichsam motivadäquaten Ort zu *La Festa*, fielen doch Begrüßung und Verabschiedung nicht nur lokal zusammen: *»Es war ein unbeschreiblich zauberhaftes Bild! Unter dem brausenden Evviva und Jauchzen der Menge entstieg das Kronprinzliche Paar der Gondel und schritt, freundlich grüßend und dankend, die Stufen zum Bahnhof hinauf, wo noch einige offizielle Vorstellungen und Verabschiedungen auszuhalten waren, ehe der Zug abfuhr.«*[34] Hier, spätestens, drängt sich eine Vermutung auf: War das Vorbild für die Begrüßung in *La Festa* in Wirklichkeit ein Abschied? Nahm die Stelle des antikisierenden Säulengangs vielleicht tatsächlich der recht prosaische Bahnhof von Venedig ein? Waren die Modelle für die gleichfalls in Veronese-Manier arrangierten Staffagefiguren vielleicht die Mosaik-Arbeiter Salviatis?

Hinter der vermeintlichen Gegenwartsferne, hinter der Bühnenhaftigkeit des Bildes, hinter seiner Kostümmaskerade und Renaissance-Inszenierung lebender Personen scheint sich also tatsächlich die Realität einer ganz anderen Gegenwart abzuzeichnen, deren Indikatoren die Eisenbahn und der Bahnhof sind – und zwar sowohl für den Reichtum Pringsheims (und mehrerer seiner Nachbarn) als auch für die jüngste »Renaissance« des traditionellen Gewerbes in Venedig. Ist sie es doch letztlich auch, die die jahrhundertealte lokale Mosaiktradition mit den neuen Reichen, die alte Dignitätstechnik der Könige und Kirchen mit *dem* Monument des jungen Reiches, der Siegessäule, zusammenbringt. Die epochenspezifische Dialektik von industrialisierter Gegenwart und instrumentalisierter Vergangenheit – hier ist sie mit Händen zu greifen.

Gastmahl der Familie Mosse

An diese Zusammenhänge wird man erneut erinnert, wenn man ein Wandgemälde Werners wie sein *Gastmahl der Familie Mosse* (Abb. 89) eingehender betrachtet. Auch hier erschöpft sich das Bild nämlich nicht im dekorativen Aufwand des gemalten Ausstattungsstücks. Eigentlicher Gegenstand des Werkes ist – einmal mehr – die historische Projektion der Gegenwart in eine vergangene Zeit. Zu diesem für das Speisezimmer der Villa Mosse bestimmten Wandgemälde hat sich eine gleichfalls 1899 datierte (originalgerahmte) Farbskizze erhalten (Abb. 88).

Der jüdische Verleger Rudolf Mosse (1843–1920) hatte sein Unternehmen 1867 als Annoncenexpedition, Buchdruckerei und Verlagshaus gegründet; schon bald sollte es expandieren und er einer der einflußreichsten Männer des Kaiserreiches und der Weimarer Republik werden. In Berlin, zwischen Leipziger Platz und Voßstraße, ließ sich Mosse seit 1881 gleichfalls von den Architekten Gustav Ebe und Julius Benda ein weitläufiges Palais errichten, das vier Jahre später eingeweiht wurde. Zum großbürgerlichen Ambiente seines Hauses gehörten Gemälde, Gobelins, Skulpturen, Möbel und kunsthandwerkliche Objekte aus der Renaissance und dem Barock.

Dem großbürgerlichen Selbstverständnis und repräsentativen Anspruch des erfolgreichen Geschäftsmannes entsprach es offensichtlich, sich als nobler Gastgeber im Kreise seiner Familie und Freunde darstellen zu lassen – in Kostümen und vor der Kulisse einer Epoche, der er sich geistig verbunden fühlte. So ist Werners Komposition zweifellos von Vorbildern Paolo Veroneses inspiriert, man vergleiche nur dessen verschiedene Versionen des *Gastmahl im Haus des Simon* und der *Hochzeit zu Kana* (Abb. 87). Kleidung und Staffage verweisen dagegen auf Vorbilder aus der niederländischen Malerei des beginnenden 17. Jahrhunderts.[35]

Die festliche Gesellschaft hat sich um eine lange, bildparallel angeordnete Tafel versammelt und ist eben dabei, in den ausgebrachten Trinkspruch einzustimmen. Die rahmende Kolonnade öffnet sich zu einem Park mit verschiedenen Gebäuden im Hintergrund. Hier hat Werner jedoch offensichtlich nicht, wie man erwarten könnte, Mosses Gut Schenkendorf in der Nähe von Königswusterhausen wiedergegeben, sondern ein Landhaus, wie er es auf holländischen Gemälden des 17. Jahrhunderts finden konnte. Bei den Hauptfiguren des Wandbildes handelt es sich um den Hausherrn, der sich, mit überkreuzten Beinen am Tisch sitzend, umwendet, und den Dichter und Abgeordneten der Freisinnigen Vereinigung, Albert Traeger, der den Pokal hebt. Links hinter Mosse ist mit weißer Halskrause der Jurist und Abgeordnete der Fortschrittspartei, Albert Haenel, dargestellt, rechts hinter Mosse, einschenkend, dessen Fraktionskollege, der Mediziner Rudolf Virchow.

In der linken Personengruppe erkennt man, sitzend mit weißem Kleid, Frau Geheimrat Loewenstein, ihr zur Seite stehend der Philosoph Heinrich Rickert, Sohn des gleichnamigen Politikers. In der rechten Personengruppe in dunklem Kleid sitzend die Hausherrin Emilie Mosse mit ihrer Tochter Felicia. Bis auf letztere sind alle Personen bereits in der vom ausgeführten Wandbild in zahlreichen Details abweichenden Farbskizze angelegt.

Bedenkt man die politische Heimat des Zeitungsmagnaten – in Mosses Verlagshaus erschien seit 1871 u.a. das liberale *Berliner Tageblatt* – und die seiner Freunde im Bild, so erscheint dessen historisierende Inszenierung in einem besonderen Licht: Unter Berufung auf die republikanischen Niederlande des 17. Jahrhunderts scheint Werners Gemälde einen stärkeren Einfluß des Bürgertums auf die Staatsführung im Deutschen Kaiserreich zu reklamieren. Entsprechend hat

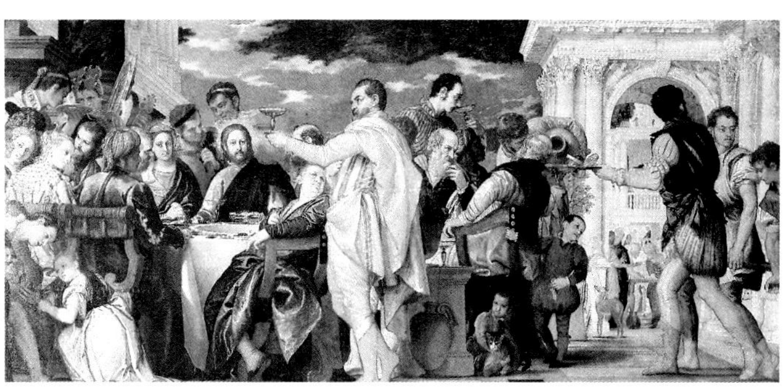

87 Paolo Veronese, Hochzeit zu Kana, nach 1571, Dresden, Gemäldegalerie Alte Meister

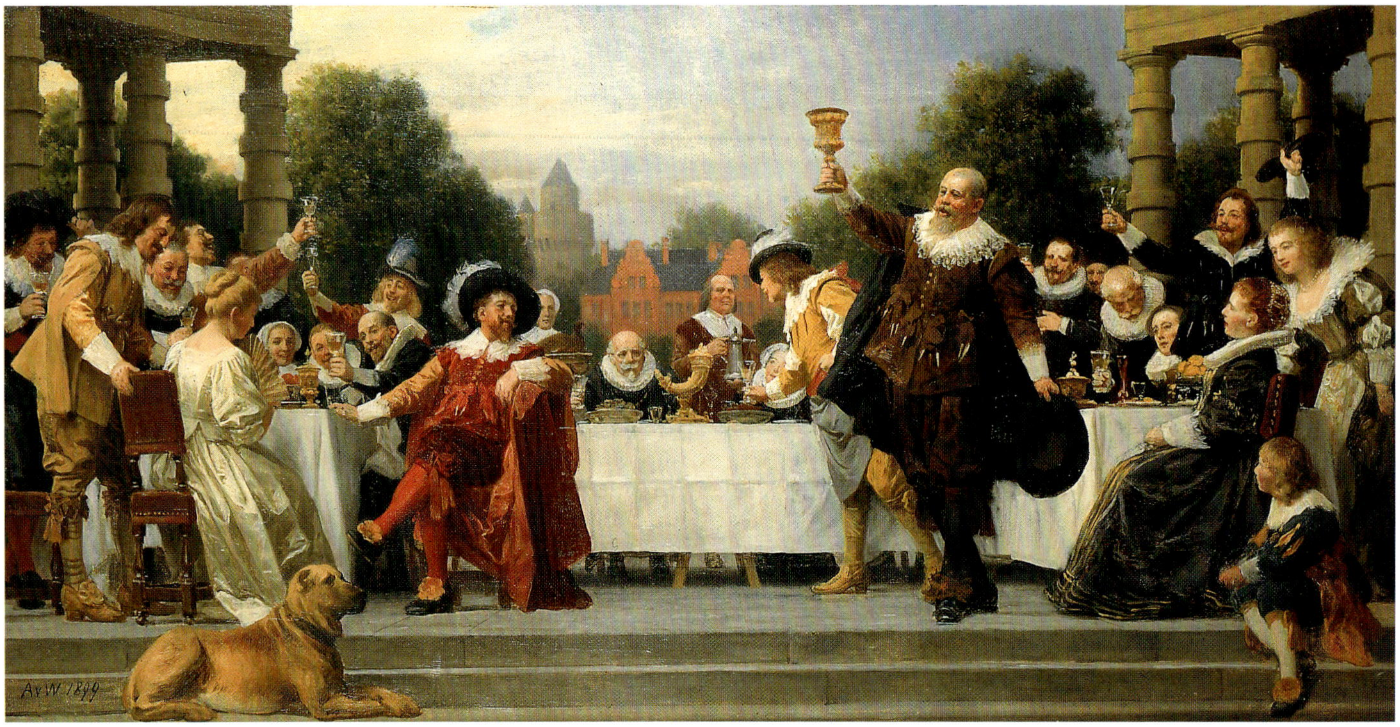

88 Anton von Werner, Farbskizze zu dem Wandbild *Das Gastmahl der Familie Mosse*, 1899. *Kat. 146*

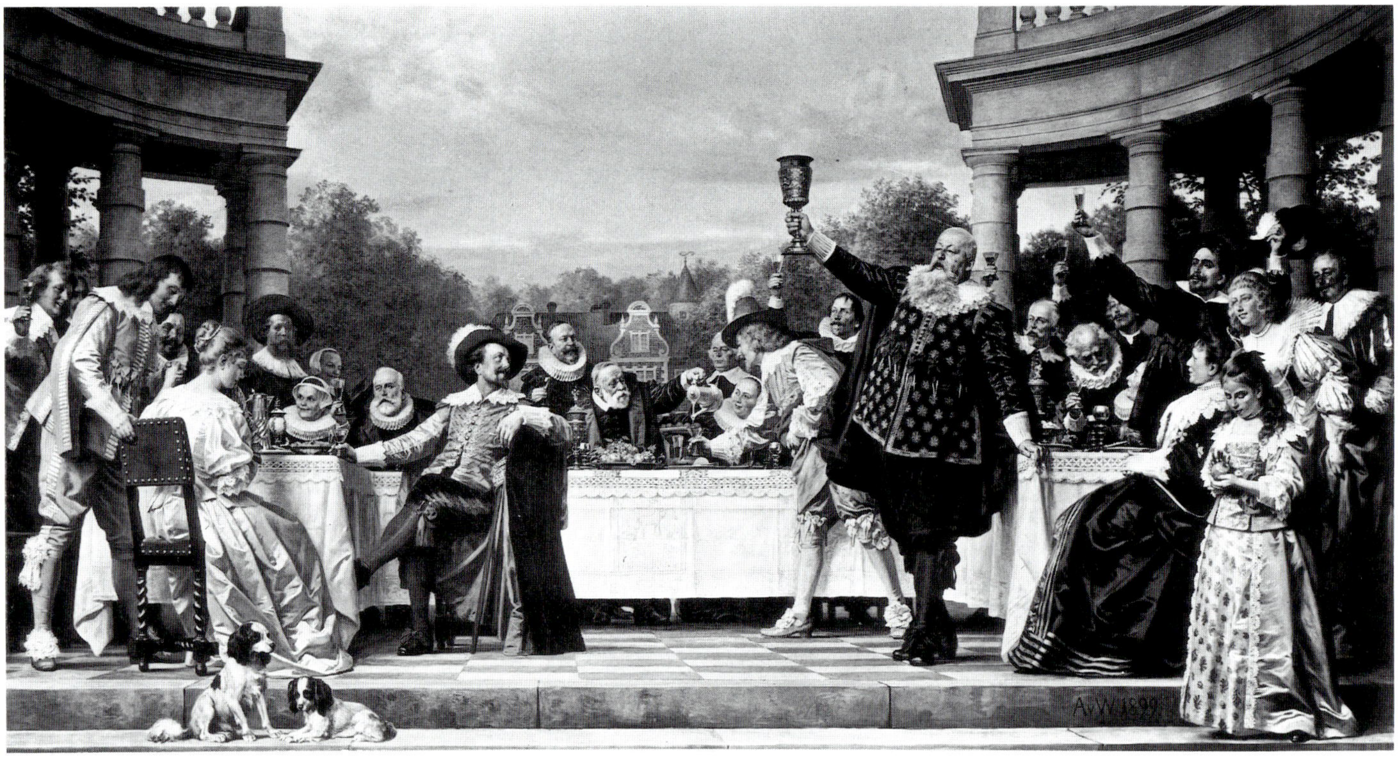

89 Anton von Werner, Das Gastmahl der Familie Mosse, Wandbild im Speisesaal der Villa Mosse, 1899. *Kat. 145*

auch die Schriftstellerin Gabriele Tergit das Bild in einer Passage ihres 1957 erschienen Romans *Effingers* gedeutet: *»Sie saßen unter einem Wandgemälde von vier Meter Länge und drei Meter Höhe, einem Werk Wendleins: Vor einer Säulenhalle saß an einer langen Tafel eine Gesellschaft in der strahlenden Kleidung, die man im Flandern des 17. Jahrhunderts trug. Emmanuel, die wehenden blonden Favoris über der weißen Halskrause und der goldenen Kette eines Ratsherrn, Ludwig Goldschmidt, jung, mit schwarzem Vollbart und übers ganze Gesicht lachend, würdevoll zurückgelehnt die junge Eugenie, in gelbem Atlas mit gewaltigen Spitzenmanschetten, und Selma in weißem Atlas. Im Vordergrund spielten die schönen Kinder Anette und Theodor mit zwei Windhunden. Das Ganze beherrschend stand, als wäre dies seine tägliche Aufgabe, Justizrat Billinger mit vielen Schleifen an den seidenen Pumphosen und einem brokatenen Mäntelchen* *und einem üppigen blonden Vollbart und hielt zum Trinkspruch einen gewaltigen goldenen Humpen zum Himmel, zum Trinkspruch, wie unschwer zu erkennen war, auf das Glück dieser Bürgerhäuser, auf das Gedeihen ihrer Heimatstadt Berlin, auf den Fortschritt in Deutschland.«*[36]

Café Bauer

Die auffällige Lokalisierung des *Gastmahl der Familie Mosse* – und ganz entsprechend auch aller anderen bisher erwähnten szenischen Darstellungen – in einem Übergangsbereich zwischen Innenraum und Außenraum besitzt nicht allein als Bühne ausgreifender Selbstdarstellungen Verweischarakter. Auch auf einer ganz anderen Ebene hat sie Entsprechungen: Anton von Werners Malereien im privaten und halböffentlichen Bereich sind nämlich, wie auch seine Verwendung intensiv-farbiger Glasmosaike im öffentlichen Bereich, stets wirkungsorientiert. Mit den Mitteln architekturgebundener Formen dekorativer Malerei, allgemein mit Ausstattung und Farbe, einen unmittelbaren Einfluß auf Befindlichkeit und Stimmung auszuüben, muß *da* von besonderer – konkret: geschäftsfördernder – Bedeutung sein, wo sich im halböffentlichen Bereich Aspekte des privaten Wohnens mit denen öffentlicher Repräsentanz verbanden, wie es z.B. in Cafés der Fall war. Aus dieser Perspektive gesehen, kann die Caféhauskultur des 19. Jahrhunderts wie eine Sonderform der Wohnkultur erscheinen.[37] Dem entspricht Richard Dohmes Kritik, dem Werners Lebensfries in der *»phantastisch unruhigen Umgebung [der Fassade...] eigentlich zu gut [erschien], jedenfalls nicht recht an seiner Stelle. Das zeigen so recht die Skizzen in einer geschmackvollen, dunklen Renaissancerahmung, vor denen man erst die ganze Schönheit des Werkes in Muße genießen kann. [...] Es ist die Poesie des schönen Menschendaseins, wie es in glücklichen Augenblicken wohl jeder einmal erträumt, wie es ihm auf kurze Momente gelächelt hat. Deshalb eben wirkt das Ganze so herzerquickend und erhebend, weil es die innersten Wünsche unserer Seele in anmuthigen Bildern uns vorzaubert. So zu empfinden ist aber die lärmende Straße der Großstadt nicht der Ort; diesen Stimmungen hängen wir lieber im Innern unsers Hauses nach. Und dahin gehört die Komposition recht eigentlich!«*[38]

Die Frage der inhaltlichen Angemessenheit dekorativer Malereien, auf die sich Werner wiederholt beruft (*»dem philosophischen Wesen des Hausherrn entsprechend«* etc.), gilt es zu relativieren, wie nicht nur das Beispiel seiner Märchendarstellungen gleichermaßen für Wohn-, Kinder-, und Speisezimmer belegt.[39] Im halböffentlichen, von einem wechselnden Publikum frequentierten Bereich kann sie sogar zum Problem werden: In *»ein modernes Café Darstellungen aus altrömischer Zeit zu malen«*, erschien Werner selbst als ein *»Wagnis«*, das der Rechtfertigung bedurfte. Aus seiner Perspektive mag es so »gewagt« und modern gewesen sein wie für seine Zeitgenossen Courbet und Monet der Wunsch, einmal Bahnhöfe ausmalen zu dürfen...

Der Auftrag *»für das Café Bauer, das Ende & Böckmann im Hause des Herrn Paul Munck, Unter den Linden [Nr. 26, Ecke Friedrichstraße 85a], durch einen entsprechenden Umbau des Hauses geschaffen hatte, sechs Wandbilder zu malen«*, erschien Werner 1877 *»als Ersatz für die mir entgangene Kieler Arbeit«*, für die geplanten Wandbilder mit allegorischen Darstellungen der vier Fakultäten im Treppenhaus der neuerbauten Kieler Universität.[40] Von den antikisch gewandeten Personifikationen der Fakultätsbilder zu den Darstellungen von Horaz und Vergil, zu *Symposium* und *Recitatio* scheint der Weg denn auch nicht allzu weit – eher schon der Weg von dort zur Alltagswirklichkeit eines Caféhauses im Jahre 1877.

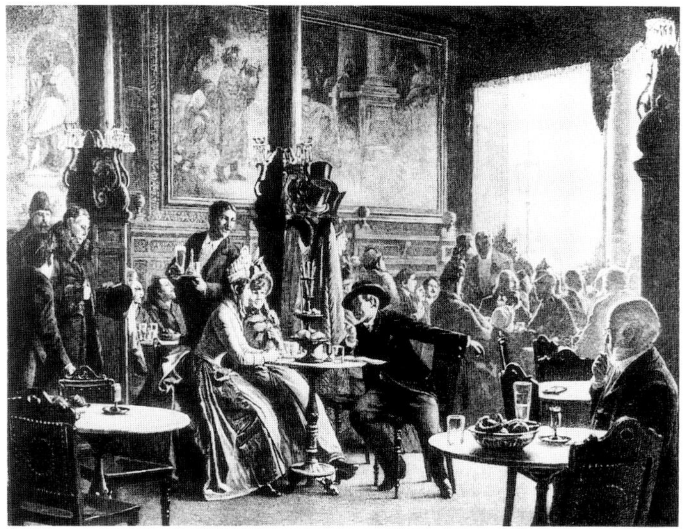

90 Menzel im Café Bauer, um 1900. *Kat. 163*

So hat es fast den Anschein, als illustriere die Kluft zwischen dem »modernen Leben« *vor* und dem »römischen Leben« *in* den Bildern Werners Friedrich Nietzsches 1874 erschienene *Unzeitgemäße Betrachtungen* über den *Nutzen und Nachtheil der Historie für das Leben* auf ganz eigene Weise. Zumindest dürfte die unvermittelte Konfrontation mit den elegisch-feierlichen Genrebildern antikischen Alltagslebens wohl schon den Zeitgenossen Anton von Werners in hohem Maße erklärungsbedürftig gewesen sein, wenn ihr Blick, zwischen Tee und Gebäck von den aktuellen Börsenberichten ihrer Zeitung aufblickend, gelegentlich auch auf die halbnackten Männer in den Thermen oder auf den ungerührt von der Wand herab dichtenden Ovid fiel.

Durch die Vermittlung seines Freundes, des Architekten Hermann Ende, hatte Werner den Auftrag zu dem aus vier querrechteckigen und zwei hochrechteckigen Wandbildern bestehenden Zyklus erhalten. Auf dem Weg von den ersten Skizzen zu den in Wachsfarben auf Leinwand mit Hilfe seiner Schüler ausgeführten Bildern erfuhren die Kompositionen noch verschiedene Veränderungen.

Die Eröffnung des Café Bauer am 12. Oktober 1877 war für die Berliner Architekturkritik ein dem Palais Pringsheim vergleichbar *»sensationelles Ereignis«*, weil es mit einem *»in Berlin bis dahin unerhörten Luxus«* für Jahrzehnte Maßstäbe setzte und nicht zuletzt, weil es *»auch in Hinsicht auf eigenartige Materialverwendung [...] für seine Zeit etwas neues [war]. Den glänzendsten Schmuck bilden allerdings die trefflichen Gemälde Anton von Werners, deren sonniger Farbton den Räumen festliche Heiterkeit verleiht und seine Grenzen scheinbar erweitert. – Die Unmöglichkeit, das Café Bauer zu überbieten [machte gar] die Ausstattung mit*

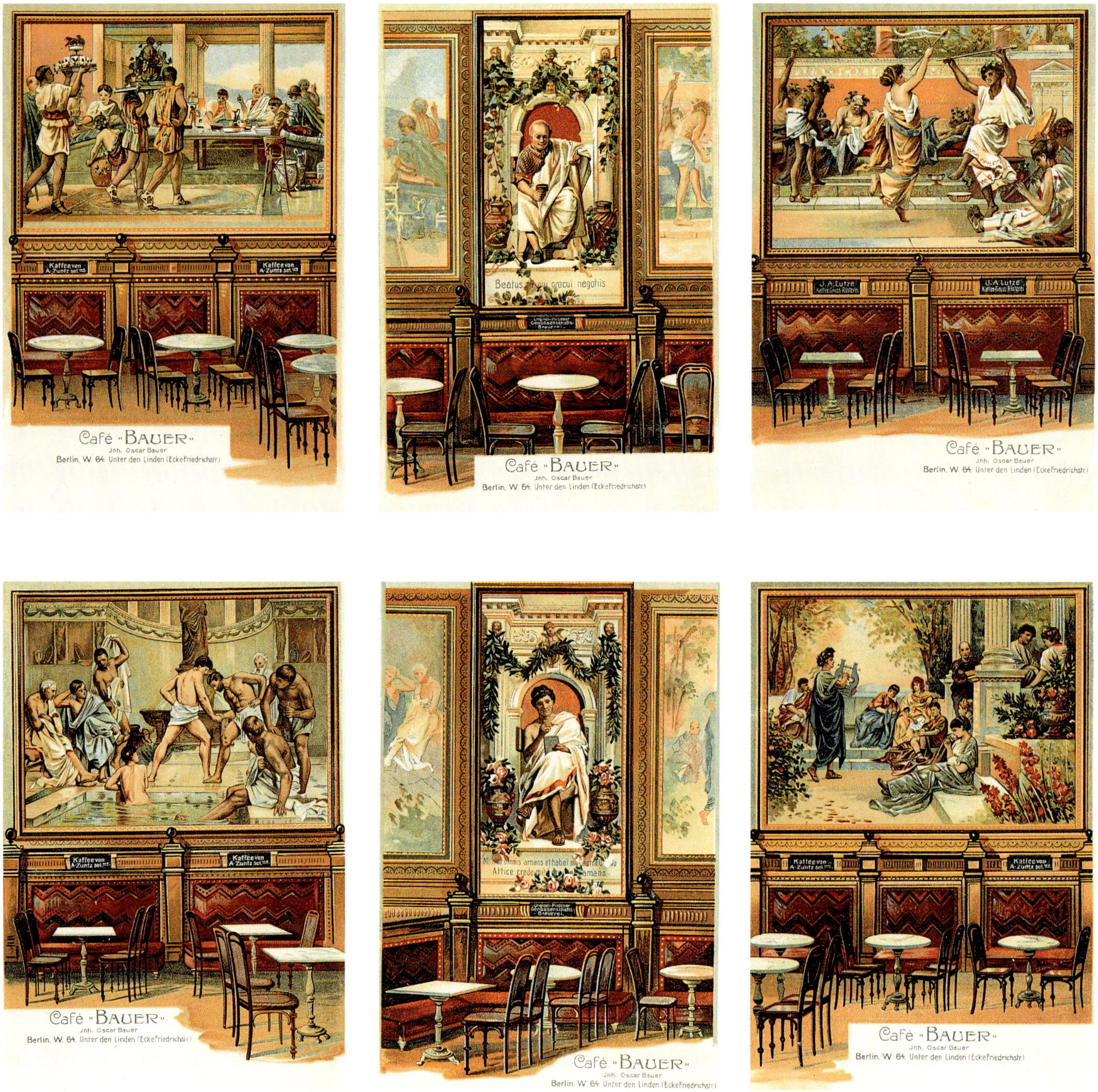

91–96 Serie von sechs Innenansichten des Café Bauer mit dem Zyklus *Römisches Leben*, Hamburg: Kunst-Anstalt H. A. J. Schultz u. Co. o.J. (vor 1905). *Kat. 159*

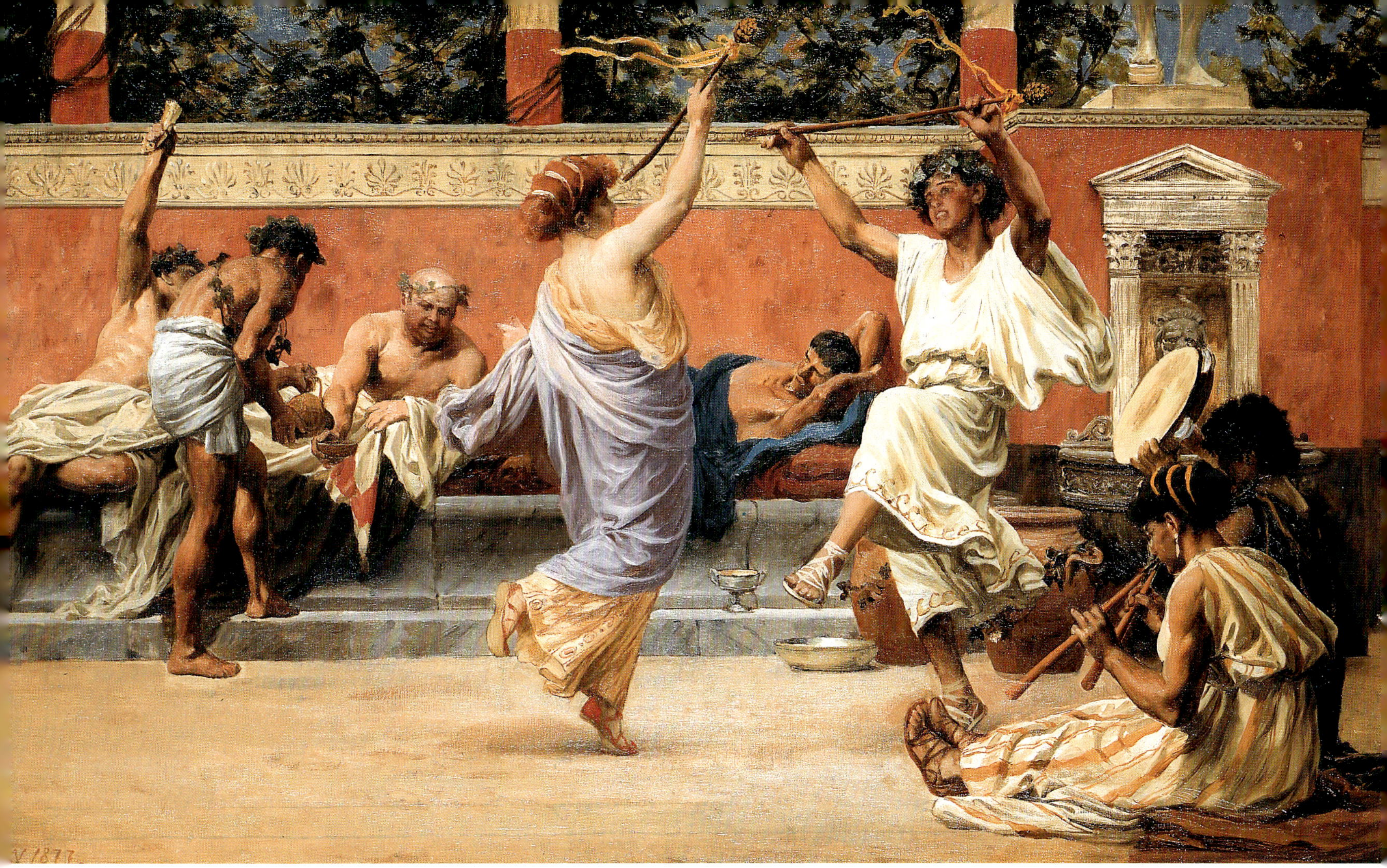

97 Anton von Werner, Farbskizze zu dem Wandbild *Pantomima (Tanz vor der Exedra)* aus dem Zyklus *Römisches Leben*, 1877. *Kat. 154*

98 Anton von Werner, Farbskizze zu dem Wandbild *Symposium (Das Gastmahl)* aus dem Zyklus *Römisches Leben*, 1877. *Kat. 149*

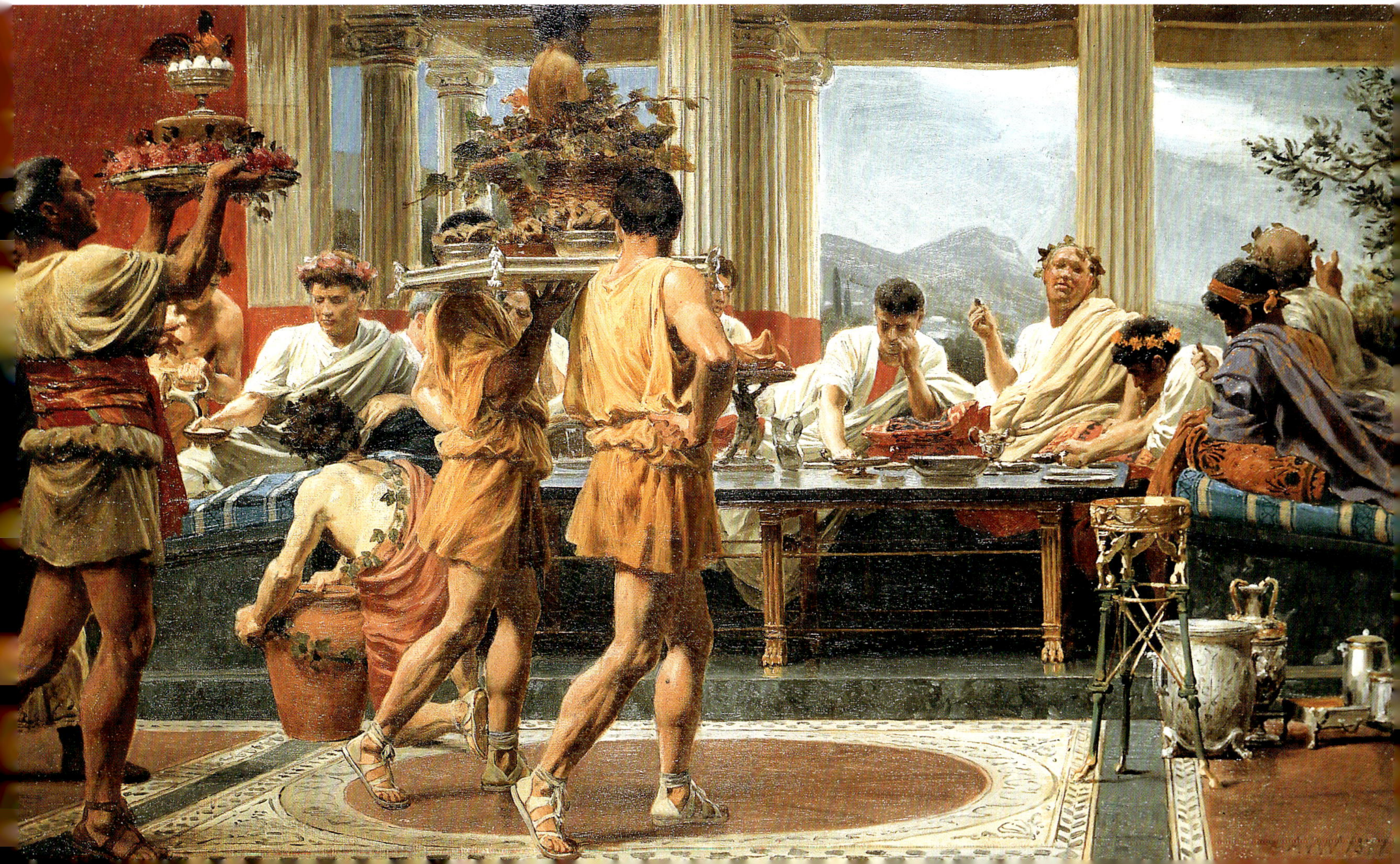

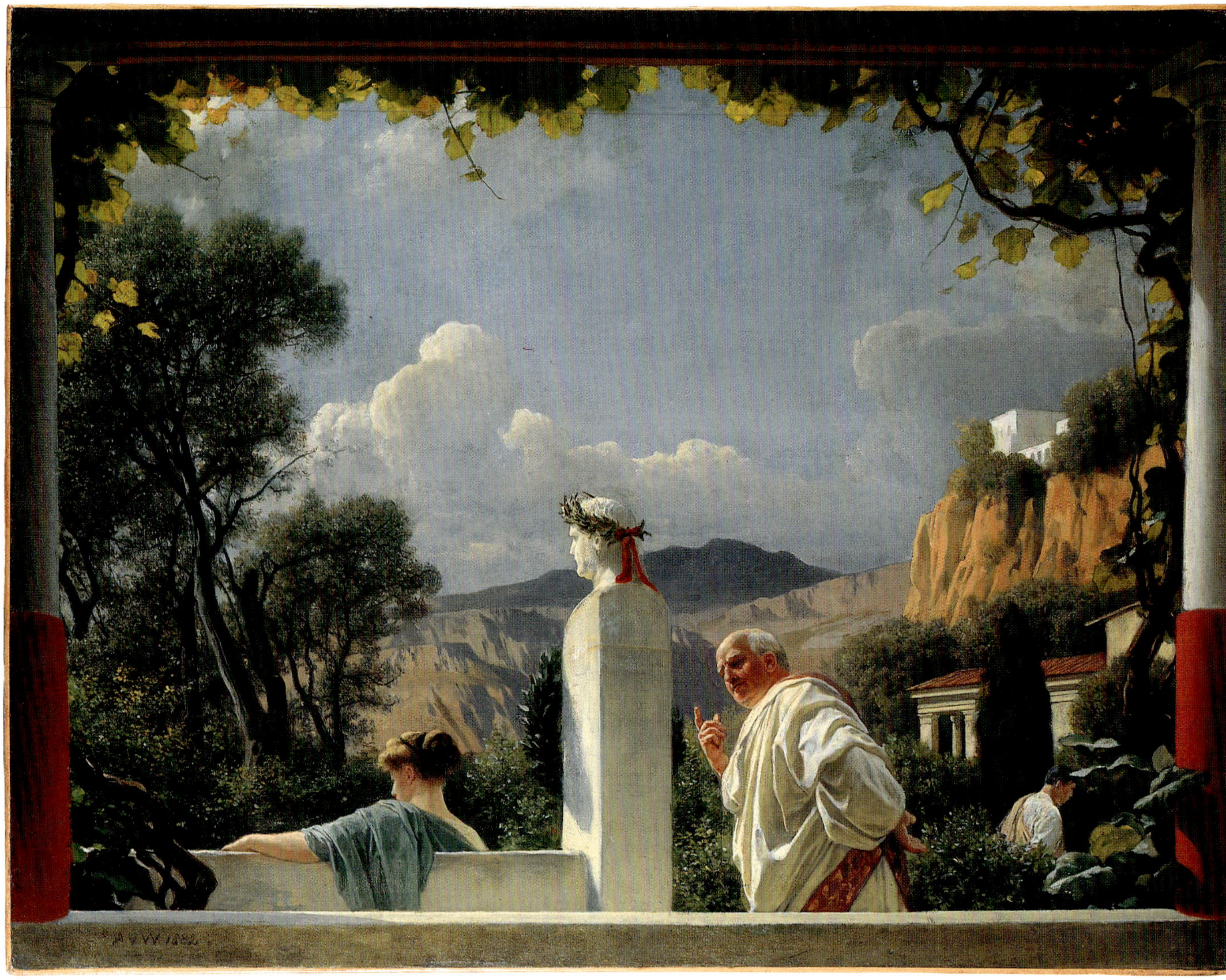

99 Anton von Werner, Farbskizze zu dem Wandbild *Morgen* aus dem Zyklus *Ein römischer Tag*, 1882. *Kat. 160*

Wandmalereien auch für die neueren [...Cafés zu einem] Stilerfordernis«.[41]

Entscheidenden Anteil am legendären Ruhm des Café Bauer als luxuriösestes Haus am Ort hatten also die Gemälde Werners, zu denen sein Freund Scheffel die Titel und Motti vorgeschlagen hatte (vgl. Abb. 91–96). *Symposium* (Das Gastmahl; vgl. Abb. 98): Vor dem Hintergrund eines offenen Säulenumgangs lagern etwa zehn Männer auf Klinen, während Diener kunstvoll arrangierte Speisen herbeitragen und Wein servieren. *Pantomima* (Tanz vor der Exedra; vgl. Abb. 97): Vor einer weinlaubumrankten Säulenwand lagern vier Männer, teilweise weintrinkend, teilweise dem Tanz zuschauend, den eine Frau und ein Mann vor ihnen aufführen; im Vordergrund rechts zwei Musikantinnen. – Zwischen beiden Gemälden war ein Bildnis des Horaz angeordnet; die Beischrift lautete: »*Beatus ille qui procul negotiis*« (»*Glücklich ist, wer dem Treiben der Geschäfte fern...*« [Epoden II,1]). *Thermae* zeigte, um ein zentrales Wasserbecken angeordnet, Männer, die einem Zweikampf zuschauen oder sich unterhalten. Im Hintergrund eine sich um einen Brunnen (mit Hygieia-Statue) apsidial erweiternde Architekturkulisse. *Recitatio*: Eine Gruppe von Frauen und Männern lauscht einem bekränzten Sänger mit Kithara. – Zwischen beiden Gemälden eine Horaz entsprechende Darstellung Ovids, der in einer blumengeschmückten Ädikula sitzt; darunter die Inschrift: »*Militat omnis amans, et habet sua castra Cupido/ Attice crede mihi, militat omnis amans.*« (»*Krieger ist jeder, auch Amor hat sein Heer, Atticus [Spree-Athener, Berliner], glaube mir: Krieger ist jeder, der liebt.*« [Amores I,9]).

Charakteristisch für diesen Zyklus erscheint das stereotype Verhältnis von Figuren und Architekturversatzstücken, das in allen Bildern entsprechend gehandhabt wird. Dabei charakterisiert der architektonische Rahmen den bühnenartigen Ort, der durch Kostümfiguren von akademischem Gleichmaß »bespielt« wird. Dekoratives Beiwerk wie die üppigen Blumenbuketts und Sträucher, Girlanden oder das obligate Weinlaub kaschieren zugleich kompositorische Problemstellen.

»*Für den hinteren Teil des Lokals hatte Chr. Wilberg [der bereits für das Haus Pringsheim die rückwärtige Mauer zum Nachbarhaus als ›einen Blick in südliche Gefilde‹ bemalt hatte] phantasievolle Landschaften antiken Charakters ge-*

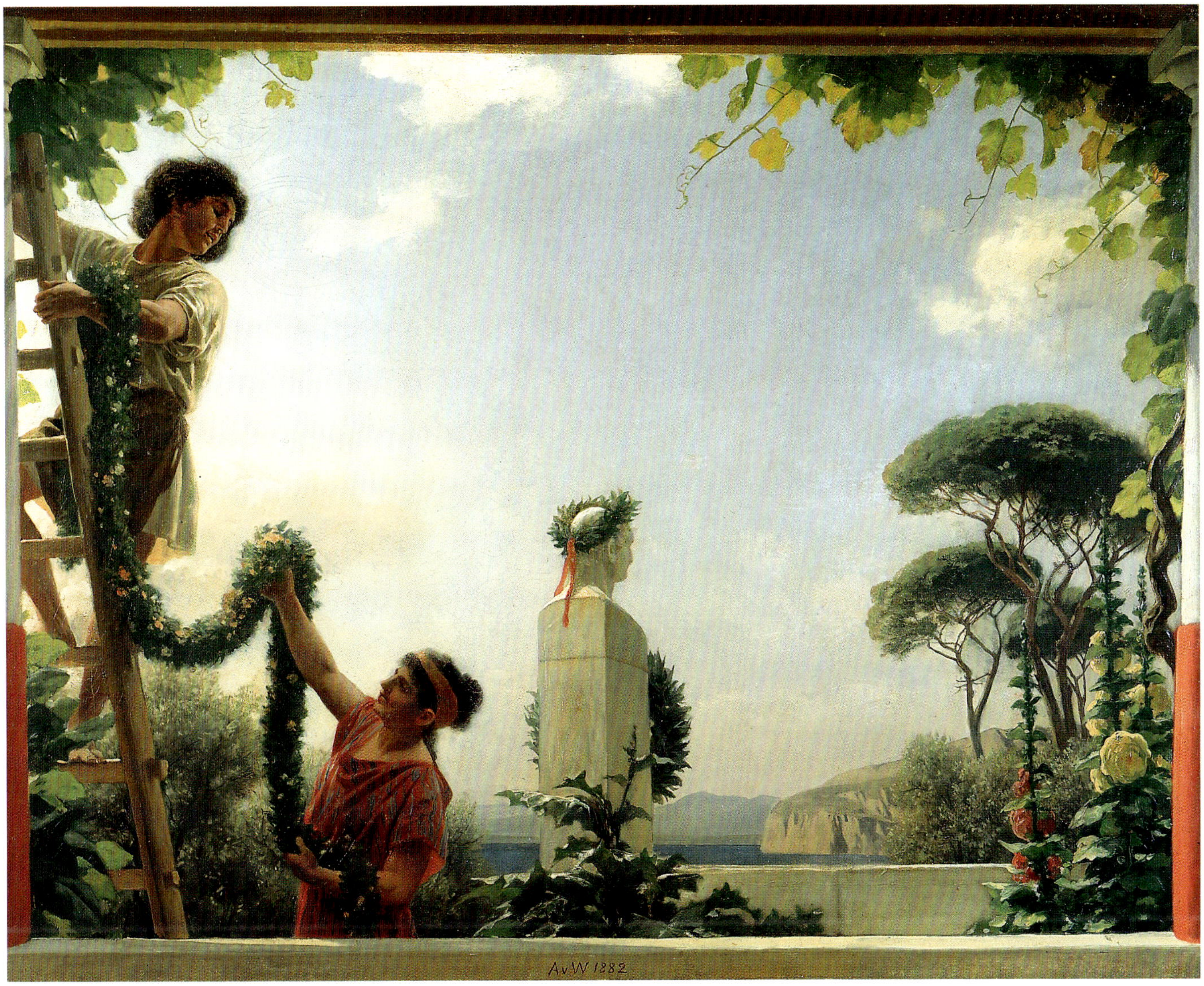

100 Anton von Werner, Farbskizze zu dem Wandbild *Bekränzung* aus dem Zyklus *Ein römischer Tag*, 1882. *Kat. 161*

malt, die sich aber in ihrer Art denen des vorderen Teiles mit den lebensgroßen Figuren nicht harmonisch anschlossen und deshalb einige Jahre später durch andere von mir gemalte figürliche Darstellungen ersetzt wurden.«[42] Damit umschreibt Anton von Werner seinen 1882 entworfenen und 1884/85 vollendeten zweiten Zyklus für das Café Bauer *Ein römischer Tag*, bei dem mehr die mediterrane Landschaft im Vordergrund stand. Dieser Zyklus bestand aus sechs gleichgroßen querformatigen Wandbildern, die sich heute nur noch teilweise rekonstruieren lassen, zumal sich nur zwei Farbskizzen (Abb. 99, 100) erhalten haben und nicht alle photographisch dokumentiert sind. Ihre Titel lauteten: *Morgen*, *Bekränzung*, *Bewillkommnung*, *Mittagsstelldichein*, *An der Statue des Augustus* und *Abend*. Prägend für diese Form der atmosphärischen Vergegenwärtigung antiker Vergangenheit und die genrehafte, dabei archäologisch stimmige Antikenrekonstruktion scheint der Einfluß Alma-Tademas gewirkt zu haben (Abb. 101). Sir Lawrence Alma-Tadema und Anton von Werner waren befreundet; man besuchte sich gegenseitig in London und Berlin, wo Alma-Tadema auch wiederholt ausstellte. Werner bewunderte den berühmten Modemaler als einen – wie er schrieb – *»großen Künstler, vor dem die künstlerischen Geheimnisse des alten Ägyptens ebenso offen dalagen, wie die poesieumstrahlte Zeit des klassischen Griechentums und die Verderbtheit des kaiserlichen Roms [...], welche Fülle von archäologischer Gelehrsamkeit*

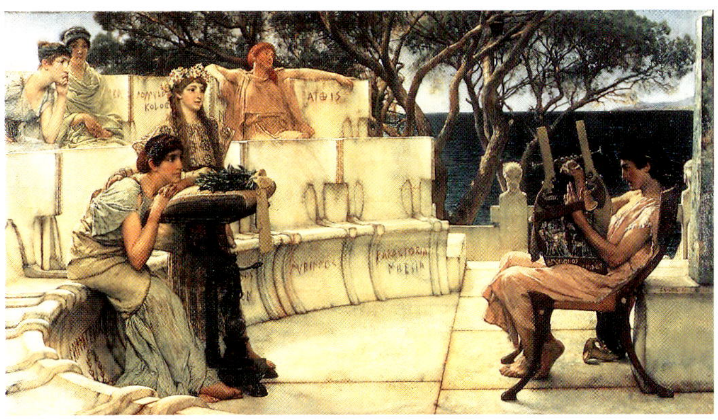

101 Lawrence Alma-Tadema, Sappho und Alcaneus, 1881, Baltimore, Maryland, The Walters Art Gallery

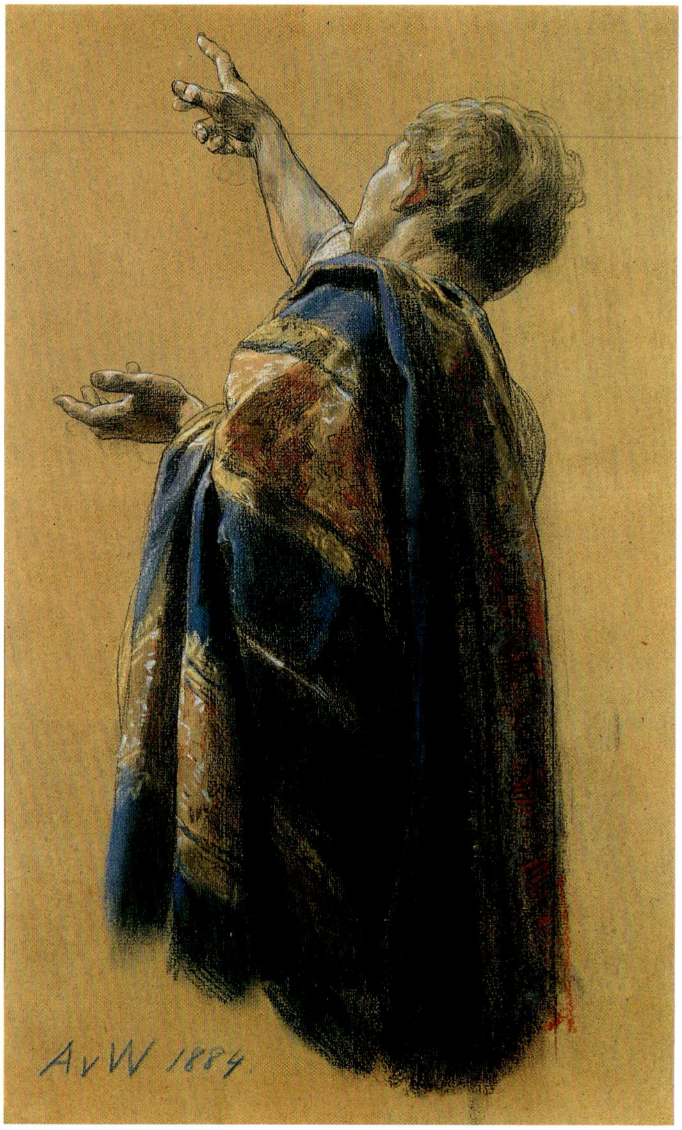

102 Anton von Werner, Männliche Gewandstudie, 1884. *Kat. 162*

[mußte] sich mit malerischem Empfinden verbinden [...], um diese von höchster künstlerischer Schönheit durchwebten Bilder antiken Lebens zu schaffen.« – Im Café Bauer unterließ es *»der liebenswürdige Kollege, dem die Schwächen meiner dortigen Wandgemälde nicht verborgen sein konnten, [...] nicht, mir Komplimente über sie zu machen und sich Photographien davon auszubitten.«*[43]

Anton von Werner rechtfertigt *»das Wagnis, in ein modernes Café Darstellungen aus altrömischer Zeit zu malen«*, damit, daß *»Szenen aus dem gesellschaftlichen Leben jener Zeit, welche die Gäste des Lokals vielleicht zu Betrachtungen über das Einst und Jetzt des täglichen Lebens anregen würden«*[44] – eine ausgesprochen historistische Begründung also, ja, eine Selbstrechtfertigung.

Kunst und Leben

War in diesem Kontext das Verhältnis von Kunst und Leben mehr auf ein alternatives Projektions-Angebot als auf eine vermeintliche Vorbildlichkeit des einen für das andere angelegt, so decken sich beide doch in der schmerzlichen Erfahrung einer letztlich unüberwindbaren Kluft zwischen Kunstwirklichkeit und Lebenswirklichkeit. Diese Kluft war allenfalls noch temporär zu überbrücken, als Tagtraum, als Imagination – oder aber im Kostümfest. In den aufwendigen Kostümfesten jener Zeit finden Anton von Werners dekorative Malereien denn auch jenseits von Farbe und Leinwand ihre unmittelbarsten Entsprechungen; an ihnen hatte er nicht zufällig in seiner Eigenschaft als Direktor der Berliner Akademie seit 1875 und schon zuvor entscheidenden Anteil.

Aus Anlaß des hundertsten Jahrestages der ersten Ausstellung der Berliner Akademie wurde 1886 im neuen Austellungsgebäude am Lehrter Bahnhof eine spektakuläre Jubiläumsausstellung veranstaltet, die zugleich eine Selbstdarstellung der Wilhelminischen Kunst- und Kulturpolitik war. Im Mittelpunkt dieser aufwendigen Feier stand ein Bauwerk, das als lebensgroßes Pasticcio farblich rekonstruiert Teile des Zeus-Tempels von Olympia und des Zeus-Altars aus Pergamon »nachschöpfend« in sich vereinte. Zu diesem Zweck hatte man um einen terrassenförmigen Unterbau mit großer Freitreppe die Reliefs des großen pergamenischen Frieses in Gips kopiert und ergänzt. Die Jubiläumsausstellung bot eine gute Gelegenheit, die langjährigen archäologisch-künstlerischen Bemühungen des Bildhauers Alexander Tondeur (1829–1905) um die Rekonstruktion der pergamenischen Gigantomachie einem breiten Publikum vorzustellen.[45]

Die schöpferische Rekonstruktion der antiken Monumente fand ihre konsequente Ergänzung im sogenannten Pergamonfest, das nicht weniger als 1300 Mitwirkende aus der Berliner Künstlerschaft zählte (Abb. 103). Durch sie wurde die ephemere Vergegenwärtigung antiker Architektur und Kunst zu einer großen Kulisse und das ganze Spektakel als Massen-Inszenierung unter Werners Leitung zu einem riesigen »Lebenden Bild« und Fest-Theater. Durch das Pergamonfest versuchte – mit den Worten Werners – *»die Künstlerschaft vermittels der Vorführung vergangener Zeiten voll malerischen Reizes nicht nur den Sinn für Schönheit zu pflegen, sondern auch die welt- und kunstgeschichtliche Bedeutung ins Grab der Vergessenheit gesunkener Epochen in ihrer äußeren Erscheinung wieder lebendig zu machen [...]«*.[46]

Tatsächlich dürften die Grenzen zwischen historischem Ernst und komischer Travestie fließend gewesen sein; nicht wenige Teile dieses Festes sind denn auch von den Tücken der unfreiwilligen Komik schwer gezeichnet: In den *»malerischen Massenbildern von unbeschreiblich großartiger Wirkung unter dem strahlenden Sonnenschein dieses Tages [...waren] die im Triumph mitgeführten Gruppen von gefangenen Jungfrauen [...] von entzückender Anmut und Schönheit und ehrwürdigere Erscheinungen als Priester wie die unserer langbärtigen Kollegen [...] wird es auch im klassischen Altertum schwerlich gegeben haben. – Am Abend entwickelte sich in einem Teile des Gartens ein lustiges antikes Jahrmarktsleben [...]. Ein Charon führte Neugierige dorthin über den Styx, d.h. über den kleinen künstlichen Teich des Ausstellungsparkes, und Julius Stinde verkündete als Priester in einem kleinen Tempel den Eintretenden ihr Schicksal.«*[47]

Also nur noch in der Sphäre der Kunst und Künstlichkeit, nur noch als Fest fürs Auge ist der Gegensatz zwischen der vermeintlichen Geltung der antiken Formenwelt und der längst außer Geltung gesetzten antiken Lebenswelt, zwischen der historischen Wirklichkeit der Antike und der so ganz anderen Lebenswirklichkeit des Jahres 1886 zu überbrücken.[48] Nicht ganz zu überhören ist denn auch ein resignativer Unterton, der den inneren Widerspruch dieser Evokation der Historie und das Scheitern des assoziativen Historismus bereits miteinzuschließen scheint. Fast wie eine – dazu passende – historische Pointe kann es erscheinen, daß dieses Fest-Spektakel ausgerechnet durch den Freitod König Ludwigs II. im Starnberger See verschoben werden mußte und die Feststimmung dadurch *»wesentlich beeinträchtigt«* wurde.

Bereits gut zehn Jahre vor diesem denkwürdigen Schau-Spiel vor Vertretern des Hofes hatte Werner für die *»Kronprinzlichen Herrschaften«* und einen exklusiven Kreis ein glanzvolles Kostümfest arrangiert. *»Der Hof der Mediceer«*, so sein Titel, sollte zugleich *»eine Huldigung der Künste«* sein. Werner steuerte u.a. Entwürfe *»für besonders glänzende Kostüme«* bei. – *»Die Frau Kronprinzessin erschien in der Tracht der Bella di Tiziano, der Kronprinz trug ein Kostüm ganz in dunkelrot, das dem bekannten Porträt Heinrich VIII. von H. Holbein nachgebildet war [...]. Ganz besonders schöne Erscheinungen waren die Damen [...], die im Gefolge eines orientalischen Fürsten einherschritten und allgemeine Bewunderung hervorriefen.«* Kaiser Wilhelm, als oberster Repräsentant dieser »verkleidungssüchtigen« Gesellschaft, *»befahl eine Wiederholung des Festes in der nächsten Zeit im Königlichen Schlosse«*.[49] Als Anerkennung erhielten die am Fest beteiligten Künstler aus der Hand der Kronprinzessin auf Seide gedruckte Distichen; das für Anton von Werner bestimmte spielte auf die Siegessäule an: *»Nichts mißlinget dem Künstler, wie kühn uns scheine sein Wagniß,/Bleibt er dem Genius treu, den ein Gott ihm verlieh:/So mit glühender Farb' in herrlichen Linien schufst Du/Aus der unschönen Säul' würdig ein Mal!«* Die Kronprinzessin, die sich nämlich nie *»für deren Schönheit [...] hat begeistern können«* und die bei Gelegenheit einmal in dem hohen Schornstein einer Ziegelbrennerei *»ein merkwürdiges Pendant entdeckte«*, verwies damit unfreiwillig auf die ganz andere Wirklichkeit hinter der historischen Maskerade.[50]

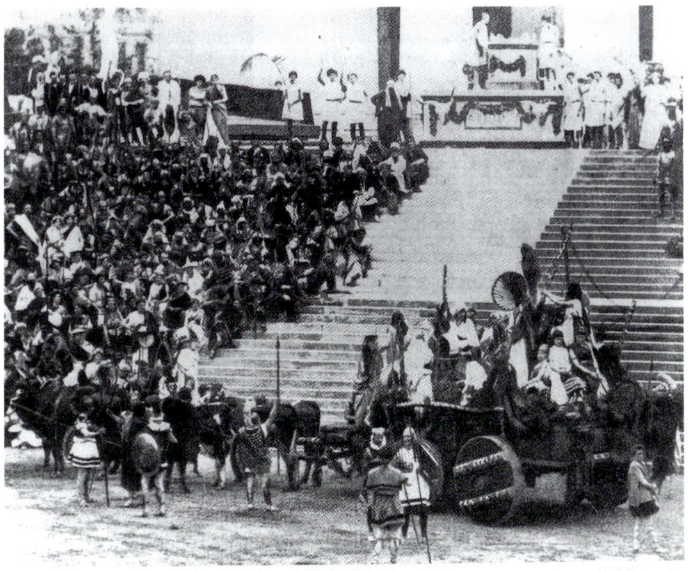

103 Das Pergamonfest der Berliner Künstler, 1886, Photographie von G. Anschütz

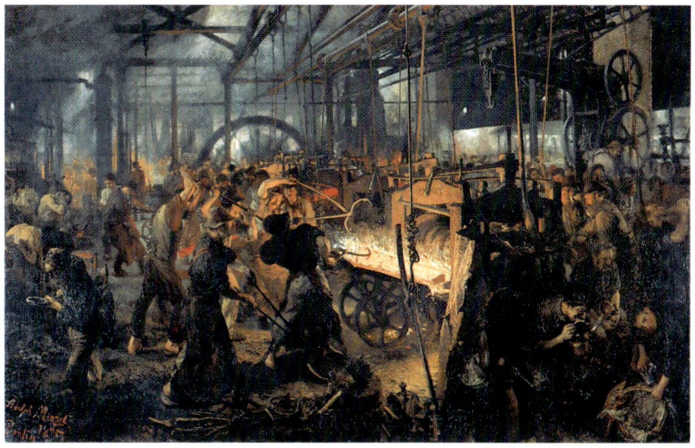

104 Adolph Menzel, Das Eisenwalzwerk, 1875, Berlin, Nationalgalerie, SMB

Dazu fügt sich, daß unmittelbar und unvermittelt auf die Schilderung des Kostümfestes folgend Werner in einer wahrhaft heroischen Selbstentlarvung das Hauptwerk des achtundzwanzig Jahre älteren Adolph Menzel, das *Eisenwalzwerk* (Abb. 104), als *»geniale Schöpfung«* würdigt, die *»ganz neue Wege«* gehe: *»Die Verherrlichung der Arbeit, der Eisen- und Maschinen-Industrie, des eigentlichen Motors des modernen Lebens«*. Unbewußt, dabei so bezeichnend wie versöhnlich, stellten die Betrachter dieses Bildes jedoch auch von hier eine Brücke zu den antikisierenden Maskeraden und Allegorien der dekorativen Malerei Anton von Werners her: Das Publikum taufte das Bild nämlich *»Moderne Cyklopen«*.[51]

1 Werner 1913, Abb. S. 29. Die Datierung des Werkes 1870 erscheint auffallend früh, wenn man bedenkt, daß der Grundstein zum Palais Pringsheim erst im Frühjahr 1872 gelegt wurde. Ähnlich wie bei *La Festa* möchte ich eine spätere Entstehung als angegeben nicht ausschließen. Seit 1871 wurde *Was ihr wollt* in Berlin in der Bearbeitung von Wilhelm von Oechelhäuser gespielt.

2 Werner 1913, S. 2

3 Bartmann 1985, S. 22

4 Rosenberg 1895, S. 7

5 Brockhaus' Konversations-Lexikon in 16 Bänden, Leipzig/Berlin/Wien [14]1892, Bd. IV, S. 891 (Stichwort »Dekoration«); vgl. ebd., [14]1901 (revidierte Jubiläumsausgabe), S. 835 (Stichworte »Dekoration« und »Dekorationsmalerei«)

6 Berlin und seine Bauten, hg. vom Architekten-Verein zu Berlin, 1. Teil, Berlin 1877, S. 417

7 Ebd., S. 414 f.

8 Rosenberg, Adolf: Die Bauthätigkeit Berlins, in: Zeitschrift für Bildende Kunst, 10, 1875, S. 346

9 Ebd., S. 346; vgl. zur Architektur der Gründerzeit in Berlin auch die Darstellung bei Fürstenberg, Carl: Die Lebensgeschichte eines deutschen Bankiers 1870–1914, hg. von seinem Sohn Hans Fürstenberg, Berlin 1931, besonders S. 64–69

10 Fontane, Theodor: Werke, Schriften, Briefe, ediert von Walter Keitel und Helmuth Nürnberger, Bd. V/2, Briefe 1860–1878, S. 505, Nr. 398 (Brief Fontanes an Emilie Fontane vom 5. 8. 1875); Rosenberg (wie Anm. 8), S. 346; Dohme 1874, Sp. 350

11 Ebe veröffentlichte 1875, veranlaßt durch *»viele schiefe Urtheile über dieses Haus durch Berliner Zeitungen«* und die *»abfällige Kritik«* vor allem am *»Zuviel der Farbe«*, eine Rechtfertigung der Fassadengestaltung. Neben den farbigen Terrakotten verteidigt er auch den *»Mosaikfries auf*

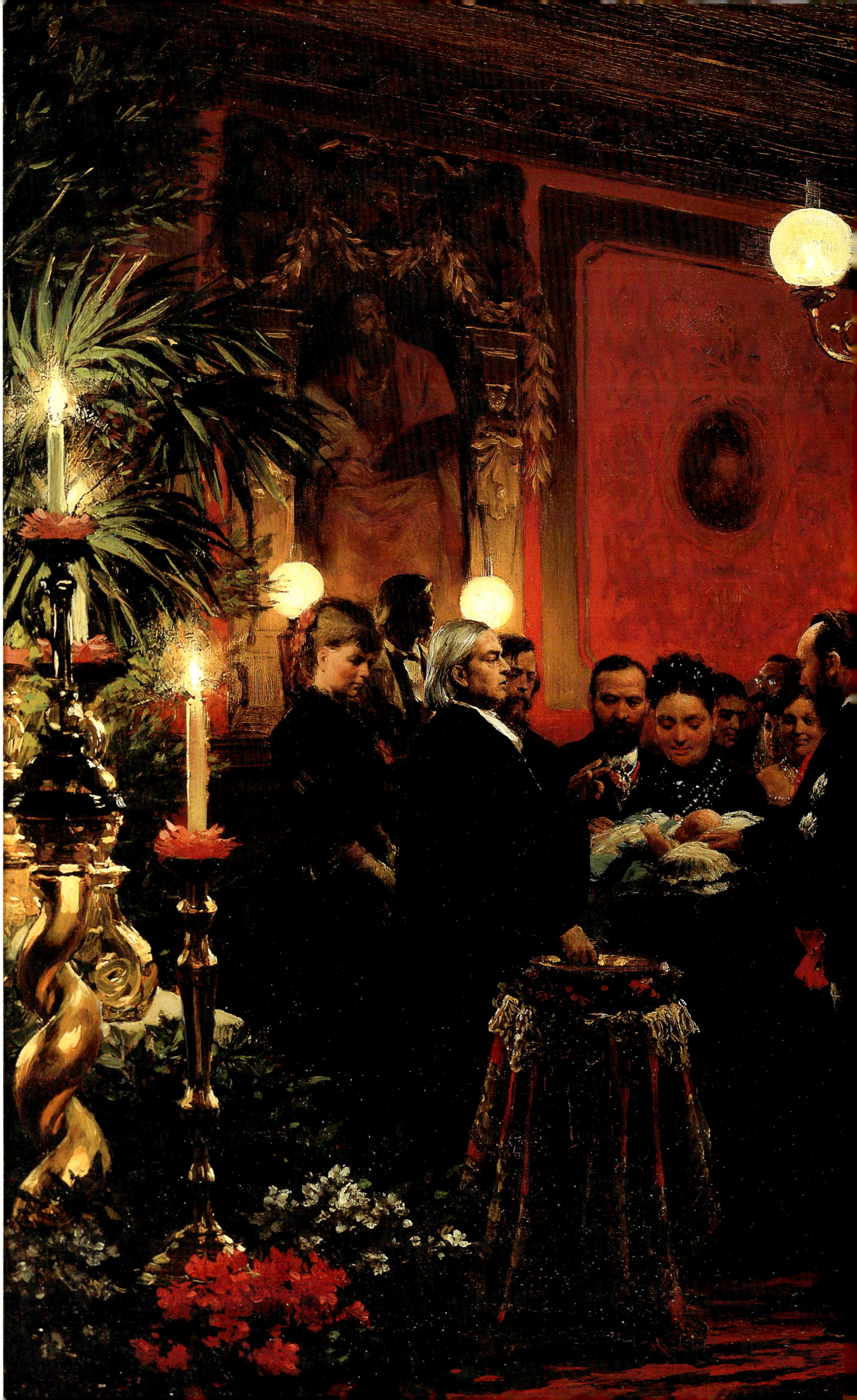

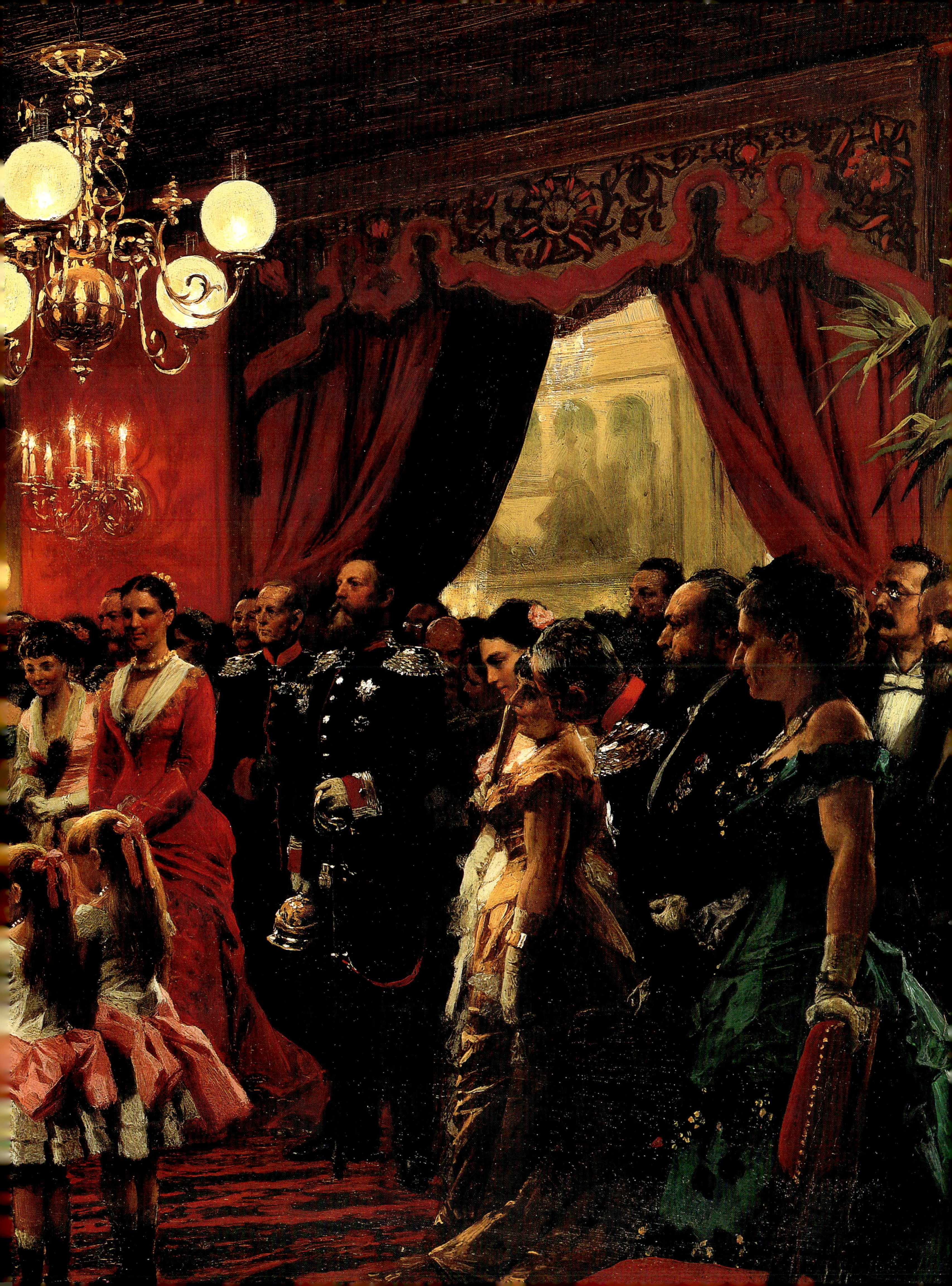

könnte, wurden die Alexandra Restaurierungen, Büro für Bauforschung, Restaurierung und Architektur, vom Eigentümer mit einer Voruntersuchung beauftragt. Diese ergab, daß ursprüngliche Substanz nicht nur auf dieser einen Wand in diesem einen Raum, nicht nur in den angrenzenden Räumen, sondern im ganzen Haus vorhanden war (Abb. 112).

Dies zog die Untersuchung des Innern des gesamten Gebäudes als Notwendigkeit nach sich. So wurde eine umfassende restauratorische und bauhistorische Befunduntersuchung des Wohn- und Atelierhauses vom Landeskonservator Berlin in Auftrag gegeben.[5] Bei dieser Befunduntersuchung, die den spezifischen Anforderungen der Aufgabe, insbesondere der möglichen Existenz von Wandmalereien, Genüge tun mußte, war die Grundlage aller weiterführenden Arbeiten die Dokumentation des vorgefundenen Zustandes einschließlich des Schadensbildes, ein verformungsgerechtes Aufmaß aller Grundrisse und Schnitte sowie aller Wand- und Deckenflächen.

Im Kontext mit der bauhistorischen Untersuchung und dem architektonischen Aufmaß begann die restauratorische Befunduntersuchung durch Anlage von kleineren Freilegungsöffnungen, Suchkanälen und größeren Freilegungsöffnungen an Wand- und Deckenflächen sowie an Fußböden. Mit Ausnahme des Roten Salons, in dem eine schrittweise Gesamtfreilegung der Wände vorgenommen wurde (Abb. 111), wurden die Freilegungen, die allesamt auf mechanische Weise erfolgten, nur so weit geführt, daß eine ursprüngliche Fassung oder ein dekoratives System erfaßt und noch vorhandene Wandgemälde definiert werden konnten. Dies erstreckte sich auch auf alle Holz- und Metallbauteile. Die ornamentalen Malereien auf Wand- und Deckenflächen wurden als kolorierte Abnahmen in ihrer Farbigkeit exemplarisch erfaßt (Abb. 113), während alle angelegten Farbtreppen auf Befundblättern mit ihren Fassungsabfolgen dokumentiert wurden. Alle genannten Maßnahmen wurden photographisch auch in ihren zeitlichen Abfolgen detailliert erfaßt. Um die Teilergebnisse in einen optischen Zusammenhang bringen zu können, wurden alle erkennbaren Ergebnisse der restauratorischen Befunduntersuchung in die erstellten

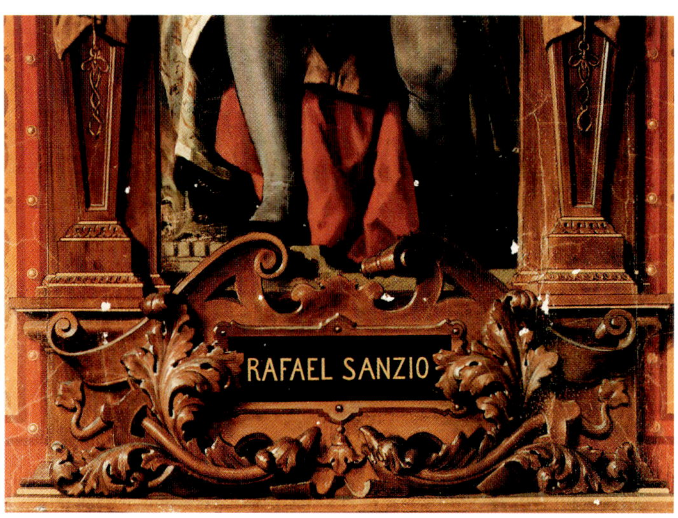

111 Detail der Freilegung der Westwand des Roten Salons der «Villa VI» durch die Alexandra Restaurierungen, 1988

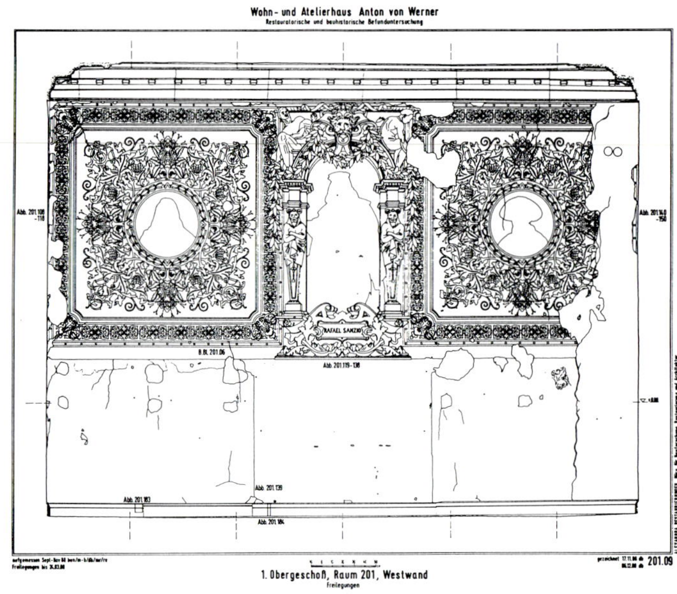

112 Aufmaß der Westwand des Roten Salons der «Villa VI» durch die Alexandra Restaurierungen, 1988

Aufmaßpläne der Wand- und Deckenflächen eingetragen und bezeichnet, so auch die einzelnen Befundstellen und Detailfotos. Ergänzend wurden alle dekorativen und ornamentalen Wand- und Deckenmalereien zeichnerisch im Maßstab 1:1 abgenommen, was im Roten Salon wiederum zu einer Gesamtabnahme führte.

Sämtliche Einzelergebnisse, Dokumentationen und Informationen zeichnerischer wie photographischer Art, die die einzelnen Räume betrafen, wurden in einem Raumbuch zusammengefaßt, dessen Aufbau die Komplexität der Fragestellungen widerspiegelt, die während der Untersuchungen auftraten. Auf Fortschreibung angelegt, stellt es eine Kombination zwischen Untersuchungsbericht und vorläufigem Schlußbericht dar und bildet die Grundlage für die folgenden zusammenfassenden Ausführungen.

Die Architektur

Die Parzelle VI war die kleinste der hinter dem damaligen Mietshaus Potsdamer Straße 113 gelegenen Grundstücke, die durch die Aufteilung eines alten Holzplatzes entstanden waren. Sie war zudem sehr schmal und tief, was den Architekten vor eine besondere Aufgabe stellte. Diese wurde aber dadurch etwas erleichtert, daß jedes der sechs Gebäude seine individuelle Prägung erhalten sollte, was etwaige gestalterische Zwänge im Sinne einer gewollten Einheitlichkeit hinfällig machte.

Die »Villa VI« in der Form von 1874 stellte sich als hoher, kubischer Block dar, dem ein zweieinhalbgeschossiger Vorbau – abgestuft durch Erker und Balkon – und ein Treppenhaus mit terrassenartigem Abschluß vorgelagert waren, die zum alles überragenden Atelier überleiteten (Abb. 116). Dessen fensterlose Südfront, der zum Platz erweiterten Privatstraße zugewandt, war nach außen hin der einzige Hinweis auf die Tätigkeit des Bewohners.

Auch wenn das Viertel ein beliebter Wohnort für Künstler wurde – so stößt das Haus des Malers Carl Graeb, Lützow-

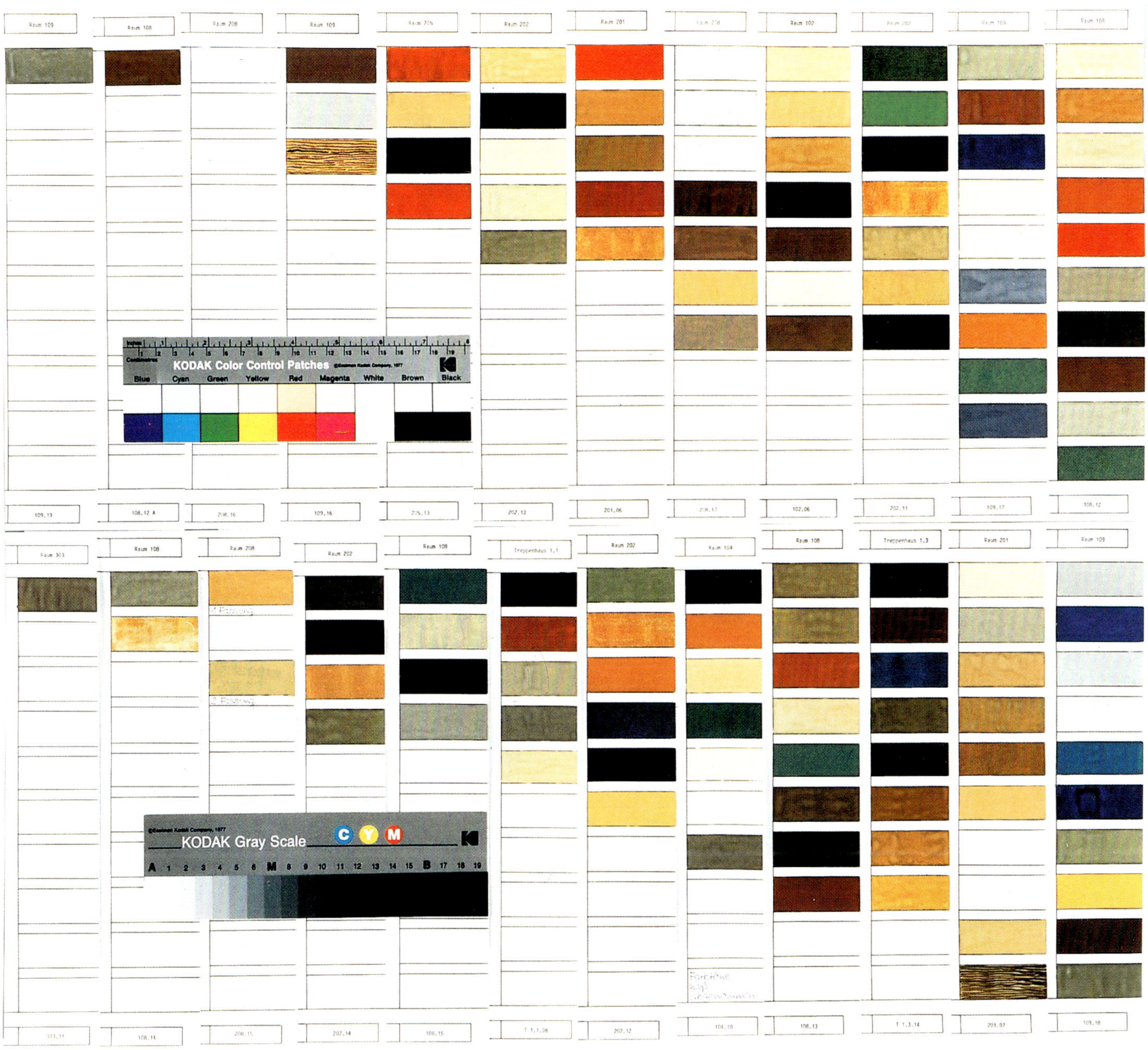

113 Farbskala der Befunduntersuchung

straße 92, das auch der Komponist Friedrich Kiel bewohnte, mit Rückseite an das Wernersche Grundstück –, konnte man wegen der Vielschichtigkeit des Stadtteils um die Potsdamer Straße nicht von einer Künstlerkolonie sprechen.

Anton von Werner hatte dem Gebäude eine auf die Geschosse bezogene Funktionstrennung zugewiesen, die durch das autonome Treppenhaus, fast ein Turm, noch betont wurde. Von ihm öffneten sich als Portale ausgebildete Türen auf drei Hauptgeschosse, so daß sich dem unbefangenen Besucher zunächst der Eindruck eines Mehrfamilienhauses vermittelte, die Bewohner aber in die Lage versetzte, die Bereiche separat zu betreten (Abb. 114, 115).

Bereits die Hauseingangstür machte auf die Bewohner aufmerksam; in die schmiedeeisernen Gitter der Türverglasungen waren die Initialen *AW* und *MW* eingelassen: Anton und Malvina von Werner. Das dahinterliegende Treppenhaus versuchte den Besucher nicht durch einen repräsentativen oder gar pomphaften Eingangsbereich zu beeindrucken, sondern leitete über einen kleinen Vorplatz direkt zu den Treppenläufen über. Hinsichtlich der Häufung von Details sehr zurückhaltend gestaltet, vermittelten die malerisch in große Felder aufgeteilten, in einer fast pompejanischen Farbgebung gehaltenen Wände, die bronzierten, gußeisernen Geländerstäbe und die schwarzen, in Goldbronze abgefaßten Portale bereits einiges von der Intensität der malerisch-dekorativen Ausgestaltung, der das gesamte Gebäude unterworfen war. Im 2. Obergeschoß wechselte die bis dorthin feierlich-ernste Farbgebung und leitete in Ocker- und Grüntönen zu der in keiner Weise erdrückend wirkenden Kassettendecke des Treppenhauses über.

Obwohl Erdgeschoß und 1. Obergeschoß über eine ähnliche Raumaufteilung von jeweils zwei quergelagerten, hintereinanderliegenden Raumgruppen und dem vorderen Saal verfügen, war ihnen – neben der verschiedenen Nutzung und durch sie bestimmt – auch eine unterschiedliche gegenseitige Zuordnung der Räume zugewiesen worden. Erster Raum des Erdgeschosses war das »Vorzimmer«, ein Vestibül mit Terrazzofußboden, hinter dem eine interne Treppe in das Kellergeschoß führte. Südlich schloß sich das Speisezimmer mit dem Erker im vorderen Bauteil an. Unter der mit kräftigen Ornamenten in vornehmlich Ockertönen versehenen Decke und dem in Holzimitationen gehaltenen Stuckgesims umzog die Wände jener auf Leinwand gemalte Fries, den Anton von Werner bereits für seine alte Wohnung am Lützowufer gemalt hatte (Abb. 124, 125; vgl. hierzu den Aufsatz von Martina Weinland, S. 154 ff.).

Ein Holzpaneel (neben dem des Roten Salons das einzige im Hause) umschloß die Wände und griff in eine nördlich gelegene Nische über, die mit dem Speisezimmer durch einen offenen Durchgang verbunden war. Dahinter lag die »Passage«, die Schleuse zu den persönlichsten Räumen des Hauses, dem Schlafzimmer und dem Kinderzimmer. Diese lagen abgeschirmt an der Hoffassade und hatten von Werner eine besondere Gestaltung erfahren. Die Wand des Schlafzimmers hatte er in Felder aufgeteilt, in welchen vor blauem Himmel Putti, in den beiden auf der Westwand Amor und Psyche schwebten. Diese Durchbrechung des realen Raumes steigerte Anton von Werner in der malerischen Gestaltung des Kinderzimmers. Die Wände waren auf drei Seiten in einen Arkadenhof verwandelt, dessen Unterwand durch eine rhythmische Abfolge von Pfeilern und reich ornamental gestalteten Rücklagen gegliedert war. Auf ihr erhob sich die Bogenreihe, in deren Feldern je drei Wandbilder *en grisaille* auf jeder der Seiten die Märchen von Aschenputtel, Dornröschen und Schneewittchen schilderten. Nach oben hin öffnete sich der Arkadenhof gegen einen Sternenhimmel mit einer zentralen Sonne. Das direkte Vorbild für die Ausgestaltung des Kinderzimmers einschließlich der Erzählstruktur der Bogenfelder war Moritz von Schwinds Aquarellzyklus des *Märchens von den sieben Raben*, dessen Verlagerung in Innenräume Werner durchbrach, indem er sie durch einen gemalten Himmel öffnete. Die Erzählstruktur des Vorbilds erfuhr dadurch eine neue Dimension, daß den großen Illustrationen nicht eine in das Bild – wie bei Schwind – gemalte Erzählerin beigegeben war, sondern in der Person der Amme oder des Kindermädchens den Bildern eine wirklich existierende Erzählerin zugeordnet wurde.

Dem Vestibül im Erdgeschoß entsprach das Musikzimmer im 1. Obergeschoß. Es hatte die gleiche Verteilerfunktion, bildete aber zusammen mit dem südlich angrenzenden, durch einen offenen Durchgang verbundenen Roten Salon den Kern der Fest- und Repräsentationsräume. Der Rote Salon war bestimmt durch die gemalte Scheinarchitektur von zwei Triumphbögen, die sich mittig auf der West- und der Ostwand aus dem umlaufenden Holzpaneel entwickelten und erhoben. Sie waren flankiert von gemalten roten Teppichen mit Ornamenten aus Arabesken, die sich auf den beiden anderen Wänden fortsetzten. Ihnen waren Medaillons

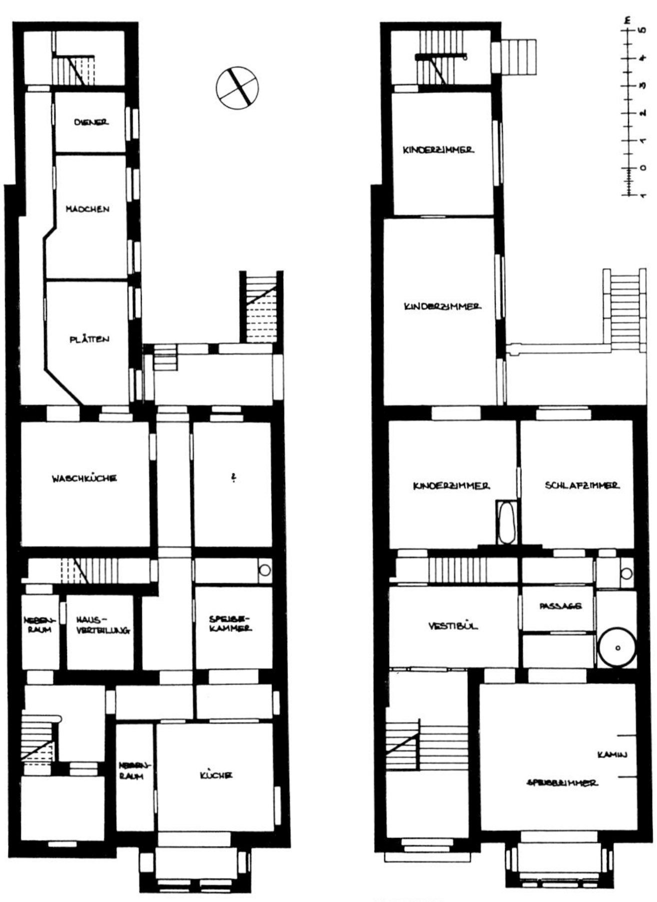

114 Grundriß der »Villa VI«, Keller- und Erdgeschoß

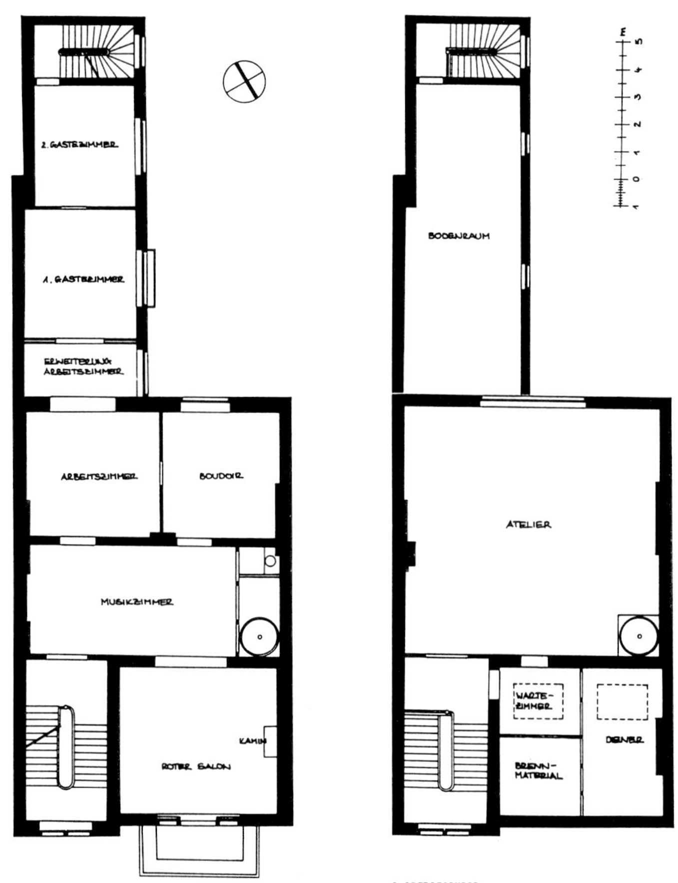

115 Grundriß der »Villa VI«, 1. und 2. Obergeschoß

eingeschrieben, die die Bildnisse von Dürer, Holbein, Rubens, Rembrandt, Velazquez und Murillo trugen – alles Umsetzungen von der Hand Anton von Werners nach Selbstbildnissen der Meister. In den Triumphbögen fanden sich die Sitzfiguren der Malerfürsten Raffael und Tizian, deren Gesichtszüge ebenfalls Selbstporträts entnommen waren. Auch in diesem Raum trug ein Stuckgesims in Holzimitation eine gemalte imitierte Holzkassettendecke.

Das Musikzimmer – nicht nur so genannt, sondern von dem passionierten Musiker Anton von Werner aktiv genutzt – war Ergänzung und Gegensatz zum Roten Salon zugleich. Vier Wandgemälde, die in einer sonst im Hause nicht so üppigen Dekoration imitierter Wandteppiche eingelassen waren, schmückten das Zimmer. Sie waren großformatige Umsetzungen eigener Sepia-Tuschzeichnungen, die Anton von Werner zehn Jahre zuvor zu Joseph Victor von Scheffels *Frau Aventiure*-Zyklus geschaffen hatte (Kat. 171–181) und die Musik als Quelle von Lebensfreude darstellten: *Der Vogt von Tenneberg*, *Herbstreigen*, *Exodus cantorum* und dazu *Die Maulbronner Fuge* (Kat. 194) – letztere aus der Scheffelschen Liedersammlung *Gaudeamus!* stammend, aber den anderen Gedichten gleichgesetzt und wie diese behandelt. Auch hier betonte die gemalte, wiederum auf einem Stuckgesims ruhende Decke in ihrer den warmen Tönen der Wände adäquaten Farbgebung die Geschlossenheit des Raumes.

Hinter dem Musikzimmer und seinen Nebenräumen lagen das Arbeitszimmer und ein »Boudoir« genannter Raum, über dessen ursprüngliches Aussehen außer einem Stuckgesimsfragment nichts bekannt ist. Die Wände des Arbeitszimmers waren einfarbig in einem Rotton gefaßt, besaßen aber ein unter der Decke umlaufendes gemaltes Spruchband mit den Orten und Daten der Schlachten des Deutsch-Französischen Krieges von 1870/71, während die Decke den Reichsadler mit den von Werner erwähnten Sprüchen trug.

Das Atelier im 2. Obergeschoß war vom Treppenhaus direkt durch ein Portal zu betreten. Es umfaßte die Fläche des Hauptbaukörpers und überragte das Treppenhaus und den vorderen, mit einem Mezzaningeschoß abschließenden Bauteil. Seine Holzbalkendecke wurde im Norden von einem Oberlicht durchschnitten, das die Verlängerung des großen Nordfensters darstellte. Den im Grundriß fast quadratischen Raum durchzog an der Südostecke die verkleidete Spindeltreppe. Auf die einfarbig gehaltenen Wände war unter der Decke ein umlaufender Fries mit stilisierten Adlern gemalt, die das Malerwappen hielten. Dem Atelier war ursprünglich ein kleines Wartezimmer im vorderen Bauteil zugewiesen, das bei der Erweiterung von 1884 durch einen großen Empfangsraum mit einer Estrade ersetzt wurde und eine Holzbalkendecke erhielt.

Der Anbau des Seitenflügels 1881 (Kat. 118) brachte dem Erdgeschoß zwei weitere Kinderzimmer, die direkt an das vorhandene anschlossen. In der malerischen Ausstattung beschränkte sich Anton von Werner auf eine rein dekorative Ausgestaltung insbesondere der Decken, deren florale Ornamentik in ihrer Ruhe durchaus eine Eigenständigkeit gegenüber den Ausmalungen von 1874/75 beanspruchen konnten. Besaß das vordere der beiden neuen Kinderzimmer noch ein imitiertes Holzpaneel, so waren die Wände des hinteren monochrom gefaßt.

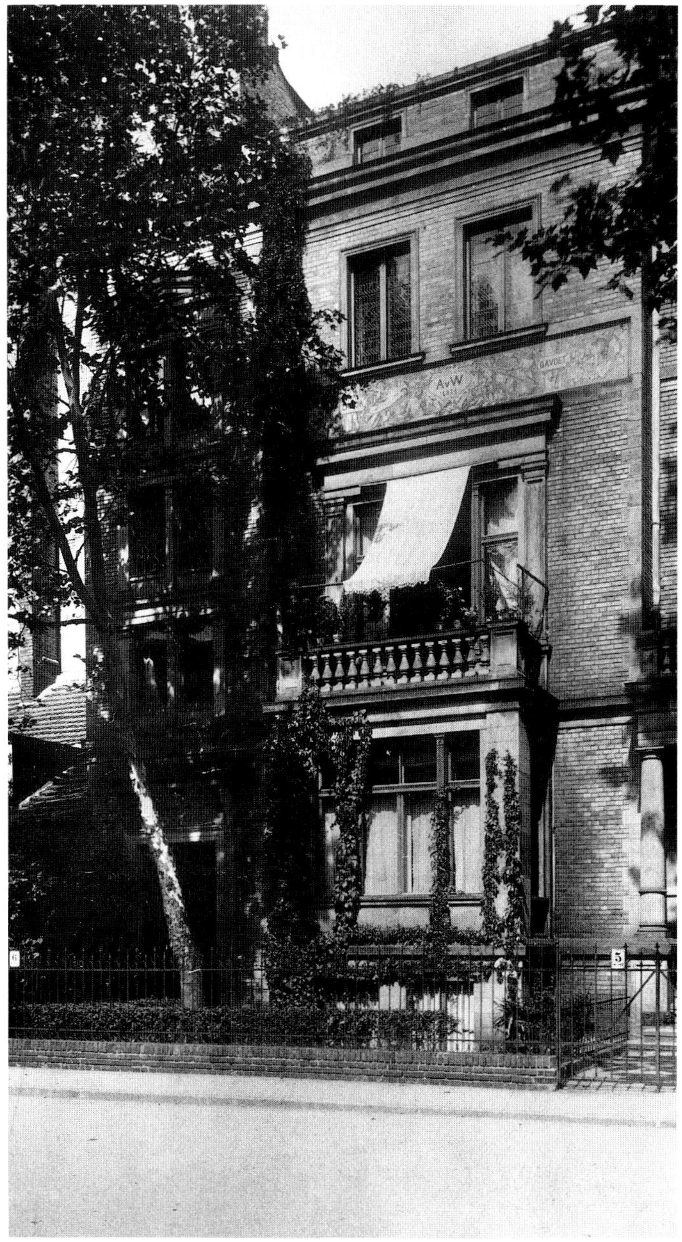

116 »Villa VI«, Ansicht der Vorderfront, vor 1884. *Kat. 115*

Der erste, schmale Raum des Seitenflügels im 1. Obergeschoß war dem Arbeitszimmer im Vorderhaus zugeschlagen worden und hatte auch dessen Farbfassung übernommen. Der zweite Raum, »1. Gästezimmer« genannt, war im wesentlichen durch seine illusionistische Deckenmalerei bestimmt, einen Lorbeerstrauch mit imitierten Holzkartuschen, die Inschriften trugen. Die Deckenmalerei des »2. Gästezimmers« dagegen griff in ihrem Charakter die der beiden Kinderzimmer des Erdgeschosses auf.

Diese Art der Selbstdarstellung eines Künstlers in seinem eigenen Hause war für Berlin eine Neuheit und Sensation. Sie wurde sogar Vorbild für die Ausgestaltung bürgerlicher Wohnhäuser. Bereits mit der Einweihung des Hauses zu Silvester 1874/75 wurde die Tradition eines Künstlerhauses, der Residenz eines Malerfürsten, begründet. Nicht nur, daß in dem im 2. Obergeschoß gelegenen Atelier die meisten der großen Ereignis- und Historienbilder Werners entstanden und die auf diesen dargestellten Persönlichkeiten regelmäßige Besucher waren – das Haus nahm darüber hinaus einen wichtigen Platz im kulturellen und gesellschaftlichen Leben des kaiserlichen Berlin ein.

Der Rote Salon

Der Rote Salon und das Musikzimmer, verbunden durch einen wohl immer offenen Durchgang, bildeten im *Piano nobile* des Künstlerhauses dessen zentrale Repräsentationsräume und übten auch immer gemeinsam diese Funktion aus, wie sie Anton von Werner selbst in seinem Gemälde *Taufe in meinem Hause* (Abb. 110) exemplarisch auch für ein breiteres Publikum dargestellt hatte. Dabei war es gleichgültig, ob wie hier der Rote Salon oder das Musikzimmer den jeweils formalen Hauptraum bildete. Gerade die unterschiedlichen Bildprogramme, die unterschiedliche Farbgebung, kurzum gerade die unterschiedliche Grundstimmung beider Räume machte die flexible Handhabung gesellschaftlicher Ereignisse oder Festlichkeiten erst möglich.

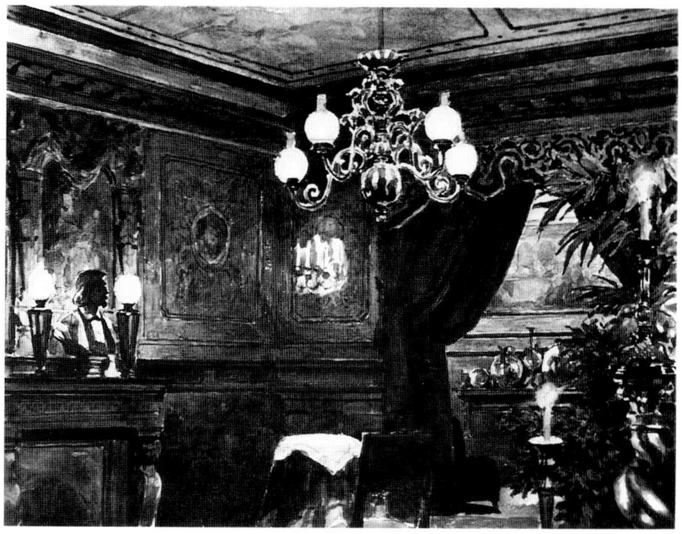

117 Anton von Werner, Der Rote Salon, 1879. *Kat. 132*

Die heutige Situation läßt dies aber nur schwer nachvollziehen, da bei den Umbauarbeiten von 1938 das Musikzimmer unter Abriß der Ostwand (mit dem Wandgemälde *Herbstreigen*) um ein Fünftel verkürzt und der Durchgang geschlossen und durch eine Tür an anderer Stelle ersetzt wurde. So verfügt der Rote Salon zwar heute noch über seine alten Abmessungen, der Durchgang hatte aber nicht nur funktionale, sondern auch raumbildende Bedeutung gehabt: Als Pendant zum Fenster auf der Südseite war er Teil der strengen doppelten Axialität des Raumes. Die Querachse war von den Trompe-l'œil-Malereien der Triumphbögen auf der West- und Ostwand bestimmt, die in ihrer raumbezoge-

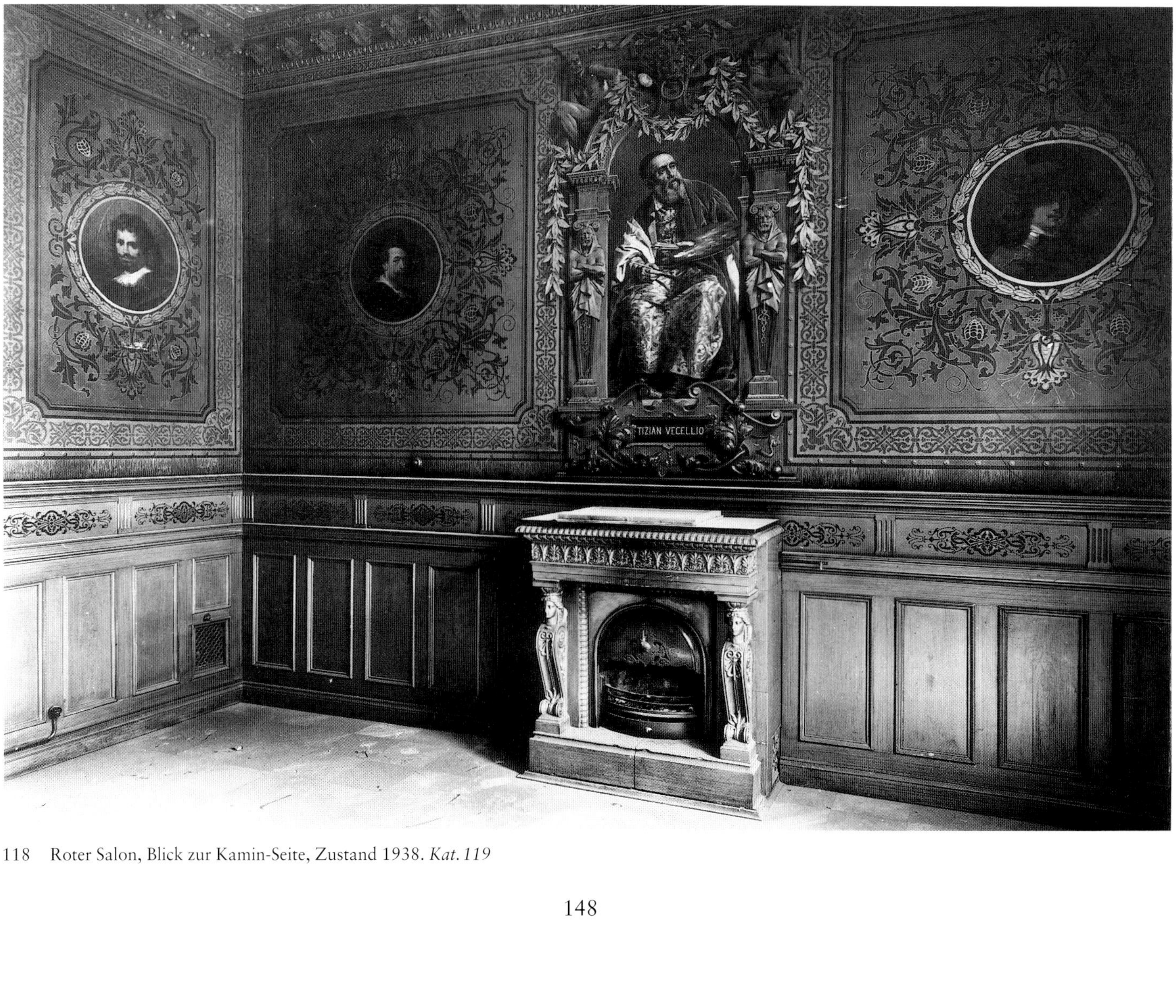

118 Roter Salon, Blick zur Kamin-Seite, Zustand 1938. *Kat. 119*

119 Anton von Werner, Raffael, in einer Nische sitzend und skizzierend, ca. 1876. *Kat. 127*

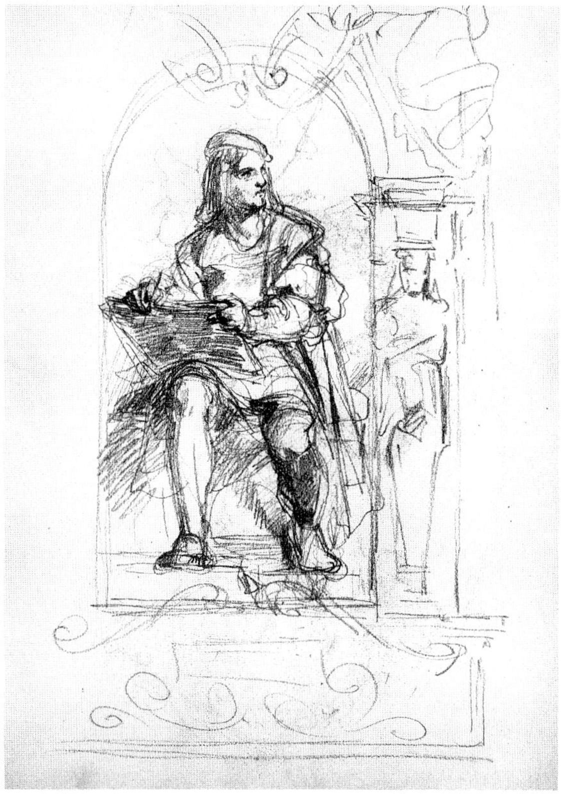

nen Ausführung integrierter Bestandteil der Raumarchitektur waren und so die Wirkung eines Zentralraumes unterstützten. Die übrigen Wandflächen waren mit imitierten, sich kostbar gebenden Wandteppichen bemalt, deren roter Grundton dem Raum seinen Namen gab. Darüber spannte sich eine Schein-Kassettendecke, deren malerische Imitation von plastischer (Stuckgesims und Rosette) wie zweidimensionaler Grundlage (Deckenspiegel) ausging. Wie jeder Raum des Hauses hatte der Rote Salon eine eigene farbliche Grundstimmung, die nichtsdestoweniger auf einer allen gemeinsamen Palette aufbaute. Hauptfarbton war das Rot der Wandteppiche, das Anton von Werner in seinem Taufbild einzufangen und zu steigern versucht hatte. Begleitet wurde es von den Ockertönen des Flechtbandes und den Bronzierungen. Ein farbliches Gegengewicht bildeten die hölzernen Paneele und die Holzimitation der Fenster, die sich in den Holztönen der Scheinarchitektur, aber auch in den einfarbig gefaßten Teilen wie den Laibungen der Fenstertür-Anlage oder in dem Fondton auf der Wand unter der Figur Raffaels fortsetzte. Hierzu gehörten die vorwiegend rahmenden, imitierten Holzteile der Decke, die von den Ockertönen der gemalten Kassetten bestimmt waren.

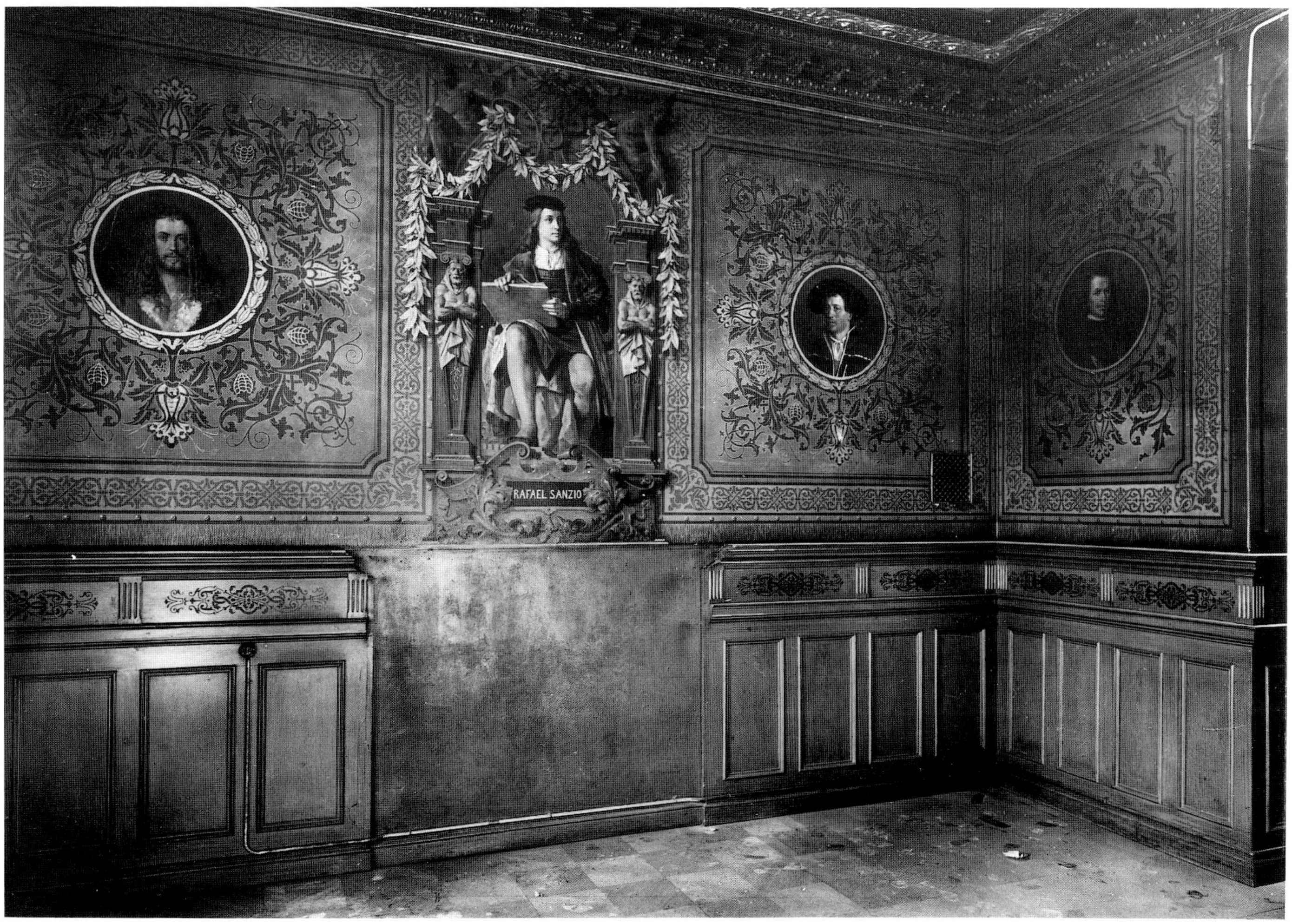

120 Roter Salon, Blick zur dem Kamin gegenüberliegenden Seite, Zustand 1938. *Kat. 119*

Wichtigster Bestandteil der Ausmalung waren die sechs symmetrisch angeordneten Brustbilder Dürers, Holbeins, Rubens', Rembrandts, Velazquez' und Murillos und die Sitzfiguren Raffaels und Tizians, alles eigene Interpretationen Werners nach identifizierbaren Selbstbildnissen der Maler. Anton von Werner hat in den Künstlerporträts das für ihn gültige Erbe abendländischer Malerei dargestellt, in der von ihm gewählten Form und Umsetzung sich aber als Bewahrer und zugleich Erneuerer dieser Traditionen hingestellt. Von den mindestens fünf Räumen, die Werner eigenhändig ausgestaltete, verkörperte der Rote Salon die direkteste Komponente seiner verschlüsselten künstlerischen Botschaft, die sich, wenn auch etwas im Hintergrund, dennoch deutlich, auch in seinem Gemälde *Taufe in meinem Hause* wiederfindet, wo Anton von Werner im Roten Salon seine eigene Büste zu Füßen Tizians plaziert hat.

Besonders hervorgehoben waren die »Malerfürsten« Raffael und Tizian. Beide saßen sich in gemalter Triumphbogen-Architektur gegenüber, in deren Zwickeln nackte Männergestalten erschienen – ein Zitat der *Ignudi* Michelangelos von der Decke der Sixtinischen Kapelle (vgl. Abb. 118, 120). Aber der Bezug zu Michelangelo ging noch weiter. Rief die Sitzfigur Tizians mit ihrem bodenlangen Gewand eher die Erinnerung an die Propheten der Sixtinischen Kapelle wach, so hatte die Figur Raffaels eindeutig den Moses vom Grabmal Julius' II. in San Pietro in Vincoli zum Vorbild – einer der berühmtesten kunstgeschichtlichen Topoi, der schon zu Lebzeiten Michelangelos Ausdruck des Geniekults gewesen war.

Die Schattengebung der Trompe-l'œil-Malerei ging ihrer Bestimmung gemäß auf die realen Lichtverhältnisse des Raumes ein. Im Gegensatz zu den Rundbildern, die ihren eigenen Gesetzen unterworfen waren, erhielten auch die beiden Sitzfiguren ihr Licht von der Fensterseite des Raumes. Sie waren also keine eingefügten Tafelbilder, sondern als integrierter Bestandteil der beabsichtigten Dreidimensionalität der Scheinarchitektur anzusehen. Zusammen mit dem Sockel, der sich aus dem Paneel entwickelte, kam diesen beiden mittleren Zonen der Ost- und Westwand ausgesprochen denkmalartiger Charakter zu, der durch die an sich überflüssigen Inschriften verstärkt wurde.

Die Sitzfiguren im Roten Salon in ihren Nischen ließen in ihrer räumlichen Gegenüberstellung und raumbestimmenden Symmetrie durchaus an die Wirkung von Michelangelos Skulpturen der beiden Medici-Herzöge in der Neuen Sakristei von San Lorenzo in Florenz denken. Die dem existierenden Raum gegenüber geänderte Anordnung in Werners Gemälde *Taufe in meinem Hause* stellte insofern eine Überhöhung des ikonographischen Programms des Roten Salons dar, als es dem Künstler Gelegenheit gab, sich – unmittelbar daneben auch in persona anwesend – als Bronzebüste auf dem Kamin zu Füßen Tizians in diese Galerie einzureihen, er sich also *»selbst an prominentester Stelle als Büste porträtiert hat, zu Lebzeiten sich ein Denkmal setzend im Pantheon der Künste«*[6], wie es Juerg Albrecht formuliert hat – nur daß dieser Giorgio Vasari meinte. In der Tat ist die Parallelität verblüffend. Fast auf den Tag dreihundert Jahre zuvor hatte sich 1573 Vasari in der Sala seines Florentiner Hauses als gemalte Büste auf dem Kamin verewigt, inmitten der Ausmalung des Saales. Zwischen den Allegorien der Dichtkunst, Malerei, Musik, Bildhauerei und Architektur hat Vasari auf drei Fresken anhand antiker Künstleranekdoten die Entstehung des *Disegno*, der Zeichenkunst, den Vater der anderen genannten Künste dargestellt. Begleitet werden alle Fresken von einem oberen, den Saal umlaufenden Fries, der in Medaillons, die von Kartuschen gefaßt sind, Porträts jener Künstler enthält, die für ihn die Entwicklung der Kunst verkörperten. Nichts anderes tat Anton von Werner in seiner *Sala*, wartete aber nur mit einer Allegorie auf, der Verkörperung des Genies im Moses Michelangelos, der zwar nicht porträtiert, durch seine zitierten Werke aber weitaus präsenter war.

Auch wenn von den ehemaligen acht Malerbildnissen sich nur drei erhalten haben und auch die dekorative Malerei besonders auf der Ostwand starke Verluste aufweist, zeigte schon die Freilegung der Wandflächen, daß der Raum nur in seiner ursprünglichen Form zu begreifen ist. Dazu gehören auch die für die Raumwirkung unentbehrlichen, in ihren Formen bekannten Holzbauteile, ohne die die Wandmalereien mit ihren Scheinarchitekturen nicht verständlich sind. Das Parkett, das übergangslos in das Musikzimmer führte, ist erhalten, die Lage und Größe des Durchganges bekannt. Dieser war nie geschlossen und hat für die Axialität dieses Zentralraumes eine besondere Bedeutung – betont er sie doch und löst sie zugleich auf. Das System der dekorativen Malerei der Decke wie der Wände ist erfaßt, so daß die ganze Wirkung dieses so ungewöhnlichen Raumes wiederherstellbar ist, dessen Reiz nicht nur in sich, sondern auch im Gegensatz und der Ergänzung zum Musikzimmer und den an dieses angrenzenden Räumen liegt.

Das Musikzimmer

War der Rote Salon in seiner Ausmalung der bildenden Kunst, insbesondere der Malerei, gewidmet, so bezog sich das Bildprogramm des Musikzimmers auf eine Kunst, zu der der Maler Anton von Werner ein ganz besonderes Verhältnis hatte. An Cello und Geige ausgebildet, verfügte er wohl auch über eine passable Stimme. Das Musikzimmer war, über allgemeine Festlichkeiten hinaus, Schauplatz zahlreicher Haus- und Kammermusikabende, die von Werner intensiv gepflegt wurden und an denen eine große Anzahl prominenter Künstler teilhatte.

Wie aus erhaltenen Entwürfen zu entnehmen ist, hatte Werner zunächst beabsichtigt, den Raum mit Malereien zu versehen, die dessen ursprünglicher Bestimmung als Speisesaal entsprachen. Sein Entschluß, statt dessen ein Musikzimmer mit diesem spezifischen Bildprogramm einzurichten, dürfte unter dem Eindruck einer erneuten Begegnung mit seinem alten Freund Joseph Victor von Scheffel im August 1874 entstanden sein, zu einer Zeit also, als er die Ausstattung seines Hauses bereits in Angriff genommen hatte.

Die unverwechselbare Note des Musikzimmers beruhte auf einem ganz besonders raffinierten Zusammenspiel der verwendeten Farbtöne und lebte allein aus der Malerei – anders als im Roten Salon, wo dem Zusammenspiel von Farbigkeit und Plastizität der Holzbauteile eine besondere Rolle zukam. Aber Auswahl und Ausführung der von Anton von

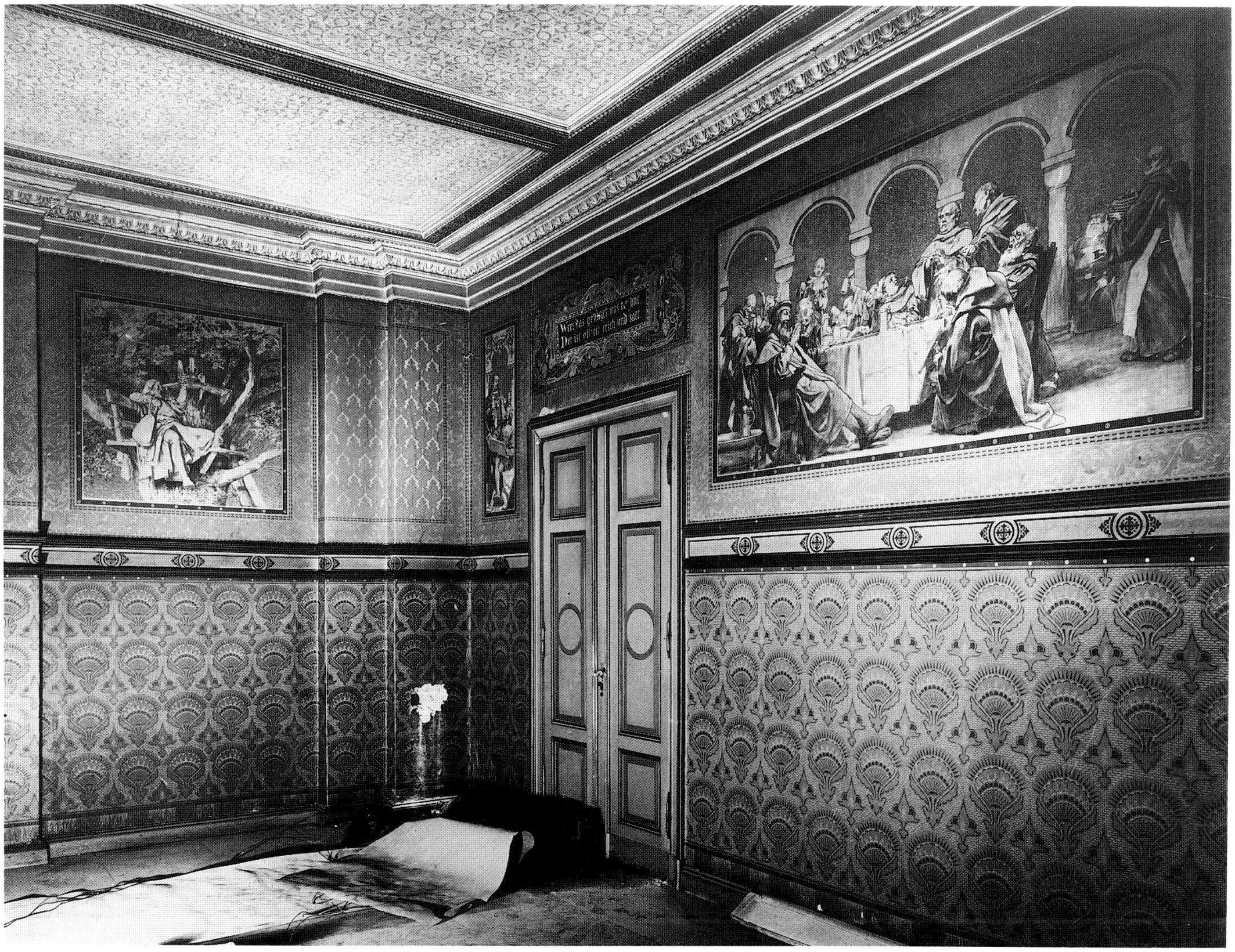

121 Musikzimmer mit dem Wandbild *Die Maulbronner Fuge*, Zustand 1938. *Kat. 119*

Werner geschaffenen vier großen Wandgemälde gaben dem Raum noch eine inhaltliche Steigerung. Die Bilder waren großformatige Umsetzungen seiner eigenen Illustrationen zu Liedern Scheffels, von denen die drei aus dem *Frau Aventiure*-Zyklus 1863/64 entstanden waren. Sie hatten seinen Ruf als Zeichner begründet und waren mit ihren spätromantischen Elementen und der architektonischen, bühnenhaften Rahmung von Moritz von Schwinds Meisterwerken auf der Wartburg und dessen Aquarell-Zyklus des *Märchens von den Sieben Raben* beeinflußt – eine Form, die Werner in seinen Illustrationen später nicht mehr aufgenommen hat (vgl. hierzu den Aufsatz von Jutta Dresch, S. 33 ff.). Die kleinformatigen Sepia-Tuschzeichnungen übersetzte Werner in den großen Bildfeldern in Wandgemälde, die in ihrer formalen Präsentation in das konkrete Raumgefüge integriert waren. So lagen *Die Maulbronner Fuge* und der *Exodus cantorum* als Innenraumszenen auf der Nord- und Südwand (Abb. 121, 122), also dort, wo es ins Hausinnere ging, während die Freiluftszenen des *Herbstreigens* und des *Vogt von Tenneberg* den Außenmauern zugeordnet waren. Eine Besonderheit war die Ausführung, in der Anton von Werner versucht hatte, in Ölfarbtechnik *en grisaille* den Reiz seiner Sepia-Tuschzeichnungen auf die Wand zu übertragen – ein malerisches Aperçu, das vollauf gelungen ist, nicht nur in technischer Hinsicht. Daß die Malereien auch als Hommage an Scheffel gedacht waren, bedarf keiner besonderen Beto-

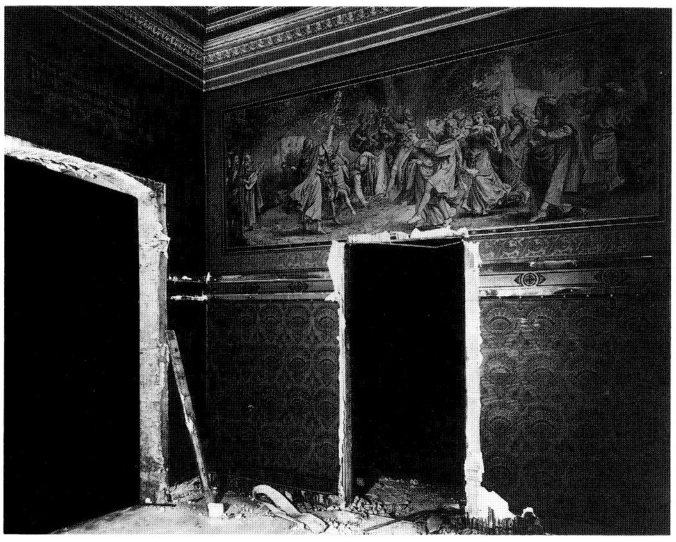

122 Musikzimmer mit dem Wandbild *Exodus cantorum*, Zustand 1938. *Kat. 119*

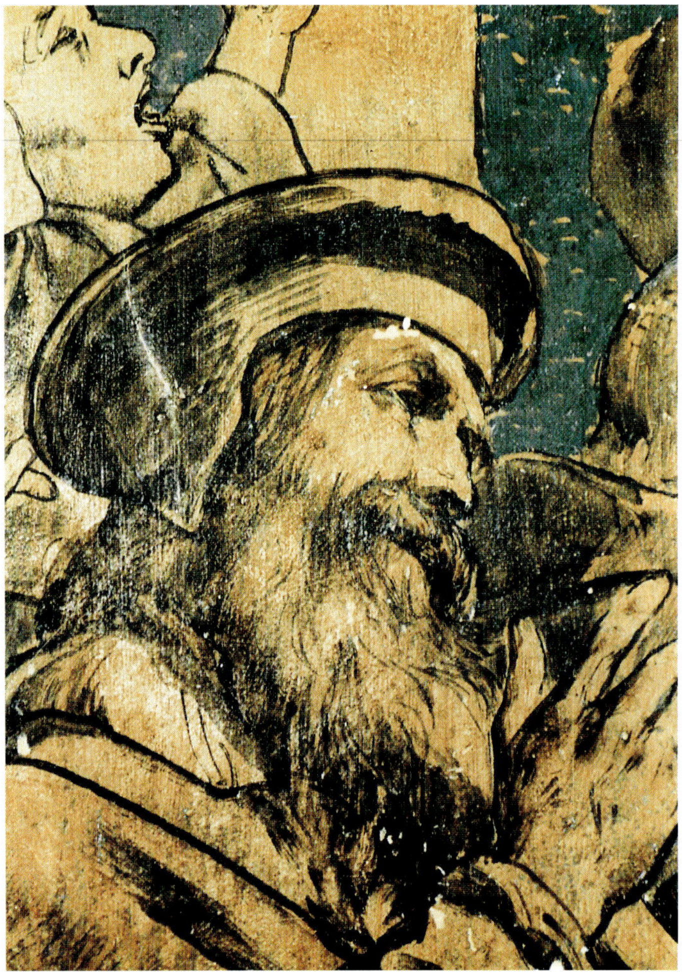

123 Detail der Freilegung des Wandbildes *Die Maulbronner Fuge* durch die Alexandra Restaurierungen, 1988

nung – um so mehr, als Werner sich und seinen Freund in einem fünften, von ihm selbst nie erwähnten Wandgemälde im Musikzimmer verewigt hat. Es war der Raum mit der kompaktesten dekorativen Gestaltung. Seine vier Wandgemälde enthielten mehrere Bedeutungsebenen: Waren die Themen in ihrer weiteren Auswahl zunächst eine Hommage an den Freund und Förderer Scheffel, so stellten sie in ihrer engeren Auswahl Musik als Ausdruck von Lebensfreude dar. Und vollends sind die Wandgemälde – bewußte Zitate eigener Werke – technische Meisterleistungen, indem sie den Reiz kleiner Sepia-Tuschzeichnungen auf eine große Wandfläche mit Erfolg übertrugen – eine bewußte Demonstration künstlerischen Vermögens.

Wie die Befundlage erkennen ließ, haben sich von den vier großen Wandgemälden zwei fast vollständig, eines etwa zur Hälfte erhalten, das vierte, der *Herbstreigen*, ist wegen des Abrisses seines Bildträgers, der ursprünglichen Ostwand, zerstört. Die dekorative Malerei ist in großen Teilen erhalten und in ihrem System erfaßt. Von den Stuckteilen sind alle Formen in mehr oder weniger großen Fragmenten überkommen. Da auch die Lage und Größe des Durchgangs zum Roten Salon, dem Gegenstück zum Musikzimmer, bekannt ist, ist der Raum in seiner ganzen Komplexität rekonstruierbar (einschließlich des Bildfeldes des verlorenen Gemäldes) und in seiner ganzen Farbigkeit wieder erlebbar zu machen.

Die »Villa VI« als Gesamtkunstwerk

Mit welchen Mitteln hatte Anton von Werner die Gesamtgestaltung seines Hauses bewerkstelligt? Der ursprüngliche Baukörper von 1874 besaß nur zwei Holzbalkendecken: die große, mit dem Hängewerk des Dachstuhls untrennbar verbundene des Ateliers und die des Treppenhauses; Decken, die keineswegs einen schweren Eindruck vermittelten. Hinzu kam nach dem Umbau von 1884 die Decke des vorderen Empfangsraumes. Alle drei gehörten zum 2. Obergeschoß und schlossen das Vorderhaus auf seiner ganzen Fläche nach oben hin ab, signalisierten in ihrem Material den Abschluß des Gebäudes. Alle anderen geputzten Decken (mit weitgehendst flachen Spiegeln) lebten durch ihre malerische Durchgestaltung, sieht man einmal von den meist als Holzimitation behandelten Stuckgesimsen und nur sparsam eingesetzten zusätzlichen Stuckteilen wie der Rosette im Roten Salon und den Profilleisten im Musikzimmer ab. Aber auch diese waren so in das Raumgefüge integriert, daß sie eigentlich nur den plastischen Untergrund für die Fortsetzung der Malerei und keine eigenständig wirkenden Bauteile darstellten. Wo aus gestalterischen Gründen nicht nötig, wie im Kinderzimmer, verzichtete Werner auch auf das Stuckgesims. Alle Räume des Seitenflügels von 1881 sollten sogar grundsätzlich nur eine Voutendecke besitzen. Hölzerne Wandpaneele (im übrigen auch malerisch, in Holzimitation behandelt) gab es nur in den beiden zur Vorderfront gelegenen Räumen des Speisezimmers im Erdgeschoß und des Roten Salons im 1. Obergeschoß. Hier im Roten Salon fand sich auch die einzige wirkliche Trompe-l'œil-Malerei, die bei den Triumphbögen mit den Figuren Raffaels und Tizians in ihrer Ausrichtung und malerischen Ausführung auf die realen Raumverhältnisse einging. Alle anderen Wände des Hauses waren malerisch-dekorativ durchgestaltet bis hin zu illusionistischen Wandmalereien, sei es in Form von Wandteppichen oder eines den ganzen Raum umspannenden Arkadenhofs wie im Kinderzimmer. Aber diese Malereien versuchten nicht etwa das Vorhandensein kostbarer Materialien vorzutäuschen, sondern wollten nichts anderes als illusionistische Wandmalereien und als solche bewußt erkennbar sein. Durch einen gewissen Grad der Abstrahierung verstärkte Anton von Werner die dekorativen Elemente derart, daß sie – auch als Rahmungen der Bildfelder – als nicht zu übermächtige, aber gleichwertige Glieder der Gesamtkomposition erschienen.

Diese Gleichwertigkeit innerhalb der Konzeption bezog sich auch auf die Räume untereinander. Sie ließ diese jeweils aus sich heraus gestalten und ließ das Nebeneinander zweier unterschiedlicher Räume wie des Musikzimmers und des Arbeitszimmers zu: Dem *horror vacui* in der üppigen Ornamentik des einen stand die Monochromie der roten Wandflächen des anderen gegenüber, ohne sich jedoch gegenseitig auszuschließen. Im Gegenteil, in den Raum hineinstehende offene Türflügel in der Farbigkeit des anderen Raumes wirkten keinesfalls als Fremdkörper.

Gemäß dem Konzept gab es auch keine hierarchische Staffelung der Räume auf das Atelier zu, etwa durch eine Raumfolge – diese Aufgabe erfüllte das Treppenhaus, das an allen anderen Räumen vorbei das Atelier erschloß. Dies war zwar die Krone des Hauses, aber von der Anbindung an das Treppenhaus her letztlich nicht anders behandelt als die anderen Geschosse in ihren jeweiligen Funktionen. Historische Aufnahmen des Ateliers vermitteln trotz der Holzbalkendecke und des darunter umlaufenden gemalten Frieses eher einen nüchternen, geschäftigen Eindruck: das belebendste innenarchitektonische Element war neben dem Portal die Verkleidung der Spindeltreppe. Wenn auch die obligatorischen Palmwedel, Büsten und Trophäen nicht fehlten und die Wände vollgestellt waren, wirkte das Atelier – durch seine Höhe und das große Nordfenster – keineswegs wie eine Requisitenkammer. Hauptblickfang waren Werners Gemälde, die in seinem Besitz geblieben waren, meist die Entwürfe, Ölskizzen und Erstfassungen seiner großformatigen Werke, deren Hängung und Aufstellung improvisiert und nicht als künstliche Galerie arrangiert wirkten. Die monochrome Gestaltung der Wände (bis auf den Fries unter der Decke) bildete keine optische Konkurrenz zu den Bildern. (Es gab im übrigen keine Besuchszeiten für Neugierige, dafür aber regelmäßige Sprechzeiten für Studenten!) Das Atelier wirkte durch sich selbst und war nicht durch Aufgesetztheiten, welcher Art auch immer, gesteigert. Dies war keineswegs ein Ausdruck von Bescheidenheit, vielmehr beschränkte sich die Selbstdarstellung des Malers Anton von Werner eben nicht auf das Atelier oder durch künstlerische Ausübung betroffene Räume, sondern erstreckte sich auf das ganze Haus, was ja seinen Intentionen entsprach. Diese räumliche Entzerrung eröffnete ihm differenziertere Möglichkeiten und Darstellungsweisen, die seine Absichten indirekter, aber auch raffinierter zum Ausdruck brachten.

Wenn Franz von Lenbach später für sein eigenes Künstlerhaus postulieren sollte: »*Ich gedenke mir, einen Palast zu bauen*«, so hätte Anton von Werner hinter sein Streben die Aussage setzen können: »*Ich gedenke mir, ein Haus auszumalen!*« Auf den ersten Blick der bescheidenere Satz, der aber das künstlerische Selbstverständnis eines Malers mehr herausfordert und eine konsequentere Haltung und Vorgehensweise impliziert, die Selbstdarstellung – die sie ja nun einmal ist – mit seinem ureigensten Mittel zu betreiben. Es war der von der Pike auf gelernte Stubenmaler, der es Anton von Werner ermöglichte, als sein eigener Innenarchitekt, als sein eigener Inszenator und gleichzeitig als der Ausführende eines Gesamtkunstwerks aufzutreten, dem sich auch die Erweiterung des Hauses unterordnete. Eduard Hüttinger hat formuliert: »*Seiner architektonischen Gestalt nach lehnt das Künstlerhaus eine feste Bautypologie ab.*«[7] Auf die »Villa VI« bezogen, läßt sich dies auch auf die innere Gestaltung des architektonisch vorgegebenen Rahmens erweitern. 1874 entstanden – also rund 15 Jahre vor dem Lenbach-Haus und 25 Jahre vor der Villa Stuck in München –, bezieht sie sich auf kein zeitgenössisches Vorbild, sondern ist in der Gesamtkonzeption, aber auch in der Vielschichtigkeit der Räume und ihrer Aussagen aus sich heraus, aus den Ambitionen Anton von Werners geschaffen worden. So gesehen hat das Wohn- und Atelierhaus als Haus eines Künstlers keinen direkten Nachfolger gefunden, aber auch nicht finden können, und stellt eine Einmaligkeit, in seiner Vorbildfunktion ein Zeitzeugnis der Gründerzeit der siebziger Jahre dar.

Bei der restauratorischen und bauhistorischen Befunduntersuchung des einzig erhaltenen Künstlerhauses Berlins, das auch in Deutschland eine Sonderstellung einnimmt, zeigte sich, daß Werner jeden Raum – seiner Theorie gemäß – einem eigenen dekorativen Konzept unterworfen hatte, das, bis in die Einzelheiten gehend, auch die Holz- und Metallbauteile umfaßte. Jeder Raum stellte also für sich ein Unikat dar. Der Vergleich der einzelnen Konzepte untereinander zeigte bei aller Unterschiedlichkeit, daß diese von einer Hand, der Hand Anton von Werners, stammen. Die bewußte Differenzierung trifft auch auf jene Räume zu, die einer unterschiedlichen stilistischen und maltechnischen Behandlung unterworfen waren. So wird die Monumentalität des Roten Salons, der für die Selbsteinschätzung und das Selbstbewußtsein des Künstlers steht, durch die Trompe-l'œil-Malerei der Triumphbögen und der kunsthistorischen Zitate verstärkt.

Kommen diese Malereien in mancher Hinsicht dem Bild, das man sich landläufig von Anton von Werner macht, entgegen, so zeigen ihn die Gemälde und Dekorationen des Musikzimmers und des Kinderzimmers als Maler, der seine spätromantischen Anfänge nicht leugnet und – jenseits seines späteren »Photorealismus« – die eigentlichen Stärken Werners, die graphische Gestaltung in einem ihm ganz spezifischen, sehr differenzierten Umgang mit der Farbigkeit zeigt. Es mag nicht auszuschließen sein, daß die Malereien des Musikzimmers zu einer Neuentdeckung der frühen graphischen Zyklen zu den Werken Scheffels führen. War durch diese der Einfluß Moritz von Schwinds nur indirekter Natur, so war dessen Zyklus des *Märchens von den sieben Raben* das direkte Vorbild für das Gesamtkonzept des ersten Kinderzimmers.

Cornelius Gurlitt hat, bei aller kritischen Distanz, über Anton von Werner geäußert: »*Er nahm sich doch nicht so erschreckend ernst, wie die alte Berliner Schule. Er hat sich in Preußen lange gegen den Kommißton gewehrt mit guter Laune und nicht zu unterdrückender Schnellkraft und Frische. Leider endete diese löbliche Tätigkeit, seitdem sein eigenes Recht zum Befehlen mehr und mehr wuchs.*«[8] Die »Villa VI« zeigt und enthält noch viel von diesem frühen Anton von Werner, den es wiederzuentdecken gilt.

1 Anonym: Anton von Werner, in: Der Bär, 7, 1880/81, S. 7
2 Werner 1913, S. 86
3 Werner 1913, S. 88 f.
4 Hoh-Slodszyk, Christine: Das Haus des Künstlers im 19. Jahrhundert (Materialien zur Kunst des neunzehnten Jahrhunderts, Bd. 33), München 1985, S. 88–94
5 Wohn- und Atelierhaus Anton von Werner. Restauratorische und bauhistorische Befunduntersuchung, erstellt von Alexandra Restaurierungen, Büro für Bauforschung, Restaurierung und Architektur, im Auftrag der Senatsverwaltung für Stadtentwicklung und Umweltschutz – Landeskonservator, Berlin 1989
6 Albrecht, Juerg: Die Häuser von Giorgio Vasari in Arezzo und Florenz, in: Hüttinger (wie Anm. 7), S. 95
7 Hüttinger, Eduard: Künstlerhaus und Künstlerkult, in: ders. (Hg.), Künstlerhäuser von der Renaissance bis zur Gegenwart, Zürich 1985, S. 11
8 Gurlitt 1899, S. 513

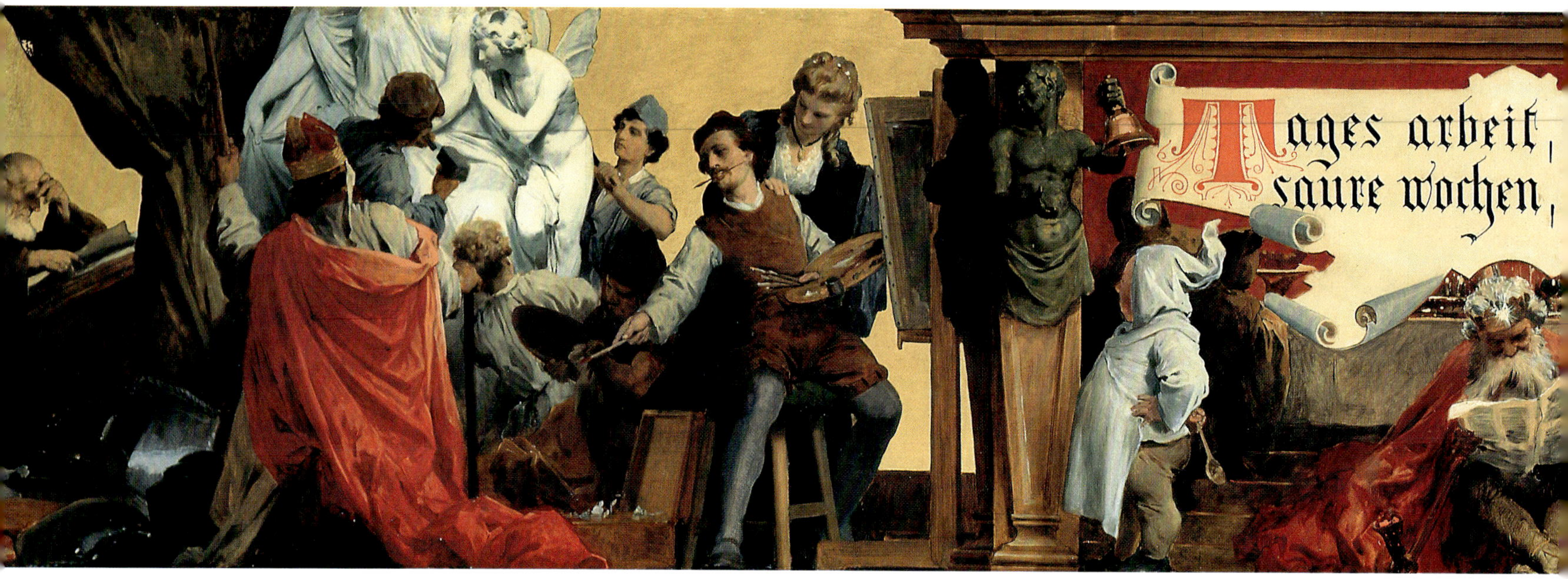
Tages arbeit,
saure wochen,

MARTINA WEINLAND

Tages Arbeit, frohe Feste. Von Künstlerleben und Lebenskunst am Beispiel zweier Friese aus Anton von Werners »Villa VI«*

Nach Gründung des deutschen Kaiserreiches 1871 setzte ein wirtschaftlicher Aufschwung ein, der sich auf das kulturelle Leben in der Reichshauptstadt Berlin belebend auswirkte. Neben vielen anderen Künstlern hatte es auch den in Karlsruhe tätigen Maler Anton von Werner in die Metropole gezogen. Anlaß dazu gab der Auftrag, die Dekoration für den siegreichen Einzug der deutschen Truppen nach dem Krieg 1871 für die Straße Unter den Linden zu gestalten. Das von ihm geschaffene Velarium (Kat. 426) fand großen Anklang, und in der Folge wuchsen ihm weitere Aufträge sowie das Direktorat an der königlich akademischen Hochschule für die bildenden Künste zu. Die finanzielle Sicherheit war das nötige Fundament, um auch privat die Dinge zu ordnen und eine Familie zu gründen.

Seine erste Wohnung nahm Werner am Lützower Ufer 31, in einem damals noch außerhalb der eigentlichen Stadt gelegenen Viertel, das wenig einladend wirkte. Zum Empfang seiner ihm gerade angetrauten Frau Malvina, einer Tochter des Karlsruher Malers Adolph Schroedter, staffierte er die neue Wohnung festlich aus. *»Zur poetischen Begrüßung meiner Frau in ihrer neuen Heimat schmückte ich den an das improvisierte Atelier anstoßenden Salon mit einem Friese,*

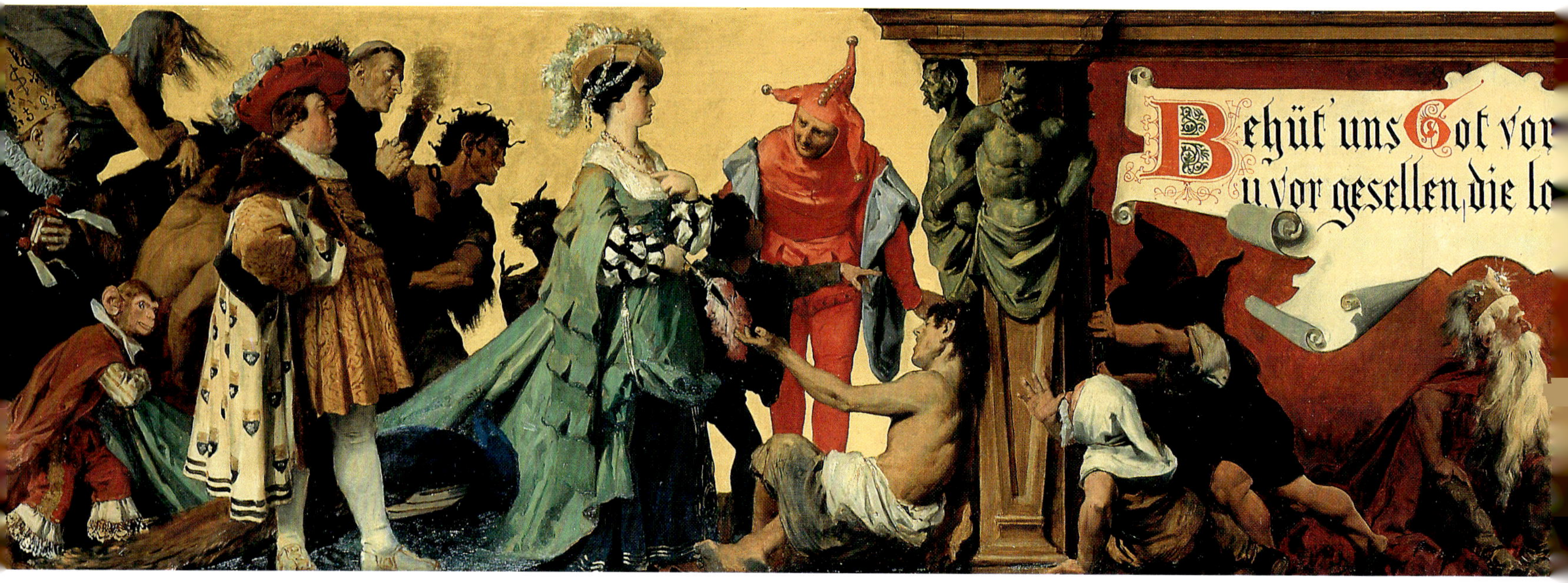
Behüt uns Got vor
u.vor gesellen, die lo

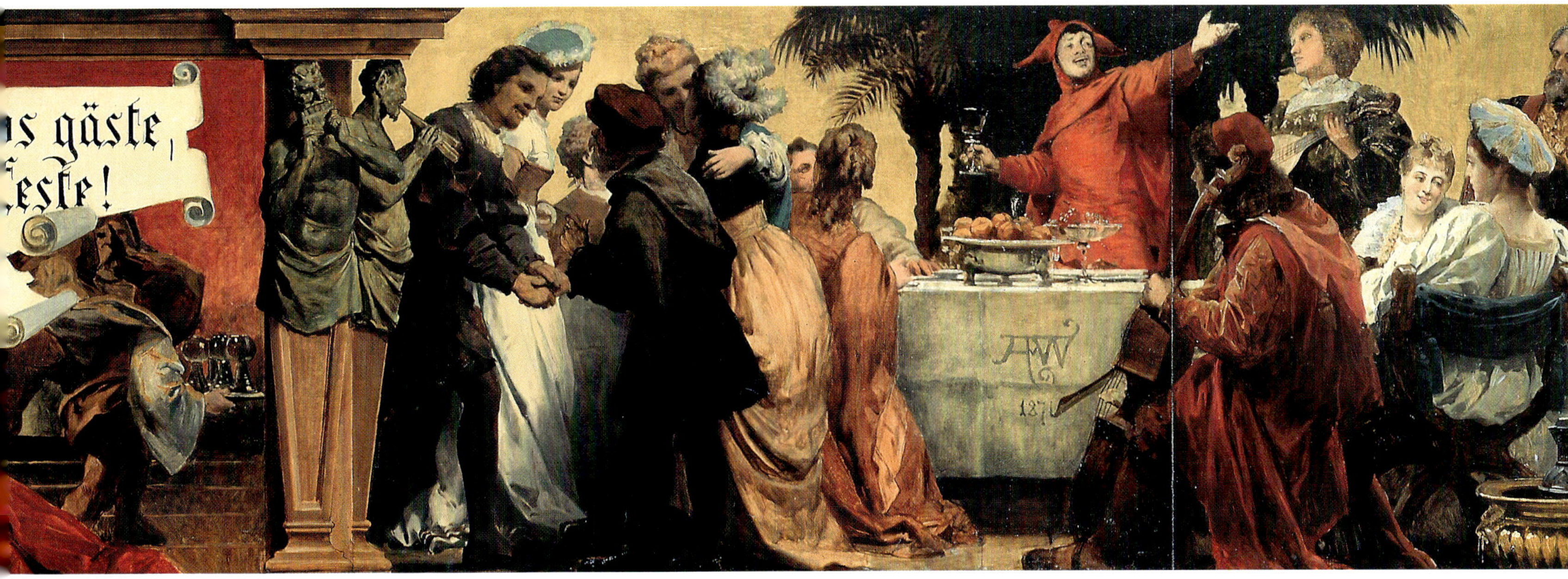

124 Anton von Werner, Tages Arbeit, Abends Gäste,/Saure Wochen, frohe Feste, 1871. *Kat. 121*

mit Ölfarben auf Leinwand gemalt, der ihre Ankunft und ihr Wirken im geselligen Leben des Hauses unter der Führung guter Hausgeister schilderte, den Sprüchen gemäß: ›Behüt' uns Gott vor Sturm und Wind/Und vor Gesellen, die langweilig sind,‹ und: ›Tages Arbeit, Abends Gäste,/Saure Wochen, frohe Feste‹.«[1]

Bereits kurze Zeit später hatte Anton von Werner in Künstlerkreisen und – wesentlich entscheidender – bei Hofe seinen festen Platz. Schon 1873 konnte er im Lützowviertel, einem Wohngebiet des aufstrebenden Bürgertums, das Grundstück Potsdamer Straße 113 (heute 81a) erwerben.

Die Innenausstattung seines Hauses als repräsentative Künstlervilla wurde vollkommen von ihm gestaltet und bestimmt. Im Vergleich zu anderen Malerfürsten setzte diese Art der »Zurschaustellung« der eigenen gesellschaftlichen Position zeitlich früh ein, doch entsprach sie auch der allgemeinen Tendenz großbürgerlicher Haushalte, die seit den Gründerjahren im Stil der Neorenaissance eingerichtet und teilweise mit umfangreichen, auf die Stellung des jeweiligen Bewohners zugeschnittenen Wandgemälden dekoriert wurden (vgl. hierzu die Aufsätze von Andreas Bekiers, S. 139 ff., und Peter Springer, S. 117 ff.). »*Man legte damals Wert darauf, den Aufenthalt in den Räumen, die als Wohnung und zu geselligen Zwecken dienten, durch sinnigen, anmutigen, dem Charakter der Bewohner angepaßten künstlerischen Schmuck zu einem behaglichen und stets genußreichen zu gestalten, wofür die reichen Formen der Renaissance an Möbeln und Stoffen die geeignete Umrahmung boten.*«[2]

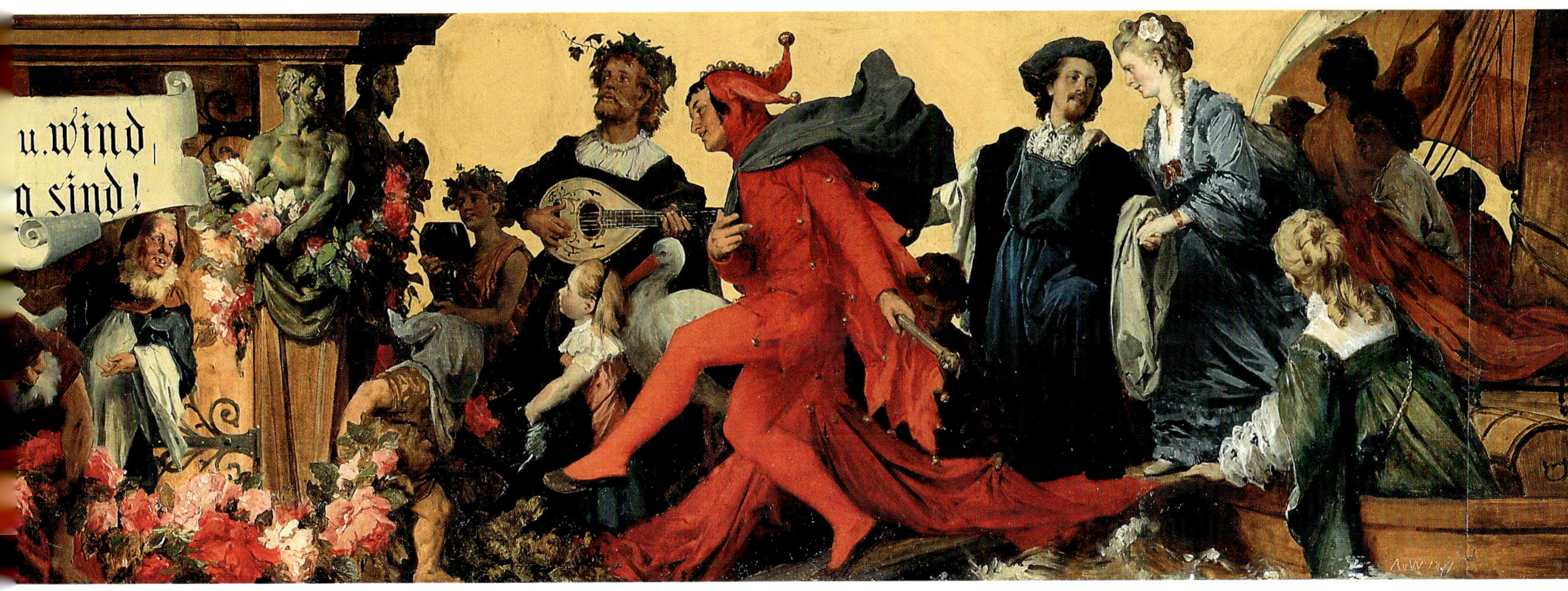

125 Anton von Werner, Behüt' uns Gott vor Sturm und Wind/Und vor Gesellen, die langweilig sind, 1871. *Kat. 120*

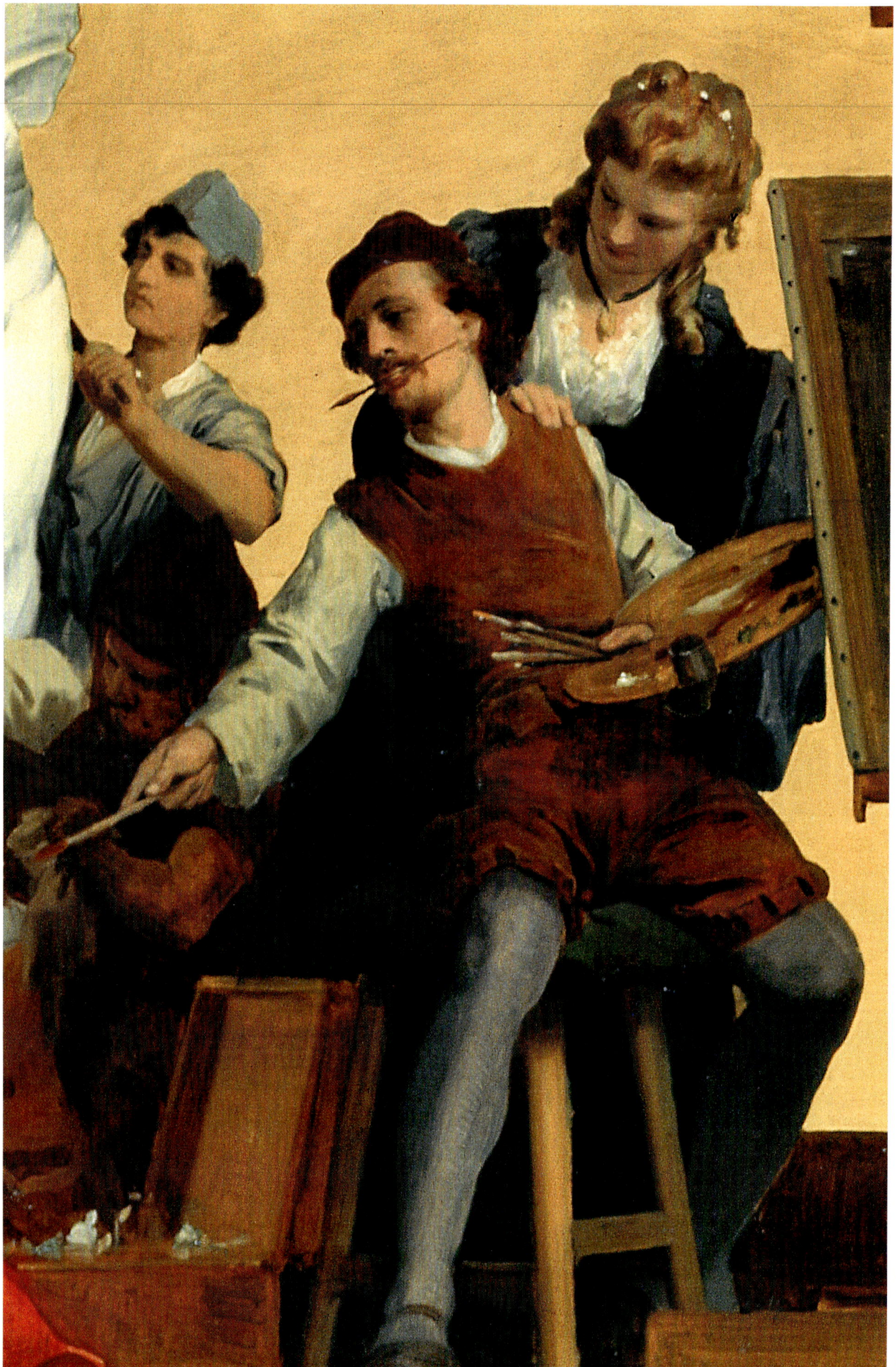

127 *Kat. 121,* ▷
Detail

126 *Kat. 121,*
Detail

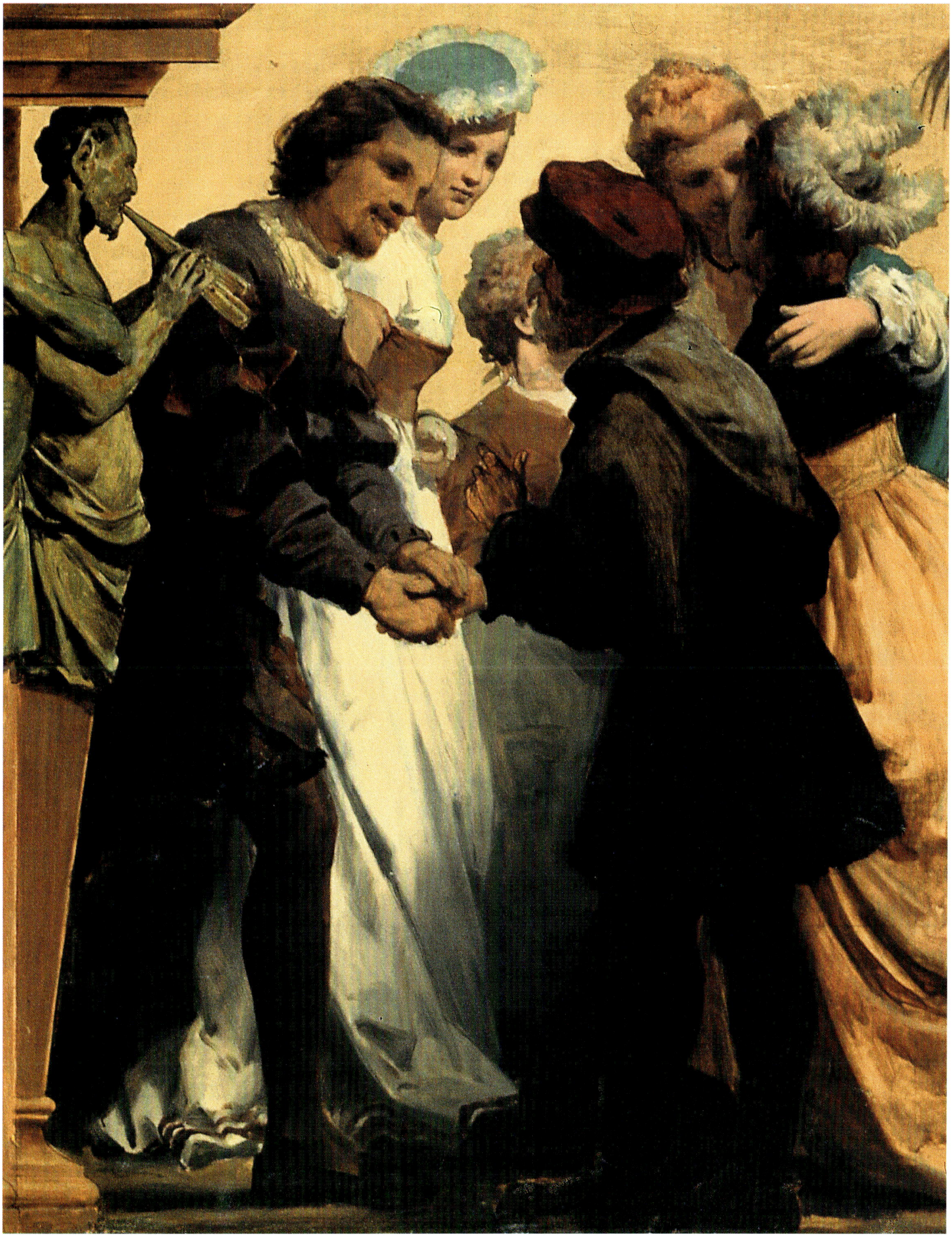

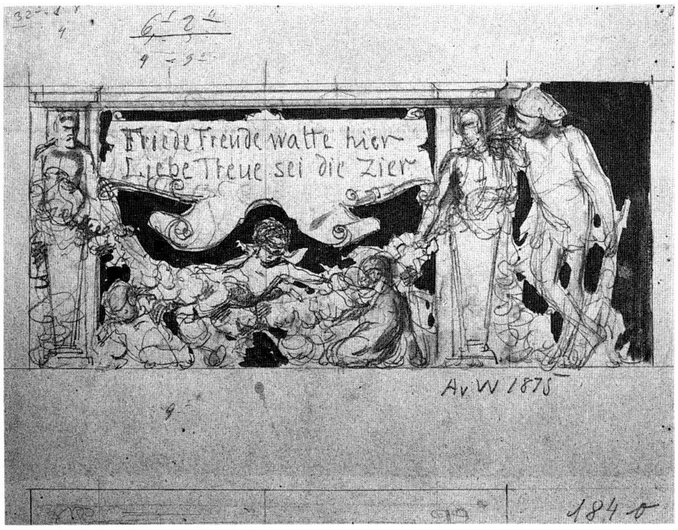

128 Anton von Werner, Kompositionsskizze zu dem Fries *Friede Freude walte hier/ Liebe Treue sei die Zier*, 1875, Privatbesitz

Die Idee, selbst Hand an die Dekoration der eigenen Wohnräume zu legen, war bei Werner zum einen durch seine Ausbildung als Stubenmaler naheliegend, zum anderen wohl aber auch nach einem Besuch der Villa von der Heydt in Berlin geweckt worden, deren Festsaal in den sechziger Jahren durch seinen Lehrer August von Kloeber ausgemalt worden war: »*Es war mein Lieblingsgedanke und mein sehnlichster Wunsch, in dieser Weise schaffen zu können, worin ich durch meine früheren Studien in der dekorativen Architektur und Ornamentik besonders unterstützt wurde. Schon 1871 war ich meinem lieben Kollegen Wilhelm Gentz bei der Ausmalung seines Hauses in der Hildebrandtstraße behilflich gewesen, indem ich ihm Stücke aus seinen Bildern, in das entsprechende größere Format übertragen, mit dünner Terpentinfarbe auf Leinwand malte, die dann auf die Wand geklebt wurden.*«[3]

Werner entwarf ein regelrechtes Bildprogramm, vor allem für die offiziellen Räume seiner Villa; so wiesen die Porträts im Roten Salon mit bedeutenden Persönlichkeiten aus der bildenden Kunst des 15. und 16. Jahrhunderts vorbildhaft sowie gleichrangig im Sinne eines Künstler- und Geniekults auf Werners Position als »Hofmaler« hin. Aber nicht nur Vorbilder und Geschichtsanalogien, auch aktuelle Lebensbezüge sowie Bildzitate aus bekannten Werken Werners fanden in teils humoristischer Weise in den Dekorationen der Villa Verwendung. Der überwiegende Teil der Ausstattung ging in den dreißiger Jahren verloren, doch haben sich die beiden Wandfriese erhalten, die Werner ursprünglich für seine erste Wohnung gemalt und später für das Speisezimmer seiner Villa mit Ergänzungen wiederverwendet hatte (Abb. 124, 125).

Werner hatte als Motto seines künftigen gemeinsamen Lebens mit Malvina zwei Goethe-Zitate aus der *Schatzgräber-Ballade* ausgewählt und analog zu diesen die Motive bestimmt. So umgeben die nahezu mittig plazierten Wahlsprüche, geschrieben in venezianischer Renaissance-Antiqua, Persönlichkeiten aus dem Bekanntenkreis der Werners. Zusätzliche Phantasiegestalten stellen attributiv Hausfrauentugenden dar, die Malvinas Lebensbereich skizzieren. Recht eindeutig lassen sich die Bildmotive zu dem Motto »*Behüt' uns Got vor sturm u. wind, u. vor gesellen, die langweilig sind!*« entschlüsseln. Zwei Aufzüge nähern sich einem angedeuteten Hauseingang; in der rechten Bildhälfte sind die heiteren Aspekte des geselligen Lebens dargestellt, links Personifikationen der menschlichen Untugenden, denen jedoch von einem Narren der Zutritt verwehrt wird. Hochmut und Eitelkeit werden aussagemäßig verstärkt durch einen Pfau und Affen. Sowohl Pfauen- als auch Affendarstellungen gehören zu den Attributen der Sieben Todsünden und werden damit dem Teufel zugeordnet. Diese Deutung verstärken auch die anderen Dargestellten. Neben dem Kurpfuscher am Bildrand, leicht zu erkennen an einer trichterförmigen Kopfbedeckung mit Äskulapstab und Medizinfläschchen in der Hand, reitet der Tod in Vor-Böcklinscher Manier auf einem Rappen, angeführt von einem betenden Mönch. Links von diesem ruft ein noch Gefesselter mit erhobener Fackel, angestiftet von einem Teufel, zu Aufruhr und Meuterei auf.

Die rechte, den »Guten« vorbehaltene Bildhälfte, schildert die Ankunft Malvinas in Berlin mit einem Schiff, in dem Adeline Schroedter, Schwester und Gefährtin der Kindheitstage, sitzt. Das Schiff, Symbol des bisherigen Lebensraums Malvinas, hat offensichtlich eine stürmische Überfahrt hinter sich, denn um den sicheren »Ehehafen« anzusteuern, bedarf es mehrerer muskulöser Seeleute, die sich kraftvoll in die Takelage hängen. Anton von Werner reicht seiner Frau galant die Hand, um künftig mit ihr gemeinsam »Sturm und Wind«, den Fährnissen des Lebens, zu trotzen. Die schwungvolle Gebärde, mit der Werner seiner Gattin an Land hilft, und die Kostümierung des Paares erinnern an den Medici-Zyklus von Rubens.

Der Begrüßungszug, der sich zur Bildmitte hin bewegt, wird angeführt von einem rotgewandeten Narren, ein Motiv, das sich bei Werner schon recht früh finden läßt[4] und hier im umgekehrten Sinne der Antikensage von Orpheus und Eurydike seine Bedeutung erhält – Werner also als derjenige, der seine Frau der Sinnlichkeit, dem Leben zuführt und ihr Treue bis in den Tod zu schwören bereit ist.

Im Hintergrund befinden sich mehrere Geschöpfe aus Werners Scheffel-Illustrationen, unter ihnen Wolfram von Eschenbach. Den Minnesänger begleitet ein Storch, der als natürlicher Feind der Schlangen der Mariensymbolik zugeordnet wird, wie der Minnesang ja überhaupt der Verherrlichung der »hohen Frau« schlechthin gewidmet war. Aber nicht nur die idealisierte Deutung, auch die eher volkstümliche Interpretation vom Storch als Fruchtbarkeitsspender ist gemeint. Christologische Motive vermischen sich mit mythologischen Metaphern in unorthodoxer Weise; so reiht sich in den Zug ebenso ein Mädchen mit einer schwarzen Katze ein. Üppige Blüten- und Traubenarrangements sorgen für ein farbenfrohes Bild. Auch die Karyatiden am Haus, dem sich die Ankömmlinge nähern, sind mit Blumen geschmückt und scheinen eine Reminiszenz des Künstlers an seine Italienreise 1869 und den Besuch der dortigen Villa Rispoli zu sein, deren Gartenportal schon bei der Illustration zum *Trompeter von Säckingen* motivisch eingeflossen war: »*Gedenke ich der Villa Rispoli, so drängt sich in meiner Erinnerung ein Bild von Wohlleben, von heiterer Lust, von Tanz und Spiel und Jugendfröhlichkeit zusammen [...].*«[5] Also ein Bildzitat, das sich durchaus für die Ausstattung des eigenen Heimes anbot und zusätzlich an das enge Freundschaftsverhältnis Werners mit dem Dichter Scheffel erinnert. Dessen Werkillustrationen beschäftigten den Maler lange Zeit, und er wiederholte einige der Bildmotive, wie den Zwerg unterhalb der Kartusche mit dem Motto, in den Wanddekorationen.

Als Anschlußstück und in Form einer Supraporte wurde der Fries um das Motto *»Friede Freude walte hier/Liebe Treue sei die Zier«* (Abb. 128) anläßlich des Wohnungswechsels erweitert. Der Einzug in die Villa bedeutete für Werner den großen Durchbruch in der Berliner Gesellschaft. Neben dem Kronprinzenpaar, das ihn schon häufig in seiner Wohnung am Lützower Ufer besucht hatte, waren es mit zunehmender Popularität Werners vor allem auch Besucher aus Militär- und Industriekreisen, die regelmäßig in der Villa ein- und ausgingen und denen gegenüber repräsentiert werden sollte. Wiederum bildet das Portal der Villa Rispoli den Rahmen des Frieses, auf dem sich vier blumentragende Putten analog zu den Wünschen des Mottos gruppieren und von einem faunischen Fabelwesen mit »Kehraus-Besen« beobachtet werden. Durch diese Grotesken gelingt es Werner humorvoll, die eigenen »frommen« Wünsche zu relativieren.

An der gegenüberliegenden Längsseite über dem Kamin fand der zweite Fries mit dem Motto *»Tages arbeit, abends gäste, saure wochen, frohe feste!«* seinen Platz. Auch dieses bereits 1870 entstandene Bild mußte zur Einpassung in die »Villa VI« erweitert werden. Das dazu entsprechend ausgewählte Motto lautete *»Treue Lieb bei Weib u. Kind, Treue Freundschaft, treu Gesind, Wohl dem Manne, der das findt«* und wurde eingefaßt von dem Künstlerpaar, zu dessen Füßen Kinder und eine Katze – Werner liebte diese Tiere besonders[6] – spielen.

Der Fries selbst schildert in mehreren Szenen Abschnitte aus Werners Leben. Rechts beginnend wird eine frohe Tafelrunde mit den Hausfreunden wiedergegeben, u. a. nehmen der Maler Carl Becker mit seiner Frau daran teil, der Schriftsteller Julius Lohmeyer, Mitarbeiter beim Kladderadatsch, sowie Freunde der regelmäßig stattfindenden Quartettabende. Neue Gäste werden von den Gastgebern Malvina und Anton aufs herzlichste begrüßt. Unterhalb des Sinnspruchs eilen Zwerge geschäftig hin und her und tragen als gute Hausgeister vor allem für das leibliche Wohl Sorge.

Die linke Bildhälfte ist gemäß dem Zitat der Arbeit gewidmet. Der Maler Anton von Werner hat sich selbst vor der Staffelei dargestellt, Malvina schaut ihm bewundernd über die Schulter, während ein Zwerg beim Anmischen der Farben behilflich ist. Im Hintergrund ist eine Monumentalplastik von Johannes Schilling, *Die Nacht mit Schlaf und Traum* (Abb. 129), dargestellt, die dieser 1866 zusammen mit drei weiteren Sandsteingruppen als Zyklus der *Vier Tageszeiten* für die Brühlsche Terrasse in Dresden geschaffen hatte.[7] Das Ensemble erfreute sich bald großer Beliebtheit und wurde wiederholte Male von der Meißener Manufaktur in Porzellan ausgeformt und verbreitet. Daß Werner sich bei seinem Fries für die Tageszeit *Nacht* entschied, hängt zum einen mit dem Sinnspruch zusammen, spielt aber vielleicht auch auf die Hochzeitsreise an, bei der das Paar auf dem Weg nach Berlin Station in Dresden machte.

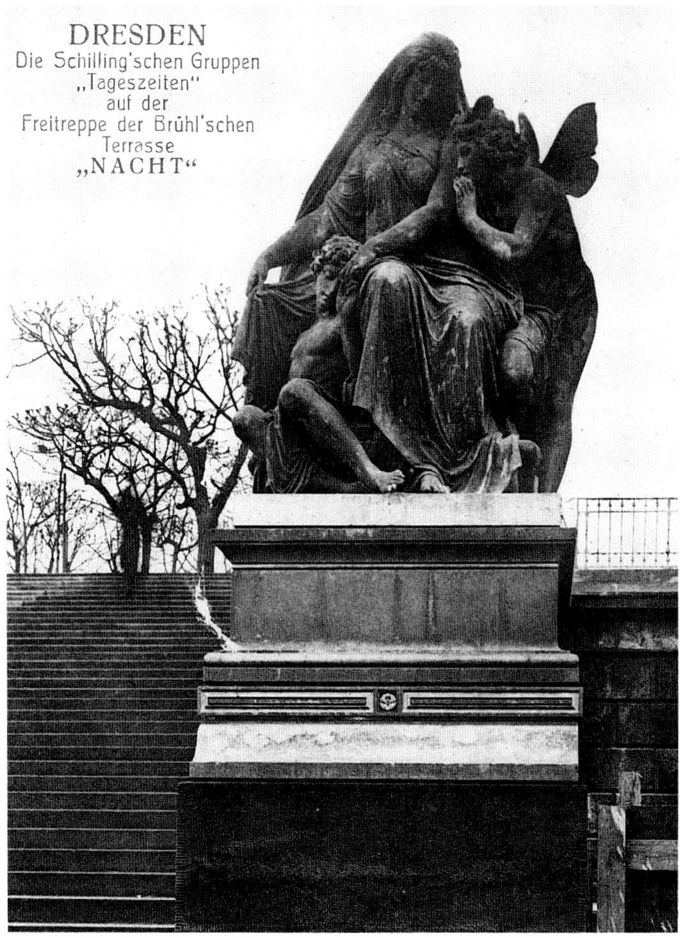
DRESDEN
Die Schilling'schen Gruppen
„Tageszeiten"
auf der
Freitreppe der Brühl'schen
Terrasse
„NACHT"

129 Johannes Schilling, Die Nacht mit Schlaf und Traum, 1866, Dresden, Brühlsche Terrassen

Der Bildvordergrund wird von einem roten Kardinal in Rückenansicht eingenommen. Die Komposition erinnert an Werners Frühwerk *Luther vor Cajetan* (Kat. 227), das er 1864/65 in Karlsruhe begonnen hatte und das thematisch von ihm zahlreich variiert wurde. Neben dem Kardinal liegen als Anspielung auf die jüngsten Preußenkriege und ihr ruhmreiches Ende Rüstung und Armbrust am Boden. Hinter einem malerisch drapierten Vorhang wird ein Mönch in Klausur sichtbar. Ursprünglich öffnete sich dahinter der Blick in das Innere einer Kirche mit einem weiteren Mönch. Diese Szene wurde bei der Abnahme des Frieses 1938 abgeschnitten und ist seitdem verschollen. Die Einbindung des Klerus in den Bildteil, der die Arbeit behandelt, ist wohl als ikonographischer Hinweis auf die Hauptstücke des Frühwerks zu verstehen.

Die »Villa VI« wurde von Anton von Werner bis zu seinem Tode am 4. Januar 1915 bewohnt und blieb darüber hinaus bis 1938 im Besitz der Familie. Aus finanziellen Gründen mußte die älteste Tochter Werners das Haus verkaufen, bemühte sich aber darum, die bewegliche Ausstattung des Hauses als künstlerischen Nachlaß unterzubringen. In diesem Zusammenhang wandte sie sich an die Staatlichen Museen zu Berlin: *»Heute handelt es sich um folgendes: ich habe vor 1½ Jahren das Haus meines Vaters [...] aus wirtschaftlichen Gründen verlassen müssen, und es stand seitdem leer. Jetzt ist es verkauft. Nun sind da verschiedene Sachen, die in meinem späteren Heim [...] nicht unterzubringen sein werden, die ich aber aus gefühlsmäßigen Gründen*

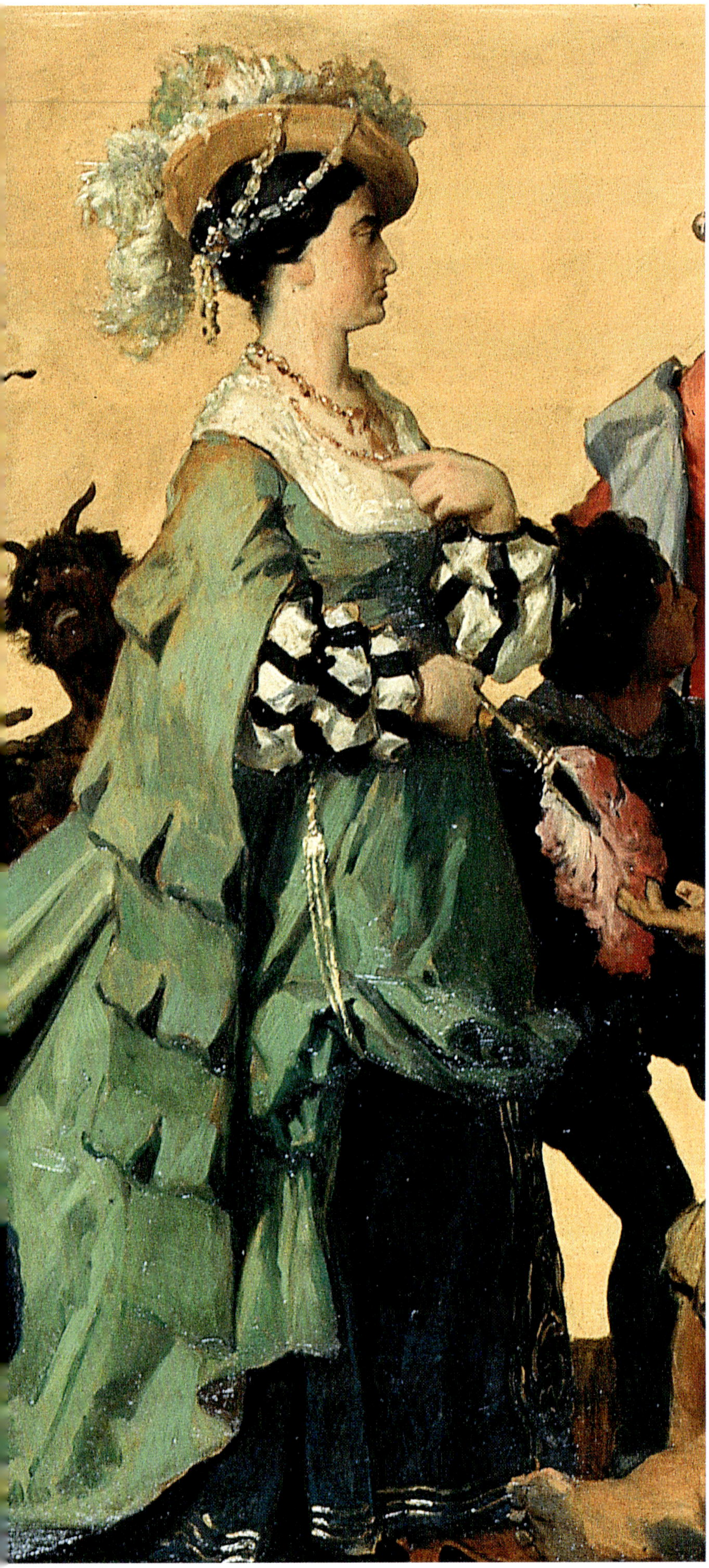
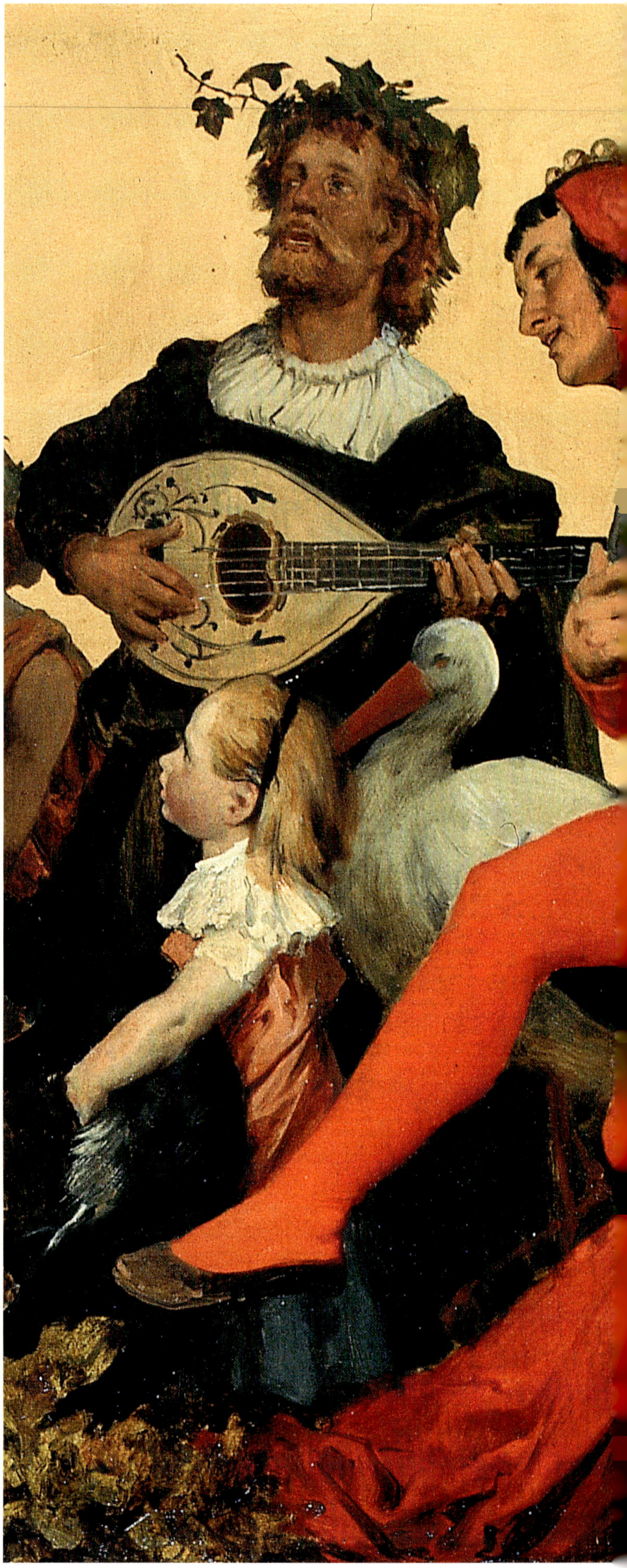

130 *Kat. 120*, Detail

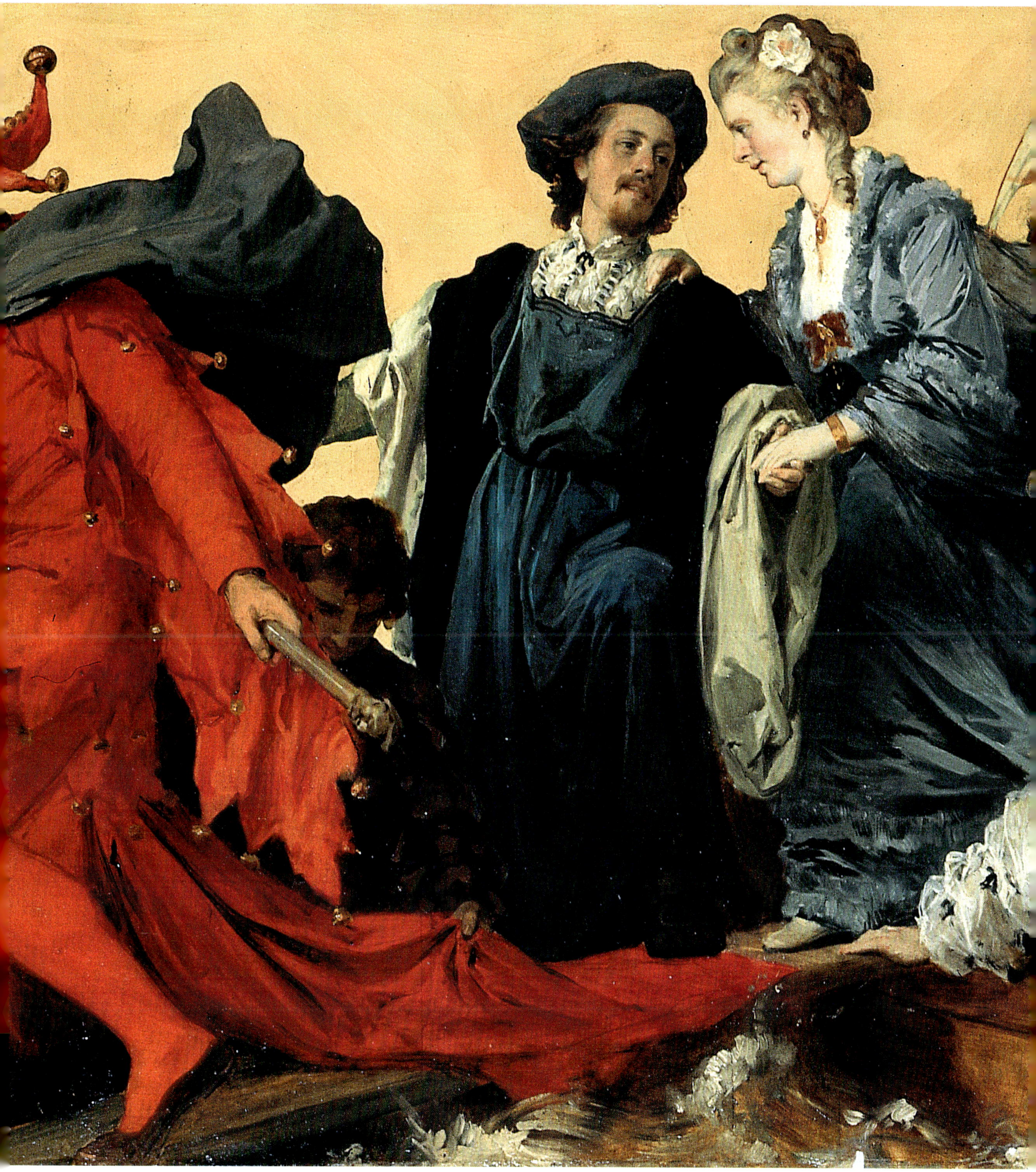

131 *Kat. 120*, Detail

gern gut untergebracht wüßte. So hatten wir z.B. an den beiden Längsseiten unseres Eßzimmers einen von meinem Vater in seiner Jugend gemalten Fries [...] Diese beiden Friese möchte ich mir nun erlauben, dem Staat, ohne jede Verantwortung seinerseits, als Leihgabe zur Ausschmückung irgend eines ev. von Ew. Exzellenz zu bestimmenden Raumes zur Verfügung zu stellen. Ich bin überzeugt, daß ihre heitere, geistvolle Darstellung noch vielen Volksgenossen Freude bereiten könnte, und ich hätte die Genugtuung, dieses schöne Jugendwerk meines Vaters in guten verständnisvollen Händen zu wissen.«[8]

Als Antwort auf ihr Schreiben wurde Paul Ortwin Rave mit der Begutachtung der Friese beauftragt und ordnete deren photographische Dokumentation an (Abb. 105–108, 118, 120, 121, 122): *»Ich werde daher Auftrag geben, durch die photographische Werkstatt der National-Galerie diese kultur- und kunsthistorisch interessanten Räume, in denen sich Manches von preussischer und deutscher Geschichte abgespielt hat, photographieren zu lassen. Die von der Tochter des Malers [...] zur Verfügung gestellte Ausmalung des Esszimmers besteht aus zwei Friesen von 5,45 m Länge und zwei Friesen von 1,80 m Länge, sämtlich etwa 1 m hoch. Sie lassen sich ohne weiteres auf eine dicke Papprolle aufrollen und in Sicherheit bringen. Eine Verwendung der Friese in der National-Galerie kann nicht stattfinden. Sie wären aber gut in einer Behörden-Kantine zu verwenden und besonders gut im Reichsministerium für Wissenschaft, Erziehung und Volksbildung, dessen Bau auch stilistisch entsprechen würde.«*[9] Entgegen seinem Rat, die gesamten Friese des Eßzimmers abzunehmen, wurden im Juli 1938 nur die beiden, nun ausgestellten Hauptgemälde dem Konservator der Nationalgalerie übergeben und dort deponiert. Im Zuge der jüngsten Restitutionsmaßnahmen der Nationalgalerie wurden sie der Erbin ausgehändigt, aus deren Eigentum sie das Berlin Museum erwerben konnte.[10] Das Schicksal der übrigen Dekorationen ist unbekannt.

Betrachtet man nun die Friese im Vergleich zu zeitgleichen Wandmalereien, beispielsweise der Dekoration im Treppenhaus des Neuen Museums von Wilhelm Kaulbach, die dieser 1867 ausführte, so entsteht der Eindruck, daß Werner hier nicht nur für sich und seine Familie sowie einen privat-halboffiziellen Besucherkreis tätig wurde, sondern auch sein malerisches Können und die Bewältigung einer derartigen Aufgabe – den Zusammenklang zwischen Architektur und Dekoration – unter Beweis stellen wollte. Eine weitere vergleichbare Arbeit hatte er kurz zuvor für die Familie Pringsheim ausgeführt (Kat. 139) und auch hier, vor allem durch die Zusammenarbeit mit dem Kunsthistoriker und Architekten Ebe, gezeigt, daß er sich in der Tradition eines Michelangelo ebenso wie der eines Rubens stehend verstand. Neben der sorgfältigen malerischen Ausführung, die vor allem durch den goldfarbenen Untergrund zwingend war, fallen die Vielzahl an bekannten ikonographischen Zitaten und ein breites Wissen um allegorische Motive auf. Deren Verwendung, gepaart mit genauen Porträts der Auftraggeber bzw. bei Werner denen der dargestellten Freunde in Kostümen vorwiegend aus der Renaissancezeit, wirkt einerseits als Spiegel des Bildungsbürgertums im 19. Jahrhundert, das die Analogien sofort erkannte, zum anderen aber offenbart sich auch in ihnen der feine Humor des Künstlers, der Kostümfeste sehr schätzte und diese häufig in seinem Haus arrangierte. Der eigenartige Reiz, den die beiden Friese auch heute noch ausstrahlen, entstand gerade durch die Verquickung von Alltäglichem mit bekannten Werken der Kunst.

Die Beliebtheit dieser Art von Wandmalereien führte in späterer Folge noch zur Ausmalung der Räume des Künstlervereins und des Architektenhauses in der Wilhelmstraße, an der sich mehrere Vereinsmitglieder beteiligten. Werner selbst erhielt mehrere Aufträge, neben den bereits erwähnten für die Familien Pringsheim und Landau 1872 auch außerhalb Berlins für die Villa Behrens in Hamburg 1875 (Abb. 86). Zwei weitere große Zyklen schuf er 1877 und 1885 für das Café Bauer, wiederum in Berlin (Abb. 91–96). Die regelrechte Wiederentdeckung dieser Kunstgattung fand 1877 ihren Ausdruck in einer Stiftung für Fresko-Malerei durch den Freiherrn von Biel-Kalkhorst. Diese Mittel waren nur zum Schmuck von Privaträumen mit dekorativen Bildern bestimmt und wurden den fünf Kunstakademien Berlin, Dresden, Düsseldorf, München und Karlsruhe in jährlichem Wechsel für ihre Schüler überwiesen. Damit hatte sich aus einer ursprünglich nur auf wenige Künstler und Kunstinteressierte beschränkten Wohn- und Selbstdarstellungsform ein weitverbreitetes Medium entwickelt, an dem Werner einen maßgeblichen Anteil hatte.

* Die Friese wurden aus Mitteln der Annemarie und Helmut Börner-Stiftung, Köln, restauriert. Der Stiftung sei an dieser Stelle herzlich für ihre Unterstützung gedankt.

1 Werner 1913, S. 64f.
2 Ebd., S. 87
3 Ebd., S. 86f.
4 1866 entstand anläßlich des 30. Geburtstags des Künstlers Gustav Osterroth die Zeichnung, auf der Anton von Werner im Narrengewand das Geburtstagsständchen bringt (Kat. 45).
5 Werner 1914, S. 364
6 Vgl. Werner 1913, S. 110
7 Vgl. Stephan, Bärbel: Der sächsische Bildhauer Johannes Schilling. Phil. Diss., Halle 1988
8 Brief vom 5.6.1938, SMB/ZA, I/NG, Spec. 24, Bd. 8
9 Brief vom 30.6.1938, ebd.
10 Für ihre freundliche und kollegiale Vermittlung ist das Berlin Museum Frau Dr. Annedore Müller-Hofstede und Herrn Lothar Brauner zu Dank verpflichtet.

CHRISTA PIESKE

Vermittlung von Geschichte in den Medien der Zeit Anton von Werners

In der zweiten Hälfte des 19. Jahrhunderts nahmen die Darstellungen geschichtlicher Ereignisse einen immer größeren Raum ein. Das konnte nur aufgrund einer patriotischen Hochstimmung geschehen, die vaterländische Anliegen zum Mittelpunkt der Gedanken und Vorstellungen weitester Bevölkerungskreise machte. Diese in Europa und seinen Kolonien an kriegerischen Auseinandersetzungen nicht eben arme Zeit lieferte hinreichend Stoff von Siegern und Verlierern, von Ehre und Treue, von Mut und bedingungsloser Vaterlandsliebe.

Geschichtliche Ereignisbilder haben häufig in Zusammenhang mit Personenkult gestanden. Immer war bei historischen Geschehnissen wie Attentaten, Siegesparaden, Krönungen oder Aufbahrungen der unübersehbare Hinweis auf den fürstlichen Helden gegeben. Selbstverständlich haben die eigentlichen Fürstenporträts die Ereignisbilder an Zahl weit übertroffen, übten sie doch in allen Erscheinungsformen und in allen öffentlichen und den meisten privaten Räumen ihre beispielgebende Wirkung aus. Doch auch das Ereignisbild konnte mit der Zeit die gleiche Funktion übernehmen und zum Symbol, zum nationalen Erziehungsfaktor werden, wenn das Dargestellte in seiner Aktualität abgenommen hatte und der Symbolcharakter dominierte; wenn Ereignisse sich gleichsam zu patriotischen Bekenntnissen manifestiert hatten.

Aus der weitgefächerten und den verschiedensten Aspekten dienenden Historienmalerei sollen hier die Ereignisbilder mit großer Verbreitung herausgehoben werden. Gemessen an den heutigen Massenauflagen hielten sich die des 19. Jahrhunderts allerdings in bescheideneren Grenzen, und sie erreichten die verschiedenen Sozialschichten in unterschiedlichem Maße. Die durch den Druck verbreiteten Ereignisbilder, die ja den Geschehnissen in einem möglichst kurzen Zeitraum zu folgen hatten, besaßen zunächst einen besonderen Informationswert. Dabei wurde die Objektivität zeichnerischer Berichterstattung kaum angezweifelt, garantierte doch die persönliche Anwesenheit des Künstlers beim Ereignis dessen authentische Wiedergabe. Diese archaische Bildgläubigkeit, die später in die sprichwörtliche Buchstabengläubigkeit überging, war ursprünglich vor allem im religiösen Bereich zu finden. Über die Information und Belehrung durch Sachverhalte hinaus war der Glaube an das wahre Bild, das *vera effigies*, unumstößlich. So mußte es wirklich gewesen sein, denn es war ja bildlich festgehalten! Signifikante Beispiele sind hier die *»Wahren Portraits«* von Jesus und Maria mit ihren bekräftigenden Texten in der religiösen Druckgraphik Europas.[1]

Zu den Ereignisbildern gehörten vor allem Darstellungen von Schlachten. Die Schlachtenmalerei ist in der deutschen Kunstgeschichte nicht erst seit dem 19. Jahrhundert ein geläufiger Begriff. Die politischen Folgen von militärischen Entscheidungen machten die Kriegsszenen zu wichtigen Manifestationen. Seit der Barockzeit wurden mit Vorliebe Reiterschlachten dargestellt, so daß der kombinierte Gattungsbegriff *Pferde- und Schlachtenmalerei* selbstverständlich wurde. Ob es die Freiheitskriege auf deutschem oder auf griechischem Boden waren, ob es um die Kolonialkriege der Queen Victoria, um die 1864er, 1866er Kämpfe und dann um den Deutsch-Französischen Krieg 1870/71 ging, die Zeichner waren dabei und hielten die Szenen für ihre Zeitgenossen und damit auch für die Nachwelt fest.

Mit dem Deutsch-Französischen Krieg und den Auswirkungen auf die bildende Kunst wurden entsprechende Sujets auch von den Kunstkritikern stärker beachtet. Bei aller Kriegsbegeisterung und damit allgemeinen Hochschätzung militärischer Bilder gab es doch gelegentlich differenzierende Meinungen. So brachte Bruno Mayer im *Christlichen Kunstblatt* seine Gedanken *Über die Monumentalisierung der jüngsten nationalen Ereignisse* zum Ausdruck.[2] Seine Kritik galt vor allem den *»nicht-monumentalen Schöpfungen«*, den Gemälden. Sie dürften sich nicht auf die stereotypen Darstellungen von Kämpfen und feierlichen Staatsaktionen beschränken, die, *»in großer Masse vereinigt, zu der trostlosen Langweiligkeit eines historischen Museums von Versailles anschwellen«*. Er befürwortete die gut gewählte Genreszene mit Kriegsepisoden, die das nationale Empfinden besser ausdrücken würde.

Dem Kunstschriftsteller Friedrich Pecht ging es dreizehn Jahre später weniger um das Sujet als um die Ausführung. Seine kritischen Äußerungen betrafen die Schlachtenmaler selbst, die durch Übergenauigkeit in den Details die Kriegsschilderung zur *»Parademalerei«* degradierten und die Charaktere vernachlässigten.[3] Daß sich das Schlachtenbild seit 1870 keines besonders guten Rufes erfreut hätte, betonte auch der Sekretär und Senator der Königlichen Akademie der Künste in Berlin, Alexander Amersdorffer. In seiner Rede anläßlich des Kaisergeburtstags im Kriegsjahr 1916 sprach er ausführlich über *Krieg und Kunst*, wobei letztlich das Darstellungswürdige dieser Thematik niemals angezweifelt wurde.[4]

Verbreitung und Funktion

Wo und wie wurde die Allgemeinheit durch das beispielgebende und beeinflussende Bild erreicht? Es konnte den Menschen überall begegnen, ob im öffentlichen oder privaten Leben. Man sah es in Schulen und Kasernen, in Amtsstuben oder bei Kaufleuten und Handwerkern, bei den Nachbarn, Kollegen oder Vorgesetzten und in Museen und Kunstausstellungen. Überall war man von patriotischen Bilddrucken umgeben. Die Reproduktionen von Ereignisbildern wurden für weite Kreise ein selbstverständlicher Wandschmuck. Man kaufte die illustrierten Prachtwerke, Bücher und Zeitschriften und fand die entsprechenden Motive auf den vielen gebrauchsgraphischen Erzeugnissen wie Postkarten oder Serienbildchen. Die Vertriebsmöglichkeiten waren vielfältig, sie reichten vom Hausierer oder Straßenhändler bis zu den renommierten Buch- und Kunsthandlungen. Sammelbildchen und Reklamemarken machten ihren Weg meist über den Ladentisch.

Beim Wandschmuck richtete sich das Interesse von Hersteller, Händler oder Käufer vorrangig nach dem, was dargestellt wurde, erst in zweiter Linie kam die Frage nach dem *Wie*. Das galt in gleichem Maße für die religiösen wie für die profanen Bilder, von denen die patriotischen durchaus einen pseudoreligiösen Charakter im Sinne eines Andachtsbildes haben konnten, der auch in Hängung bzw. Aufstellung zum Ausdruck kam. »*Nun muß ich aber doch noch einer anderen Eigenschaft unseres Speisezimmers gedenken, war es doch nicht nur eine Stätte andächtiger oder genießerischer Familienzusammenkünfte, sondern zugleich vermittels der an den Wänden hängenden Bildwerke die vaterländische Ruhmeshalle unseres Hauses. Diesen Bildwerken merkte man es an, daß meine Eltern [...] gerade mit dem Ende des Krieges von 1870/71 in die Vaterstadt zurückgekehrt waren. [...] Die Bildwerke bestanden aus einer überlebensgroßen, terrakottafarbenen Gipsbüste des alten Kaisers und drei riesigen goldgerahmten Photos nach Anton von Werner und Camphausen, den ›Kaiser und seine Paladine‹, die ›Kaiserproklamation im Spiegelsaal zu Versailles‹ und die ›Begegnung Wilhelms und Napoleons nach der Schlacht bei Sedan‹ darstellend*«, berichtet Rudolf Alexander Schröder in seinen Memoiren *Unser altes Haus*.[5] Bei der minutiösen Beschreibung der elterlichen Wohnung in Swinemünde versäumte Theodor Fontane nicht, das ihn prägende Bild des englischen Historienmalers Edward Francis Cunningham eingehend zu schildern. Der Kupferstich mit der Unterschrift *Frédéric le Grand retournant à Sanssouci après les manoeuvres de Potsdam, accompagné de ses généraux* löste in dem Knaben die spätere Verehrung für den alten Ziethen aus.[6]

In der Genremalerei wurde bei der Darstellung ländlicher Interieurs der dortige Wandschmuck stets genau wiedergegeben. Keineswegs fehlte die nationale Komponente, zumal in den hochpatriotischen Zeiten. Die Familienzeitschrift *Der Hausfreund* brachte 1874 eine anonyme Abbildung, *Des Kaisers Bild*, von einem Gedicht begleitet.[7] Hier wird von dem aus dem Felde zurückgekehrten Sohn das Kaiserporträt der bewundernden Familie gezeigt, das, nunmehr bekränzt, seinen Platz an der Wand erhalten soll. Am augenfälligsten wird die Funktion des patriotischen Wandschmucks bei der Ergänzung oder Auswechslung von Bildern. Wenn der Bilderhändler, wie auf Louis Neustätters *Bilderhändler vom Jahre 1871* (1872), mit der Mappe seine bäuerliche Kundschaft aufsucht, geschieht das Auswählen und Prüfen unter Beteiligung aller Familienangehörigen. Das Bildnis des Kaisers wird fast in den Herrgottswinkel integriert und das Ereignisbild, *Die Übergabe von Sedan*, genauestens studiert.

Die Wirksamkeit von Bildern, in welcher Form sie auch immer auftreten mochten, ist zu allen Zeiten von den Regierenden erkannt und genutzt worden. Das Bild als Waffe oder als Unterstützung war wichtig genug, um sich mit ihm in lenkender oder restriktiver Weise zu beschäftigen. Es war stets nicht nur die Verherrlichung des Potentaten gefordert, sondern ein Mittragen der gewünschten politischen Anschauungen. Auch die Jahrzehnte zwischen 1850 und 1920 sind von einer ständigen Bildbeeinflussung im national erzieherischen Sinne erfüllt gewesen. So schrieb der Geschichtsprofessor an der Universität Halle, Theodor Lindner, auf Anregung des preußischen Kultusministeriums zur 25jährigen Wiederkehr der Gedenktage von 1870/71 ein mit vielen Illustrationen durchsetztes Prachtwerk. Unter den zwanzig ganzseitigen Bildern waren fünf nach Werner gewählt, andere nach Carl Becker, Erich Hünten oder Carl Röchling reproduziert. Das vermutlich subventionierte und hoch aufgelegte Buch wurde u.a. als Prämiengabe für Berliner Schüler verwendet.

Die Zensur von Druck- und Bildwerken setzte vor allem dort ein, wo es um eine Massenverbreitung dieser Güter ging. In der Volkserziehung wurde eine staatliche Lenkung für unumgänglich gehalten. Als Delikte wurden die Verunglimpfung fürstlicher Personen, die Herabsetzung des Nationalgefühls und die Verletzung religiöser Gefühle sowie die Nichtbeachtung der guten Sitten und des Anstandes angesehen. In den *Verzeichnissen derjenigen Druckschriften, welche von den preußischen Behörden zum Feilbieten im Umherziehen nicht zugelassen worden sind* (hg. vom Ministerium des Inneren zu Berlin: Druckerei der Strafanstaltsverwaltung 1908) sind auf 239 Seiten die verbotenen Bild- und Druckwerke vermerkt. Die Titel mitsamt den Verlagen wurden von den einzelnen preußischen Polizeiämtern von 1884 an aufgeführt. Hier geht es vor allem um unerwünschte politische – meist linke – Richtungen. So wurden die von dem Leipziger Kunstverleger Groß herausgegebenen Bildnisse von Marx, Bebel und Engels verboten. Die zahlreichen Verbote der französischen Zensurbehörden betrafen nicht nur die französischen Angelegenheiten, sondern wegen des Exports auch die Nachbarländer.

Von der Vorlage zur Reproduktionsgraphik

Gerade bei den geschichtlichen Ereignisbildern war die schnellste Umsetzung in den Druck gefordert. Text- und Bildaktualität durften nicht zu weit auseinanderklaffen. Diesem Bemühen waren allerdings durch die handwerklichen und drucktechnischen Gegebenheiten Grenzen gesteckt. In dem weiten Bereich der Bildumsetzung für den Druck sind zwei Phasen festzustellen, die hier vor allem auf die Ereignisbilder des Deutsch-Französischen Krieges bezogen sind. In der ersten Phase, etwa 1870 bis 1873, war der Ausgangspunkt die Zeichnung unmittelbar vor Ort oder, wenn auch

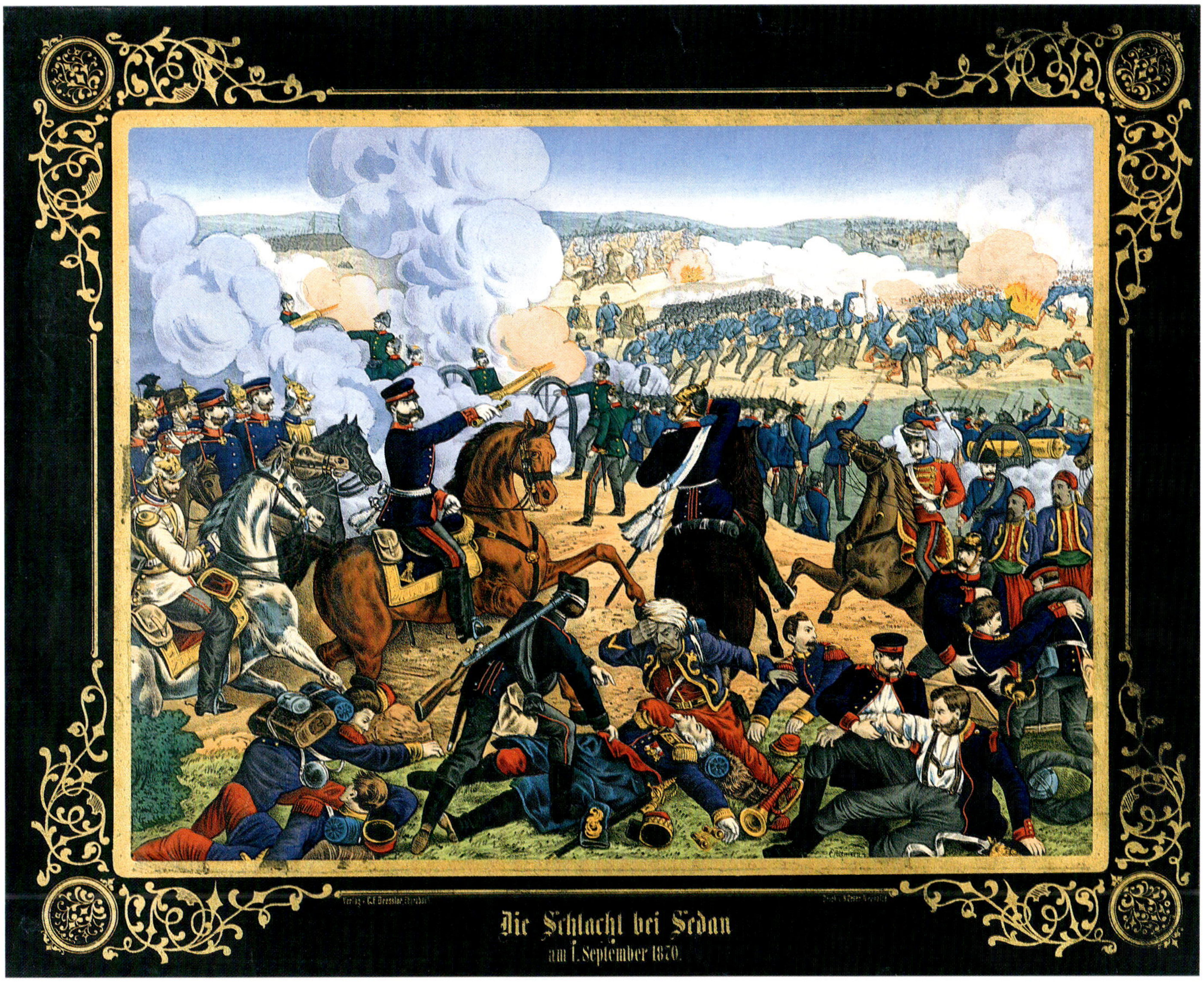

132 E. Altmann, Die Schlacht bei Sedan am 1. September 1870. *Kat. 277*

in sehr eingeschränktem Maße, die Photographie. Die Skizzen stellten die Basis für alle weiteren Verwendungen dar und wurden später bildmäßig komponiert. Als Holzschnitte oder -stiche konnten sie als früheste bildliche Wiedergabe von geschichtlichen Ereignissen in wenigen Wochen oder Monaten in Zeitungen, Zeitschriften, Bilderbogen und Wandbilddrucken veröffentlicht sein. Das war vor allem für die auf Aktualität bedachten Zeitschriften wichtig. Die durch die Lithographie vervielfältigten Bilderbogen und Wandbilddrucke mußten noch weitere Umgestaltungen erfahren, ehe sie ihre Aufgabe als gerahmtes Bild erfüllen konnten. Die zweite Phase, etwa 1876 bis 1900, nahm als Ausgangspunkt das Ölgemälde, dessen Fertigstellung und damit Präsentation in den Galerien von den dargestellten Ereignissen oft jahrelang entfernt war. Dadurch konnten gerade die Gemälde Werners nicht mehr in den populären Bildsektor gelangen, der eine schnelle Übermittlung erforderte. Die nach den Gemälden hergestellten, meist großformatigen Reproduktionen wie Photographien, Licht- und Farbendrucke bildeten den gutbürgerlichen Wandschmuck. Damit änderte sich auch die Funktion der Gemälde, sie wurden vom Ereignisbild zum nationalen Symbolbild.

Mit den Ereignissen des Deutsch-Französischen Krieges erreichte die Zeichnung als Mittel der Kriegsberichterstattung einen gewissen Höhepunkt, wie er sich später im Ersten Weltkrieg nicht in dem Maße wiederholen konnte. Für die siebziger Jahre sind viele Namen faßbar; hunderte von Zeichnern, Gebrauchsgraphikern und Malern widmeten sich dem aktuellen Geschehen. Bekannte Künstler und auch weniger versierte Zeichner wurden für diese Aufgaben engagiert oder gingen aus eigenem Antrieb ins Feld. Sofort sahen die Kunst- und Buchverlage hier ihre Chance und versuchten u.a. durch entsprechende Zeitungsanzeigen an das Material zu gelangen.

Durch die Daten des jeweiligen Ereignisses und des ersten Erscheinens der Darstellung lassen sich die zeitlichen Abstände bestimmen: Die Schlacht von Gravelotte (18. August 1870) erschien nach der Skizze von Friedrich Kaiser als doppelseitiger Holzstich am 12. November des Jahres in der *Illustrirten Zeitung*. Die *Schlacht von Wörth*, in gleichem For-

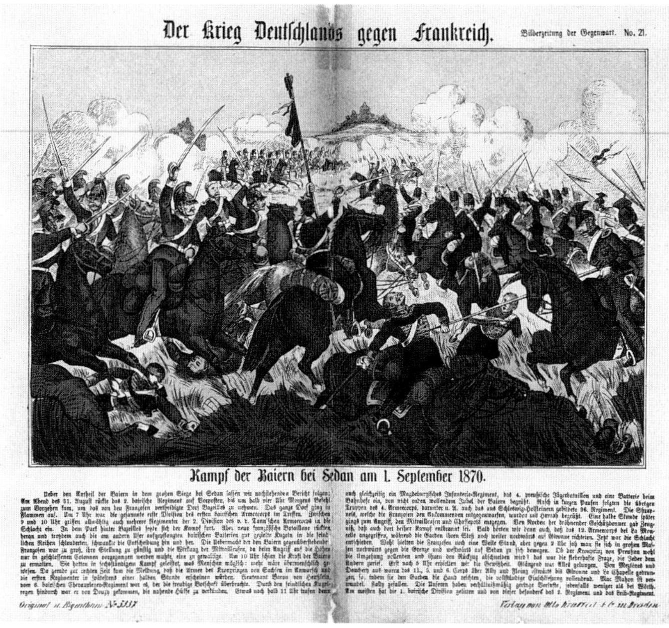

133 Anonym, Kampf der Baiern bei Sedan am 1. September 1870.
Kat. 275

mat, brauchte nur knappe acht Wochen, während die Darstellung der *Schlacht von Metz* nach der Zeichnung von Otto Fikentscher nahezu vier Monate auf sich warten ließ. Längere Umsetzungszeiten – mindestens ein halbes Jahr – waren bei den Lithographien und Chromolithographien erforderlich.

Die Künstler wurden in den der vordersten Linie folgenden Abschnitten eingesetzt, so daß sie ohne unmittelbare Gefährdung ihrem Werk nachgehen konnten. Es ist bekannt, daß Werner sich – sehr zu seinem Leidwesen – nur im Hauptquartier zu Versailles aufhalten durfte.[8] Andere bestimmten selbst ihr Risiko. Die ausführlichste Schilderung vom Leben eines malenden Kriegers lieferte Heinrich Lang mit seinen *Erinnerungen eines Schlachtenbummlers im Feldzug 1870/71*. Nach dem Grimmschen Wörterbuch ist der Begriff »Schlachtenbummler« erst *»in den neueren Kriegen aufgekommen, besonders 1870 für diejenigen gebräuchlich, die sich unter dem Vorwande der Krankenpflege an den Kriegsschauplatz begaben«*. Zu diesen zählte der akademische Pferde- und Schlachtenmaler keineswegs. Lang zeichnete von seinem schußfesten französischen Beutepferd herunter und dokumentierte jedes Blatt mit Orts-, Zeit- und Wetterangabe. Unter dem Titel *Der Maler im vordersten Kampfgraben* veröffentlichte der Kolonial- und Schlachtenmaler Ernst Vollbehr 1933 seine Erinnerungen aus dem Ersten Weltkrieg. Mit diesem Krieg gestaltete sich die Entwicklung jedoch anders. Die Zahl der Kriegsmaler hatte zwar zugenommen, aber die Folgen des Krieges verboten eine langfristigere Wertschätzung ihres Oeuvres. Doch noch in den ersten zwei Kriegsjahren, als die Geschäfte der Kunsthändler florierten wie nie, wurde ihnen in den Kunstzeitschriften hinreichende Aufmerksamkeit gewidmet und auf die sie reproduzierenden Verlage und Kunstausstellungen hingewiesen.

Zu den Zeichnungen trat 1870/71 die Photographie als ein – wenn auch sehr bescheidenes – Mittel der Kriegsberichterstattung hinzu. Die Tätigkeit der Photographen unterlag gewissen Einschränkungen, die nicht ausschließlich durch die Technik bedingt waren. Aufnahmen von zerschossenen Häusern oder posierenden Kriegern im Lager hatten den größten Anteil an der photographischen Produktion. Hier war generell ein weites Feld für eine gezielte Beeinflussung durch Aufnahmen, die ausklammerten, verharmlosten und beruhigten. Häufig dienten die Photographien als Grundlage für andere Reproduktionstechniken. Das wird bereits aus dem Schleswig-Holsteinischen Krieg berichtet, wo der Flensburger Photograph Friedrich Brandt am 18. April 1864 das Schlachtfeld bei den Düppeler Schanzen aufgenommen hatte. Für die in Berlin ausgestellten Photographien erhielt Brandt die Medaille für Landschaftsphotographie – denn einen anderen Begriff für Aufnahmen dieser Art gab es noch nicht – durch den preußischen Kronprinzen überreicht. Insgesamt spielte die Photographie in den Feldzügen des 70/71er Krieges keine große Rolle, von einer Dokumentation konnte kaum die Rede sein.[9]

Als kolorierte Lithographien, Farblithographien oder Holzschnitte konnten nach Vorlagen in Form von Zeichnungen und Photographien die Bilderbogen, wie auch die populären Wandbilddrucke, nach wenigen Monaten in den Besitz der Konsumenten gelangen. Bei den Aktualitätsbogen waren die Neuruppiner Verleger führend. Gustav Kühn gab die Serien *Vom Kriegsschauplatze* (Schleswig-Holstein, Preußen – Österreich) und *Der Deutsch-Französische Krieg 1870/71* heraus. Drei Millionen Bogen wurden hiervon in einem Jahr gedruckt.[10] Der bei Kühn angestellte Reisende Otto Kraffert etablierte sich um 1870 mit einem Sohn Reinhold Kühns als Kompagnon in Dresden und vertrieb Bogen mit der Serienüberschrift *Der Krieg Deutschlands gegen Frankreich* (Abb. 133). Es gab bei Kühn etwa 170 und bei Oehmigke & Riemschneider etwa 40 verschiedene Kriegssujets, an sich keine große Zahl, die aber durch hohe Auflagen wettgemacht wurde. Von C.F. Dreßler in Eberbach ist die *Schlacht bei Sedan* bekannt. Der schwarze Rand der stark kolorierten Lithographie erhöhte die Bildwirkung des ungewöhnlicherweise vom Künstler signierten Bilderbogens (Abb. 132). Daß die Bilderbogenverleger auch auf Photographien zurückgriffen und sie bildgerecht machten, ist für Oehmigke & Riemschneider bekannt. Sein Bogen vom Berliner Kongreß 1878 erschien rechtzeitig, auf das Gemälde Werners von 1881 hätte man nicht warten können.

Der Deutsch-Französische Krieg forderte die beiden Bilderbogennationen, vertreten durch Neuruppin und Epinal, geradezu zur Verteidigung ihrer Standpunkte heraus. Im wahrsten Sinne zwischen den Fronten stand dabei die Firma Frédéric Wentzel in Weißenburg/Elsaß (Kat. 278). Wentzel war der typische Vertreter für das Bildgut breitester Schichten; mit seinem Vertriebsnetz erreichte er die meisten Landstriche Europas und nahm eine führende Position ein.[11] Die noch vor dem 18. Januar 1871 bei Wentzel erschienenen Bogen führten die französische Druckadresse mit dem Depot in Paris. Auf seinen durchweg zweisprachigen Blättern wurde die französische Sprache vorangesetzt. Im *Guerre de 1870* ist bei der *Bataille de Wörth* eine deutliche Vormachtstellung der preußischen Truppen zu erkennen, die mit dem Gewehr, wie auf dem Kasernenhof angetreten, in breiter Formation den französischen Truppen auf den Hügeln entgegenrücken.

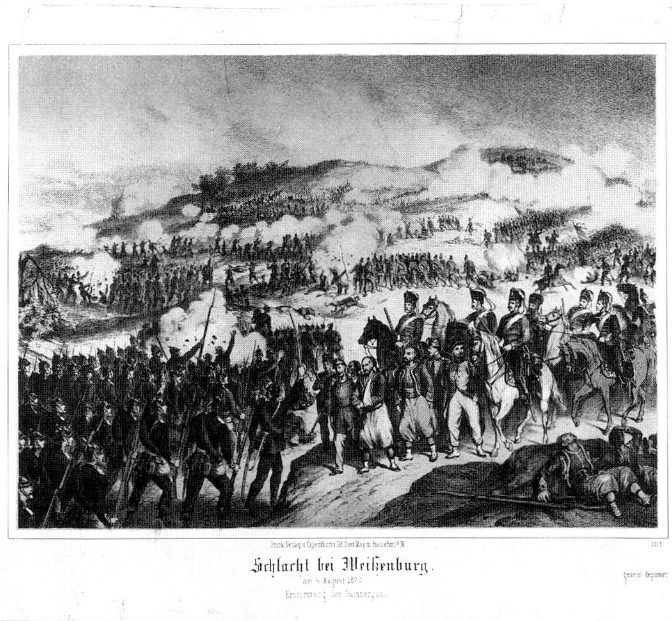

134 Anonym, Schlacht bei Weißenburg./am 4. August 1870/Erstürmung des Gaisberges. *Kat. 271*

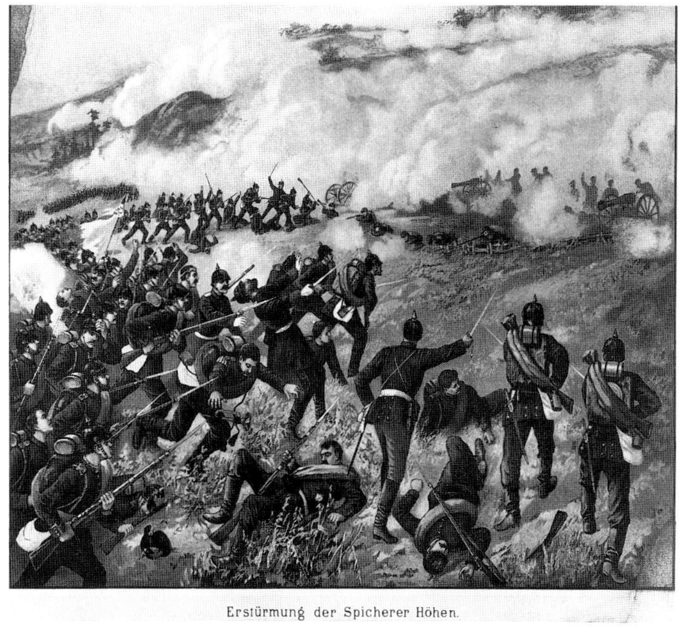

135 Anonym, Erstürmung der Spicherer Höhen. *Kat. 269*

Auch *La Bataille près Metz* zeigt die deutschen Truppen in beherrschender Position, dazu König Wilhelm mit seinen Generälen. Die sich hier abzeichnende prodeutsche Haltung findet auch ihren Ausdruck in der Samaritergeste preußischer Soldaten, die einen verwundeten Franzosen forttragen. Diese Blätter wurden von Wentzel natürlich nach der Änderung der Staatsgrenzen weiterhin angeboten.

In Frankreich waren es hauptsächlich die Firmen Pellerin & Co. und Pinot & Sagaire, beide in Epinal, die den Krieg zwischen den feindlichen Nachbarn intensiv und mit allen Mitteln der Propaganda begleiteten. Eine Reihe von zwölf Bilderbogen, deren Varianten sich über 200 Nummern erstrecken, brachte Darstellungen aus den Schlachten von Gravelotte, St. Privat, Belfort und der Belagerung und Beschießung von Paris.[12]

Auch auf den Bilderbogen spielten sich die Rivalitäten der Kriegsgegner ab und führten zur Fixierung von Vorurteilen. Vorangegangen waren die Gemälde der Schlachtenmaler, die je nach beabsichtigter Tendenz mehr oder minder getreu kolportiert wurden. Das Gemälde *Le Bivouac Le Bourget* des französischen Malers Alphonse de Neuville, stellte Rosenberg fest, habe ursprünglich das Samariterwerk deutscher Soldaten dargestellt, sei aber später in ein Triumphstück französischen Heldentums umgewandelt worden. Auf der anderen Seite fragte Marcel-Robillard, ob die *Gefangennahme des Generals Cambronne*, geschildert durch den Maler Richard Knötel, ein Irrtum oder ein historischer Betrug sei, da sich das wirkliche Geschehen den Quellen zufolge anders als auf dem Bild darstelle.[13]

Zur zweiten Phase der Bildumsetzung gehören alle Gemäldereproduktionen, die den populären wie den gehobeneren Wandbilddruck ausmachen. Sie waren es, die über Generationen Vorstellungen und Einstellungen prägten, gleichgültig, wo sie ihren Platz hatten und in welcher Technik und Ausstattung sie sich präsentierten.

Die Bildvermittlung für Wandbilddrucke führte ausgehend vom Ölbild des Malers, vielleicht auch von einer Replik, einem Aquarell oder einer Skizze zum Druck. Je nach Intention konnten weitere Zwischenstufen für eine Umformung oder Trivialisierung eingeschaltet werden. Die Qualität des Drucks und die Ausstattung des fertigen Bildes hingen von den Zielen der jeweiligen Kunstverlage ab, die sich den Ansprüchen und Wünschen ihres Kundenkreises anpaßten. So entstand die volkstümliche Ware meist anonymer Bilddrucke mit vereinfachter Zeichnung und lebhafter Kolorierung. Sie wurde von wandernden Händlern und auf Jahrmärkten vertrieben.

Die populären Wandbilddruckverleger arbeiteten auf eine Massenproduktion hin, wobei die Auflagen der Lithographien durchaus überschaubar blieben. Bei dem Verleger Eduard Gustav May in Frankfurt/Main, der sich auch als Kunstverleger bezeichnete, gab es serienweise Darstellungen aller wichtigen Ereignisse des Deutsch-Französischen Krieges (Kat. 273). Die zurückhaltend kolorierten Lithographien – sie wiesen keinesfalls die lebhaften Farben der Bilderbogen auf – waren zum Einrahmen bestimmt. Sie wurden von May Söhne zwischen 1878 und 1882 noch einmal mit geänderten Verlagsnummern herausgegeben. Bei der Nachfolgefirma, der KAMAG in Dresden ab 1914, gab es nach 1920 nur noch vier Bilder vom 70/71er Krieg. Dafür war die Zahl der Weltkriegsdarstellungen und die weiterer europäischer Kriege sehr hoch. Sie wurden im Ölfarben- und Aquarelldruck, in Photolithographie und Kupferstich-Imitation herausgegeben. Ob es sich um die Erschießung des Kaisers von Mexiko handelte oder um das Attentat auf die spanische Königin Isabella II., der Berliner Kunst- und Kolportageverlag Werner Große und seine Konkurrenten hatten mit den unkolorierten, großformatigen Kreidelithographien viel Erfolg. Vor allem sicherten die gern verwandten genrehaften Elemente einen größeren Absatz.

Die Grenzen zwischen Popular- und Kunstverlagen sind durchlässig gewesen; manche Anstalten produzierten auf beiden Sektoren, wie es ja gelegentlich auch die Bilderbogenfabriken taten. Die Kunstverlage vermittelten durch den Druck die Werke der bildenden Künstler, die dem kunstliebenden Publikum häufig schon durch Ausstellungen oder Holzstichabbildungen in Zeitschriften vertraut waren. Die meisten dieser Anstalten stellten sich bewußt auf die Stufe »Kunst« und sprachen in ihren Katalogen die Ideale des Bürgertums an, zu denen vaterländisches Denken als Selbstverständlichkeit gehörte. Es hatten sich in Berlin, München, Dresden, Leipzig und Stuttgart Druck- und Verlagszentren herausgebildet, die nicht nur die nationalen, sondern auch die internationalen Bedürfnisse decken konnten. Das Umsetzen mehr oder minder bekannter Gemälde oder Zeichnungen durch den Stich, die Lithographie, die Chromolithographie (Kat. 288) und später durch die photomechanischen Reproduktionsverfahren beschäftigte Tausende von Zeichnern, Stechern, Graveuren, Lithographen und Druckern. Die Kunstverleger wählten nicht nur aus dem zeitgenössischen Angebot aus, sondern gaben auch Bildthemen in Auftrag. Die mit den Künstlern abgeschlossenen Verträge sicherten diesen entweder eine Pauschalabfindung oder eine Tantiemenabrechnung zu.[14] Leider sind nur bei wenigen Verlagen die entsprechenden Archive erhalten geblieben. So ist nicht nachzuweisen, ob und welche Verträge Werner etwa mit der Photographischen Gesellschaft Berlin oder dem Kunstverlag Hanfstaengl in München abgeschlossen hatte und welches Einkommen er durch die Reproduktionsrechte bezog.

Im Kunsthandel war ganz allgemein die Aufteilung nach religiösen und weltlichen Themen üblich. Innerhalb des weltlichen Sektors nahmen die patriotischen Motive einen sehr bedeutenden Raum ein. Die nationalen Ereignisse und ihre Verherrlichungen waren als Wandbilddrucke für den Salon oder das Herrenzimmer des gutbürgerlichen Heimes bestimmt und schmückten, freilich in anderer Ausstattung, auch die Wohnküche unterer Sozialschichten. Ein Kunstblatt-Vertreter berichtete 1915, daß von dem weltlichen Bildangebot etwa 70% »Patrioten« – so die branchenübliche Bezeichnung – und nur 30% »Genre« waren.[15] Dieser Komplex von Angebot und Aufnahme wird für 1872 durch die eingehende Stellungnahme des Zeitgenossen Alfred Dove, dem Herausgeber der Zeitschrift *Im neuen Reich*, beleuchtet: »*Man darf diese Schlachtenbilder, welche unsere heutigen deutschen Kunstausstellungen häufig erfüllen, als Illustrationen in großem Stile bezeichnen und mag wohl bedauern, daß sie gewöhnlich alsbald darnach in Schlössern geborgen werden, wo sie dem großen Publikum nur selten und flüchtig mehr zu Gesichte kommen. Denn die litho-und photographischen Nachbildungen, die man davon anzufertigen pflegt, geben einen gar unzulänglichen Ersatz. Der Krieg ist ein farbenreiches Ungetüm, das sich grau in grau nicht recht darstellen läßt; zur ›Stimmung‹ unserer modernen Schlachten gehört einmal notwendig die bunte Tracht der kämpfenden Parteien, das weiße Gewölk des aufschwebenden Pulverdampfes, ja leider auch der furchtbar prächtige Feuerschein in Brand geschossener Dörfer rings am Horizont. – Aus diesem Gesichtspunkte hat das Spezialgeschäft für Oelfarbendruck von Carl Heinrich Gerold in Berlin die bunte Nachbildung zweier Schlachtenbilder von Friedrich Kaiser unternommen, welche die Tage von Wörth und Gravelotte in repräsentativen Momenten zur Anschauung bringen.*« – Es werden dann die großformatigen, chromolithographischen Blätter (64 x 87 cm) beschrieben, die »*als geschmackvoller, gehaltreicher und zudem äußerst wohlfeiler historischer Wandschmuck – jedes Blatt kostet nur 10 Thaler – einem größeren Publikum zu empfehlen sind*«.[16] Diese Öldrucke fanden sogar in der Rezension der *Zeitschrift für Bildende Kunst* Gnade, wo sie als annehmbar bezeichnet wurden.[17] Die als Pendants ausgeführten Bilder brächten die verschiedenen Stimmungen der Kriegssituationen voll zum Ausdruck.

Keineswegs alle Verlage, die sich der künstlerischen Gemäldereproduktion verschrieben hatten, folgten dem Trend zum historischen und politischen Ereignisbild. Gerade bei ihrem vor allem am Kunstniveau interessierten Publikum waren diese Motive erst wieder gefragt, wenn aus dem Ereignisbild ein Historienbild geworden war. Kunstvereinsgaben richteten sich nach den Vorlieben ihrer Mitglieder. Wenn diese Vereine auch nach Meinung vieler Kunstfreunde nur einen durchschnittlichen Geschmack vertraten, so war auch hier eine gewisse Selektion zu spüren. Das zeigte sich nicht zuletzt darin, daß die Kunstvereine sehr zurückhaltend mit der Vergabe von Historienbildern waren, die die jüngste Vergangenheit betrafen.

Der Kunstverein Karlsruhe z.B. hatte in den siebziger Jahren nur zwei historische Sujets und brachte in den achtzigern ausschließlich Historienszenen nach Carl Friedrich Lessing oder Franz Defregger. Von den Verherrlichungen des 70/71er Krieges war nichts zu finden. Damit stand dieser Kunstverein nicht allein da. Bei dem Lübecker wurde überhaupt nur 1904 das lithographierte Porträt Wilhelms II. von Hanns Fechner erworben. Der Sächsische Kunstverein führte bei seinen Jahresgaben weder Reproduktionen nach Werner noch nach sonstigen Schlachtenmalern.[18] An patriotischen Motiven war bei dem Kunstverein für die Rheinlande und Westfalen nur Rocholls *Begrüßung König Wilhelms I. nach der Schlacht* 1896 angeboten worden.[19] Auch in den Jahresberichten des Kölnischen Kunstvereins von 1838 bis 1919 sind keine Vereinsgaben dieser Art verzeichnet. Ebenso fand sich unter den Jahresgaben des Kunstvereins Hannover nicht ein einziges patriotisches Motiv.[20]

Zurückhaltung gegenüber Schlachtenbildern bewies auch der Kunstkritiker Friedrich Pecht, als er die Berliner Jubiläums-Ausstellung von 1886 beurteilte und über die Soldatenbilder schrieb: »*Was bewiese schlagender die große Friedensliebe des deutschen Volkes, als die geringe Zahl unserer kriegerische Vorgänge schildernden Bilder? Sie, die in dem französischen Salon alle Wände von Blut triefen lassen, sind auf unserer Ausstellung an den Fingern abzuzählen.*«[21] Hiermit wurde wohl ein wenig übertrieben, schon 1875 war man auch in Frankreich müder geworden. Ein Rezensent des Salons von 1875 stellte fest, daß auf dem Gebiet der Schlachtenmalerei wenige Sensationsbilder vorzuweisen wären. Die dort erwähnten könnten wegen »*ihrer erreichten Peinlichkeit der Auffassung und Ausführung eines jeden Pinselstriches*« kaum als künstlerische Leistung eingestuft werden.[22]

Bei den zwar kunstwilligen, aber weniger gebildeten Mitgliedern der Ölfarbendruckvereine waren nationalistische

Vorstellungen stark ausgeprägt, künstlerische Fragen standen eher im Hintergrund.[23] Der Verein *Borussia* – solche Namen wie *Germania* oder *Victoria* waren typisch – wurde 1871 selbst aktiv und bestellte bei den Düsseldorfer Künstlern Schlachtenszenen, eine Aufgabe, die einen Artikel mit der Überschrift *Die Düsseldorfer Genremaler beuten den Krieg aus* provozierte![24]

Es waren nicht zuletzt solche Ölfarbendrucke, die Reformbestrebungen innerhalb des Wandbildsektors auslösten. Sie wurden besonders durch den Leipziger Verlag R. Voigtländer getragen, dessen Künstler-Steinzeichnungen bald große Anerkennung fanden. Dort gab es an vaterländischem Wandschmuck keine Angebote, erst im Laufe des Ersten Weltkrieges sah man *Kleine Künstlerbilder aus dem Weltkriege*.

Bei dem großen Leipziger Verlag E.A. Seemann, der 1900 seine Farbendruckausgaben ins Leben rief und 1908 über 3000 Nummern führte, waren ab 1916 nur noch wenige Fürstenporträts, aber keine Kriegsbilder mehr angezeigt. Auch 1928 hatte sich in dieser Hinsicht nichts geändert.[25] Ebenso gab es bei der Vereinigung der Kunstfreunde keine Kriegsbilder. Außer wenigen Menzel-Gemälden hatte bis 1934 nur das *Etappenquartier* von Werner (Kat. 420) Aufnahme gefunden.

Anton von Werner in der Reproduktionsgraphik

Die Wiedergaben der Ölgemälde Anton von Werners waren ausschließlich Kunstverlagen vorbehalten. Da die Gemälde mit jahrelanger Verspätung im Hinblick auf die Ereignisse in die Ausstellungen oder an die ihnen bestimmten Plätze gelangten, kamen die nach ihnen gefertigten Reproduktionen, je nach Technik, noch später an die Käufer.

Werner hat seine Werke überwiegend bei der 1862 gegründeten Photographischen Gesellschaft in Berlin vervielfältigen lassen. Das bedeutet, daß für ihn die Photographie die getreueste Wiedergabe seiner Gemälde darstellte und daß er eine großformatige Photographie allen anderen Reproduktionsarten vorzog. Mit dieser Ansicht stand er nicht allein; viele Maler betrauten Photographische Kunstverlage mit der Wiedergabe ihrer Werke. In den Jahrzehnten zwischen 1865 und 1895 waren solche Reproduktionen als gerahmter Wandschmuck außerordentlich verbreitet. Doch schon 1866 machte man sich Gedanken über die Folgen dieser Reproduzierbarkeit. Moritz Thausing meinte, daß die Unzulänglichkeit der Photographie bei Aufnahmen von Gemälden nur unter großem Vorbehalt ein ästhetisches Wohlgefallen wachrufen könnte. Im übrigen seien sie meistens nach Stichen oder Lithographien gemacht worden.[26]

Die Photographische Gesellschaft Berlin führte 1882 siebzehn Titel Werners, darunter seine Märchenbilder und die Ausmalungen im Café Bauer in Berlin. 1893 waren es einundzwanzig Titel einschließlich des *Sedan-Panoramas*, das bei den Pracht- und Sammelwerken verzeichnet war. Im *Bilderkatalog der Photographischen Gesellschaft* von 1903 wurden von Werner vierzehn Werke angeboten, und zwar in den Formaten Extra (45,- M.), Imperial (12,- M.), Folio (3,- M.), Boudoir (3,- M.) und Cabinett (1,- M.). Die Größen erstreckten sich auf 90 x 120 cm, 66 x 85 cm, 39 x 50 cm, 25 x 30 cm und 10 x 17 cm. Die Boudoirkarten, die auf schwarzem Karton mit Goldrand aufgezogen waren, eigneten sich weniger für den Wandschmuck im Salon als repräsentative Großformate. Die Bilder kosteten in der aufwendigeren Technik der Photogravüre etwa das Doppelte. Der spätere, undatierte Bilderkatalog von etwa 1920 enthält zwar nach wie vor eine große Anzahl patriotischer Motive, von Werner aber nur noch vier: *Der Kongreß zu Berlin* (Kat. 587), *Bismarcks Zusammentreffen mit Napoleon* (Kat. 394), *Die Kapitulationsverhandlungen* (Kat. 389) und *Die Proklamierung des Deutschen Kaiserreiches* (Kat. 457). Diese Photographien wurden vom Kabinettformat an aufwärts für Preise von 3,- bis zu 45,- M. angeboten.

Der Kunstverlag Franz Hanfstaengl in München führte um 1900 vier Reproduktionen nach Werner: *Die Verlobung des Prinzen Heinrich am 90. Geburtstag Kaiser Wilhelms I.* (Kat. 555), *Fürst Bismarck am Bundesratstisch* (Kat. 583), *Kriegsgefangen* (Kat. 415) und das *Selbstporträt im Atelier* von 1885 (Kat. 7). Die Photographien waren in den Größen vom Kabinett- bis zum Extraformat (65 x 87 cm) erhältlich und kosteten von 1,- bis zu 45,- M. In seinen Katalogen bis 1918 und auch nach 1924 erschien nur die Genreszene *Kriegsgefangen*, deren künstlerischer Wert allgemein in Frage gestellt wurde.[27]

Der renommierte Leipziger Kunstverlag Pietro Del Vecchio verzeichnete in seinem Katalog *Unser Heim im Schmuck der Kunst*, wohl um 1905 herausgegeben, vier Reproduktionen nach Werner. Es sind dies die wenigen auf dem Kunstmarkt, die nicht als Photographien angeboten wurden, sondern in den aufwendigen, künstlerischen Reproduktionstechniken wie Farbenlichtdruck oder Kupferätzung. Die *Proklamierung des Deutschen Kaiserreiches* in der Zeughaus-Fassung (Kat. 510) ist hier als Pendant zu dem gleichformatigen Gemälde von Werner Schuch, *Die drei Monarchen in der Schlacht bei Leipzig*, zu sehen. Selbstverständlich fehlte nicht das Kriegsgenre mit *Kriegsgefangen*, während die Ereignisse um Sedan mit dem *Zusammentreffen Bismarcks mit Napoleon* und *General Reille überbringt König Wilhelm Napoleons Brief* (Kat. 383) in betonter Siegesstimmung das eigentliche Anliegen Werners demonstrierten.

Die Vereinigung der Kunstfreunde, 1884 von A.O. Troitzsch für die Reproduktionen nach Gemälden der Nationalgalerie in Berlin ins Leben gerufen, führte das *Etappenquartier* als Farbenlichtdruck in ihrem Katalog. Auch der Photographische Verlag von Paul Bette in Berlin brachte neben Photographien Farbenlicht- und Faksimiledrucke, in denen er acht Titel nach Werner, darunter fürstliche Porträts und Sterbelager, wiedergab. Die Kunsthandlung Lipsius & Tischer in Kiel bildete in einem etwa um 1900 erschienenen Katalog eine Kupferätzung nach Werner ab, *Kronprinz Friedrich Wilhelm an der Leiche des Generals Abel Douay* (Kat. 303). Das ungerahmte Blatt kostete in der Größe 46 x 64 cm 15 M. Dieses Gemälde war auch das Vorbild für einen *»künstlerisch ausgeführten Holzschnitt«* gewesen, den die Deutsche Verlagsanstalt Stuttgart 1893 für 1 M. verkaufte, übrigens der einzige Titel nach Werner. Durch die Angebote der Wernerschen Werke in diesen eben angeführten Verlagen wird deutlich, daß solche Wandbilddrucke nur im Bürgertum gefragt sein konnten. Die *Kaiserproklamation* z.B. war bis in die dreißiger Jahre hinein ein bekennender Bildschmuck nationalgesinnter Käufer. Reproduktionen in diesen Größen und Aufmachungen waren in den mittleren und unteren Schichten nicht üblich. Die dort verwendeten volkstümlichen, meist handkolorierten Lithographien waren schon nicht mehr modern und auf dem Markt, als Werners Gemälde zum Reproduzieren anstanden. Auch der Ölfarbendruck, ab 1880 in den sogenannten besseren Kreisen ein durchaus begehrter Zimmerschmuck, hatte sich nicht mehr dieser Vorlagen angenommen, desgleichen die Bilderbogen. Damit waren Werners Werke als relativ kostspielige Wandbilddrucke für die mittleren und unteren Volksschichten in diesen Jahren nicht verfügbar, ein Umstand, der bei der Beurteilung von Massenverbreitungen berücksichtigt werden sollte.

Massendruckerzeugnisse

Der Einfluß der Familien- und Unterhaltungszeitschriften muß sehr hoch veranschlagt werden, ihr Multiplikationsfaktor war beachtlich. Bei dem damaligen, vergleichsweise bescheidenen Angebot an familiärem Lesestoff schufen sie durch ihr regelmäßiges Erscheinen einvernehmliche Vorstellungen und verstärkten durch Wort und Bild das nationale Wir-Gefühl. Die zunehmende Illustrierung kam dem Bildbedürfnis entgegen und unterstützte den Glauben an die Wahrheit des Buchstabens und des Bildes. Zu den verbreitetsten Zeitschriften dieser Art gehörte neben der *Gartenlaube* die von Eduard Hallberger ab 1858 herausgegebene *Über Land und Meer*. Mit *Hallbergers Familien-Album für die Abonnenten* wurden pro Jahr zwölf Kunstblätter in Groß Royal Folio geliefert. *Das Buch für Alle* mit dem Untertitel *Illustrirte Blätter zur Unterhaltung und Belehrung* wurde ab 1865 von Hermann Schönlein in Stuttgart verlegt. Mit dem Hinweis »*Für die Familie und Jedermann*« war eine allgemeine Akzeptanz sicher. Im Jahrgang 1872 (Juli 1871 bis Juli 1872) waren die Schlachtenbilder gemütvollen Szenen wie *Der deutsche Landwehrmann im französischen Quartier* oder *Die Heimkehr vom Kriege* gewichen. Allegorien wie *Kaiser Barbarossa verläßt nach der Einigung Deutschlands den Kyffhäuser* oder *Germania krönt Kaiser Wilhelm I.* waren von Carl von Häberlin gezeichnet. Die erklärenden Texte sind durchtränkt von betulichem Patriotismus, die Haltung gegenüber dem »Erbfeind« schwankt zwischen Versöhnung und Verhöhnung.

In den für ein größeres Lesepublikum berechneten Kunstzeitschriften wurden ebenfalls Kriegsbilder wiedergegeben. Wenn solche Zeitschriften auch nicht die Auflage der Familienblätter erreichten, so war doch ihr Einfluß nicht zu unterschätzen. Friedrich Pechts *Die Kunst für Alle* hatte es bereits 1887, nach dem ersten Jahr des Erscheinens, auf 17000 Abonnenten gebracht. Die Abbildungen der Zeitschriften wurden auch in anderen Publikationen wie Kalendern usw. verwendet. Verhältnismäßig schnell kamen zeitgenössische Illustrationen auch in die vielbändigen Lexika, so z.B. *Die Erstürmung der Spicherer Höhen* in Meyers Konversationslexikon von 1878.

Auch in Prachtbände und Erinnerungsbücher hielten Ereignis- und Historienbilder Einzug. Prachtbände, die üblichen bürgerlichen Verlobungs- und Hochzeitsgeschenke, waren unterschiedlichsten Inhalts, aber stets gleicher, prunkvoller Ausstattung. Eine Vielzahl von ganz- oder doppelseitigen Illustrationen war selbstverständlich. Die häufig geprägten und vergoldeten Einbände waren zu einem Maßstab für die Leistungen des Buchbinderhandwerks geworden. Die Entwürfe hierzu lieferten ausgewiesene Gebrauchsgraphiker.

Die Bände sind fast ausschließlich ein bis zwei Jahrzehnte nach dem Deutsch-Französischen Krieg entstanden, so daß hier die Wiedergaben von den kriegerischen Ereignissen nach den inzwischen ausgeführten Ölgemälden erscheinen konnten. Das Jahr 1896 brachte etliche Jubiläumstitel *Zur Feier der 25jährigen Wiederkehr der größten deutschen Waffenthat und der Begründung des Deutschen Kaiserreiches* auf den Markt. In *Wie wir unser Eisern Kreuz erwarben* wurden die Kämpfe in feuilletonistischer Form geschildert, unterstützt durch zahlreiche Illustrationen und farbige Abbildungen. Es waren hauptsächlich die Maler Georg Bleibtreu und Richard Knötel, die mit Szenen aus dem Kriegsgeschehen vertreten waren. Nach Werner war hier nur die einprägsame Szene der Zusammenkunft von Bismarck und Napoleon III. auf der Chaussee von Donchery nach der Schlacht bei Sedan (Kat. 394) beigesteuert worden.[28] Neben den Darstellungen aus den großen Schlachten wurde dieser Band durch die vielen Porträts und kleineren Skizzen, die dem Ganzen die Überzeugung der unmittelbaren Berichterstattung gaben, zu einem den Leser persönlich ansprechenden Werk.

Ein kürzlich aufgetauchter, dilettantisch geklebter Bildband mit 115 (von 120) unlackierten Chromolithographien gehört zu dem Werk des populären Historikers Dr. C. Adolph, *Deutschlands Heldenkaiser. Wilhelm der Siegreiche und seine Zeit*.[29] In den Illustrationen dieser 1888–90 entstandenen Chronik ist, selbstverständlich ohne Quellenangaben, eine Anzahl von Gemälden Adolph von Menzels, Anton von Werners, Wilhelm Gentz' und anderer verwandt worden. Die Stufenleiter der Trivialisierung reicht von der partiellen Übernahme einzelner Gruppen bis zur kompletten oder sogar erweiterten Gemäldefassung. Naiv in Zeichnung und Farbgebung, sind die schlecht gedruckten Chromolithographien ein typisches Erzeugnis des Kolportageverlages Hermann Oeser in Neusalza. Nur drei Beispiele hieraus. Als Nr. 17 ist im Klebeband die Friedrichsruher Fassung der *Kaiserproklamation* (Kat. 534) wiedergegeben. Hineingezeichnet wurde ein auf den Stufen des Podestes dem Kaiser Huldigender – wohl der Kronprinz, der bei Werner neben dem Kaiser steht. Der entsprechenden Figur wurde in der Chromolithographie das Aussehen eines anderen Fürsten oder Offiziers verliehen. Bei der Nr. 79, *Die Kapitulationsverhandlungen von Sedan in der Nacht zum 2. September 1879*, von Werner 1885 gemalt (vgl. Kat. 389), ist durch die hinzugefügte Gestalt des vom Stuhl aufspringenden Generals Faure (?) und die geänderte Haltung der französischen Unterhändler ein dramatischer Effekt erzielt worden, wie er für populäre Bilder charakteristisch ist. Als Nr. 53 sind bei der *Erstürmung der Spicherer Höhen am 6. August 1870* nur zwei Gruppen nach Werner (vgl. Kat. 313) herauskopiert worden: zwei aufwärts steigende Soldaten mit umgeschnürter Decke und im Mittelgrund der Trompeter mit dem zur Höhe weisenden Unteroffizier.

Die Zeichnungen der Kriegsberichterstatter wurden auch noch Jahre später zur Buchillustration verwendet. Viele der meist über 100 Seiten starken Büchlein erlebten Auflagen bis zu 20000 Exemplaren.

Das Arbeitsfeld der Zeichner umfaßte nicht nur Buchillustrationen, sondern ebenso Bilderbogen und Bilderbücher. Auch Maler wie Wilhelm Camphausen zeichneten für die *Kinderlaube* oder die *Jugendblätter*, waren bei den Stuttgarter Bilderbogen von Gustav Weise beteiligt und entwarfen Schulwandtafeln. Wilhelm von Breitschwert schilderte termingerecht 1871 *Fritzchens Kriegsabenteuer in Frankreich*. Entsprechend mußte der Titel *Anno 70 mitgelaufen. Erlebnisse eines Berliner Jungen im deutsch-französischen Kriege*, von Hermann Lüders 1892 gezeichnet, zum begehrten Weihnachtsgeschenk werden. Der ausgewiesene Illustrator Richard Knötel hatte zusammen mit Carl Röchling die in allen Kinderstuben des Bürgertums vorhandenen patriotischen Bücher, *Der alte Fritz* und *Königin Luise*, gezeichnet. Man wandte sich auch an die Jüngsten. Kriegsbilderbücher wie *Tapfere kleine Soldaten. Ein Bilderbuch mit Kriegsgeschichten* schlossen sich an die Reihe der *Kriegsbilderbücher* von Gustav Weise an. 1870 annoncierte die Hamburger Firma Nestler & Melle einen Modellierkarton mit der *Belagerung von Paris*, der für die Jugend und rekonvaleszierende Krieger in der *Illustrirten Zeitung* bestens empfohlen wurde.

Die in allen Schulen vorhandenen Schulwandtafeln hatten die Funktion, sachkundliche und naturwissenschaftliche Stoffe besser zu veranschaulichen. Für den Geschichtsunterricht gab es bestimmte Festlegungen von historischen Situationen, die sich mehr auf den vorbildlichen Helden beschränkten als auf eigentliche Schlachten. Den Bildtiteln nach führte der Leipziger Schulbilderverlag F.E. Wachsmuth 1877 nur *Vaterländische Denkmäler und Bauwerke*. Auf der Rückseite seiner Tafeln warb er aber auch für *»Die Kaiserproklamation zu Versailles am 18. Januar 1871, nach dem im Königlichen Schloß zu Berlin befindlichen Ölgemälde Werners, Farbendruck«*.

Die Postkarte spielte für die Bildvermittlung zunächst noch keine große Rolle. Die Korrespondenz-Feldpostkarten von 1870 waren bilderlos. Doch schon für die Neujahrsglückwünsche für das Jahr 1871 gab es Vignetten, kleine Szenen und Gedichte. In den nächsten Jahrzehnten nahm die Postkarte dann einen erheblichen Aufschwung und war ein gebräuchliches Verständigungsmittel aller Schichten. Auf ihr beschränkten sich die Schlachtendarstellungen des 70/71er Krieges auf kleinere, überschaubare Ereignisse wie *La reprise du village*.[30] Die Postkarte wurde seltener zum Träger von Ereignis- als vielmehr von Symbolbildern. Sonst gab es unter den Kunstpostkarten die schon aus anderen Medien bekannten Sujets, wie Reproduktionen der Gemälde von Werner und den anderen Militärmalern.[31]

Bei der steil aufwärts gehenden Entwicklung der Bildpostkarte war es unverkennbar, daß daran auch kriegerische Ereignisse wie der Burenkrieg und der Japanisch-russische Krieg ihren Anteil hatten. Die Vielzahl und der Inhalt der dann im Ersten Weltkrieg produzierten Postkarten überschreiten alle Vorstellungen. In diesen Jahren war die graphische Kriegspropaganda besonders aktiv, und das an allen Fronten Europas.

Kaum ein Lebensbereich wurde bei den Kaufmanns-, Sammel- oder Reklamebildchen ausgespart. Die geschichtlichen Ereignisbilder wurden allerdings nicht in dem Maße produziert, wie man es hätte erwarten können. Am häufigsten gab es Rückgriffe auf historische Schlachten, vor allem auf die der Napoleonischen und der folgenden Kriege. Die Berliner Schokoladenfabrik Theodor Hildebrand brachte um 1910 Zugabebildchen zu *Hildebrand's Deutscher Schokolade*. Die Serie 50 enthielt *Die Erhebung Preußens 1813–1815*. Der Vorreiter auf diesem Gebiet war die Firma Gebr. Stollwerck in Köln gewesen, die ab 1897 den kleinen Schokoladenpackungen Bildchen beifügte. Die Künstler, zu denen Menzel, Liebermann und später Heinrich Vogeler zählten, wurden durch Wettbewerbe gewonnen. Vier Serien Kriegsbilder des 70/71er Krieges erschienen 1898. An weiteren patriotischen Motiven waren Fürstenbildnisse, deutsche Kriegsschiffe oder die neuen Nationaldenkmäler vertreten. 1902 kamen dann *Unser Heer*, *Aus der Berliner Siegesallee* oder 1905 *Soldaten im Manöver* sowie *Die Armee Friedrichs des Großen* nach Menzel in Umlauf. Der Erste Weltkrieg brachte eine Hochflut an Sammelbildchen, die sich in den zwanziger und dreißiger Jahren noch vervielfachten. Zweifellos war es das kleine Format der Etiketten und Reklamemarken, das eine vielfigurige Szene, wie sie das Ereignisbild fordert, verbot. Dagegen wurden häufig genug patriotische Einzelmotive verwendet.[32]

Nicht unbedingt als Massenmedien zu bezeichnen, aber doch letztlich zu einem verbreitenden Bildträger gehörend, müssen die bildlichen Darstellungen im textilen Bereich erwähnt werden. Bei den Damasten des 18. Jahrhunderts wurden in Tafeltücher und Servietten Bilder eingewebt. Diese nur in der Oberschicht gebrauchten Luxusgüter trugen neben den häufigeren religiösen Motiven auch Wappen und Porträts von Landesfürsten. Die Tradition setzte sich in den Webbildern fort, die sich im 19. Jahrhundert auch auf Gebrauchsgüter erstreckten. Auf den Paradehandtüchern – als Schutz über dem Handtuchhalter und damit immer sichtbar – erschienen patriotische Motive: Fürstenporträts wie Königin Luise oder Wilhelm II., dazu die viel verbreiteten vaterländischen Allegorien. Der Ausspruch Wilhelms II., *»Unsere Zukunft liegt auf dem Wasser«*, 1898 anläßlich der Einweihung des neuen Hafens in Stettin getan, führte ballenweise zu Darstellungen der prophetisch auf die Kriegsflotte blickenden Germania.

Von dieser Haushaltswäsche sind die gewebten und zum Wandschmuck bestimmten Bilder abzugrenzen, die in Bielefeld, Krefeld, Schlesien und der Niederlausitz nach Gemälden oder Zeichnungen gefertigt wurden. Ausgehend von Lyon und St. Etienne, blühte auch in Deutschland die Seidenweberei auf. In der Bildweberei von Ludwig Schwarz in Sorau (Niederlausitz) wurde in sorgfältiger Wiedergabe Werners *Etappenquartier* 1895 hergestellt (Abb. 136).[33]

Zu einem besonderen Typus entwickelten sich die auf Kattun gedruckten Bilder auf den Schnupf-, Sack-, Knoten- oder Taschentüchern. Von den wandernden Maurern oder Zimmerleuten zum Einschlagen ihrer Werkzeuge benutzt, wurden sie oft zu Reklameträgern. Sie ließen schon immer die

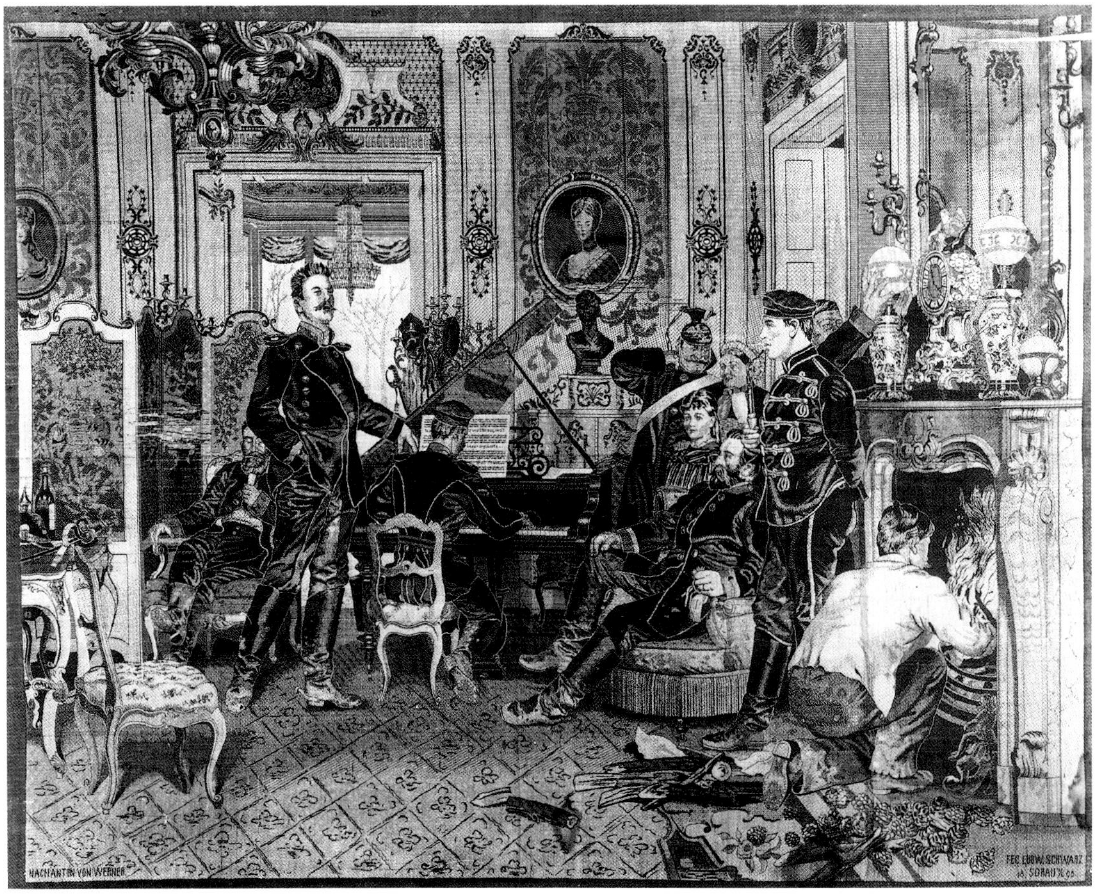

136 Ludwig Schwarz nach Anton von Werner, Im Etappenquartier vor Paris, 1895. *Kat. 422*

patriotische Gesinnung ihrer Eigentümer erkennen, der eigentliche Boom erfolgte jedoch nach 1871. *Der Kaiser auf dem Schnupftuch* – so der Titel einer 1972 im Bauzentrum Hamburg veranstalteten Ausstellung – wurde ergänzt durch Allegorien, Ereignis- und Historienbilder. In bewegenden Darstellungen wurden die Schlachten von Königgrätz über Wörth und Weißenburg bis zu dem Einzug in Paris in Buntdruck festgehalten. Die Bildformulierungen unterscheiden sich mit ihrer nicht zu überbietenden Naivität wesentlich von allen anderen Bildmedien. Bei den meist anonymen Entwerfern wird es sich um Musterzeichner gehandelt haben, die ihre Schwierigkeiten mit der menschlichen Figur und den Physiognomien hatten.

Das Ereignis als Erlebnis

Der »*große mechanisch-historische Kunst-Salon*« des Mechanikus Peter Böhme gab bereits im Februar 1872 die dreitägige Schlacht bei Orléans als Diorama wieder. Er zeigte sie in Lübeck zum Entree von 4 Schilling, Dienstboten mit Kindern zahlten 2 Schilling, wie es die wiederholte Annonce in den *Lübeckischen Anzeigen* auswies. Es wird sich hierbei um aufgestellte Figuren gehandelt haben, die immer wieder neu arrangiert werden konnten.

Bei den Panoramen jedoch ging es um Größeres, und das im Künstlerischen und wie im Formalen. Das Gestalten der großflächigen Wände war keine Angelegenheit drittklassiger Jahrmarktsmaler. Wenngleich es in der Beschreibung in Pierers Universal-Conversations-Lexikon von 1876 heißt, daß mit dem Einsetzen optischer und akustischer Mittel die künstlerische Wirkung eher abgeschwächt würde, gehörten »Rundumbilder« zur Kunst und wurden in angesehenen Fachzeitschriften besprochen.[34] Bemerkenswert ist das doppelbödige Zitat von Friedrich Pecht in der *Geschichte der Münchner Kunst* von 1888: »*Die Nation war entzückt, endlich einmal die Siege in einer ihrer Größe besser als bisher angepaßten Form zu sehen und berauschte sich förmlich darin. Die bisher so verachtete Schlachtenmalerei ward plötzlich die volkstümlichste aller Künste und die ärmsten Bauern scheuten tagelange Reisen nicht, um nur den Ort und das Bataillon zu sehen, wo ihre Söhne gefochten.*«[35] Diese für Bayern zutreffende Situation zielt auf das von Louis Braun gemalte Sedan-Panorama, bei dem die bayerischen Regimenter besonders erkennbar mit ihren Leistungen hervorgehoben wurden. Dieses süddeutsche Prestigedenken war letztlich auch der Grund, daß Werner sich für die Herstellung eines eigenen Sedan-Panoramas nach einigem Zögern entschlossen hatte, um optisch den gebührenden Anteil der preußischen Truppen am Sieg in Erinnerung zu halten.

Ein nicht unwichtiger Bereich der damaligen geselligen Unterhaltung, bekannte Gemälde als »*Lebende Bilder*« durch Personen darstellen zu lassen, gehörte zur festlichen Erhöhung von Familienfeiern oder Vereinsveranstaltungen. Die statuarischen Schaustücke waren aus den Scharaden und scherzhaften Darstellungen von Redensarten oder Bilderrätseln erwachsen, die auch noch in den zwanziger Jahren des

20. Jahrhunderts ein fester Bestandteil von Kindergeburtstagen waren. Anweisungen hierfür fanden sich z.B. im *Brevier der Konversation und gesellschaftlichen Unterhaltung* von 1876.[36] In den *1000 Sujets zu lebenden Bildern*, die von Edmund Wallner mit detaillierten Beschreibungen ab 1875 herausgegeben wurden, ist das Nachstellen vor allem von Gemälden aus den Jahrzehnten zwischen 1840 und 1870 vorgeschlagen. Aus den Bildtiteln ergibt sich zugleich eine Beliebtheitsskala vor allem der Genrestücke. Wallner ist bei den Quellenangaben sehr genau, die Holzstiche aus *Über Land und Meer* oder der *Illustrirten Zeitung* sowie die Wiedergaben durch den Berliner Photographischen Kunstverlag G. Schauer u.a. sind mit Seiten und Nummern nachprüfbar – eine nicht unbeträchtliche Werbung für diesen Kunstverlagssektor. Es mutet zunächst eigenartig an, im Inhaltsverzeichnis auch *Bilder aus dem Kriege 1870–71* zu finden. Es sind aber nicht etwa die unbrauchbaren Schlachtenbilder vorgeschlagen, sondern Genreszenen *»aus der Heimat und dem Felde«*. Meist geht es um die Feldpost, das Heimkehren, die Einquartierung oder Weihnachten im Feindesland. Fremdenhaß, dazu sentimentale Anbiederungen und Edelmut finden sich bei Titeln wie *Der entweihte Stammtisch* oder *Die Eroberung nach der Schlacht*. Eine besondere Komposition, *Ein Cyclus von 12 Bildern*, ist mit Beschreibungen, Musiktiteln und entsprechenden Gedichten vermutlich für einen größeren Rahmen, wie ihn Vereinsfeste boten, gedacht. Mit *Abschied*, *Im Bivouak*, *Franktireur*, *Verwundet*, *Der Weihnachtstraum* oder *Der Friede* sollen nur einzelne Szenen angeführt sein. Bei der Darstellung von *Im Gefechte*, das den Kampf um die Kanone – *»leicht aus Pappe auszuschneiden!«* – mit mindestens zehn Personen demonstriert, endet das musikalisch von *Vater, ich rufe Dich...* begleitete vorzutragende Gedicht mit folgenden Zeilen:

»Hurrah! die Feinde fliehend weichen!
Die Fahne hoch, als Siegeszeichen!
Trompeten schmettert fern und nah!
Gott war mit uns! Viktoria!«.

Ursprünglich zweidimensionale Berichte und dokumentarische Manifeste des Kriegsgeschehens, dienten die reproduzierten Zeichnungen und Gemälde schließlich auch zur Grundlage nachempfindbarer, bildender »Rückübersetzungen« ins Leben.

Wie hatte doch einmal, so jenseits aller landläufigen offiziellen Ansichten, der damalige Kronprinz Friedrich Wilhelm von Preußen und spätere Kaiser Friedrich III. geäußert: *»Wer die Gräuel des Krieges und die blutigen Schlachtbilder gesehen, hat kein Verlangen darnach, sie auch noch gemalt zu sehen.«*[37]

1 Pieske, Christa: Les vrais portraits de Jésus et de Marie et la lettre de Lentulus, in: Le Vieux Papier. Bulletin de la Société archéologique, historique et artistique, 27, 1974, S. 201–211
2 Christliches Kunstblatt, 15, 1873, S. 65–70
3 Pecht, Friedrich: Die Berliner Jubiläums-Ausstellung, in: Die Kunst für Alle, 1, 1885/86, S. 279–335
4 Amersdorffer, Alexander: Der Krieg und die Kunst. Rede zur Feier des allerhöchsten Geburtstages Seiner Majestät des Kaisers und Königs am 27. Januar 1916. Königliche Akademie der Künste, Berlin 1916, S. 8 f.
5 Schröder, Rudolf Alexander: Unser altes Haus, Bremen 1952, S. 54
6 Fontane, Theodor: Meine Kinderjahre, Berlin 1894, S. 76
7 Der Hausfreund, 19, 1874, S. 9
8 Rosenberg 1895, S. 22 f.
9 Vgl. dazu Barret, André: Die ersten Photoreporter 1848–1914, Frankfurt/Main 1978, S. 49
10 Brückner 1975, S. 223
11 Vgl. dazu Lerch, Dominique: Imagerie et Société. L'imagerie Wentzel de Wissembourg au XIXe siècle, Strasbourg 1982
12 Vgl. dazu den Ausstellungskatalog »Das Bild der Deutschen im Epinaler Bilderbogen«, zusammengestellt, eingeleitet und kommentiert von Philippe Alexandre, Epinal 1989
13 Rosenberg, Adolf: Geschichte der modernen Kunst, Bd. 1, Leipzig 1884, S. 199 ff.; Marcel-Robillard, Ch.: La »capture« du Général Cambronne. Erreur ou imposture historique?, in: Le Vieux Papier. Bulletin de la Société archéologique, historique et artistique, 29, 1982, S. 351 ff.
14 Pieske 1988, S. 105 ff.
15 Pieske 1990, S. 34
16 Dove, Alfred: Zwei Kriegsbilder, in: Im neuen Reich. Wochenschrift für das Leben des deutschen Volkes in Staat, Wissenschaft und Kunst, 2, 1872, S. 758 ff.
17 Bd. 8, 1873, S. 146
18 Vgl. dazu Woermann, Karl: Hundert Jahre Sächsischer Kunstverein, Dresden 1928
19 Vgl. dazu Eberlein, Kurt Karl: Geschichte des Kunstvereins für die Rheinlande und Westfalen 1829–1929, Düsseldorf 1929
20 Vgl. Bürger & Bilder. Kunstverein Hannover 1832–1982, hg. vom Kunstverein Hannover, Hannover 1982
21 Die Kunst für Alle, 1, 1886, S. 350–353
22 d'Abrest, Paul: Der Salon II, in: Kunst-Chronik, 10, 1875, S. 561–566
23 Pieske 1988, S. 71 f.
24 Kunst-Chronik, 6, 1871, S. 35, 103
25 Pieske 1988, S. 266
26 Thausing, Moritz: Kupferstich und Photographie, in: Zeitschrift für Bildende Kunst, 1, 1866, S. 292
27 Vgl. dazu Gebhardt, Heinz: Franz Hanfstaengl. Von der Lithographie zur Photographie, München 1978
28 Dincklage-Campe 1895, S. 188
29 Adolph, C.: Deutschlands Heldenkaiser. Wilhelm der Siegreiche und seine Zeit. Illustrierte Chronik des deutschen Kaiserhauses, 60 Hefte, 1888–1890. – Das eingeklebte Titelblatt *Illustrirte Geschichte des Kriegs vom Jahre 1870/71* (Stuttgart: Hermann Schönlein o. J.) gehört ebensowenig wie die anderen Holzstiche zum Bildinhalt.
30 Frech, Hanspeter: Die Postkarten aus den ehemaligen Postvereinsländern und dem Deutschen Kaiserreich, Haussach 1991, S. 59–66
31 Jones, Barbara und Howell, Bill: Popular Arts of the First World War, London 1972, S. 65
32 Mielke, Heinz-Peter: Vom Bilderbuch des Kleinen Mannes. Über Sammelmarken, Sammelbilder und Sammelalben, Köln 1982, S. 221–228, 233–263; Ciolina, Erhard und Evamaria: Garantirt aecht. Das Reklamebild als Spiegel der Zeit, München 1987, S. 98–101, 161–164
33 Angermann 1987, S. 58 ff., Abb. 40; Pieske 1988, S. 141
34 Pierers Universal-Conversations-Lexikon, Bd. 14, Oberhausen/Leipzig 1876, S. 72
35 Pecht, Friedrich: Geschichte der Münchner Kunst, München 1888, S. 416
36 Gayette-Georgens, Jeanne Marie von: Brevier der Konversation und gesellschaftlichen Unterhaltung, Leipzig 1876, S. 211–222
37 Zitiert nach: Müller-Bohn 1898, S. 446, Anm. 598

GERT-DIETER ULFERTS

Geschichte in Erz und Stein
Beispiele der Vergegenwärtigung von Historie im Medium der Plastik

Preußische Geschichte in Erz und Stein – unter diesem Titel erschien 1893 im Juli-Heft des *Soldaten-Freunds,* der *Illustrirten Zeitschrift für faßliche Belehrung und Unterhalthung des Deutschen Soldaten,* ein Beitrag, der an Hand von Denkmälern den Lesern anschaulichen Geschichtsunterricht erteilte. Tatsächlich vermittelten ja die gegen Ende des denkmalsüchtigen 19. Jahrhunderts allerorts anzutreffenden Monumente einen Olymp verehrungswürdiger Personen. Sie gaben aber oft darüber hinaus eine Deutung historischer Zusammenhänge, indem sie mehr und mehr bildliche Darstellungen einbezogen, die historische Ereignisse wiederzugeben trachteten. Die komplexe Denkmälerlandschaft des zur Reichshauptstadt aufgestiegenen Berlin war nur ein, wenn auch in jeglicher Hinsicht herausragendes Beispiel.

Vielfältig waren die Bemühungen um das Publikum, denn gerade Kaiser Wilhelm II. war von der außerordentlichen Wirkung öffentlicher Plastik überzeugt, von der er die *»bildnerische Verkörperung der Staatsidee«*[1] erwartete. Denn der öffentliche Charakter von Denkmälern schien besonders geeignet, schlagwortartig politische Ideologie unter das Volk zu bringen. Es verstand sich daher von selbst, daß die Bildprogramme der Staatsdenkmäler von offiziell bestallten Historiographen entworfen und gegebenenfalls in umfänglichen Schriften erklärt wurden. Eine reiche Literatur von Denkmalführern sorgte zusätzlich für die populäre Verbreitung der hier entwickelten Ideen.[2]

Denkmalprojekte rückten immer wieder in den Mittelpunkt des öffentlichen Interesses, und die Diskussionen um deren Gestaltung waren zugleich ein Bemühen um Verdeutlichung des gesellschaftspolitischen Standortes aller daran Beteiligten. Zu Zeiten einer im Vergleich zu heute schwächer entwickelten politischen Öffentlichkeit war dies Anlaß, Meinungen zu formulieren, die eine spezifische Interpretation von Geschichte einschlossen. Wer wem oder welcher Sache wann und wo und mit welcher – vor allem historischen – Begründung ein Monument errichtete, sagt Wesentliches über den jeweiligen Auftraggeberkreis aus. Neben den tatsächlich realisierten Projekten sind daher diejenigen von Interesse, gegen die man sich entschied: Die Ausführung eines Denkmals bedeutete nicht nur die Fertigstellung des Projekts, sondern oftmals ebenso den Abschluß einer bis dahin öffentlich geführten Diskussion.[3]

Eine »Historien-Plastik« ist über weite Strecken als Spezialfall der Denkmalplastik zu betrachten. Sicherlich geht es bei einem Standbild in erster Linie um die Ehrung einer Person, doch kam man im Verlauf des 19. Jahrhunderts immer weniger ohne eine historische Begründung aus, die in Form *»redender Komponenten«* am Sockel eine anschauliche Begründung der Denkmalwürdigkeit lieferte.[4] Die Verbürgerlichung des Denkmals ist wohl nicht von der analogen Entwicklung einer positivistischen, sich auf Fakten berufenden Geschichtswissenschaft zu trennen. Immer weniger genügte es offenbar, mit Standbildern »Behauptungen« aufzustellen und diese allegorisch zu umschreiben; es bestand zunehmend eine Verpflichtung zur Begründung der Denkmalsetzung gegenüber dem Publikum, von dessen Bildungsfähigkeit man seit der Epoche der Aufklärung überzeugt war und das zunehmend auch durch pädagogisch oder museal angelegte Denkmalensembles belehrt werden sollte.

Das 19. Jahrhundert hat dabei eine erstaunliche Bandbreite unterschiedlichster Formen des Denkmals und der Visualisierung von historischen Prozessen hervorgebracht. Barocke, aus dem Bereich des Höfischen stammende Traditionen, von denen sich die Entwicklung zum bürgerlichen Denkmal löst, mischen sich mit Rückbezügen auf die aufklärerisch genutzte Antike, deren idealistische Klassizität sich nicht nur im künstlerischen Stil zunehmend realistisch gibt. Antike Vorbilder wie beispielsweise die *Trajanssäule* oder andere triumphale Architekturen, Lösungen, die mit ihren architekturgebundenen Reliefprogrammen ein klassisches Muster für historische Berichterstattung liefern, werden aufgegriffen, spielen aber bei der Findung neuer Formen eine nachgeordnete Rolle. Es ist vor allem die Kombination unterschiedlicher Medien und künstlerischer Disziplinen, die in der zweiten Hälfte des 19. Jahrhunderts neue Möglichkeiten schafft, selbst komplexe Vorstellungen zu formulieren, die für umfassende historiographische Systeme stehen können oder historische Prozesse veranschaulichen sollen. Gattungsübergreifende Konzepte, die Malerei, Plastik und Architektur zu einer Gesamtaussage zusammenführen, machen schließlich »Erlebnisräume« möglich, die mit dem Ziel patriotischer Erbauung eine in diesem Sinne ausgedeutete Geschichte an hervorragenden Personen und Ereignissen vorführen. Oftmals ist die spezifische Geschichtlichkeit eines Ortes Ausgangspunkt für Inszenierungen, geht es doch bei Denkmalsetzungen häufig um die Beschwörung des *genius loci,* an den mit einer bestimmten historischen Ausdeutung angeknüpft wird. Denn der Standort eines Denkmals ist ja niemals zufällig gewählt – und die Bedeutung eines Standbildes verändert bzw. verliert sich im Falle von Translozierung.

In mehrfacher Hinsicht bestimmen die Berliner Beispiele das Gesamtbild.[5] Das hängt nicht nur mit der überregionalen Bedeutung der dortigen Bildhauerschule, der schulbildenden Wirkung der Tradition von Johann Gottfried Schadow und Christian Daniel Rauch auch in außerpreußischen Kunstzentren zusammen. Es hat ebenso damit zu tun, daß Berlin, das mit Gründung des Kaiserreiches zur Reichshauptstadt avanciert, auch auf diesem Sektor eine Vorreiterrolle erhält, weil gerade hier Projekte initiiert werden, die das offizielle Geschichtsbild des Zweiten Kaiserreiches propagieren.

Von Personifikationen zu historischen Akteuren

Nicht anders als in der Monumentalmalerei des 19. Jahrhunderts ist in der Denkmalplastik ein Zurückweichen allegorischer Elemente zugunsten historischer Darstellungen zu verzeichnen. Dieses Phänomen ist gegen Ende des Jahrhunderts leicht gegenläufig, was u.a. durch die Anforderungen einer imperialen Reichsikonographie zu erklären ist. Der Zugriff des Bürgertums auf das Denkmal bringt aber in der ersten Hälfte des 19. Jahrhunderts zunächst ein wachsendes Bedürfnis nach sachlicher Schilderung überprüfbarer Fakten mit sich, die die Denkmalwürdigkeit einer Person begründen.

Die Kunst Johann Gottfried Schadows gibt der Entwicklung des Denkmals an der Wende zum 19. Jahrhundert einen nüchternen, realistischen Zug. Charakteristisch für die Auffassung der von ihm geschaffenen Standbilder ist nicht nur der zupackende Realismus in der Schilderung der auf den Sockel gehobenen Personen, sondern ebenso die Neuinstrumentierung der Sockel selbst unter Berücksichtigung formaler Traditionen. Sie soll im folgenden eingehender betrachtet werden, tritt doch gerade hier ein neuer Begriff von Geschichtsbewußtsein zutage, der mit der Historizität der Figur auf dem Postament korrespondiert, sie anschaulich unterstützt. In dem Maße, wie der jeweiligen Person die überzeitliche Idealität entzogen wird und biographische Aspekte in den Vordergrund treten, d. h. die Lebensleistung als vorbildlich dokumentiert werden soll, tritt die allegorische Vortragsweise in den Hintergrund. Diese unterschiedlichen Modi der Präsentation werden in jenen Werken um 1800 faßbar, mit denen Schadow das Ensemble der Standbilder preußischer Feldherren am Berliner Wilhelmplatz erweiterte. Das Standbild des Kavalleriegenerals Hans Joachim von Zieten zeigt an seinem Sockel an drei Seiten Reliefs mit detailgenauen Szenen aus der militärischen Karriere des couragierten Haudegens. Die Inschriften lassen den Betrachter nicht im unklaren, welche historischen Ereignisse hier gezeigt sind. Anders dagegen das Postament der Statue des bald danach entstandenen, künstlerisch insgesamt schwächeren *Alten Dessauers*: Personifikationen der Viktoria und Borussia verdrängen die beim Zieten-Standbild zur Anwendung gelangten biographischen Darstellungen wieder, nehmen damit dem Monument die geschichtlichen Bezüge und betonen – indem Schadow den Weisungen des Hofrats Aloys Hirt folgt – den exemplarischen Charakter der Erscheinung Fürst Leopolds I. von Anhalt-Dessau.

Auch im zivilen Bereich wandte Schadow sich der von ihm bevorzugten »historischen Methode« zu. Im Zusammenhang mit dem 1804 von der *Vaterländisch-literarischen Gesellschaft der Grafschaft Mansfeld* ausgeschriebenen Wettbewerb für ein Luther-Denkmal hatte Schadow sich mit dem Entwurf einer Statue des Reformators beschäftigt. Mit völlig neuartigem Interesse, geradezu sachlicher Wissenschaftlichkeit näherte er sich der Aufgabe und vertiefte sich auch hier in biographische Aspekte. Das Projekt war insofern künstlerisch revolutionär, als es bis dahin ausschließlich Personen fürstlichen Geblüts, bestenfalls noch verdienten Feldherren vorbehalten war, denkmalwürdig zu sein. Um so stärker muß Schadow die Verpflichtung empfunden haben, durch eine realistische Schilderung die historischen Verdienste, um derentwillen Luther geehrt werden sollte, bildlich zu fassen. Schadow beschäftigte sich gründlich mit der Reformationszeit und reiste eigens zu den Wirkungsstätten Luthers.[6] Wenn man die seinerzeit entstandenen Skizzen betrachtet, möchte man fast von dem Versuch sprechen, den Zeitgeist zu erfassen. Seine Recherchen zur Biographie Luthers wollte er in den Sockelreliefs verarbeiten, doch spielte dies bei dem erst 1817 unter veränderten Bedingungen von Schadow in Wittenberg realisierten Projekt schließlich keine Rolle mehr.

Die weitere Entwicklung der Sockelgestaltungen läßt erkennen, daß der Weg nicht geradlinig verlief. Der Wirklichkeitssinn Schadows fand nicht ungeteilte Zustimmung. Während der Arbeit am 1819 fertiggestellten Rostocker Denkmal für den Feldherrn Blücher brachen erneut alte Zwistigkeiten mit Goethe auf, der bekanntlich Schadows prosaischen Stil ablehnte. Die Reliefs am Sockel des Denkmals mit Szenen aus dem Feldzug gegen Napoleon 1815 gerieten auf Anregung Goethes, der Schadow beratend an die Seite gestellt wurde und eine realistische Schilderung als Kunstform nicht akzeptieren wollte, zu einer Mischung von allegorischen Elementen, deren Ergebnis der unzufriedene Schadow als »*Wahrheit und Dichtung*« bezeichnete.[7] Seine klare Auffassung setzte sich langfristig durch und konnte in den Werken Christian Daniel Rauchs sogar genrehafte Züge annehmen. Dessen fast gleichzeitig entstandenes Berliner Denkmal für Blücher (1816–1826) nämlich zeigt eine entsprechend konsequente Lösung. Erhielten die Sockel der beiden kurz zuvor fertiggestellten und ebenfalls zu seiten von Schinkels *Neuer Wache* aufgestellten Standbilder der Generäle Scharnhorst und Bülow noch ein rein allegorisches Programm, so wurden hier im mittleren Sockelfries populäre Episoden der Befreiungskriege dargestellt. Besonders mit dem Relief, das die Rückeroberung der Quadriga vom Brandenburger Tor zeigt und als Reduktion in zahlreichen Abgüssen weite Verbreitung fand, hatte Rauch beim Publikum großen Erfolg. Die triumphale, teilweise volksfestartige Rückführung des von Napoleon 1807 geraubten Viergespanns war den Zeitgenossen noch in lebhafter Erinnerung.[8] Die Darstellung der Rückgewinnung des Berliner Wahrzeichens ist als Hinweis auf das Wiedererstarken Preußens nach den Befreiungskriegen zu werten, zugleich aber bringt die Darstellung des an sich marginalen historischen Geschehens genrehafte, volkstümliche Elemente in das Denkmal des tatsächlich populären Blücher. Die Zone der Episoden-Reliefs vermittelt dabei zwischen den rein allegorischen Reliefs und der von ähnlich zupackendem Realismus geprägten Figur des »*Marschall Vorwärts*«. Sie ist jenes moderne Element, das zukünf-

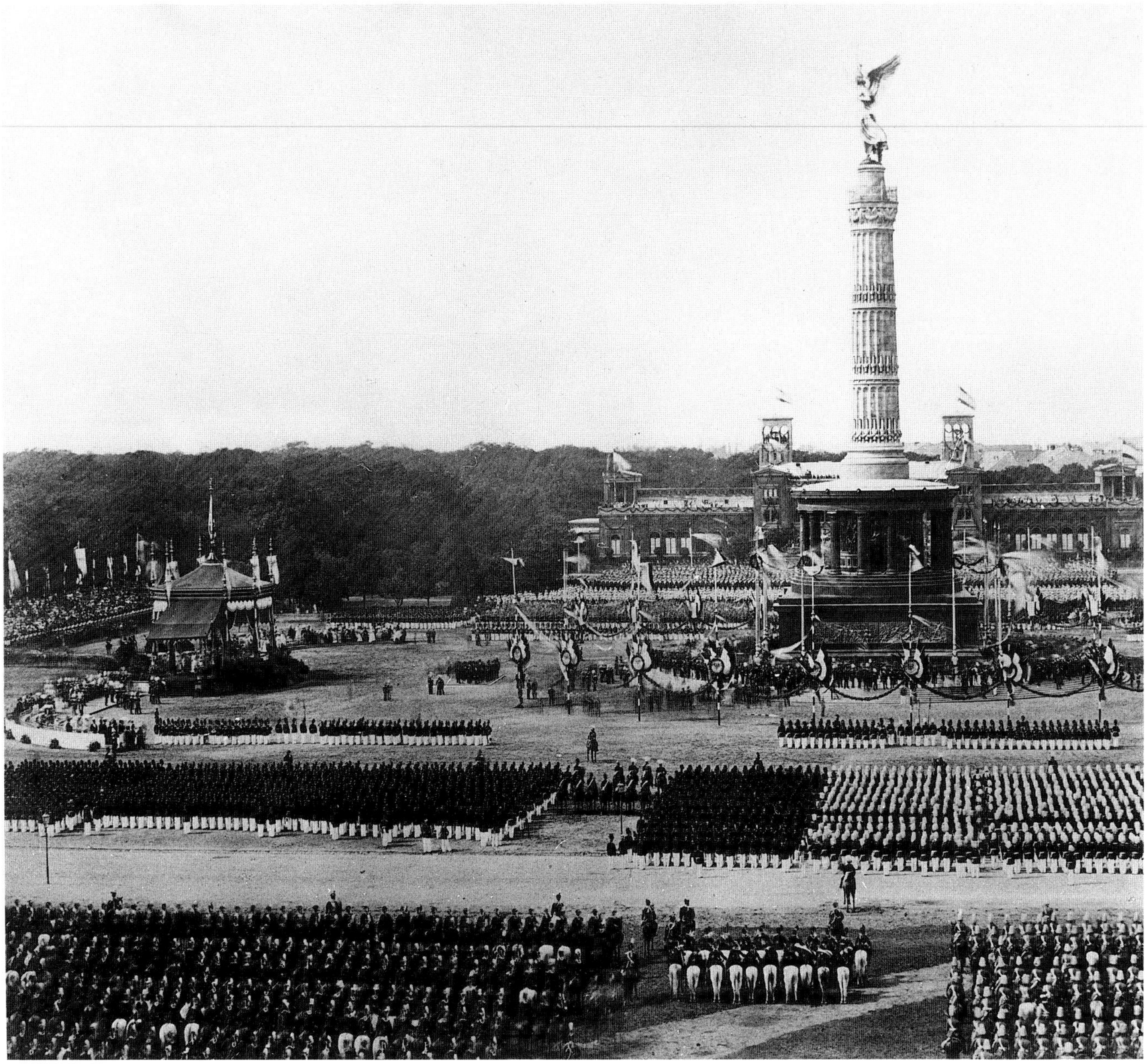

137 Zur Erinnerung an den 2. September 1873. Das Siegesdenkmal im Augenblicke der Enthüllung. *Kat. 451*

tig in vergleichbaren Bildprogrammen figurenreich historische Ereignisse in erzählerischer Form vergegenwärtigen sollte.

Wie weit im Verlauf des 19. Jahrhunderts dieser Wandel von allegorischer zu realistischer Darstellung historischer Ereignisse reichen konnte, offenbart ein Blick auf die nach dem dänischen Feldzug 1864 per Erlaß Wilhelms I. geplante *Siegessäule*, die durch die weitere politische Entwicklung mit verändertem Programm 1873 als Monument der drei Einigungskriege eingeweiht wurde (Abb. 137).[9] Das Bildprogramm und auch die ausführenden Künstler gingen zum Teil aus den Arbeiten zur Festdekoration zum 16. Juni 1871 hervor, als Wilhelm I. unter dem Jubel der Bevölkerung in Berlin einzog (vgl. S. 315). Höhepunkt der am Brandenburger Tor beginnenden Siegesstraße war das aus Gips, Holz und Eisen im Lustgarten errichtete Säulenmonument, bekrönt von einer sitzenden Germania im Kaiserornat mit Personifikationen ihrer wiedergewonnenen »Kinder«, der neuen Reichslande Elsaß und Lothringen, zu beiden Seiten. Den Sockel umspannte ein vielfiguriger Fries, der in volkstümlicher Art den Ruf der deutschen Stämme zu den Waffen und den Aufbruch in den Krieg verbildlichte. Der Geist der bilderbogenartigen Abfolge von Genreszenen – die Verabschiedung der Soldaten von Eltern und geliebten Angehörigen; die Einkleidung und Segnung durch Geistliche; Kriegsveteranen, die den ins Feld Ausrückenden nachblicken – und der insgesamt realistische Erzählstil bestimmen auch die vier Bronzereliefs am Unterbau der *Siegessäule* (Abb. 138). Wie unmittelbar der zeitgeschichtliche Bezug ist, zeigt das Schlußbild der Schilderung von entscheidenden Ereignissen der Feldzüge gegen Dänemark, Österreich und Frankreich, das eben jenen Siegeseinzug in Berlin überaus detailliert wiedergibt. Alle Darstellungen sind von einer bemerkenswerten Volkstümlichkeit getragen. Das sich auf den Dänischen Krieg beziehende zweiteilige Relief zeigt in der linken Hälfte Abschied und Auszug des Heeres, rechts die Erstürmung der Düppeler Schanze. Beim Feldzug gegen Österreich steht die Begegnung des Kronprinzen mit Wilhelm I. in Begleitung Bismarcks und der Generäle auf dem Schlachtfeld von Königgrätz im Zentrum, ist jedoch eingebettet in zahlreiche Szenen des Kampfes und Sterbens, aber auch des Triumphes der einfachen Soldaten und der Fürsorge für verwundete Kameraden. Auch das sich auf den Krieg gegen Frankreich beziehende dreiteilige Relief läßt Wilhelm I. im Mittelbild, das die Überreichung des Kapitulationsschreibens nach der Schlacht bei Sedan zum Thema hat, als *primus inter pares* an der Spitze der Generalität zu Pferde erscheinen. Die beiden äußeren Bilder sind der Verabschiedung der Truppen in der Heimat und dem siegreichen Einzug in Paris gewidmet; nüchterner Realismus spricht auch aus einem Detail wie diesem: Links hinter den abschiednehmenden Soldaten steht bereits die Lokomotive unter Dampf, die sie nach Westen befördern wird; ein Hinweis auf die tatsächlich große strategische Bedeutung der Eisenbahn für die deutsche Heeresführung.

Dieses im Grunde unkomplizierte Programm, das den Anteil der (preußischen) Armee am Verlauf der jüngsten Geschichte würdigt, war publikumswirksam am Säulenunterbau angebracht; es ist damit anschaulich die Basis für das weitere Programm. Der von Anton von Werner entworfene Mosaikfries für den Säulenschaft beschäftigt sich dagegen in weitaus komplexerer Erzählform mit den politischen Bedingungen und der Reichsgründung, die aus der militärischen Lösung des deutsch-französischen Konflikts resultierte. Die Reliefzone übernimmt – wie gewöhnlich innerhalb der Erzählstruktur von Standbildern – auch hier die Funktion *»redender Komponenten«* und schildert, zugegebenermaßen künstlerisch etwas trocken, im doppelten Wortsinn plastisch die Vorgeschichte der Reichsgründung. Daß dies breit ausformuliert und in realistischer Form geschieht, ist eine Entwicklung des fortgeschritteneren 19. Jahrhunderts. Den inzwischen eingetretenen Wandel der Auffassung verdeutlicht noch einmal ein Blick zurück: Das im Zuschnitt vergleichbare Berliner *Kreuzbergdenkmal*, 1818–1821 nach Plänen Schinkels als Monument für die Befreiungskriege errichtet, ruft ebenfalls die entscheidenden Schlachten ins Gedächtnis, doch erscheinen hier geflügelte Genien, denen Physiognomien von Mitgliedern des Hauses Hohenzollern und verdienter Feldherren verliehen wurden. Die realistische, teilweise auch genrehafte, sich auf historische Fakten berufende Darstellung von Geschichte ersetzte nach und nach eine auf das Allgemeine abzielende Allegorik.

Auffälliger als im Bereich narrativer Sockelreliefs vollzieht sich der zunehmend realistische Zugriff auf historische Personen und Ereignisse in der Erscheinung der im Denkmal Geehrten selbst. Der Streit um das geeignete Kostüm, das heißt die Frage, ob ein ideales, überzeitliches Gewand oder die tatsächlich getragene Kleidung angemessener sei, kennzeichnen die Denkmaldiskussionen in der ersten Jahrhunderthälfte. Schadow hatte mit seinem Standbild Friedrichs II. für Stettin (1793) zugunsten einer an historischen Fakten orientierten Lösung einen bedeutenden Schritt nach vorn getan, doch war dies noch nicht der allgemeine Durchbruch zu realistischer Auffassung. Auch die langwierige, von Umwegen und Verzögerungen bestimmte Geschichte des Berliner Denkmals für Friedrich II. ist noch von diesen Fragen geprägt.[10] Rauchs 1851 fertiggestelltes Reiterstandbild (Abb. 139) zeigt schließlich den König, wie er in der Vorstellung des Volkes existierte, als »Alten Fritz«, der in der Tracht seiner Zeit Unter den Linden entlangreitet, und präsentiert gleichsam die Momentaufnahme einer scheinbar alltäglichen Situation. Eine andere Auffassung, die auf das überzeitliche Wirken des Herrschers abzielte, hatte Rauch selbst zuvor mit dem 1835 enthüllten Denkmal für den bayerischen König Max Joseph in München demonstriert.

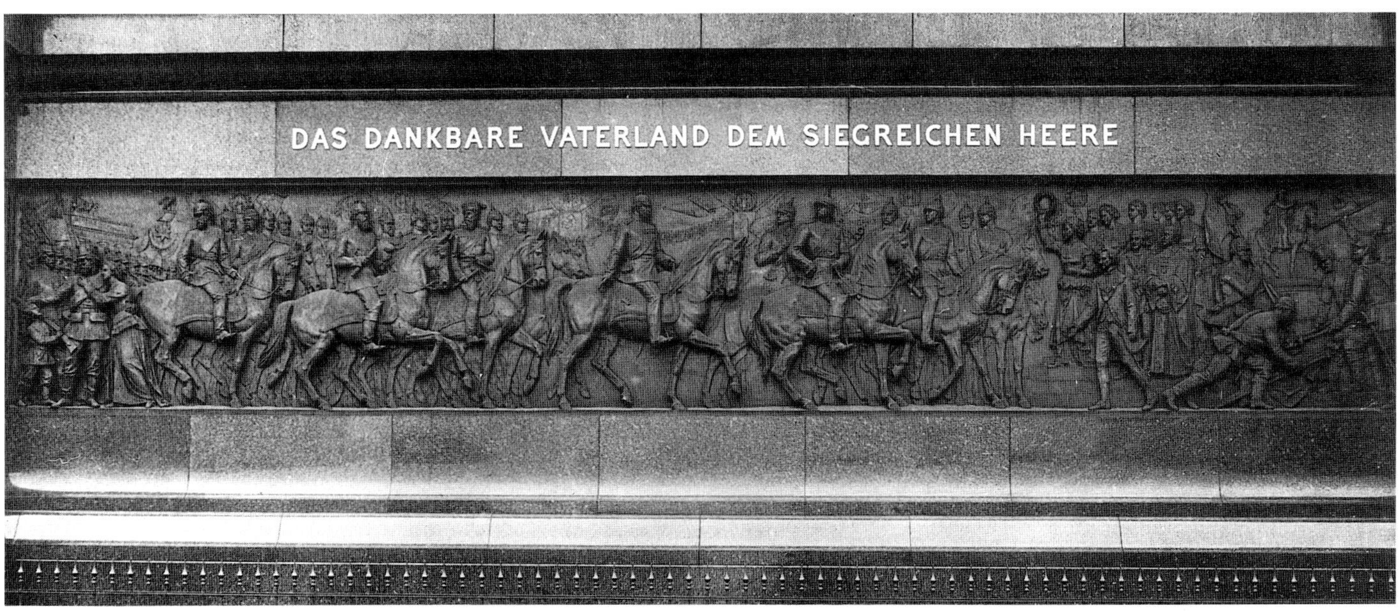

138 Albert Wolff, Einzug in Berlin, um 1873, Relief am Unterbau der Siegessäule in Berlin

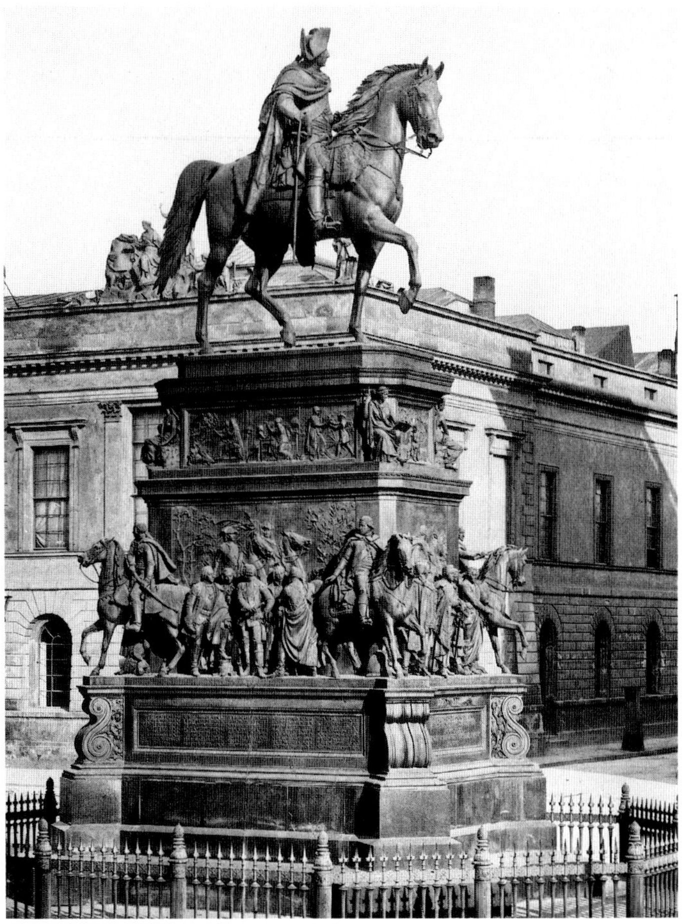

139 Christian Daniel Rauch, Reiterstandbild Friedrichs II. Unter den Linden in Berlin, 1851

Epochenbild, historisches Schauspiel und begehbares Geschichtsbuch

Nicht allein in Hinsicht auf das Reiterstandbild bietet das Denkmal Friedrichs II. Neues, es wirkt auch innovativ und typenprägend durch die Belegung des Sockelbereichs mit historischen Gestalten, die der Begründung von Herrscherruhm dienen. Das Sockelprogramm vermittelt so auch ein Bild der friderizianischen Gesellschaft, in die die Lebensgeschichte des – darüber hinaus gehobenen – Monarchen eingebettet erscheint. Der König wird als von der friderizianischen Gesellschaft getragen gezeigt und in die Bedingtheit seiner Zeit hineingestellt: Zeitgenossen Friedrichs II. zu Pferde oder zu Fuß, vornehmlich Militärs, aber auch – freilich an die Rückseite des Sockels verbannt – bürgerliche Vertreter von Kultur und Wissenschaft, deren Leistungen die Epoche mitprägten, treten in wohl abgestimmter Hierarchie als historische Personen an die Stelle abstrakter Allegorien. Die allgemeine Geschichte, personifiziert in ausgewählten Repräsentanten, die teils im Relief, teils als vollplastisch gearbeitete Figuren den Sockel bevölkern, wird verbunden mit der Biographie Friedrichs II., die im Zwischenregister unterhalb des Reiterstandbilds erscheint. An den Langseiten des Postaments sind allegorisch überhöhte Darstellungen mit Lebensstationen des Monarchen zu sehen, während an der Stirnseite eine Szene erscheint, die in ihren menschlichen Zügen an Menzels historisches Genre erinnert, wie es durch die fast gleichzeitig entstandenen Illustrationen zu Kuglers *Geschichte Friedrichs des Großen* vertraut ist: Nach der verlorenen Schlacht von Kolin zu Beginn des Siebenjährigen Krieges hat sich der König nachdenklich auf einem Brunnen niedergelassen; ein zurückhaltender, jedoch unmißverständlicher Hinweis auf die durchaus wechselvollen Ereignisse der Regierungsjahre Friedrichs II.

Solch sachlicher Blick auf die friderizianische Epoche war erst nach letzten Veränderungen am Denkmal gegeben. Friedrich Wilhelm III., der Rauch erst nach vielen Verzögerungen den definitiven Auftrag für das Reiterstandbild erteilte, beharrte auf einem rein allegorischen Programm. Das veränderte, 1842 von Friedrich Wilhelm IV. genehmigte Modell zeigt dann die für jene Zeit fortschrittlichen Elemente, die einen neuen, verbürgerlichten Zugang zur Geschichte spiegeln und die auch stilistisch im Zurückweichen des Klassizismus zugunsten realistischer Annäherung an historisches Geschehen Ausdruck finden. Friedrich II. wird, nicht nur was die Erscheinung der eigenen Person angeht, aus der Sphäre des Idealen in die Gegebenheiten seiner Zeit gestellt. Die Epoche selbst, die politischen Kräfte, die seine Regierungszeit bestimmten, verkörpert in vollplastischen Figuren, treten in Erscheinung. Über den persönlichen Ruhm des Königs hinaus wird damit ein Bild seiner Zeit entworfen.

Dieses Darstellungsprinzip von Herrschergeschichte machte in der Mitte des 19. Jahrhunderts in unterschiedlicher Ausprägung Schule: Das von Gustav Blaeser entworfene, nach einem komplizierten Wettbewerb 1865–1878 auf dem Heumarkt in Köln ausgeführte Denkmal für Friedrich Wilhelm III. (Abb. 140) gibt mit ähnlichem Verfahren ein Bild von dessen Regierungszeit.[11] Freilich war das Programm in diesem Fall auf die historische Situation der Rheinlande abgestellt. Insbesondere sollte der Anschluß an Preußen durch hervorragende Repräsentanten verdeutlicht werden, die für Preußen und die Rheinlande gewirkt hatten und die an den Längsseiten in je fünf Gestalten der jüngsten Geschichte figurierten. An den Ecken des Sockels traten Feldherren der Befreiungskriege hervor, während an den Schmalseiten die Minister Stein und Hardenberg für die Reformbewegung standen. Reliefffriese im unteren Sockelregister, in denen auf die Leistungsfähigkeit der neuen Provinz, die in einzelnen Tafeln wie *Weinbau, Industrie und Handel* verbildlicht wurde, verwiesen auf das, was die Rheinlande in die politische und wirtschaftliche Verbindung mit Preußen einbrachten.

Bemerkenswert an einem weiteren Beispiel jener Zeit, dem von Albert Wolff 1860–1876 für Berlin ausgeführten Reiterstandbild Friedrich Wilhelms III., ist die ursprünglich geplante räumliche Ausdehnung der Anlage und damit auch des ikonographischen Programms. Den zum Wettbewerb eingeladenen Bildhauern wurden anfangs zwei Bildprogramme von Kultusminister Moritz August von Bethmann-Hollweg sowie von Leopold von Ranke vorgegeben. Letzterer schlug nach bewährtem Muster für die Postamentflächen Darstellungen vor, die Niederlage und Wiedererstarken Preußens nach den Napoleonischen Kriegen veranschaulichen sollten. Der Sockelfries aber sollte dem »Tatsächlichen« vorbehalten bleiben, der Mitteilung konkreter politischer Entscheidungen, etwa die Einführung der Städteordnung oder die Gründung der Berliner Universität – personifiziert durch Männer wie Freiherr vom Stein und Graf von Hardenberg. Das von Wolff nach der Auftragserteilung umgestaltete Modell rückt die Darstellung des siegreichen Monarchen stärker in den Mittelpunkt, wobei allerdings insgesamt eine veränderte Konzeption zugrundegelegt war: Das erhöht auf einer Art Estrade zu errichtende Reiterstandbild sollte mit weiteren Standbildern *»sämmtlicher großen Männer aus der Epoche der Wiedergeburt und Erhebung Preußens«*[12] umstellt werden. Was man bei der Grundsteinlegung 1863 beabsichtigte, ist klar: Im Lustgarten, vor dem Hintergrund des Alten Museums, im Rahmen eines maßgeblich von Schinkel angelegten städtebaulichen Ensembles, sollte im Zusammenspiel mit den nicht weit entfernt stehenden Feldherrendenkmälern der Befreiungskriege Unter den Linden ein komplexes Bild der Regierungszeit Friedrich Wilhelms III. gegeben werden. Die Auswahl hervorragender Personen, deren Wirken als bestimmend für den Gang der Geschichte angesehen wurde, hätte für die gesamte Epoche gestanden. Die Ausführung des Denkmals zog sich hin, und nach der Reichsgründung büßte das auf die Befreiungskriege und die politischen Folgen bezogene Programm an Aktualität ein. Auf das In-Szene-Setzen historischer Akteure auf einer »Bühne«, gruppiert um das zentrale Denkmal des Königs, wurde am Ende verzichtet.

Ähnliche Formen der Präsentation von Herrschergeschichte spielten wiederum 1889 beim ersten Wettbewerb um ein Nationaldenkmal für Kaiser Wilhelm I. eine Rolle, der die Künstler zu einer großen Bandbreite an Möglichkeiten inspirierte. Zahlreiche Vorschläge, die zumeist die Verbindung eines Reiterstandbilds mit einer mehr oder weniger aufwendigen Architektur vorsahen, setzten in bekannter Form den Kreis von Personen ein, der bei der Reichsgründung eine Rolle spielte, und schilderten in Reliefs herausragende Ereignisse der Epoche.[13] Die Form des schließlich 1897 auf der Berliner Schloßfreiheit nach Entwurf des vor allem von Wilhelm II. favorisierten Reinhold Begas ausgeführten Denkmals verzichtete aber gerade auf diese Elemente, hob damit die Zeitbezogenheit auf und zeigte daher nicht nur im Stil eine Abkehr von der realistischen Schilderung jener Bedingungen, unter denen die Herrschaft des Regenten stand. Zugunsten von imperialem Pathos wurde auf eine »sachliche Berichterstattung« – wie sehr auch immer durch die inzwischen etablierte Reichsikonographie in Dienst genommen – verzichtet.

Eine Reihe der im ersten Wettbewerb um das Denkmal für Wilhelm I. eingereichten Vorschläge sind nicht ohne die Anregung des *Reformationsdenkmals* in Worms (Abb. 141) denkbar. Hier erhielt die in die Breite gehende, mit einer Fülle von Einzelfiguren operierende Denkmalanlage ihre exemplarische Ausformung. Doch beruht das künstlerische Konzept auf einer Intention, die sich von den vorgenannten Beispielen unterscheidet. Denn nicht dem Ruhm einer Person – wenn auch Luther im Mittelpunkt der Denkmalanlage steht –, sondern einem historischen Prozeß, der Reformation, ist an geschichtlichem Ort das Monument gewidmet. Schon Zeitgenossen sahen darin ein *»stehendes Schauspiel der Weltgeschichte«*.[14] Ernst Rietschel, der 1858 mit dem Denkmal beauftragt wurde, das nach seinem Tod sein Schüler Donndorf vollendete, umgab das zentrale Standbild

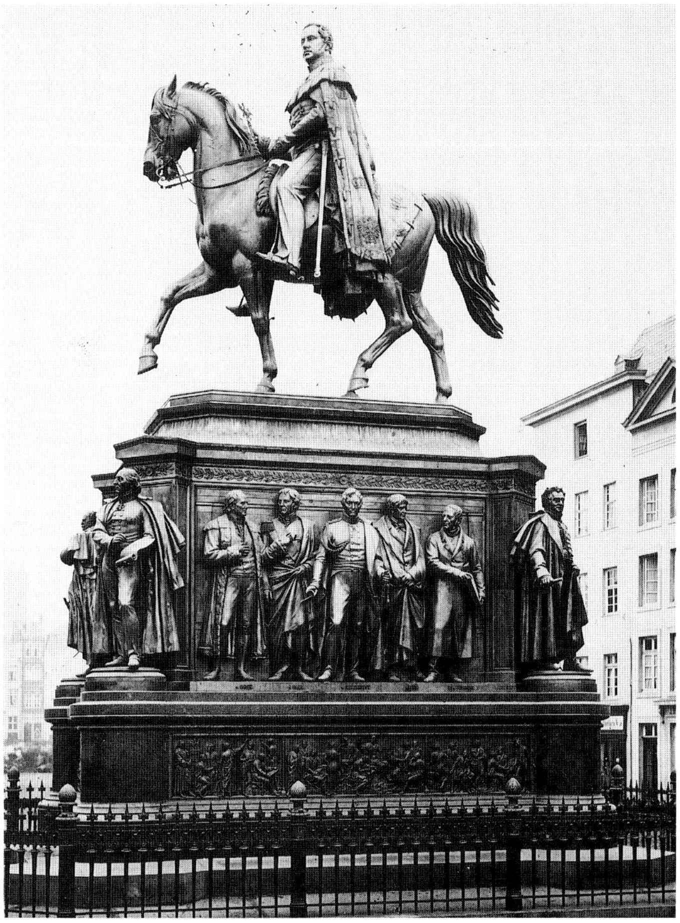

140 Gustav Blaeser, Denkmal Friedrich Wilhelm III., 1865–1878, Köln, Heumarkt

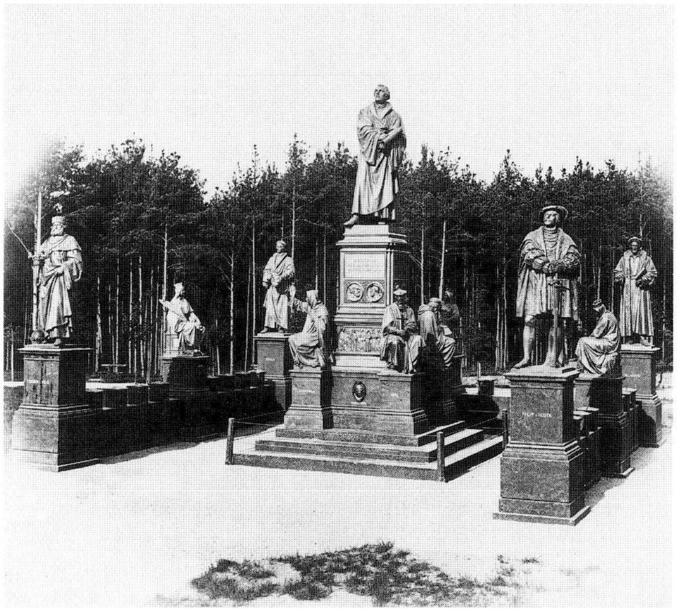

141 Ernst Rietschel, Reformationsdenkmal in Worms, 1868

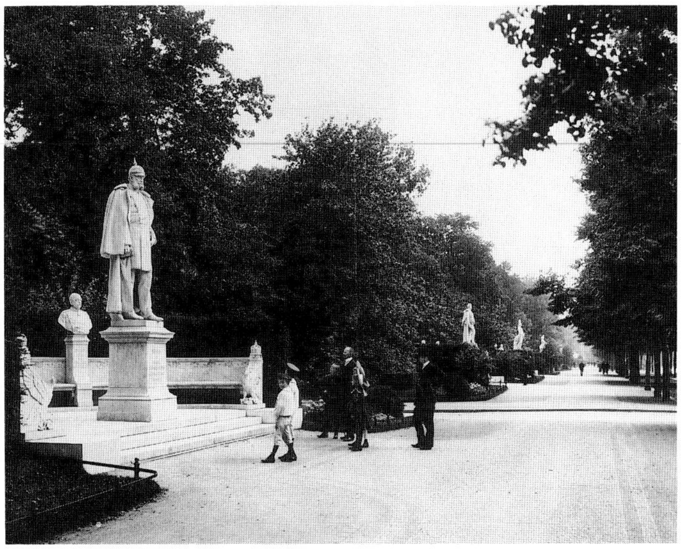

142 Die Siegesallee im Berliner Tiergarten, 1895–1901, Photographie von Max Missmann, 1905, Berlin, Märkisches Museum

Luthers mit einer Gruppe weiterer Standbilder historischer Personen und Allegorien jener Städte, die für den Verlauf der Reformation eine bedeutsame Rolle spielten: *»ein Monument der Lutherischen Reformation«*, wie Rietschel selbst es charakterisierte, *»eingeschloßen die Elemente, welche mitthätig am Werk waren«*.[15] Dazu gehören weltliche Herrscher, wie Kurfürst Friedrich der Weise von Sachsen und Landgraf Philipp von Hessen, die Luther förderten und unter ihren Schutz stellten, geistige Mitstreiter wie Melanchthon und Reuchlin sowie Städte wie Augsburg als Ort der *Confessio Augustana*. Die Sockelreliefs des Lutherstandbilds beschäftigen sich mit der Biographie, an den Sockelecken erscheinen dagegen vier Vorreformatoren verschiedener Nationen in vollplastisch gearbeiteten Sitzfiguren, oberhalb derer sich Luther *»als Vollender des von jenen Vieren begonnenen von ihm durchgeführten Werks«*[16] erhebt.

Die »Erzählstruktur« des Denkmals geht auf die Chronologie der Ereignisse ein, veranschaulicht personifiziert historische Zusammenhänge, verzichtet aber auf die Einheit von Zeit und Raum, um zu einer umfassenderen Aussage zu gelangen. Freilich soll mit dem Denkmal in Worms Luthers Auftritt vor dem Reichstag 1521 gedacht werden, dessen Höhepunkt gezeigt ist. Haltung und Gestik verdeutlichen den Moment, in dem er seine Überzeugung erneut bekräftigt: *»Hier stehe ich, ich kann nicht anders, Gott helfe mir! Amen!«*, was an der Sockelstirnseite zitiert ist. Doch sollte darüber hinausgehend die überzeitliche Wirksamkeit der Reformation als historisches Phänomen freier Geisteshaltung vor Augen geführt werden. Darum wurde ins Gedächtnis gerufen, was Luthers Erscheinen vor Kaiser und Reich vorausging und was daraus folgte.

Dies alles hatte Konsequenzen für die Darstellung Luthers, bei der Rietschel der *»Wahrheit der Idee«* Vorrang vor der authentischen Erscheinung in der angesprochenen historischen Situation gab.[17] In der Frage des geeigneten Kostüms ging es gar nicht mehr um ideales Gewand oder tatsächlich getragenes Kostüm, sondern um die der übergeordneten Aussage dienenden Wahl zwischen verschiedenen historisch verbürgten Varianten. Die überzeitliche Vorstellung vom Wirken des Reformators, dessen überlieferte Erscheinung insbesondere durch die Porträts Cranachs geprägt wurde, findet daher nach Auffassung des Bildhauers durch die Darstellung im Chorrock angemessenen Ausdruck, obwohl Luther vor dem Reichstag in Worms im Mönchsgewand der Augustiner auftrat. Gleiches gilt für die Physiognomie, die Luther in höherem Alter zeigt. Auch bei den Darstellungen der Zeitgenossen und Mitstreiter Luthers rückte Rietschel die Geschichte äußerlich zurecht und stimmte sie zugunsten der Geschlossenheit der Gesamtaussage aufeinander ab: *»[...] hier muß die streng historische Wahrheit bei Seite gesetzt werden, denn Reuchlin wirkte lang schon vor ihm, Philipp von Hessen, der Held des Protestantismus, der auf dem Reichstage erst 17 Jahr alt war, muß in den Jahren seiner männlichen Thatkraft dargestellt werden [...]«*.[18] Bei der Inszenierung der Protagonisten der Reformation wurde, um die innere Verbindung zwischen den Einzelfiguren herzustellen, auf die äußerliche Wahrheit eingewirkt, um der Intention des Werks gerecht zu werden. – Künstlerische Konzeptionen späterer Zeit zeigen nicht immer eine ähnlich überzeugende Konsequenz.

Die 1895–1901 als geschichts- und kunstpädagogische Initiative Wilhelms II. im Berliner Tiergarten ausgeführte *Siegesallee* (Abb. 142) steigert noch einmal die räumliche Erstreckung eines Denkmals mit historischem Programm. Die aus 32 Figurengruppen brandenburgisch-preußischer Herrscher von Albrecht dem Bären bis zu Wilhelm I. bestehende Anlage, die sich einst südlich der *Siegessäule* bis zum Kemperplatz erstreckte, speist sich aus unterschiedlichsten typologischen Quellen, die formal von fürstlichen Ahnengalerien bis zu pompejanischen Gräberstraßen reichen. Die Intention der Anlage und das Geschichtsbild, das damit wachgerufen wurde, erschloß sich erst durch das Abschreiten des Parcours' von Einzeldenkmälern; die denkmalpolitischen Implikationen des Ensembles aber ergaben sich aus der stadträumlichen Lage, nämlich durch dessen Bezug auf die *Siegessäule* als Monument der Reichseinigung und das Reichstagsgebäude mit weiteren Denkmälern, die zusammen ein Forum des Zweiten Deutschen Kaiserreiches bildeten. Die *Siegesallee* setzte innerhalb dieses topographischen Kontextes Akzente, die angesichts des Reichstags das monarchische Prinzip in der Vorgeschichte der Reichsgründung aus der Sicht einer speziell *borussischen Historiographie*[19] nachdrücklich herausstellten.

Für die Ausformulierung des dynastischen Programms war der Hofhistoriograph und Leiter des Geheimen Staatsarchivs, Reinhold von Koser, verantwortlich, der in einer Serie von Publikationen ausführliche Erklärungen zu den einzelnen Figurengruppen abgab. Für Orientierung in diesem begehbaren Geschichtsbuch aus Marmor sorgten darüber hinaus gedruckte Führer, die sich an das breite Publikum wandten.[20] Kosers Aufgabe war, nicht nur die Verdienste der jeweiligen Herrscher seit mittelalterlichen Zeiten zu erläutern, sondern auch zu bestimmen, welche Zeitgenossen – *»Soldat, Staatsmann oder Bürger«* (Wilhelm II. im Stiftungserlaß) – das Standbild des Regenten in Form von Büsten begleiten sollten: Männer, *»die den betreffenden Herrschern nahestanden oder doch als Repräsentanten ihrer Zeit gelten können«*.[21]

Zwei zumeist überlebensgroße Porträts fanden Aufstellung auf der Denkmalbank, die das eigentliche Standbild szenisch hinterfing. Die Geschichte der Herrscherepochen, die Denkmalgruppe für Denkmalgruppe am Königsplatz beginnend hinunter bis zum Kemperplatz und umgekehrt wieder zurück in Richtung *Siegessäule* abgeschritten werden konnten und deren Summe erst das Verdienst der Dynastie verdeutlichte, reduzierte sich auf diese wenigen historischen Personen, deren Auftreten bedeutsame Ereignisse in Erinnerung rufen sollten.

Die Illustrierung des offiziellen Geschichtsbilds mittels plastischer Kunst führte bei der Umsetzung im Detail zu teilweise erheblichen Problemen, über die man sich gegebenenfalls mit oberflächlichem Historismus hinwegsetzte.[22] Denn vor allem für die frühen Herrschergenerationen, die dem Denkmalkonzept gemäß gleichwertig einbezogen werden mußten, gab es wenig aussagefähige Quellen. Eine erste, vordergründige Einstimmung geschah durch Zitierung von der jeweiligen Epoche entlehnten Stilformen, insbesondere beim Habitus der Figuren und der dekorativen Sockelgestaltung, was wenigstens den äußeren Anschein von historischer Korrektheit erzeugte. Dieses Phänomen tritt weniger nachteilig bei den Repräsentanten der jüngeren Zeit auf, wo die Quellen auch für die Porträts bildliche Vorlagen liefern. Insgesamt aber waltet ein Kostümrealismus, hinter dem oftmals mehr theatralische Inszenierung als die Interpretation historischer Sachverhalte in angemessener künstlerischer Form stand. Das Publikum fühlte sich daher mit Recht an verkleidete Schauspieler erinnert.[23] Was als *Wedigo von Plotho*, treuer Vasall des Markgrafen Heinrich, präsentiert wurde, war niemand anderer als Heinrich Zille, den sein Freund August Kraus für das Porträt in eine mittelalterliche Rüstung gesteckt hatte. Dabei waren die Lösungen, zu denen die Bildhauer griffen, durchaus nicht willkürlich gewählt: Die Markgraf Otto II. (von Joseph Uphues) zugesellte Figur des ersten Geschichtsschreibers der Mark Brandenburg, Heinrich von Antwerpen, erinnerte die Kritik *»etwas an Mommsen«*[24], während – einer mündlichen Überlieferung nach – der in der Berliner Gesellschaft als Sportsmann bekannte Graf Werner Alvo von Alvensleben dem Bildhauer Albert Manthe für seinen Ahnen Busso von Alvensleben, Staatsmann unter Kurfürst Johann Cicero, Modell stand.

Wirkt das Programm insgesamt insofern konsequent, als es das offizielle Geschichtsbild in monumentaler Form vorführt, so mußte eine derartige auf das rein Äußere gerichtete Vergegenwärtigung von Geschichte Skepsis hervorrufen, zumal eine gewisse Nachlässigkeit gegenüber der historischen Wahrheit im Detail auf eine anspruchsvolle Geschichtsinterpretation traf. Die *Siegesallee* als denkbar großräumiges Flächendenkmal ist daher Endpunkt der Entwicklung einer Denkmalkunst[25], deren Überzeugungskraft nicht unwesentlich von der glaubhaften Schilderung der historischen Verhältnisse abhing, unter denen die mit dem Denkmal Geehrten handelten. Im Rückblick auf Schadow, mit dem die Denkmalkunst am Beginn des 19. Jahrhunderts einen zunächst nüchternen, realistischen Anfang genommen hatte, aber auch auf das Werk Rietschels in der Jahrhundertmitte, wird der Verlust an – nicht nur künstlerischer – Substanz besonders spürbar.

Vergegenwärtigung von Geschichte am historischen Ort: Lern- und Erfahrungsräume

Narrative Reliefzyklen eignen sich in besonderer Weise zur bildlichen Erläuterung gegenwärtigen Handelns, indem sie entwicklungsgeschichtliche Vorgänge zu veranschaulichen trachten. So berichtet, um ein prägnantes Beispiel zu nennen, der 1870–1875 von Otto Geyer ausgeführte Figurenfries im Treppenhaus der Nationalgalerie, d.h. in einer prominenten öffentlichen Bildungsstätte, von der Entwicklung der Künste im Laufe der deutschen Geschichte. Auf drei Wandabschnitten stellen ein gutes Dutzend Relieffelder herausragende Momente und kulturhistorische Begebenheiten dar: Kunstpflege und Förderung der nationalen Kunsttätigkeit seit den Zeiten Hermanns des Cheruskers bis in die Gegenwart, also die Veranschaulichung einer Tradition, in der auch die Bestimmung des Museums als Sammlung einer nationalen Kunst verankert war. Die Auswahl sowohl der Epochen als auch der historischen Persönlichkeiten, die als Vertreter oder Förderer einer deutschen Kunst figurieren, der Rückbezug auf das mittelalterliche Kaisertum und die besondere Rolle preußischer Herrscher vermitteln darüber hinaus ein Geschichtsbild, das sich weitgehend mit den Lehrplänen des wilhelminischen Geschichtsunterrichts deckt.[26] An dazu berufenem Ort wird die Gelegenheit zur Belehrung und Einstimmung des Publikums mittels eines Mediums ergriffen, an dessen Stelle freilich ebensogut eine monumentale Malerei vorstellbar ist, wie zahlreiche andere Beispiele belegen.

Innerhalb großräumiger Anlagen, nicht nur im Rahmen von unter freiem Himmel errichteten Denkmalkomplexen, sondern ebenso im Falle der als historische Lern- und Erfahrungsräume wirkenden Ruhmeshallen und patriotischen Gedenkstätten, übernimmt die plastische Kunst in der Regel weniger den erzählerischen Teil. Vor allem vollfigurige Darstellungen sind dazu geeignet, historische Akteure im Verbund mit im Sinne des Historismus inhaltlich aufgeladener Architektur und einer zu subtilerer Sprache fähigen Wandmalerei lebensnah zu vergegenwärtigen.

Die nach der Reichsgründung an vielen Orten errichteten nationalen Weihestätten führten dem Publikum ein komplexes und vielschichtiges Geschichtsbild vor, das dem historischen Anspruch des unter preußischer Führung wiedererrichteten deutschen Kaiserreiches gerecht werden mußte. Eine im doppelten Wortsinn eindimensionale Darstellung schien nicht mehr ausreichend für ein an Bezügen reiches und vielschichtiges Geschichtsbild.

Nach der Proklamation des kleindeutschen, protestantisch geführten Kaiserreiches hatte sich dieser Staat, hatte sich im besonderen die Hohenzollern-Dynastie im Rahmen einer reichsdeutschen Vergangenheit darzustellen, um den in Versailles angemeldeten Führungsanspruch unter den Bundesstaaten auch historisch zu begründen. Das neue deutsche Kaisertum sollte als rechtmäßige Nachfolge des mittelalterlichen, mit den Staufern niedergegangenen Kaisertums verstanden werden. Der historische Blick hatte sich erheblich zu erweitern, jedenfalls aus der Sicht Preußens, dessen politische Ikonographie bis dahin auf die Ereignisse und die Folgen der Befreiungskriege ausgerichtet war. Bald nach der Reichsgründung entwickelte sich die historische Parallelisierung von Wilhelm I. und Friedrich Barbarossa – *»Der Weißbart auf des Rotbarts Throne«* – zum festen Bestandteil der politischen Ikonographie des Zweiten Kaiserreiches, die ganz entschieden auf die Bildung solcher Typologien aufbaute.[27] Hierbei erwies sich die Plastik als geradezu ideales Medium, da es beide Gestalten lebensnah in voller Figur gegenüberstellen konnte. Ein besonders augenfälliges Beispiel bietet die bis 1897 zum Nationaldenkmal umgestaltete Kaiserpfalz in Goslar, deren einst glanzvolle Geschichte mit dem Niedergang der Staufer im 13. Jahrhundert endete. Die bereits seit 1868 restaurierte mittelalterliche Pfalz wurde im Kaisersaal durch Wandbilder des Düsseldorfer Malers Hermann Wislicenus geschmückt, die in einem vielteiligen Programm, u.a. mit dem Hinweis auf die volkstümliche Sage vom wiedererwachenden Kaiser Barbarossa, die Wiedererrichtung des deutschen Kaisertums mit Ereignissen mittelalterlicher Kaisergeschichte in Verbindung setzte (vgl. Abb. 6).[28] 1902 ließ dann Wilhelm II. auf dem Vorplatz Reiterstandbilder Friedrich Barbarossas und Wilhelms I. aufstellen. Beide Werke verdeutlichen in aller Kürze, mit der Einprägsamkeit einer Schlagzeile, was die Ausmalung der geschichtsträchtigen Architektur an Programm beinhaltet, und die Reiterfiguren akzentuieren nicht zuletzt durch ihre Aufstellung unter freiem Himmel noch einmal die Aussage der Denkmalanlage, die ursprünglich auch als Ort patriotischer Wallfahrt gedacht war.

Weiterhin ist an ein Beispiel zu erinnern, bei dem diese historische Typologie im Mittelpunkt der Anlage steht: In den 1890er Jahren entstand an dem Ort, mit dem die Barbarossa-Sage in Zusammenhang gebracht wurde, dem *Kyffhäuser* in Thüringen, nach Plänen von Bruno Schmitz ein architektonisches Denkmal, das die Wiedererweckung des mittelalterlichen Kaisertums szenisch vor Augen führt. Die monumentale Figur Barbarossas, im Hof der Anlage – *»gleichsam in der Tiefe der Geschichte«* (Monika Arndt) – sitzend, ist im Moment des Erwachens gezeigt, während oberhalb davon Wilhelm I. zu Pferde bereits aus der mit einem gewaltigen Turm überbauten Burgruine herausreitet, den Bergrücken des Kyffhäusers hinansteigenden Besuchern entgegen.

Die Beschwörung geschichtlicher Traditionen an historisch vorgeprägtem Ort war die Stimulanz für die Schaffung eines Lern- und Erfahrungsraums besonderer Qualität: Am 22. März 1875 leitete Wilhelm I. per Erlaß die Umgestaltung des Zeughauses in Berlin *»in eine Ruhmeshalle für die Preußische Armee«*[29] ein, die 1877–1891 nach Plänen des Architekten Friedrich Hitzig unter Beteiligung zahlreicher bildender Künstler realisiert wurde. Der Ruhm galt der preußischen Militärtradition seit dem Großen Kurfürsten, mit dessen siegreichem Kampf gegen die Schweden Brandenburg-Preußens Aufstieg zur europäischen Großmacht beginnt und damit – so interpretierte es die vor allem von Gustav Droysen geprägte *borussische Historiographie* des 19. Jahrhunderts – die spätere nationale Einigung Deutschlands beförderte. Der *»deutsche Beruf«*, ihr historisches Sendungsbewußtsein, ließ die Hohenzollern über Generationen hinweg ihre Politik auf die Einigung der deutschen Nation richten. Die territoriale Expansion Brandenburg-Preußens erschien aus dieser Sicht als Vorspiel der deutschen Reichsgründung von 1871.

Die Bildhauerei übernahm innerhalb des vielfältigen Ensembles aus Architektur, Malerei und Plastik die Aufgabe, die historischen Akteure teils in voller Figur, teils in Büstenform lebensnah vorzuführen. Das Zeughaus als solches hatte schon vor Beginn des Umbaus seine sachliche Funktion als Arsenal verloren; die dortige Verwahrung von Trophäen und Ausrüstungsgegenständen vergangener Kriege hatte ihm inzwischen den Charakter einer waffengeschichtlichen Sammlung gegeben. In den vorausgegangenen Jahrzehnten waren verschiedentlich Ideen zu einem Denkmalprojekt in Berlin entwickelt worden, das dem Ruhm der preußischen Armee gelten sollte, jedoch kam es über die Pläne zu einer Walhalla preußischer Heroen nicht hinaus.[30] Es überrascht daher nicht, daß nach der Reichsgründung das Zeughaus ins Blickfeld geriet, das sich bereits durch seine Lage an der *via triumphalis* Berlins, in die sich der bauplastische Schmuck programmatisch einfügte, zu einem denkmalhaften Bau gewandelt hatte. Ausgehend von den verschiedenen lokalen Denkmalideen, aber auch durch auswärtige Vorbilder, etwa die Ruhmeshalle im Wiener Arsenal, angeregt, wurden in bezug zu den »museal« genutzten Räumen, die authentische Militaria zur Schau stellten, eine *Herrscherhalle* sowie zwei daran anschließende *Feldherrnhallen* eingerichtet.

Die *Ruhmeshalle* war eine Publikumsattraktion und im Verbund mit der Waffensammlung eine gelungene Mischung aus Denkmal und Bildungsanstalt, die der militaristischen Durchsetzung der preußisch-deutschen Gesellschaft in überzeugender Form huldigte. Im Zentrum der Anlage lag die *Herrscherhalle*, in die die Besucher nach Durchschreiten des Zeughaushofes eintraten; dort waren sie bereits durch Andreas Schlüters berühmte Masken sterbender Krieger an den Schlußsteinen der unteren Hoffenster sowie die aus der Begas-Werkstatt stammende wehrhafte *Borussia* und zwei ruhende Krieger an den Treppenwangen eingestimmt worden. Nun sahen sie sich einer Ahnengalerie der Hohenzollern gegenüber, die bis zum Großen Kurfürsten zurückreichte. Den Standbildern waren vier Büsten von Politikern, nämlich diejenigen des Freiherrn vom Stein und Scharnhorsts sowie Bismarcks und Roons zugeordnet, d.h. von Protagonisten politisch-militärischer Reformen im Vorfeld der Befreiungskriege bzw. der Einigungskriege. Westlicher- und östlicherseits schlossen sich die beiden *Feldherrenhallen* mit insgesamt 32 Büsten verdienter Militärs an.

Wurde in der *Herrscherhalle* auf den angesprochenen militärisch-politischen Aufstieg Preußens seit der Regentschaft des Kurfürsten Friedrich Wilhelm I. verwiesen, eine Zeitspanne, die in schlagwortartiger Kürze dem eintretenden Besucher in den Statuen des Großen Kurfürsten und Kaiser Wilhelms I. zu seiten einer überlebensgroßen *Victoria* gegenüberstand, so schloß sich in den angrenzenden *Feldherrenhallen* ein Gang durch zweihundert Jahre Militärgeschichte an: Folgerichtig beginnend auf der Seite des Großen Kurfürsten – dem eine Büste des Generalfeldmarschalls Freiherr von Sparr zugeordnet war – mit einem Wandbild der Schlacht bei Fehrbellin und endend auf der Ostseite mit der in bezug zur Sedan-Schlacht stehenden Büste des Kronprinzen Friedrich Wilhelm (Kaiser Friedrich III.), der hier als Heerführer auftrat. Alle Statuen und Bildnisse waren in detailgetreuem Realismus aufgefaßt, der exakte Studien historischer Vorlagen hinsichtlich der Porträtgenauigkeit und des Kostüms verrät. Im Rahmen des Gesamtprogramms sorgte die »bodenständige« Plastik für eine lebensnahe Vergegenwärtigung der Herrscherpersönlichkeiten und Militärs. Die Wandflächen in der dynastisch ausgerichteten *Herrscherhalle* und den beiden *Feldherrenhallen* waren Historienbildern mit der Schilderung herausragender Ereignisse vorbehalten, überfangen von der Sphäre allegorischer Darstellungen in den Schildbogenfeldern und im Kuppelbereich. Übergreifende Gedanken formulierten darüber hinaus plastische Allegorien, die zwischen den Büsten Akzente setzten: *Kraft* und *Kriegswissenschaft*, *Treue* und *Begeisterung*.

Dem Publikum wurden mittels verschiedener Medien und mit unterschiedlichem Grad von Realität auf eine Weise geschichtliche Zusammenhänge vergegenwärtigt, die dem vielschichtigen und beziehungsreichen Programm angemessen waren. Ihm wurde an quasi musealem Ort ein sowohl künstlerisch wie intellektuell anspruchvolles Erlebnis geboten, dessen Wirkung bei aller Lebensnähe und Realistik nichts mit dem Illusionismus der in jener Zeit überaus beliebten Panoramen gemein hatte.

Bereits gegen Ende des Jahrhunderts, deutlicher aber dann in den Jahren vor dem Ersten Weltkrieg drängen die Beispiele für Denkmalanlagen in den Vordergrund, die einer historischen Argumentation wenig Raum lassen. Sie wollen vor allem durch die Monumentalität ihrer Formen beeindrucken. Die plastische Kunst tritt dabei in den Hintergrund. Die Sprache der Architektur erhält Übergewicht, und ein mehr emotionales als rationales Verhalten scheint hier den Umgang mit Geschichte zu bestimmen. Monumentale architektonische Anlagen, etwa das 1913 anläßlich der Jahrhundertfeier eingeweihte Denkmal zur Erinnerung an die Völkerschlacht bei Leipzig, zeichnen sich nicht durch einen bildlichen Vortrag historischer Fakten aus. Der Bezug zur Geschichte wird eher verschleiert als erhellt. Dumpfe Geschichtsbilder erzeugen eine diffuse Vorstellung von einer letztlich unbestimmten deutschen Vergangenheit, überzeitliche, mythologische Symbolgestalten werden aufgerufen, um Gefühle nationaler Gemeinschaft und Größe zu wecken. Den aufkommenden imperialen Ansprüchen und der Beschwörung von kollektivem Geist schien die nüchtern-sachliche Vergegenwärtigung von Historie, wie sie für die Mitte des 19. Jahrhunderts bestimmend war, nicht mehr gerecht zu werden.

1 Malkowsky 1912, S. 231

2 Als prominentes Beispiel ist zu nennen Müller-Bohn 1897, der Denkmäler als Medium der Volksbildung versteht – eine Intention, die sich schon im Untertitel offenbart: Ein kunstgeschichtlicher Führer für Einheimische und Fremde, zugleich eine Ergänzung für den heimatkundlichen Unterricht.

3 Vgl. Boockmann, Hartmut: Denkmäler. Eine Utopie des 19. Jahrhunderts, in: Geschichte in Wissenschaft und Unterricht, 28, 1977, Heft 3, S. 160–173

4 Vgl. Springer, Peter: Rhetorik und Standhaftigkeit. Monument und Sockel nach dem Ende des traditionellen Denkmals, in: Wallraf-Richartz-Jahrbuch, 48/49, 1987/88, S. 365–408

5 Für die folgenden Ausführungen kann pauschal auf den Ausstellungskatalog »Ethos und Pathos. Die Berliner Bildhauerschule 1786–1914«, 2 Bde., Skulpturengalerie SMPK, Berlin 1990, verwiesen werden; dort auch ausführliche bibliographische Nachweise im Beitrag von Uta Gnewuch.

6 Schadows Studien fanden Niederschlag im heute im Berlin Museum, Berlin (Inv. GHZ 89/8) bewahrten *Skizzenbuch B*; vgl. Gramlich, Sybille: Johann Gottfried Schadow begegnet Martin Luther im Jahr 1806, in: Berliner Theologische Zeitschrift, 8, 1991, Heft 2, S. 275–293

7 Johann Gottfried Schadow, Kunstwerke und Kunstansichten. Ein Quellenwerk zur Berliner Kunst- und Kulturgeschichte zwischen 1780 und 1845. Kommentierte Neuausgabe der Veröffentlichung von 1849, hg. von Götz Eckardt, 3 Bde., Berlin 1987, Bd. 1, S. 130

8 Vgl. Reiche, Jürgen: Symbolgehalt und Bedeutungswandel eines politischen Monuments, in: Das Brandenburger Tor 1791–1991. Eine Monographie, hg. von Willmuth Arenhövel und Rolf Bothe, Berlin 1991, S. 270–316

9 Die hier interessierenden vier Reliefs am Säulenunterbau stammen von Rudolf Siemering (Dänischer Krieg), Moritz Schulz (Krieg gegen Österreich), Karl Keil (Deutsch-Französischer Krieg), Albert Wolff (Rückkehr der Truppen nach Berlin). Nach dem Zweiten Weltkrieg demontiert, kehrte das letzte Relief erst 1987 aus Frankreich nach Berlin zurück.

10 Vgl. Simson, Jutta von: Das Berliner Denkmal für Friedrich den Großen. Die Entwürfe von Gilly bis Rauch als Spiegelung des preußischen Selbstverständnisses. Mit einem Beitrag von Friedrich Mielke, Berlin 1976

11 Vgl. Rave, Paul Ortwin: Gustav Bläser und sein Kölner Heumarkt-Denkmal, in: Wallraf-Richartz-Jahrbuch, 5, 1928, S. 119–153

12 Die Dioskuren, 8, 1863, S. 71; zitiert nach Simson, Jutta von: Der Bildhauer Albert Wolff 1814–1842, Berlin 1982, Anm. 361

13 Vgl. Nicolai, Bernd: Das National-Denkmal für Kaiser Wilhelm I. in Berlin (1889–1897). Wettbewerbe – Ausführung – Rezeption. Magister-Arbeit, Göttingen 1980, besonders Kat. 2 und 6

14 Zitiert nach: Scholz 1980, S. 49

15 Künstler und Kunstfreund im Gespräch. Ernst Rietschel und Carl Schiller – Briefwechsel 1847–1859, hg. und kommentiert von Monika Arndt (Quellen zur deutschen Kunstgeschichte vom Klassizismus bis zur Gegenwart, Bd. 1), Berlin 1991, Anhang, Dokument 21: Rietschels Aufzeichnung »Luthers Monument in Worms«, hier S. 381

16 Ebd., S. 382

17 Ebd., S. 382

18 Ebd., S. 381

19 Zu diesem Stichwort weiter unten. – Innerhalb des stadträumlichen Areals setzten die Denkmäler Vergangenheit und Gegenwart in Bezug. In den neunziger Jahren wurde die Siegessäule mit Denkmälern für Bismarck, Moltke und Roon, d.h. den *Palatinen* Wilhelms I. »umstellt«. Zu verweisen ist ebenso auf die Ausstattung des Reichstagsgebäudes mit Standbildern *»von hervorragenden deutschen Kaisern des alten Reichs«* (Führer durch das Reichstagsgebäude, hg. vom Bureau des Reichstags, Berlin o.J. [1911], S. 10); Wilhelm I. erschien in Figur in der zentralen Halle, die axial auf die Siegessäule ausgerichtet war. Ferner diente der *Rolandsbrunnen* als »Wendemarke« im Parcour der *Siegesallee*, womit an den Palatin Karls des Großen erinnert werden sollte (vgl. Schröder, Richard: Der Rolandsbrunnen der Sieges-Allee, in: Hohenzollern-Jahrbuch, 6, 1902, S. 207 ff.).

20 Sternfeld, R.: Die Siegesallee. Amtlicher Führer durch die Standbildergruppen, hg. vom Kgl. Unterrichtsministerium, Berlin 1900; vgl. die Beiträge von Reinhold von Koser in den Jahrgängen 1898–1903 im Hohenzollern-Jahrbuch. Koser sah in der Denkmalanlage eine *»Verkörperung der ganzen Geschichte unseres Staates«* (ebd., 2, 1898, S. 19).

21 Rosenhagen, Hans: Denkmäler in der Sieges-Allee in Berlin, in: Kunst-Chronik, N.F., 9, 1897/98, Sp. 323

22 Vgl. Schott, Walter: Ein Künstlerleben und gesellschaftliche Erinnerungen aus kaiserlicher Zeit, Dresden 1930, S. 127–130

23 Vgl. Kunst-Chronik, N.F., 11, 1899/1900, Sp.328

24 Rosenhagen (wie Anm. 21), Sp.323

25 Vgl. Bloch, Peter: Vom Ende des Denkmals, in: Festschrift Wolfgang Braunfels, Tübingen 1978, S. 25 ff.

26 Vgl. dazu Bloch, Peter und Hildebrand, Josephine: Figurenfriese – zwei Beispiele, in: Ausstellungskatalog »Ethos und Pathos« (wie Anm. 5), Beiträge, S. 225–235

27 Vgl. Arndt, Monika: Das Kyffhäuser-Denkmal - Ein Beitrag zur politischen Ikonographie des Zweiten Kaiserreiches, in: Wallraf-Richartz-Jahrbuch, 40, 1978, S. 92 ff.

28 Vgl. dazu Arndt, Monika: Die Goslarer Kaiserpfalz als Nationaldenkmal. Eine ikonographische Untersuchung, Hildesheim 1976

29 Arndt 1985, S. 144, Anhang, Nr. 1

30 Ebd., S. 88–112

Katalog

bearbeitet von

DOMINIK BARTMANN

Benutzerhinweise

Wv.-Nummern beziehen sich auf das im Anhang abgedruckte Werkverzeichnis der Gemalde Anton von Werners. Die dort mitgeteilten Angaben zum Nachlaß des Künstlers sind einem summarischen Inventar entnommen, das die Tochter Lilli von Werner nach dem Tod ihres Vaters angelegt hat, überwiegend aber Zeichnungen enthält. Die mit dem Begriff »ehemals« versehenen Besitz- bzw. Standortnachweise besagen, daß der Verbleib der betreffenden Werke ungeklärt ist, sofern ihr Verlust nicht feststeht. Bei Gemälden erfolgen die Maßangaben auf- bzw. abgerundet in Zentimetern, bei Monumentalbildern in Metern, bei Zeichnungen, Druckgraphiken und Photographien in Millimetern (Blattmaß, genommen von der unteren linken Ecke). Höhe steht vor Breite. Bezeichnungen von fremder Hand werden nur ausnahmsweise mitgeteilt. Amts- und Titelbezeichnungen von Dargestellten beziehen sich auf den Zeitpunkt der Entstehung des jeweiligen Bildes. Der Begriff »Replik« meint eine eigenhändige Wiederholung, »Porträt« gegenüber »Bildnis« eine weitergehende Ausformulierung. Vorstudien (gleich, ob es sich um Gemälde, Aquarelle oder Zeichnungen handelt) zu einer ubergeordneten Endfassung werden wie folgt definiert:

Entwurf
Zur freien Übertragung in ein Gemälde, Wandbild, Mosaik oder Glasfenster gedacht; der späteren Komposition nicht immer entsprechend

Farbskizze
Malerisch und kompositorisch durchgearbeiteter Entwurf, meist unter Verzicht auf Detailschärfe

Figurenstudie
Porträthafte, gänzliche oder teilweise (auch in Form eines Studienkopfes) Wiedergabe der Figur in ihrer geplanten Körperhaltung; meist, aber nicht immer nach dem Leben

Karton
Zur exakten Übertragung in ein Wandbild, Mosaik oder Glasfenster bestimmt und dabei in sehr großem Maßstab ausgeführt, z. T. mit Maß- und Farbangaben oder einer Quadratur versehen

Kompositionsskizze
Nicht vollkommen durchgearbeitete Festlegung der Komposition ohne Berücksichtigung des Kolorits, z. T. mit einer Quadratur versehen

Kostümstudie
Erfassung von Kleidung, Draperie, Stoff etc.

Modellstudie
Gänzliche oder teilweise Wiedergabe der Figur in ihrer geplanten Körperhaltung, dargestellt mittels eines Modells

Naturstudie
Erfassung von Tier, Pflanze oder Landschaft

Porträtstudie
Gänzliche oder teilweise Wiedergabe der Figur nach dem Leben ohne Berücksichtigung ihrer geplanten Körperhaltung

Raumstudie
Erfassung von Ambiente und Staffage

Abkürzungen

Abb.	Abbildung
a.D.	außer Dienst
Anm.	Anmerkung
Auk.	Auktion
Ausst.	Ausstellung(en)
Bd., Bde.	Band, Bände
Bl.	Blatt
Bez.	Bezeichnung, bezeichnet
Bl.	Blatt, Blätter
bzw.	beziehungsweise
ca.	circa
cm	Zentimeter
ders.	derselbe
d.i.	das ist
dies.	dieselbe
Diss.	Dissertation
ebd.	ebenda
etc.	et cetera
f.	folgend
ff.	folgende
Frhr.	Freiherr
geb.	geboren(e)
Gen.	Generalia
gen.	genannt
GStA	Geheimes Staatsarchiv Preußischer Kulturbesitz (Berlin bzw. Abteilung Merseburg)
Hg., hg.	Herausgeber, herausgegeben
Hist. Abt.	Historische Abteilung
Inv.	Inventar(nummer)
J.	Jahr
Kat.	Katalog(nummer)
Kgl.	Königlich(e)
l.	links
LaB	Landesarchiv (Berlin)
Lit.	Literatur
Lwd.	Leinwand
m	Meter
M.	Mitte
mm	Millimeter
NF	Neue Folge
NG	Nationalgalerie
Nl.	Nachlaß
Nr.	Nummer
o.	oben; ohne
O.	Ort
PAdK	Archiv der Preußischen Akademie der Künste
Phil. Diss.	Dissertation der Philosophischen Fakultät(en)
PK	Preußischer Kulturbesitz
Prov.	Provenienz
r.	rechts; recto
Rep.	Repositorium
S.	Seite
Slg.	Sammlung
SMB	Staatliche Museen zu Berlin; Staatliche Museen zu Berlin – Preußischer Kulturbesitz
SMB/ZA	Staatliche Museen zu Berlin – Preußischer Kulturbesitz, Zentralarchiv
SMPK	Staatliche Museen Preußischer Kulturbesitz
Sp.	Spalte
Spec.	Specialia
SSG	Stiftung Schlösser und Gärten; Staatliche Schlösser und Gärten
StB	Staatsbibliothek zu Berlin – Preußischer Kulturbesitz
Taf.	Tafel
u.	unten
u.a.	unter anderem
u.a.O.	und andere Orte
v.	verso
vgl.	vergleiche
v.l.n.r.	von links nach rechts
Wv.	Werkverzeichnis(nummer) [bezieht sich auf das Werkverzeichnis der Gemälde Anton von Werners in diesem Katalog]
ZStA	Zentrales Staatsarchiv
z.T.	zum Teil

Die Adelsfamilie von Werner ging aus der 1739 erloschenen bürgerlichen Familie Werner hervor, *»indem der Hofrat, Ober- und Lehnssecretarius bei der Preußischen Regierung in Königsberg in Pr., Gottfried Werner, d.d. Königsberg, 18. Januar 1701 vom Könige Friedrich I. in Preußen in den erblichen Adelsstand erhoben wurde«* (Conrad, Georg, in: Der Deutsche Herold, 1912, Nr. 9, S. 1). In dem Adelsbrief von 1701 wird das Wappen folgendermaßen beschrieben: *»Einen der Länge nach herabgespaltenen Schild, in dessen rechten Teil auf einem Silberfarbenen Grundt Unser halber auffrecht stehender Königlicher Preussischer Adler; Im Lincken Lasur-farbenen Feldes Grundt aber ein Silbern Creutz; auf dem Schilde ein gekröhnter offener adelicher Thournier-Helm, aus dessen Crohne ein zum Fluge auffgethaner, schwartzer rechter Flügel hervor gehet, zwischen schwartz-Blau- undt Silberfarbenen Helmdecken; Undt unter dem Schilde zwey mit dem Vordertheil des Leibes auswerts gewandten Sphinges in Brauner Farbe mit Weibes Gesichtern, abhangenden Haaren und Brüsten erscheinen«* (zitiert nach: Werner 1914, S. 25). Die Ausführung des Wappens im Adelsbrief empfand Werner als dilettantisch, eine künstlerisch besser ausgeführte Darstellung aus dem Anfang des 19. Jahrhunderts hing in seinem Elternhaus. Offenbar beschäftigte sich Werner mit zunehmendem Alter intensiver mit der eigenen Familiengeschichte.

Mit dem Familienwappen schmückte er auch das Festblatt zum 20jährigen Hochzeitstag der Eltern im Jahre 1862 (Kat. 4) aus. Werner beschrieb darauf die für ihn bis dahin bedeutendsten Lebensstationen: Im mittleren Medaillon schließen die Eltern den segensreichen Bund fürs Leben (1842), oben links ist die Taufe des Sohnes (1843), oben rechts seine Erziehung (1849) dargestellt. Im Bildfeld unten links ergreift er den Wanderstab (1860), unten rechts ist er als Schüler der Berliner Akademie (1862) zu sehen.

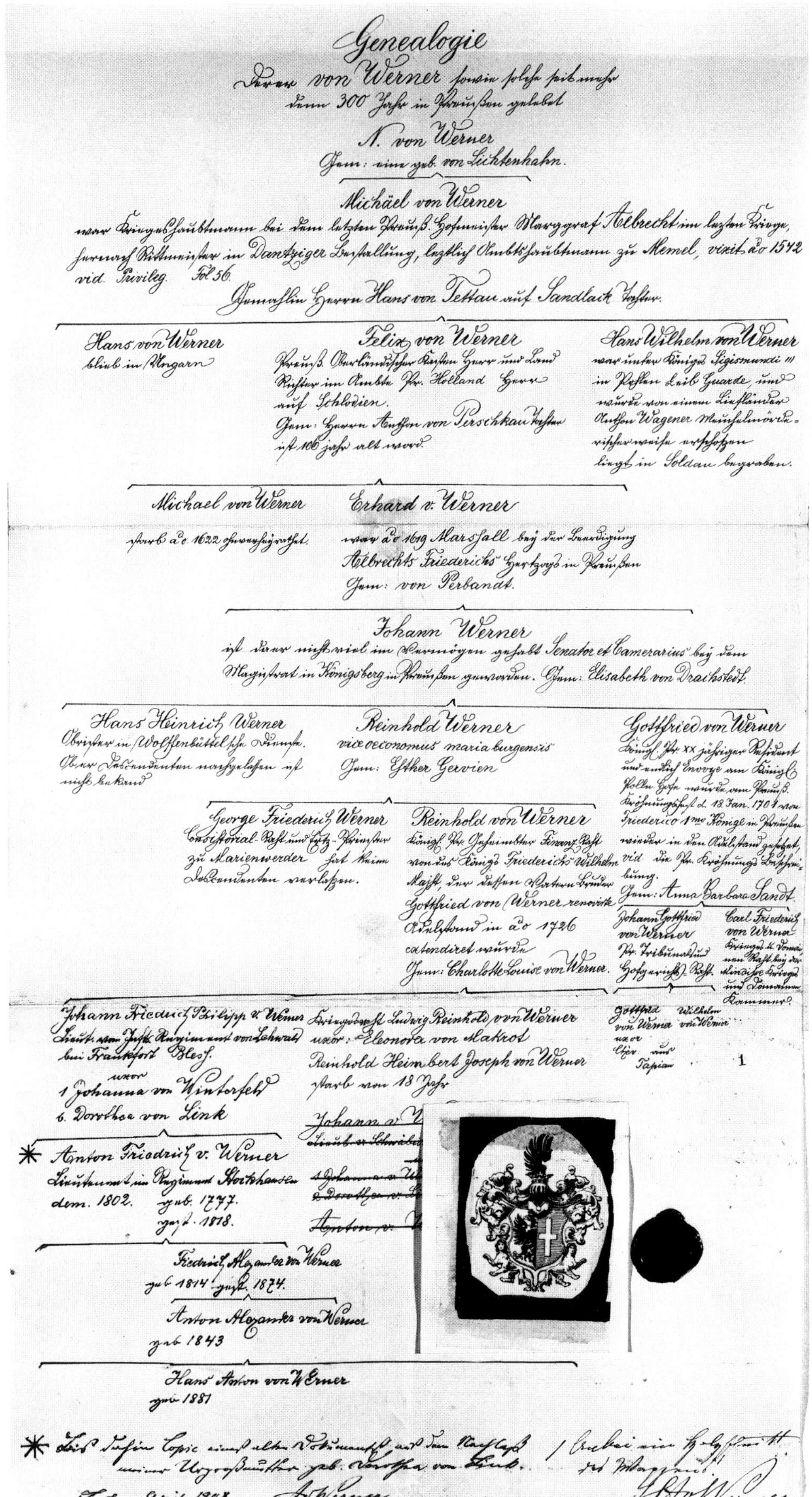

1 *Genealogie derer von Werner*
1908 von Anton von Werner verfertigt; mit Familienwappen und -siegel versehen;
827 x 330 mm
Merseburg, GStA, Rep. 92 Nl. A. v. Werner, I, Bd. I, Bl. 1
Abbildung

1

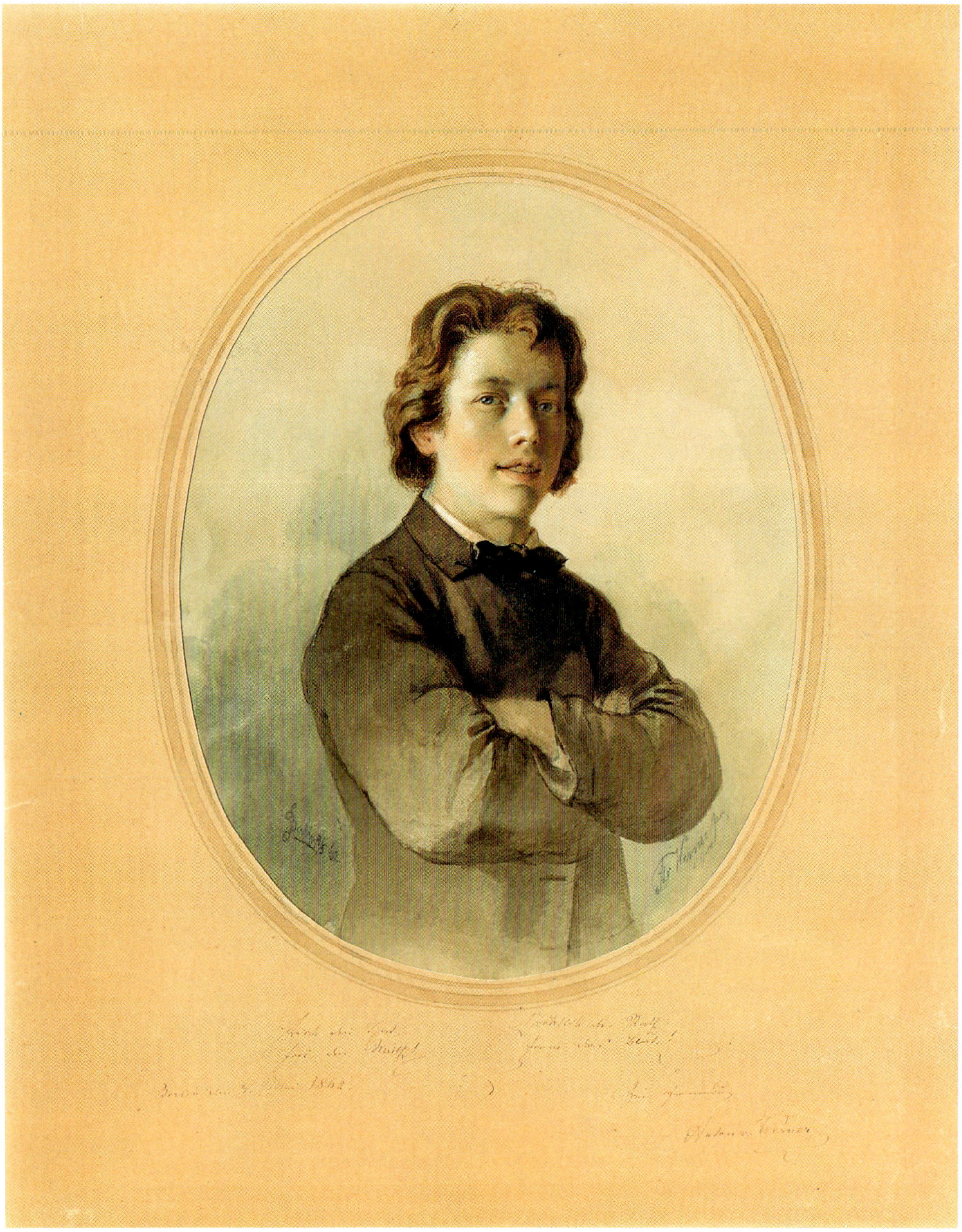

5

Anton von Werner im Bildnis

5 ANTON VON WERNER
Selbstporträt am 19. Geburtstag, 1862
Aquarell; 295 x 236 mm
Bez. u. l.: *Berlin 9/5. 62*; u. r.: *A. v. Werner fec.*; auf dem Passepartout: *Frisch die That, frei der Muth! Fröhlich der Rath, from das Bluth! Berlin, den 9. Mai 1862 Zur Erinnerung Anton v. Werner*
Schweinfurt, Slg. Georg Schäfer, Inv. 2024 A
Abbildung

Im Gegensatz zu dem frühesten bekannten Selbstporträt Werners von 1859 (Wv. 1859-1), das ihn als eifrigen, noch kindlichen Akademieschüler zeigt, spiegelt vorliegendes Blatt die Situation des jungen Mannes, der das eigene Schicksal in die Hand zu nehmen bestrebt ist. Werners Jugenderinnerungen ist zu entnehmen, daß er 1862 des in Regelhaftigkeit erstarrten Unterrichts an der Berliner Akademie überdrüssig wurde und nach dem tieferen Sinn der Kunst suchte: *»Das, was auf der Akademie technisch zu lernen war, hatte ich ja eigentlich schon gekonnt, ehe ich sie bezog, und nun wartete ich immer auf das Weitere, Höhere, das Beseligende, aber es kam nichts«* (Werner 1914, S. 86). Noch im selben Jahr ging Werner dann zu Schroedter nach Karlsruhe (vgl. Kat. 42).

2 ANTON VON WERNER
Das Wappen der Familie von Werner
Feder in Schwarz, aquarelliert; 167 x 125 mm
Bez. u. am Rand: *18. januar 1701.*
Privatbesitz

3 Tauf-Zeugnis des Katholischen Pfarramts zum Heiligen Kreuz in Frankfurt an der Oder vom 2. Januar 1915 über die Geburt Anton Alexander von Werners am 9. Mai 1843
Privatbesitz

4 ANTON VON WERNER
Festblatt zum 20jährigen Hochzeitstag der Eltern am 6. Februar 1862, 1862
Aquarell über Bleistift, auf dünnen Karton aufgezogen; 385 x 329 mm
Merseburg, GStA, Rep. 92 Nl. A. v. Werner. Zeichnungen. Mappe 1, Bl. 37

6 ANTON VON WERNER
Kirmes, um 1875
Feder in Schwarz über Bleistift; 222 x 180 mm
Bez. u. l.: *AvW*
Merseburg, GStA, Rep. 92 Nl. A. v. Werner. Zeichnungen. Mappe 2, Bl. 26

Laut Nachlaßinventar handelt es sich um einen Illustrationsentwurf. Der inhaltliche Bezug ist unbekannt, die genrehafte Szene deutet auf eine volkstümliche Publikation. Werner bewegt sich hier in der Eigenart des etwas derben Berliner Humors eines Burchard Dörbeck, Carl Domschke oder Theodor Hosemann, verbunden mit einem Schuß Selbstironie – denn die zentrale Figur des Bildes, die von einem Mann am Arm gepackt wird, trägt die Züge des Künstlers.

7

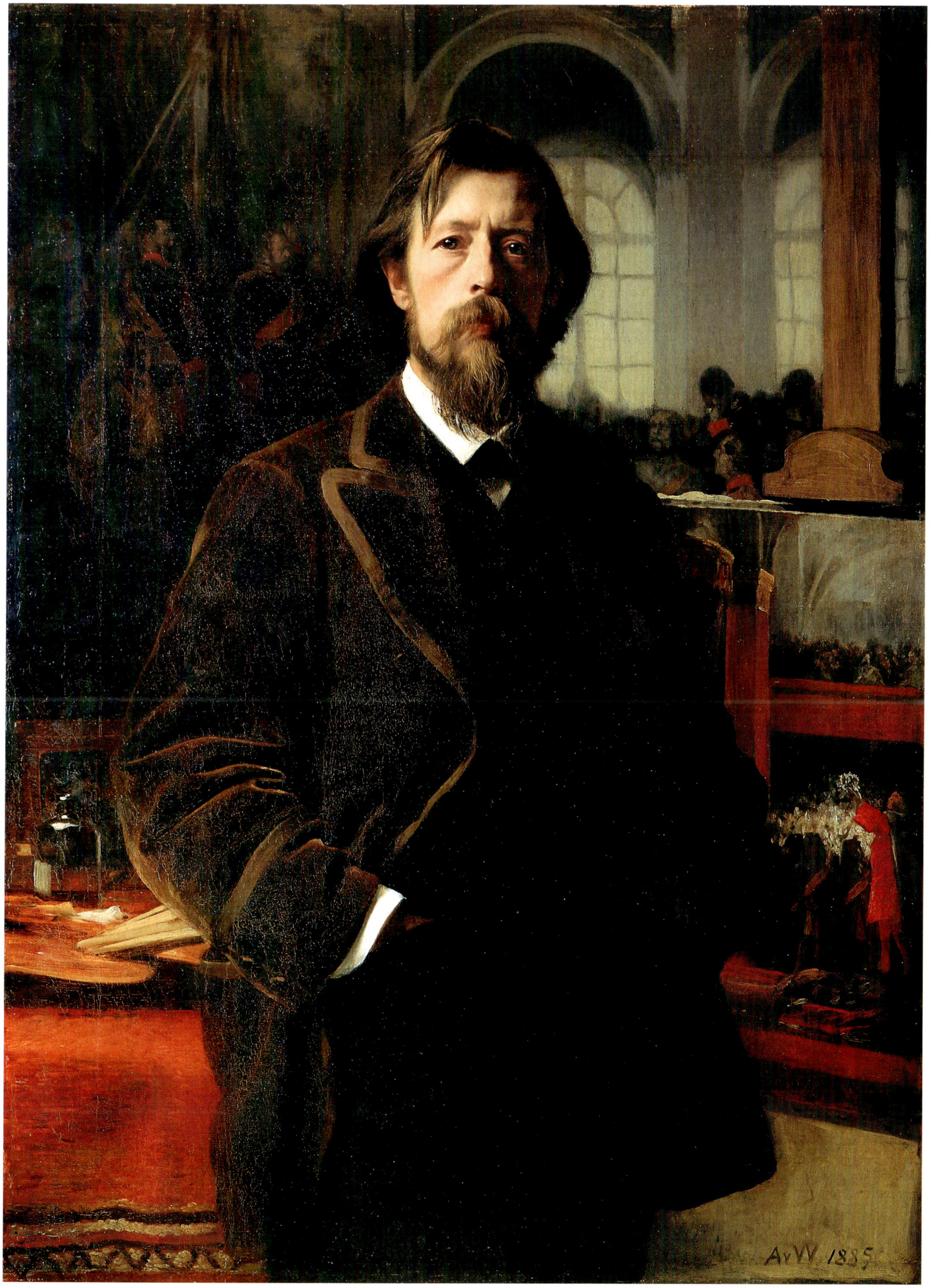

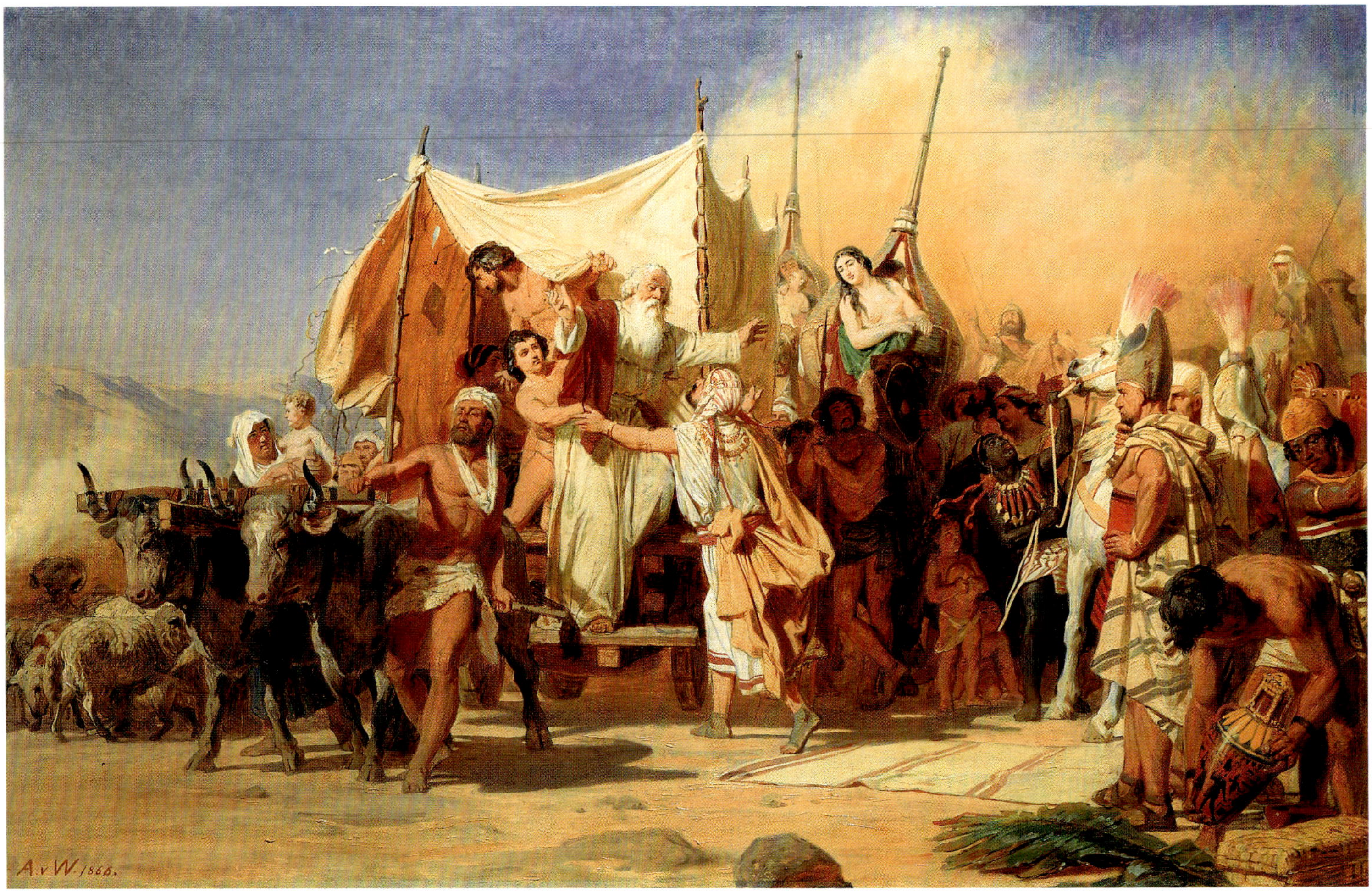

47

51

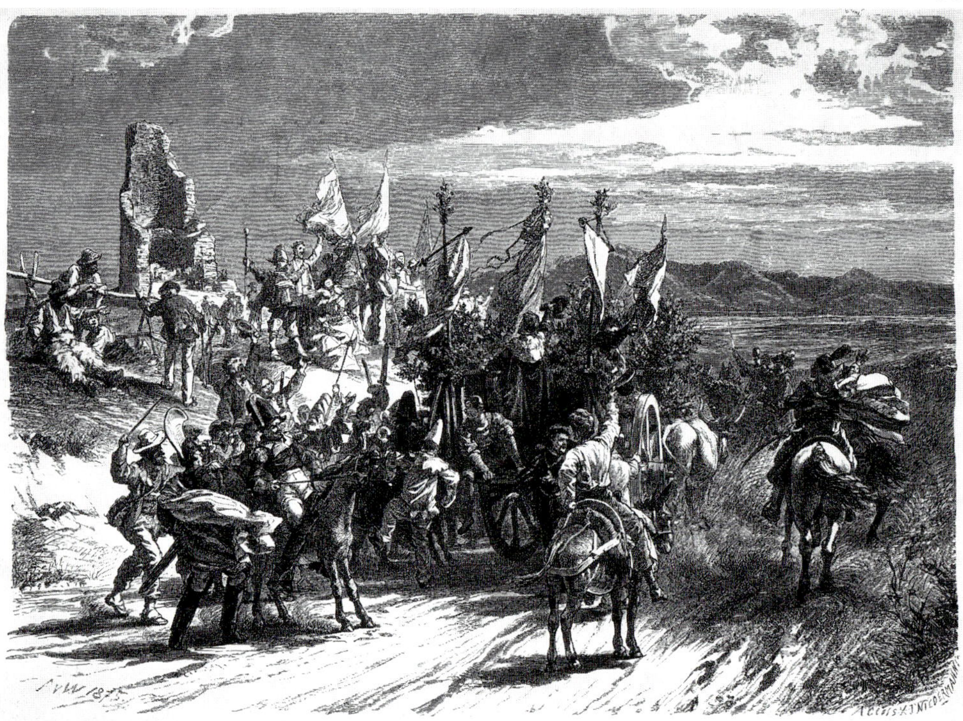

DAS CERVARA-FEST DER DEUTSCHEN KUENSTLER IN ROM (1. MAI 1869).

47 ANTON VON WERNER
Josephs Wiedersehen mit seinem Vater in Ägypten, 1866
Öl/Lwd.; 87 x 136 cm
Bez. u. l.: *A.v.W. 1866.*
Karlsruhe, Literarische Gesellschaft (Scheffelbund)
Wv. 1866-4
Abbildung

48 ANTON VON WERNER
Kompositionsskizze zu dem Gemälde *Josephs Wiedersehen mit seinem Vater in Ägypten*, 1866
Bleistift, laviert; 139 x 218 mm
Bez. u. l.: *AvW 1866*; unterhalb der Darstellung: *Akademische Konkurrenzskizze.*
Wrocław, Muzeum Narodowe we Wrocławiu, Inv. VII-13758/13

49 Protokoll der Michael-Beer-Stiftung über die Zuerkennung des Romstipendiums für Anton von Werner
Berlin, Akademie der Künste, PAdK

50 ANTON VON WERNER
Ernennungsurkunde des Deutschen Künstler-Vereins zu Rom, 1869
Lithographie; 543 x 437 mm
Bez. u. l.: *AvW 1869.*
Berlin, Kunstbibliothek, SMB, Kasten 5822,11; Inv. HdZ 20920

51 ANTON VON WERNER/A. CLASS/ J. NIEDERMANN (Lebensdaten unbekannt)
Das Cervara-Fest der deutschen Künstler in Rom (1. Mai 1869), 1875
Holzstich; 214 x 269 mm
Bez u. l. im Holz: *AvW 1875*; u. r.: *A Class X J Niedermann*
Merseburg, GStA, Rep. 92 Nl. A. v. Werner. Zeichnungen. Mappe 2, Bl. 49
Abbildung

52 ANTON VON WERNER
Bildnisse der Maler Viktor Paul Mohn und Edmund Kanoldt, 1869
Bleistift; 271 x 391 mm
Bez. u. r.: *AvW. Olevana [sic!] 30 Juni 1869* und Namensbezeichnungen
Verso: Distelstudien
Karlsruhe, Staatliche Kunsthalle, Kupferstichkabinett, Inv. 1970–7
Abbildung

53 ANTON VON WERNER
Bildnisse des Malers Ascan Lutteroth und des Albert Jansen, 1869
Bleistift, schwarze und rote Kreiden; 270 x 398 mm
Bez. u. l.: *A Lutteroth. aus Hamburg*; u. r.: *Albert Jansen. aus Kassel. AvW. 1869. Tivoli*
Hamburg, Hamburger Kunsthalle, Inv. 1968/160
Abbildung

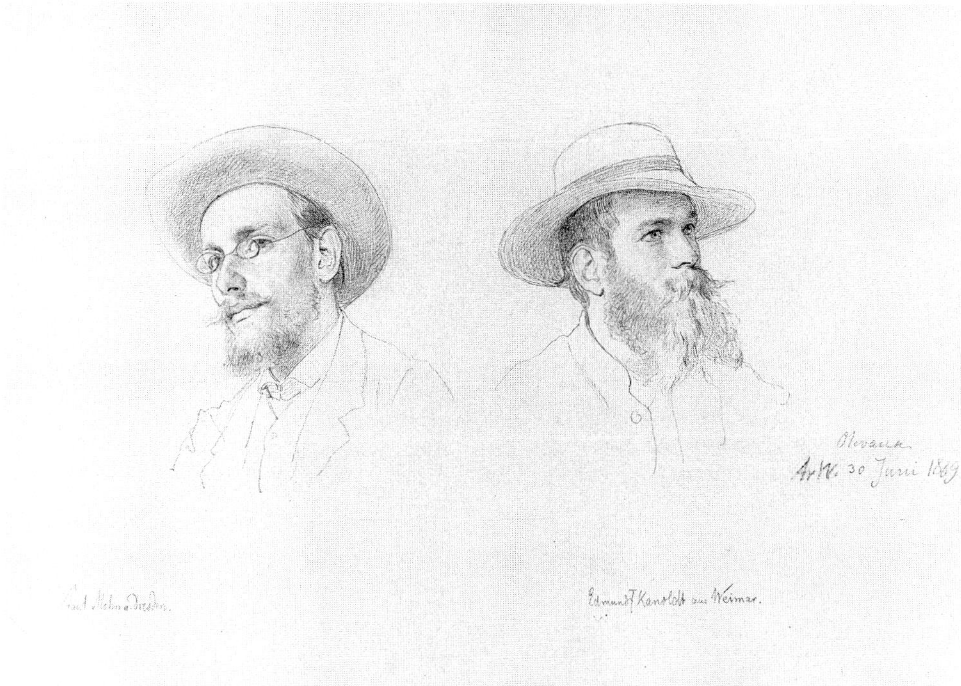

52

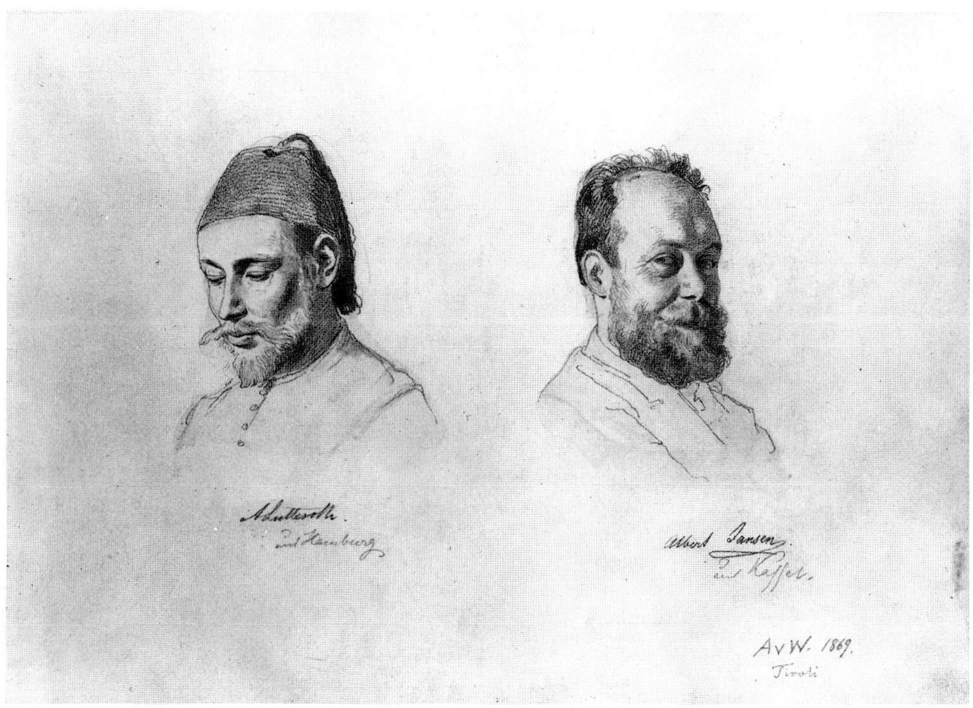

53

Durch Scheffel war Werner mit der Kunst Feuerbachs in Berührung gekommen, der den Dichter 1855 in Karlsruhe kennengelernt und mit ihm im selben Jahr eine Italienreise unternommen hatte. In dem Modell Anna Risi, genannt Nanna, hatte Feuerbach 1860 in Rom die Verkörperung seines Schönheitsideals gefunden, das er wieder und wieder in melancholischer und meditativer Pose, in allegorischer und literarischer Gewandung malte (Kat. 54). Werner begegnete Feuerbach 1869 in Rom, doch ließ er sich nicht vorstellen: »*Er hatte mir, zusammen mit allem, was ich in deutschen Künstlerkreisen über seine Eitelkeit und seinen Größenwahn gehört hatte, einen wenig sympathischen Eindruck gemacht, [...] und so hatte ich es vorgezogen, trotz aller Hochschätzung, die ich seinen Werken zollte, Scheffels Empfehlungsbrief an ihn nicht abzugeben*« (Werner 1914, S. 331 f.). Aus einem Brief Werners an Scheffel vom 4. März 1869 (Karlsruhe, Literarische Gesellschaft [Scheffelbund]; zitiert nach: Froitzheim, Eva-Marina: Ferdinand Keller [1842–1922]. Gemälde – Zeichnungen

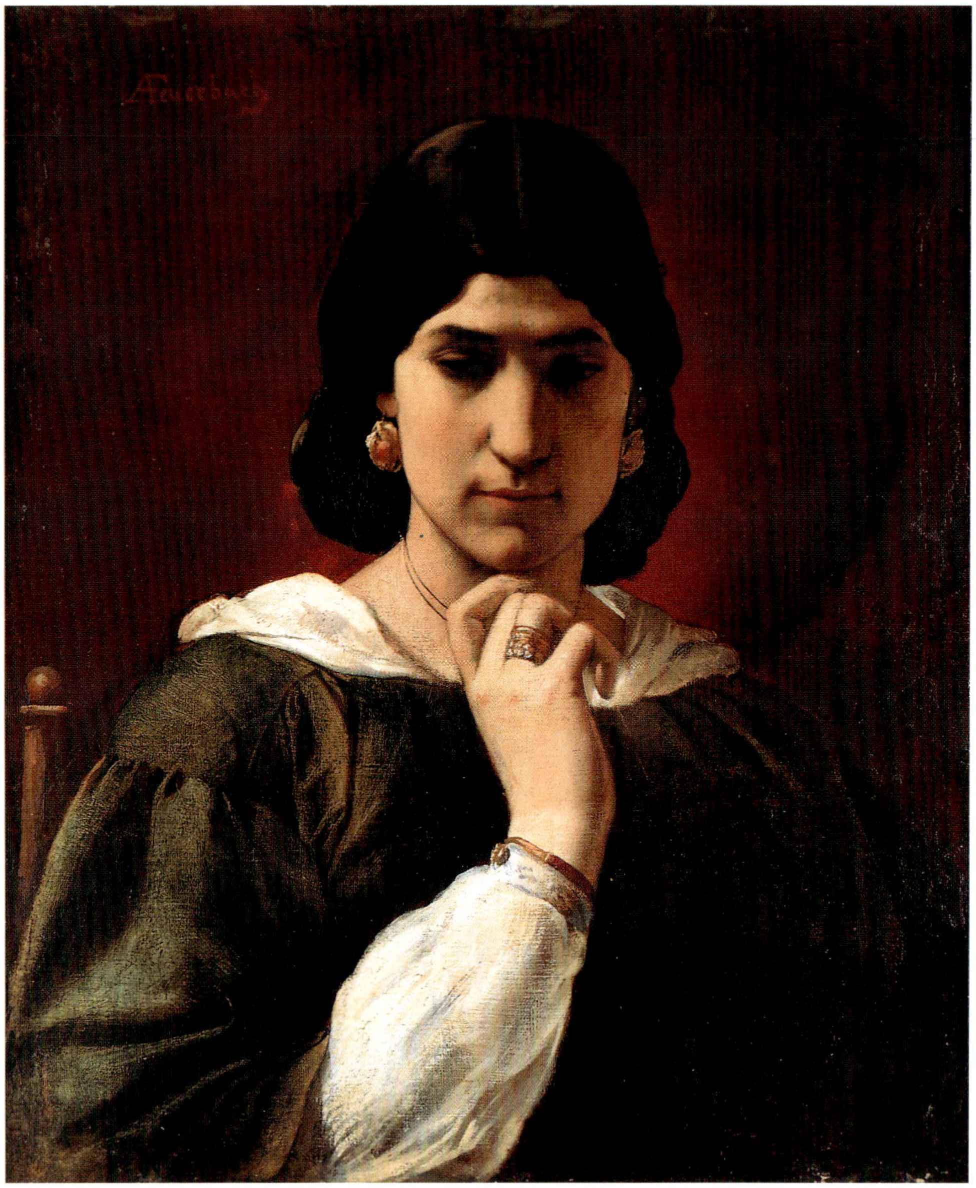

54

[Bildhefte der Staatlichen Kunsthalle Karlsruhe, 15], Karlsruhe 1992, S. 20) geht hervor, daß Werner vergeblich versuchte, mit Feuerbach durch Vermittlung des Karlsruher Malers Ferdinand Keller bekannt zu werden. Keller selbst stand damals völlig im Banne Feuerbachs, wie sein *Bildnis Nanna Risi* von 1869 (Karlsruhe, Staatliche Kunsthalle) beweist.

Der Einfluß Feuerbachs auch auf Werners Figurenmalerei der Zeit um 1870 ist nicht zu übersehen, besonders unmittelbar macht er sich bei der *Römerin* (Kat. 55) in bezug auf das delikat kühle Kolorit, den Hell-Dunkel-Kontrast sowie Typus und Gebärde des Modells bemerkbar.

54 ANSELM FEUERBACH (1829–1880)
Nanna, Brustbild mit der Rechten am Kinn, wohl 1861
Öl/Lwd.; 74 x 62 cm
Bez. o.l. (ligiert): *AFeuerbach*
Privatbesitz
Abbildung

55 ANTON VON WERNER
Römerin, 1869
Öl/Lwd.; 98 x 73 cm
Bez. o.r.: *AvW Rom 1869.*
Privatbesitz
Wv. 1869-1
Abbildung

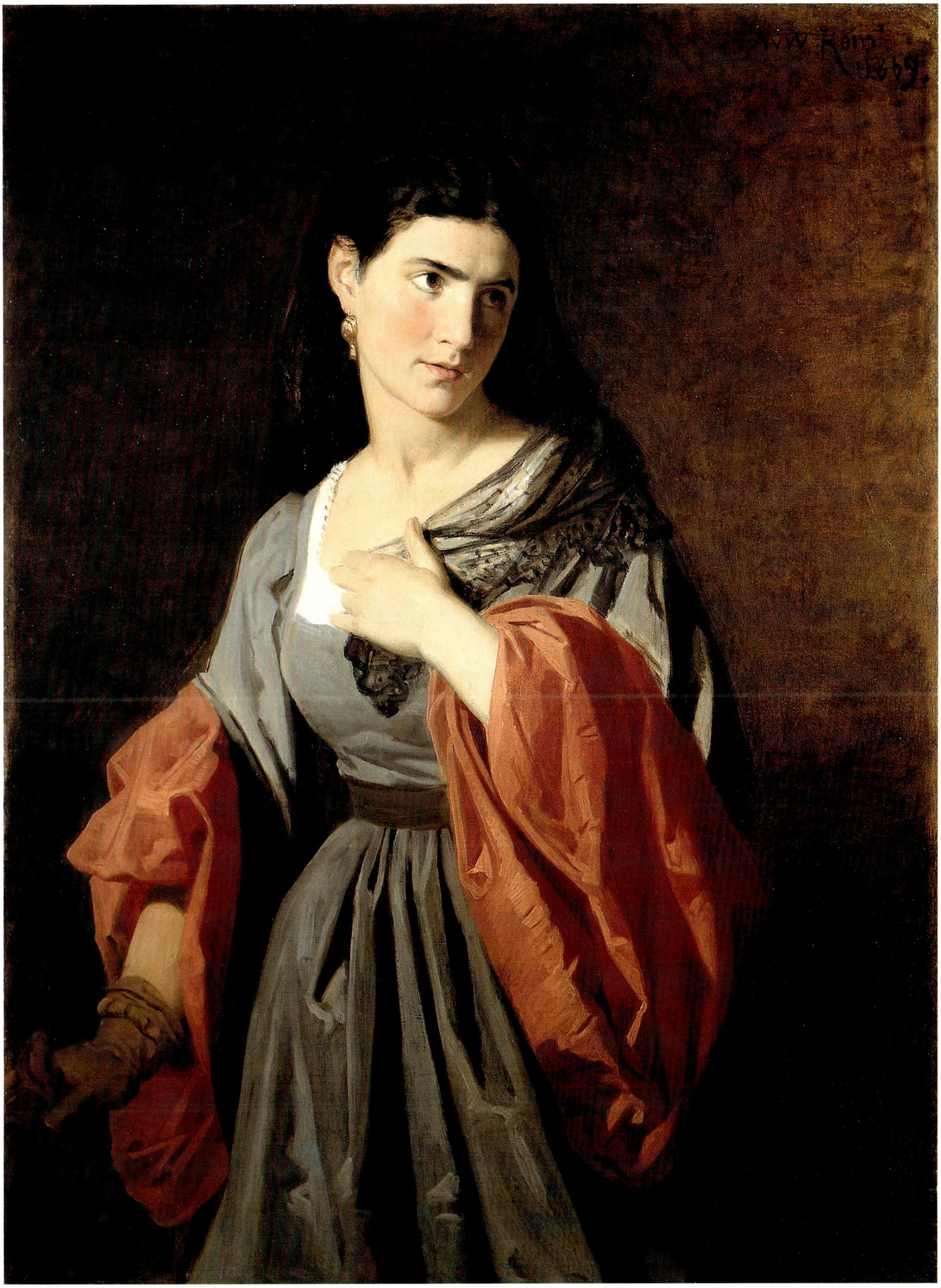

55

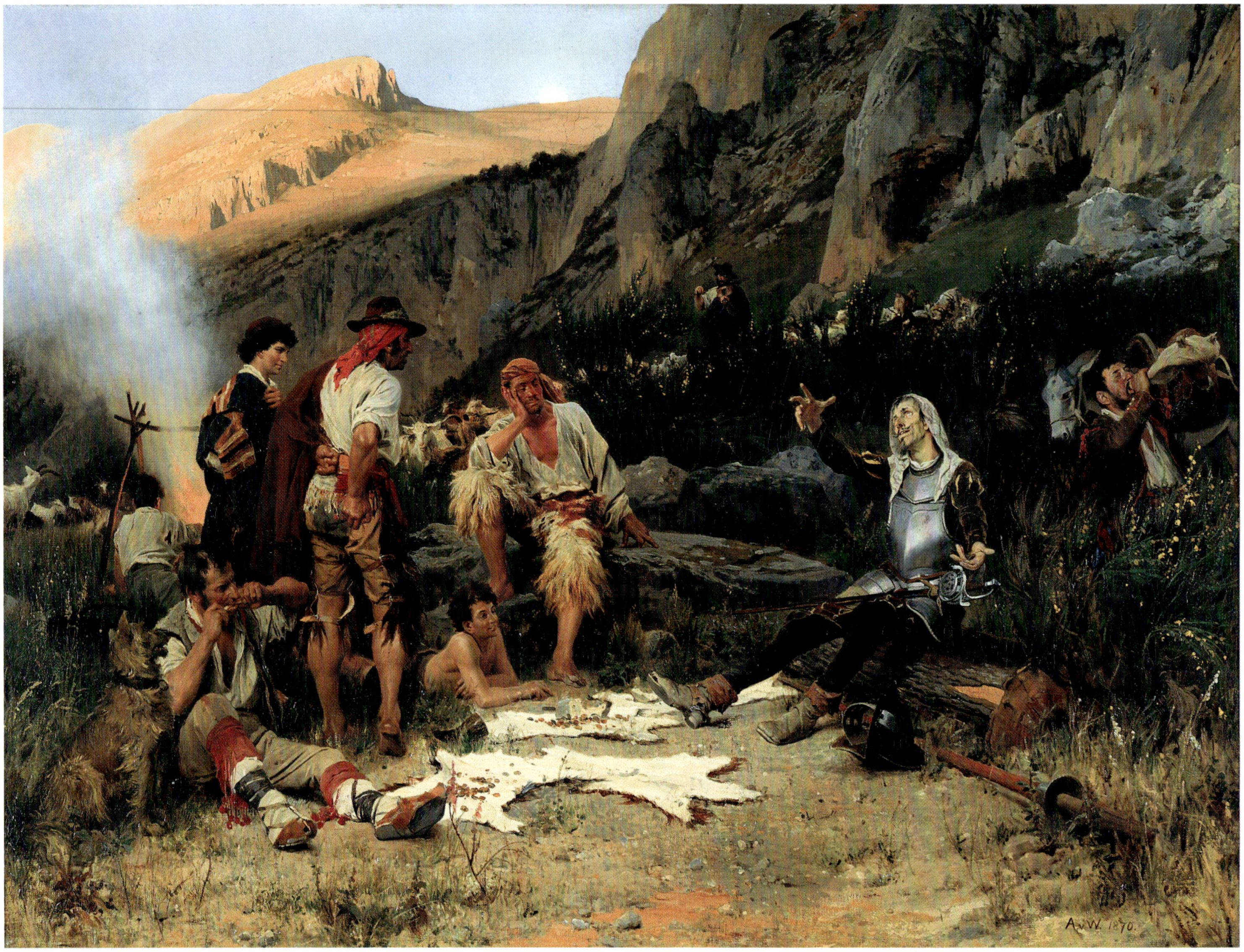

63

Bez. u. M.: *AvW Capri 17. Septbr. 1869.*
Karlsruhe, Staatliche Kunsthalle, Kupferstichkabinett, Inv. 1970–6
Abbildung

62 ANTON VON WERNER
Felswand auf Capri, 1869
Bleistift, Pinsel in Hellgrau und Hellbraun; 236 x 360 mm
Bez. u. r.: *AvW. Capri 24. Septbr. 1869*
Verso: Frau mit Katze am Tisch schreibend
Stuttgart, Staatsgalerie, Graphische Sammlung, Inv. C 69/1716

Im Nachklang des Italienaufenthalts, aber in Karlsruhe und nicht ohne den Einfluß der dort gepflegten Landschaftsmalerei sowie die Kunst Schroedters denkbar, entstand 1870 eine große Berglandschaft mit Staffage (Kat. 63). Das Gemälde illustriert eine Begebenheit aus dem Roman *Der sinnreiche Junker Don Quijote von der Mancha* (1605/15) von Miguel de Cervantes Saavedra: *»Aber es schwand ihnen das Tageslicht hinweg und damit auch die Hoffnung, das Ersehnte zu erreichen, gerade als sie bei ärmlichen Hütten von Ziegenhirten angelangt waren, und so beschlossen sie, die Nacht dort zuzubringen. [...] Er [Don Quijote] wurde von den Ziegenhirten mit Freundlichkeit aufgenommen, und nachdem Sancho den Rosinante und sein Eselein, so gut er konnte, versorgt hatte, ging er dem Geruche nach, den etliche Stücke Ziegenfleisch von sich gaben, welche brodelnd in einem Kessel am Feuer standen; und wiewohl er gern auf der Stelle nachgesehen hätte, ob sie schon so weit wären, um sie aus dem Kessel in den Magen zu versetzen, so mußte er es doch unterlassen, weil die Hirten sie bereits vom Feuer wegnahmen, Schaffelle auf den Boden breiteten, schleunigst ihre ländliche Tafel zurichteten und die beiden mit freundlicher Bereitwilligkeit zu dem einluden, was sie vorzusetzen hatten«* (zitiert nach der Münchner Ausgabe von 1973, S. 86 f.).

Während die heroisch anmutende Landschaft auf Motive aus dem Sabinergebirge zurückgreift und von Carl Friedrich Lessing inspiriert zu sein scheint, ist der Stoff von Schroedter und dessen Vorliebe für das Skurril-Arabeskenhafte, für die Außenseiterfiguren der Literaturgeschichte, abgeleitet.

Schroedters *Don Quijote* (Kat. 64), diese tragikomische Figur, die sich behaglich in einen Folianten mit den Abenteuern des Ritters Amadis de Gaula versenkt hat, ist dafür ein schönes Beispiel. Das 1834 entstandene Bild wird allgemein als Kritik an der seinerzeit vorherrschenden idealistischen Historienmalerei der Düsseldorfer Schule verstanden. Von drei bekannten Fassungen gelangte eine in den Besitz Anton von Werners. Von 1843 datiert ein Gemälde Schroedters mit dem Titel *Don Quijote unter den Hirten* (Boetticher 1901, S. 659, Nr. 29).

63 ANTON VON WERNER
Don Quijote bei den Ziegenhirten, 1870
Öl/Lwd.; 99 x 134 cm
Bez. u. r.: *A.v.W. 1870.*
Berlin, Volker Westphal Kunsthandel
Wv. 1870-11
Abbildung

64 ADOLPH SCHROEDTER (1805–1875)
Don Quijote, im Lehnstuhl lesend, 1834
Öl/Lwd.; 55 x 46 cm
Bez. u. r.: *1834*
Berlin, Nationalgalerie, SMB, Inv. NG 334
Abbildung

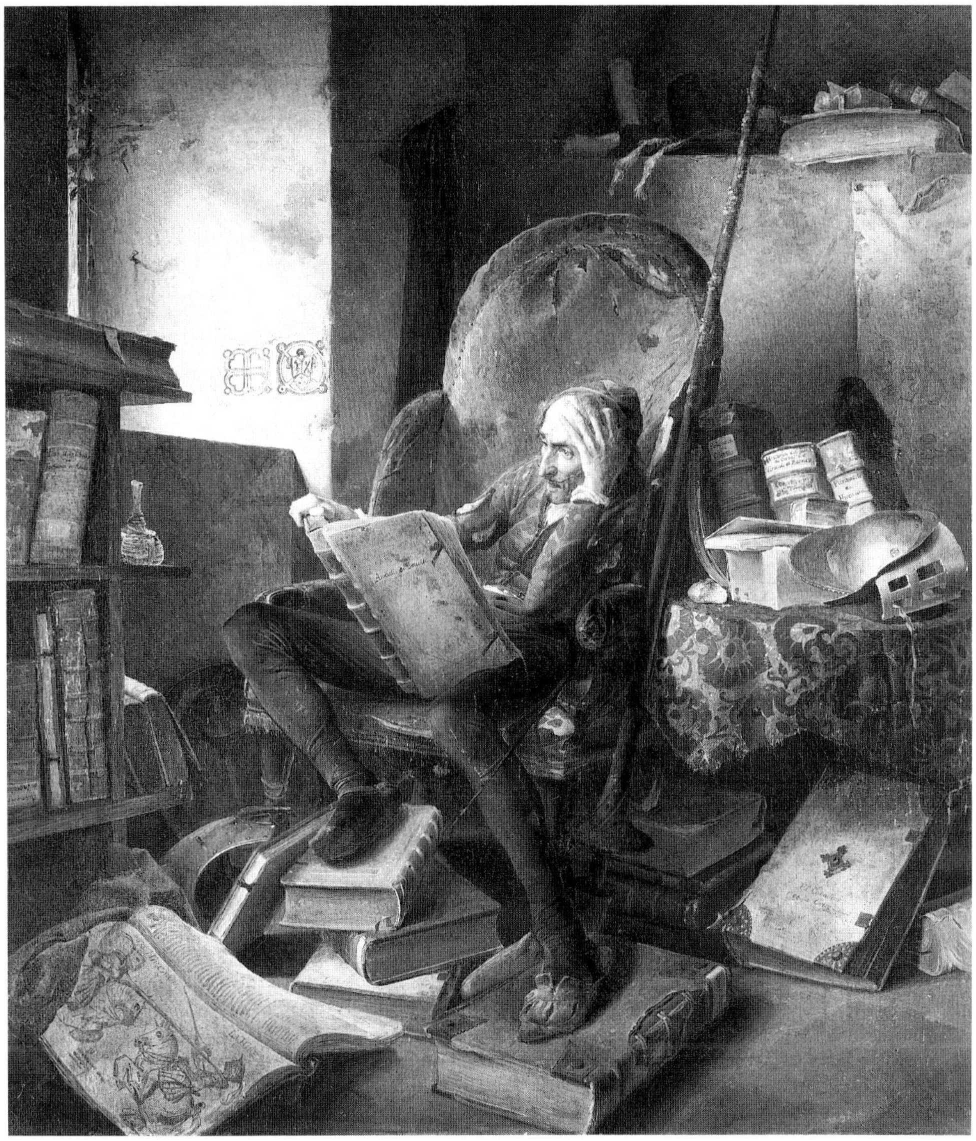
64

Familie

Werner lernte seine Frau (1847–1901), eine Tochter Adolph Schroedters, 1862 in dessen Haus in Karlsruhe kennen. Der erste Eindruck, den Werner von ihr gewann, läßt nicht unbedingt darauf schließen, daß er sie neun Jahre später heiraten würde: »*[...] eine schlanke, hoch aufgeschossene 15jährige junge Dame mit üppigem goldblondem Haar und vollen Wangen, [...] die mich mit schnellem, schnippischem Blick von oben herab musterte*« (Werner 1914, S. 106). In Werners Lebenserinnerungen der Jahre 1870–1890 bleibt seine Frau nach anfänglichen Schilderungen über ihre Verlobungszeit und die Hochzeit am 22. August 1871 ziemlich im Hintergrund. Stilles Einverständnis über die jeweilige Rolle der Ehepartner darf in dieser Beziehung vorausgesetzt werden. Werner hat seine Frau nicht übermäßig oft, aber doch in regelmäßigen Abständen und fast immer in persönlichem Rahmen porträtiert.

Das bedeutendste von diesen Bildnissen (Kat. 65) ist nicht bezeichnet, aber im Format und wegen der Provenienz als Pendant zu dem Selbstporträt von 1885 (Kat. 7) anzusehen. Auch das reiche, stofflich brillant wiedergegebene Kleid in Form der sogenannten Zweiten Turnüre legt eine dem Selbstporträt entsprechende Datierung nahe. Von der Komposition her sind die beiden Gemälde nicht aufeinander bezogen, wohl aber in der Attitüde der Dargestellten: Dem selbstbewußten Auftreten des erfolgreichen Malers entspricht die repräsentative Eleganz der Dame des Hauses.

Der Ehe Anton von Werners mit Malvina entstammten sechs Kinder: Hildegard (1873–1925), Adeline Lilli (1874–1947), Molly (1877–1883), Fritz (1878–1906) sowie die Zwillige Paul (1881–1902) und Hans Anton (1881–1922). Lilli stand ihrem Vater besonders nahe und verwaltete später seinen Nachlaß. Das stärkste künstlerische Talent war Hans Anton. Er studierte Architektur an der Technischen Universität Berlin. 1905 legte er das Diplom und die erste Staatsprüfung ab. 1906 wurde er Mitglied des Berliner Architektenvereins, 1911 ging er als Regierungsbaumeister nach Düsseldorf. Von ihm stammt das *Caub-Panorama* in der Bismarckstraße in Berlin. 1920/21 beteiligte er sich am Wettbewerb des Bürohauses in der Victoria-/Bellevuestraße. Es haben sich zahlreiche Skizzenbücher von seiner Hand in Familienbesitz erhalten (vgl. auch Kat. 75).

In seinen Kinderzeichnungen spiegelt sich Werners wahre Bedeutung als Porträtist. Hier, wo sich das Modell frei jeglicher Pose bewegt, fließen exakte Beobachtung der menschlichen Natur wie liebende Anteilnahme in die gewohnt realistische Wiedergabe ein. Das Sehnsuchtsmotiv der vor der Natur sinnenden Hildegard (Kat. 70) erinnert wiederum an die Kunst Feuerbachs, entbehrt aber hier, am Ende des 19. Jahrhunderts, der klassischen Form und der idealistischen Sublimität. Es ist die Städterin, die in modischer Gewandung den Wald als Ort der Entspannung aufgesucht hat. In dieser Beziehung unterscheidet sich die Darstellung nicht von entsprechenden Arbeiten des Impressionismus, während die »photorealistische« Wiedergabe der Landschaft aus der Tradition der Düsseldorfer Schule entwickelt wurde.

65 ANTON VON WERNER
Porträt Malvina von Werner, die Gattin des Künstlers, in einem Kleid mit cul de Paris, ca. 1885
Öl/Lwd.; 119 x 87 cm
Frankfurt/Oder, Museum Viadrina, Inv. V/K_1-458
Wv. 1885-15
Abbildung

66 ANTON VON WERNER
Porträt Molly von Werner, 1881
Bleistift, aquarelliert und weiß gehöht; 320 x 225 mm
Bez. u. l.: *Molly v W.*; u. r.: *AvW 22.5.1881*
Berlin, Kunstbibliothek, SMB, Inv. Lipp; HdZ 327

67 ANTON VON WERNER
Porträt Hans Anton von Werner als Baby, 1881
Schwarze Kreide, weiß gehöht/hellblaues Tonpapier, auf Pappe aufgezogen; 270 x 210 mm
Bez. u. r.: *AvW Anton v. Werner Dezbr 1881*
Privatbesitz

68 ANTON VON WERNER
Porträt Paul und Hans Anton von Werner, 1888
Pastell/Pappe; 610 x 740 mm
Bez. u. l.: *AvW 1888*
Privatbesitz
Abbildung

69 ANTON VON WERNER
Dame in Kostüm und Hut, mit Päckchen in den Händen vom Weihnachtseinkauf kommend (Lilli von Werner?), 1889
Schwarze, weiße und rote Kreide/mittelbraunes Tonpapier; 572 x 477 mm
Bez. u. r.: *Weihnachten 1889 AvW.*
Berlin, Berlin Museum, Inv. GHZ 76/12
Abbildung

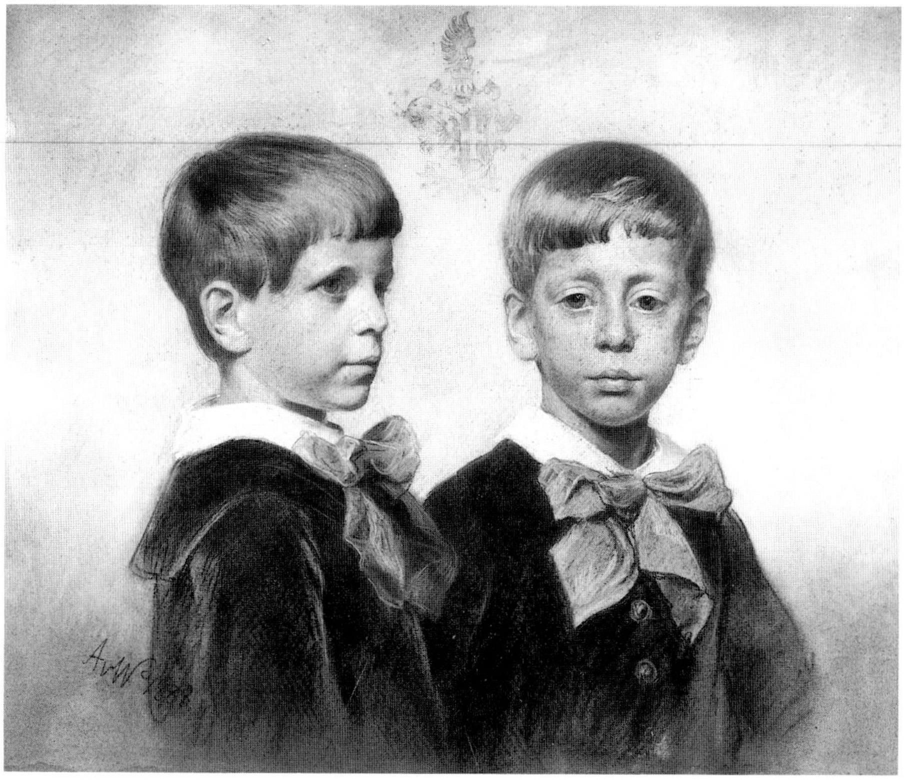
68

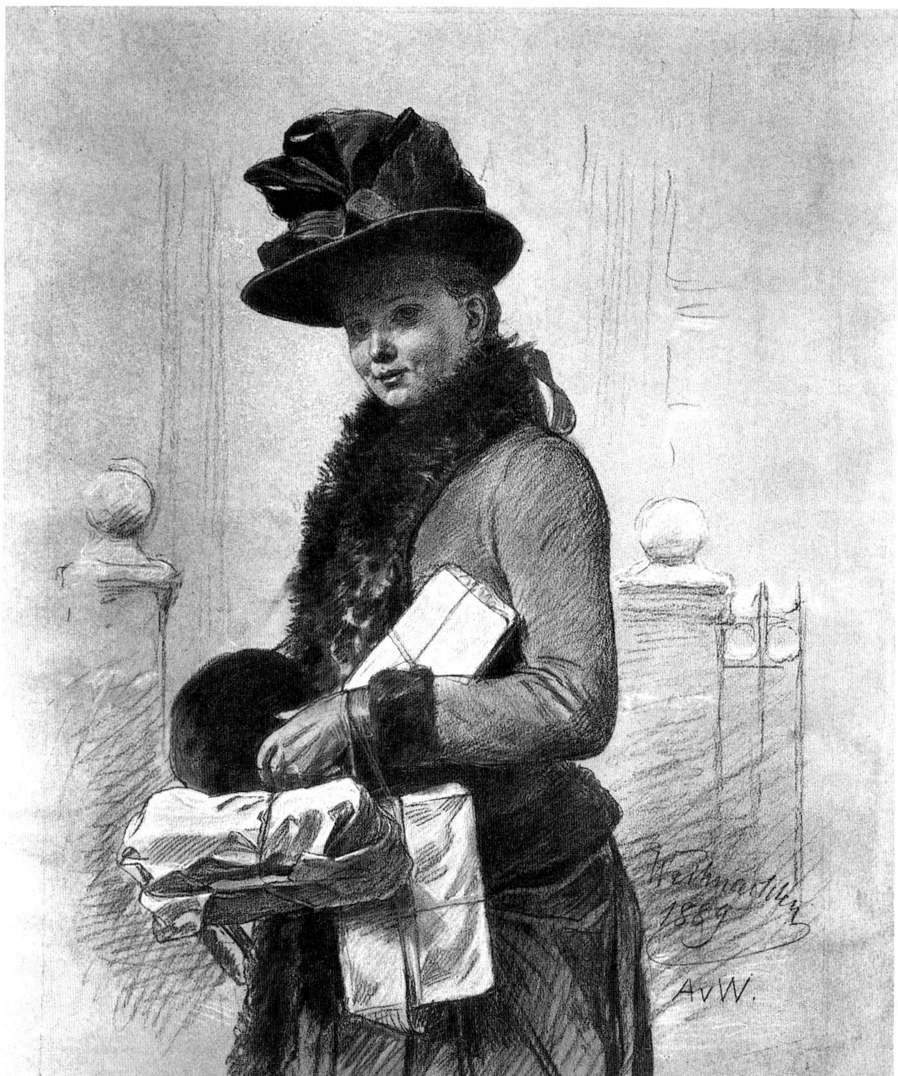

69

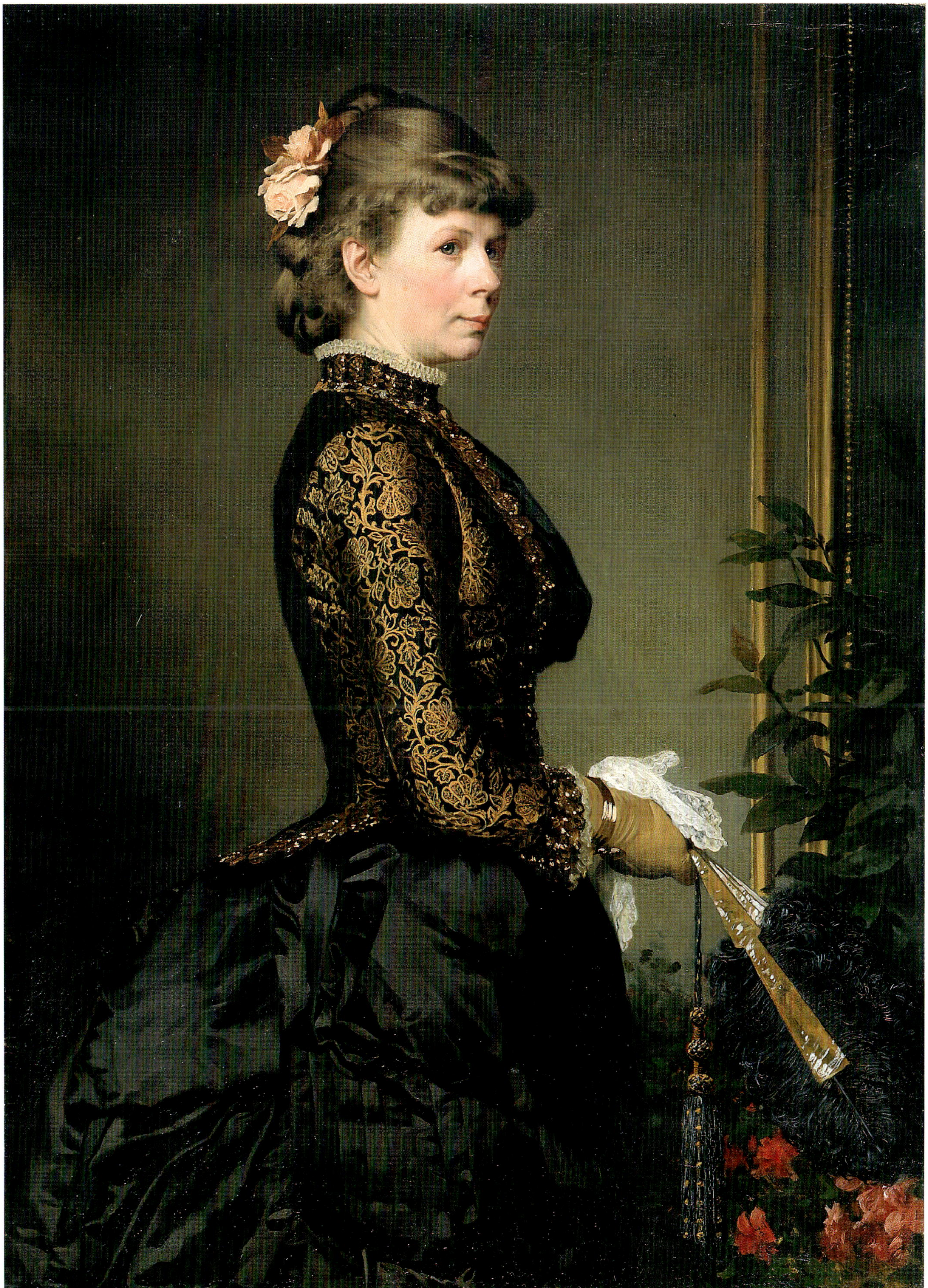

65

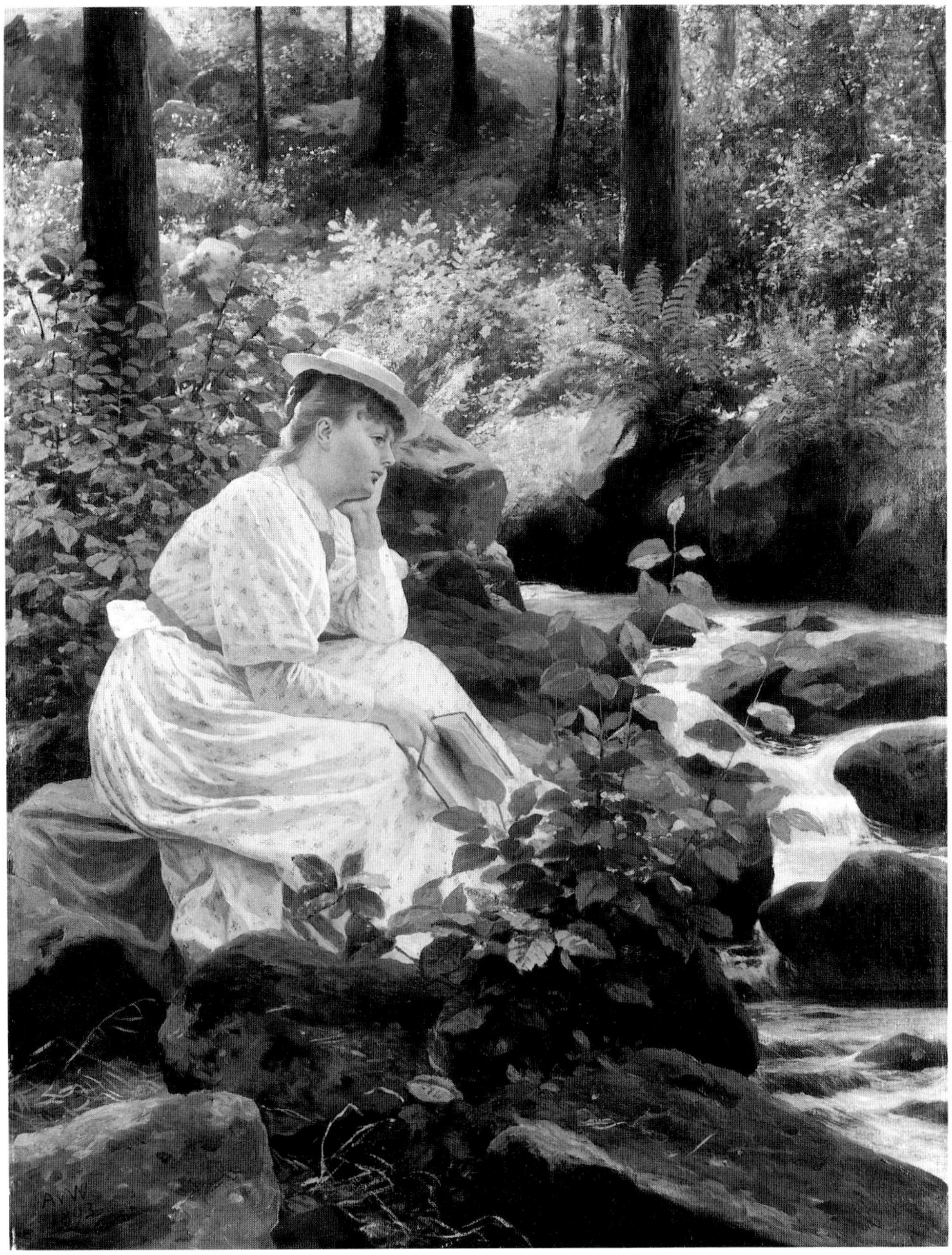

70

70 ANTON VON WERNER
Porträt Hildegard von Werner, im Schwarzwald an einem Bach sitzend, 1893
Öl/Lwd., auf Pappe aufgezogen; 84 x 65 cm
Bez. u. l.: *AvW 1893*
Dortmund, Museum für Kunst und Kulturgeschichte der Stadt Dortmund,
Inv. C 7100
Wv. 1893-3
Abbildung

Gesellschaftliches Leben

Werner führte innerhalb und außerhalb befreundeter Künstlerkreise ein reges gesellschaftliches Leben, wovon seine *Erlebnisse und Eindrücke 1870–1890* beredtes Zeugnis ablegen.

So verkehrte Werner zusammen mit Gelehrten, Künstlern und Kunstfreunden im Salon der Gräfin Schleinitz in der Wilhelmstraße. Menzel hat ihn bei einer solchen Versammlung im Juni 1874 zusammen mit dem Kronprinzenpaar, den Ehepaaren Schleinitz und Helmholtz, der Gräfin Brühl, Graf Seckendorff, Graf Wilhelm Pourtales, Fürst Hermann zu Hohenlohe-Langenburg und Heinrich von Angeli dargestellt (Kat. 71).

Im Ostseebad Heringsdorf traf sich allsommerlich die Berliner und Stettiner Gesellschaft. Werner hat 1883 die Stammgäste des Hotels Lindemann, zu denen er selbst gehörte, in einer Szene (Kat. 72) verewigt, v.l.n.r. (gemäß Beischrift): von Riddey, Chefredakteur der *Stettiner Ostseezeitung*; Wilhelm Scholz, Zeichner des *Kladderadatsch*; R. Lessing, Landgerichtsdirektor zu Berlin und Besitzer der *Vossischen Zeitung*; Wächter, Konsul, Stettin; Dr. Friedberg, Prof., Leipzig; A. Marck, Kaufmann, Berlin; Reimann, Fabrikant, Berlin; Lindemann, Wirt in Heringsdorf; Calmus, Kaufmann, Berlin; Delbrück, Geh. Kommerzienrat; von der Hude, Kgl. Regierungsbaumeister; Heusch, Bankier; von Rüxleben, Rittergutsbesitzer; Dr. Leyden, Prof. und Geheimrat; Anton von Werner; Prof. L. Knaus; Schlutow, Konsul, Stettin; Dr. Körte, Geheimrat; Illing, Geheimrat aus Berlin.

Welche gesellschaftliche Stellung Werner bekleidete, offenbart ein Bilderscherz der *Schneider-Zeitung* aus dem Jahre 1884 (Kat. 73). Dort wird die neueste Herrenmode von erlauchten Prominenten vorgeführt, v.l.n.r.: Anton von Werner, Xaver Scharwenka, Friedrich III., Johann Strauß und Joseph Joachim.

71 ADOLPH MENZEL (1815–1905)
Salon von Frau von Schleinitz, 1874
Bleistift; Maße unbekannt
Bez. u. r.: *Adolph Menzel Salon von Frau von Schleinitz am 29. Juni 1874*
Verbleib unbekannt
Photographie nach dem Original: München, F. Bruckmann A. G.; 287 x 384 mm

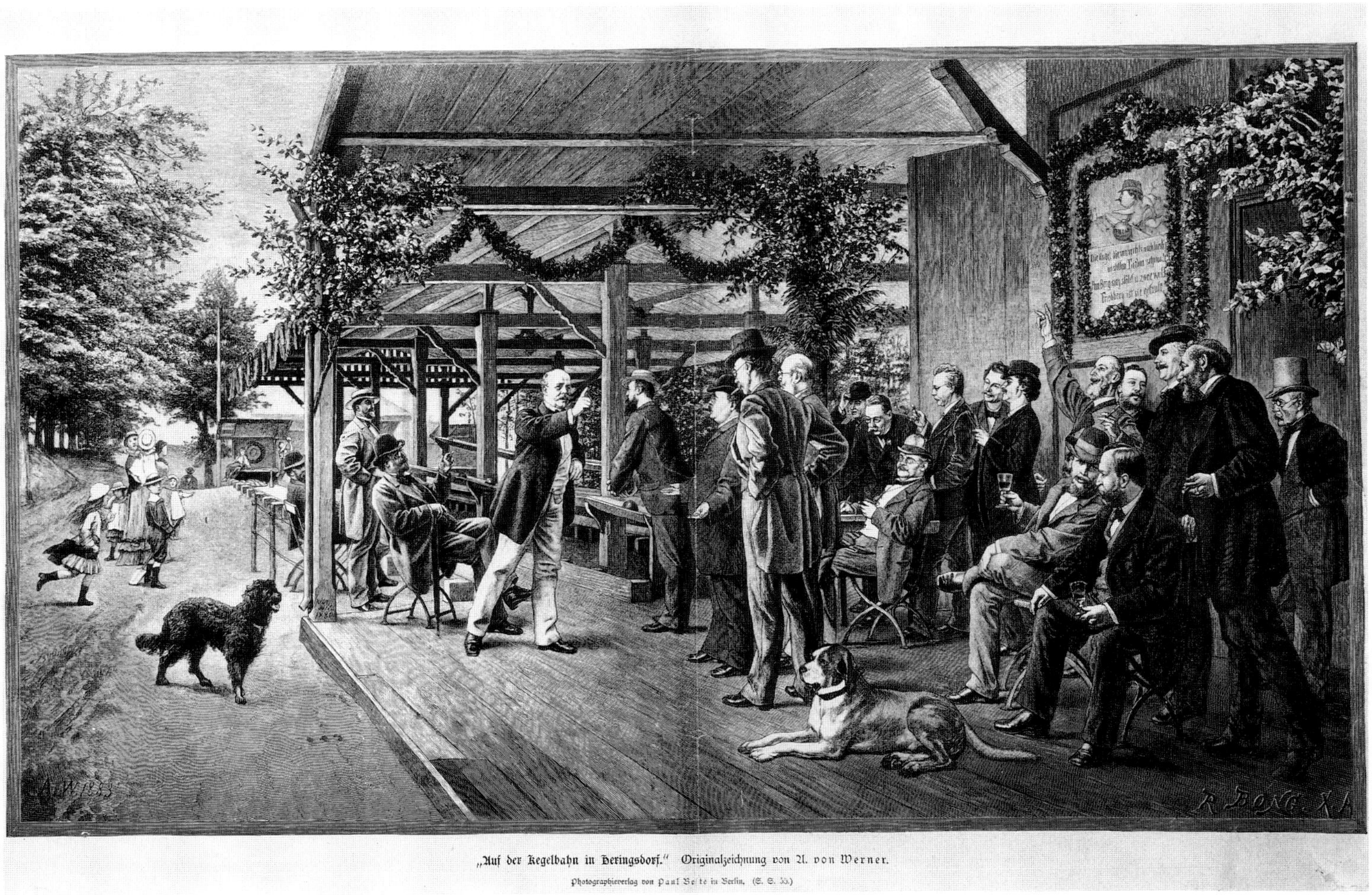

72

73

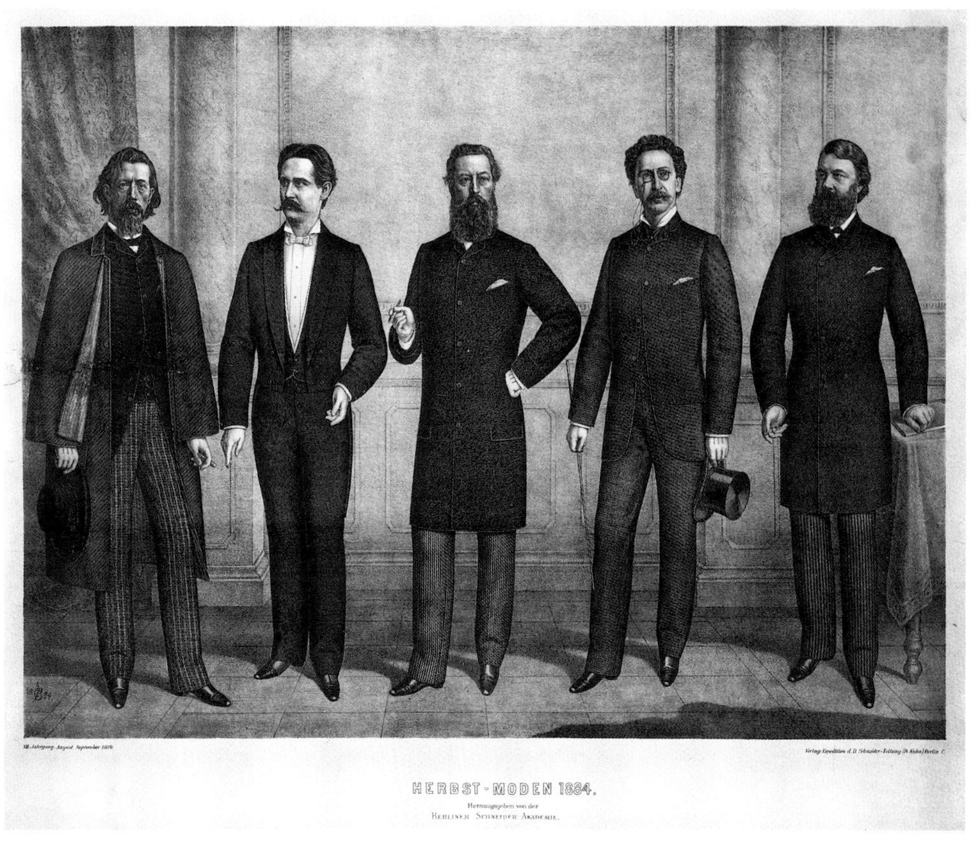

Von unbekannter Hand mit Namensbezeichnungen versehen
Merseburg, GStA, Rep. 92 Nl. A. v. Werner, Mappe 17, Bl. 1
Abbildung S. 87

72 ANTON VON WERNER/R. BONG
(Lebensdaten unbekannt)
Auf der Kegelbahn bei Heringsdorf, 1883
Holzstich aus: Deutsche Illustrirte Zeitung, 1, 1884/85, S. 52/53; 330 x 528 mm
Berlin, Berlin Museum, Inv. GDR 85/85,1
Abbildung

73 MONOGRAMMIST CB
Herbst-Moden 1884
Bez. u. M.: *Herausgegeben von der Berliner Schneider-Akademie*; u. r.: *Verlag Expedition d. D. Schneider-Zeitung (B. Kuhn) Berlin C*; im Stein u. l. (ligiertes Monogramm): *18 CB 84.*
Lithographie aus: Deutsche Schneider-Zeitung, 13, 1884; 580 x 735 mm
Berlin, Berlin Museum, Inv. GDR 72/41
Abbildung

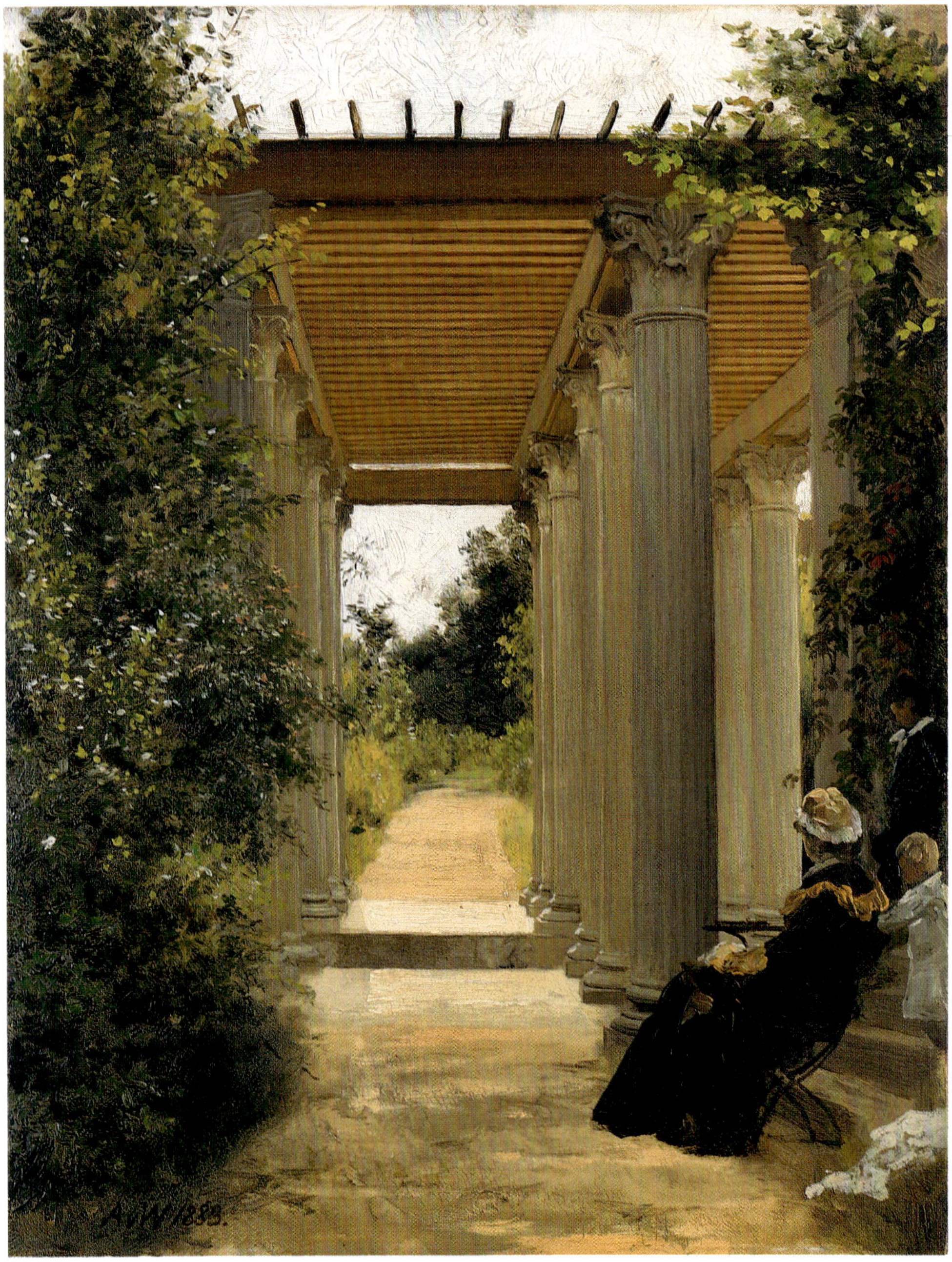

74

Im Verein Berliner Künstler

Bis zur Gründung der Berliner Secession bestimmten zwei Institutionen das lokale Kunstgeschehen: die königlich preußische Akademie mit dem Senat, der Mitgliederversammlung und den Unterrichtsanstalten sowie der private Verein Berliner Künstler mit dem ihm angeschlossenen Ortsverband der Allgemeinen Deutschen Kunstgenossenschaft. Werner war 1887–1895, 1899–1901 und 1906–1907 Vorsitzender des Vereins. Ihm gelang es, die bis dahin lockere Künstlergemeinschaft zu einer einflußreichen Standesvertretung umzugestalten, vor allem auf den Gebieten der öffentlichen Kunstförderung und des Ausstellungswesens. Unter Werners Vereinsvorsitz fiel auch die Munch-Affäre; siehe hierzu den Aufsatz von Reinhold Heller (S. 101 ff.).

Keineswegs zu kurz kam das Vereinsleben. »*Die großen Herren-Winterfeste des Vereins, besonders die humoristischen, waren berühmt [...] Das Winterfest 1872 war dem Andenken A. Dürers gewidmet*« (Werner 1913, S. 109; vgl. Kat. 76). Anlässe zum Feiern gab es genug, so bei der alljährlichen Wahl des Vorsitzenden: »*[...] so mußte ich doch schon am folgenden Abende, den 4. Februar [1888], an einem Feste im Künstlerverein teilnehmen, durch das der Verein dem neuen Vorsitzenden sein Vertrauen und seine Anerkennung für die bisherige Leitung der Geschäfte ausdrücken wollte, zu der u. a. die gleichzeitigen umständlichen Vorarbeiten für die deutsche Kunstabteilung auf den drei internationalen Ausstellungen in Melbourne, Wien und München gehörten. Julius Wolff hatte für diesen Abend ein Festspiel: ›Der Trompeter von Säkkingen‹ geschrieben, in dem der Bildhauer Max Kruse die Titelrolle mit jugendlicher Begeisterung und Wärme durchführte; Konrad Dielitz begrüßte mich in seiner überaus freundlichen Festrede in humorvoller Weise, und Paul Meyerheim hatte eine auf meine künstlerische sowie auf meine Tätigkeit als Akademiedirektor hinweisende geistreiche Tischkarte gezeichnet, die von Carl Breitbach erklärt wurde*« (Werner 1913, S. 523; vgl. Kat. 78–79).

Seit Beginn der 80er Jahre verbrachte Werner die Sommermonate mit seiner Familie in Wannsee, wo er die Gesellschaft befreundeter Künstler und Architekten wie Oscar Begas, Carl Becker, Hermann Ende, Walter Kyllmann, Adolf Heyden und Johann Otzen fand. Anfangs wohnte Werner in einer der drei Quistorpschen Villen, deren Mittelpunkt ein von einer Pergola umgebenes Rondell bildete; Gebäude und Garten hat er mehrfach gemalt (Kat. 74). 1887 ließ sich Werner in der Straße zum Löwen 5 in der Wannseer Kolonie Alsen ein Landhaus bauen.

74 ANTON VON WERNER
Pergola an der Wannsee-Villa, 1883
Öl/Holz; 41 x 32 cm
Bez. u. l.: *AvW 1883.*
Nordrhein-Westfalen, Privatbesitz
Wv. 1883-6
Abbildung

75 HANS ANTON VON WERNER
(1881–1922)
Blick auf die Wannsee-Villa, 1904
Aquarell; 280 x 380 mm
Bez. u. r.: *11.04.04 HAvW*
Privatbesitz

76 ANTON VON WERNER
Programm des Weihnachtsfestes des Vereins Berliner Künstler am 10. Februar 1872, 1872
Lithographie; 314 x 235 mm
Berlin, Kunstbibliothek, SMB, Kasten 5024,35

77 GEORG KOCH (1857–?)
Festblatt zum 40jährigen Stiftungstag des Vereins Berliner Künstler, 1881
Lithographie; 293 x 418 mm
Berlin, Berlin Museum; Inv. GDR 88/46

78 PAUL MEYERHEIM (1842–1915)/
H. HADORFF (Lebensdaten unbekannt)
Festblatt für ein Festessen am 4. Februar 1888 für Anton von Werner, 1888
Heliogravüre; 316 x 416 mm
Berlin, Berlin Museum, Inv. GDR 85/68
Abbildung

79 Verein Berliner Künstler. Lieder für das A. v. Werner-Fest am Sonnabend, 4. Februar 1888
Berlin, Hochschule der Künste, Zentrale Hochschulbibliothek

80 GEORG KOCH (1857–?)/
O. FELSING (Lebensdaten unbekannt)
Festblatt zur Einweihung des Künstlerhauses (des Vereins Berliner Künstler) in der Bellevuestraße, 1898
Lithographie; 320 x 388 mm
Berlin, Berlin Museum; Inv. GDR 80/44

81 GEORG KOCH (1857–?)/
RUDOLF SCHUSTER (1848–1902)
Festblatt des Vereins Berliner Künstler für Anton von Werner, 1900
Kupferätzung; 420 x 315 mm
Berlin, Berlin Museum, Inv. GDR 80/45
Abbildung

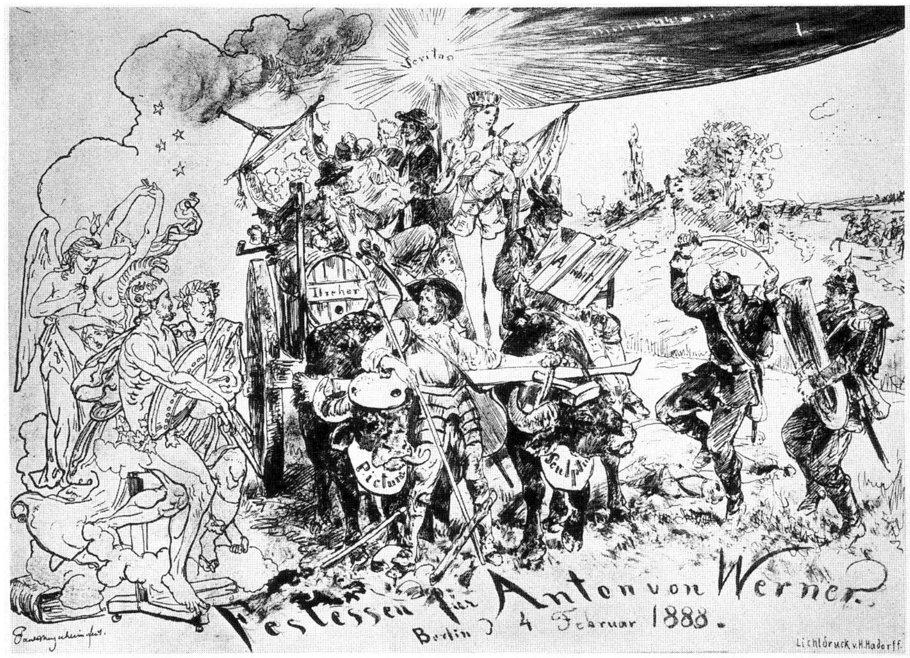

Festessen für Anton von Werner.
Berlin 4 Februar 1888.

78

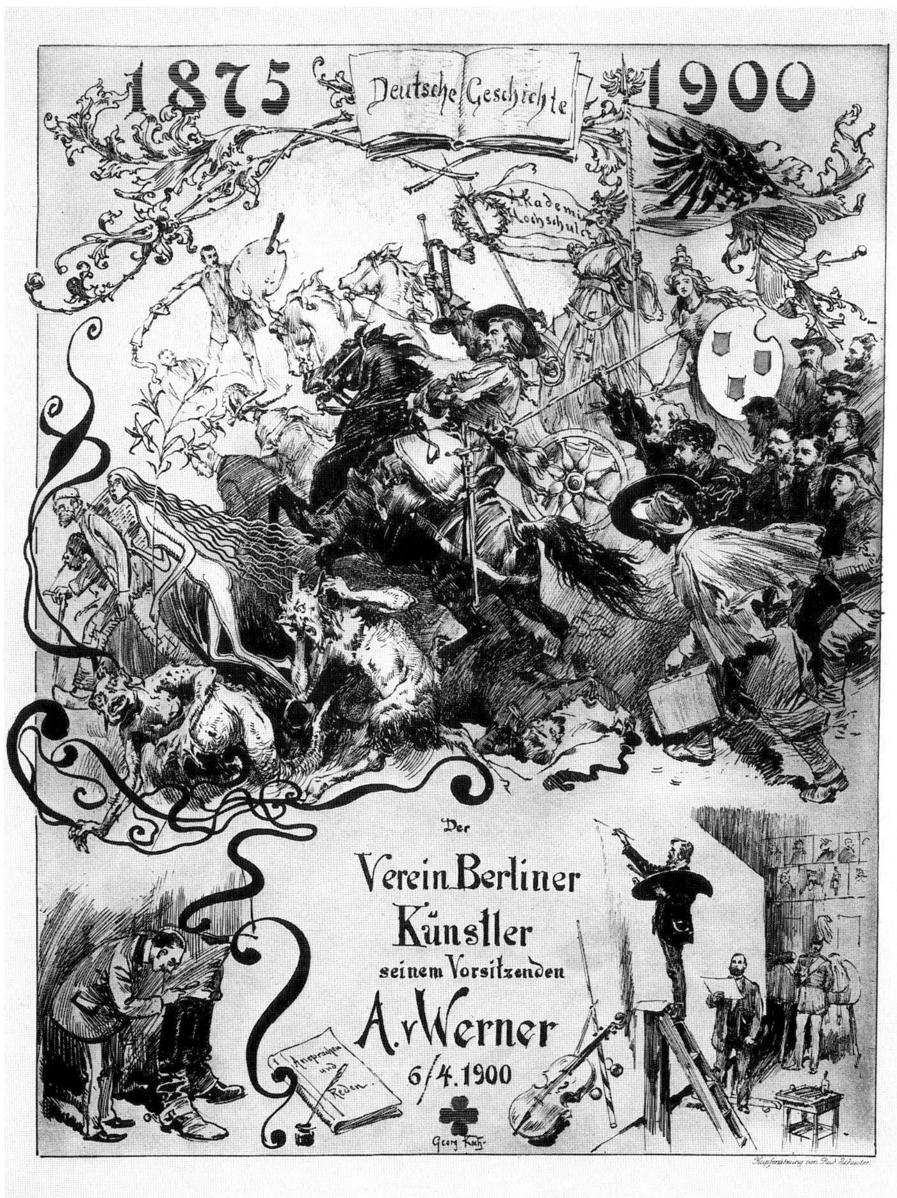

1875
Deutsche Geschichte
1900
Der
Verein Berliner
Künstler
seinem Vorsitzenden
A. v. Werner
6/4.1900

81

Der Akademie-Direktor

Werner wurde am 6. April 1875 zum Direktor der Hochschule ernannt, nachdem er im Vorjahr im Senat der Akademie dazu gewählt worden war. Mit dem *Provisorischen Statut* wurde ein erstes Ergebnis der Bemühungen um die Erneuerung der 1696 begründeten Berliner Akademie, die von den Berliner Künstlern allgemein als notwendig erachtet wurde, vorgelegt. Werner machte bald Vorschläge zu einer Revision, die in das 1882 verabschiedete Statut eingingen. Resultat der Neustrukturierung war eine Aufgliederung in die eigentliche Akademie mit Senat und Mitgliederkollegium sowie die akademische Hochschule als reine Unterrichtsanstalt. Die Verbesserung der handwerklich-technischen Ausbildung lag Werner besonders am Herzen. Der systematische Aufbau des Lehrplans von 1883, der über die Jahre hinweg kaum verändert werden sollte, zeugt von dem vielfältigen, in drei Jahreskurse gestuften Angebot. Die Berufung weiterer Lehrkräfte verbesserte die Qualität der Veranstaltungen. Der Elementarunterricht vermittelte künstlerische Grundkenntnisse, zu denen Werner vor allem das Zeichnen – zunächst nach Gipsen, später auch nach Modell – rechnete. Theoretischer Unterricht in Kunstgeschichte, Kostümkunde usw. ergänzte die praktischen Übungen. Der Unterricht für Fortgeschrittene im Atelier, der Spezialisierung in bestimmten Fächern zuließ, schloß die Ausbildung ab. In den neueingerichteten Meisterateliers konnten dann besonders begabte Schüler ihre Fähigkeiten weiter ausbilden.

So sehr sich Werner anfangs Verdienste bei der Reorganisation der Akademie erwarb – der akademische Betrieb verkrustete im Laufe der Jahre. In seinen Ansprachen an die Studenten der Hochschule suchte Werner seine künstlerische und kunstpolitische Mission pädagogisch umzusetzen, wobei er die Ideen der Moderne als staatszersetzend ablehnte. Dagegen entsprach es seiner persönlichen Überzeugung und seiner Vorstellung von den Pflichten eines Staatsbeamten, nationale, patriotische und monarchistische Werte zu vermitteln.

82 Provisorisches Statut der Königlichen Akademie der Künste zu Berlin, Berlin: Königliche Geheime Ober-Hofdruckerei R. v. Decker 6. April 1875
Berlin, Hochschule der Künste, Archiv, Fach 12, Vol. I

83 Vorschläge zur Revision des provisorischen Statuts der Akademie der Künste vom 6. April 1875, Berlin: C. Berg & v. Holten o. J. (1880)
Berlin, Hochschule der Künste, Archiv, Fach 12, Vol. I

84 Statut der Königlichen Akademie der Künste zu Berlin, Berlin: Königliche Hofbuchdruckerei von E.S. Mittler & Sohn 1882
Berlin, Hochschule der Künste, Archiv, Fach 12, Vol. I

85 Anton von Werner, Lehrplan und Bestimmungen über die Aufnahme in die königliche akademische Hochschule für die bildenden Künste zu Berlin sowie über den Besuch derselben, Berlin: Otto v. Holten 1883
Berlin, Hochschule der Künste, Archiv, Fach 12, Vol. I

86 ANTON VON WERNER
FVR FLEISS VND FORTSCHRITT, zwei Entwürfe zu Medaillen der Akademischen Hochschule für die Bildenden Künste, um 1875
Feder in Schwarz; 170 x 138 mm
Bez. jeweils u. r.: *AvW.*
Merseburg, GStA, Rep. 92 Nl. A. v. Werner. Zeichnungen. Mappe 3, Bl. 42

87 Brief Anton von Werners an G. Wiedemann vom 29.4.1876, in dem er um Vermittlung beim Kauf von Knochen für den anatomischen Unterricht bittet
Bonn, Universitätsbibliothek, Handschriftenabteilung, Autographenslg.

88 Anton von Werner bei der Korrektur Reproduktion nach einer Zeichnung von Ewald Thiel, in: Moderne Kunst in Meisterholzstichen, 16, 1902; 406 x 290 mm
Berlin, Inge Bethge-Riedel

89 HANS KOBERSTEIN (1864–?)
Festblatt *HERRN PROFESSOR DIRECTOR A. VON WERNER zum 50 JAEHRIGEN GEBURTSTAGE IN DANKBARER VEREHRUNG GEWIDMET VON SEINEN SCHUELERN BERLIN. D. 9. MAI 1893.*, 1893
Aquarell mit Goldfarbe; 582 x 435 mm
Bez. u. l.: *Hans Koberstein.*
Merseburg, GStA, Rep. 92 Nl. A. v. Werner. Zeichnungen. Mappe 17, Bl. 26

90 Friedrich Freiherr von Khaynach, Anton von Werner und die Berliner Hofmalerei, Zürich: J. Schabelitz 1893
Berlin, Hochschule der Künste, Zentrale Hochschulbibliothek

91 Personalnachrichten für das Archiv der Königlichen Akademie der Künste zu Berlin, Wirkl. Geheimer Rat Excellenz Professor Anton von Werner, Berlin, verfertigt 1896
Berlin, Akademie der Künste, PAdK

92 Ansprachen und Reden des Direktors A. von Werner an die Studierenden der Königlichen akademischen Hochschule für die bildenden Künste zu Berlin und Verzeichnis der Lehrer, Beamten und Schüler derselben seit 1875, Berlin: Rud. Schuster 1896
Berlin, Hochschule der Künste, Zentrale Hochschulbibliothek

93 Zur Jubelfeier 1696–1896. Kgl. Akad. Hochschule für die Bildenden Künste zu Berlin, Berlin: Rud. Schuster o. J. (1896)
Berlin, Berlin Museum

94 Festkommers zu Ehren Anton v. Werners, Berlin: Rudolf Mosse 1900
Privatbesitz

Splitter einer wilhelminischen Künstlerkarriere

95 Conto-Buch Anton von Werners, 1880–85
Aufgeschlagen: Bl. 55v./56 (Einnahmen/Ausgaben Juni 1883)
Merseburg, GStA, Rep. 92 Nl. A. v. Werner, II. Haus- und Grundstücksangelegenheiten der Familie von Werner

96 Auflistung der Ämter und Ehrungen Anton von Werners bis 1912 mit eigenhändigen Ergänzungen
Privatbesitz

»von Werner, Anton Alexander
Geschichtsmaler, Direktor der Königlichen akademischen Hochschule für die bildenden Künste und Vorsteher eines akademischen Meisterateliers für Geschichtsmalerei.

1874	*Ordentliches Mitglied der Königlichen Akademie der Künste zu Berlin,*
1880	*Außerordentliches Mitglied der Akademie des Bauwesens, Berlin,*
1876	*Mitglied der Akademie zu Venedig,*
1878	*" " " " Caracas,*
1878	*" " " " Wien,*
1878	*Generalkommissar der deutschen Abteilung auf der Weltausstellung in Paris,*
1882	*Mitglied der Landes-Kommission zur Beratung über Verwendung des Kunstfonds,*
	Mitglied der Akademien Dresden, München und Kopenhagen,
1895	*" " Akademie St. Luca in Rom,*
1902	*" " Akademie zu Stockholm,*
1905	*" " " " Antwerpen,*
1887–1894	*Vorsitzender des Vereins Berliner Künstler,*
1890–1893	*" der Allgemeinen deutschen Kunstgenossenschaft,*
	Ehrenmitglied der Kunstgenossenschaft Dresden
	" " desgl.... " München
	Ehrenmitglied der Künstlergesellschaft Arti et Amicitiae in Amsterdam
	" des Vereins Berliner Künstler,
20. Juni 1874	*Königlich Preußischer Professor,*
27. Februar 1905	*Charakter als Wirklicher Geheimer Ober-Regierungs-Rat mit dem Range der Räte I. Klasse,*
1870/71	*Kriegsdenkmünze f.N.C.*
1873	*Medaille der Weltausstellung in Wien,*
22. August 1873	*Roter Adler-Orden IV. Klasse,*
1874	*Kleine goldene Medaille für Kunst, Berlin,*
1875	*Offizierkreuz des Königlichen italienischen Kronen-Ordens,*
1876	*Große Medaille I. Klasse der Kunst- und Kunstgewerbe-Ausstellung in München,*
28. Januar 1877	*Kommandeurkreuz des Königlichen italienischen Kronen-Ordens,*
26. März 1877	*Ritterkreuz I. Abteilung des Großherzogl. Sächsischen Ordens vom weißen Falken,*
13. April 1877	*Ritterkreuz I. Klasse des Badenschen Zähringer Löwen-Ordens,*
1. November 1877	*Ritterkreuz des Hohenzollernschen Hausordens,*
11. Mai 1878	*Kommandeur-Kreuz des Bolivar-Ordens,*
15. November 1878	*Offizierkreuz der französischen Ehren-Legion,*
7. Januar 1879	*Königlicher Kronen-Orden III. Klasse,*
1879	*Große goldene Medaille I. Klasse der internationalen Kunst-Ausstellung in München,*
1880	*Große goldene Medaille für Kunst in Düsseldorf,*
Juni 1887	*Erzherzog Carl Ludwig Protekt. Medaille,*
28. Juli 1887	*Königlich Bayerischer Maximilians-Orden für Kunst und Wissenschaft,*
8. Mai 1888	*Königlicher Kronen-Orden II. Klasse,*
1888	*Große goldene Medaille für Kunst in Melbourne,*
Juni 1892	*Kommandeur-Kreuz I. Klasse des Königlich Dänischen Danebrog-Ordens,*
1893	*Medaille für Kunst in Chicago,*
20. Januar 1895	*Rother Adler-Orden II. Klasse,*
18. Januar 1896	*Komthur-Kreuz des Königlich Preußischen Haus-Ordens von Hohenzollern,*
1896/97	*Komthur-Kreuz des Franz Joseph-Ordens mit dem Stern,*
1896/97	*Schwedisches Komthur-Kreuz mit Stern des Königlichen Nordstern-Ordens,*
22. März 1897	*Centenarmedaille,*
28. Januar 1901	*Stern zum Königlichen Kronen-Orden II. Klasse,*
30. März 1902	*Stern des Roten Adler-Ordens II. Klasse,*
2. November 1902	*Königlicher Kronen-Orden I. Klasse,*
1904	*Deutsche Ausstellung in London: Ehrendiplom,*
27. Februar 1906	*Erinnerungszeichen an die silberne Hochzeit des deutschen Kaiserpaares.*
1912	*Kgl. Roter Adler-Orden I. Kl. m. Band«*

97 Schreiben des Königlichen Ministeriums der auswärtigen Angelegenheiten an Fräulein von Werner vom 26. März 1915, die Rückgabe von Orden ihres verstorbenen Vaters betreffend
Privatbesitz

98 Staffelei Anton von Werners, um 1910
Holz; 244 x 94 x 94 cm
Berlin, Johannes Grützke

Anton von Werner in der Karikatur

Siehe hierzu den Aufsatz von Britta Kaiser-Schuster (S. 110 ff.).

99 WILHELM SCHOLZ (1824–1893)
»Endlich! Die Ernennung des Malers A. von Werner zum Direktor der Königlichen Akademie der Künste ist, unter Ausfertigung der nöthigen Instrumente an derselben, glücklich erfolgt.«
In: Kladderadatsch, 28, 1875, Nr. 19, S. 76
Berlin, StB
Abbildung S. 111

100 ANONYM
»Aus dem Tagebuch eines Jurymitgliedes. Geradezu überwältigend ist es, wie sich Anton von Werner der armen verfolgten Jury angenommen hat. Ehe man sich's versah, machte er sie zum Schaf, das kein Wasser getrübt hatte, und schoß die Sperlinge, die auf den Dächern pfiffen, zu Dutzenden herunter. Ich muß immer an die prächtige Gruppe aus der Thonwarenfabrik von M. [arch in Charlottenburg?] denken: ›Der Krieg den Frieden beschützend‹, ein Werk, das die gedrückte Stellung der Jury und den Schutz, den ihr Anton mit nicht eingestecktem Degen zu Theil werden läßt, am deutlichsten zum Ausdruck bringt. Ja, er steckt nichts ein, aber wir stecken heraus und zwar Bilder.«
In: Kladderadatsch, 46, 1893, Nr. 29, S. 115
Berlin, StB

101 LUDWIG STUTZ (1865–1917)
»Zur Schlußfeier auf der Berliner Kunstakademie. Anton von Werner hat der modernen Malerei den Krieg erklärt und daher zur Empfehlung eines neuen Akademielehrers hervorgehoben, daß dieser Landwehroffizier sei, der noch heute jährlich seine Uebung mitmache, was gewiß für die Tüchtigkeit des Mannes bürge. Verschiedene Militäreffecten-Handlungen sehen freudig der neuen Kunstära entgegen.«
In: Kladderadatsch, 47, 1894, Nr. 33, 2. Beiblatt, Titelseite
Berlin, StB
Abbildung S. 111

102 FRANZ JÜTTNER (1865–?)
»Die Reaktion in der Kunst. Werner gieb doch den Widerstand auf,/Unnütz erscheint uns dein Inngrimm, Dein heft'ger./Hemmst du oben der Quelle Lauf/Sprudelt es unten dafür um so kräft'ger.«
In: Lustige Blätter, 12, 1897, Nr. 33, S. 3
Berlin, StB

103 EDUARD THÖNY (1866–1950)
»Die allerhöchste Auszeichnung für Künstler. (Eine Vision.) Menzel: ›Du, Werner, glaubst Du, daß wir als Regiments-Inhaber überhaupt noch unsere Bilder auf Ausstellungen schicken können?‹«
In: Simplicissimus, 4, 1899/1900, Nr. 14, Titelseite
Berlin, StB

104 JOSEF BENEDIKT ENGL (1867–1907)
»Illustrierte Kunstgeschichte. Und so belehrt uns die Geschichte der Kunst aller Zeiten, daß nur die hehre Majestät des Thrones den Künstler zu ewigen Kunstwerken begeistere.«
In: Simplicissimus, 4, 1899/1900, Nr. 16, S. 126
Berlin, StB

105 OLAF GULBRANSSON (1873–1958)
»Orden verpflichten.«
In: Simplicissimus, 8, 1903/04, Nr. 49, Titelseite
Berlin, StB
Abbildung S. 112

106 WILHELM SCHULZ (1865–1952)
»Aus der Grossen Berliner Kunstausstellung 1904. Die Ausstellung wird an hoher Stelle Beifall finden, die Bilder sind tadellos gerichtet.«
In: Simplicissimus, 9, 1904/05, Nr. 8, Beiblatt, S. 2
Berlin, Kunstbibliothek, SMB
Abbildung S. 112

107 ERICH SCHILLING (1885–1945)
»Berliner Kunstfrühling. Um die Nationalgalerie national zu gestalten, wird ein Hoflakai ihre Leitung übernehmen.«
In: Simplicissimus, 12, 1907/08, Nr. 53, S. 870
Berlin, StB

108 ARPAD SCHMIDHAMMER (1857–1921)
»Anton von Werner, der umgekehrte ›Augias‹. Wenn ich wirklich den Stall neu *zu füllen kriege, wird es mir doch etwas schwer werden, den* Mist *in genügender Menge zusammen zu bekommen!«*
In: Jugend, 2, 1908, Nr. 45, S. 1077
Berlin, StB

109 THOMAS THEODOR HEINE (1867–1948)
»Die deutsche Kunst. ›Aujust, quetsch den Deckel zu, se lebt noch.‹«
In: Simplicissimus, 6, 1901/02, Nr. 43, Titelseite
Berlin, StB

110 BRUNO PAUL (1874–1968)
»Das neue Kunstideal. ›Die fade Rocken da soll die deutsche Kunst sein? Daß i net lach!‹«
In: Simplicissimus, 6, 1901/02, Nr. 43, S. 344
Berlin, StB

111 FRANZ JÜTTNER (1865–?)
»Simson und Delila. (Zur Rückkehr der Sechzehn in die ›Große Berliner‹). Sechzehn Locken hat sie dem Riesen Liebermann abgeschnitten, – und überlieferte die Ausgerissenen den Philistern und Moabitern.«
In: Lustige Blätter, 17, 1902, Nr. 22, Titelseite
Berlin, StB
Abbildung S. 115

112 OLAF GULBRANSSON (1873–1958)
»Letzter Versuch. ›Jetzt probiere ich es noch einmal mit einem Kitsch. Wenn ich damit auch noch nicht hoffähig werde, dann male ich wieder anständig.‹«
In: Simplicissimus, 7, 1902/03, Nr. 42, S. 330
Berlin, StB

113 BRUNO PAUL (1874–1968)
[»Die offizielle Berliner Kunst in Saint-Louis. Zieh nach Westen, syrupsüße/Deutsche Kunst und Herrlichkeit!/Zieh nach Westen hin und grüße/Jeden, der vor Dir nicht speit./Grüße alle, die Dich lieben,/Hohe, höchste Herren und.../Kehr nicht wieder, bleibe drüben!«]

Entwurf zu der Karikatur in: Simplicissimus, 8, 1903/04, Nr. 46, Titelseite
Tusche und Deckfarben; 511 x 395 mm
München, Staatliche Graphische Sammlung, Inv. Simpl 1648
Abbildung S. 113

114 H. ABEKING (Lebensdaten unbekannt)
»Revanche. Anton v. Werner: ›Wenn ich in Moabit nicht ausstellen darf, dann werde ich eben meine Bilder für die Sezession ummalen!‹«
In: Lustige Blätter, 28, 1913, Nr. 22, S. 4
Berlin, StB
Abbildung S. 115

Die »Villa VI«

Siehe hierzu die Aufsätze von Andreas Bekiers (S. 139 ff.) und Martina Weinland (S. 154 ff.).

115 Ansicht der Vorderfront, vor 1884
Photographie; 212 x 163 mm
Privatbesitz
Abbildung S. 147

116 ANTON VON WERNER
LABOR GAVDET, zweifache Studie zum Fries an der Eingangsfassade, 1873
Feder in Schwarz über Bleistift und Goldfarbe, aquarelliert; 340 x 735 mm
Bez. M.: *AvW 1873*
Berlin, Slg. Archiv für Kunst und Geschichte, Inv. III 220 22 D/1011

117 ANTON VON WERNER
Labor gaudet, Dekorationsentwurf mit zwei Mädchenbildnissen im Medaillon, ca. 1873
Bleistift und Feder in Schwarz, laviert; 455 x 575 mm
Verso: *Wem nie von Liebe Leid geschah*, halbkreisförmiger Dekorationsentwurf
Bez. M.: *AvW* und beschriftet
Merseburg, GStA, Rep. 92 Nl. A. v. Werner. Zeichnungen. Mappe 2, Bl. 27

118 ANONYM
Risse und Schnitte von dem angebauten Seitenflügel, 1881
Feder in Schwarz, verschiedenfarbig laviert; 478 x 667 mm
Merseburg, GStA, Rep. 92 Nl. A. v. Werner, II. Haus- und Grundstücksangelegenheiten der Familie von Werner

119 10 Photographien der Wohnräume, Zustand 1938, angefertigt auf Veranlassung von Paul Ortwin Rave anläßlich des Umbaus
1. Der Rote Salon, Blick zur Kamin-Seite; 159 x 217 mm
2. Der Rote Salon, Blick zur dem Kamin gegenüberliegenden Seite; 158 x 226 mm
3. Musikzimmer mit dem Wandbild *Exodus cantorum*; 166 x 223 mm
4. Musikzimmer mit dem Wandbild *Die Maulbronner Fuge*; 166 x 223 mm
5. Eßzimmer, Blick zur Kaminseite mit dem Fries *Tages Arbeit, Abends Gäste,/Saure Wochen, frohe Feste*; 164 x 219 mm
6. Eßzimmer mit dem Fries *Behüt' uns Gott vor Sturm und Wind/Und vor Gesellen, die langweilig sind*; 171 x 223 mm
7. Kinderzimmer mit den Wandbildern zu Dornröschen sowie Schneewittchen und die Sieben Zwerge; 164 x 230 mm
8. Kinderzimmer mit den Wandbildern zu Aschenputtel; 169 x 226 mm
9. Psyche und Amor aus dem Schlafzimmer; 166 x 228 mm
10. Zwei Amoretten aus dem Schlafzimmer; 219 x 166 mm
Berlin, SMB, Zentralarchiv, Abteilung Nationalgalerie

Abbildungen S. 140, 148, 149, 151

120 ANTON VON WERNER
Behüt' uns Gott vor Sturm und Wind/Und vor Gesellen, die langweilig sind, Fries für den Salon von Werners Wohnung Lützower Ufer 31, ab 1874 im Eßzimmer seiner »Villa VI« Potsdamer Straße 113, 1871
Öl/Lwd.; 0,89 x 4,99 m
Bez. u. r.: *AvW 1871*
Berlin, Berlin Museum, Inv. GEM 92/3
Wv. 1871-8
Abbildungen S. 154/155, 160, 161

121 ANTON VON WERNER
Tages Arbeit, Abends Gäste,/Saure Wochen, frohe Feste, Fries für den Salon von Werners Wohnung Lützower Ufer 31, ab 1874 im Eßzimmer seiner »Villa VI« Potsdamer Straße 113, 1871
Öl/Lwd.; 0,89 x 4,99 m (1874 angestückt)
Bez. u. r. (ligiert): *AvW 1871*
Berlin, Berlin Museum, Inv. GEM 92/4
Wv. 1871-9
Abbildungen S. 154–157

122 ANTON VON WERNER
Iss was gar ist, Trink was klar ist., Entwurf zu einer Wanddekoration, 1873
Bleistift; 320 x 500 mm
Bez. u. r.: *AvW* und beschriftet
Merseburg, GStA, Rep. 92 Nl. A. v. Werner. Zeichnungen. Mappe 2, Bl. 34

123 ANTON VON WERNER
Entwurf zur Wanddekoration im Musikzimmer, 1874
Bleistift; 324 x 498 mm
Bez. M.: *AvW 1874*
Verso: Grundrißskizze
Merseburg, GStA, Rep. 92 Nl. A. v. Werner. Zeichnungen. Mappe 2, Bl. 35

124 ANTON VON WERNER
Wer nicht liebt Wein Weib Gesang. Der bleibt ein Narr sein Leben lang/Erst mach Dein' Sach. Dann trink und lach., Entwurf zur Wanddekoration an der Nordseite des Musikzimmers, 1874
Bleistift; 480 x 695 mm
Bez. u. M.: *AvW 1874*
Merseburg, GStA, Rep. 92 Nl. A. v. Werner. Zeichnungen. Mappe 2, Bl. 39

125 ANTON VON WERNER
Raffael; Tizian; Rubens; Rembrandt; Dürer; Holbein; Velazquez; Murillo, Wandbilder und Medaillons im Roten Salon, um 1875
Wachsfarben
1938 durch Umbau beschädigt bzw. übertapeziert; 1988 wiederaufgefunden
Wv. 1875-5 – 1875-12
Reproduktionen

126 ANTON VON WERNER
Modell- und Gewandstudie zu Raffael, 1875
Bleistift; 368 x 272 mm
Bez. u. r.: *AvW 1875*
Merseburg, GStA, Rep. 92 Nl. A. v. Werner. Zeichnungen. Mappe 7, Bl. 24

127 ANTON VON WERNER
Raffael, in einer Nische sitzend und skizzierend, ca. 1876
Bleistift; 378 x 272 mm
Verso: Entwurf zu einem allegorischen Deckengemälde (für das Schlafzimmer des Künstlers?)
Berlin, Berlin Museum, Inv. GHZ 89/5
Abbildung S. 149

128 ANTON VON WERNER
Nicht ausgeführter Entwurf zur Wanddekoration im Roten Salon, 1874
Bleistift, laviert; 220 x 305 mm
Bez. u.r.: *AvW 1874*
Merseburg, GStA, Rep. 92 Nl. A.v.Werner. Zeichnungen. Mappe 2, Bl. 33

129 ANTON VON WERNER
Nicht ausgeführter Entwurf zur Wanddekoration im Roten Salon, 1874
Bleistift, laviert; 323 x 498 mm
Bez. M.r.: *AvW. 1874*
Merseburg, GStA, Rep. 92 Nl. A.v.Werner. Zeichnungen. Mappe 2, Bl. 38

130 ANTON VON WERNER
Taufe in meinem Hause (Fritz von Werners Taufe am 10. Februar 1879 im Roten Salon der »Villa VI«), 1880
Öl/Holz; 33 x 46 cm
Bez. u.l.: *AvW 1880*
Frankfurt/Main, Bundespostmuseum, Inv. XII D 2 808/3
Wv. 1880-16
Abbildung S. 142/143

131 ANTON VON WERNER
Kompositionsskizze zu dem Gemälde *Taufe in meinem Hause*, 1879
Feder in Schwarz über Bleistift, grau laviert und teilkoloriert; 262 x 360 mm
Bez. u.r.: *AvW 1879.*
Verso: Figurenstudie Kronprinz Friedrich Wilhelm
Berlin, Berlin Museum, Inv. GHZ 66/20
Abbildung S. 141

132 ANTON VON WERNER
Der Rote Salon, 1879
Aquarell; 255 x 340 mm
Bez. u.M.: *AvW 1879*
Privatbesitz
Abbildung S. 148

133 ANTON VON WERNER
Aschenputtel; Schneewittchen; Dornröschen, Wandbilder im Kinderzimmer, um 1875
Wachsfarben
1938 durch Umbau beschädigt bzw. übertapeziert; 1988 wiederaufgefunden
Wv. 1875-19 – 1875-21
Drei Photographien nach den Originalen; je max. 213 x 178 mm (oben halbrund)
Merseburg, GStA, Rep. 92 Nl. A.v.Werner, Mappe 2, Bl. 44, 47, 40

134 ANTON VON WERNER
Schneewittchen; Dornröschen, Wandbilder im Kinderzimmer, um 1875
Wachsfarben
1938 durch Umbau beschädigt bzw. übertapeziert; 1988 wiederaufgefunden
Wv. 1875-21, 1875-20
Zwei Reproduktionen nach Photographien; 258 x 258 bzw. 202 x 216 mm
Merseburg, GStA, Rep. 92 Nl. A.v.Werner, Mappe 2, Bl. 48, 43

135 ANTON VON WERNER
Schneewittchen und die sieben Zwerge, ca. 1874
Bleistift, laviert; 382 x 306 mm
Bez. u.r.: *AvW.*
Berlin, Johannes Grützke

136 ANTON VON WERNER
Dornröschen, 1874
Bleistift, laviert; 390 x 430 mm
Bez. u.l.: *AvW 1874*
Berlin, Kunstbibliothek, SMB, Inv. OS 1969,3; HdZ 7195

137 ANTON VON WERNER
Putten- und Musikantenfries mit dem Monogramm *AvW*, Entwurf zu einer Wanddekoration, um 1873
Feder in Schwarz über Bleistift, laviert, und Goldfarbe; 213 x 750 mm
Bez. u.r.: *AvW*
Merseburg, GStA, Rep. 92 Nl. A.v.Werner. Zeichnungen. Mappe 2, Bl. 36

Der Dekorationsmaler

Siehe hierzu den Aufsatz von Peter Springer (S. 117 ff.).

Für Rudolf Pringsheim

138 ANTON VON WERNER
Entwurf zu dem Wandbild *Was Ihr wollt* im Herrenzimmer des Hauses Pringsheim in der Wilhelmstr. 67 (ausgeführt um 1875), 1870
Feder in Schwarz über Bleistift, aquarelliert; 640 x 445 mm
Bez. u. l.: *Was Ihr wollt!*; u. r.: *A.v.W. 1870*; u. M.: *Was Ihr wollt.*
Merseburg, GStA, Rep. 92 Nl. A.v.Werner. Zeichnungen. Mappe 2, Bl. 28
Abbildung S. 118

139 ANTON VON WERNER
Initium; Juventus; Amicitia; Amor (Liebesglück); Felicitas (Eheglück); Ars; Exitium; Finis, Farbskizzen zum Mosaikfries am Hause Pringsheim in der Wilhelmstr. 67, 1872
Öl/Lwd.; 51 x 64, 82 bzw. 112 cm
Bremen, Galerie Neuse, Kunsthandel GmbH
Wv. 1872-7 – 1872-14
Abbildungen S. 119–125

140 Palais Pringsheim, Wilhelmstr. 67, mit dem Mosaikfries, um 1910
Photographie von F. Albert Schwartz; 325 x 406 mm
Berlin, Märkisches Museum, Inv. IV 70/20 V
Abbildung S. 119

141 ANTON VON WERNER
Familienporträt Pringsheim in Kostümen der italienischen Renaissance, Wandbild im Herrenzimmer des Hauses Pringsheim in der Wilhelmstr. 67, 1879
Öl (?); oben halbrund
Bez. u. l.: *AvW. 1879.*
Verbleib unbekannt
Wv. 1879-1
Photographie nach dem Original; 845 x 650 mm
Berlin, Hochschule der Künste, Zentrale Hochschulbibliothek
Abbildung S. 126

Für Franz Wollner

142 ANTON VON WERNER
Farbskizze zu dem Wandbild *Dr. Martin Luther auf einem Familienfest* (Die Familie des Auftraggebers in Kostümen der Reformationszeit) im Hause Franz Wollner, 1874
Öl/Lwd.; 43 x 63 cm
Bez. u. l.: *AvW 1874*
Karlsruhe, Literarische Gesellschaft (Scheffelbund)
Wv. 1874-6
Abbildung S. 17

Für Eduard L. Behrens

143 ANTON VON WERNER
La Festa (Im Venedig der Hochrenaissance), Wandbild im Treppenhaus der Villa Eduard L. Behrens in Hamburg, Harvestehuder Weg 25, 1876
Öl
Bez. u. l.: *A.v.W. 1876.*
Verbleib unbekannt; die Villa abgebrochen
Wv. 1876-1
Photographie nach dem Original, Berlin: Photographische Gesellschaft; 655 x 850 mm
Berlin, Hochschule der Künste, Zentrale Hochschulbibliothek
Abbildung S. 128

144 ANTON VON WERNER
Entwurf zu dem Wandbild *La Festa*, 1874
Pinsel in Grau über Bleistift; 327 x 485 mm
Bez. u. l.: *AvW 1874.*; u. M.: *No II.*
Merseburg, GStA, Rep. 92 Nl. A.v.Werner. Zeichnungen. Mappe 2, Bl. 31
Abbildung S. 128

Für Rudolf Mosse

145 ANTON VON WERNER
Das Gastmahl der Familie Mosse, Wandbild im Speisesaal der Villa Mosse am Leipziger Platz, 1899
Öl- und Wachsfarben (?)
Bez. u. r.: *Av.W 1899.*
Kriegszerstört
Wv. 1899-1
Photographie nach dem Original: Berlin, Hermann Both Reproductions- und Verlags-Anstalt; 510 x 648 mm
Berlin, Hochschule der Künste, Zentrale Hochschulbibliothek
Abbildung S. 130

146 ANTON VON WERNER
Farbskizze zu dem Wandbild *Das Gastmahl der Familie Mosse*, 1899
Öl/Lwd.; 46 x 89 cm
Berlin, Berlin Museum, Abteilung Jüdisches Museum, Inv. GEM 90/20
Wv. 1899-2
Abbildung S. 130

Für unbekannte Auftraggeber

147 ANTON VON WERNER
Fortuna (*Säume nicht/Dich zu erdreisten/Wenn die Menge zaudernd schweift/Alles kann der Edle leisten,/Der den Augenblick ergreift!*), Skizze zu einem Plafond, 1874
Öl/Lwd.; 65 x 47 cm
Bez. u. r.: *AvW 1874*
Privatbesitz
Wv. 1874-11

148 ANTON VON WERNER
Frühling vertreibt den Winter, 1874
Öl/Lwd.; max. 70 x 120 cm (oval)
Bez. außerhalb der Darstellung: *AvW 1874*
Dr. Karl Feiden
Wv. 1874-12

Für das Café Bauer

149 ANTON VON WERNER
Farbskizze zu dem Wandbild *Symposium (Das Gastmahl)* aus dem Zyklus *Römisches Leben*, 1877
Öl/Lwd.; 53 x 89 cm
Bez. u. r.: *AvW 1877*
Privatbesitz
Wv. 1877-18
Abbildung S. 133

181 ANTON VON WERNER
Die Ausreise, 1864
Bleistift und Pinsel in Braun und Grau, mit Deckweiß gehöht/graubraunes Tonpapier; 408 x 480 mm
Bez. M. l.: *AvW 64*
Karlsruhe, Staatliche Kunsthalle, Kupferstichkabinett, Inv. VIII 2817-12
Abbildung S. 39

Juniperus

182 Juniperus. Geschichte eines Kreuzfahrers erzählt von Joseph Victor Scheffel, illustrirt von Anton von Werner. Mit achtundzwanzig Holzschnitten aus der xylographischen Anstalt von Cloß & Ruff, Stuttgart: Metzler'sche Buchhandlung 1867
Karlsruhe, Literarische Gesellschaft (Scheffelbund)

Bergpsalmen

183 Bergpsalmen. Dichtung von Joseph Victor von Scheffel. Bilder von Anton von Werner. Holzschnitt der xylographischen Anstalt von A. Cloß, Stuttgart: Adolf Bonz & Comp. 1870
Karlsruhe, Literarische Gesellschaft (Scheffelbund)

184 ANTON VON WERNER
Gletscherfahrt, 1868
Feder in Schwarz, grau laviert; 443 x 309 mm
Bez. u. l.: *AvW 1868*
Frankfurt/Oder, Stadtarchiv, Inv. Z 817

185 ANTON VON WERNER
Sturm, 1868
Feder in Schwarz, grau laviert; 457 x 317 mm
Bez. u. M.: *AvW 1868.*
Frankfurt/Oder, Stadtarchiv, Inv. Z 817

Gaudeamus!

186 Gaudeamus! Lieder aus dem Engeren und Weiteren von Joseph Victor von Scheffel. Mit 60 Holzschnitt-Illustrationen und einem Titelbild in Farbendruck von Anton v. Werner. Holzschnitte von Cloß & Ruff in Stuttgart, Stuttgart: Metzler'sche Buchhandlung 1869
Karlsruhe, Literarische Vereinigung (Scheffelbund)

187 Gaudeamus! Lieder aus dem Engeren und Weiteren von Joseph Victor von Scheffel. Mit 111 Holzschnitt-Illustrationen u. Vignetten und einem Titelbild in Tondruck von Anton von Werner. Holzschnitte von A. Cloß in Stuttgart, Stuttgart: J. B. Metzler'sche Buchdruckerei [2]1877
Berlin, Hochschule der Künste, Zentrale Hochschulbibliothek

188 ANTON VON WERNER
Bismarck im Gaudeamus lesend, 1877
Bleistift; 318 x 210 mm
Bez. u. M.: *Gaudeamus!*; u. r.: *A.v.W. 15. Januar 1877.*
Berlin, Kupferstichkabinett, SMB, Inv. Anton von Werner 65
Abbildung S. 47

189 ANTON VON WERNER
Titelblatt, 1867
Feder in Schwarz über Bleistift, laviert; 469 x 362 mm
Bez. u. l.. *Paris*; u. r.: *1867.*
Karlsruhe, Literarische Gesellschaft (Scheffelbund), Inv. M II,2
Abbildung S. 42

190 ANTON VON WERNER
Festgruß zur Feier von J. P. Hebels 100jährigem Geburtstag 10. Mai 1860, 1867
Feder in Schwarz, laviert; 450 x 398 mm
Bez. u. M.: *Gaudeamus*; u. r.: *A.v.W 1867. Paris.*
Karlsruhe, Literarische Gesellschaft (Scheffelbund), Inv. M II,6

191 ANTON VON WERNER
Wanderlied, 1867
Feder in Schwarz, laviert; 468 x 349 mm
Bez. u. l.: *AvW 1867.*; u. r.: *Gaudeamus*
Karlsruhe, Literarische Gesellschaft (Scheffelbund), Inv. M II,3

192 ANTON VON WERNER
Abschied von Olevano, 1867
Feder in Schwarz, laviert; 310 x 305 mm; darüber montierte Einfassung 481 x 319 mm
Bez. u. r.: *Gaudeamus.*; innerhalb der Darstellung u. r.: *AvW 1867*
Karlsruhe, Literarische Gesellschaft (Scheffelbund), Inv. M 1 D 24
Abbildung S. 41

193 ANTON VON WERNER
Der Hut im Meer, 1867
Feder in Braun; 525 x 413 mm
Bez. M. r.: *AvW 67.*; u. r.: *Gaudeamus*
Radolfzell, Stadtmuseum/Scheffelmuseum
Abbildung S. 42

194 ANTON VON WERNER
Die Maulbronner Fuge, 1867
Feder in Braun, laviert; 470 x 400 mm
Bez. u. l.: *AvW 1867*
Radolfzell, Stadtmuseum/Scheffelmuseum
Abbildung S. 42

195 ANTON VON WERNER
Vignette *Der Enderle von Ketsch*, 1867
Feder in Schwarz, laviert; 415 x 296 mm
Bez. u. l.: *AvW 1867.*; u. r.: *Gaudeamus*
Radolfzell, Stadtmuseum/Scheffelmuseum

Der Trompeter von Säckingen

196 Der Trompeter von Säkkingen. Ein Sang vom Oberrhein von Joseph Victor von Scheffel. Illustrirt von Anton von Werner. Holzschnitte aus der xylographischen Anstalt von A. Cloß in Stuttgart, Stuttgart: J. B. Metzler'sche Buchhandlung 1873
Karlsruhe, Literarische Vereinigung (Scheffelbund)

197 Der Trompeter von Säkkingen. Ein Sang vom Oberrhein von Joseph Victor von Scheffel. Illustrirt von Anton von Werner. Holzschnitte aus der xylographischen Anstalt von A. Cloß in Stuttgart, Stuttgart: Adolf Bonz & Comp. [2]1879
Berlin, Hochschule der Künste, Zentrale Hochschulbibliothek

198 Drei Kartons mit aufgeklebten Probeholzschnitten aus dem *Trompeter von Säckingen* mit handschriftlichen Korrekturen Anton von Werners
1) zu S. 21 der Erstausgabe; 242 x 320 mm
2) zu S. 63 und 57 der Erstausgabe; 410 x 321 mm
3) zu S. 286 der Erstausgabe; 330 x 487 mm
Berlin, Hochschule der Künste, Zentrale Hochschulbibliothek

199 ANTON VON WERNER
Titelblatt, 1869
Feder in Schwarz und rote Tusche sowie weiße Deckfarbe; 478 x 321 mm
Berlin, Kupferstichkabinett, SMB, Inv. Anton von Werner 2
Abbildung S. 43

200 ANTON VON WERNER
Wie Jung Werner in den Schwarzwald einreitet, 1869
Bleistift und Feder in Schwarz, laviert und weiß gehöht; 299 x 257 mm
Berlin, Kupferstichkabinett, SMB, Inv. Anton von Werner 5

201 ANTON VON WERNER
Jung Werner erblickt zum ersten Male Margaretha in der Prozession am St. Fridolinstage: *»Den Mann hat's!«*, 1869
Feder in Schwarz, laviert; 470 x 349 mm
Bez. u. l.: *AvW 69 Rom*
Berlin, Kupferstichkabinett, SMB, Inv. Anton von Werner 15
Abbildung S. 43

202 ANTON VON WERNER
Jung Werner überrascht Margaretha Trompete blasend in der Geisblattlaube, 1869
Feder in Schwarz, laviert und weiß gehöht; 507 x 370 mm
Bez. u. l.: *AvW 1869.*
Berlin, Kupferstichkabinett, SMB, Inv. Anton von Werner 34
Abbildung S. 43

203 ANTON VON WERNER
Der Kampf des Feldherrn und seiner Mannen mit den Hauensteiner Bauern, 1869
Feder in Schwarz, laviert; 513 x 375 mm
Bez. u. l.: *AvW. Capri 1869*
Berlin, Kupferstichkabinett, SMB, Inv. Anton von Werner 40

204 ANTON VON WERNER
Erster süßer Kuß der Liebe!, 1869
Feder in Schwarz, laviert; 503 x 366 mm
Bez. u. M.: *AvW. Sorrento Villa Rispoli August 1869.*
Berlin, Kupferstichkabinett, SMB, Inv. Anton von Werner 44

205 ANTON VON WERNER
Die Werbung, 1869
Feder in Schwarz, laviert; 515 x 390 mm
Bez. u. l.: *AvW. Capri 1869.*
Berlin, Kupferstichkabinett, SMB, Inv. Anton von Werner 46

206 ANTON VON WERNER
Der Kardinal Borghese, der Kavalier Bernini u. a. am Eingange von St. Peter, 1869
Feder in Schwarz, laviert; 515 x 385 mm
Bez. u. r.: *AvW. Rom 1869.*
Berlin, Kupferstichkabinett, SMB, Inv. Anton von Werner 55

207 ANTON VON WERNER
Innocentius XI. segnet Werner und Margaretha, 1869
Feder in Schwarz, laviert; 518 x 392 mm
Bez. u. r.: *AvW Venedig 1869.*
Berlin, Kupferstichkabinett, SMB, Inv. Anton von Werner 58

208 ANTON VON WERNER
Werners Trompete, 1869
Feder in Schwarz; 158 x 198 mm
Berlin, Kupferstichkabinett, SMB, Inv. Anton von Werner 60

209 ANTON VON WERNER
Schlußlied. Grabstein des Franciscus Werner Kirchhofer und der Maria Ursula de Schönauer, 1872
Feder in Schwarz; 222 x 209 mm
Bez. u. M.: *Finis AvW 1872.*
Berlin, Kupferstichkabinett, SMB, Inv. Anton von Werner 61

Ekkehard

(illustrierte Ausgabe nicht erschienen)

210 ANTON VON WERNER
Der Mönch Ekkehard trägt die Herzogin über die Schwelle des Klosters, 1867
Feder in Schwarz, laviert; 451 x 333 mm
Bez. u. l.: *AvW. 1867.*
Berlin, Kupferstichkabinett, SMB, Inv. Anton von Werner 1

211 ANTON VON WERNER
Festmahl für Hadwig im Kloster, 1867 (?)
Feder in Schwarz, laviert und mit Deckweiß gehöht; 430 x 350 mm
Bez. u. l.: *AvW*
Karlsruhe, Literarische Gesellschaft (Scheffelbund), Inv. M II,22

212 ANTON VON WERNER
Hadwig und Praxedis auf dem Burgsöller des Hohentwiel, 1879
Feder in Schwarz, laviert und mit Deckweiß gehöht; 490 x 350 mm
Bez. u. l.: *AvW 1879*
Radolfzell, Stadtmuseum/Scheffelmuseum

213 ANTON VON WERNER
Hadwig und Ekkehard auf dem Hohenkrähen, um 1879
Feder und Pinsel in Graubraun, laviert; 525 x 380 mm
Bez. u. l.: *AvW*
Radolfzell, Stadtmuseum/Scheffelmuseum
Abbildung S. 44

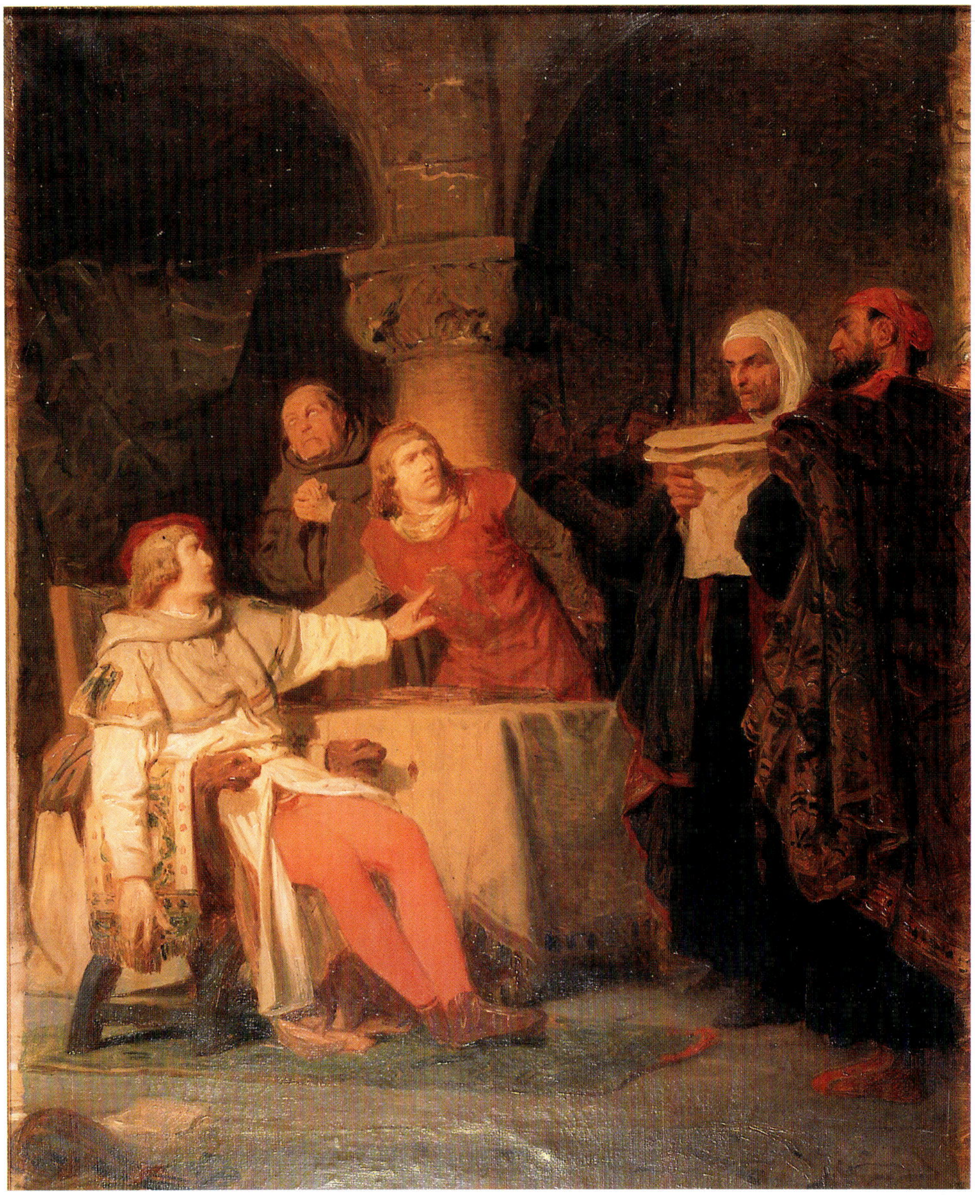

214

er in Begleitung seines Jugendgefährten, Prinz Friedrich von Baden, über die Alpen und drang ungeachtet des von Papst Clemens IV. verhängten Banns bis Rom vor. Im August 1268 wurde er von Karl von Anjou, einem Bruder König Ludwigs IX. von Frankreich, bei Tagliacozzo/Scurcola geschlagen, gefangengenommen und als Hochverräter und Frevler gegen die Kirche zum Tode verurteilt. Karl berief dazu eine Versammlung von Rechtsgelehrten nach Neapel ein, doch nur Robert von Bari sprach Konradin das Recht ab, sein ererbtes Reich durch Krieg zurückzugewinnen. Dies genügte, Konradin und Friedrich am 29. Oktober 1268 öffentlich hinzurichten. Die Verlesung des Todesurteils bei der Vollstreckung nahm Robert von Bari vor. Das Votum wurde dem sechzehnjährigen Konradin beim Schachspiel überbracht. Ob dies gleichfalls durch Robert von Bari geschah, wie Werner es darstellt, ist historisch nicht überliefert.

Werner nutzt das Motiv der Urteilsverkündung zur dramatisch ausschmückenden Inszenierung eines historischen Stoffes. Ein Vergleich mit Johann Heinrich Tischbeins Darstellung desselben Ereignisses, entstanden 1783/84 (Gotha, Schloßmuseum) – das Werner gekannt zu haben scheint –, macht deutlich, wie der Jüngere den Erzählfluß strafft und die Handlung zuspitzt. Tischbein beruft sich auf Johann Jakob Bodmers Epos über Konradin von Schwaben (1771),

221

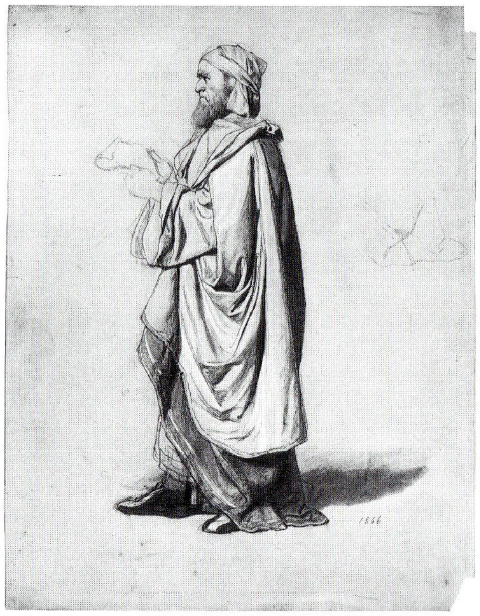

Konradin von Hohenstaufen und Friedrich von Baden

Die Endfassung des Hohenstaufenbildes (Wv. 1866-1; Abb. 29) sowie das Bild *Heinrich IV. durch Anno von Köln geraubt* (Kat. 225) brachten Werner als monumentale Historiengemälde erste künstlerische Anerkennung. Stilistisch und ikonographisch orientierte er sich dabei eng an der Düsseldorfer Schule, in diesem Falle etwa an Ferdinand Theodor Hildebrandts *Die Ermordung der Söhne Eduards IV.* von 1835 (Düsseldorf, Kunstmuseum) oder an Carl Friedrich Lessings *Gefangennahme des Papstes Paschalis II.* von 1840 (Wuppertal, Von der Heydt-Museum). Lessing hatte für sein Gemälde die eigene Vorlagensammlung sowie Friedrich von Raumers *Geschichte der Hohenstaufen und ihrer Zeit* (1823–25) benutzt; es liegt nahe, daß Werner davon profitierte. An Lessings Arbeitsweise erinnert auch die Fülle der vorbereitenden Studien, ein akademisches Prinzip, dem Werner bei seinen späteren Kompositionen treu blieb.

Konradin, der 1252 geborene letzte Sprößling der Hohenstaufen, war von den Ghibellinen zur Wiedereroberung Italiens aufgefordert worden. Im Herbst 1267 zog in dem erzählt wird, die beiden Gefangenen hätten bei Verkündung des Urteils ihr Schachspiel nicht unterbrochen. Er stimmt das Thema aufs Seelische ab, unter Berufung auf Johann Caspar Lavaters *Physiognomische Fragmente* (1774–78) interessiert ihn vor allem die Wiedergabe von Gefühlsregungen (vgl. Hager 1989, S.61). So erscheinen Friedrich und Konradin beinahe unbeteiligt, dagegen fordert an zentraler Stelle eine weinende Gestalt zur *compassio* auf. Bei Werner ist Friedrich von Baden erregt aufgesprungen, Konradin sucht ihn zurückzuhalten. Die beiden sind die alleinigen, von der Lichtführung herausgestellten Hauptpersonen. Während Tischbein ein allgemeines Exempel von Tugend und Standfestigkeit im Sinne der Aufklärung statuiert, spielt Werner auf aktuelle politische Bezüge an. 1864, als er den Entschluß zu seiner Komposition faßte, schien *»die Hohenstaufen– und die deutsche Kaiserzeit in der Luft zu liegen«* (Werner 1914, S.161). Es war die Zeit der Einigungskriege (1864 gegen Dänemark, 1866 gegen Österreich), und im Vorfeld des Kulturkampfs galt es, der reichsfeindlichen und antipreußischen Politik der wiedererstarkten katholischen Kirche zu begegnen. So zeigt Werner, der, katholisch getauft, 1871 protestantisch heiratete, das weltliche Oberhaupt als Opfer der päpstlichen Gewalt. Gerlinde Brandenburger verweist auf einen weiteren Aspekt – Werners Gemälde *»zeigt eine Szene aus dem Mittelalter und meint die Gegenwart: der badische Prinz, verbunden mit dem Repräsentanten des Kaisertums, erleidet Schmach und Tod durch das Papsttum und die von ihm favorisierten Franzosen; im Hinblick auf die 1866 herbeigesehnte Einigung des Deutschen Reiches liegt darin die Aufforderung an den protestantischen Großherzog von Baden, sich mit den Glaubensgenossen des preußischen Königshauses, den zukünftigen Kaiserlichen, zu verbünden, um politische und religiöse Feinde abzuwehren«* (Kunst in der Residenz 1990, S.231).

Vorliegende Farbskizze unterscheidet sich von der Ausführung vor allem durch das karikaturhafte Element des bigotten Mönches anstelle des kühl taktierenden Klerikers, der gewissermaßen seinen Segen zu dem Urteil gibt; das eine stellt in drastischer, das andere in subtiler Weise Unrechtmäßigkeiten der katholischen Kirche vor Augen.

Die Endfassung hatte Werner für die Weltausstellung 1867 in Paris bestimmt, wo er sie zum Verkauf anbot. Aber erst 1910 wurde sie von der großherzoglichen Galerie in Karlsruhe erworben. *»Der arme ›Konradin von Hohenstaufen‹ lag ebenso wie der böse ›Hanno von Cöln‹ fünfunddreißig Jahre lang zusammengerollt auf dem Speicher meines Hauses. Als ich die beiden Bilder [...] reinigen ließ, zeigten sich beide tadellos erhalten und frisch in der Farbe, ohne Nachdunkelung oder Risse, was jedenfalls ein gutes Zeugnis für die sorgfältige Maltechnik ist, die bei ihrer Entstehung angewendet wurde«* (Werner 1914, S.223, 293).

214 ANTON VON WERNER
Farbskizze zu dem Gemälde *Konradin von Hohenstaufen und Friedrich von Baden, das Todesurteil hörend*, um 1865
Öl/Lwd.; 68 x 57 cm
Weinheim, Ludwig Hoheisel
Wv. 1865-7
Abbildung

215 ANTON VON WERNER
Kinderkopf im Profil, 1864
Öl/Lwd.; 39 x 33 cm
Bez. u.r.: *AvW 1864*
Berlin, Akademie der Künste, Inv. 25
Wv. 1864-6

216 ANTON VON WERNER
Stoff auf einer Stuhllehne, 1865
Bleistift, laviert/chamoisfarbenes Tonpapier; 241 x 306 mm
Bez. u.r.: *1865*
Privatbesitz

217 ANTON VON WERNER
Modellskizze zu Friedrich, aufspringend, 1865
Schwarze Kreide, laviert und weiß gehöht/hellbraunes Tonapier; 408 x 478 mm
Bez. u.M.: *1865*
Merseburg, GStA, Rep. 92 Nl. A.v.Werner. Zeichnungen. Mappe 9, Bl. 1

218 ANTON VON WERNER
Modellskizze zu Konradin, sitzend, 1866
Bleistift, schwarze und farbige Kreiden, laviert und weiß gehöht; 480 x 610 mm
Bez. u.l.: *Av.W. Carlsruhe 1866*
Privatbesitz

219 ANTON VON WERNER
Gewandstudie zu Konradin, 1866
Schwarze Kreide, gewischt und laviert, und Rötel, weiß gehöht/hellbraunes Tonpapier; 480 x 570 mm
Bez. u.r.: *AvW. Carlsruhe 1866*
Merseburg, GStA, Rep. 92 Nl. A.v.Werner. Zeichnungen. Mappe 9, Bl. 2

220 ANTON VON WERNER
Hände, ein Schriftstück haltend, 1866
Schwarze Kreide, weiß gehöht/chamoisfarbenes Tonpapier; 470 x 306 mm
Bez. M.: *1866.*
Privatbesitz

221 ANTON VON WERNER
Modellstudie zum Urteilsverkünder, 1866
Schwarze und farbige Kreiden, gewischt und weiß gehöht/chamoisfarbenes Tonpapier; 617 x 475 mm
Bez. u.r.: *1866*
Privatbesitz
Abbildung

222 ANTON VON WERNER
Kopf zum Urteilsverkünder, 1866
Schwarze Kreide, weiß gehöht, mit Rötelspuren/hellbraunes Tonpapier; 575 x 458 mm
Bez. M.l.: *AvW 1866*
Merseburg, GStA, Rep. 92 Nl. A.v.Werner. Zeichnungen. Mappe 9, Bl. 7

223 ANTON VON WERNER
Modell- und Gewandstudie zum Geistlichen, 1866
Schwarze Kreide und Rötel, weiß gehöht/hellbraunes Tonpapier; 573 x 440 mm
Bez. u.r.: *1866*
Merseburg, GStA, Rep. 92 Nl. A.v.Werner. Zeichnungen. Mappe 9, Bl. 8

224 ANTON VON WERNER
Zwei Handstudien zum Geistlichen, 1866
Schwarze Kreide, weiß gehöht, mit Rötelspuren/hellbraunes Tonpapier; 478 x 305 mm
Bez. M.r.: *AvW. 1866*
Merseburg, GStA, Rep. 92 Nl. A.v.Werner. Zeichnungen. Mappe 9, Bl. 9

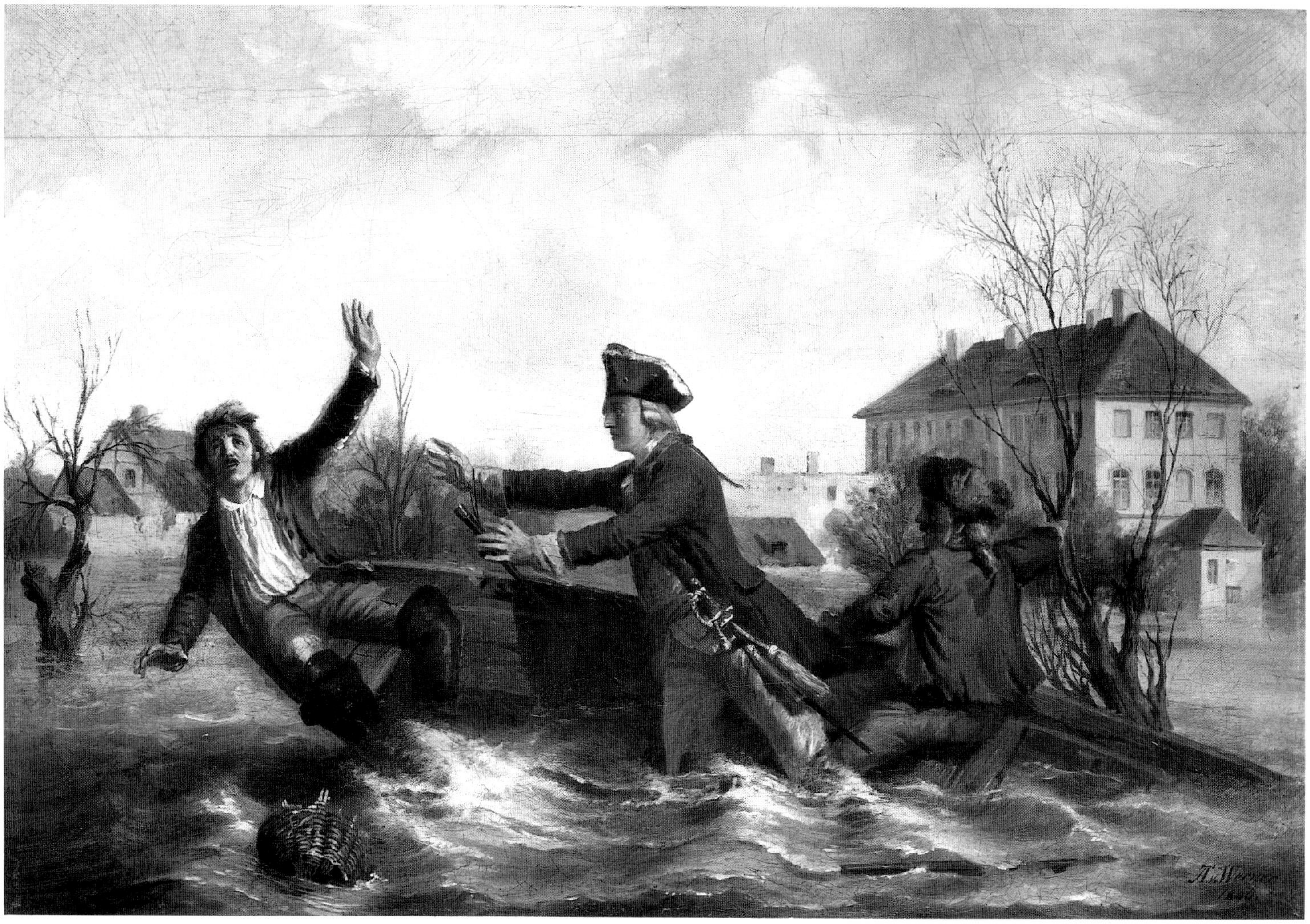

229 ANTON VON WERNER
Modell- und Kostümstudie zu Luther und Cajetan, 1865
Bleistift, laviert und weiß gehöht/chamoisfarbenes Tonpapier; 472 x 585 mm
Bez. u. r.: *Carlsruhe 1865*
Privatbesitz

Der Tod des Prinzen Leopold von Braunschweig

Der 1752 geborene Herzog Leopold von Braunschweig, ein Neffe Friedrichs des Großen, wurde 1776 zum Chef eines Infanterieregiments in Frankfurt/Oder berufen, wo er bis zu seinem Tod lebte. Er beteiligte sich am Bayerischen Erbfolgekrieg und wurde 1782 zum General befördert. Am 27. April 1785 ertrank er bei dem Versuch, die nach Aufgang des Eises von den Wasserfluten bedrohten Bewohner der unteren Dammvorstadt Frankfurts zu retten.

Werner berichtet in seinen Jugenderinnerungen von dem faszinierenden Erlebnis der regelmäßig wiederkehrenden Oderüberschwemmungen, das ihm die Folie für sein erstes Historiengemälde lieferte: *»Und wenn im Winter der Schnee die Dächer und Türme der alten Stadt und den zu Eis erstarrten Oderstrom mit seinen Nebenarmen und weidenumbuschten Ufern und Sandwerdern in glitzernd-weißes Gewand gehüllt hatte und die Stadtsilhouette sich melancholisch in den nebelgrauen Hintergrund drückte oder sich am eiskalten, schönen Wintertag sonnig strahlend vom dunkelblauen Himmel abhob, so konnte auch ein Malerauge befriedigt sein. Oder wenn gar das Eis in Bewegung geriet, und die mächtigen Eisschollen in brausendem Gewoge an den Eisblöcken der alten Holzbrücke krachend zerschellten, da konnte man mit Entzücken und Grauen ein malerisches Schauspiel bewundern, dem leider oft auch die Tragik erschütternder Unglücksfälle nicht fehlte [...] – Mein erstes Historienbild, das ich mit Hilfe eines alten Stiches ausführte, war denn auch der Tod des Prinzen Leopold von Braunschweig, der bei einer solchen Gelegenheit sein menschenfreundliches Rettungswerk dem wütenden Element mit seinem Leben bezahlte«* (Werner 1914, S. 5).

231

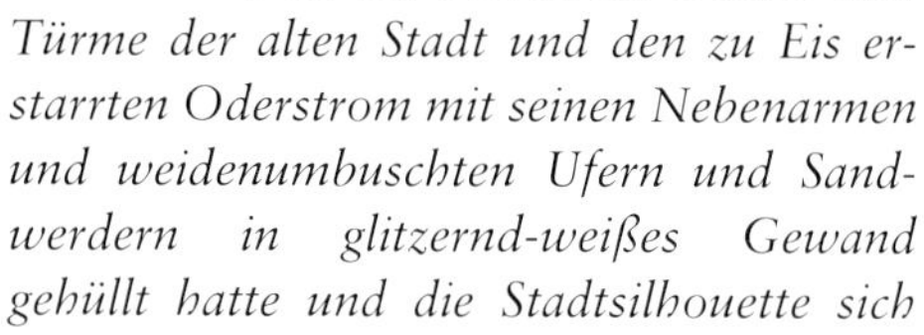

Das Unglück griffen unmittelbar zwei zeitgenössische Künstler in Radierungen auf: Bernhard Rode und Daniel Chodowiecki, der den Erlös aus dem Verkauf den Opfern der Katastrophe zur Verfügung stellte. Chodowiecki zeigt Leopold in dem Moment, wo er den Kahn besteigt, und zitiert in der Beischrift die letzten Worte des Herzogs (*»Ich bin ein Mensch wie Ihr, und hier kömmt es auf Menschenrettung an.«*), führt also ein Exempel fürstlicher Tugend vor Augen. Rode, der das Ereignis überdies in einem Gemälde verarbeitete (Frankfurt/Oder, Museum Viadrina), schildert hingegen die Auffindung des Ertrunkenen, rückt also den Unglücksfall in den Mittelpunkt des Geschehens und nicht den heldenmütigen Entschluß, der ihm vorausging. Von der Komposition und der Inszenierung her schloß sich Werner mehr der Radierung Rodes an, griff mit dem Kentern des Kahns allerdings geschickt den dramatischen Höhepunkt der Handlung heraus. Im Vergleich mit Werners acht Jahre darauf entstandenem Bild *Heinrich IV. durch Anno von Köln geraubt* (Kat. 225) offenbart sich freilich die malerische Schwäche des Erstlingswerkes.

230 ANTON VON WERNER
Der Tod des Prinzen Leopold von Braunschweig, 1860
Öl/Lwd.; 58 x 83 cm
Bez. u. r.: *A.v. Werner 1860.*
Frankfurt/Oder, Museum Viadrina,
Inv. V/K_1-523
Wv. 1860-2
Abbildung

231 BERNHARD RODE (1725–1797)
Der Tod des Herzogs Leopold von Braunschweig, 1785
Radierung; 194 x 285 mm
Kiel, Kunsthalle zu Kiel, Inv. AB 3139
Abbildung

Die Stiftung des Schwarzen Adlerordens

1880 erhielt Werner von Kronprinz Friedrich Wilhelm den Auftrag zu einem Wandbild für die Kapelle des Schwarzen Adlerordens im Schloß, das zum 190. Ordensfest am 18. Januar 1881 unter Anlehnung an eine Skizze von Antoine Pesne (Kat. 234) fertiggestellt sein sollte. Auf der Grundlage einer Farbskizze (Kat. 233), die Werner vermutlich unmittelbar nach Auftragserteilung anfertigte, bereiteten seine Atelierschüler Gustav Wendling und Carl Hochhaus das Wandbild so weit vor, daß Werner es trotz

232

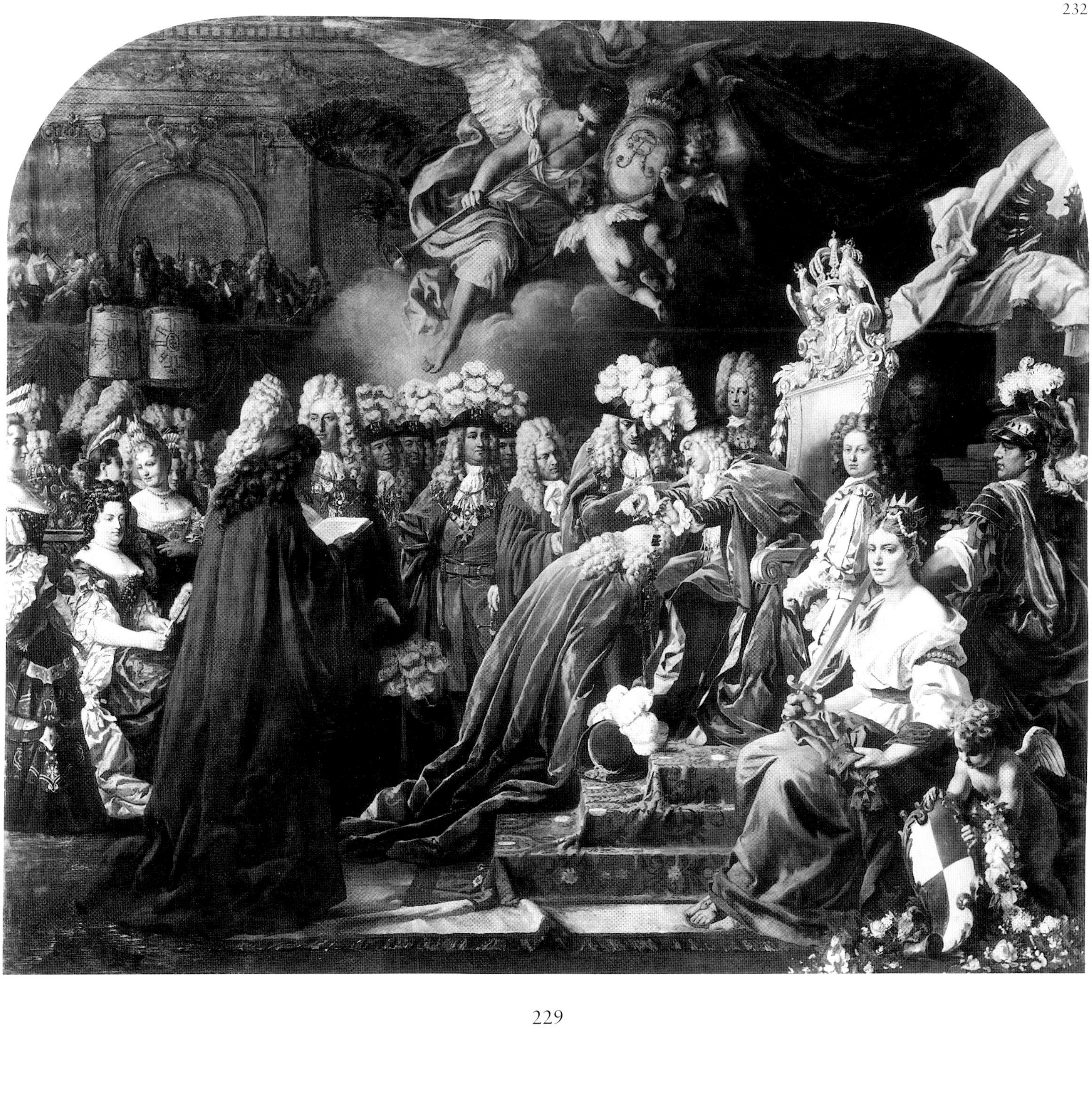

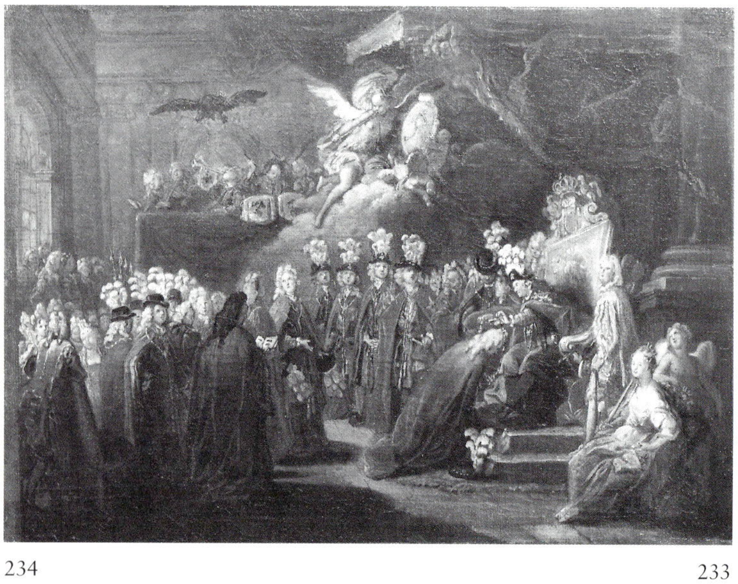

234

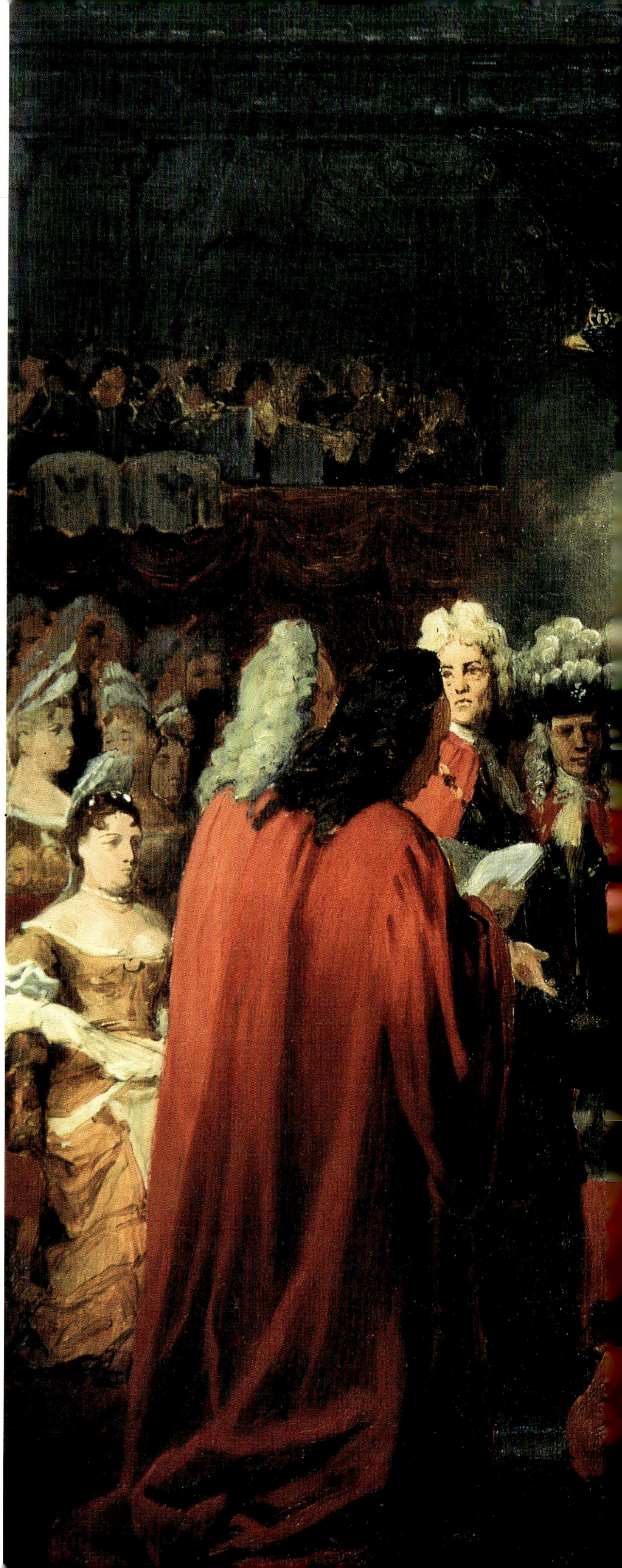

233 ▷

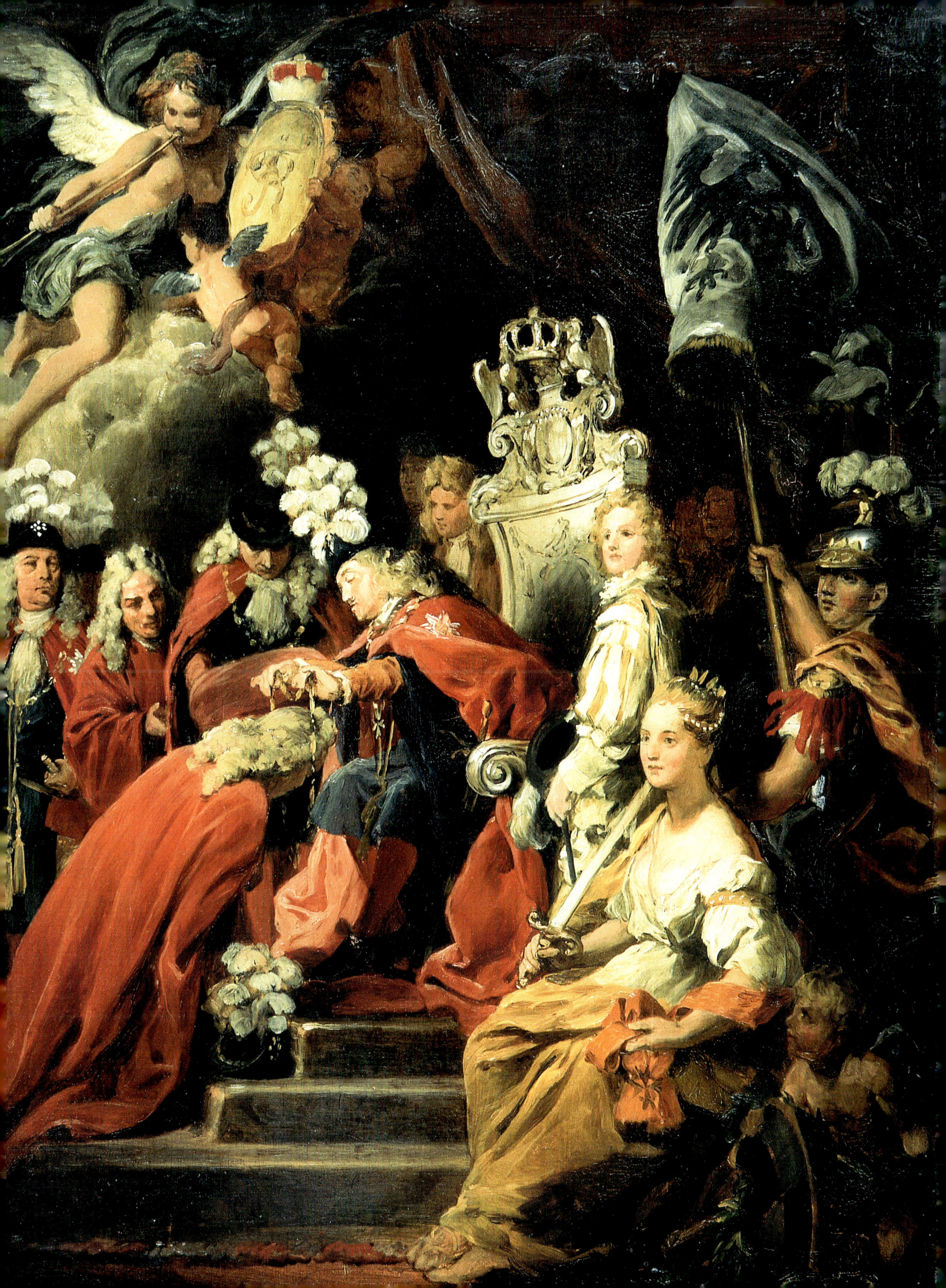

mancher Schwierigkeiten pünktlich vollenden konnte.

Gezeigt wird die Stiftung des Schwarzen Adlerordens durch Kurfürst Friedrich III. am 17. Januar 1701, dem Tag vor seiner Krönung zum ersten König in Preußen (als König Friedrich I.). Schon am Morgen des 17. Januar war der Oberstkämmerer Graf von Wartenberg zum Ritter geschlagen worden, der Friedrich nun assistiert. Der Orden wurde zunächst dem Kronprinzen verliehen, dann den drei Brüdern Friedrichs, dem Sohn seiner Schwester und einer Anzahl von Staatsmännern, Generälen und Höflingen. Bei Beurteilung des Authentizitätswerts der Darstellung ist zu berücksichtigen, daß sich Werner mit dem Bezug auf Pesne keineswegs einer Primärquelle bediente, denn dessen Skizze kann erst nach seiner Berufung an den Berliner Hof 1711 entstanden sein; bei der Zeremonie in Königsberg war er nicht zugegen. Pesne schuf eine allegorische Überhöhung mit Assistenzfiguren wie der Borussia und der Fama und stellte alle Ritter in vollem Ornat dar, obwohl die Ordenskostüme beim Gründungsakt noch gar nicht fertig waren (Seidel 1900, S. 131), was Anton von Werner auch alles übernahm. Freilich ging es bei dem Auftrag an ihn um nichts weniger als ein historisch »korrektes« Ereignisbild, sondern um eine Dekorationsmalerei, an deren Ausführung Pesne möglicherweise nur durch den Tod Friedrichs 1713 gehindert worden war. Anlaß bot die 1879 vorgenommene Umgestaltung der zu den Schlüterschen Paradekammern gehörenden Kapelle zum Kapitelsaal des Schwarzen Adlerordens.

Die in Werners Farbskizze noch spürbare Kraft des Spätbarocks verliert sich in der Endfassung vollends, nehmen die Figuren dort doch eine photographisch ausgeprägte Gestalt an. So gerät die Szene zu einem historistischen Kostümstück ähnlich den Familienbildnissen Wollner (Kat. 142) und Mosse (Kat. 145–146). Schon in der Farbskizze verlieh Werner der Erscheinung einiger Personen genrehafte Züge, die sich – wie bei der Königin in ihrer Korpulenz – nun noch verstärken. Zu identifizieren sind v. l. n. r. die Herzogin von Holstein, Gräfin von Wartenberg, Königin Sophie Charlotte, Oberhofmeisterin von Steenland, Gräfin von Bülow, Markgraf Albrecht Friedrich, Herzog von Holstein, Graf von Dönhoff, Markgraf Christian Ludwig, Graf Alexander von Dohna, Graf von Barfuss, Graf von Wartenberg, König Friedrich I., Graf Christoph von Dohna und Kronprinz Friedrich Wilhelm.

Der Schwarze Adlerorden war die höchste preußische Auszeichnung. Das Ordenszeichen bestand aus einem blauen achtspitzigen Kreuz mit Adlern in den Winkeln und dem ligierten Monogramm F.R. (Fridericus Rex). Der Orden wurde zu einem orangefarbenen Band über die linke Schulter getragen. Dazu gehörte auf der Brust des Trägers ein silberner achtspitziger Stern mit schwarzem Adler und der Devise *SUUM CUIQUE*. Auch Kleidungsstücke gehörten zu den Insignien: Weste, Mantel und Hut, des weiteren Kette, Schwert, Siegel und Siegeltasche.

232 ANTON VON WERNER
Die Stiftung des Schwarzen Adlerordens (17. Januar 1701), Wandbild im Berliner Schloß, Kapitelsaal des Schwarzen Adlerordens, 1881
Öl/Lwd.; 3,24 x 3,83 m
Ehemals Berlin, Schloß, Inv. GK I 995; Verbleib unbekannt
Wv. 1881-1
Photographie nach dem Original, Berlin: Photographische Gesellschaft;
656 x 842 mm
Berlin, Hochschule der Künste, Zentrale Hochschulbibliothek
Abbildung S. 229

233 ANTON VON WERNER
Farbskizze zu dem Wandbild *Die Stiftung des Schwarzen Adlerordens*, 1880
Öl/Lwd.; 79 x 94 cm
Doorn, Stiftung Haus Doorn, Niederlande, Inv. 1343 (GK I 8711)
Wv. 1880-18
Abbildung S. 230/231

234 ANTOINE PESNE (1683–1757)
Die Stiftung des Schwarzen Adlerordens durch König Friedrich I. in Preußen am 17. Januar 1701 in Königsberg, um 1712
Öl/Lwd.; 46 x 63 cm
Potsdam, SSG Potsdam-Sanssouci, Inv. GK I 1081
Abbildung S. 230

Die Wandbilder in der Kieler Gelehrtenschule

1869 wurde Werner vom Preußischen Staat mit der Ausführung von zwei thematisch aufeinander bezogenen Halbrundbildern für die Aula der Kieler Gelehrtenschule beauftragt. Mit dem Rückgriff auf die Reformation und die Befreiungskriege sollte wohl die moralische Legitimation des deutschen Widerstandes in dem bis 1866 dänisch regierten Schleswig-Holstein zum Ausdruck gebracht werden. Die Ausschmückung des vom Kieler Stadtbaumeister Gustav Ludolf Martens am Kleinen Kiel errichteten Neubaus ging auf eine Anregung des ersten preußischen Oberpräsidenten in Schleswig-Holstein, Carl von Scheel-Plessen, zurück. Martens, den Werner im Winter 1868/69 in Rom kennenlernte, vermittelte den Auftrag: »*Aber es geschah unerwartet etwas, was ich im Stillen immer gehofft hatte: meine in Karlsruhe und Paris gemalten Historienbilder brachten mir einen Erfolg [...] Der Baumeister Martens hatte sie gesehen und machte mir daraufhin den Antrag [...] Nichts konnte mir erwünschter kommen, und wenn auch die darzustellenden Vorgänge [...] sich wenig für eine Arbeit in der klassischen Atmosphäre Roms eigneten, und das in Aussicht gestellte Honorar für die figurenreichen Bilder sehr gering war, so überwog doch bei Auftrag, wenn er mir wirklich vom preußischen Ministerium erteilt wurde, die Befriedigung meines sehnlichen Wunsches, ein paar große Wandflächen bemalen zu dürfen*« (Werner 1914, S. 335 f.). Zu diesen beiden Bildern befinden sich in einem 1869 in Rom entstandenen Skizzenbuch (Kat. 235) die später variierten Kompositionsentwürfe.

Nach der Fertigstellung von Kartons und Farbskizzen reiste Werner im Juli 1870 in Begleitung seines Schülers und Gehilfen Georg Urlaub zur Ausführung nach Kiel. Die Aula war in einer großen Halle mit tonnengewölbter Holzdecke und offenliegender Balkenkonstruktion untergebracht. Trotz mancher, in Werners Erinnerungen anekdotenreich wiedergegebener Behinderungen (Werner 1913, S. 3 ff.) konnten die beiden Gemälde bis zum September 1870 fertiggestellt werden; zunächst *Luther vor dem Reichstag in Worms* an der Südwand, dann das Pendant gegenüber. Werner entwarf auch die ornamentale Rahmung mit den Luther und Friedrich Wilhelm III. zitieren-

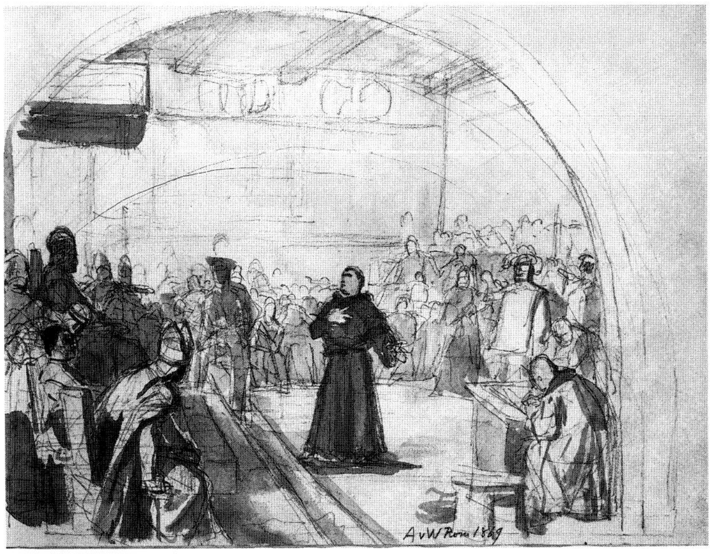

235

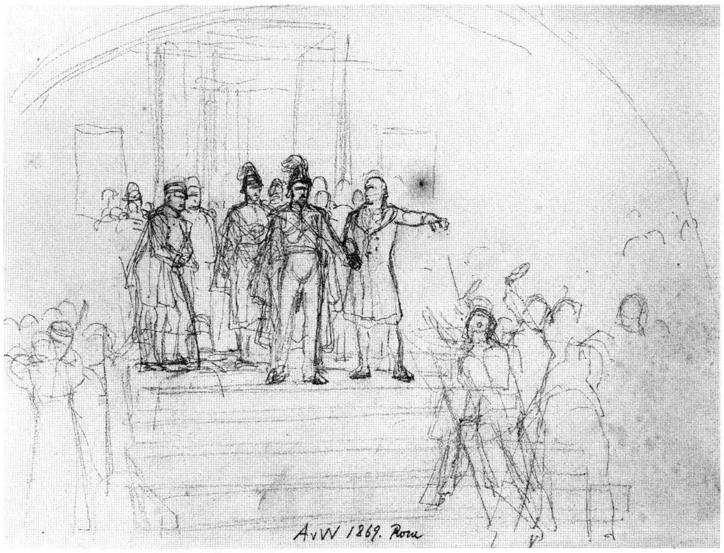

235

den Spruchbändern »*Hier stehe ich, ich kann nicht anders, Gott helfe mir, Amen!*« und »*Nichtswürdig ist die Nation, die nicht ihr Alles freudig setzt an ihre Ehre!*« sowie die Dekoration der Wände. Gegen das als zu preußisch empfundene Thema der nationalen Erhebung von 1813 opponierte anfangs eine partikularistisch gesonnene Partei unter Führung des Gründers der *Kieler Zeitung*, Wilhelm Ahlmann, der lieber eine Episode aus der schleswig-holsteinischen Geschichte dargestellt sehen wollte.

235 ANTON VON WERNER
Skizzenbuch Nr. 1102 (Rom, *Der Trompeter von Säckingen, Irregang, Hugdietrichs Brautfahrt*), 1869
232 x 325 mm
Aufgeschlagen: Entwürfe zu den Wandbildern *Luther vor dem Reichstag in Worms* und *Die nationale Erhebung von 1813*, 1869; Bleistift, die erstere laviert
Privatbesitz
Abbildungen

236 ANTON VON WERNER
Kompositionsskizzen zu den Wandbildern *Luther vor dem Reichstag in Worms* und *Die nationale Erhebung von 1813*, ca. 1869
Bleistift, die erstere laviert; 430 x 539 mm
Verso: Apotheose zum Siegeseinzug, 1870
Schleswig, Schleswig-Holsteinisches Landesmuseum, Inv. 1971/427
Abbildungen

237 ANTON VON WERNER
Selbstbildnis bei der Arbeit an den Kieler Wandbildern, 1870
Bleistift; 214 x 304 mm
Bez. u. r.: *AvW Kiel 1870*
Schleswig, Schleswig-Holsteinisches Landesmuseum, Inv. 1966/4

Mit der Bulle *DECET ROMANUM PONTIFICEM* vom 3. Januar 1521 bestätigte Rom den Bann über Luther. Karl V. lud den Reformator unter dem 6. März unter Zusicherung freien Geleits zu einem Verhör nach Worms vor. Am 17. April trat Luther, von der Bevölkerung gefeiert, in Anwesenheit Kaiser Karls V. vor den Reichstag. Er bekannte sich zu seinen Schriften, bat aber wegen eines eventuellen Widerrufs um Bedenkzeit. Im Verhör vom 18. April klassifizierte er seine Bücher in solche, die nicht inkriminiert würden; in solche, die sich gegen die Tyrannei des Papsttums wendeten, wovon er nichts zurücknehmen könne; und in

236

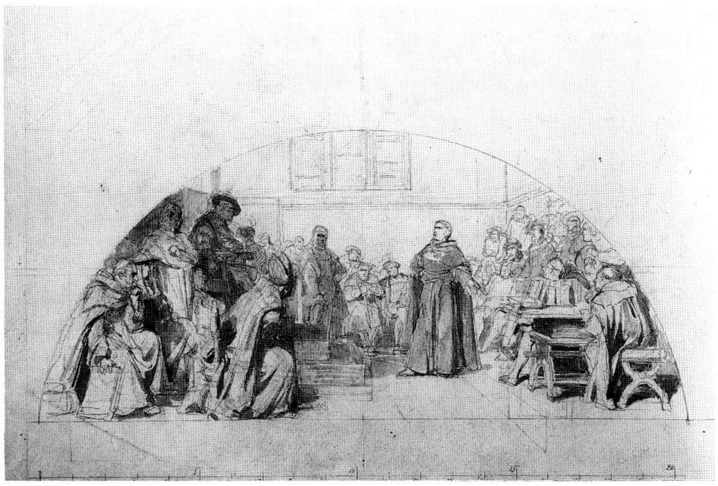

236

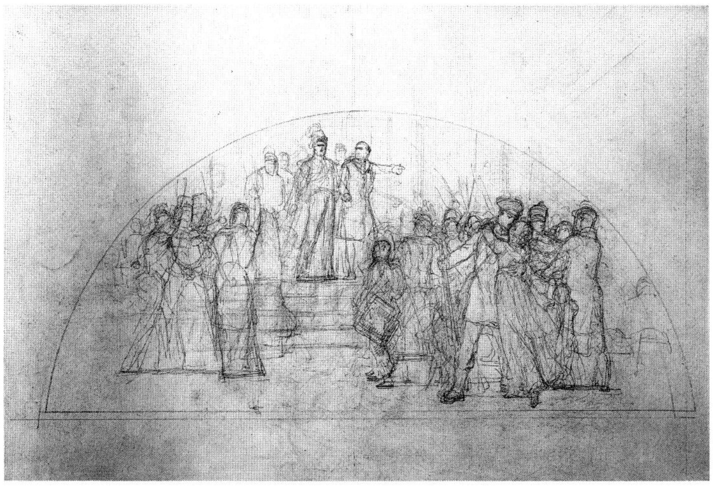

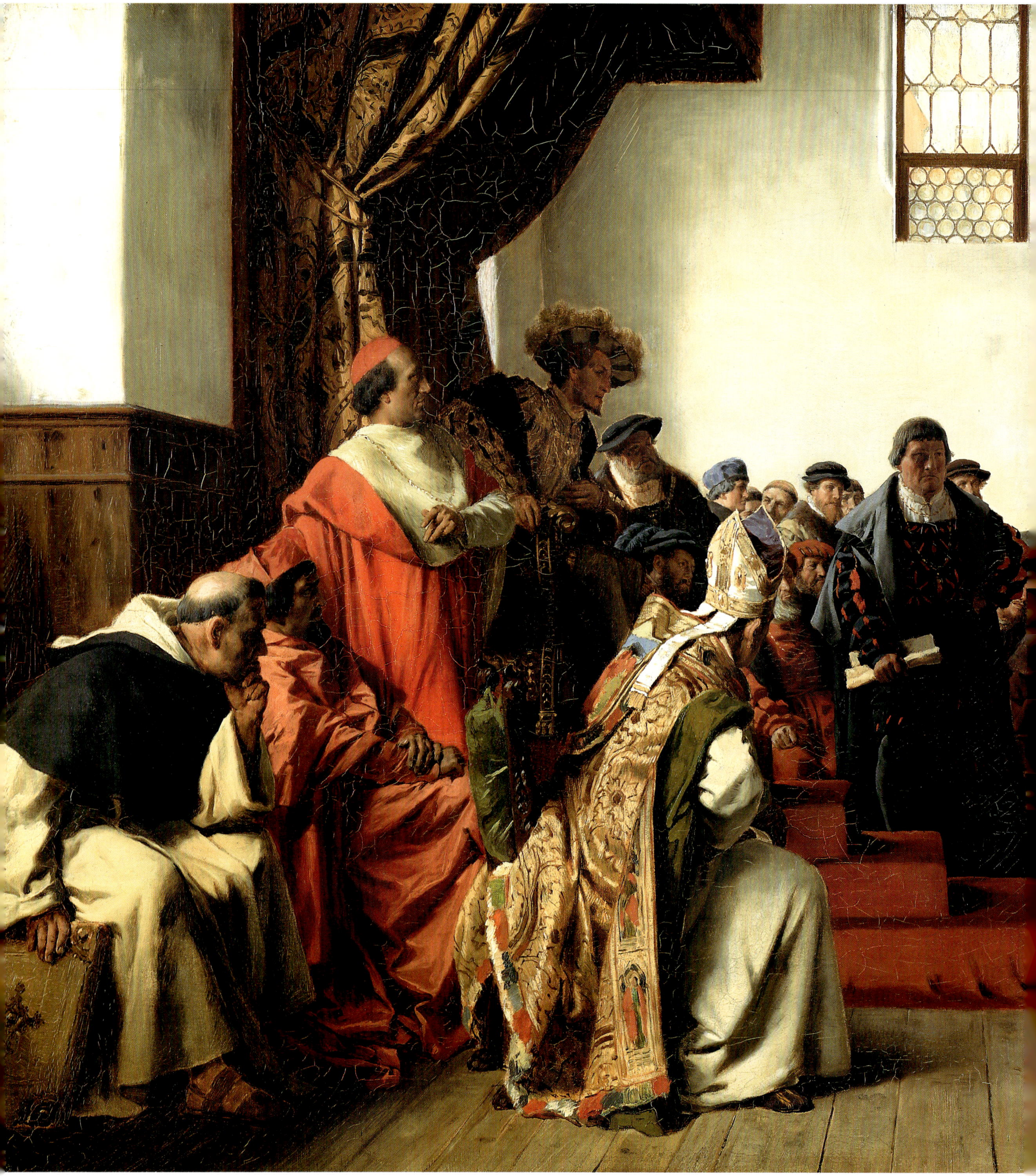

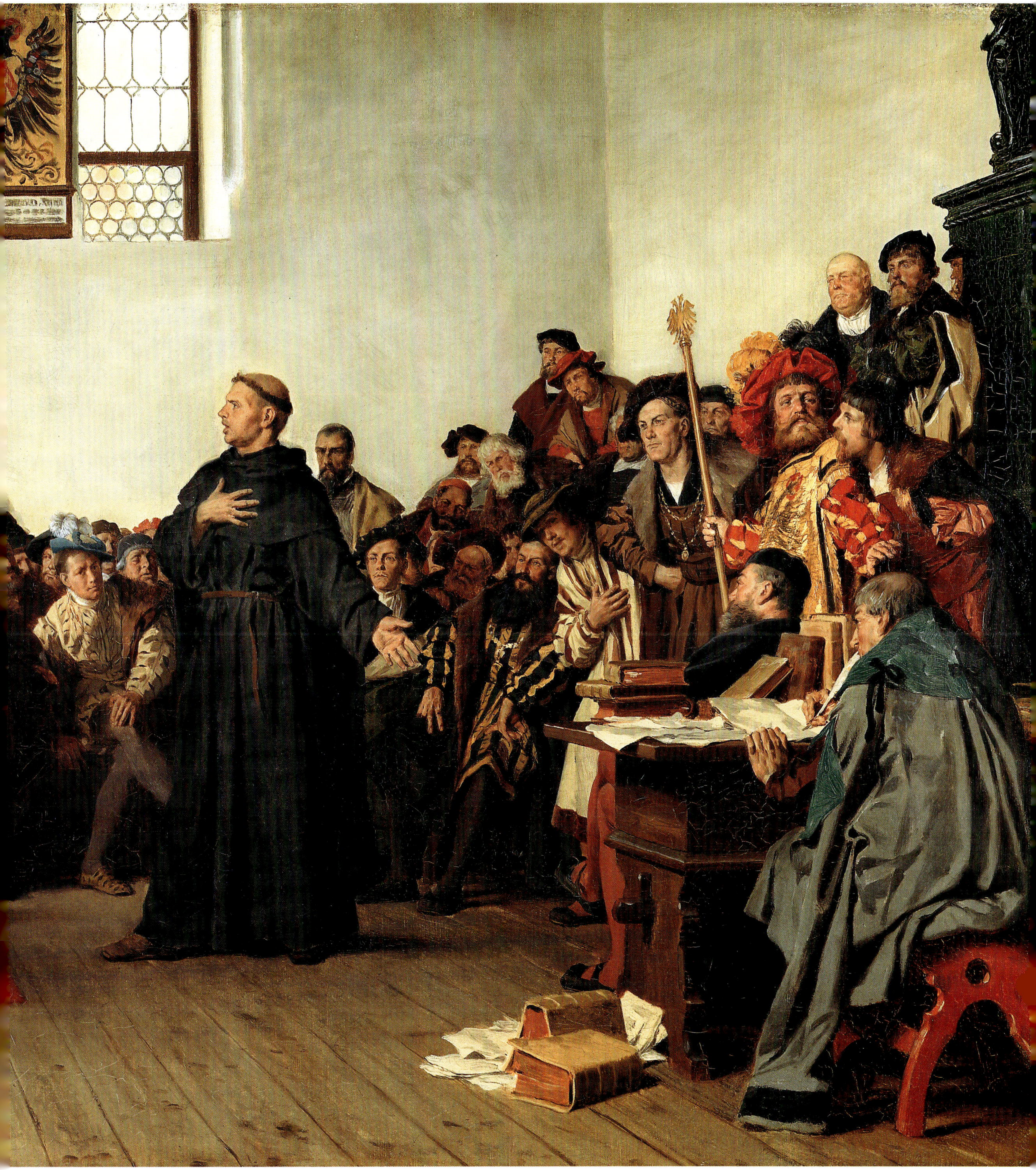

244

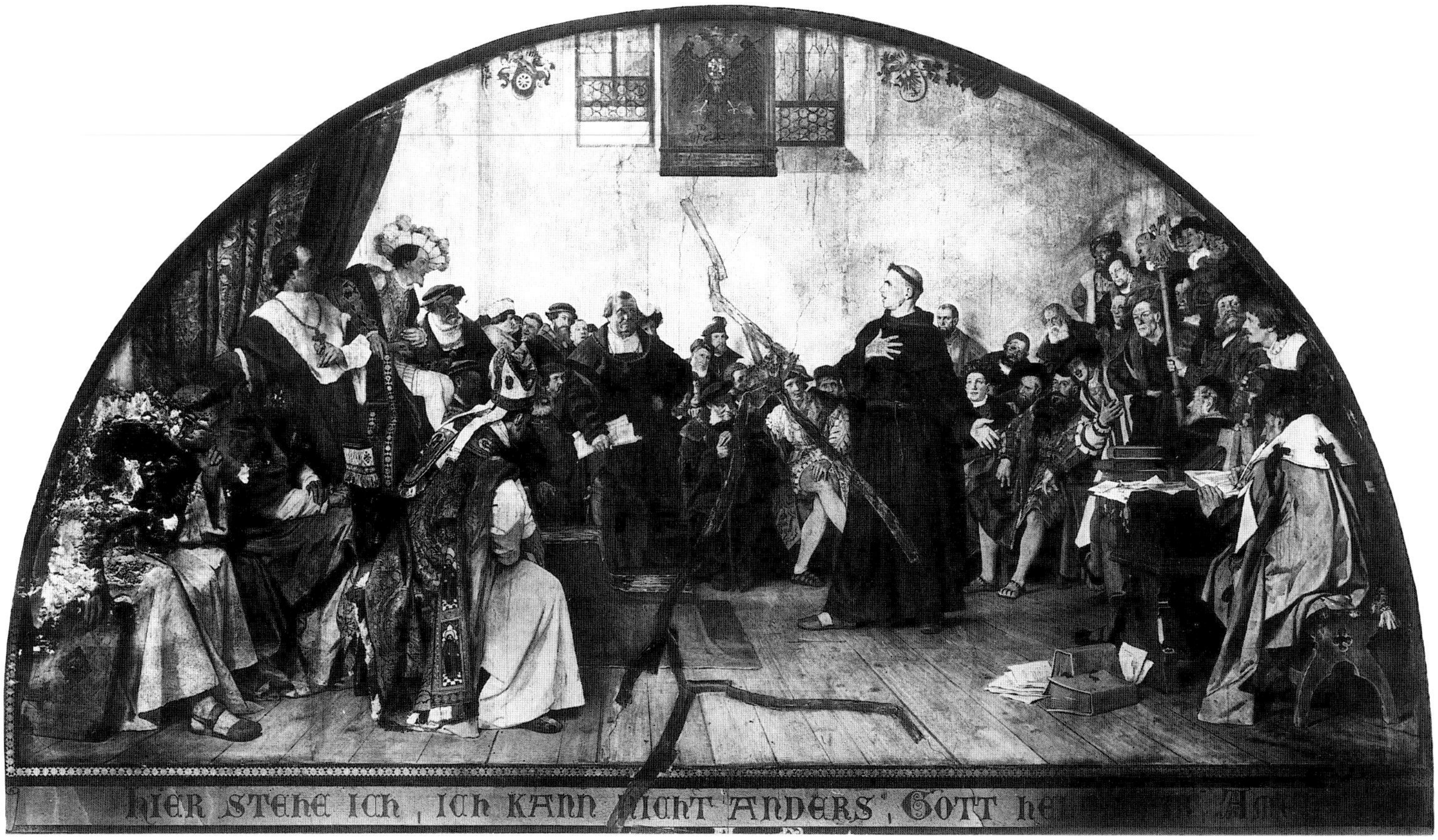
HIER STEHE ICH, ICH KANN NICHT ANDERS, GOTT

238

246

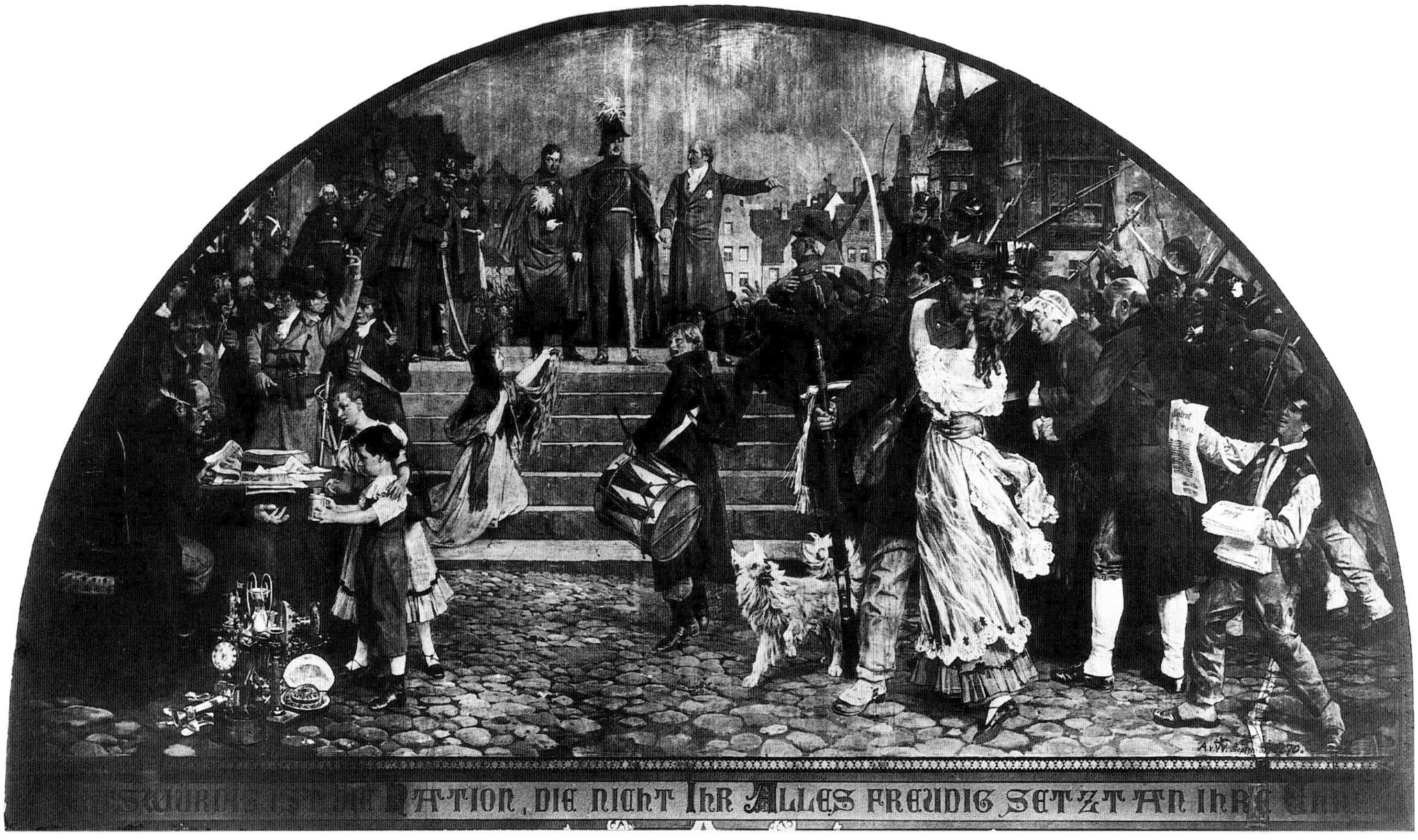
NATION, DIE NICHT IHR ALLES FREUDIG SETZT AN IHRE

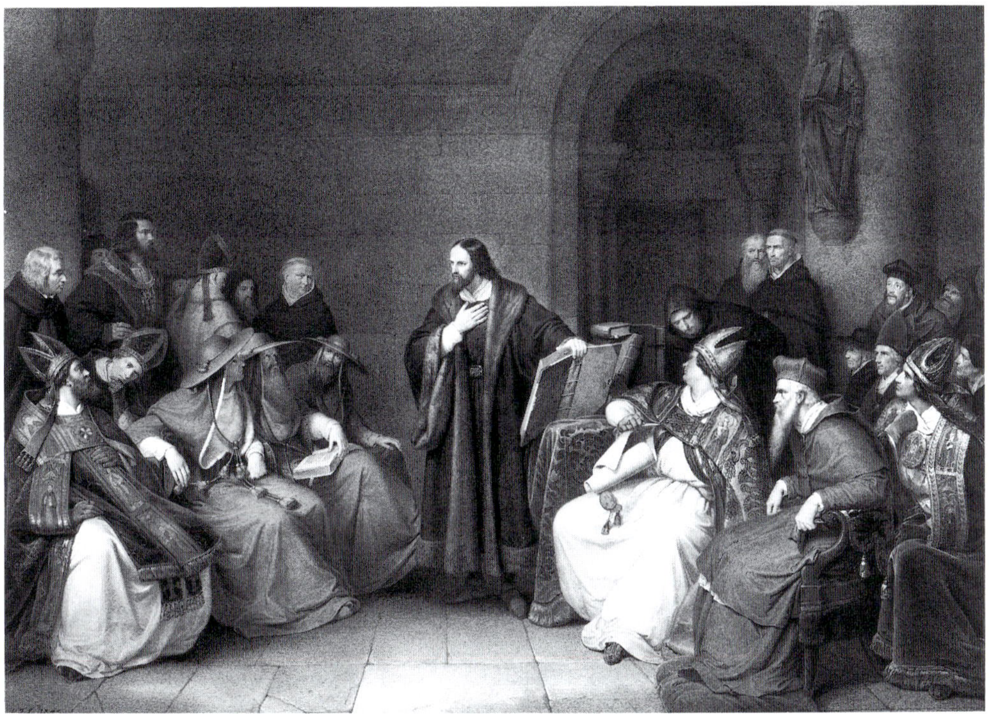

245

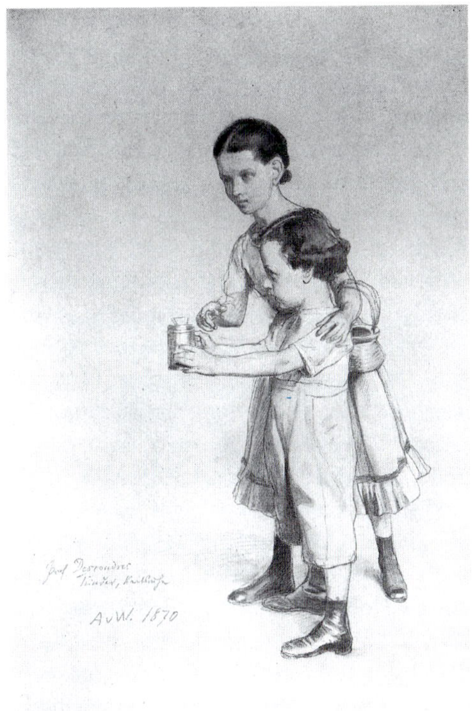

254

247

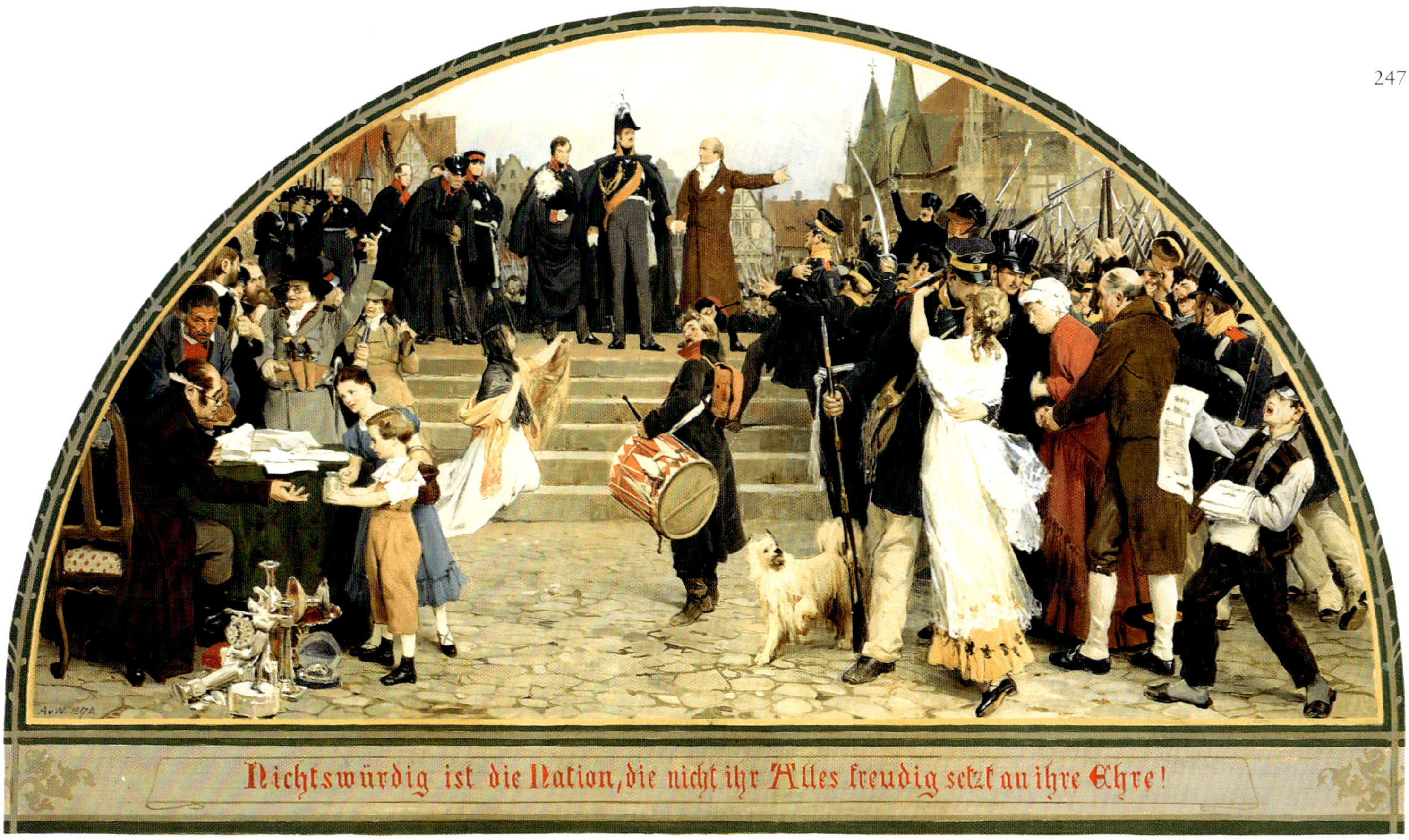
Nichtswürdig ist die Nation, die nicht ihr Alles freudig setzt an ihre Ehre!

298 ALPHONSE DE NEUVILLE (1835–1885)
Défense de la porte de Longboyau (21. Oktober 1870), 1879
Öl/Lwd.; 132 x 175 cm
Bez. u.r.: *A de Neuville 1879*
Paris, Musée de l'Armée, Inv. Eb 1158
Abbildung S. 65

299 AIMÉ MOROT (1850–1913)
Bataille de Reischoffen (Wörth, 6. August 1870), 1887
Öl/Lwd.; 140 x 200 cm
Bez. u.r.: *AIME-MOROT. 1887.*
Armée de Terre, 3e régiment de cuirassiers, France
Abbildung S. 70

Am 19. Juli 1870

Am 19. Juli 1870 wurde die offizielle Kriegserklärung durch den französischen Botschaftssekretär Le Sourd an Bismarck übergeben. Unter diesem Datum notierte der Kronprinz in sein Kriegstagebuch: *»Mit dem König fuhr ich wegen des Todestages der Königin Luise nach Charlottenburg, wo wir längere Zeit und recht beklommenen Herzens am Sarge der Großeltern beteten. Beim Hinaustreten sagte ich meinem Vater, daß ein Kampf, der unter solchen Umständen begonnen werde, gelingen müsse. Ich hoffe zu Gott, daß ich richtig vorhergesagt habe«* (Friedrich III. 1926, S. 7). Vor dem Besuch im Charlottenburger Mausoleum hatte König Wilhelm im Weißen Saal des Berliner Schlosses den Norddeutschen Reichstag eröffnet und dabei einhellig Zustimmung zu seiner Haltung gegenüber Frankreich erfahren.

Werner schreibt, daß das Bild *»den König Wilhelm am 19. Juli 1870, dem Tage, bevor er zur Armee abging, am Sarkophage der Königin Luise im Mausoleum in Charlottenburg im Gebet versunken«* darstelle (Werner 1913, S. 324). Unrichtig daran ist die Datumsangabe bezüglich Wilhelms Abreise aus Berlin, die erst am 31. Juli erfolgte. Der Kronprinz wurde sicherlich aus kompositorischen Gründen nicht berücksichtigt; auch wäre durch eine zweite Figur das Motiv des am Grabe seiner Mutter Stärkung suchenden Königs weniger prägnant erschienen.

Durch die Anspielung auf die am 19. Juli 1810 gestorbene Königin Luise wird die Erinnerung an die Befreiungskriege geweckt, und der sakrale Charakter der Szene sanktioniert gleichsam den »heiligen« Krieg gegen den Erbfeind. Wirkungsvoll bezieht Werner die Architektur des von Heinrich Gentz und Ferdinand Hesse gestalteten Innenraumes mit den Marmorsarkophagen ein. Der König in Uniform, mit den vor der Brust gekreuzten Händen den Helm haltend, steht seitlich der von Christian Daniel Rauch 1811–14 geschaffenen Skulptur Luises. Die liegende Figur erscheint durch die weiche Modellierung des Fleisches und den lebhaften Faltenwurf des Gewandes nur leicht entrückt, so daß sich eine Art Zwiegespräch zwischen ihr und ihrem Sohn einzustellen scheint. Auch die deutlich lesbare Inschrift auf dem Fries unterhalb der Fenster kann im Sinne einer moralischen Legitimation der zumindest formal von außen erzwungenen kriegerischen Auseinandersetzung interpretiert werden: *»ES SOLLEN WOHL BERGE WEICHEN UND HUEGEL HINFALLEN ABER MEINE GNADE SOLL NICHT VON DIR WEICHEN/UND DER BUND MEINES FRIEDENS SOLL NICHT HINFALLEN SPRICHT DER HERR DEIN ERBARMER«.*

In ersten Planungen, die bis 1873 zurückreichen, hatte Werner die Absicht gehabt, den Ausschnitt enger zu fassen, so daß sich die Komposition ganz auf den König und die beiden Sarkophage konzentriert hätte (Kat. 301). Davon rückte er vor Inangriffnahme des Gemäldes ab, wie entsprechende Raumstudien (Kat. 302) zeigen. Durch die Einbeziehung des Altars erfährt die Szene eine zusätzliche Weihe. Die Erweiterung des Raumes um den Durchblick zur Kapelle verstärkt die eigenartige Grundstimmung noch. Von dort fällt durch blaue Oberlichter gefärbtes Licht herein.

Oskar Wisnieski hat die Szene in einem Aquarell (Granier 1910, Abb. S. 94) in der Weise umgedeutet, daß Wilhelm seine Rechte auf die gefalteten Hände des Marmorbildes seines Vaters legt. Die Nähe zu Werners Komposition bleibt jedoch unübersehbar.

300 ANTON VON WERNER
Am 19. Juli 1870 (König Wilhelm am Sarkophag seiner Mutter, der Königin Luise, im Mausoleum zu Charlottenburg), 1881
Öl/Lwd.; 169 x 221 cm
Bez. u.r.: *AvW 1881*
Warszawa, Muzeum Narodowe w Warszawie, Inv. 186028
Wv. 1881-3
Abbildungen S. 247, 248/249

301 ANTON VON WERNER
Entwurf zu dem Gemälde *Am 19. Juli 1870*, 1873
Bleistift und schwarze Kreide/blaues Tonpapier; 440 x 585 mm
Bez. u.r.: *AvW 1873*
Berlin, Schloß Charlottenburg, SSG, Plankammer, Inv. M I EM 1, Nr. 22b
Abbildung

302 ANTON VON WERNER
Innenansicht des Mausoleums im Park von Charlottenburg, 1881
Öl/Malpappe; 46 x 54 cm
Bez. u.l.: *AvW. 1881*
Berlin, Schloß Charlottenburg, SSG, Inv. GK I 30198
Wv. 1881-5

301

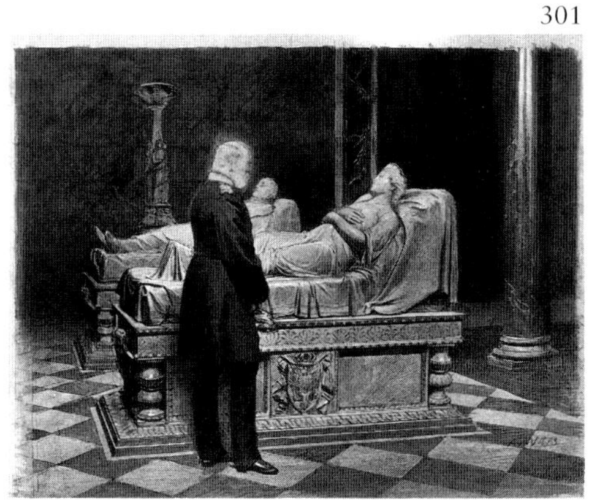

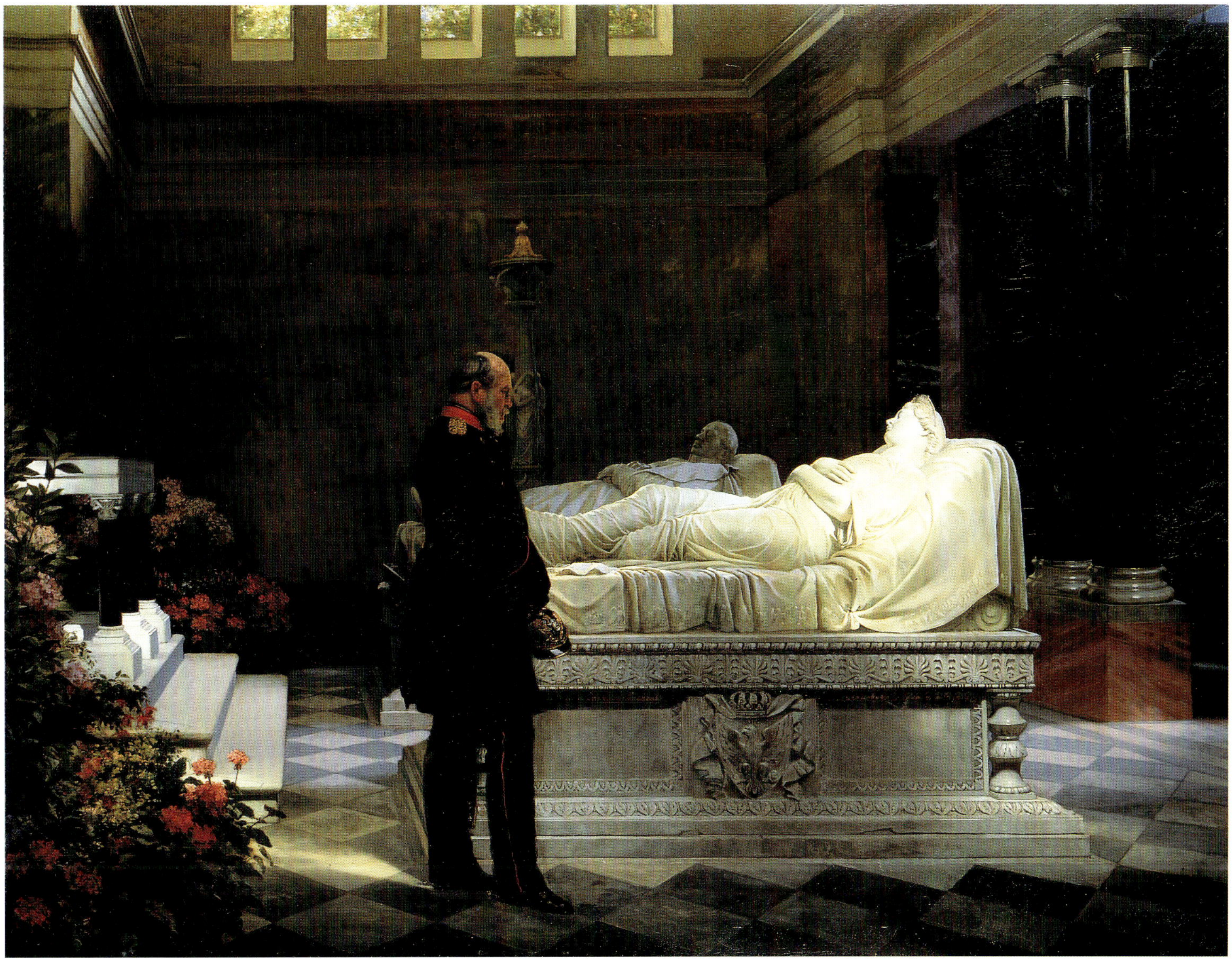

300

Kronprinz Friedrich Wilhelm an der Leiche des Generals Abel Douay

Kronprinz Friedrich Wilhelm hatte die 3. Armee in Grenznähe südlich von Landau konzentriert, um im Morgengrauen des 4. August 1870 in Richtung Weißenburg aufzubrechen. Bei der alten Festungsstadt stand nur eine Division unter General Charles-Abel Douay. Dieser hatte in Afrika gedient und an der Krimexpedition teilgenommen. 1855 wurde er zum Brigadegeneral ernannt, 1859 spielte er eine glänzende Rolle in der Schlacht von Solferino. Anschließend kommandierte er in Paris und Lyon. 1866 erfolgte seine Beförderung zum Divisionsgeneral, und bei Ausbruch des Krieges wurde ihm die 2. Division des 1. Korps zugeteilt. Douay hatte sich in Verteidigungsstellung am Fuße des Schlosses auf dem Geißberg verschanzt, wo er am späten Vormittag fiel. Gegen 14 Uhr mußte die Besatzung, deren Verluste bedeutend waren, kapitulieren. Die Leiche des Generals Douay fiel in die Hände der Deutschen. In und bei dem Gehöft Schafbusch kam es zu einem letzten Widerstand der Franzosen, die Zeit für den Abzug gewinnen wollten; hier stieß der Kronprinz bald nach 14 Uhr auf seine Truppen (Krieg 1870–71, I, 1., S. 187, 196ff.).

Die Leiche Douays fand sich bei den Pappeln oberhalb des Schlosses auf dem Geißberg, wurde in das Gehöft Schafbusch gebracht und erhielt dann ein ehrenvolles Begräbnis (Lindner 1895, S. 27f.). Im Kriegstagebuch des Kronprinzen heißt es: *»Die zu Verbandsplätzen hergerichteten Räume und Stallungen der Gebäude auf dem Geißberge waren natürlich sehr notdürftiger Art. Hier lag die Leiche des französischen Divisionsgenerals Douai, dessen Hündchen an ihm herumkroch; sein an seiner Seite verwundeter Adjutant, ein artiger, gebildeter Mann, sagte mir, der General sei, in der Mitrailleusenbatterie haltend, durch unsere sehr gut schießende Artillerie getroffen worden [...]«* (Friedrich III. 1926, S. 27).

Der Künstler zog genaue Erkundigungen über den zur Zeit der Vollendung des Gemäldes 20 Jahre zurückliegenden Vorgang ein und skizzierte den Ort des Geschehens. Der Kronprinz übergab ihm 1887 in Baveno schriftliche Notizen, der Pächter des Gehöftes Schafbusch beschrieb die Art der Verwundung des Gefallenen, die Familie Douays stellte ein Porträt des Generals zur Verfügung (von dessen Uniform sich

300, Detail ▷

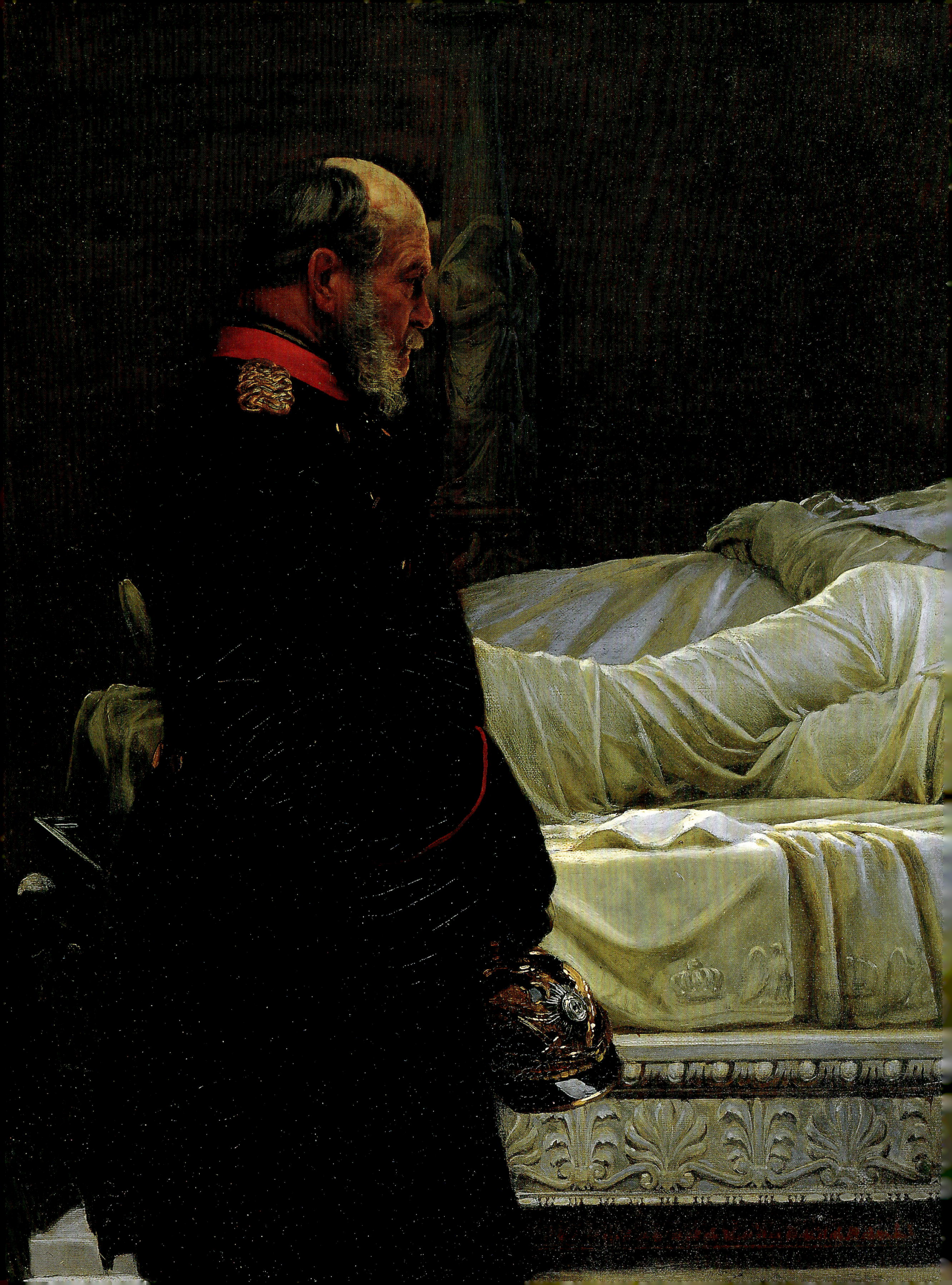

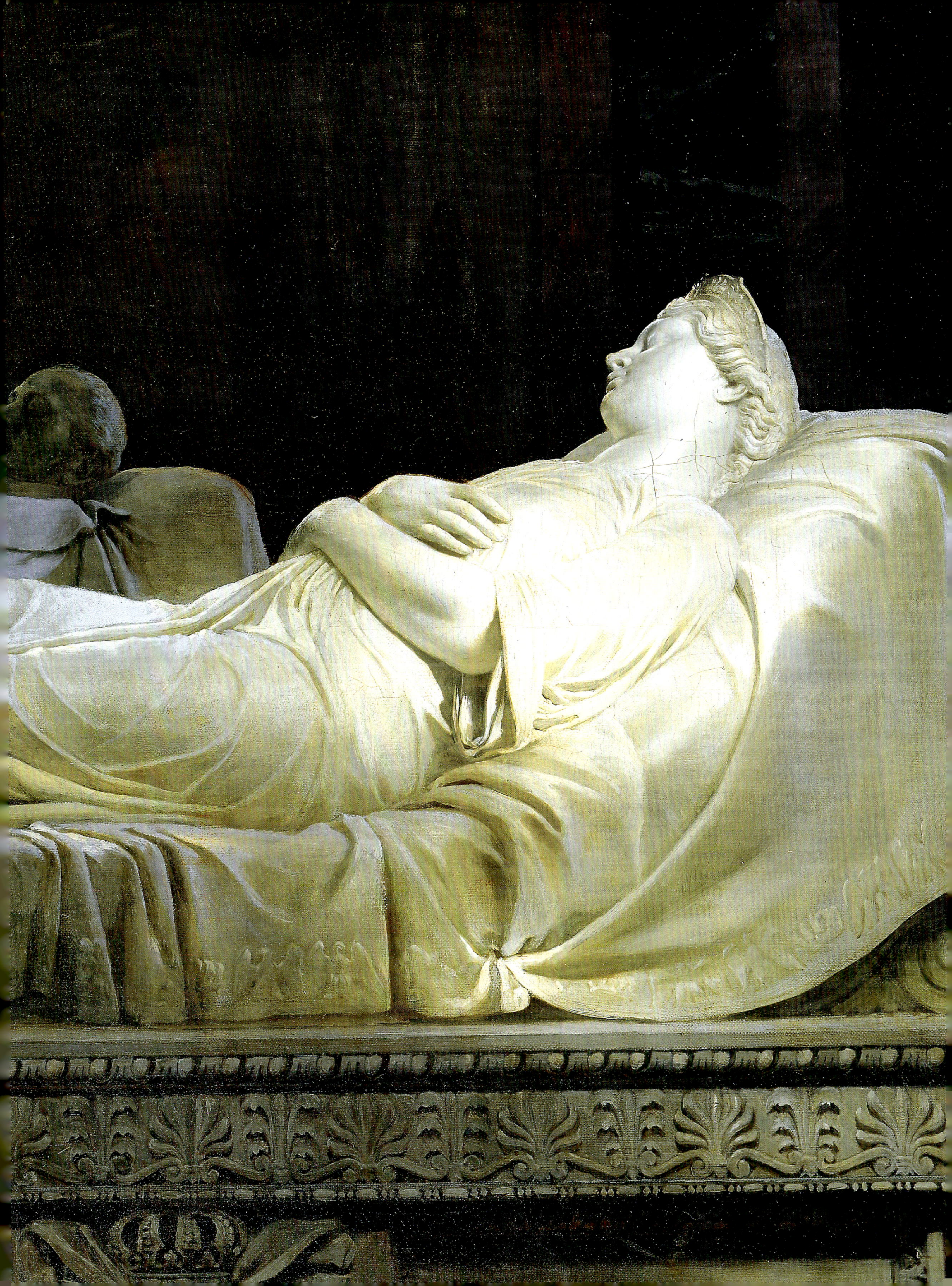

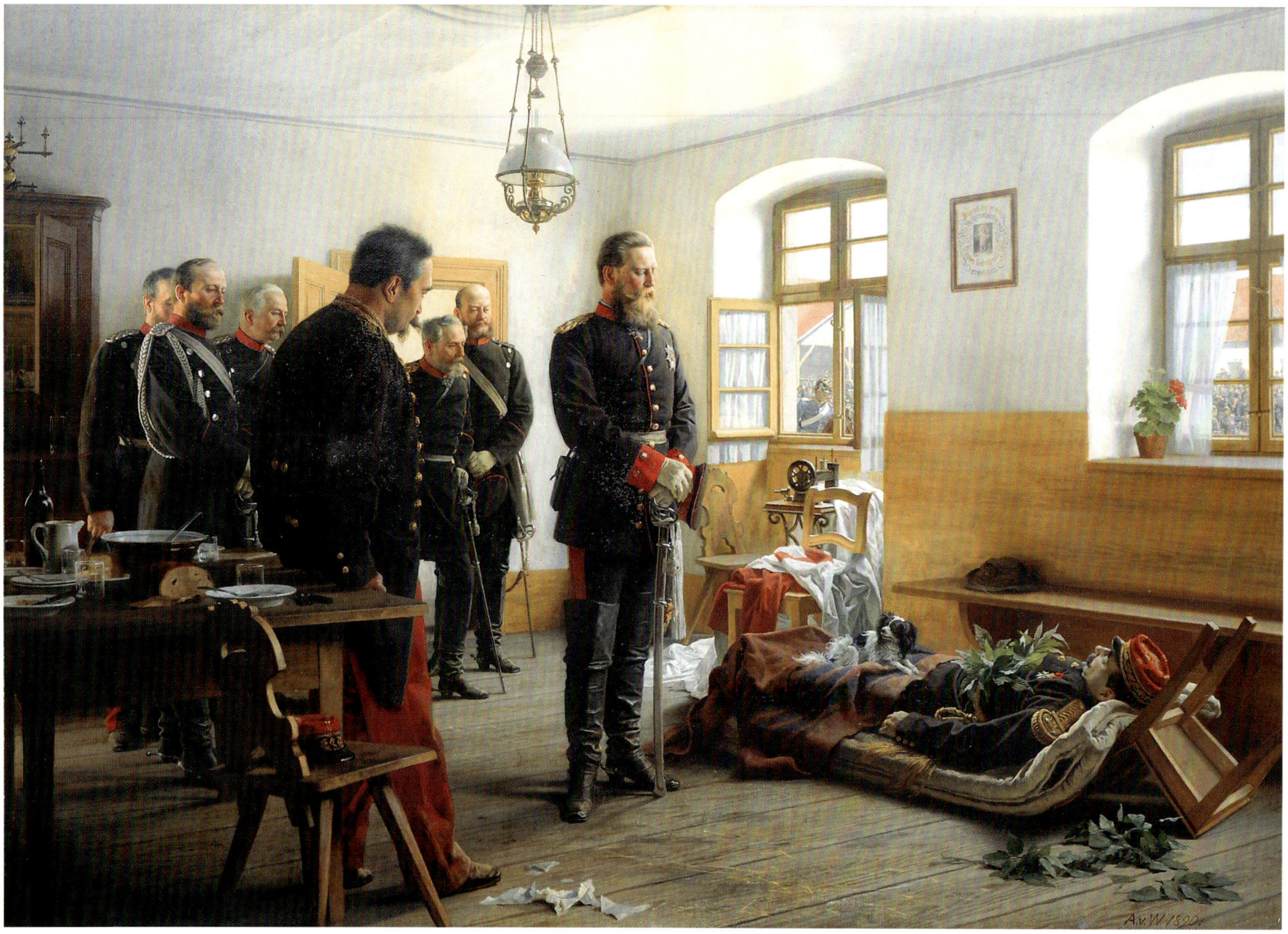

303

Teile im Pariser Musée de l'Armée erhalten haben), und Edouard Detaille erläuterte durch Zeichnungen die Uniform des französischen Militärarztes, an dessen Aussehen sich der Kronprinz und sein Adjutant erinnern konnten. Jahre später schickte dieser Arzt dem Künstler zum Vergleich ein Porträtphoto aus dem Jahre 1870 mit dem Bemerken zu, Werner habe nur einen Fehler gemacht, indem er ihm statt drei nur zwei Goldschnüre am Ärmelaufschlag gemalt habe (Werner 1913, S. 574 f.).

Trotz der empirischen Vorgehensweise muß man davon ausgehen, daß Werners Bildfindung eine Mischung aus Realität und Fiktion darstellt. Einerseits wird auf geradezu akribische Weise Wert auf Äußerlichkeiten gelegt, andererseits stützt sich die erzielte Wirkung auf ein subtiles Arrangement. Zieht man eine am Beginn der Bildgenese stehende, nüchtern erfaßte Raumstudie (Kat. 306) zum Vergleich heran, zeigt sich, daß selbst die Wiedergabe des Interieurs durch Ausrichtung der Perspektive auf eine der Ecken, anscheinend auch durch Seitenverkehrung zu einer Spannungserhöhung beiträgt. Das gilt erst recht für die Anordnung der Figuren. Die reckenhafte Gestalt des Kronprinzen nimmt die Mittelsenkrechte ein und teilt die Komposition in zwei Hälften. In gebührendem Abstand sind ihm Mitglieder seines Stabes durch die offenstehende Tür gefolgt und betrachten nun in einer Mischung aus Neugierde und Hochachtung den Gefallenen; v. l. n. r. Oberst von Gottberg, Major Mischke, Major von Winterfeldt, Generalleutnant von Blumenthal und Hauptmann Graf zu Eulenburg. Am Tisch lehnt der französische Militärarzt. Die Haltung, die er und der Kronprinz im Gemälde einnehmen, ließ Werner durch zwei Modellsteher simulieren (Kat. 304). Der Kronprinz tritt als strahlender und zugleich ritterlicher Sieger auf, der dem Feind die letzte Ehre erweist; fast scheint es, als bete er. Das treue Hündchen am Fußende des Toten – ein Motiv, das aus der Sepulkralplastik bekannt ist – und das Jesusbildchen mit dem Spruch *»Kommet her zu mir Alle die ihr mühselig und beladen seid ich will euch erquicken«* als karger Wandschmuck unterstreichen den sentimentalen Charakter dieser *»gemalten Novelle«* (Werner 1913, S. 575).

Die Verdichtung einer Kriegsepisode zu einem Memento mori erinnert an die Ikonographie des Bildes *Am 19. Juli 1870* (Kat. 300). Die Komposition wurde vielleicht von Louis Gallaits *Die Brüsseler Schützengilde erweist den Grafen von Egmont und Hoorn die letzten Ehren* von 1851 (Tournai, Musée des Beaux-Arts), sicher aber von Karl von Pilotys *Seni vor der Leiche Wallensteins* von 1855 (Kat. 307) angeregt und dabei in einen modernen Stoff gekleidet.

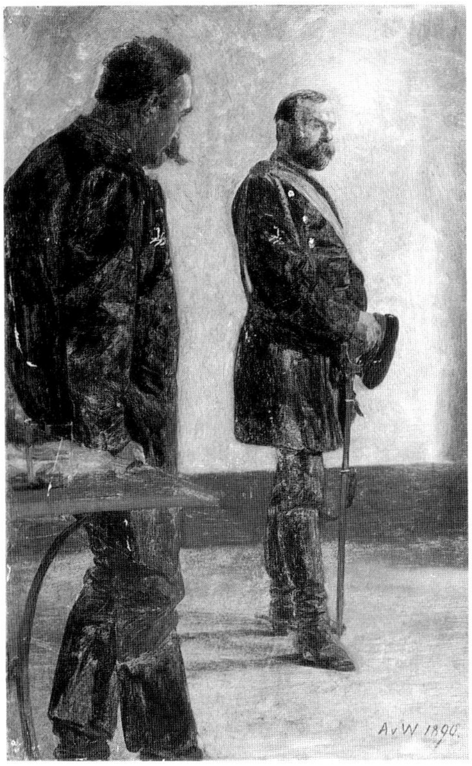

304

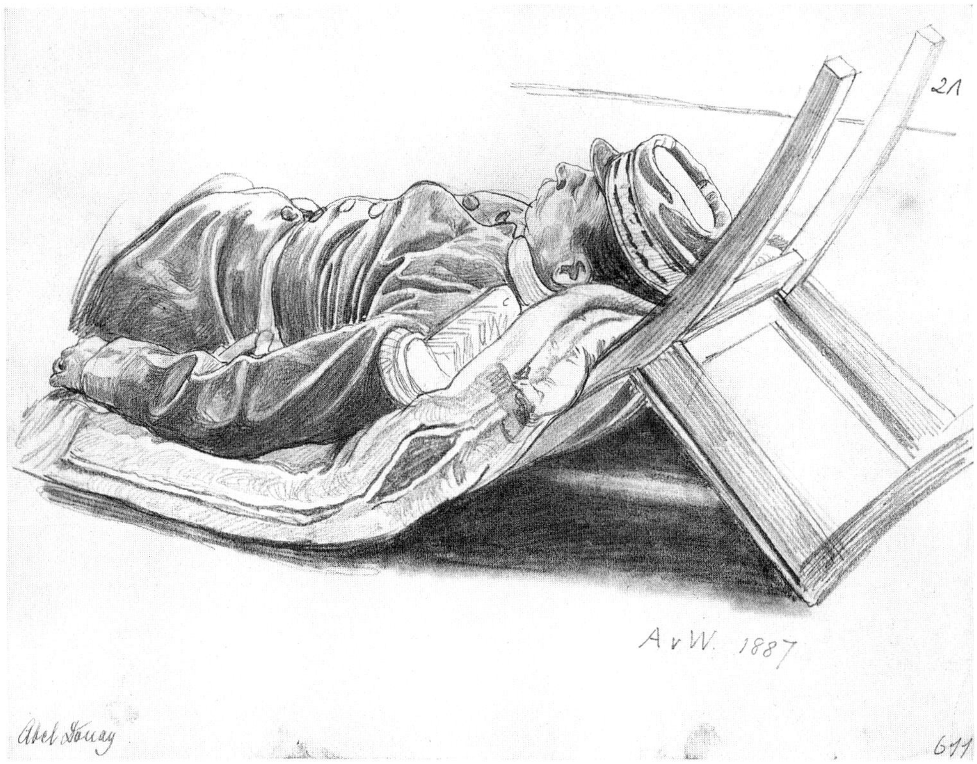

305

303 ANTON VON WERNER
Kronprinz Friedrich Wilhelm an der Leiche des Generals Abel Douay (Weißenburg, 4. August 1870), 1890
Öl/Lwd.; 117 x 167 cm
Bez. u. r.: *A.v.W. 1890.*
Hechingen, Burg Hohenzollern, SKH Dr. Dr. Louis Ferdinand Prinz von Preußen, Berlin, Inv. 734
Wv. 1890-1
Abbildung

304 ANTON VON WERNER
Stehender und an einen Tisch gelehnter Uniformierter (Modellstudie zu Kronprinz Friedrich Wilhelm und dem französischen Militärarzt), 1890
Öl/Malpappe; 64 x 43 cm
Bez. u. r.: *AvW 1890.*
Karlsruhe, Städtische Galerie im Prinz-Max-Palais, Inv. 60/2718
Wv. 1890-2
Abbildung

305 ANTON VON WERNER
Teilstudie zum aufgebahrten General Abel Douay, 1887
Bleistift; 245 x 328 mm
Bez. u. r.: *AvW. 1887*
Merseburg, GStA, Rep. 92 Nl. A. v. Werner. Zeichnungen. Mappe 5, Bl. 21
Abbildung

306 ANTON VON WERNER
Interieur des Gehöftes Schafbusch bei Weißenburg, 1889
Bleistift; 325 x 430 mm
Bez. u. r.: *Schafbusch bei Weißenburg AvW. 1889*
Privatbesitz
Abbildung

306

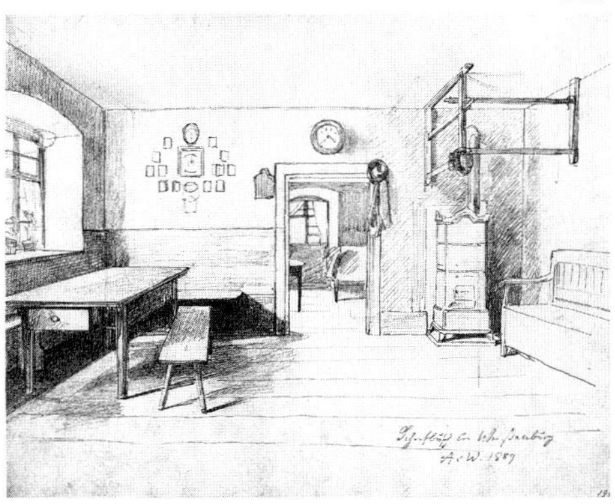

307 KARL THEODOR VON PILOTY (1824–1886)/
JOHANN FRIEDRICH VOGEL (1828–1895)
Seni vor der Leiche Wallensteins, 1855/1872
Kupferstich nach Pilotys Gemälde von 1855 (München, Bayerische Staatsgemäldesammlungen); 658 x 736 mm
Bez. in der Platte u. l.: *Prof. Carl v. Piloty pinx.*; u. r.: *Fr. Vogel. sculp. München. 1872.*; unterhalb der Darstellung: *Druck von Schwan & Steifensand in Düsseldorf*
Berlin, Kupferstichkabinett, SMB, Inv. KDCN 1073-1916
Abbildung

307

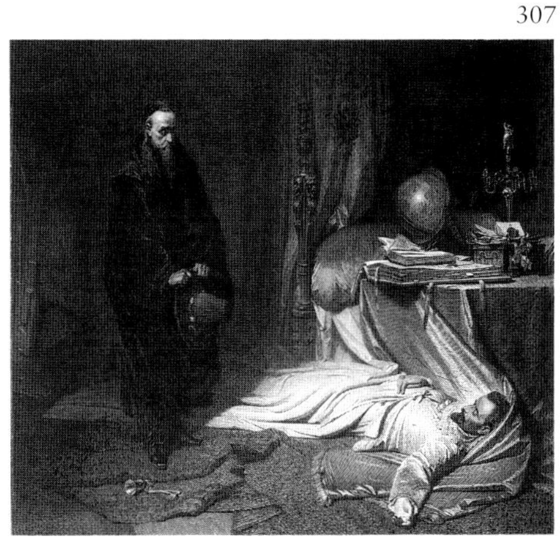

Der Saarbrücker Rathauszyklus

Der preußische Kultusminister Heinrich von Mühler hatte noch vor Beendigung des Deutsch-Französischen Krieges einen patriotischen Bilderzyklus für den Saarbrücker Bahnhof angeregt und zu seiner Ausführung Anton von Werner vorgesehen. Erste Zeichnungen zur Unterbringung von Wandbildern im Bahnhofsgebäude datieren von 1872 (Kat. 309–310). Sie legen mit der angedeuteten Darstellung der *Erstürmung der Spicherer Höhen* und der *Ankunft König Wilhelms in Saarbrücken* bereits die Themen der ausgeführten Hauptbilder fest. Die Stadt Saarbrücken hatte allerdings anfangs die Begrüßung Wilhelms als Kaiser durch eine Abordnung rheinischer Städte auf dem Bahnhof am 16. März 1871, nicht seine Ankunft drei Tage nach der Schlacht bei Spichern im August 1870 zur Darstellung bringen lassen wollen. Da sich der Bahnhof als ebenso ungeeignet zur Unterbringung des Zyklus erwies wie der vorübergehend favorisierte Gewerbeschulneubau, entschied man sich für das Rathaus, das zu diesem Zweck einen Anbau erhielt. 1875 reichte Werner dem Kultusministerium kleine getuschte Entwürfe zur Ausmalung wie zur dekorativen Ausstattung vor. Für letztere gewann er die Berliner Architekten Kayser & von Groszheim. Nach Begutachtung durch die Preußische Landeskunstkommission wurde Werner beauftragt, zunächst zwei größere Farbskizzen herzustellen. 1876 und noch einmal 1878 begab er sich nach Saarbrücken, um vor Ort Augenzeugen zu hören, das Terrain zu besichtigen und eine große Menge an Skizzen zu machen. Dazu war er bereits durch einen ministeriellen Erlaß vom 10. Dezember 1870 aufgefordert worden, *»denn bei einem historischen Gemälde aus der Gegenwart wird es mehr als in anderen Fällen der historischen Treue, namentlich auch rücksichtlich der Personen, welche an dem Ereignis teil hatten, bedürfen«* (zitiert nach: Werner 1913, S. 173).

1877 legte Werner Farbskizzen zum gesamten Zyklus vor, wobei er den beiden Hauptbildern die Porträts von Moltke und Bismarck bzw. Kronprinz Friedrich Wilhelm und Prinz Friedrich Karl zuordnete. Das Bild von der Erstürmung des Spicherer Berges plazierte er gegenüber dem Eingang, das von der Ankunft König Wilhelms gegenüber der Fensterseite, was ihre unterschiedliche Breite erklärt. Zwischen den Eingangstüren fand das Gemälde *Victoria* seinen Platz. Eine architektonische Gliederung erzielte Werner dadurch, daß die Porträts in Scheinnischen eingelassen wurden, die von michelangelesken Tugendfiguren mit Herrschaftsinsignien und gewundenem Lorbeer überfangen werden; an der Sockelleiste waren Kartuschen mit Leitsprüchen angebracht. Bevor es zur Ausführung kam –

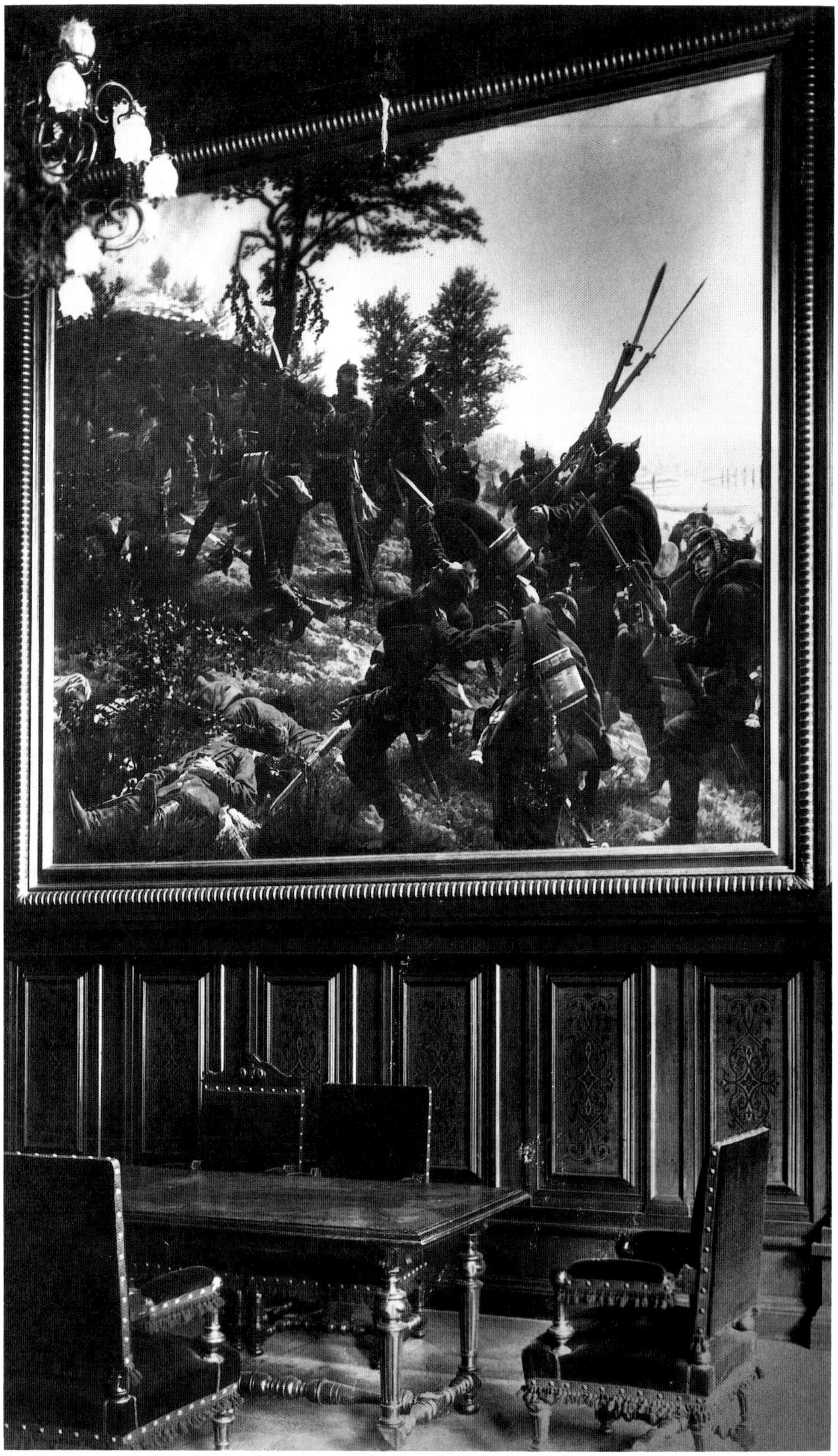

308 (Wandbild *Sturm auf den Spicherer Berg*)

308 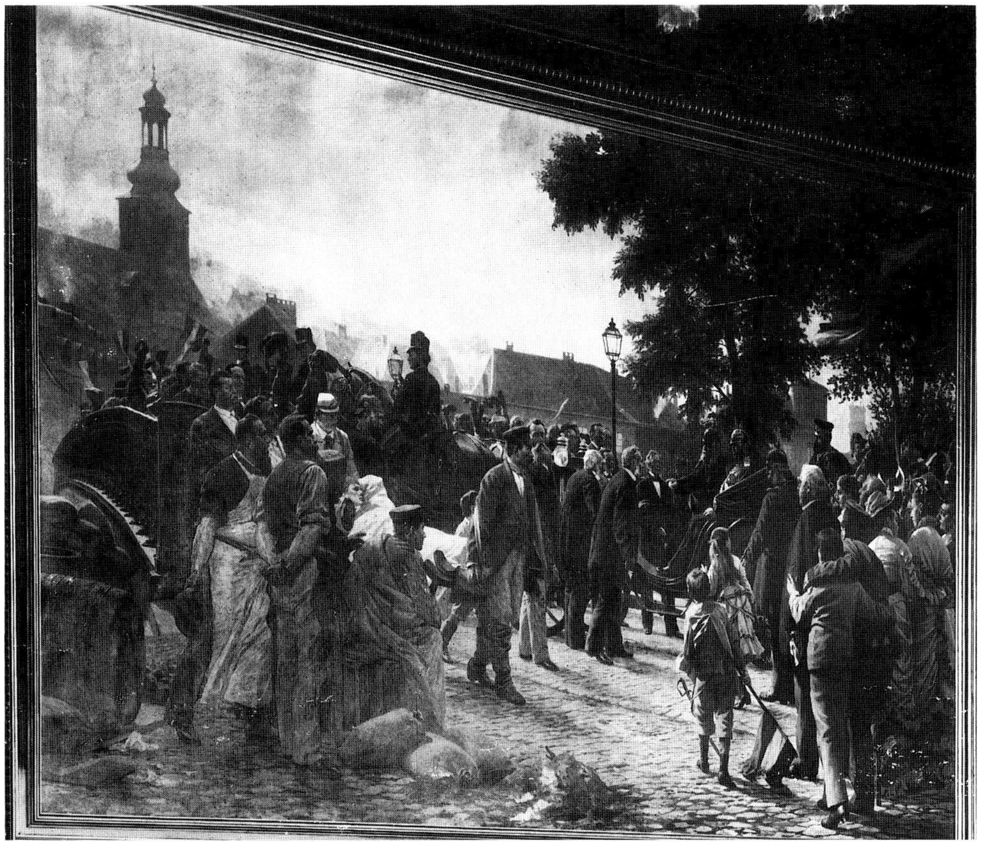

308 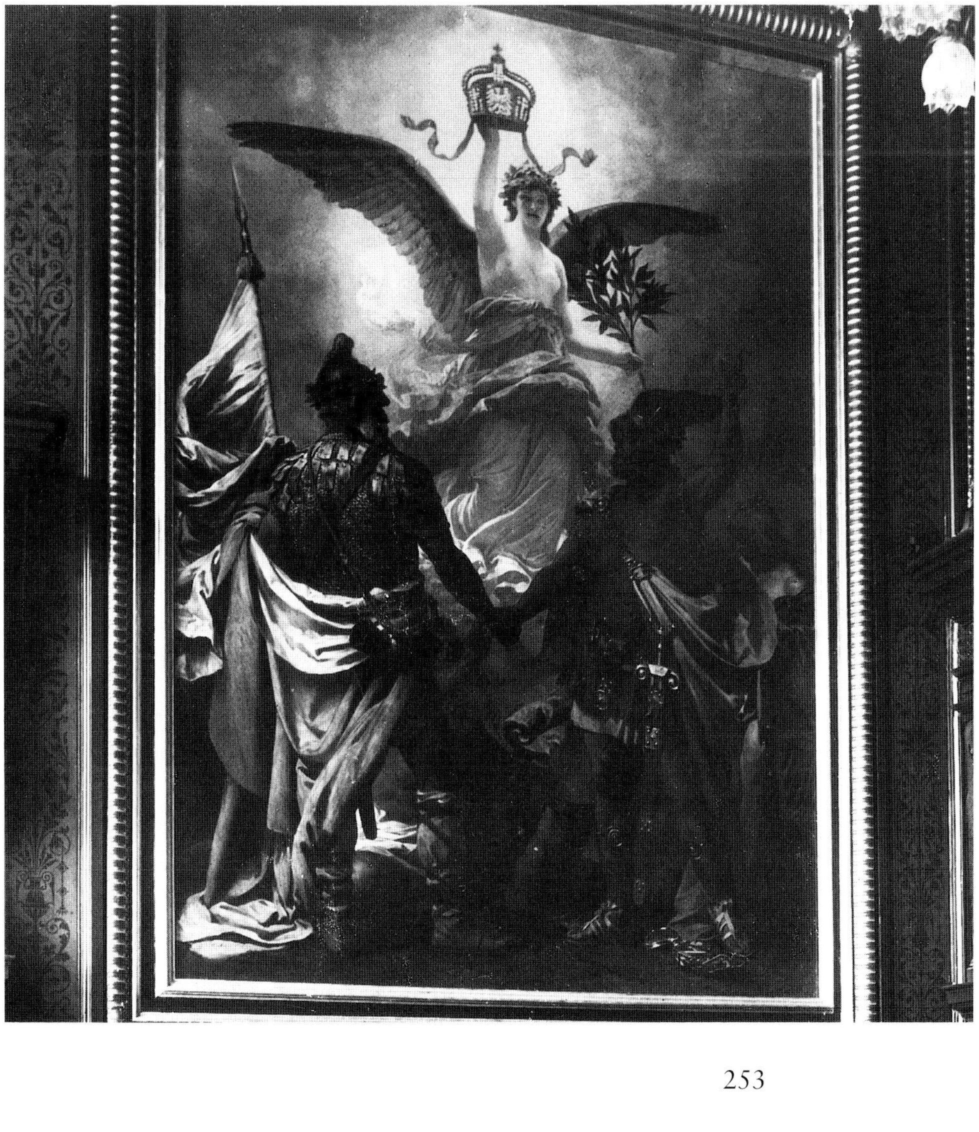

Oben: Wandbild *Ankunft Seiner Majestät in Saarbrücken*

Unten: Wandbild *Victoria*

die Einweihung des Saales fand am 8. August 1880 zur Feier des zehnjährigen Gedenktags der Schlacht am Spicherer Berg statt – , mußte Werner auf Drängen der Landeskunstkommission eine Reihe von Änderungen vornehmen. Sie vermißte den ernsten Charakter, *»welchen die Darstellung dieser vaterländischen Stoffe und historischen Persönlichkeiten, besonders an einer geschichtlich so bedeutsamen Stätte forderten«* (zitiert nach: Werner 1913, S. 198).

In bewußter Abwendung von der idealistischen Monumentalmalerei, wie sie Wilhelm von Kaulbach vertrat, streute Werner in den beiden Hauptbildern volksnahe Realitätspartikel ein, die zumindest für den Saarbrücker Bürger sofort erkennbar waren. Erst im Zusammenwirken mit einer zweiten, allegorischen Ebene, die in der Rahmung der flankierenden Porträts sowie dem Bild *Victoria* ausgebreitet wird, kommt es zu einer übergeordneten Aussage. Für sich genommen, gerät der königliche Einzug zu einem Genrebild und strahlt Monumentalität nur noch im Format aus. Hier fiel die Forderung des Kultusministers nach historischer Treue mit dem Hang des Künstlers zur Anekdote zusammen. Historisch ermessen läßt sich die Bedeutung der Szene mit dem starken Lokalkolorit nur durch ihren Bezug zum restlichen Bildprogramm: dem Schlachtenbild, das nicht nur eine Kriegsepisode aus der Umgebung der Stadt beschreibt, sondern das hohe Lied der Tapferkeit des deutschen Soldaten singen will; der Allegorie *Victoria*, die die Vereinigung von Nord und Süd unter der deutschen Kaiserkrone auf der Walstatt versinnbildlicht; den Porträts der vier Protagonisten des Krieges im Sinne von Denkmälern. Hierdurch erscheint Heimatgeschichte als Teil der nationalen Geschichte, ordnet sich der Partikularismus der Reichsidee unter.

308 Photoalbum mit patriotischen Motiven aus Saarbrücken und Umgebung, gewidmet von Photograph E. Eichacker St. Johann a.d. Saar zum 14. Mai 1904; 222 x 298 mm
Saarbrücken, Stadtarchiv, Lichtbildslg., Inv. 1644-1664
Abbildungen S. 252, 253, 258

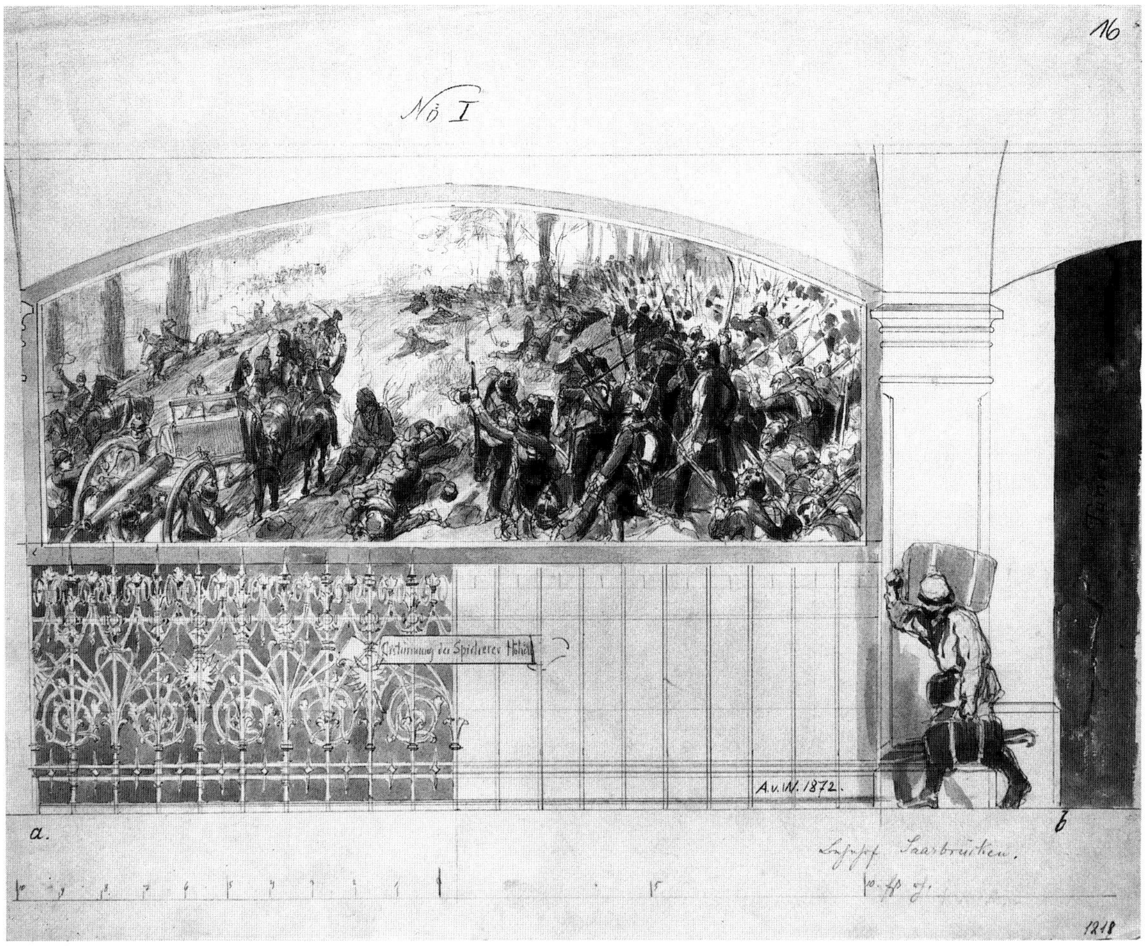
16
Nº I
Erstürmung der Spicherer Höhe
A.v.W. 1872.
a.
b
Bahnhof Saarbrücken.

309

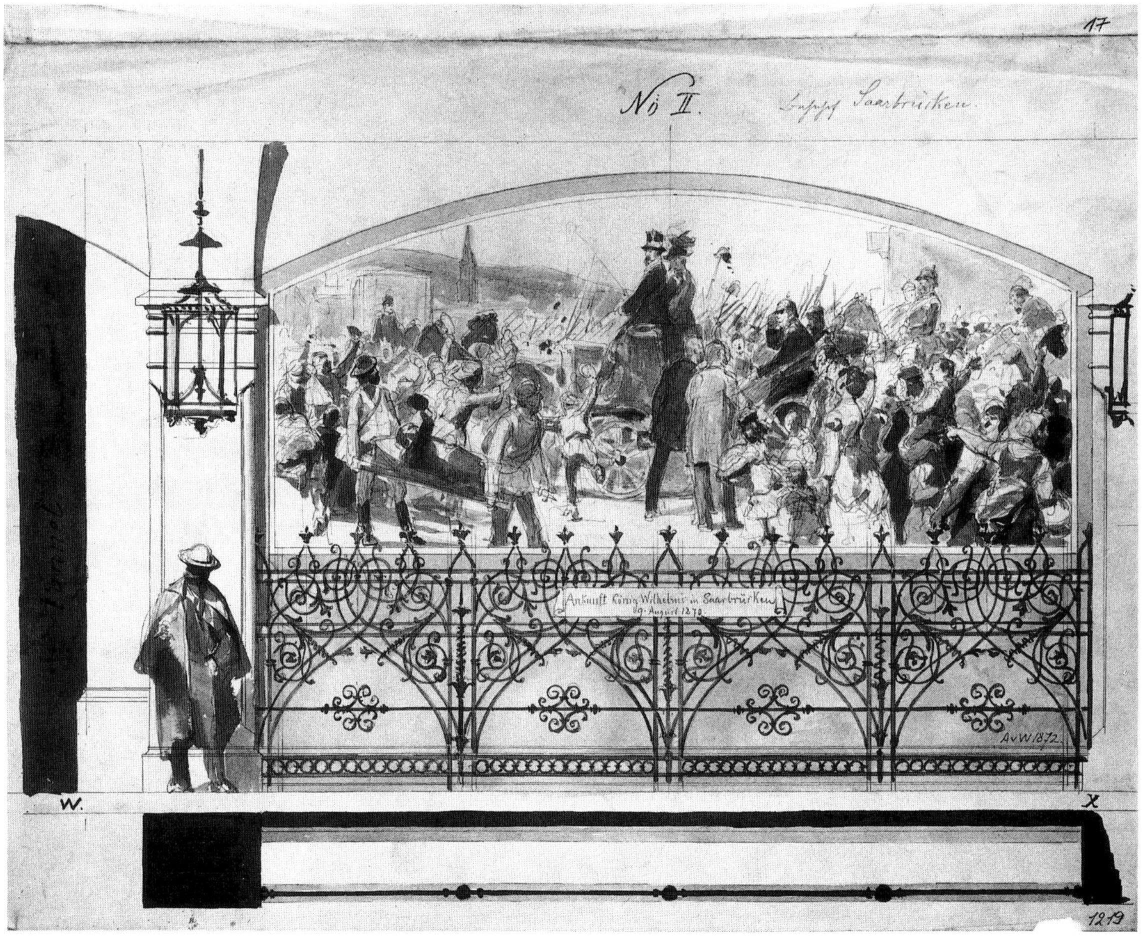
17
Nº II.
Bahnhof Saarbrücken
Ankunft König Wilhelms in Saarbrücken
A.v.W. 1872.
W.
X

310

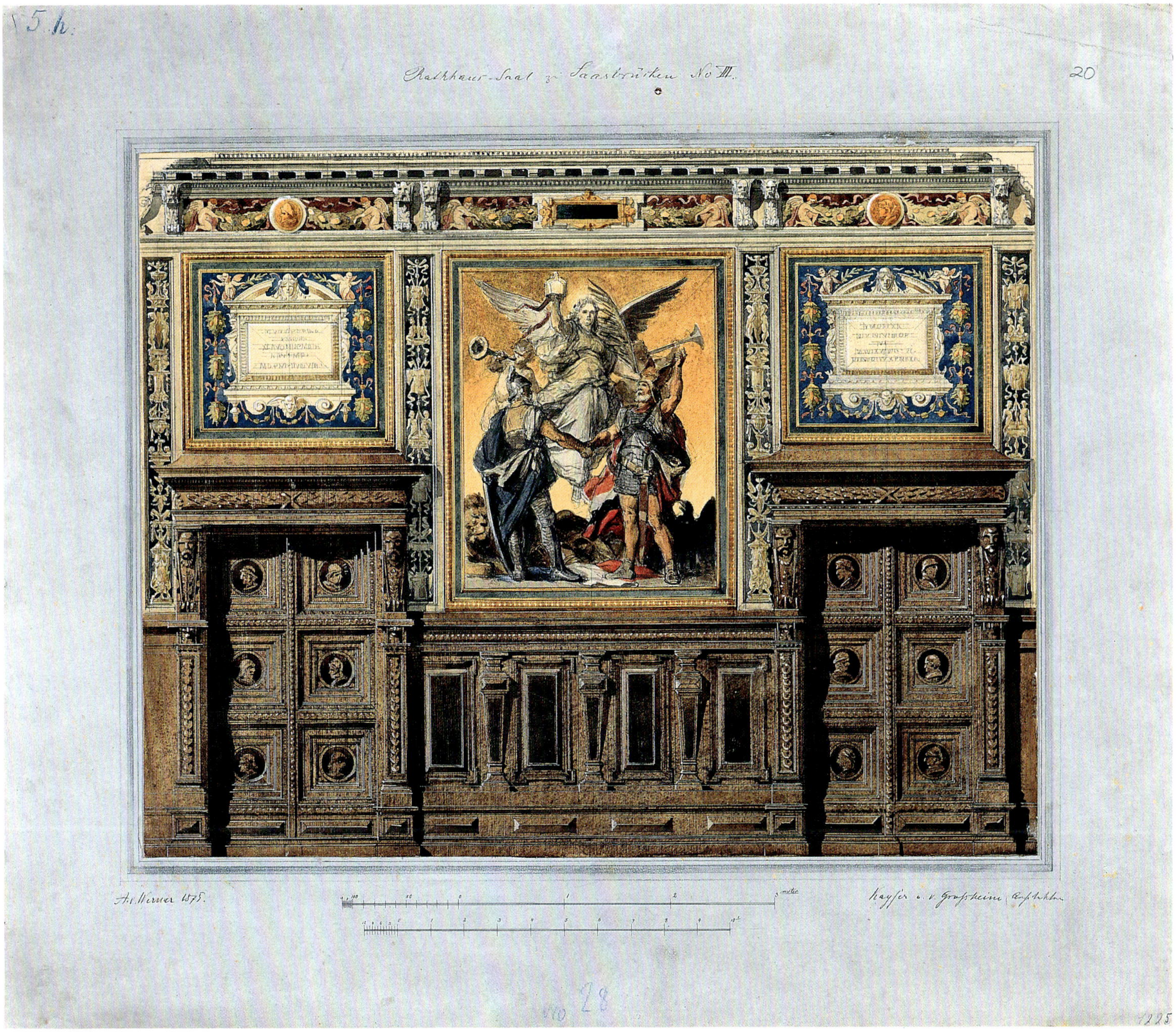

312

309 ANTON VON WERNER
Entwurf für die Wanddekoration im Saarbrücker Bahnhof mit dem Gemälde *Erstürmung der Spicherer Höhen*, 1872
Bleistift, laviert; 427 x 536 mm
Bez. o. M.: *No I.*; u. r.: *A.v.W. 1872. Bahnhof Saarbrücken* und Maßangaben
Merseburg, GStA, Rep. 92 Nl. A.v.Werner. Zeichnungen. Mappe 10, Bl. 16
Abbildung

310 ANTON VON WERNER
Entwurf für die Wanddekoration im Saarbrücker Bahnhof mit dem Gemälde *Ankunft König Wilhelms in Saarbrücken*, 1872
Bleistift, laviert; 427 x 536 mm
Bez. o. M.: *No II. Bahnhof Saarbrücken*; u. r.: *AvW 1872.*
Merseburg, GStA, Rep. 92 Nl. A.v.Werner. Zeichnungen. Mappe 10, Bl. 17
Abbildung

311 ANTON VON WERNER
Entwurf für die Wanddekoration im Saarbrücker Rathaussaal (Abwicklung dreier Wände, zwei mit den Doppelporträts, eine mit dem *Einzug Seiner Majestät in Saarbrücken*), um 1875
Bleistift, laviert; 530 x 655 mm
Merseburg, GStA, Rep. 92 Nl. A.v.Werner. Zeichnungen. Mappe 10, Bl. 18
Abbildung S. 256

312 ANTON VON WERNER
Entwurf für die Wanddekoration im Saarbrücker Rathaussaal (im Zentrum das Gemälde *Victoria*), 1875
Aquarell, auf Pappe aufgezogen; 362 x 470 mm
Bez. o. auf der Pappe: *Rathhaus-Saal zu Saarbrücken No III*; u. l.: *A. v. Werner 1875.*; u. r.: *Kayser u. v. Großheim Architekten*
Merseburg, GStA, Rep. 92 Nl. A.v.Werner. Zeichnungen. Mappe 10, Bl. 20
Abbildung

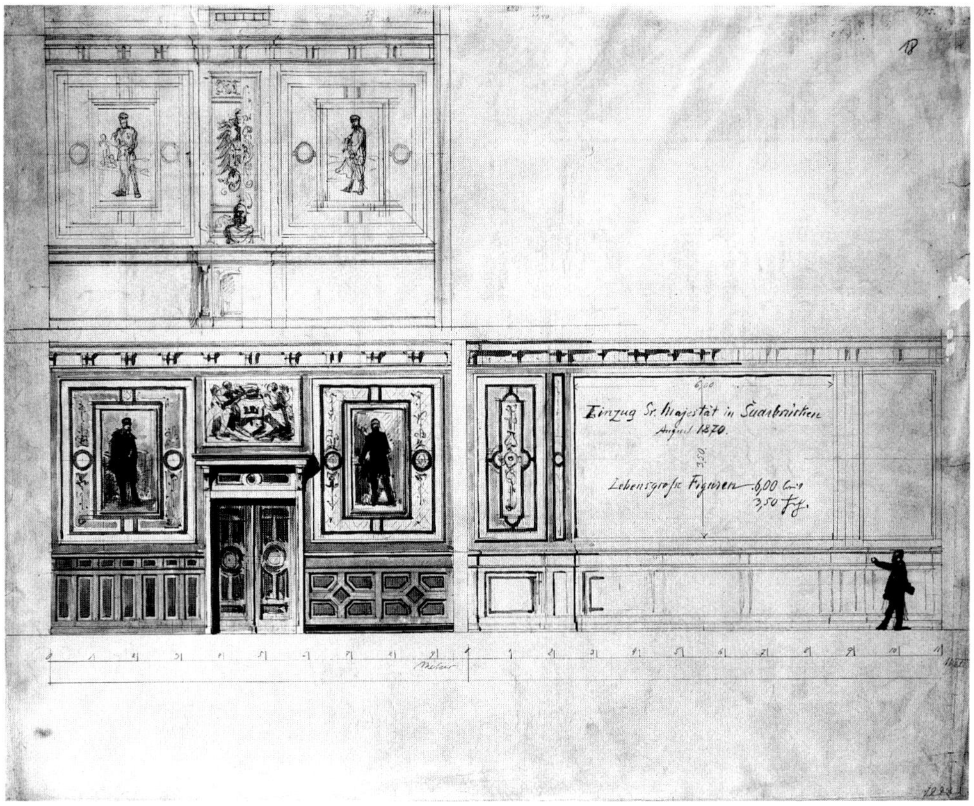

311

de übermäßig herausgestellt worden sei (Werner 1913, S. 200 f.). Nach eigener Aussage hat sich Werner des Generalstabswerks bedient, offenbar lehnte er sich aber an einen Bericht der *Saarbrücker Kriegschronik* an, worin es heißt: »*Da läßt der General den Hornisten Hasselhorst ›Avancieren‹ blasen und führt selbst den Degen schwingend die eben angekommene 9. Kompanie 39. Regiments mit dem Rufe: ›Vorwärts, meine tapferen 39er!‹ dem Feinde entgegen. Neben ihm schreiten die Leutnants Hesse, Wiesel und Lentze sowie der Tambour Wüstefeld, welcher die Trommel zum Sturm rührt. Doch nach wenigen Schritten sinkt der General, von einer Kugel unter dem erhobenen rechten Arm verwundet, zu Boden*« (zitiert nach: Rosenberg 1895, S. 60 f.).

Gegenüber der Farbskizze (Wv. 1877-3) hat Werner in der Endfassung eine kleine, aber entscheidende Veränderung vorgenommen, durch die er das Geschehen zu dramatisieren suchte. Und zwar hat er in der Mitte des Vordergrundes die Figur eines Soldaten eingefügt, der, soeben getroffen, den rechten Arm hochreißt, nach hinten zu stürzen droht und von einem Kameraden abgefangen wird. Damit wird auf das Schicksal des Generals angespielt, das ihm im nächsten Moment widerfahren wird, während er doch gerade erst den Angriff kommandiert. Offenbar reichte dem Maler ein einziger Höhepunkt nicht; die Darstellung der Befehlserteilung allein hätte die Opferbereitschaft des Generals nicht genügend gewürdigt, wie umgekehrt sein Tod ohne die Entschlossenheit zum Sieg sinnlos erschienen wäre. Historische Fakten galt es mit theatralischen Effekten auszuschmücken, um dem Sensationsbedürfnis des Publikums Rechnung zu tragen.

Am Tag des preußischen Sieges bei Wörth fand eine zweite folgenreiche Schlacht statt, und zwar in Grenznähe bei Saarbrücken, wo die 1. und Teile der 2. Armee standen. Am frühen Vormittag verschanzte sich das Korps Frossard, dessen Divisionen schon bis nach Saarbrücken vorgedrungen waren, ohne die Stadt zu besetzen, in den Befestigungsanlagen des strategisch günstig gelegenen Roten Berges bei Spichern. Als die Brigade des preußischen Generals von François auf dem von den Franzosen geräumten Exerzierplatz erschien, eröffneten diese von der gegenüberliegenden Bergnase aus das Feuer. Um 12 Uhr beschloß General von Kameke den Angriff der Höhe durch die Brigade François.

Fontane beschreibt das Terrain so: »*Der Spicherer Höhenzug selbst, wie er da vor uns sich ausdehnt, ist rechts und links mit dichten Waldmassen besetzt, ziemlich genau in seiner Mitte aber zeigt er kahle Abhänge, in die nur hier und dort schmale Ackerstreifen oder einzelne Baumpartien eingesprenkelt sind. Einer dieser kahlen Abhänge, zugleich ein Vorsprung, ist der ›rothe Berg‹*« (Fontane 1873, S. 214).

Der erste Vorstoß verlief ohne den erhofften Erfolg, obgleich François mehrere Bataillone in den Kampf schickte. Er mußte Deckung am Fuß der Höhe beziehen. Als kurz vor 15 Uhr Verstärkung in Sicht kam, begann das Füsilier-Bataillon Nr. 74 mit der Erklimmung des Berges. Der Feind wich zunächst in die Schützengräben zurück, um von dort aus vorzustoßen. Bei der Abwehr dieses Angriffs eilte François an der Spitze der 9. Kompanie des 39. Infanterieregiments zu Hilfe. Aber erst gegen Abend gelang die endgültige Erstürmung der Spicherer Höhe. Dieser Sieg, der eher von moralischem als von militärischem Wert war, kostete 4078 Franzosen und 4864 Deutschen das Leben. Darunter war auch François, der, von fünf Kugeln getroffen, angeblich mit den Worten verschied: »*Es ist doch ein schöner Tod auf dem Schlachtfelde; ich sterbe gern, da ich sehe, daß das Gefecht vorwärts geht*« (zitiert nach: Krieg 1870–71, I, 1., S. 327). Außer bei Fontane wird in der Literatur des 19. Jahrhunderts über den Deutsch-Französischen Krieg die Aktion des Generals von François gern über ihre strategische Bedeutung hinaus als Heldentat, sein Ableben folglich als Heldentod dargestellt, so, als kulminiere darin die ganze Schlacht. Das ist auch bei Werners bildnerischer Umsetzung der Fall, was die Landeskunstkommission zu der Kritik veranlaßte, daß hier eine kleine Gefechtsepiso-

313 ANTON VON WERNER
Sturm auf den Spicherer Berg (6. August 1870), Wandbild im Rathaussaal zu Saarbrücken, 1880
Wachs- und Ölfarben/Lwd.;
ca. 3,50 x 5,15 m
Bez. u. r.: *AvW 1880*
Saarbrücken, Rathaus (magaziniert)
Wv. 1880-2
Photographie nach dem Original, Berlin: Photographische Gesellschaft;
655 x 851 mm
Berlin, Hochschule der Künste, Zentrale Hochschulbibliothek

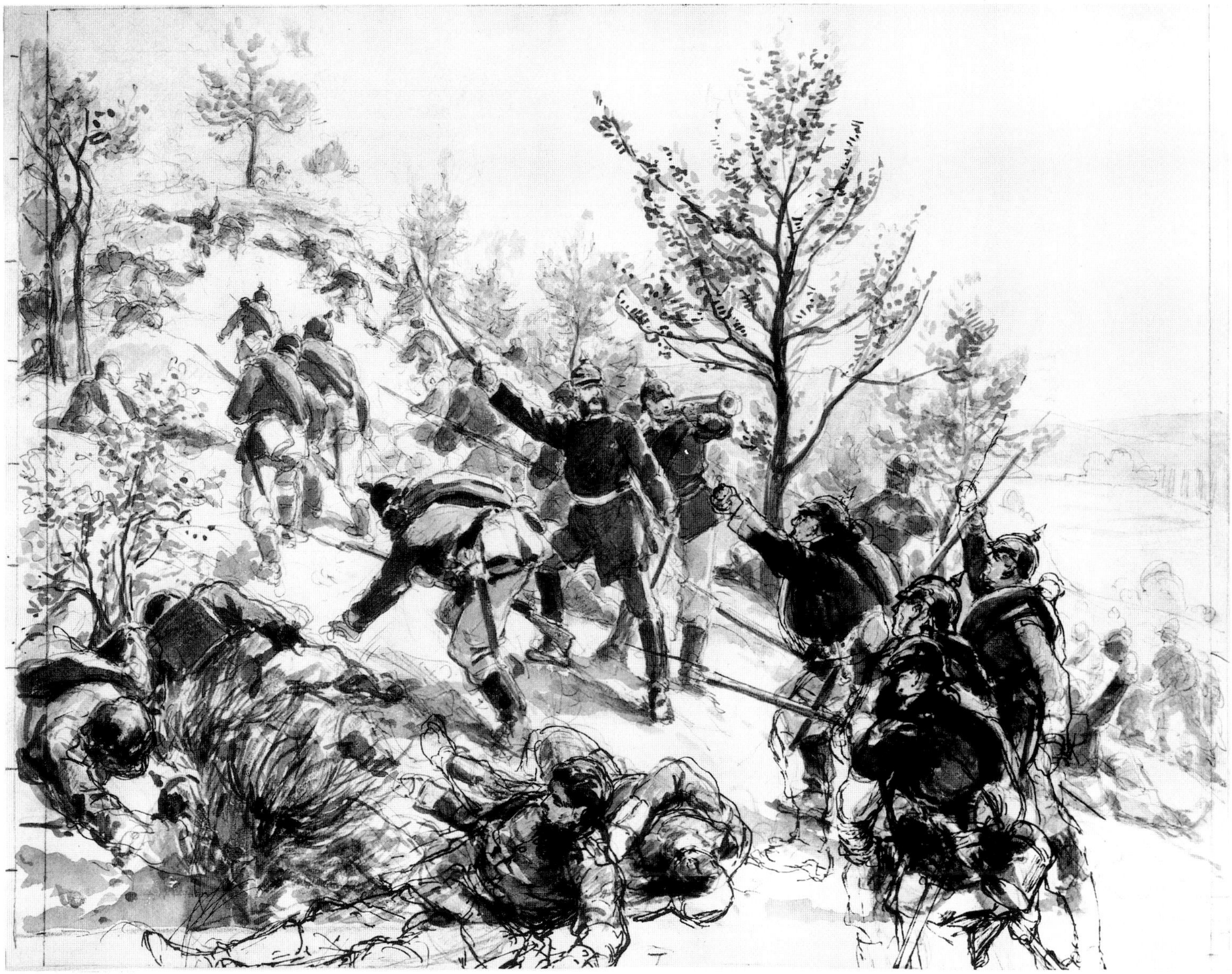

321 ▽ 323 △ 314

314 ANTON VON WERNER
Kompositionsskizze zu dem Wandbild
Sturm auf den Spicherer Berg, um 1875
Bleistift und Feder in Schwarz, laviert;
404 x 528 mm
Saarbrücken, Saarland-Museum,
Inv. NI 3641
Abbildung

320

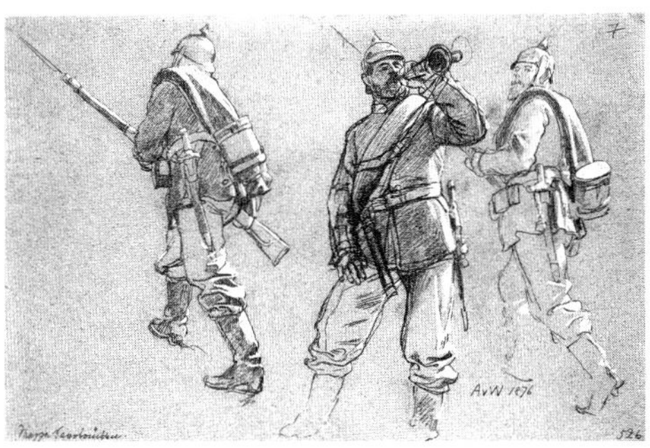

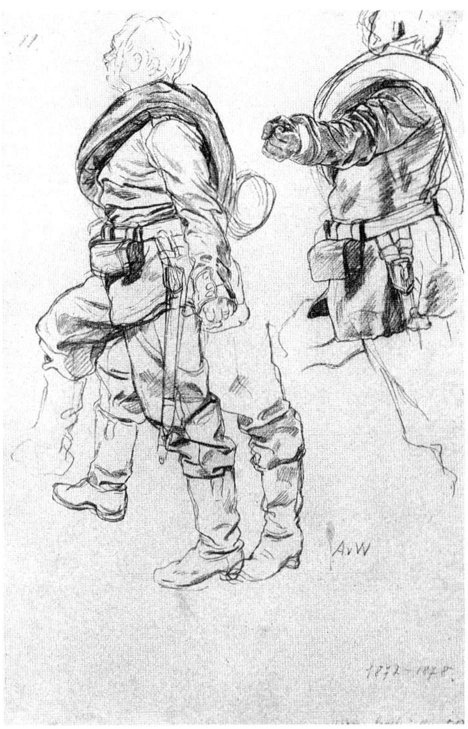

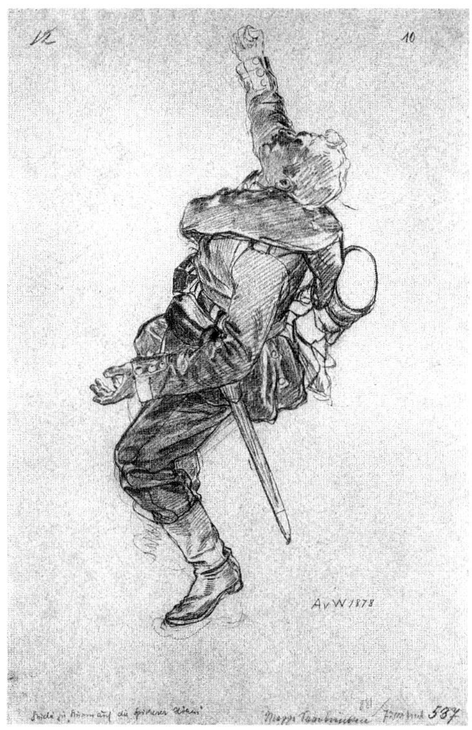

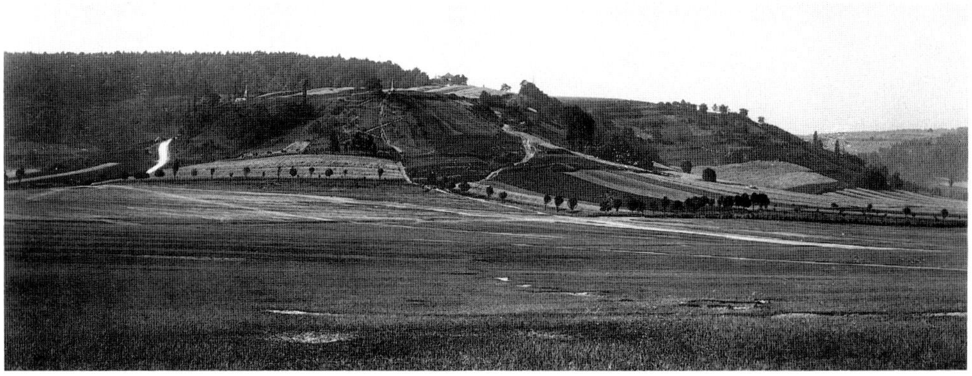

308 (Spicherer Berg)

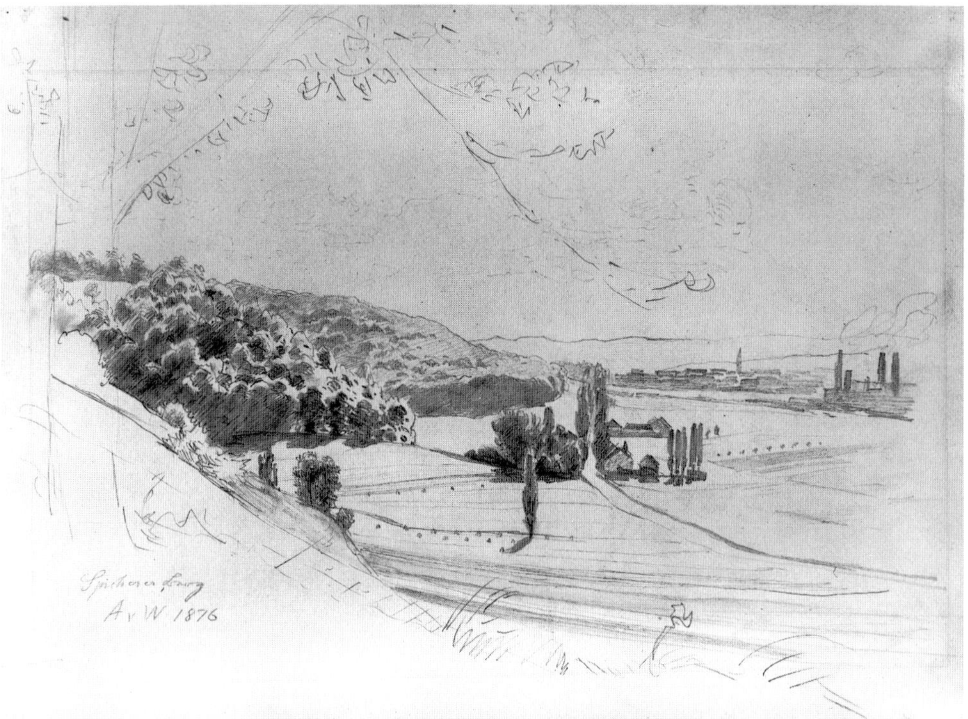

△ 315

▽ 316

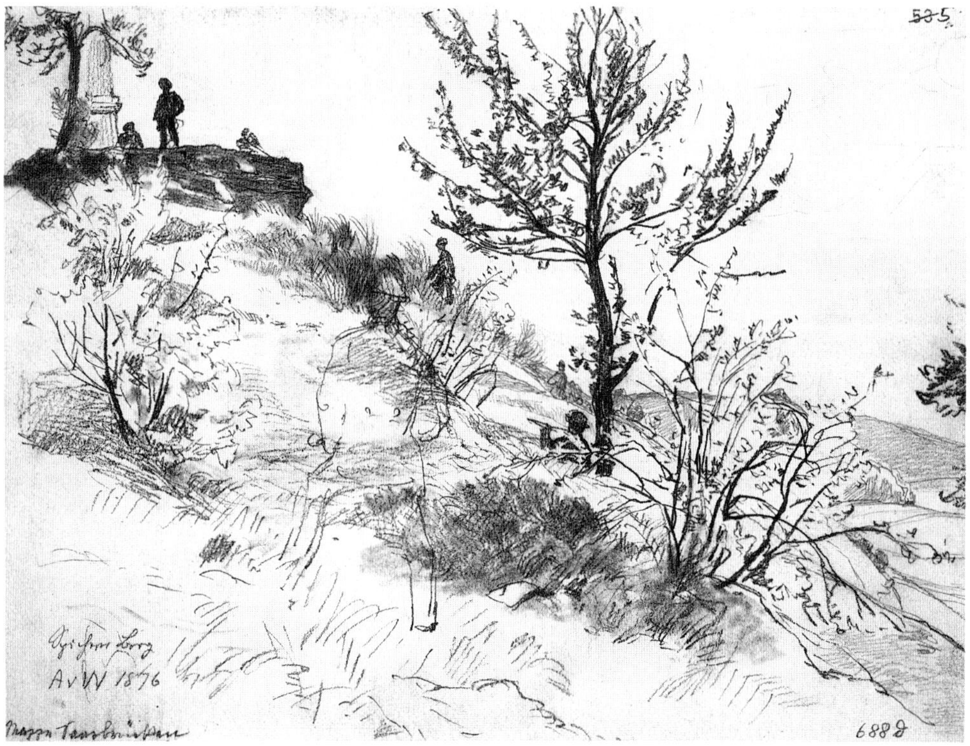

315 ANTON VON WERNER
Spicherer Berg, 1876
Bleistift; 260 x 360 mm
Bez. u. l.: *Spicherer Berg AvW 1876*
Saarbrücken, Saarland-Museum,
Inv. NI 3047
Abbildung

316 ANTON VON WERNER
Wanderer am Spicherer Berg, 1876
Bleistift; 252 x 352 mm
Bez. u. l.: *Spicherer Berg AvW 1876*
Merseburg, GStA, Rep. 92 Nl. A. v. Werner.
Zeichnungen. Mappe 6, Bl. 5
Abbildung

317 ANTON VON WERNER
Modellstudie zu General von François,
1876
Schwarze und braune Kreide/hellblaues
Bütten; 470 x 307 mm
Bez. u. r.: *AvW 1876*
Privatbesitz

318 ANTON VON WERNER
Zwei Soldaten in Defensive, 1876
Schwarze Kreide, weiß gehöht;
310 x 405 mm
Privatbesitz

319 ANTON VON WERNER
Drei sitzende bzw. kriechende Soldaten,
1876
Schwarze und braune Kreide/hellblaues
Tonpapier; 305 x 468 mm
Bez. u. M.: *AvW 1876*
Merseburg, GStA, Rep. 92 Nl. A. v. Werner.
Zeichnungen. Mappe 5, Bl. 6

320 ANTON VON WERNER
Drei Soldaten, der mittlere zum Angriff
blasend, 1876
Schwarze Kreide, weiß gehöht/hellgraues
Bütten; 305 x 470 mm
Bez. u. r.: *AvW 1876*
Merseburg, GStA, Rep. 92 Nl. A. v. Werner.
Zeichnungen. Mappe 5, Bl. 7
Abbildung S. 257

321 ANTON VON WERNER
Bewegungsstudie zweier Soldaten, ca. 1876
Schwarze und braune Kreide/hellblaues Bütten; 467 x 307 mm
Bez. u. r.: *AvW*
Privatbesitz
Abbildung S. 257

322 ANTON VON WERNER
Soldat, nach vorne fassend, 1878
Schwarze Kreide, weiß gehöht/hellgraues Bütten; 470 x 300 mm
Bez. u. l.: *AvW 1878*
Merseburg, GStA, Rep. 92 Nl. A. v. Werner. Zeichnungen. Mappe 5, Bl. 9

323 ANTON VON WERNER
Getroffener Soldat, 1878
Schwarze und braune Kreide/hellblaues Bütten; 470 x 310 mm
Bez. u. r.: *AvW 1878*
Merseburg, GStA, Rep. 92 Nl. A. v. Werner. Zeichnungen. Mappe 5, Bl. 10
Abbildung S. 257

324 Verlustlisten für die Schlacht bei Spichern am 6. August 1870, in: Der Deutsch-Französische Krieg 1870–71, redigirt von der kriegsgeschichtlichen Abtheilung des Großen Generalstabes, Erster Theil, 1. Bd., Berlin 1874, Anlage 14, S. 129
Berlin, Freie Universität, Universitätsbibliothek

325 Skizze vom Gefechtsfelde bei Saarbrücken
Simon Schropp'sche Hof- und Landkartenhandlung/Berliner lith. Institut, 1871
Die militärischen Operationen farbig nachgetragen
Maßstab 1:800000; 391 x 323 mm
Berlin, StB, Kartographische Abteilung, Inv. Kart. V 42450

326 Gaisberg bei Weißenburg, nach dem 4. August 1870
Photographie Friedr. Bruckmann's Verlag: München/Berlin; 279 x 330 mm
Wien, Österreichisches Staatsarchiv, Kriegsarchiv, Inv. H IV C 297-3, Nr. 32

327 Spicherer Höhen von Stierling aus gesehen, nach dem 6. August 1870
Photographie Friedr. Bruckmann's Verlag: München/Berlin; 279 x 330 mm
Wien, Österreichisches Staatsarchiv, Kriegsarchiv, Inv. H IV C 297-3, Nr. 35

Die vielen Porträt- und Figurenstudien, die Werner von Saarbrücker Bürgern 1876 und 1878 anfertigte, suggerieren einen hohen Grad an Authentizität. Offenbar beabsichtigte der Künstler, ein Stimmungsbild der gesamten Bevölkerung, von der Dienstmagd bis zum Bürgermeister, vereint in der Begeisterung für den preußischen König einzufangen, und er wählte dafür einen repräsentativen Querschnitt aus. Nicht nur die Honoratioren, auch die Volkstypen tragen individuelle Züge. Scheinbar sind sie Zeugen des dargestellten Ereignisses gewesen und führen nun, im Vordergrund stehend und dabei im verlorenen Profil gegeben, in die Szene ein: Im Mittelgrund steigt Wilhelm aus seiner Kutsche und wird vom Bürgermeister Schmidtborn begrüßt. Die Landeskunstkommission kritisierte an der Farbskizze (Kat. 329) die in der Volksmenge untergebrachten Gestalten des Bäckers und des Schmieds sowie der Frau mit Korb. Bei ihr handelt es sich um die »Schulzenkathrin«, die während des Sturms auf den Spicherer Berg Samariterdienste geleistet hatte und dafür dekoriert worden war. Bei der Endfassung ersetzte Werner sie durch einen Beinverletzten, sonst hielt er an seiner Darstellung weitgehend fest.

Allerdings entspricht daran kaum etwas der Realität, sie reflektiert vielmehr ein fiktives Wunschdenken. Die Stadtväter hatten sich nämlich bereits am 8. August 1870 zum Empfang des Königs am Stadtrand bei St. Johann eingefunden, ihn aber vergeblich erwartet. Wilhelm traf erst am darauffolgenden Tag ein, und die, die ihn empfingen, waren aufgrund von Gerüchten herbeigeströmt. Den Bericht der *Saarbrücker Kriegschronik* konnte Werner im Hinblick auf äußerliche Details verwerten, die städtischen Honoratioren fügte er hinzu: *»[...] und endlich nahte, von tausendstimmigem Hurra und Hoch, von Tücher- und Mützenschwenken begrüßt, der königliche Wagen, den vier, von zwei Sattelreitern gelenkte Rappen zogen. Huldvoll dankte der Monarch, in dessen Zügen sich Ernst und Milde paarten, für die Grüße der Bürger. [...] Über die alte Brücke, wo die Sandsäcke und Fässer noch an die Schreckenszeit der Bewohner erinnerten, ging der Zug zu dem Hause des Herrn Quien, dem Absteigequartier des Königs«* (zitiert nach: Rosenberg 1895, S. 64 f.). Rosenberg, Werners erster Biograph, hielt diese *»kleine Korrektur«* im Sinne einer höheren Wahrheit für legitim, habe der Künstler doch *»nur die durch einen Zufall vereitelte Absicht zur That gemacht«* (Rosenberg 1895, S. 65).

Thema und Komposition fordern einen Vergleich mit Menzels 1871 entstandenem Gemälde *Abreise Wilhelms I. zur Armee 1870* (Berlin, Nationalgalerie, SMB) heraus. Auf beiden Bildern säumt die jubelnde Bevölkerung den fahnengeschmückten Weg des Königs, der in ziemlich großer Entfernung in seiner Kutsche zu sehen ist. Die Perspektive erlaubt es dem Betrachter, sich als Teil des Geschehens zu empfinden. Doch während bei Menzel die atmosphärische Schilderung trotz aller Freude am Detail wie aus einem Guß wirkt, zerfällt Werners Darstellung in Einzelszenen. Seine Figuren werden penibel zu einer Menge addiert, Menzel zeigt eine homogene Masse, ohne sie zu nivellieren. Kurz: Menzel läßt den Betrachter die Größe des Ereignisses, das er selbst beobachtet hatte, miterleben, während Werner es so einfriert, wie es hätte sein sollen.

328 ANTON VON WERNER
Ankunft Seiner Majestät in Saarbrücken (9. August 1870), Wandbild im Rathaussaal zu Saarbrücken, 1880
Wachs- und Ölfarben/Lwd.; ca. 3,50 x 5,15 m
Saarbrücken, Rathaus (magaziniert)
Wv. 1880-6
Photographie nach dem Original, Berlin: Photographische Gesellschaft; 657 x 851 mm
Berlin, Hochschule der Künste, Zentrale Hochschulbibliothek

329 ANTON VON WERNER
Farbskizze zu dem Wandbild *Ankunft Seiner Majestät in Saarbrücken*, 1877
Öl/Lwd.; 87 x 128 cm
Bez. u. l.: *AvW 1877*
Berlin, Deutsches Historisches Museum, Inv. 1987/304
Wv. 1877-6
Abbildung S. 261

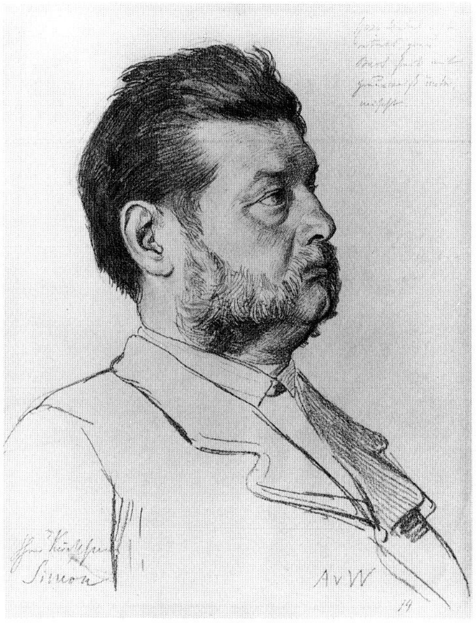

332

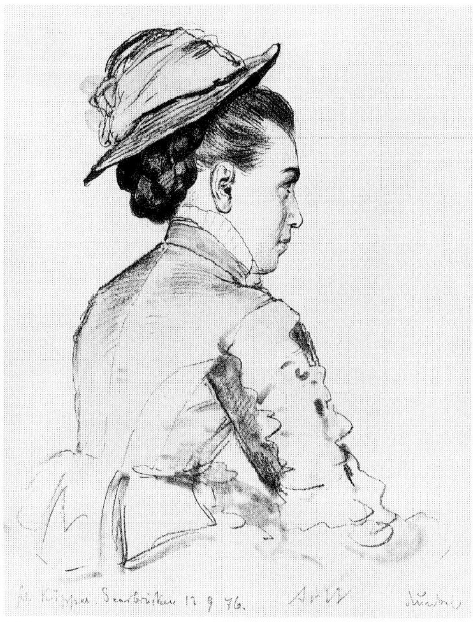

334

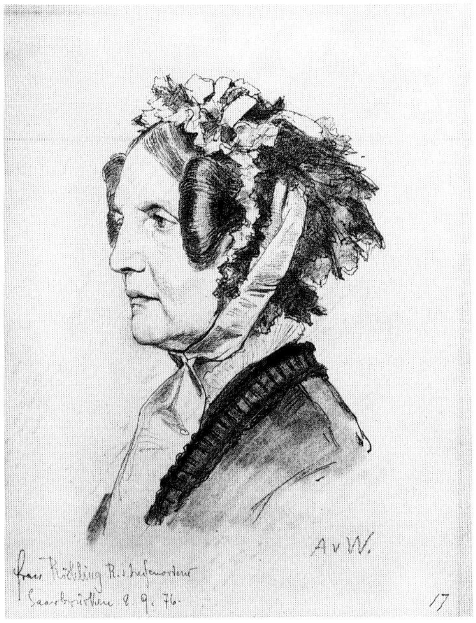

333

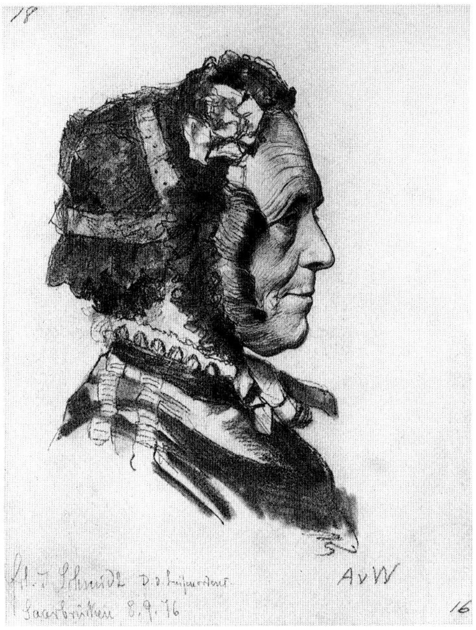

△ 335

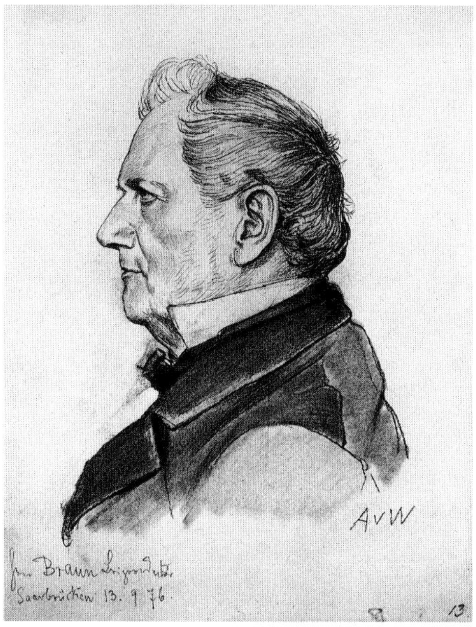

△ 336

▽ 337

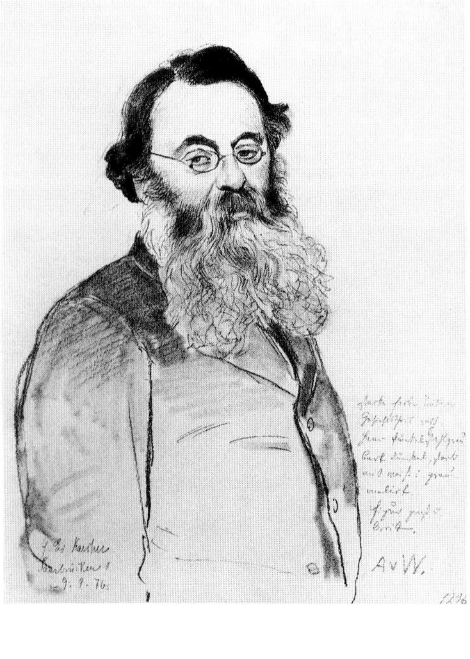

▽ 346

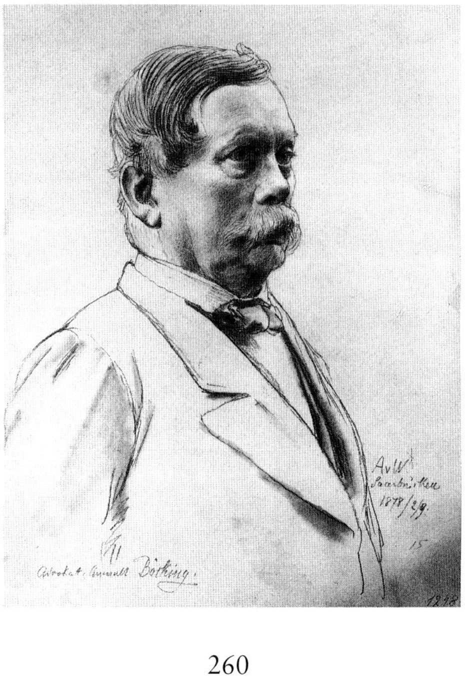

338

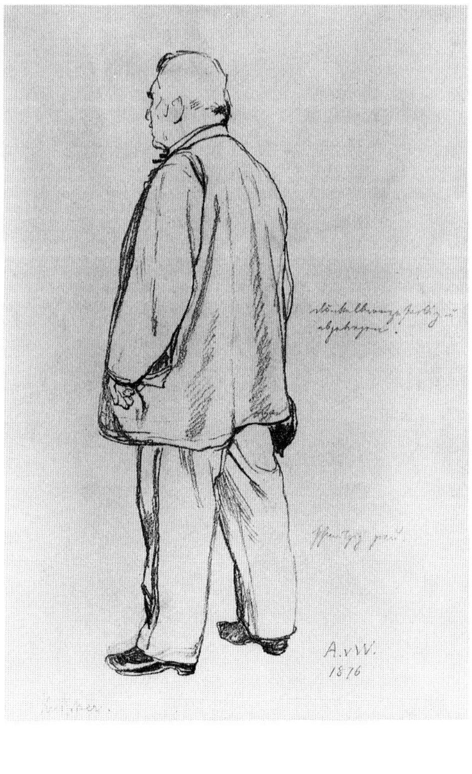

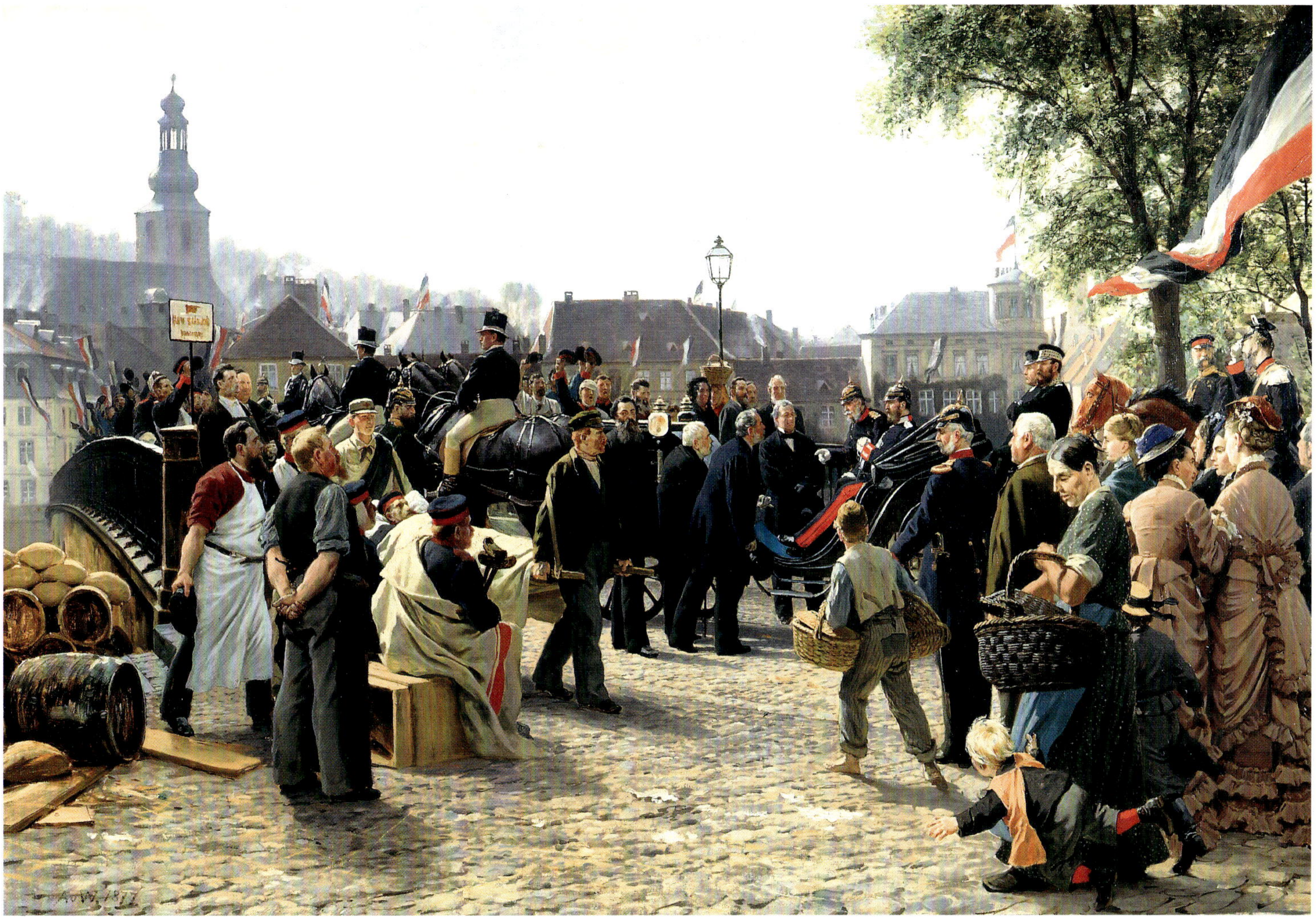

329

330

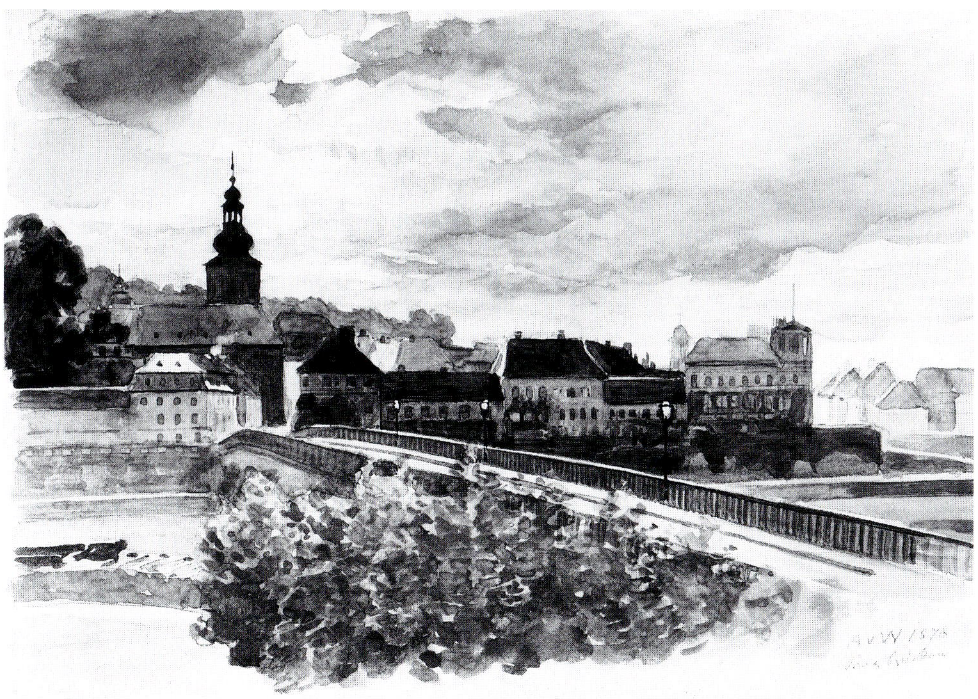

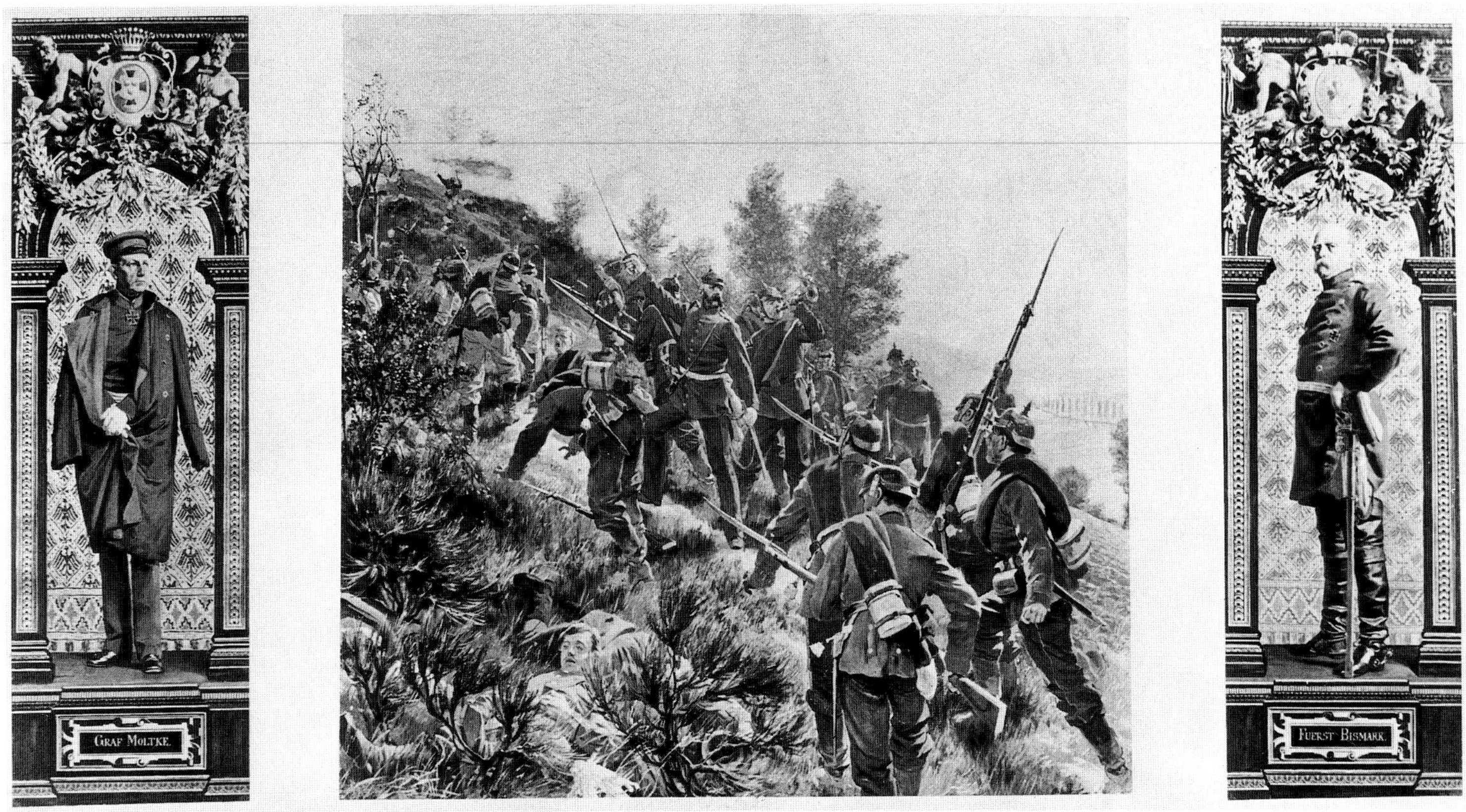

349

349

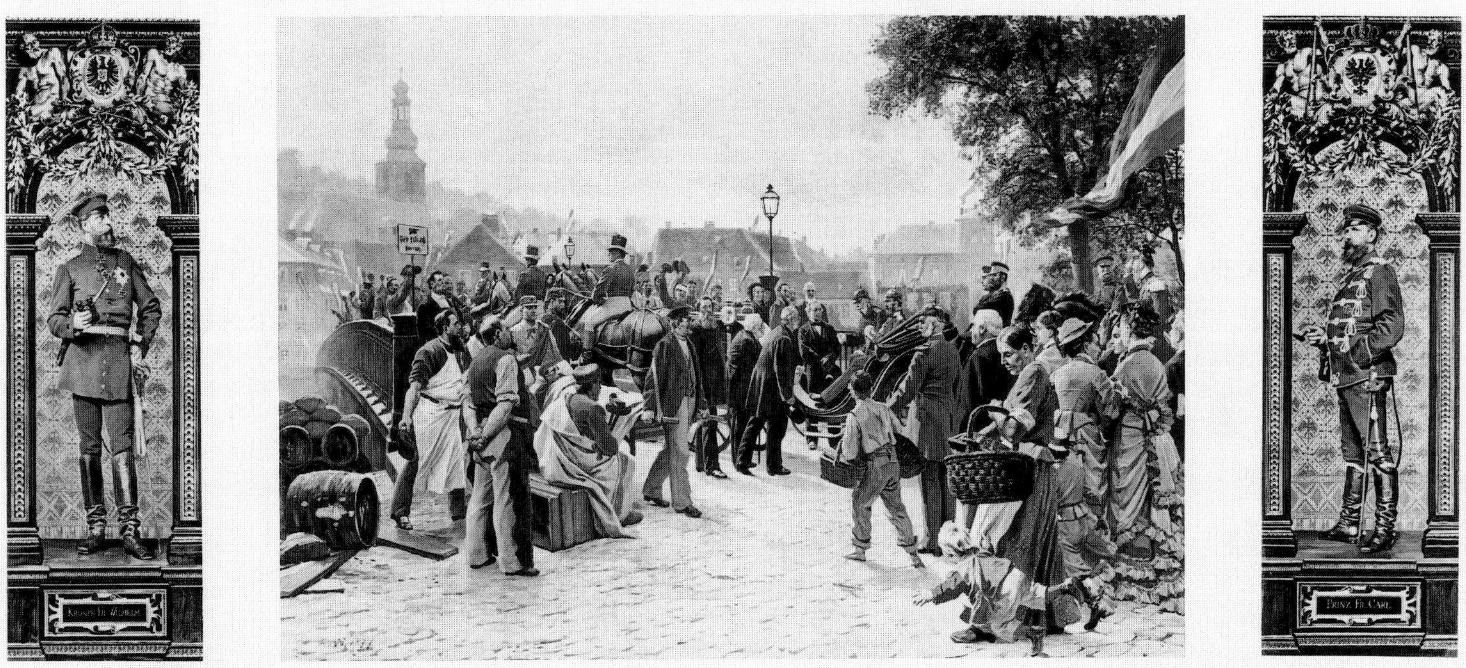

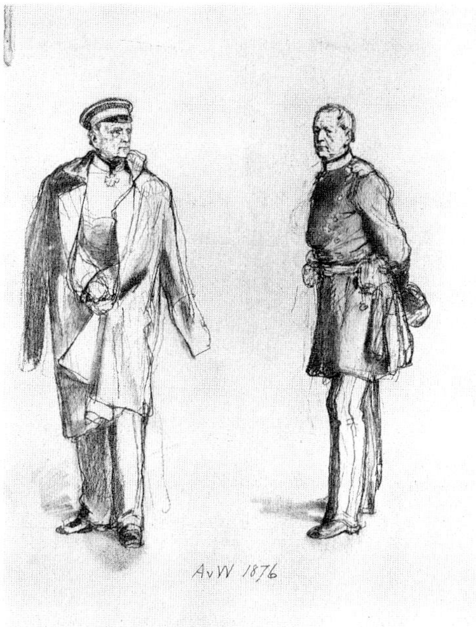

350

350 ANTON VON WERNER
Zwei Figurenstudien Graf Moltke, 1876
Bleistift, gewischt; 378 x 271 mm
Bez. u. M.: *AvW 1876*
Berlin, Berlin Museum, Inv. GHZ 66/6
Abbildung

351 ANTON VON WERNER
Kronprinz Friedrich Wilhelm mit Fernglas sowie Studie des Fernglases, ca. 1876
Schwarze Kreide, gewischt und weiß gehöht/hellblaues Tonpapier;
545 x 390 mm
Bez. u. r.: *AvW*
Merseburg, GStA, Rep. 92 Nl. A.v.Werner. Zeichnungen. Mappe 10, Bl. 24

352 ANTON VON WERNER
Kronprinz Friedrich Wilhelm, ca. 1876
Bleistift, laviert; 425 x 260 mm
Saarbrücken, Saarland-Museum, Inv. NI 3101

353 ANTON VON WERNER
Prinz Friedrich Karl mit Stumpen sowie Fürst Bismarck mit Urkunde, 1876
Bleistift; 360 x 280 mm
Bez. u. M.: *AvW 1876*
Privatbesitz
Abbildung

353

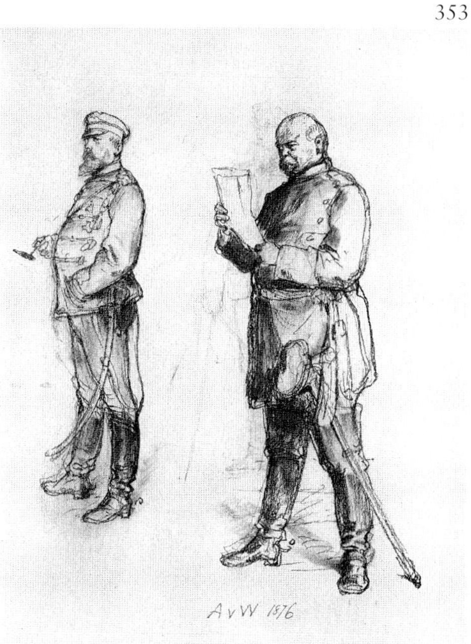

Am 15. Juli 1870 kündigte Frankreich den Krieg gegen Preußen an; darauf forderte Preußen die süddeutschen Staaten auf, den Bündnisfall anzuerkennen. Schon am 16. Juli 1870 befahl König Ludwig II. von Bayern die Mobilmachung der bayerischen Armee. Am 15., 23. und 25. November 1870 wurden die Verträge über den Beitritt der süddeutschen Staaten zum Norddeutschen Bund in Versailles unterzeichnet, am 8. Dezember desselben Jahres die Vereinbarung über die Verfassung des Deutschen Bundes. Am 1. Januar 1871 trat das Deutsche Reich staatsrechtlich in Kraft. Die Einigung Deutschlands hatte sich unter politischem Druck von außen auf dem Schlachtfeld vollzogen, und genau dies veranschaulicht die Allegorie *Victoria*.

Zwei Recken, die die nördlichen und südlichen deutschen Stämme personifizieren sollen, besiegeln das Bündnis mit einem kräftigen Handschlag; die Linke des einen ergreift das Fahnentuch, die des andern ist zum Schwur erhoben. Mit der Anspielung auf den germanischen Mythos soll die schmachvolle Erinnerung an das Ende des Heiligen Römischen Reiches Deutscher Nation 1806 und die folgende Zeit der Kleinstaaterei getilgt werden. Ein nur mit einem Lendentuch und dadurch zeitlos gewandeter, am Boden kniender Krieger ist Zeuge der Verbrüderung, die den Zweck seines soldatischen Tuns auszumachen scheint. Der ohne erkennbare Beziehung zur Hauptgruppe am rechten Bildrand postierte Schildknappe spielt wohl auf die mittelalterliche Kaiserzeit an und schlägt zeitlich die Brücke zum zweiten deutschen Kaiserreich. Als lichte Erscheinung schwebt die an dem Lorbeerzweig in ihrer Linken erkennbare Victoria heran, in der erhobenen Rechten den Preis des Sieges, die deutsche Kaiserkrone, vorweisend.

1897 wurde das Bild in der Zeitschrift *Moderne Kunst in Meisterholzschnitten* (11, 1897, S. 85) zusammen mit folgendem Gedicht unter dem Titel *Deutschlands Einigung* von Adalbert von Hanstein veröffentlicht: *»Im Donner der Schlacht, vom Sturmwind umfacht,/Der das Reich und die Einheit geboren,/Haben Süd und Nord mit eisernem Wort/Den Bund sich der Treue geschworen./Im Friedenslicht mild vor dem Heldenbild/Des Kaisers von hundert Jahren/Steh'n heut' sie bereit, zu erneuern den Eid/Und ihn ewig – – ewig zu wahren!«*

354 ANTON VON WERNER
Victoria (Nord und Süd), Wandbild im Rathaussaal zu Saarbrücken, 1880
Wachs- und Ölfarben/Lwd.;
ca. 3,50 x 2,45 m
Saarbrücken, Rathaus (magaziniert)
Wv. 1880-9
Photographie nach dem Original, Berlin: Photographische Gesellschaft;
847 x 657 mm
Berlin, Hochschule der Künste, Zentrale Hochschulbibliothek

Porträt Constantin von Alvensleben auf dem Schlachtfeld von Vionville

Im Vorfeld der Schlacht bei Vionville/Mars la Tour ging es darum, den Rückzug der französischen Rhein-Armee unter Marschall Bazaine aufzuhalten und sie in der Festung Metz einzuschließen. Teile der 2. Armee des Prinzen Friedrich Karl überschritten am 15. August die Mosel südlich von Metz, wobei sich auf kleinem Raum und in steilem Gelände große Heeresmassen drängten. Am Morgen des 16. August rückten drei Divisionen vom 3. Korps auf das Plateau südlich der Straße Verdun-Metz vor. Noch ehe es erreicht war, meldeten Patrouillen, daß die Franzosen – an die 180000 Mann – zwischen Vionville und Rezonville ein Lager bezogen hätten. Der Kommandierende des 3. Korps, Generalleutnant Constantin von Alvensleben, befahl seinen Brandenburgern unverzüglich den Angriff auf das Dorf Vionville und löste damit eine der unerbittlichsten Schlachten des Krieges aus. Im Verlauf des Vormittags wurden die Franzosen auf die unterhalb des Plateaus gelegene Chaussee zurückgedrängt. Bald nach 12 Uhr waren trotz heftiger Gegenangriffe Vionville und Flavigny erstürmt, der ganze westliche Abschnitt zwischen Vionville und Mars la Tour in den Händen des 3. Korps. Der Kampf tobte bis in den späten Abend hinein, war lange unentschieden und erbrachte wenig Geländegewinn, aber Bazaine war in seinem Abmarsch nach Paris um einen strategisch wichtigen Tag aufgehalten worden. Fast 35000 Tote und Verwundete wurden auf beiden Seiten gezählt. Am 18. August kam es zum Sieg über die Franzosen bei Gravelotte/Saint Privat.

Das Porträt gibt offenbar den Stand der Schlacht gegen Mittag wieder, als sich mit dem Angriff auf Flavigny ein Vorteil für die deutsche Seite abzuzeichnen begann, der aber schon am Nachmittag wieder in Frage gestellt wurde. Der landschaftliche Hintergrund läßt sich dank der Beschreibung Fontanes genau lokalisieren: »*Das Terrain wellig, von kleinen Wasserläufen durchzogen, mit zahlreichen Wäldchen betüpfelt. [...] Nach vorn hin alles frei, offen, bis zu einer langen, von Ost nach West laufenden Baumlinie hin. An dieser zwei Dörfer, ihnen vorgelegen ein Gehöft. [...] Die Dörfer waren Rezonville und Vionville; das Gehöft Flavigny*« (Fontane 1873, S.256). Das in Brand geschossene Gehöft ist am linken Bildrand auf Höhe der Mittelwaagerechten deutlich zu erkennen. Die darüber verlaufende Baumlinie markiert die Straße Verdun-Metz, an der die von Fontane genannten Dörfer liegen. Alvensleben ist auf dem Plateau, das am Morgen von den Deutschen genommen wurde, dargestellt. Da es sich um ein Kniestück handelt und die Figur wie eine Silhouette wirkt, scheint er nicht in, sondern vor der Landschaft zu stehen. Er wird nicht als aktiver Soldat, sondern als überlegter Schlachtenlenker charakterisiert, der mit Kompaß und Kartenmaterial hantiert. Er trägt die tadellos sitzende Felduniform der Generalität, geschmückt mit der Militärklasse des Ordens Pour le mérite. Tatsächlich konnte Alvensleben zu diesem Zeitpunkt kaum in das Geschehen eingreifen, wie der Schilderung des Großen Generalstabs zu entnehmen ist: »*Bei diesem Vorgehen auf der fast gänzlich unbedeckten Hochfläche gegen die breit entwickelte Front der Franzosen entbrennt sogleich ein hartnäckiger Kampf, in dessen blutigem Hin- und Herwogen die einheitliche Leitung bald aufhört. Die Umsicht der unteren Führer und die Tapferkeit der Einzelnen tritt an ihre Stelle*« (Krieg 1870–71, I, 1., S.565).

Das Bildnis entstand 33 Jahre nach der Schlacht und elf Jahre nach dem Tod Alvenslebens (1809–1892) im Auftrag Wilhelms II. für die Nationalgalerie. Der Dargestellte war ein Bruder des durch die Alvenslebensche Konvention bekannt gewordenen Gustav von Alvensleben. Im Kadettenkorps ausgebildet, wurde er 1827 zum Offizier ernannt. 1853 trat er als Major in den Großen Generalstab ein. 1860 wurde er zum Chef der Abteilung für Armeeangelegenheiten in das Kriegsministerium berufen. 1866 führte er die 1. Gardedivision gegen Österreich; für seine Verdienste in diesem Feldzug wurde ihm der Pour le mérite verliehen. Seine größte Leistung im Deutsch-Französischen Krieg bestand darin, den abziehenden Feind bei Vionville zum Stehen gebracht zu haben; auch nahm er an den Kämpfen gegen die Loire-Armee hervorragenden Anteil. Dafür erhielt er das Eiserne Kreuz 1. Klasse und das Eichenlaub zum Orden Pour le mérite. 1873 erfolgte die Beförderung zum General der Infanterie, bald danach nahm er seinen Abschied von der preußischen Armee. Kurz vor seinem Tode verlieh ihm Kaiser Wilhelm II. noch den Schwarzen Adlerorden. Den Künstler verband kein persönliches Ver-

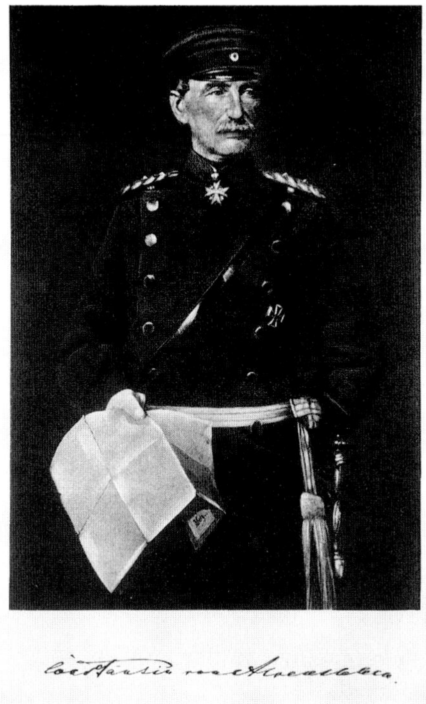

356 (Frontispiz)

hältnis mit Alvensleben, obgleich er ihm wohl auf Hoffestlichkeiten begegnet ist. Offensichtlich hat sich Werner bei dem posthumen Porträt nicht auf sein Erinnerungsvermögen beschränkt, sondern eine Photographie zu Rate gezogen, die als Frontispiz in der im Entstehungsjahr des Gemäldes erschienenen Biographie von Thilo Krieg (Kat.356) abgebildet ist. Für die Darstellung des Schlachtfeldes, das dem Generalleutnant attributiv zugeordnet wird, muß er militärhistorische Quellen benutzt haben.

355 ANTON VON WERNER
Porträt Constantin von Alvensleben auf dem Schlachtfeld von Vionville (16. August 1870), 1903
Öl/Lwd.; 164 x 115 cm
Bez. u. l.: *AvW. 1903*
Berlin, Nationalgalerie, SMB, Inv. A I 797
Wv. 1903-1
Abbildung

356 Thilo Krieg, Constantin v. Alvensleben. General der Infanterie. Ein militärisches Lebensbild, Berlin: Ernst Siegfried Mittler und Sohn 1903
Privatbesitz
Abbildung

357 Bataille de Vionville-Mars la Tour Positions des deux Armées, vers midi
Berlin E. S. Mittler et fils imprimeurs et éditeurs/Etabl. lith. de Guill. Greve, ca. 1890
Maßstab 1:25000; 635 x 668 mm
Berlin, StB, Kartographische Abteilung, Inv. Kart. V 42629

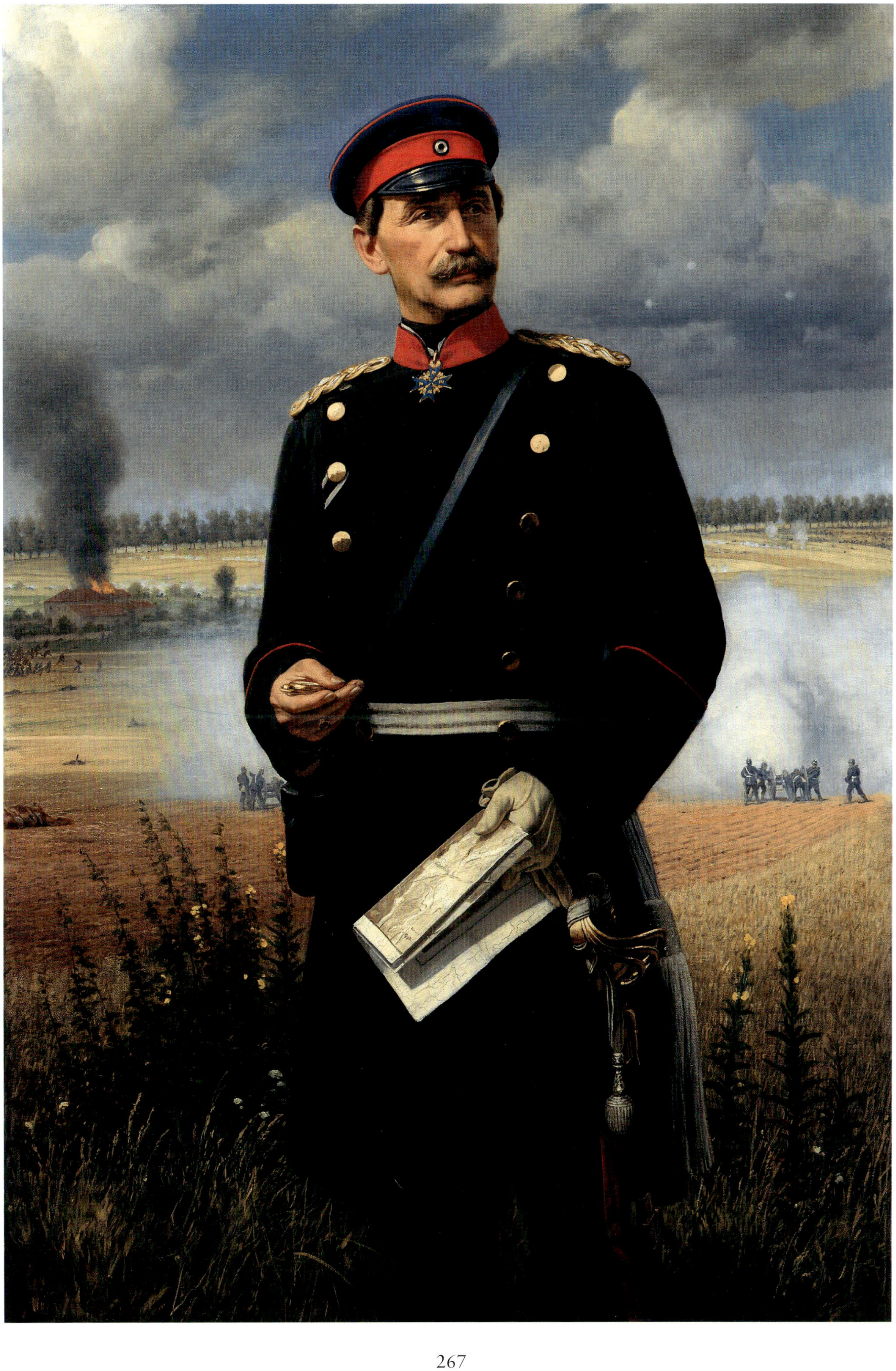

355

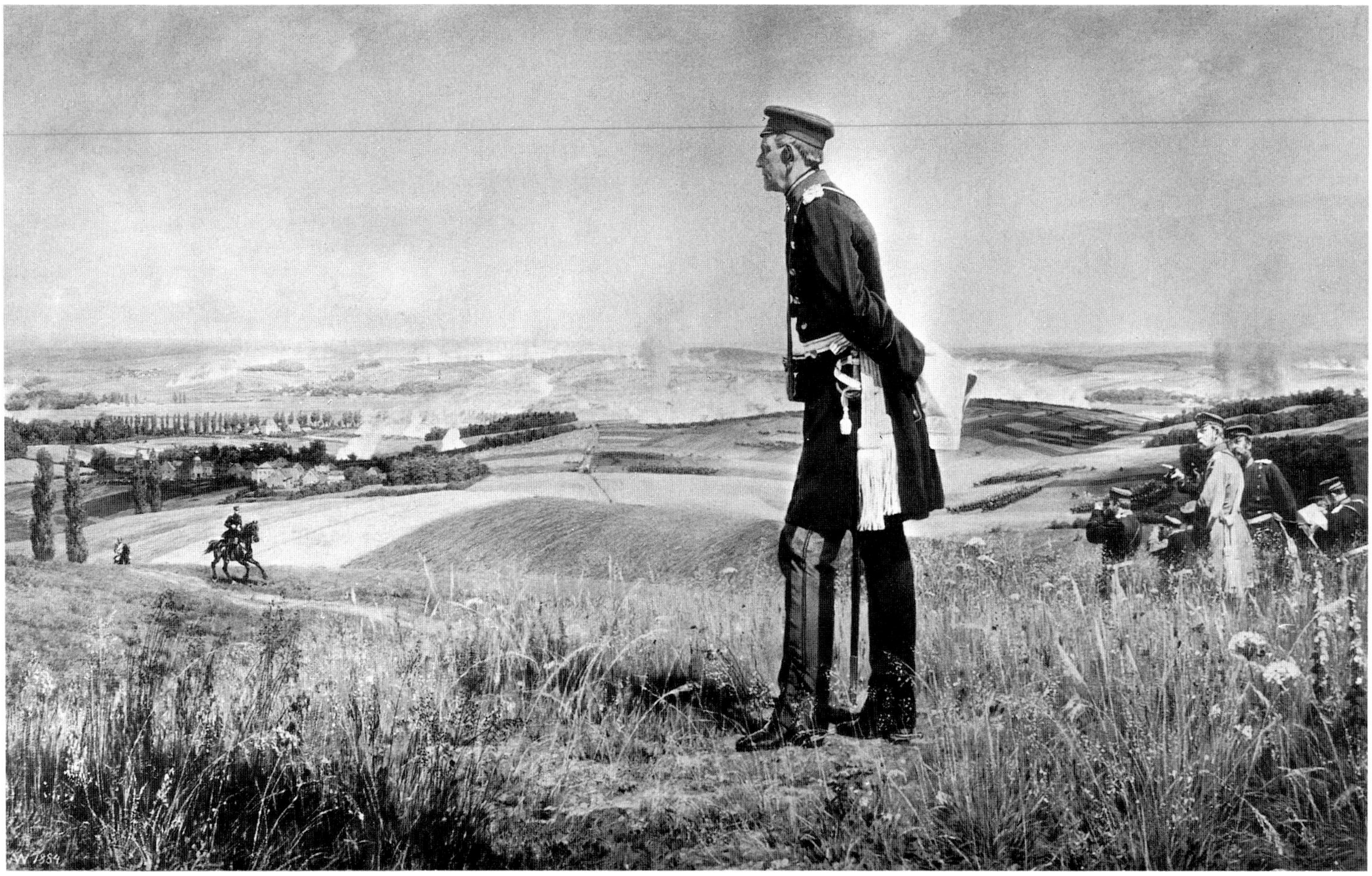

358

Moltke bei Sedan

Die Darstellung greift das traditionelle Sujet des von einem »Feldherrenhügel« aus agierenden Schlachtenlenkers auf; Werner hatte es bereits über ein Jahrzehnt zuvor in dem Gemälde *Moltke mit seinem Stabe vor Paris* (Kat. 398) verwandt. Die Komposition orientiert sich hingegen an Werners kurz zuvor vollendetem Diorama *General Reille überbringt König Wilhelm Napoleons Brief* (Kat. 383), mit dem das Gemälde auch inhaltlich korrespondiert. Auf beiden Bildern wird im Vordergrund die Stellung des königlichen Stabes während der Schlacht bei Sedan am linken Maasufer auf der Höhe südlich des Ortes Fresnois gezeigt; beim Diorama am Abend der Schlacht, hier gegen Mittag (zum Schlachtverlauf siehe S. 270 ff.). Werner konnte dabei auf Skizzen zurückgreifen, die er 1882 vor Ort angefertigt hatte (Kat. 368–369).

Fontane beschreibt das Terrain so: *»Die Höhe von Fresnois ist erheblich niedriger als die Donchery-Höhe und markirt sich ungleich weniger als diese, zum Theil schon deshalb, weil sie kahl ist [...] Sedan selbst, wenigstens seine diesseits der Maas gelegene Vorstadt Grand Torcy, dehnte sich fast zu Füßen der Fresnois-Höhe, und Balan und Bazeilles [...] lagen ebenso nah und ebenso übersichtlich nach rechts hin, wie Brigne aux Bois halblinks, oder St. Menges gradeaus«* (Fontane 1873, S. 485 f.).

Im Gegensatz zu dem erwähnten Diorama, das eine bestimmte Begebenheit schildert, und dem Panorama, das den Schlachtverlauf illustriert, beruht die Darstellung nicht auf überlieferten Quellen. Es entspricht zwar den historischen Fakten, daß Moltke im Gefolge Wilhelms I. auf der Höhe von Fresnois dabei war, aber doch nicht in der vorliegenden Form. Die in leichter Untersicht gegebene Figur des Chefs des Großen Generalstabs überragt den Horizont bei weitem, und die in der Ferne kämpfenden Bataillone scheinen sich nach seinem Willen wie Schachfiguren zu bewegen. Er befindet sich auf so einsamer Höhe, daß die Gruppe der Offiziere seines Stabes (v. l. n. r. Oberstleutnant von Verdy du Vernois, Major de Claer, Oberstleutnant Bronsart von Schellendorf und Oberstleutnant von Holleben) ehrfurchtsvoll Abstand hält. Dahinter verbirgt sich der Wunsch, eine der herausragenden Gestalten des Krieges, die sich nicht in kühner militärischer Aktion zeigen ließ, gleichwohl in heroischer Pose festzuhalten. Damit dürfte Werner den Intentionen des Komitees für ein Moltke-Denkmal, welches das Gemälde dem Kölner Museum stiftete, entsprochen haben.

Die Bildidee legte er 1880 in einer schwungvollen, spiegelbildlichen Kompositionsskizze (Kat. 359) nieder. Die nach der Natur entstandene Figurenstudie (Kat. 361) sowie die Modellstudie (Kat. 360) komponierte er dann im Hinblick auf die Erscheinung Moltkes in der Endfassung. Diese Studien belegen die Vorgehensweise des Künstlers, der sich aus Mangel an authentischem Material ein Surrogat aus teils empirischen, teils fiktiven Elementen schuf.

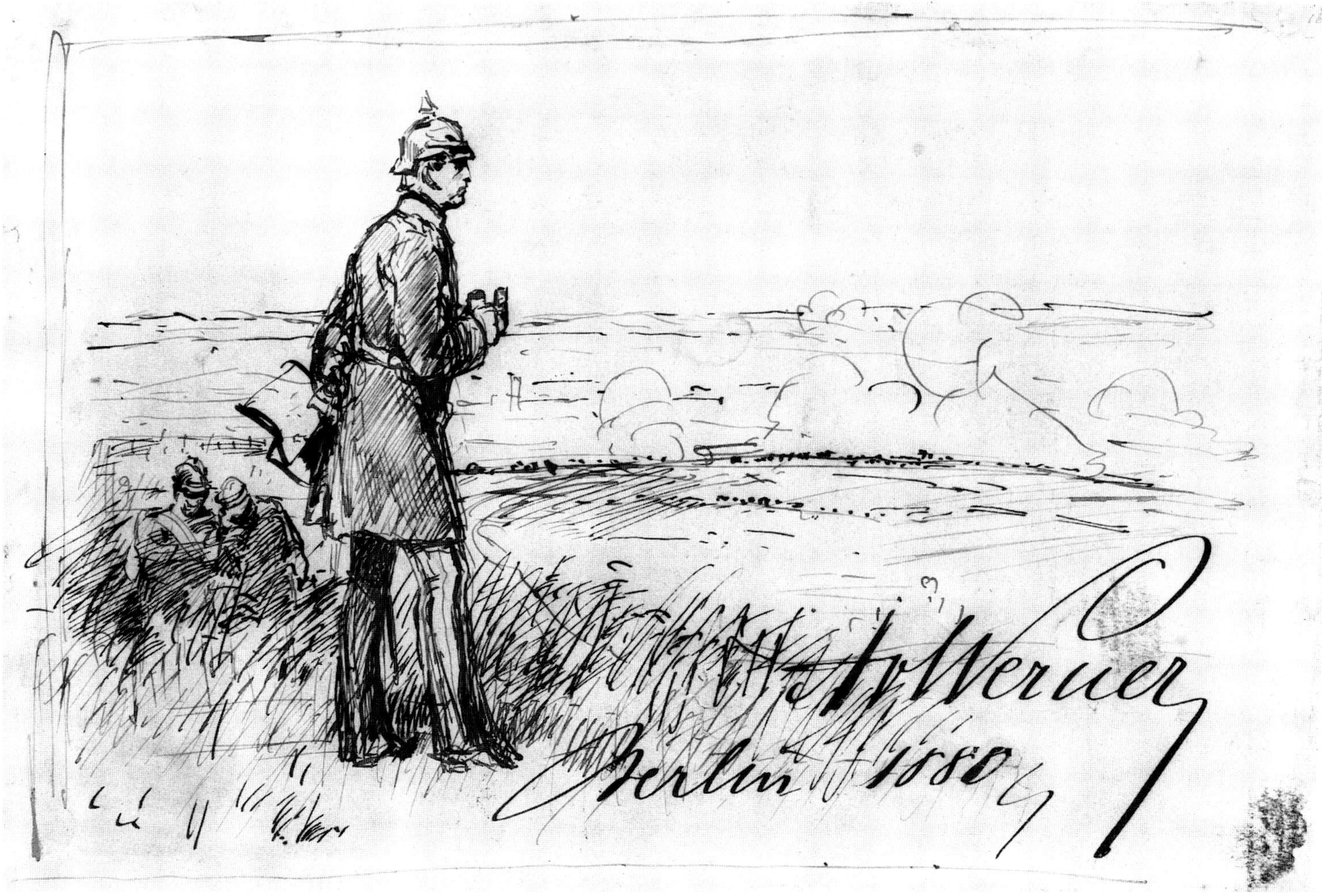

359

360

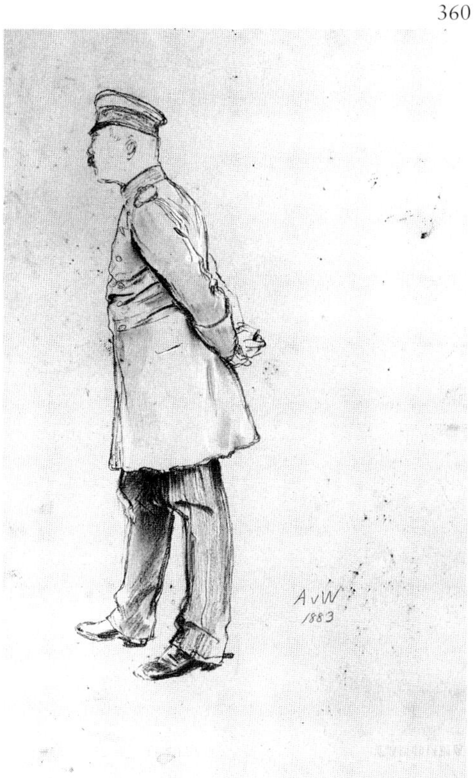

361

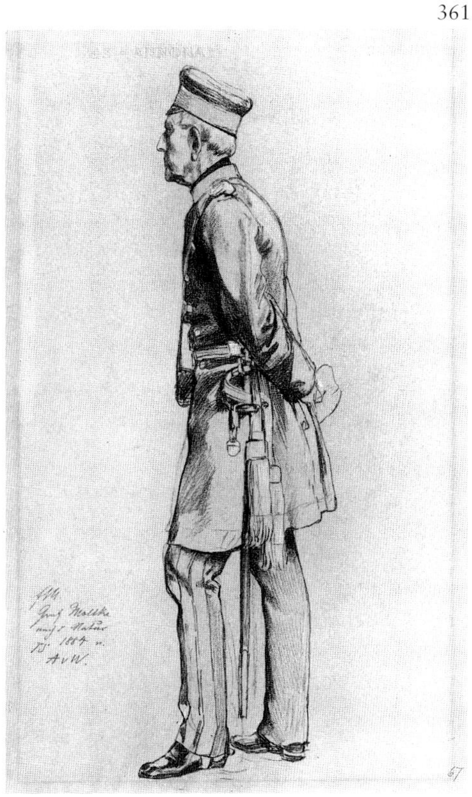

358 ANTON VON WERNER
Moltke bei Sedan (1. September 1870, Mittag), 1884
Öl/Lwd.; 135 x 219 cm
Bez. u. l.: *AvW 1884*
Köln, Wallraf-Richartz-Museum; Kriegsverlust
Wv. 1884-3
Photographie nach dem Original, Berlin: Photographische Gesellschaft;
656 x 850 mm
Berlin, Hochschule der Künste, Zentrale Hochschulbibliothek
Abbildung

359 ANTON VON WERNER
Kompositionsskizze zu dem Gemälde *Moltke bei Sedan*, 1880
Feder in Braun; 134 x 202 mm
Bez. u. r.: *AvWerner Berlin 1880*
Privatbesitz
Abbildung

360 ANTON VON WERNER
Modellstudie zu Moltke, 1883
Schwarze und rote Kreide, weiß gehöht/hellbraunes Tonpapier; 475 x 306 mm
Bez. u. M.: *AvW 1883*
Privatbesitz
Abbildung S. 269

361 ANTON VON WERNER
Figurenstudie Graf von Moltke, 1884
Schwarze und rote Kreide, weiß gehöht/braunes Tonpapier; 476 x 313 mm
Bez. u. l.: *FM Graf Moltke nach d Natur gez. 1884 v. AvW.*
Berlin, Kupferstichkabinett, SMB, Inv. Anton von Werner 71
Abbildung S. 269

Das Sedan-Panorama mit den drei Dioramen

Auftraggeber des Panoramagebäudes am Alexanderplatz und seiner Gemälde war eine eigens gegründete Panorama-Aktiengesellschaft. Die Architektur im Stil der Neorenaissance mit interessanten technischen Neuerungen stammte von Ende & Böckmann, die kurz zuvor das Berliner National-Panorama nach der Konstruktion belgischer Ingenieure errichtet hatten; die Grundform ging auf Jakob Ignaz Hittorffs Pariser Panorama von 1839 zurück. Das Gehäuse, in diesem Fall von einem Siebzehneck von 39 m Durchmesser gebildet, barg im Obergeschoß das ca. 15 m hohe und 115 m breite, künstlich beleuchtbare Rundbild. Darüber wölbte sich eine freitragende, von einer Laterne bekrönte Flachkuppel. Der Zugang zur Aussichtsplattform, deren äußerer Ring sich drehte, erfolgte über das Erdgeschoß. Das Panorama wurde am 18. August 1883 fertiggestellt und am Sedantag desselben Jahres in Anwesenheit Wilhelms I. und zahlreicher hochgestellter Persönlichkeiten eingeweiht. Dabei äußerte der Kaiser gegenüber Werner: *»Daß Sie durch Ihr Meisterwerk dem Volke die Erinnerung und das Verständnis für den Tag von Sedan nahe gerückt haben und meine vollste Anerkennung dafür mag Ihnen der schönste Lohn für Ihre Arbeit sein«* (zitiert nach: Werner 1913, S. 376). Damit ist der höhere Zweck des Unternehmens benannt, das nicht auf eine Erniedrigung des Feindes abzielte, aber an patriotische Tugend und soldatische Opferbereitschaft appellierte. Zwei Jahrzehnte lang wurde die Anlage erfolgreich betrieben, 1904 aber wegen stark zurückgehenden Besuchs abgerissen. Die Herstellungskosten betrugen 1 Million Goldmark, Werner erhielt für seinen Part 100000 Mark. Er übernahm die bildkünstlerische Konzeption, die Erstellung detaillierter Entwürfe und die Leitung der Ausführung.

Die Arbeiten hatten eine vom militärischen Standpunkt getreue, dabei mitreißende und naturalistisch wirkende Darstellung zum Ziel. Mit entsprechendem Aufwand wertete Werner das Generalstabswerk aus, studierte Uniformen, befragte Zeugen und machte Terrainstudien. Ende Mai 1882 reiste er mit Christian Wilberg, der den landschaftlichen Teil übernehmen sollte, dem ortskundigen Kunstkritiker Ludwig Pietsch und dem Akademieprofessor Wilhelm Gentz nach Paris. Dort besichtigten und bewunderten sie die Panoramen der Schlachten von Vionville-Mars-la-Tour und Villiers-Champigny von Edouard Detaille und Alphonse de Neuville. Anfang Juni ging es dann nach Sedan, dessen Umgebung sorgfältig erkundet und skizziert wurde. Oberhalb des Ortes Floing, *»von wo aus man das ganze prachtvolle Panorama des Maastales mit der Halbinsel Iges bis nördlich zum Calvaire d'Illy, nach Südosten die Festung Sedan mit Torcy und die Höhen überblickt, auf denen König Wilhelm und Kronprinz Friedrich Wilhelm sich bis zum Abend aufgehalten hatten«*, fand Werner den Standpunkt, der *»für die Darstellung des entscheidenden Momentes der Schlacht vom militärischen wie vom künstlerischen Gesichtspunkte aus der geeignetste zu sein schien«* (Werner 1913, S. 340). Möglicherweise ließ er sich bei der Ortswahl durch Franz Adams *Schlacht bei Floing* (Berlin, Nationalgalerie, SMB) beeinflussen. Auf der Rückfahrt über Brüssel und Antwerpen stand der Besuch weiterer Panoramen, so das der Schlacht bei Waterloo von Charles Verlat, auf dem Programm.

Nach Berlin zurückgekehrt, stellte Werner zusammen mit Carl Röchling, Georg Koch und Richard Friese in seinem Wannseer Garten eingehende Untersuchungen über die Licht- und Farbwirkung toter und lebender Materie im Freien an. *»Pferde in allen Farben standen in Wannsee zur Verfügung, mehrere Modellsteher kamen täglich von Berlin, ein ganzes Arsenal von Uniformen und Waffen, französische wie deutsche, hatte ich hinausschaffen lassen [...]«* (Werner 1913, S. 345). Mit Koch besuchte Werner am 5. September 1882 ein Manöver der Garde-Kavallerie-Division zwischen Teltow und Kleinmachnow, am 17. September ging es ins Manöver der 1. Garde-Infanterie-Division unter Generalleutnant Bronsart von Schellendorf bei Belzig. Hierbei stellte Werner Untersuchungen über die Ausdehnung von Pulverdampf der Geschütze in unterschiedlicher Entfernung und das Verhalten von Jägern in Schützengräben in der Abwehr des Feindes durch Schnellfeuer an.

Eine Vielzahl an Malern, größtenteils Schüler der Berliner und Karlsruher Akademien, übertrug Werners Farbskizzen im Laufe des Sommers 1883 auf die etwa 1725 m^2 große Leinwand des Panoramabildes. Neben den genannten waren dies Otto Andres, Walter Busch, Victor Freudemann, Rudolf Hellgrewe, Carl Keinke, Adolf Schlabitz, Richard Scholz, Paul Söborg und Carl Wendling. Einen Ersatz für Christian Wilberg, der während der Parisreise gestorben war, fand Werner in Eugen Bracht und Carl Schirm. Die beiden übernahmen nicht nur die Landschaftsmalerei auf dem Panorama, zu dem sie noch während des Sommers 1882 Naturstudien vor Ort machten, sondern auch bei zwei der drei Dioramen, die Werner 1884/85 hinzufügte.

Diese wurden in einem Hohlraum über der Decke des Erdgeschosses so installiert, daß sie durch eine kaschierte Lichtführung von oben hell erleuchtet wurden. *»Dadurch und durch den natürlichen plastischen Vordergrund von Gras, Erde, Steinen, Waffen und dergleichen, der in unmerkbarer Weise in den gemalten überging, wurde die Vortäuschung greifbarer Wirklichkeit [...] in einer Weise erzielt, wie es für Bilder in Ausstellungen und anderer Umgebung unerreichbar ist«* (Werner 1913, S. 400). Zeigte das Panorama den Stand der Schlacht bei Sedan am 1. September 1870 zwischen 13.30 und 14 Uhr, so schilderten die Dioramen den Fortgang des Geschehens im 5-Stunden-Rhythmus, es handelte sich also um eine fortlaufende Bildgeschichte.

Umstritten war in der zeitgenössischen Kritik der künstlerische Wert von Panoramen. Werner sah ihn im Hinblick auf die geistigen und technischen Anforderungen gegeben, derer es bedarf, Wirklichkeit vorzutäuschen. Dabei ist zu berücksichtigen, daß dem Medium Panorama im Laufe seiner Existenzgeschichte ein grundlegender Bedeutungswandel widerfuhr. Dienten Rundbilder von ihrer Erfindung Ende des 18. Jahrhunderts bis ins 19. Jahrhundert hinein vor allem der optischen Vermittlung fremder Gegenden, so trat später die Vergegenwärtigung historischer Ereignisse, vor allem von Schlachten, in den Mittelpunkt. Die angeblich objektive Bildberichterstattung wurde allerdings häufig der Schaulust des Publikums geopfert. Doch trotz aller spektakulärer Zutaten hatte die Erscheinung der Dinge dem fernstecherprüfenden Blick des Veteranen, der »dabei gewesen« war, zu genügen. Das illusionistische Prinzip an sich ist noch kein unkünstlerisches Mittel. Was die Malerei in dieser Hinsicht zu leisten vermochte, ergibt sich aus einem Vergleich mit der um Sachlichkeit bemühten photographischen Berichterstattung des *Kaiserpanoramas* (Kat. 257). Friedrich Frhr. von Khaynach schreibt in seiner gegen Werner gerichteten Polemik: »*Nichts ist unkünstlicher als ein Panorama [...] Stier- und Hahnenkämpfe sind bei uns verboten und weil der Mob etwas zu gaffen haben will – dafür zahlt er Steuern, das kann man verlangen – so giebt man ihm patriotische Tragödien in fünffüßigen Jamben und Panoramen zu sehen. Berlin hat deren ein ganzes Schock. Hier verschwindet jede Intimität, jede technische und künstlerische Eigenart des Malers. Es ist buchstäblich farbige Momentphotographie. [...] Was das Publikum aber gar nicht begreifen kann, das ist, daß das alles so natürlich aussieht. Die Leute nehmen die Operngläser in die Hand, um zu sehen, wo der plastische Vordergrund aufhört und die Leinwand anfängt. Wenn sie das gefunden haben, springen sie wie die Flöhe vor Vergnügen*« (Khaynach 1893, S. 29).

362 Grundrisse und Schnitt des Sedan-Panoramas, aus: Deutsche Bauzeitung, 17, 1883, S. 613; 300 x 206 mm
Privatbesitz

363 Sedan-Panorama am Bahnhof Alexanderplatz, um 1900
Reproduktion nach einer Photographie; 99 x 114 mm
Privatbesitz

364 Panorama der Schlacht von Sedan nebst Dioramen
Holzstich mit Erläuterung der Bilder, aus: Agenda, Berlin: Rudolph Hertzog 1887, S. 137; 278 x 186 mm
Privatbesitz

365 Ansichtskarte aus dem Sedan-Panorama Restaurant mit Poststempel vom 1.3.1902, Berlin: Act. Ges. f. Automatischen Verkauf; 90 x 140 mm
Privatbesitz

Nach der auf beiden Seiten verlustreichen Schlacht bei Beaumont am 30. August 1870, die einen Vorstoß der Armee Mac Mahons nach Metz verhinderte, bestimmte der französische Marschall in falscher Einschätzung der Feindesstärke die Festung Sedan zum Sammelpunkt. Dorthin ging auch Kaiser Napoleon III. Die veralteten Befestigungsanlagen waren allerdings wegen der umliegenden Höhen bedeutungslos. Nach dem Ring um Metz suchte die von Moltke bestimmte deutsche Strategie nun einen weiteren um Sedan zu schließen. Am Abend des 31. August bildeten die Deutschen im Osten und Süden von Sedan eine breite Front, so daß den Franzosen nur noch der Weg westwärts nach Mézières offenstand. Die Schlacht am 1. September bestand zunächst aus dem deutschen Angriff an der Givonne und dem davon unabhängigen Vordringen von Donchery her nach Norden, um Sedan einzuschließen bzw. die Verbindung nach Mézières zu unterbrechen; aus dem Zusammentreffen der Maasarmee des Kronprinzen Albert von Sachsen und der 3. Armee des Kronprinzen Friedrich Wilhelm von Preußen resultierte der spätere Sieg. Um 4 Uhr morgens drang das 1. bayerische Korps in das südöstlich von Sedan gelegene Dorf Bazeilles ein und traf dort auf erbitterten Widerstand. Die bayerisch-sächsische Angriffslinie konnte dennoch vorübergehend bis Daigny ausgeweitet werden. Gegen 6 Uhr wurde Mac Mahon in der Nähe von Bazeilles verwundet, woraufhin sich der deutschstämmige General von Wimpffen des Oberkommandos bemächtigte. Wimpffen setzte alles auf ein Vordringen nach Osten und die Vereinigung mit der eingeschlossenen Armee Bazaines. Trotzdem hatte die deutsche Seite die Lage gegen Mittag östlich von Sedan unter Kontrolle; links der Maas nahmen König Wilhelm und Kronprinz Friedrich Wilhelm auf den Höhen südlich von Fresnois bzw. von Donchery mit ihrem jeweiligen Gefolge gesicherte Positionen ein. Als Generalstabschef von Blumenthal erkannte, daß Wimpffen nicht nach Mézières abrückte, befahl er dem 5. und 11. Korps, dem Gegner in den Rücken zu fallen; bei Floing kam es dann zu jenen schweren Gefechten, die das Panorama thematisiert. Sächsische und preußische Vorstöße von Daigny aus und in Richtung auf das Gehölz von La Garenne führten zur Vernichtung eines Teils der französischen Armee. Wimpffen konnte noch einzelne Erfolge verbuchen, doch schließlich setzte gegen Abend der nicht mehr im Vollbesitz seiner Macht und seiner Kräfte stehende Napoleon die Kapitulation der Festung durch. Die Deutschen verloren am »Tag von Sedan« 465 Offiziere und 8459 einfache Soldaten, die Franzosen beklagten 17000 Tote und Verwundete sowie 104000 Kriegsgefangene.

Auf dem Panorama gleitet der Blick vom Abhang eines Plateaus südöstlich des Ortes Floing (im Uhrzeigersinn, beginnend mit der 4. Tafel des Mappenwerks der Photographischen Gesellschaft [Kat. 367], welche den Teil des Panoramas wiedergibt, den der Besucher beim Betreten der Plattform zuerst erblickte) über Floing mit seiner Kirche sowie im Hintergrund über die Maasniederung; über die in der Ferne liegende Halbinsel mit dem Dorf Iges (5. Tafel); über Sedan mit seiner Zitadelle, das brennende Bazeilles und Torcy (2. Tafel) und schließlich über die Gehöfte Maladrie und Fraîche-Eau (3. Tafel).

Die Darstellung der militärischen Aktionen konzentriert sich auf die für den Ausgang der Schlacht bedeutende Abwehr der wiederholten französischen Kavallerieattacken gegen die vordringenden deutschen Fußtruppen des 5. und 11. Korps. Die Reiterangriffe, die gegen 13.30 Uhr von General Felix Douay dem 1., 3. und 4. Regiment Chasseurs d'Afrique und dem 1. Husarenregiment der Division Margueritte sowie dem 1., 2., 3. und 4. Kürassierregiment der Division Bonnemains befohlen wurden, sollten dazu dienen, die immer enger werdende deutsche Umschließung zu durchbrechen. Sie wurden von dem Plateau zwischen Floing und Illy herab vorgetragen, so daß sich der Betrachter inmitten der stürmischen und blutigen Auseinandersetzung glaubt. Von den übrigen, gleichzeitig tobenden Kämpfen zeugen nur die Rauchwolken der Geschütze und der brennenden Ortschaften.

Den Erinnerungen Eugen Brachts zufolge versuchte Kronprinz Friedrich Wilhelm – letztlich erfolglos –, eine Änderung des Bildprogramms herbeizuführen, da er als an der Aktion bei Floing Unbeteiligter konsequenterweise auch nicht dargestellt war. Angeblich schlug er vor, den Reiterangriff

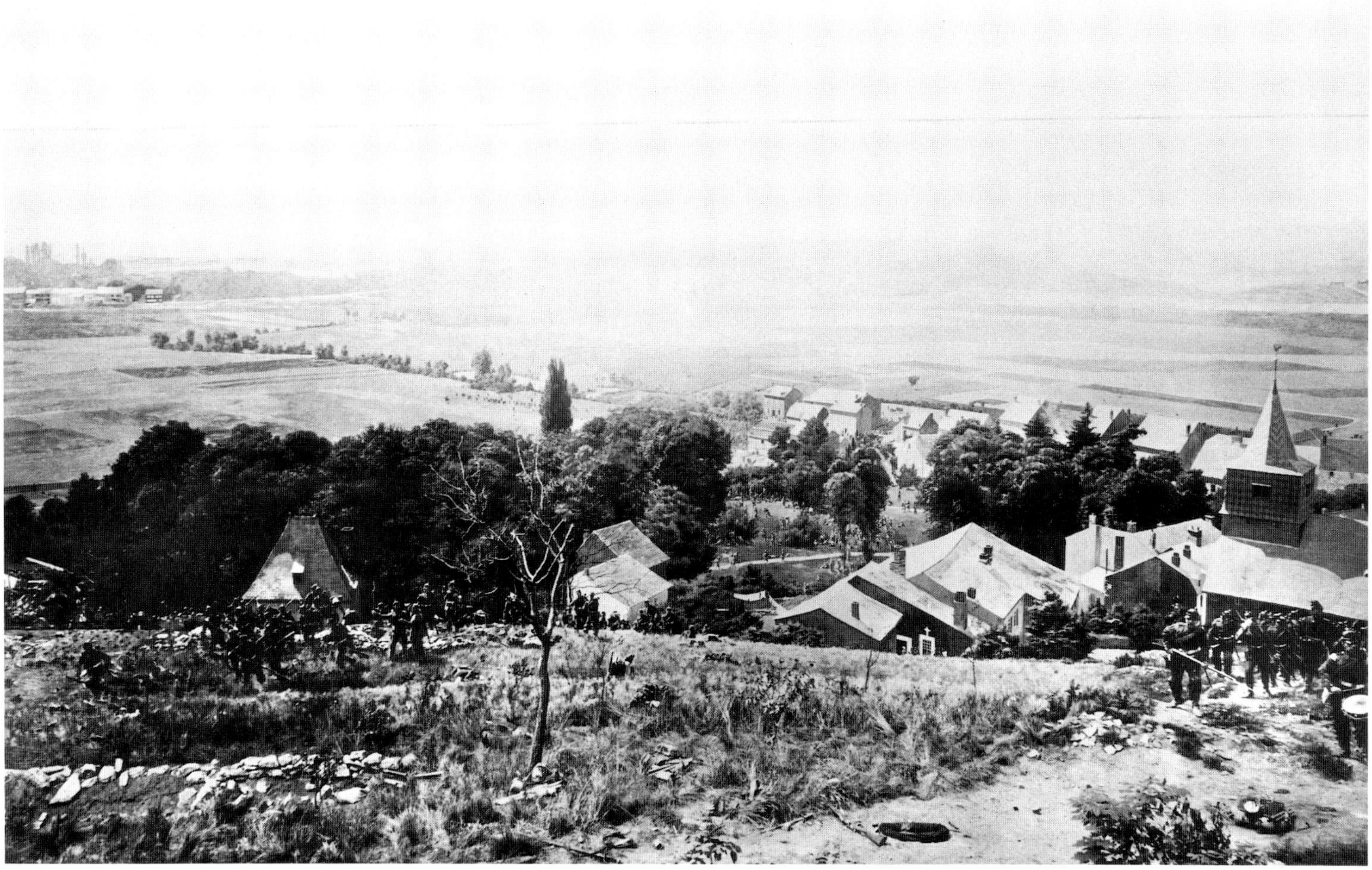

367 367

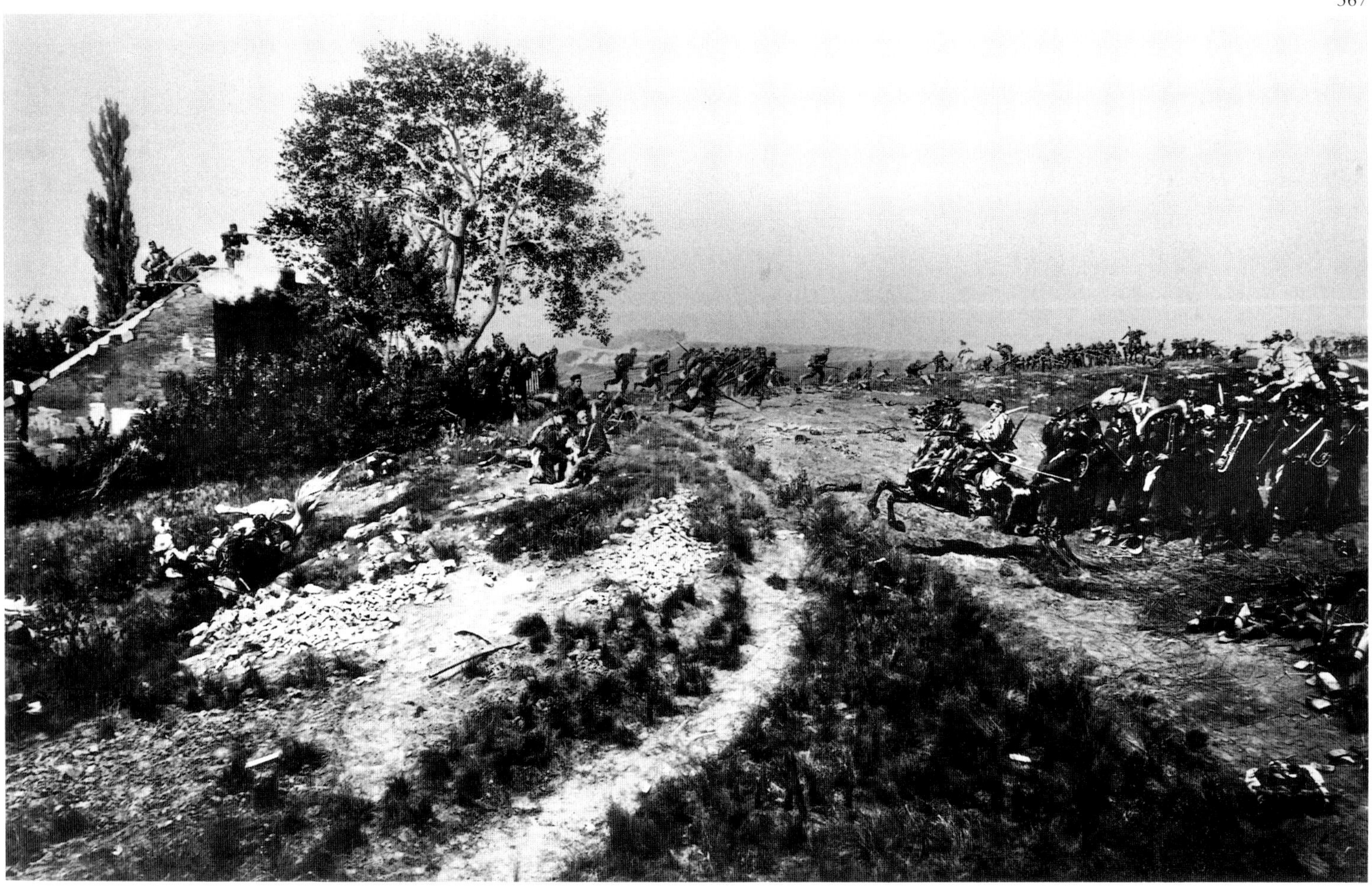

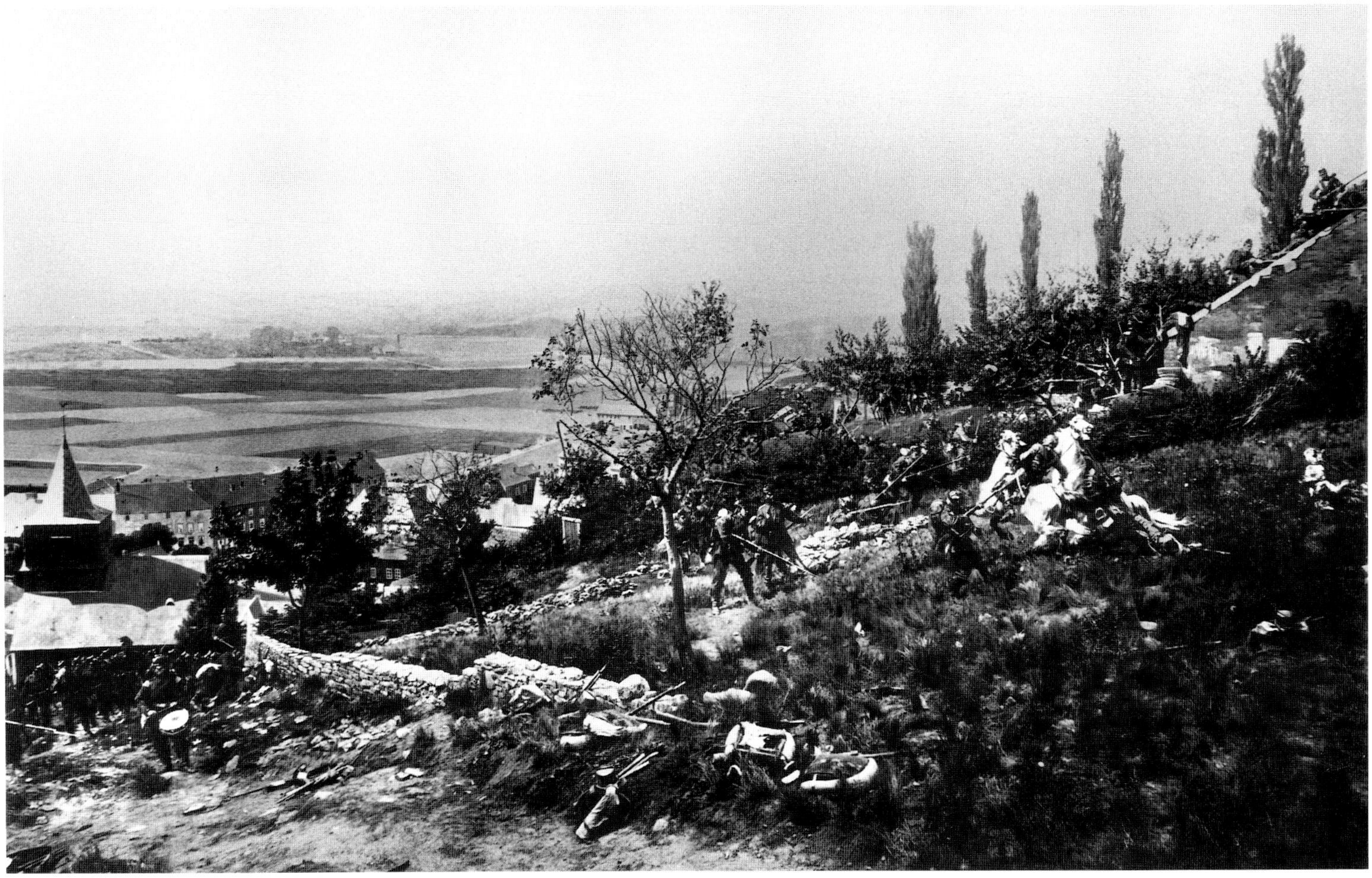

367 367

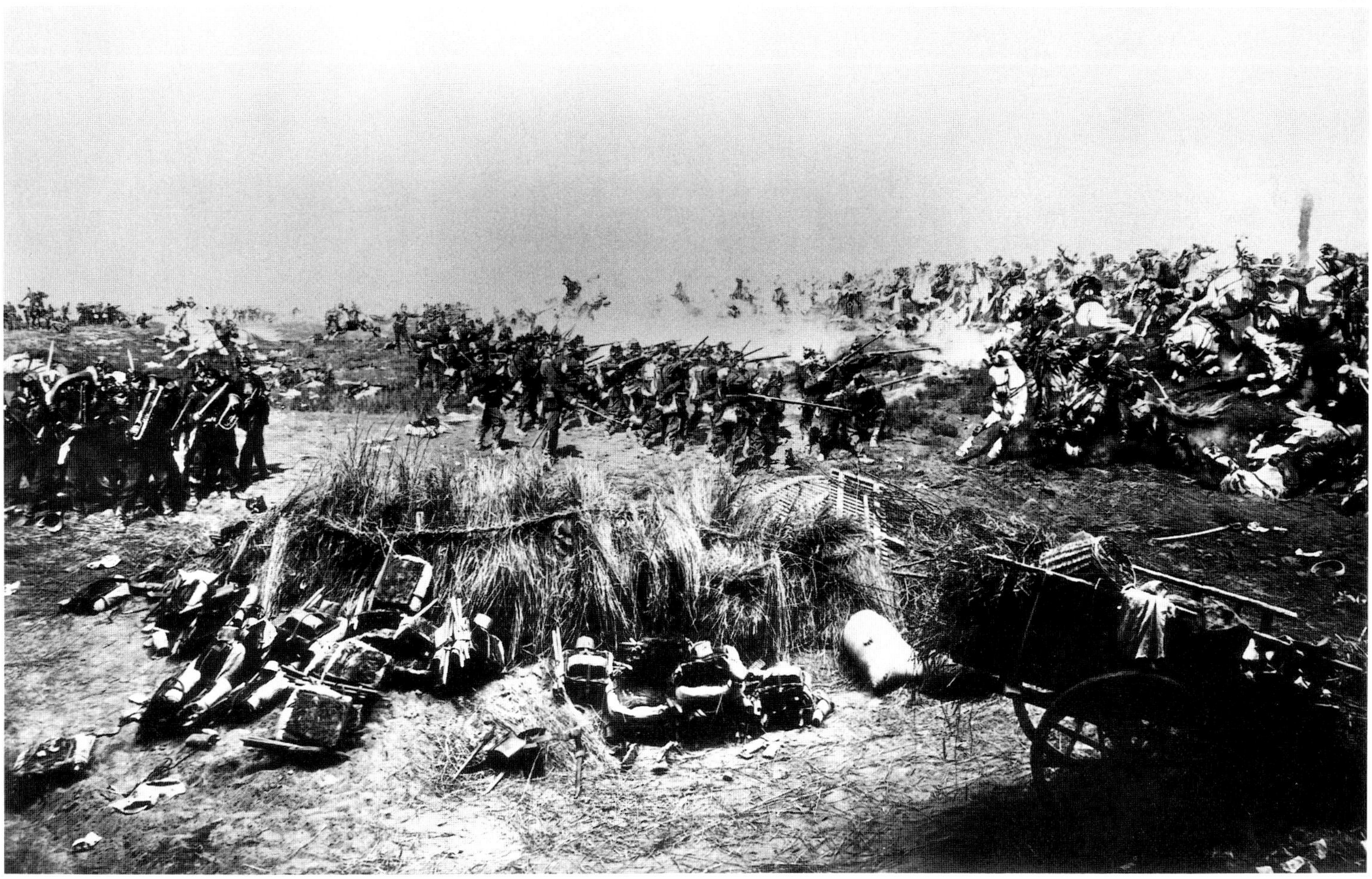

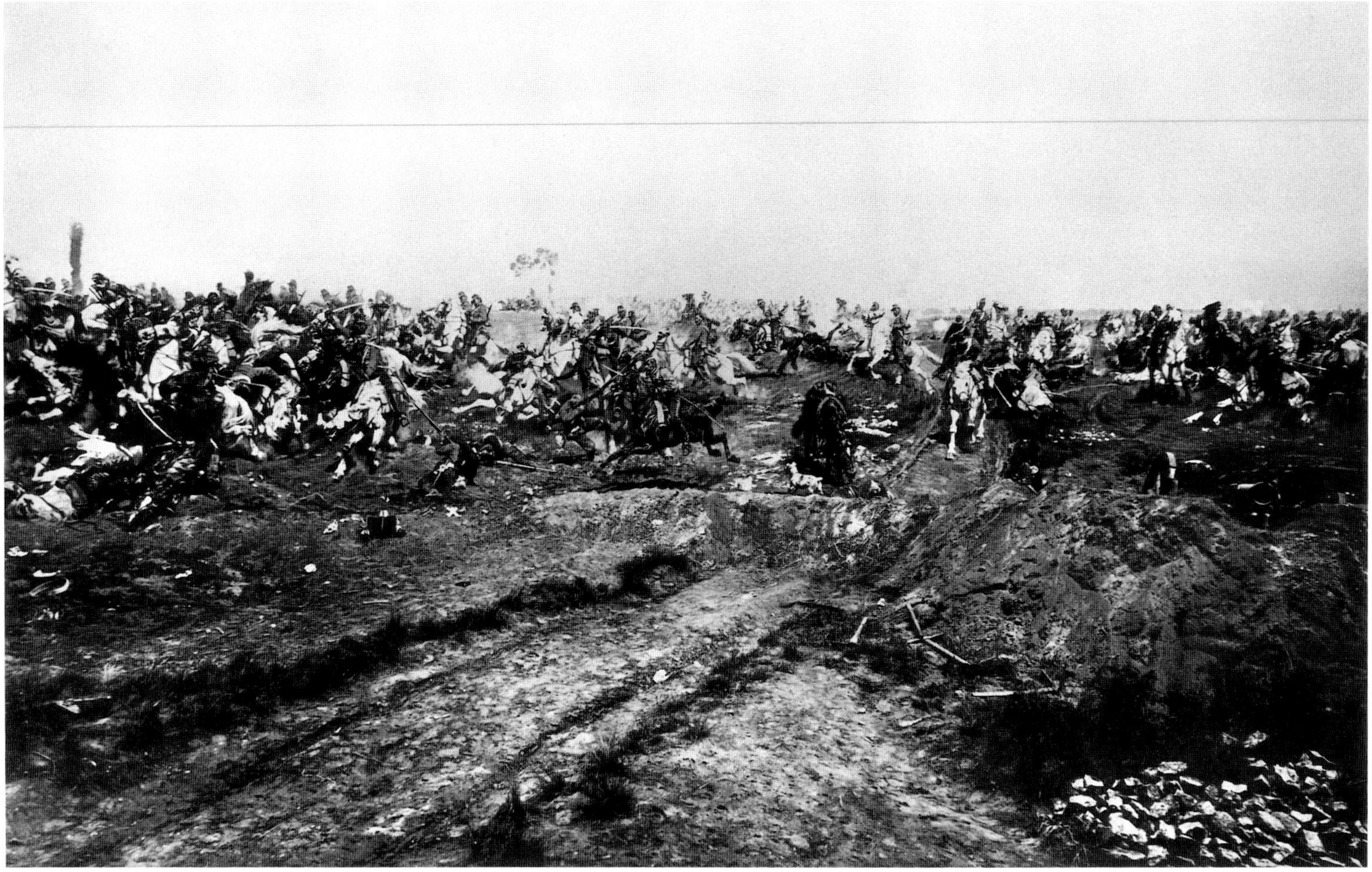

367 367

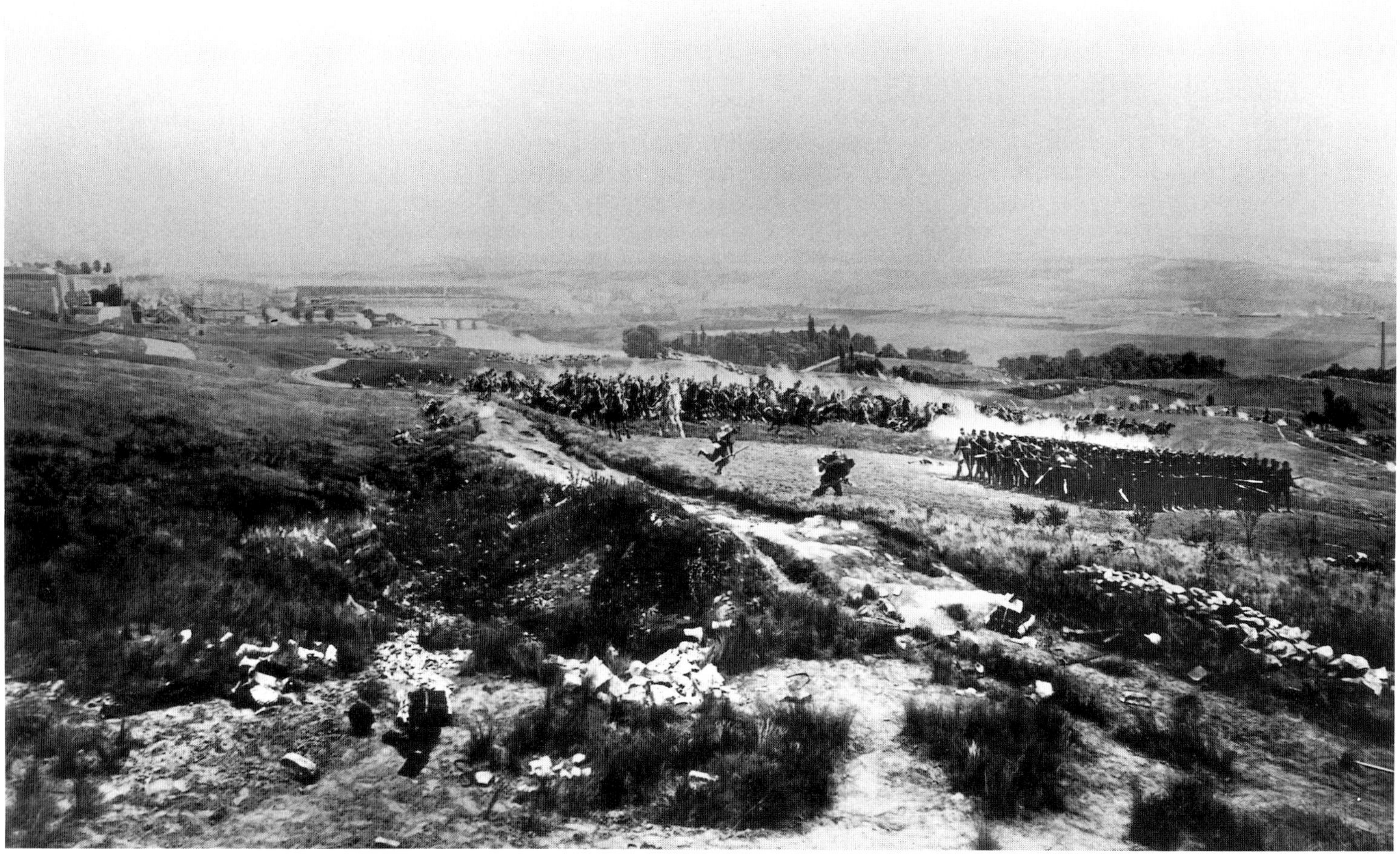

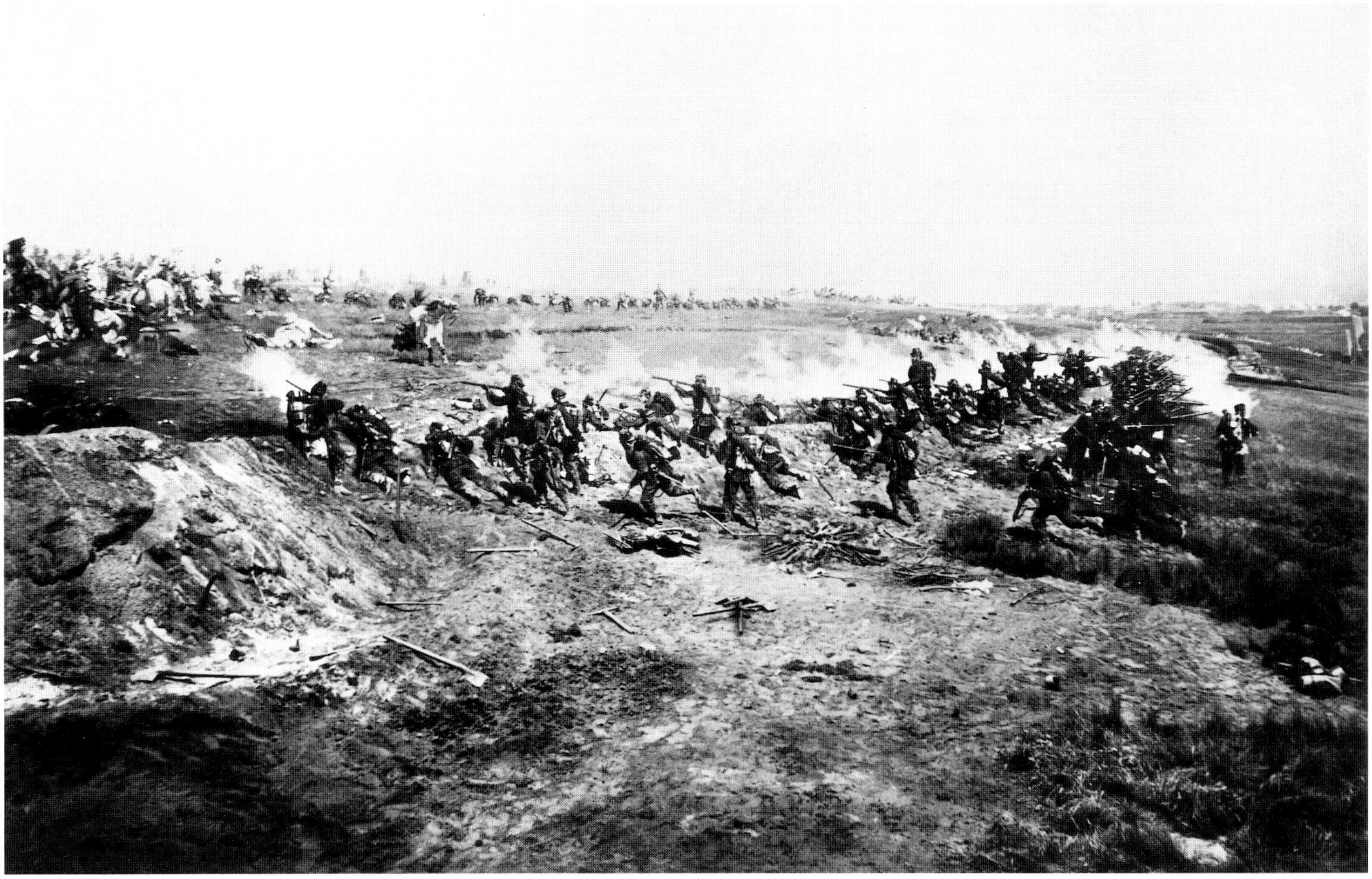

367 367

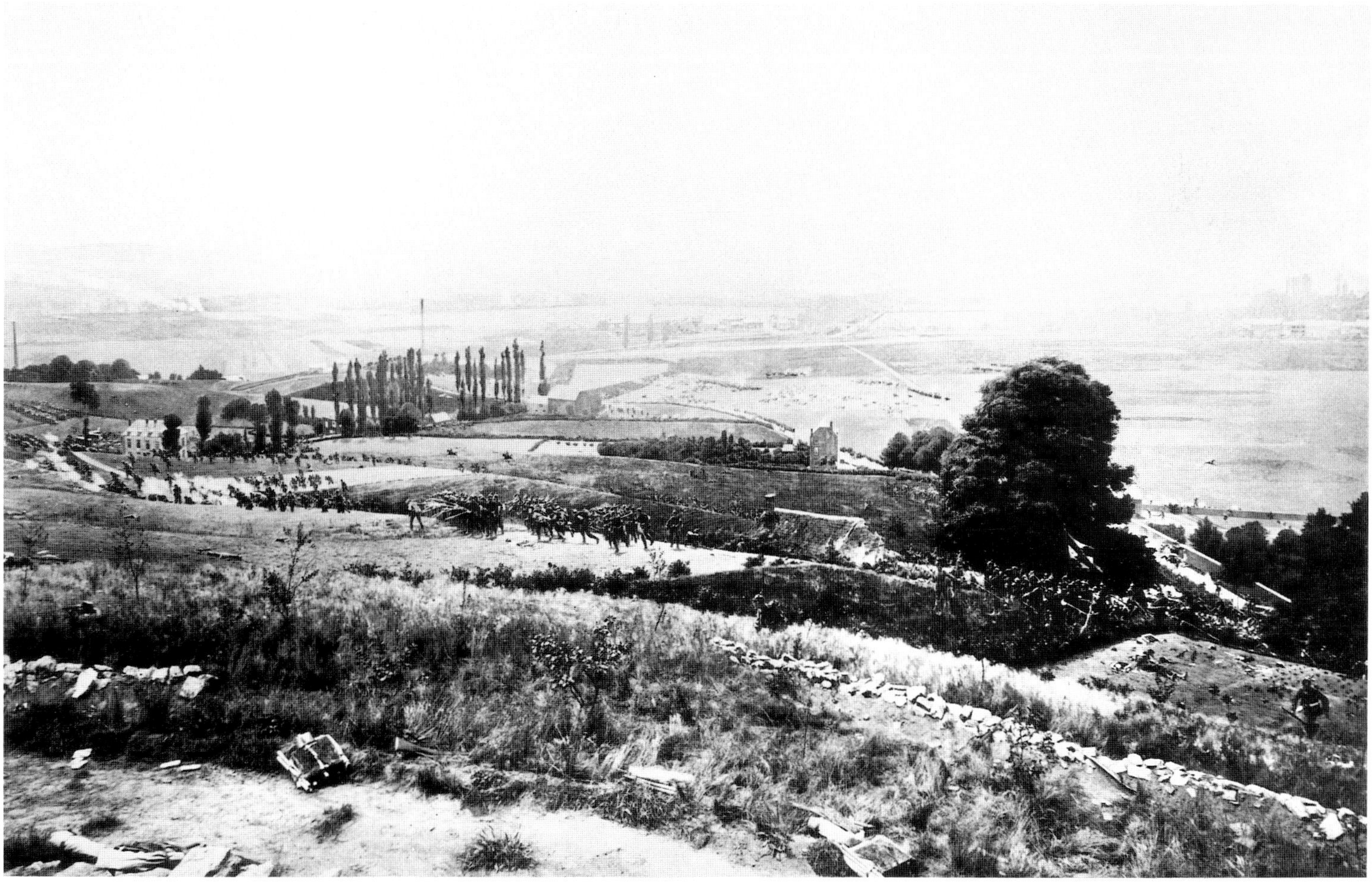

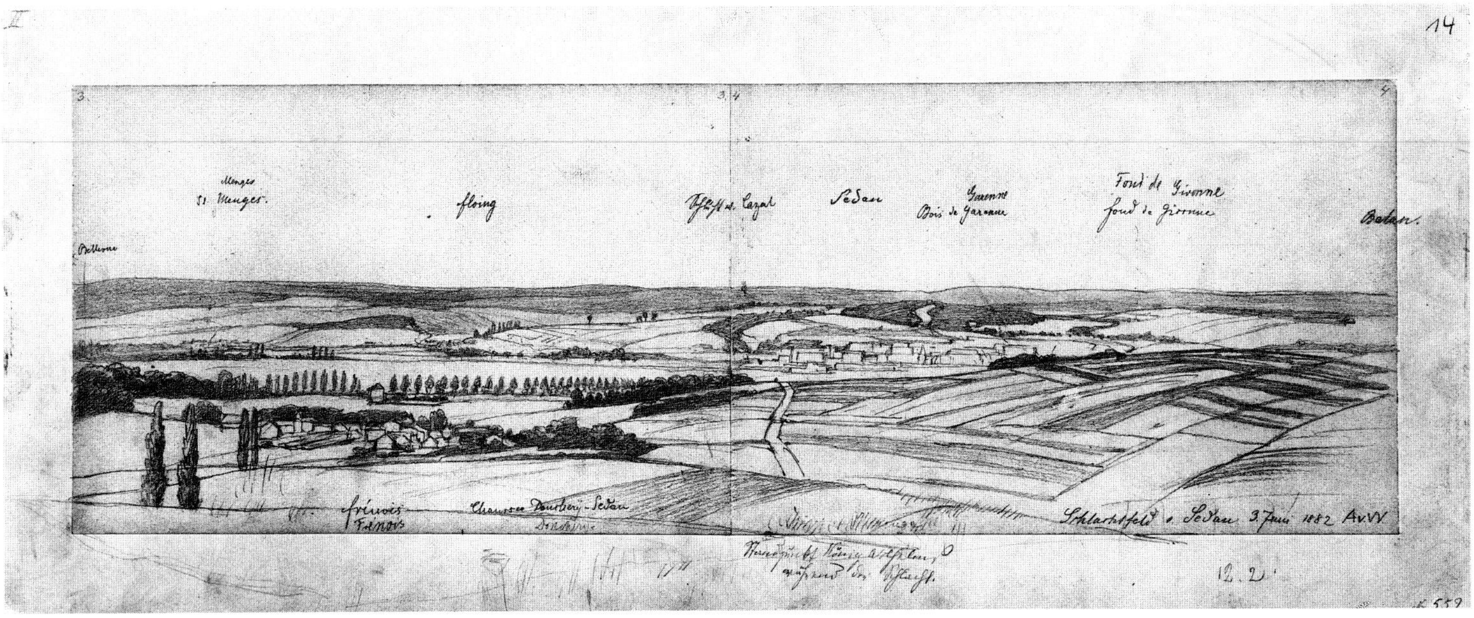

368

durch die Einnahme von Bazeille zu ersetzen, was sich aber wegen starker Beteiligung bayerischer Kontingente und wegen blutiger Übergriffe auf die sich wehrende Zivilbevölkerung verbot (Bracht 1973, S. 106).

366 ANTON VON WERNER
Die Schlacht bei Sedan am 1. September 1870, Rundbild im Sedan-Panorama am Bahnhof Alexanderplatz,
1883
Öl/Lwd. und Mischtechnik;
ca. 15,0 x 115,0 m
Ehemals Berlin, Panorama-Aktiengesellschaft; Verbleib unbekannt
Wv. 1883-1
Reproduktion eines Teilstücks

367 Panorama der Schlacht bei Sedan gemalt von A.v. Werner und E. Bracht.
Text von Ludwig Pietsch, Berlin: Photographische Gesellschaft o. J. (um 1885).
8 photographische Tafeln;
je 308 x 386 mm
Privatbesitz
Abbildungen S. 272–275

368 ANTON VON WERNER
Das Schlachtfeld von Sedan (Südseite),
1882
Bleistift, auf dünnen Karton aufgezogen;
240 x 350 mm
Bez. u. r.: *Schlachtfeld v. Sedan 3. Juni 1882 Av. W.* sowie Ortsbezeichnungen
Merseburg, GStA, Rep. 92 Nl. A.v. Werner. Zeichnungen. Mappe 5, Bl. 14
Abbildung

369 ANTON VON WERNER
Das Schlachtfeld von Sedan (Südseite),
1882
Bleistift; 172 x 536 mm
Bez. u. l.: *Sedan 3 Juni 1882* sowie Ortsbezeichnungen
Saarbrücken, Saarland-Museum,
Inv. NI 3640
Abbildung

370 ANTON VON WERNER
Zwei preußische Soldaten mit Marschgepäck in unterschiedlicher Stellung, 1882
Öl/Malpappe; 56 x 40 cm
Bez. u. l.: *AvW 1882*
Potsdam, SSG Potsdam-Sanssouci,
Inv. GK I 50908
Wv. 1882-2
Abbildung

369

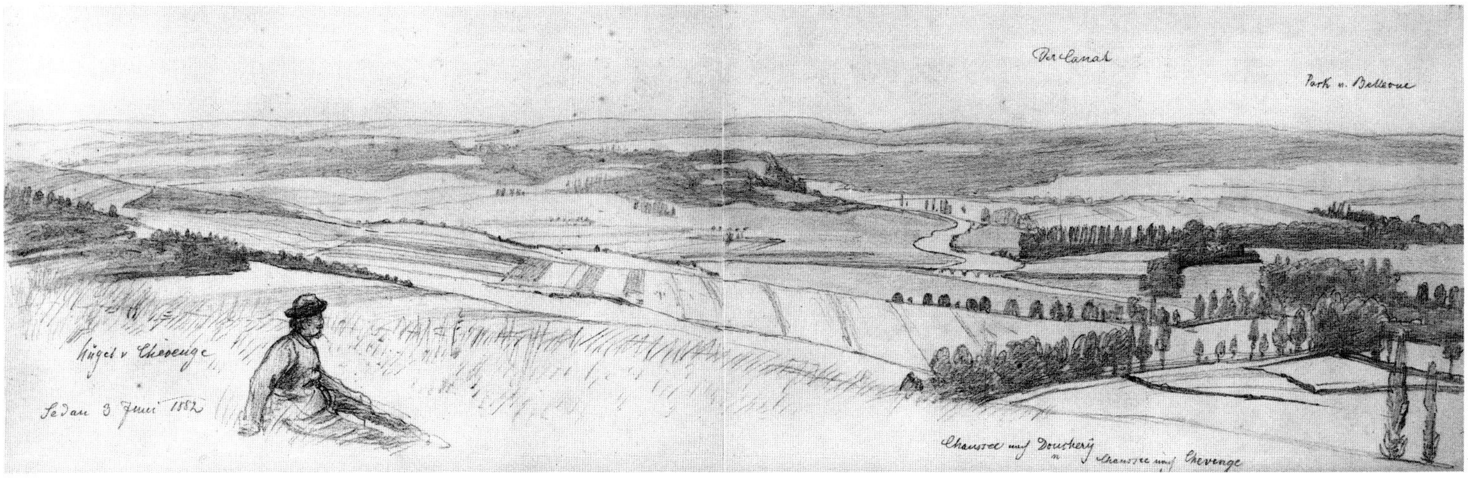

371 ANTON VON WERNER
Französischer Kavallerist zu Pferde, 1882
Öl/Malpappe; 40 x 20 cm
Bez. u. l.: *AvW 1882.*
Maussane-les-Alpilles, Edmond Cielusek
Wv. 1882-4

372 ANTON VON WERNER
Zwei tote französische Soldaten, 1882
Bleistift und braune Kreide/hellgraues Bütten; 465 x 302 mm
Bez. u. l.: *Sedan Panorama*; u. M.: *1882*; u. r.: *AvW.*
Merseburg, GStA, Rep. 92 Nl. A. v. Werner. Zeichnungen. Mappe 5, Bl. 16
Abbildung S. 278

373 ANTON VON WERNER
Französischer Husar, mit dem Schwert ausholend, 1882
Bleistift, weiß gehöht; 390 x 302 mm
Bez. u. M.: *AvW 1882*
Merseburg, GStA, Rep. 92 Nl. A. v. Werner. Zeichnungen. Mappe 5, Bl. 17

374 ANTON VON WERNER
Sechs angreifende preußische Infanteristen und zwei französische Kavalleristen, 1882
Feder in Schwarz; 220 x 285 mm
Bez. u. r.: *AvW. 1882.*
Privatbesitz

375 ANTON VON WERNER
Soldat auf angedeutetem Sattel, 1882
Bleistift, grau laviert/hellbraunes Tonpapier; 475 x 318 mm
Bez. u. l.: *AvW. 1882*
Privatbesitz
Abbildung S. 278

376 ANTON VON WERNER
Vier Soldaten im Gefecht, 1882
Schwarze Kreide und Rötel/hellblaues Bütten; 304 x 468 mm
Bez. u. r.: *AvW 1882*
Privatbesitz
Abbildung S. 278

377 ANTON VON WERNER
Vier stürmende Soldaten, um 1882
Bleistift, weiß gehöht; 203 x 268 mm
Bez. u. r.: *AvW Sedanpanorama*
Schweinfurt, Slg. Georg Schäfer, Inv. 3764 A

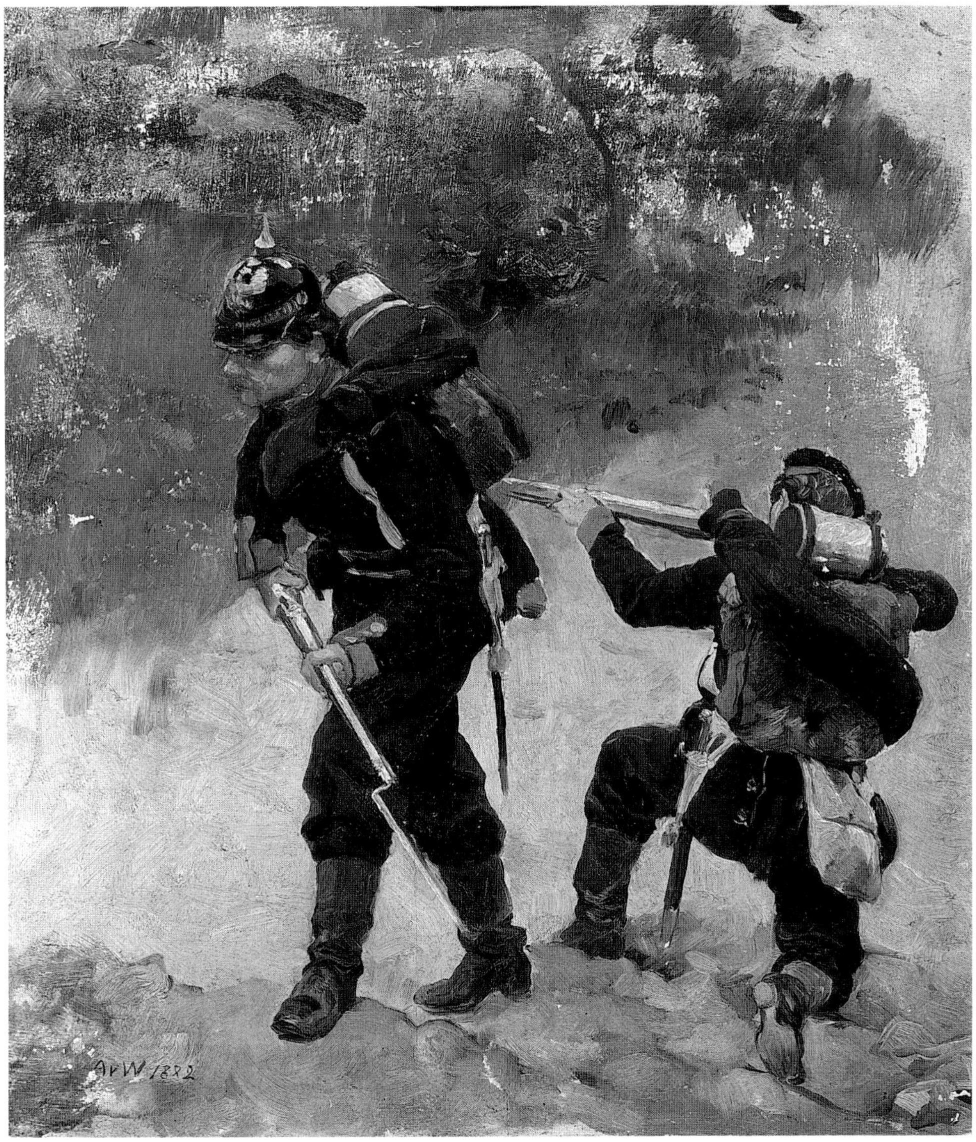

370

378 ANTON VON WERNER
Vier stürmende Soldaten, 1883
Bleistift/hellblaues Bütten; 300 x 464 mm
Bez. u. r.: *AvW. 1883*
Merseburg, GStA, Rep. 92 Nl. A. v. Werner. Zeichnungen. Mappe 5, Bl. 18

379 Situations-Plan des Schlachtfeldes von Sedan und Beaumont am 30 u. 31ten August u. 1ten September 1870, o. J. (vor 1912)
Maßstab 1:40000; 930 x 870 mm
Berlin, StB, Kartographische Abteilung, Inv. Kart. V 42831

380 Bataille de Sedan/1er Septembre 1870
aus: *Histoire Militaire 2e Année/No. 14 Etablie 1886 par le Capitaine Lannegrace, professeur adjoint/Commandant Ferré, professeur du Cours*, 1871
Maßstab 1:40000; 460 x 550 mm
Berlin, StB, Kartographische Abteilung, Inv. Kart. V 42828

381 Sedan, Ansicht von Südosten, nach dem 2. September 1870
Photographie; 199 x 267 mm
Wien, Österreichisches Staatsarchiv, Kriegsarchiv, Inv. H IV C 297-3, Nr. 29

382 Eroberter Geschützpark vor Sedan, nach dem 2. September 1870
Photographie Friedr. Bruckmann's Verlag: München/Berlin; 279 x 330 mm
Wien, Österreichisches Staatsarchiv, Kriegsarchiv, Inv. H IV C 297-3, Nr. 30

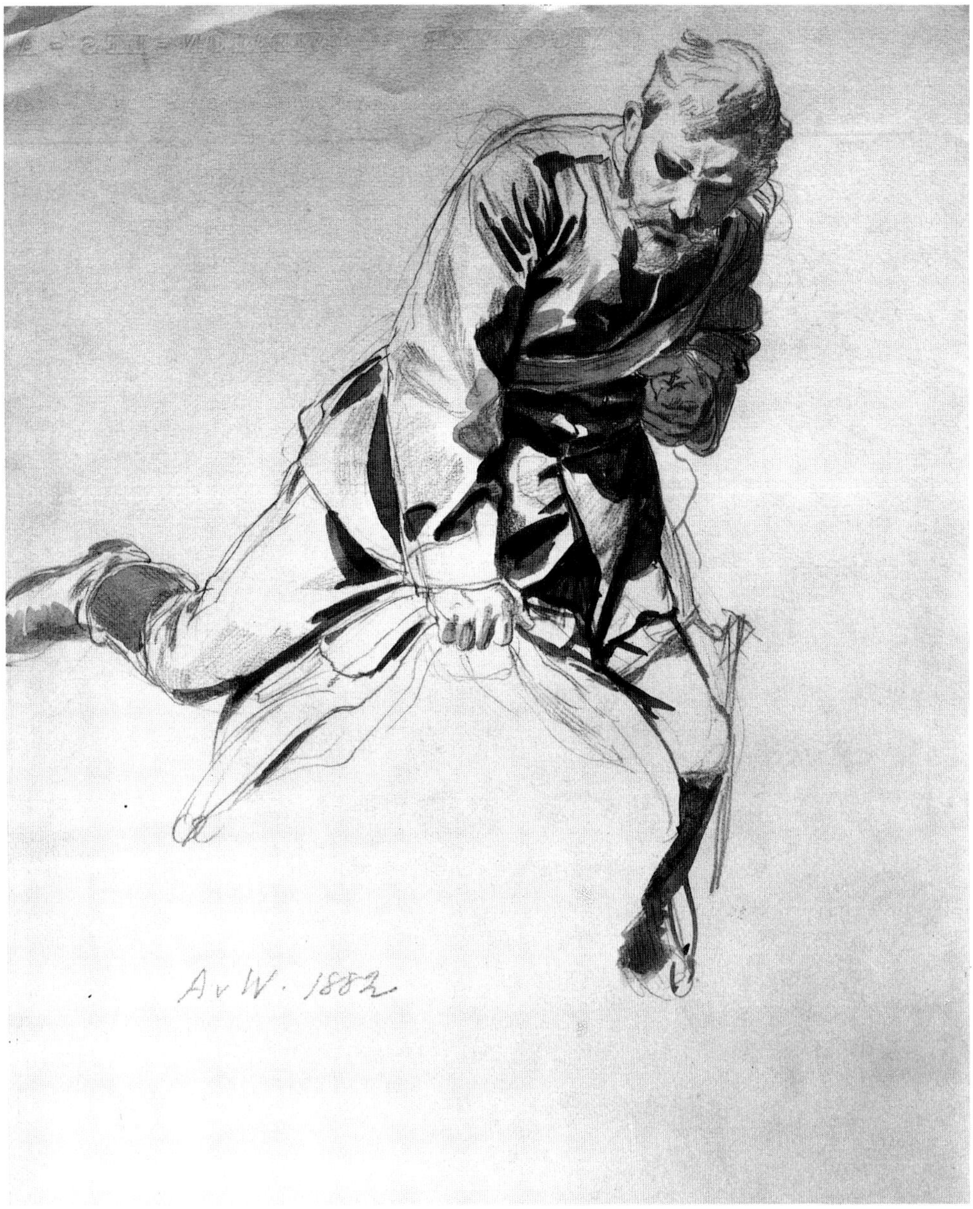

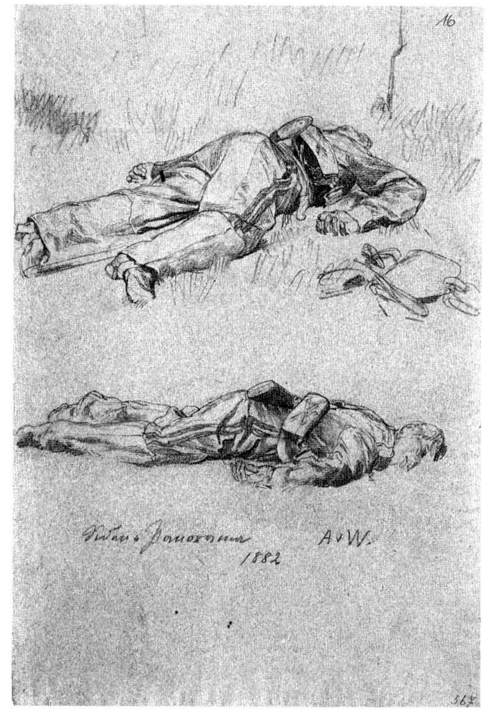

372

△ 375

▽ 376

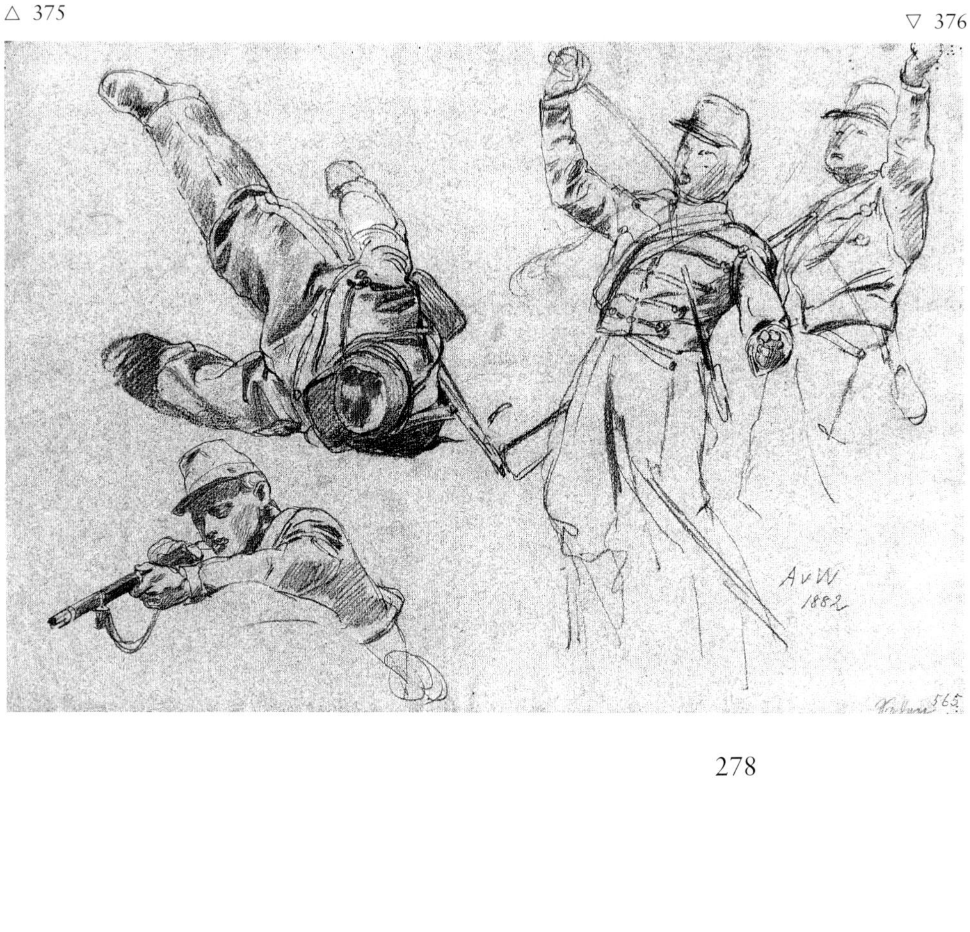

König Wilhelm und das Große Hauptquartier hatten ihren Standpunkt während der Schlacht von Sedan auf einer kahlen, weithin sichtbaren Höhe über dem Dorf Fresnois eingenommen; gegen Mittag war auch der Kronprinz von der Höhe bei Donchery hierher gekommen. Am Ende der Kämpfe befahl Wilhelm Oberstleutnant Bronsart von Schellendorf und Hauptmann von Winterfeld, in seinem Namen den französischen Oberbefehlshaber zur Übergabe der Armee und der Festung aufzufordern. Die beiden preußischen Offiziere wurden am Eingangstor von Torcy empfangen, und Bronsart wurde in das Gebäude der Unterpräfektur zu Kaiser Napoleon geführt. Dessen Anwesenheit in Sedan war dem deutschen Hauptquartier bis dahin unbekannt geblieben. Der Kaiser war eben damit beschäftigt, den Kapitulationsbrief an König Wilhelm zu verfassen. Er erklärte Bronsart, der auftragsgemäß die Absendung eines zu Unterhandlungen ermächtigten Parlamentärs forderte, daß General Wimpffen anstelle des verwundeten Marschalls Mac Mahon den Oberbefehl innehabe. Mit dieser Auskunft begab sich Bronsart zurück ins deutsche Hauptquartier; gleichzeitig sandte Napoleon den General Graf Reille mit seinem Schreiben dorthin. Inzwischen war die weiße Flagge in Sedan aufgezogen worden, das Feuer auf der ganzen Linie eingestellt. Reille traf, wenn man der detaillierten Schilderung Fontanes folgt, offenbar entgegen Werners Darstellung nicht zusammen mit Bronsart ein: *»Jetzt sah man von der Stadt auf dem geradesten Wege herauf die Parlamentairflagge und 3 Personen zu Pferde sich nähern. Es waren der französische General Reille, der Hauptmann vom Generalstabe v. Winterfeld und der Ulanentrompeter mit der Parlamentairflagge. Der König trat etwas vor, seine ganze Umgebung zog sich einige Schritte zurück. Die Stabswache, welche bis dahin abgesessen hinter der Crête gehalten hatte, war kurz vorher herankommandirt worden und stand aufmarschirt hinter dem Gefolge. Ungefähr 80 Schritt vor dem König stiegen die Reiter ab. Der General Reille, ein stattlicher Mann, der auf der Brust die Krim- und die Solferinomedaille trug und sich auf einen Stock stützte, näherte sich dem Könige bis auf etwa 20 Schritt, dann nahm er sein Käppi ab und ging mit entblößtem Haupte auf den König zu, dem er ein Schreiben überreichte – ein Schreiben des Kaisers Napoleon«* (Fontane 1873, S. 557). Der Kapitulationsbrief war an *»Monsieur mon frère«* gerichtet und lautete: *»N'ayant pas pu mourir au milieu de mes troupes il ne me reste qu'à remettre ma épée entre les mains de Votre Majesté«* (*»Nachdem es mir nicht vergönnt war, inmitten meiner Truppen zu sterben, bleibt mir nichts übrig, als meinen Degen in Euer Majestät Hände zu legen«*) (zitiert nach dem Faksimile in: Krieg 1870–71, I., 2, nach S. 312). Da sich Napoleon nur für seine Person gefangen gab und Reille erklärte, zu keinen weiterführenden Verhandlungen ermächtigt zu sein, beantwortete Wilhelm es folgendermaßen: *»En regrettant les circonstances dans lesquelles nous nous rencontrons, j'accepte l'épée de Votre Majesté, et je la prie de vouloir bien nommer un de vos officiers muni de vos pleins pouvoirs pour traiter de la capitulation de l'armée, qui s'est si bravement battue sous vos ordres. De mon coté, j'ai désigné le général Moltke à cet effet«* (*»Indem ich die Umstände unseres Treffens bedauere, nehme ich den Degen Euerer Majestät an und bitte Sie, einen Offizier zu bevollmächtigen, um über die Kapitulation der Armee zu verhandeln, welche sich so tapfer unter Ihrem Befehl geschlagen hat. Meinerseits habe ich den General Moltke hierzu bestimmt«*) (zitiert nach: Krieg 1870–71, I., 2., S. 313). Mit diesem Schreiben kehrte Reille nach Sedan zurück. Die deutschen Heeresteile bezogen Stellung, um einen für möglich gehaltenen französischen Durchbruchversuch zu verhindern.

Anläßlich der Eröffnung des Sedan-Panoramas schilderte Kaiser Wilhelm dem Künstler die Szene. *»Er [Wilhelm] beschrieb das Kostüm des Generals Reille mit allen Einzelheiten, machte mir die Bewegungen vor, wie Reille mit abgezogenem Käppi, ein Spazierstöckchen in der Hand, in die Brusttasche griff, um das Schreiben Napoleon's herauszuholen«* (Werner 1913, S. 375). Am 3. Juni 1884 besichtigte der Monarch das mittlerweile fertiggestellte, im Sedan-Panorama untergebrachte Diorama, wozu auch Werner geladen wurde: *»Der hohe Herr äußerte sich vor allem über die Haltung des Generals Reille, den er ja zunächst vor Augen gehabt hatte, durchaus zustimmend, ebenso wie über die Darstellung des ganzen Vorganges in seiner Abendsonnenstimmung mit dem landschaftlichen Hintergrund, dessen er sich genau erinnerte und auf dessen Einzelheiten er wiederholt hinwies«* (Werner 1913, S. 403).

Werner hat mit Sicherheit nicht nur Augenzeugen befragt, sondern auch andere Quellen zu Rate gezogen. Das starke Querrechteck mit der sich weit öffnenden Landschaft folgt kompositorisch dem Sedan-Panorama und befleißigt sich wie dieses einer exakten topographischen Schilderung. Zwar hat Werner eine Einzelszene im Anschluß an die Schlacht herausgegriffen, es aber im Gegensatz zu den beiden anderen Dioramen vermieden, sie sonderlich zu dramatisieren. Auf dem Wege über das am Fuße des »Feldherrenhügels« gelegene Fresnois ist General Reille, gefolgt von Bronsart von Schellendorf, herangeritten, abgestiegen und verneigt sich nun vor König Wilhelm, um ihm den Brief zu überreichen. In gemessenem Abstand hat sich eine Gruppe hervorragender Führer des Feldzugs versammelt, v. l. n. r. Moltke, Kronprinz Friedrich Wilhelm, Bismarck, Roon, Prinz Karl und der Großherzog von Weimar. Im Hintergrund zwischen König Wilhelm und dieser Gruppe ist das von Pulverdampf umwölkte Sedan mit seiner Vorstadt Torcy zu erkennen. Rechts schließt sich eine größere Gruppe weiterer Mitglieder des Generalstabs an; sie alle beobachten gebannt den Vorgang. Der Stuhl im Vordergrund diente König Wilhelm bei Beantwortung des Schreibens Napoleons als Sitzgelegenheit. Dieses genrehafte Motiv spielt zugleich auf den weiteren Verlauf des Geschehens an.

383 ANTON VON WERNER
General Reille überbringt König Wilhelm Napoleons Brief (1. September 1870, 19 Uhr), Diorama im Sedan-Panorama am Bahnhof Alexanderplatz, 1884
Öl/Lwd.; 4,40 x 9,30 m
Ehemals Berlin, Panorama-Aktiengesellschaft; Verbleib unbekannt
Wv. 1884-1
Photographie nach dem Original; 518 x 990 mm
Berlin, Hochschule der Künste, Zentrale Hochschulbibliothek
Abbildung S. 280/281

384 Ludwig Pietsch und Hauptmann a.D. Dettinger, Sedan-Panorama nebst Dioramen gemalt von A. v. Werner und E. Bracht. Die Schlacht bei Sedan am 1. September 1870, Berlin: Berliner Panorama-Gesellschaft o. J. (um 1885)
Aufgeschlagen: Erklärungstafel zum Diora-

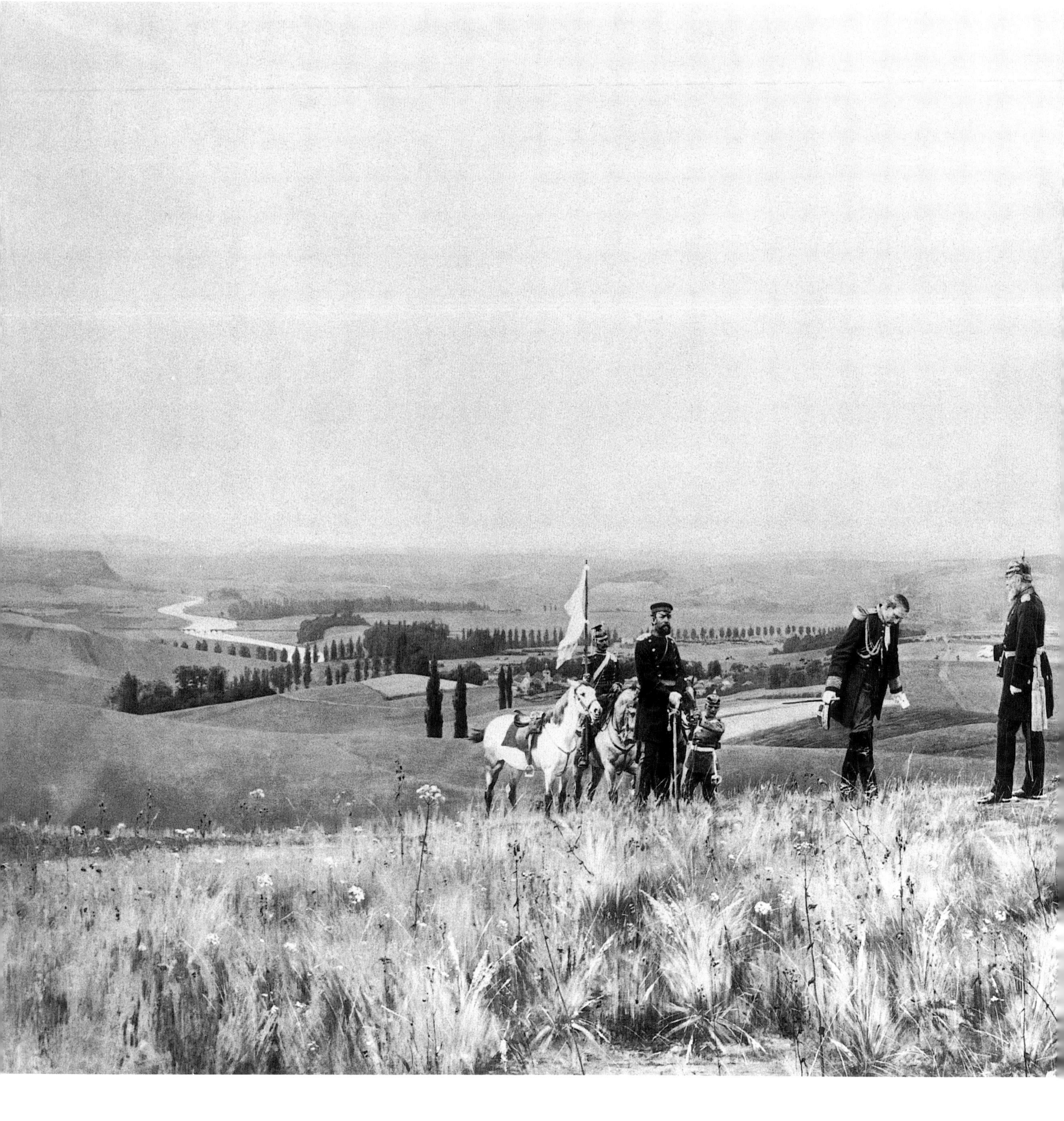

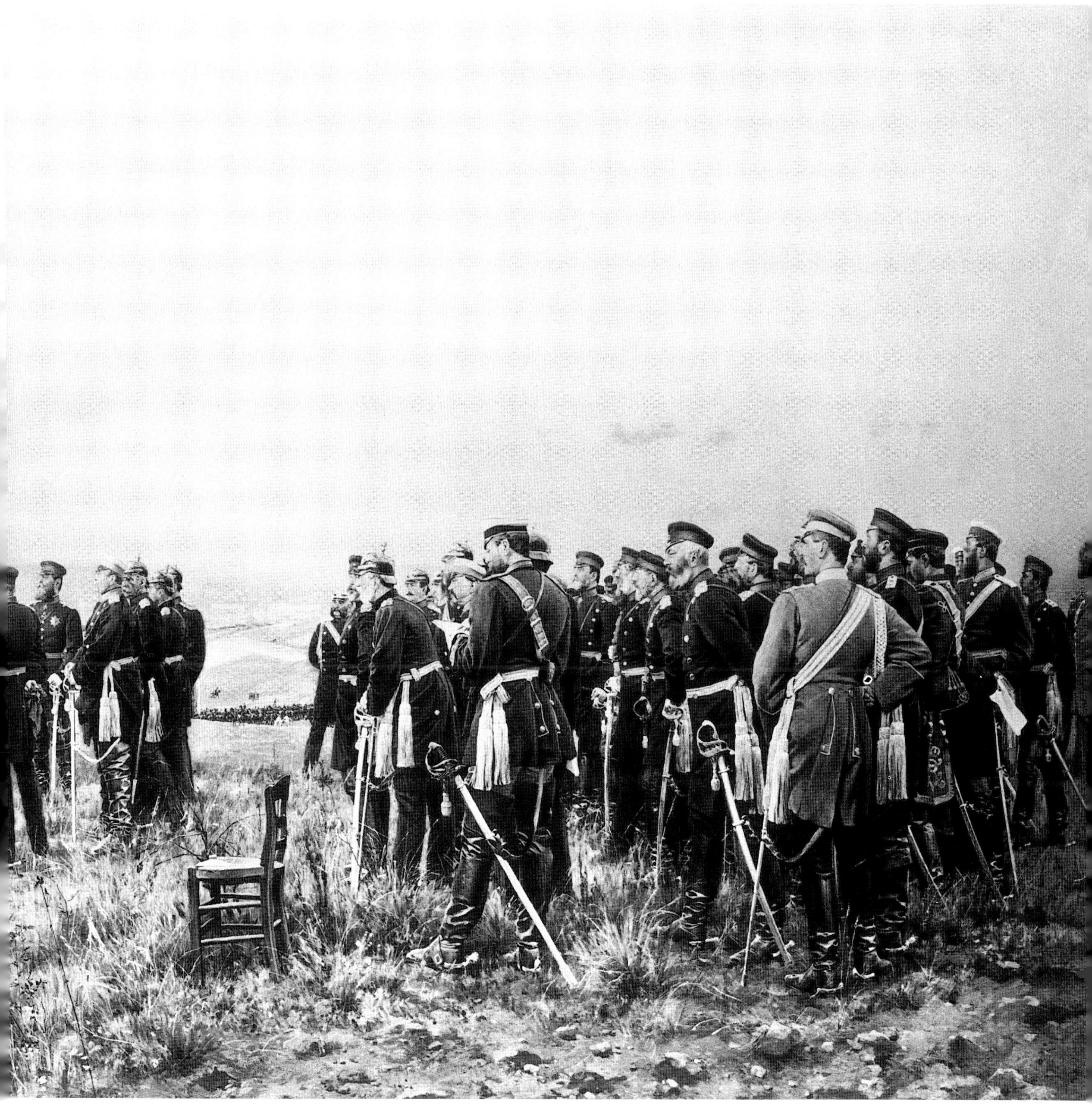

383

ma *General Reille überbringt König Wilhelm Napoleons Brief*
Berlin, Hochschule der Künste, Zentrale Hochschulbibliothek

385 ANTON VON WERNER
Modellstudie zu einem General, 1882
Schwarze Kreide; 445 x 308 mm
Bez. u. r.: *AvW. 1882*
Wrocław, Muzeum Narodowe we Wrocławiu, Inv. VII-13758/5

386 ANTON VON WERNER
Bismarcks Stiefel, 1882
Öl/Malpappe; 47 x 20 cm
Bez. u. l.: *AvW 1882.*
Offenbach/Main, Deutsches Ledermuseum/Schuhmuseum, Inv. 7049
Wv. 1882-16
Abbildung

386

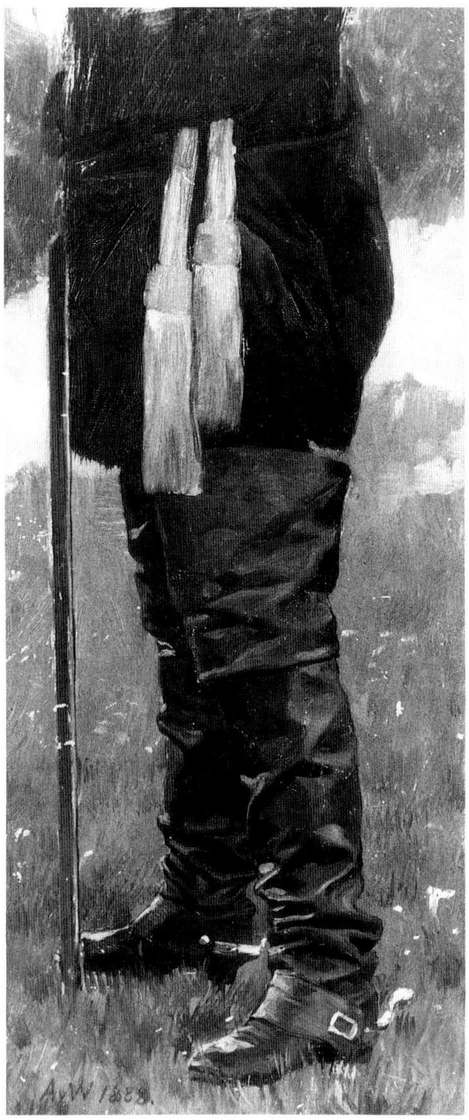

387 ANTON VON WERNER
Bismarck in Rückenansicht, eine Schlacht oder ein Manöver beobachtend, 1883
Öl/Malpappe; 66 x 30 cm
Bez. u. r.: *AvW 1883.*
Frankfurt/Main, Slg. Graf Douglas
Wv. 1883-2

388 ANTON VON WERNER
Zwei Offiziere in ruhiger Stellung, 1884
Bleistift, weiß gehöht; 465 x 302 mm
Bez. u. M.: *AvW 1884*
Berlin, Kunstbibliothek, SMB,
Inv. Lipp; HdZ 2395

Am späten Abend der Schlacht von Sedan begannen im Schloß Bellevue bei Donchery die Kapitulationsverhandlungen. Bevollmächtigter auf deutscher Seite war General von Moltke, der von Generalquartiermeister von Podbielski begleitet wurde. An der Besprechung wohnte ferner auf Befehl König Wilhelms der Bundeskanzler Bismarck bei; Rittmeister Graf Nostiz fungierte als Stenograph. Auf französischer Seite nahmen General Wimpffen und mehrere Offiziere wie General Castelnau teil. Ersterer vertrat die Interessen der Armee, letzterer die Napoleons. Auf die Forderung Moltkes, daß die französische Armee die Waffen niederlegen müsse und in Kriegsgefangenschaft zu überführen sei, entgegnete Wimpffen, unter solchen unehrenhaften Bedingungen eine Kapitulation nicht verantworten zu können. Er schlug vor, den Truppen das Versprechen abzunehmen, in diesem Krieg nicht mehr gegen Deutschland zu kämpfen, und sie in die Heimat zu entlassen. Moltke beharrte jedoch aufgrund der Unsicherheit einer rein moralischen Verpflichtung auf einer bedingungslosen Kapitulation, die er nötigenfalls anderntags mit Waffengewalt erzwingen werde. Er forderte Wimpffen, der persönlich einer Wiederaufnahme des Kampfes den Vorzug gegeben hätte, auf, sich von der hervorragenden Stellung des deutschen Heeres zu überzeugen. Bismarck pflichtete Moltke mit dem Argument bei, daß wegen der instabilen politischen Situation sich eine neue Regierung etablieren könne, die sich an getroffene Abmachungen dann nicht halten würde. Wimpffen bat um Bedenkzeit und einen 24stündigen Waffenstillstand, der ihm aber nur bis zum nächsten Morgen 9 Uhr gewährt wurde. Damit wurden um 1 Uhr nachts die Verhandlungen ergebnislos abgebrochen.

Werner hat seine Komposition auf die Konfrontation zwischen beiden Seiten hin angelegt. Links des Tisches und fast in die Ecke des Raumes gedrängt die französische Delegation, v. l. n. r. Capitaine d'Orcey, General Faure, General Castelnau und General Wimpffen (hierbei dürfte Werner Porträtphotographien verwandt haben, die sich im Pariser Musée de l'Armée befinden); am Tisch und rechts davon die deutsche, v. l. n. r. General Podbielski, Moltke, Bismarck, Hauptmann von Winterfeld, Rittmeister Graf Nostiz, Major Krause, Oberstleutnant Bronsart von Schellendorf, Oberstleutnant Verdy du Vernois, Major Blume und Major de Claer. Petroleumlampe und Kerzen verbreiten ein dramatisches Streiflicht, das die Gesichter der Dargestellten magisch erleuchtet. General Wimpffen, in gekrümmter Haltung, scheint wie geblendet, während Moltke und Bismarck fest und selbstgewiß ihre Sache vertreten. Die Auseinandersetzung hat ihren Höhepunkt erreicht, die Gegensätze erscheinen unüberbrückbar. Den Franzosen zum Spott blickt Napoleon Bonaparte von einem an der Wand hängenden Bildnis auf Wimpffen herab; dieser, der unmittelbar vor der Sedanschlacht von Algier kommend in den Krieg eingegriffen und nach Mac Mahons Verwundung das Oberkommando an sich gerissen hatte, wird als der eigentliche Verlierer gekennzeichnet.

Schon in einem Entwurf von 1883 (Kat. 391) hatte Werner die Standpunkte der beiden Seiten und die abwehrende Haltung Wimpffens herausgearbeitet. Im Mittelpunkt erscheint dort Moltke, doch verunklärt die Vielzahl der um den Tisch gruppierten Personen die Situation etwas. Dies korrigierte Werner in einer Kompositionsskizze (Kat. 392), die Moltke weiter nach rechts rückt und Bismarck als weiteren Gegenspieler Wimpffens stärker berücksichtigt. Die Farbskizze von 1885 (Kat. 390) entspricht dann dem im selben Jahr vollendeten Diorama weitgehend. Es fehlt allerdings noch ein dort hinzugekommener dramatischer Akzent: der Stuhl in Reichweite Bismarcks, auf dem dieser sein Käppi abgelegt hat, was auf den jederzeit möglichen Abbruch der Verhandlungen hindeutet.

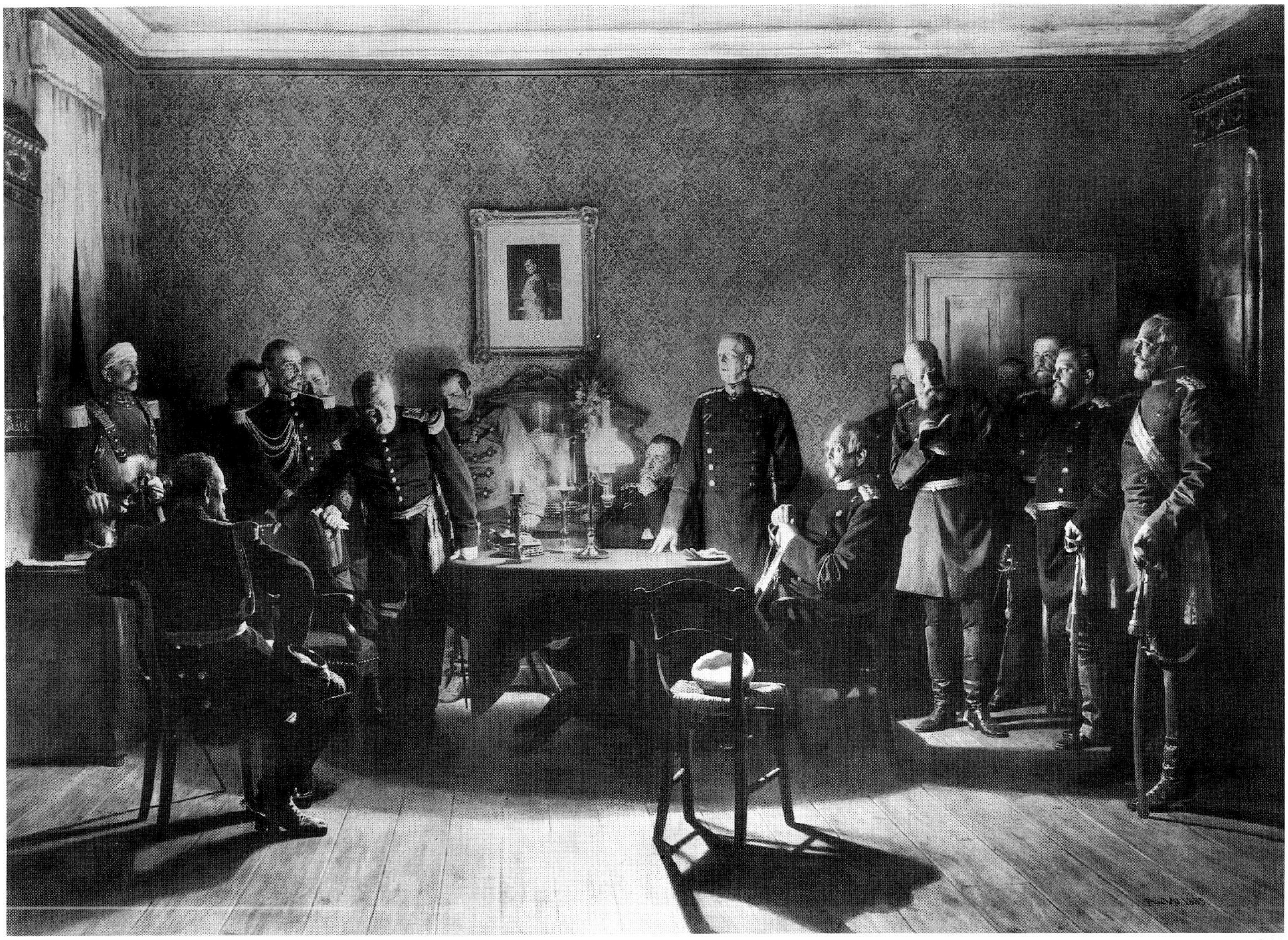

389

392

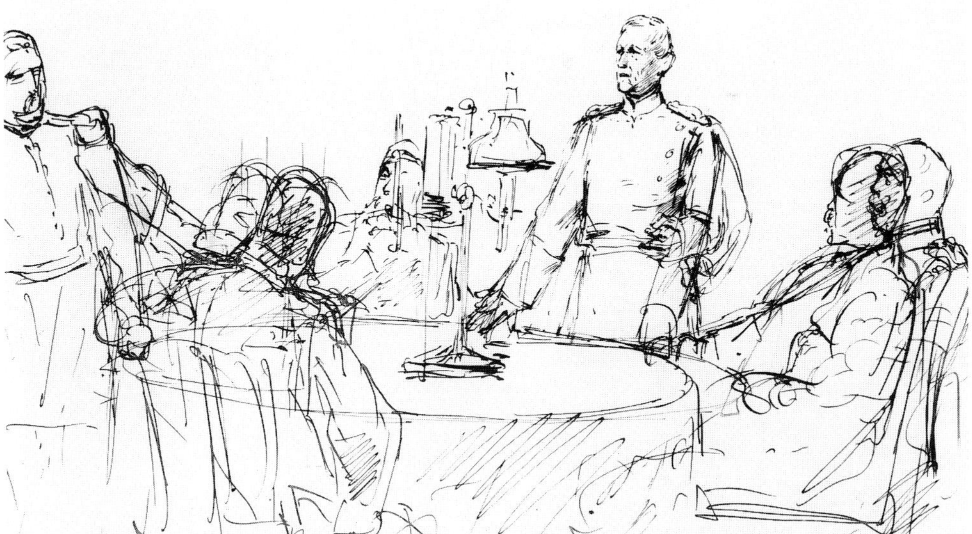

393

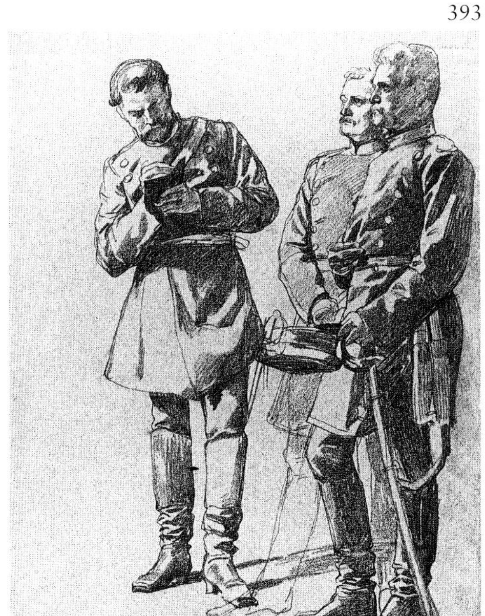

390 ▷

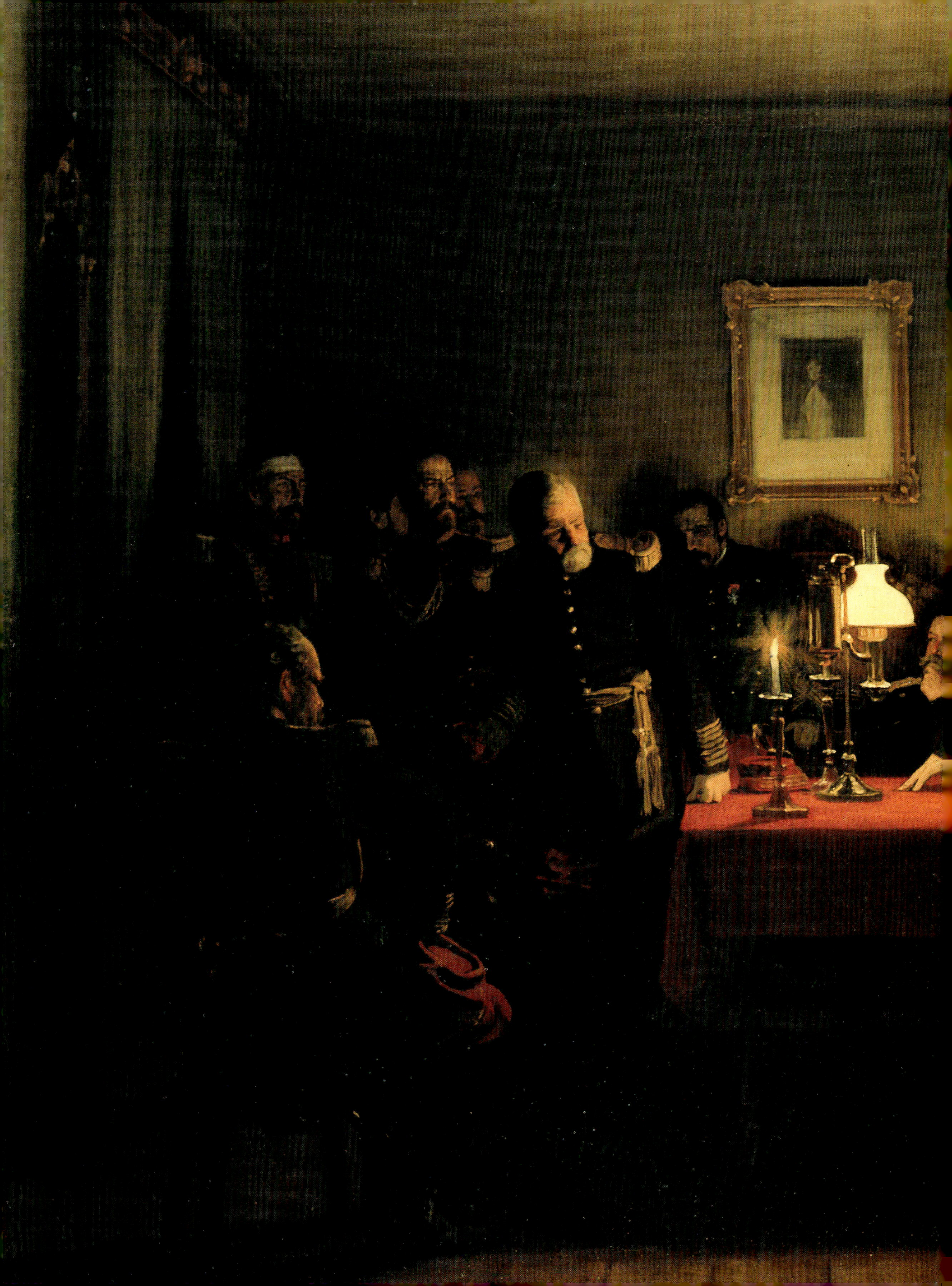

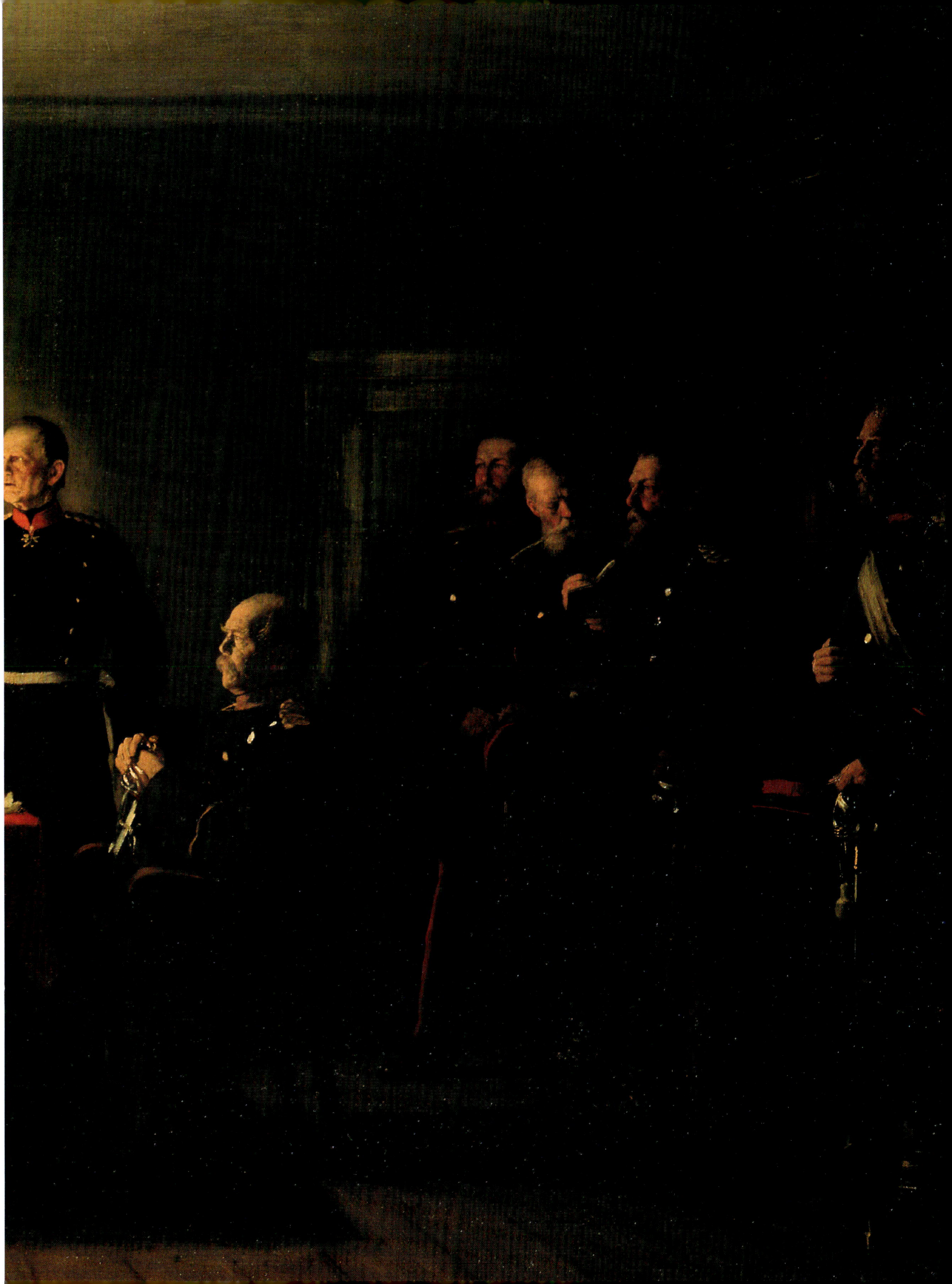

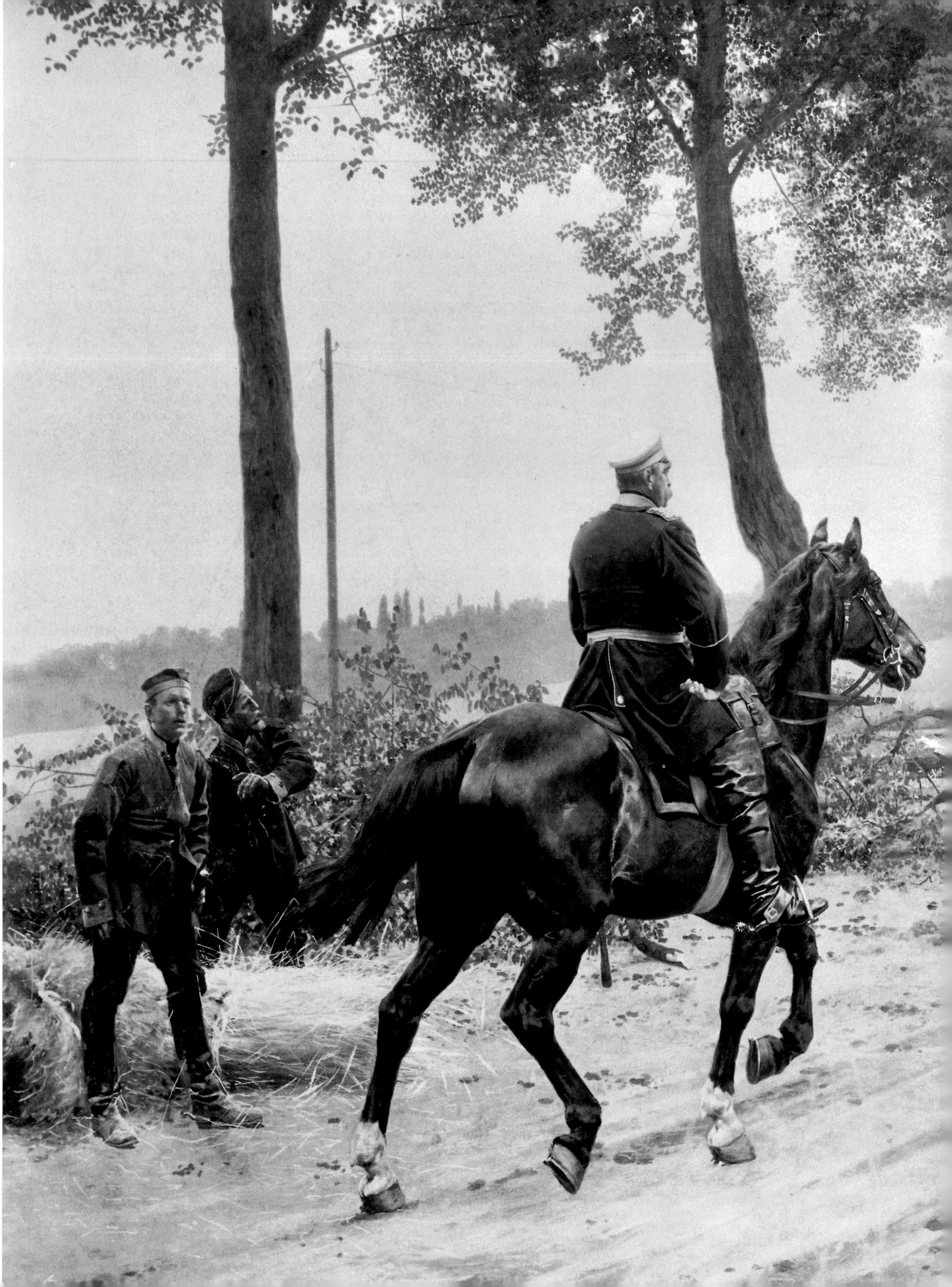

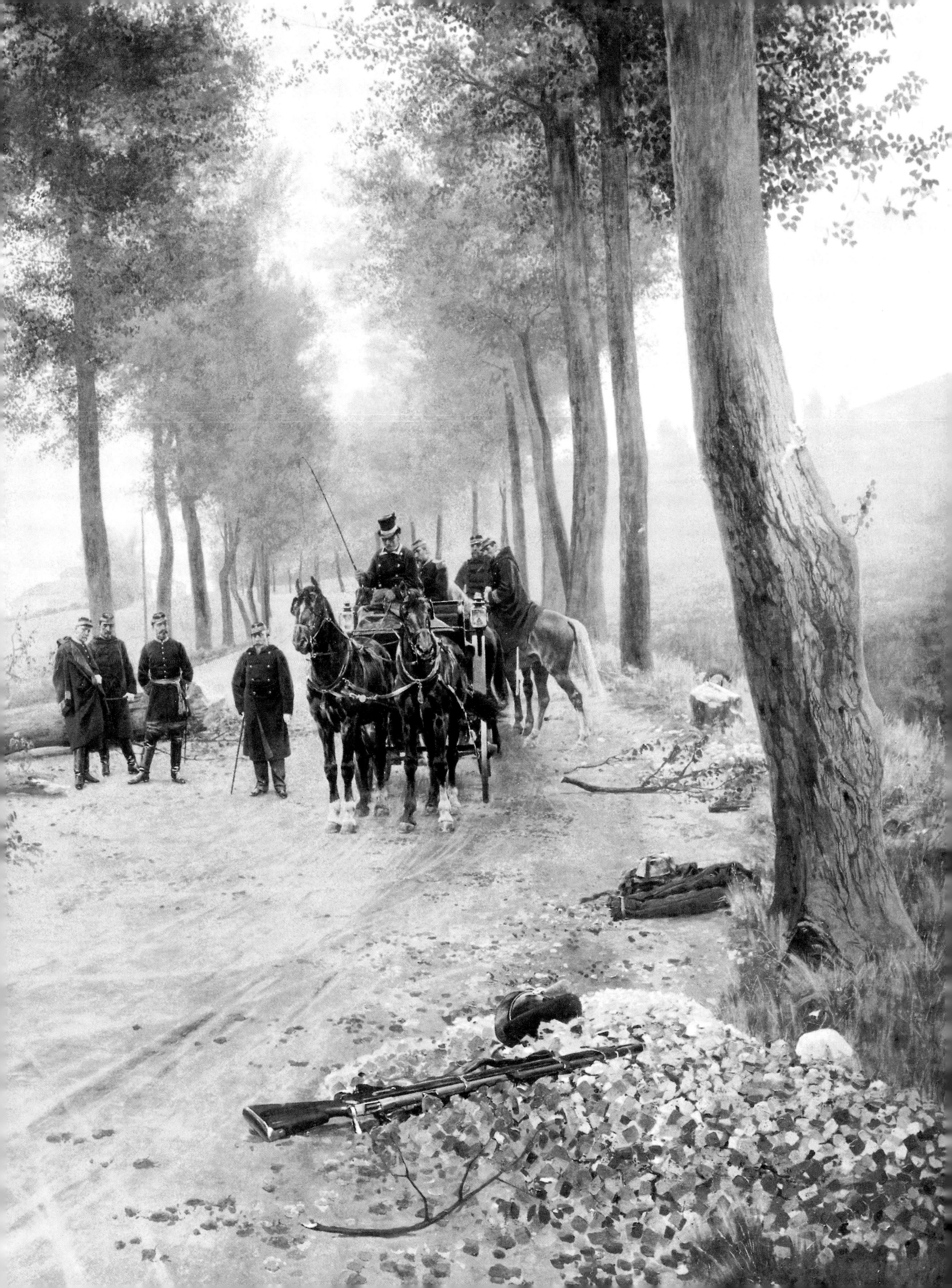

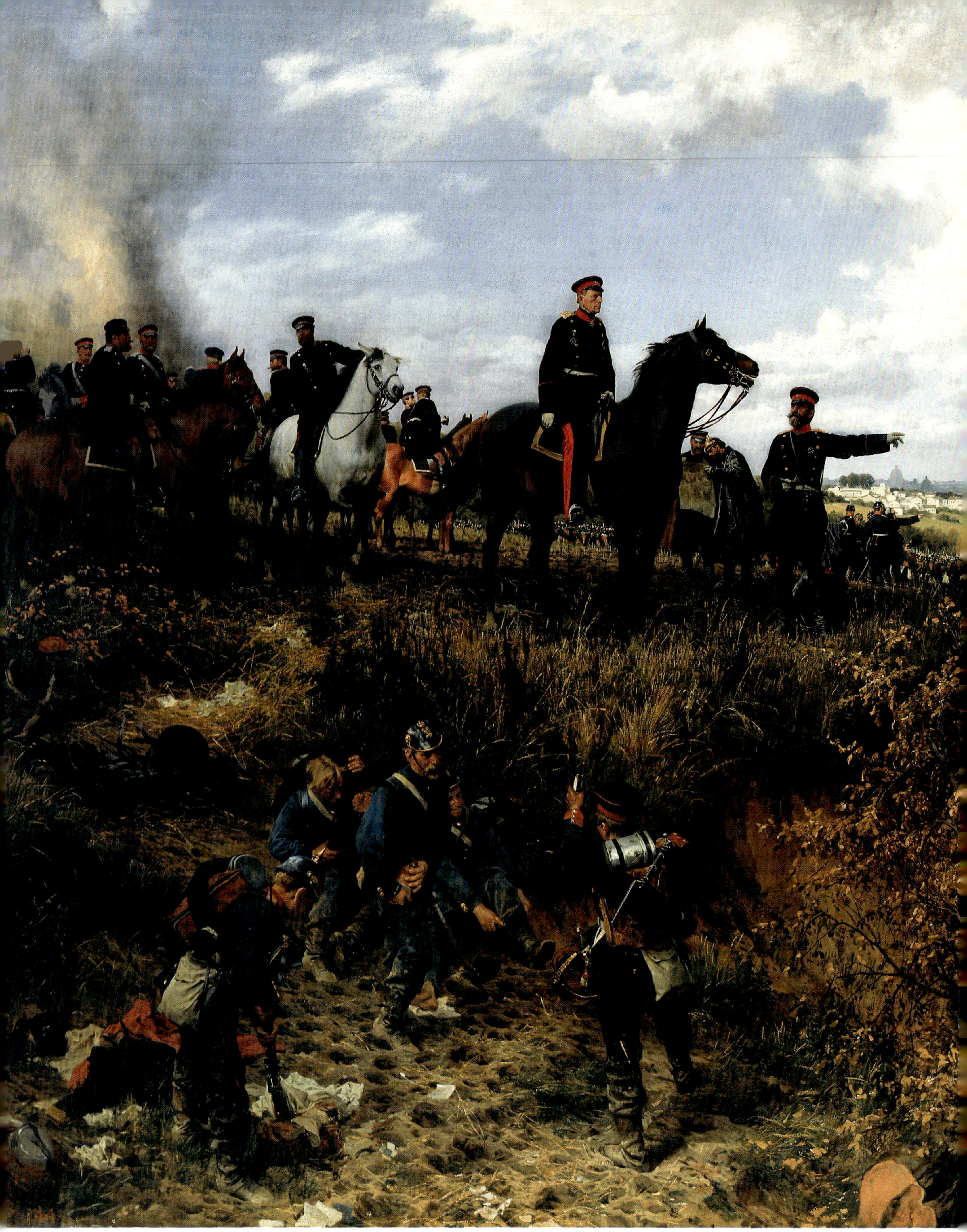

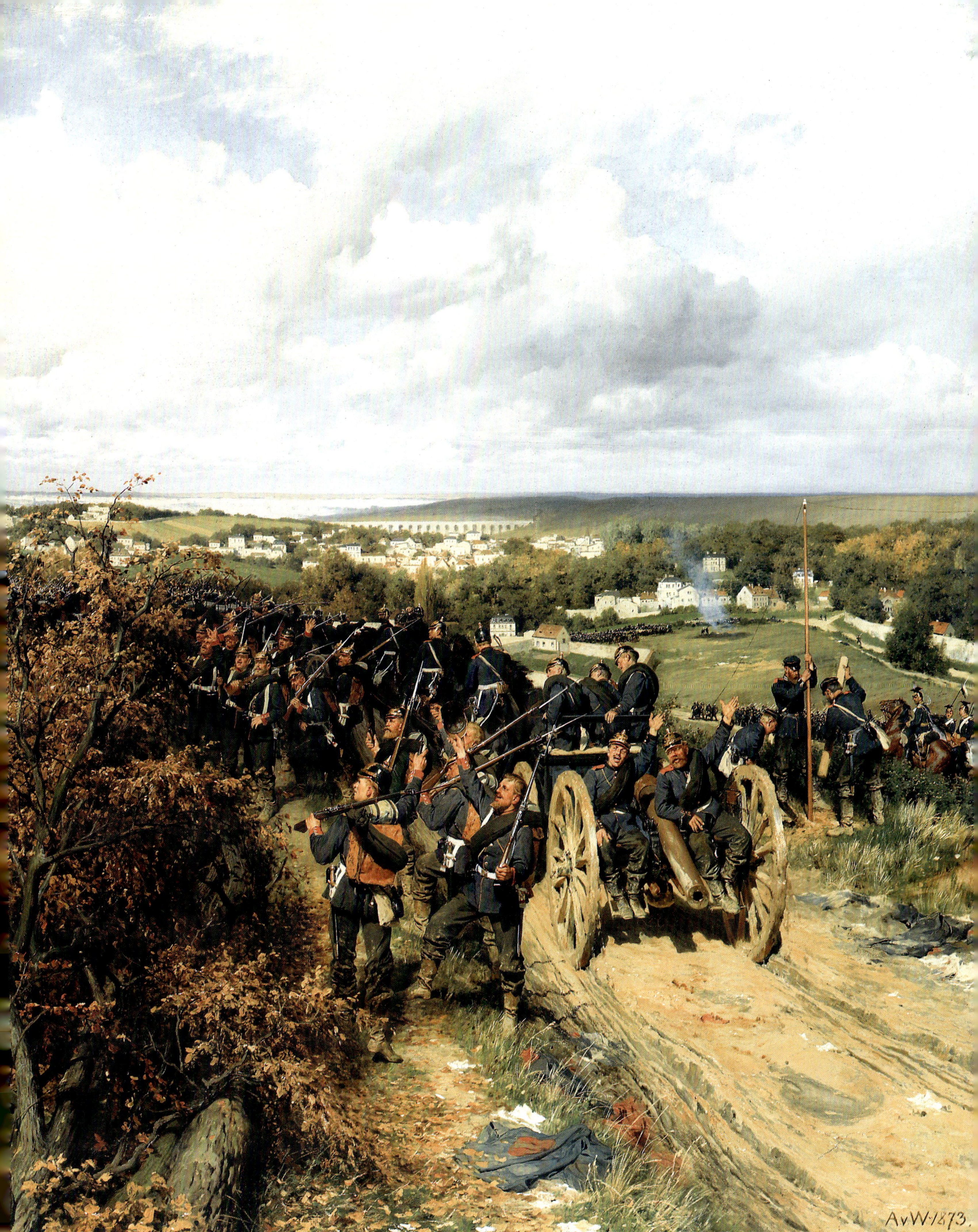
AvW·1873.

Moltke mit seinem Stabe vor Paris

Nach der Kapitulation der in Sedan eingeschlossenen französischen Armee und der Gefangennahme Kaiser Napoleons III. am 1./2. September 1870 erzwang am 4. September eine Volksmenge in Paris die Ausrufung der Republik und die Einsetzung einer provisorischen Regierung. Léon Gambetta, Mitglied der Regierung der nationalen Verteidigung, organisierte den bewaffneten Widerstand. Vom 17. bis 19. September 1870 wurde Paris durch die 3. und die Maas-Armee eingeschlossen, da sich dort eine energische Verteidigung formierte und sich an der Loire eine neue Feldarmee bildete. Ein gewaltsamer Angriff gegen die Hauptstadt verbot sich allerdings aufgrund der starken Befestigungswerke, obgleich schon Mitte September etwa 150000 Mann und 620 Feldgeschütze bereitstanden; zum weiteren militärischen Vorgehen der deutschen Seite siehe S. 296.

Die Auftragsgeschichte des Gemäldes ist in den Berichten über die Wirksamkeit des Schleswig-Holsteinischen Kunstvereins Kiel für die Jahre 1869/70 bis 1873 und durch einen Briefwechsel zwischen dem Künstler und dem Kunstverein dokumentiert. Dessen Vorstand bestellte im Bemühen um den Erwerb von Historienbildern für die Galerie die Ausführung für 2000 Taler im Frühjahr 1871.

Erste Kontakte datieren jedoch schon vom September 1870 und waren der eigentliche Anlaß für Werner, sich durch Vermittlung des Großherzogs von Baden im Herbst des Jahres an den Kriegsschauplatz zu begeben. Noch im November 1870 fertigte Werner neben Einzelstudien mindestens zwei (verschollene) Aquarelle (Rosenberg 1895, Abb.18; Werner 1913, Abb. S.15) an, die die Komposition weitgehend festlegen und die Grundlage zur Auftragserteilung bildeten. Sie sind mit der Ortsangabe *»Im Schlosse v. Versailles.«* bezeichnet und daher vermutlich im dortigen Atelier Georg Bleibtreus entstanden (vgl. Werner 1913, S.16). Eines dieser Blätter listete Werner in einem Schreiben vom 16.12.1870 an den Vorstand des Kieler Kunstvereins bezüglich der Ausstellung einiger Handzeichnungen auf und versah den Titel mit dem Datum des dargestellten Ereignisses: *»General Moltke mit seinem Stabe vor Paris. 19. Septbr. 1870«*. Dies spielt bei der Frage nach der Bildaussage eine sehr wichtige Rolle.

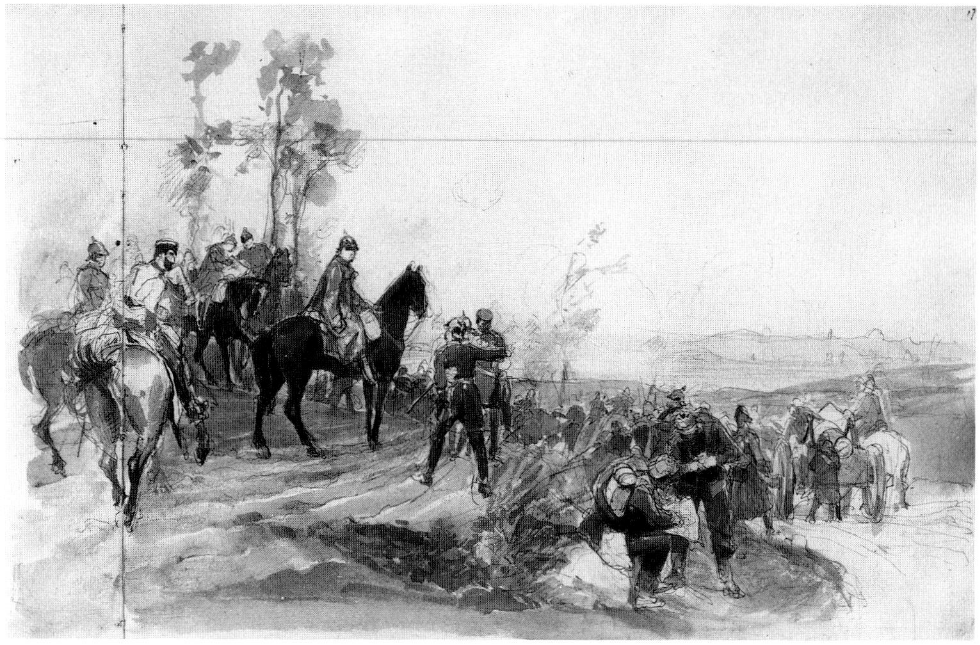

400

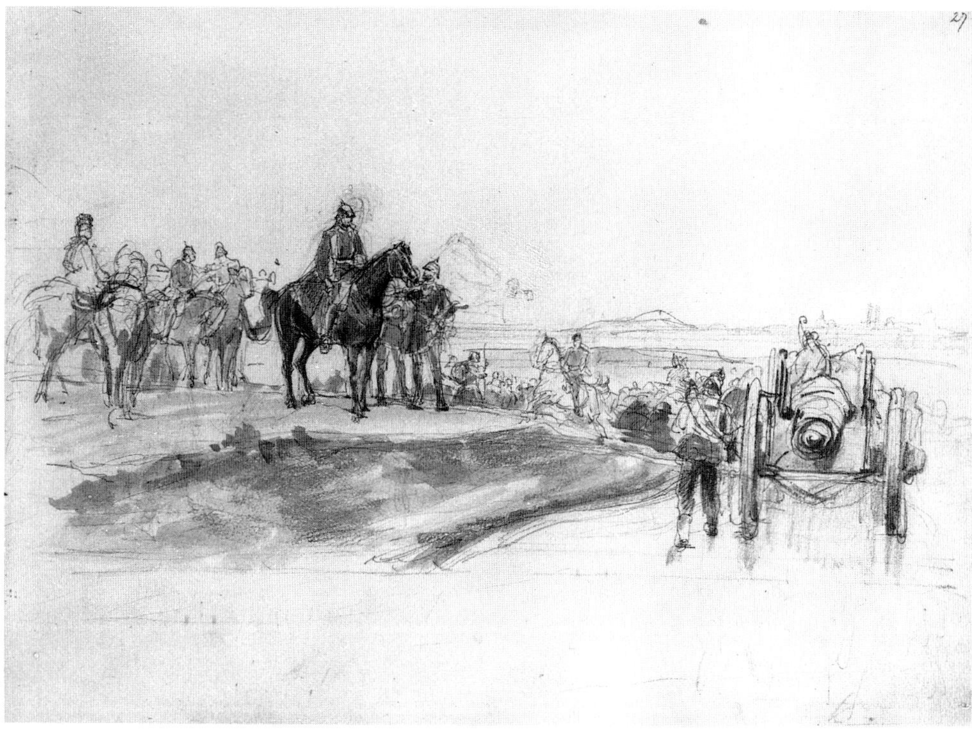

400

Am 19. September fanden vielerlei strategische Operationen statt. Die Maas-Armee schloß Paris auf dem rechten, die 3. Armee auf dem linken Seine- und dem Marneufer ein. Zu Gefechten kam es bei Petit Bicêtre, Plessis-Piquet und Chatillon. Daran nahm Moltke als Chef des Großen Generalstabs aber nur mittelbar Anteil. An dem betreffenden Tag wurde das Große Hauptquartier von Meaux nach Ferrières verlegt; im dortigen Schloß der Rothschilds kam neben König Wilhelm, Bismarck, Roon, Treskow und Boyen auch Moltke unter. Fontane (1875, S.133) beschreibt die Route, die u.a. die Orte Pierrefitte und Montmagny berührte, von wo aus man auf Paris mit Notre-Dame, Pantheon und Invalidendom blicken konnte.

Werner selbst brach erst am 19. Oktober 1870 von Straßburg nach Versailles auf. Unterwegs skizzierte er ein Artilleriegeschütz (Werner 1913, Abb. S.11), das er später in seine Komposition einbezog. Nach seiner Ankunft am 26. Oktober wurde er durch Bleibtreu mit Oberstleutnant Verdy du Vernois und Major Blume vom Großen Generalstab bekannt gemacht, die Werner bei seiner Aufgabe mit militäri-

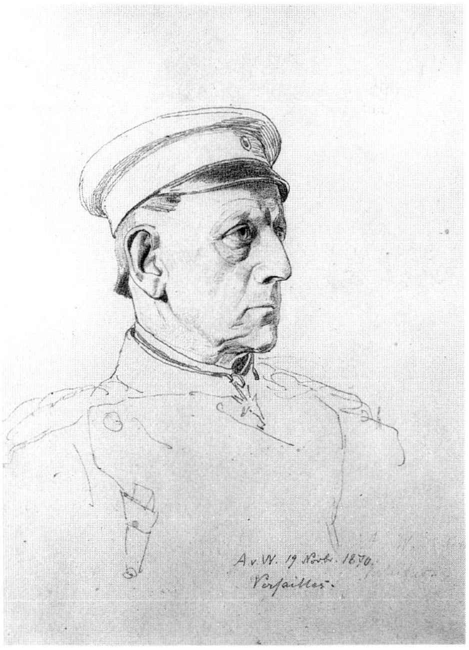

401

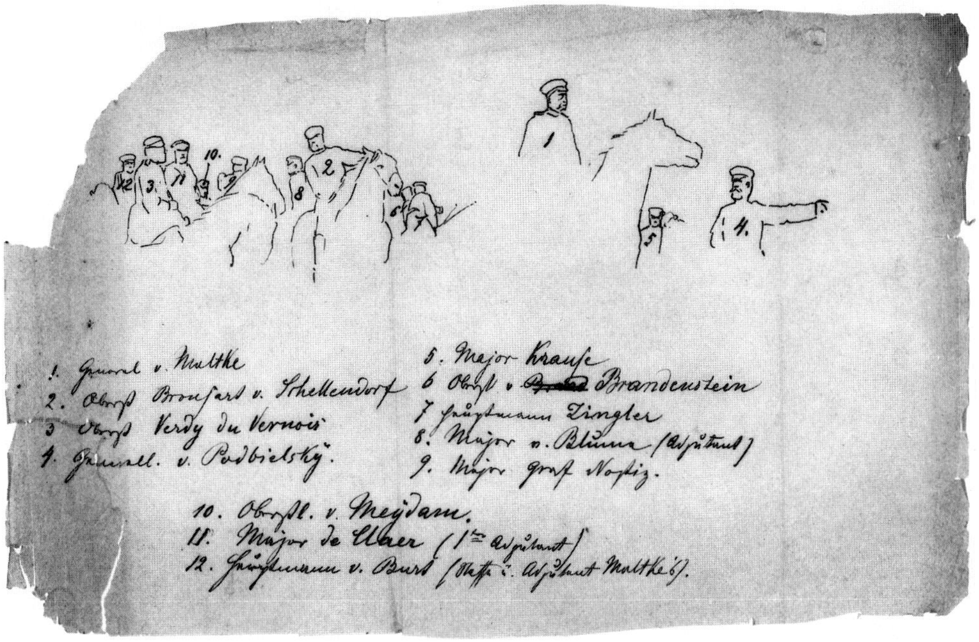

399

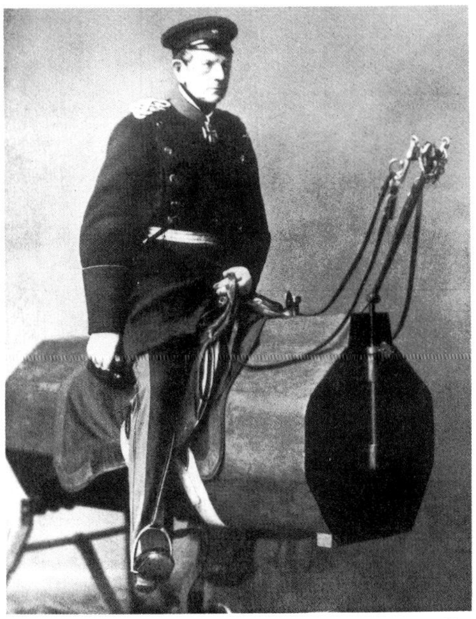

405

schen Ratschlägen unterstützten. Etwas später kam er auch mit anderen Offizieren des Großen Generalstabs und ihrem Chef Moltke in Kontakt. Mit bayerischen Offizieren fuhr Werner nach Chatenay südwestlich von Sceaux, *»und wählte und skizzierte als Örtlichkeit für mein Bild eine Anhöhe, auf der sich Moltke einige Tage nach der Zernierung mit seinem Stabe aufgehalten hatte«* (Werner 1913, S. 19 f.).

Daß sich damals von Chatenay ähnlich wie von Pierrefitte/Montmagny aus ein Blick auf Paris darbot, erscheint denkbar; beide Stellen befinden sich, wenn auch in entgegengesetzter Richtung, ca. 12 km vom Zentrum der Hauptstadt entfernt. Einer Verfälschung von Geschichte kommt es jedoch gleich, durch den Datumszusatz *19. September* einem bestimmten Vorgang eine Bedeutung beizumessen, die ihm gar nicht zusteht. Denn selbst wenn sich Moltke in der dargestellten Weise mit seinem Stabe vor Paris aufgehalten hätte – was aufgrund der formalen Anlehnung an ein bestimmtes Vorbild zu bezweifeln ist –, so tat er dies erst nach der Umschließung von Paris; der Bildtitel suggeriert jedoch, daß er die militärische Operation persönlich an der Spitze seiner Truppen durchgeführt hat.

Eine gründliche Interpretation des Gemäldes ist Jan S. Kunstreich zu verdanken, der es darüberhinaus zum Anlaß genommen hat, über historische Zusammenhänge von Kunst und Photographie zu reflektieren (Kunstreich 1960, S. 243–262). Moltke, zu Pferde, blickt von einer Anhöhe, einem »Feldherrenhügel«, herab auf das unter ihm liegende Terrain. In gebührendem Abstand hinter ihm (v. l. n. r.) Hauptmann von Burt, Major Graf Nostiz, Major de Claer, Oberstleutnant von Meydam, Major von

403

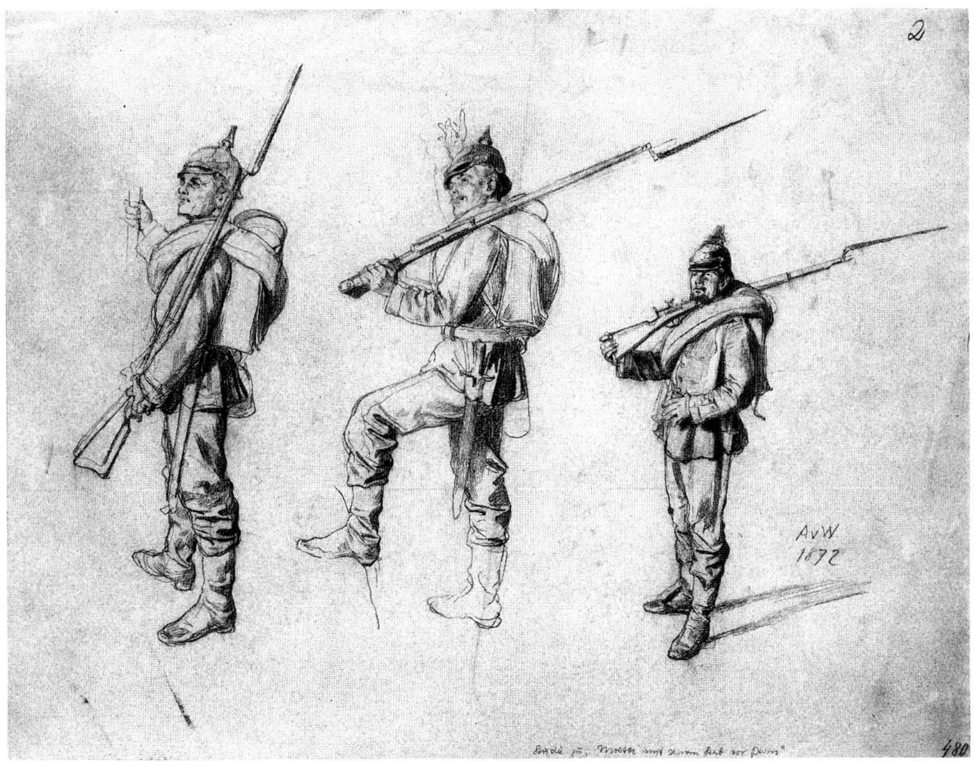

Blume, Oberst Bronsart von Schellendorf, Oberst Brandenstein und Hauptmann Zingler. Paris scheint zum Greifen nah; symbolträchtig taucht unter der ausgestreckten Hand des Generals von Podbielski die Silhouette des Invalidendoms, Nationalkirche Ludwigs XIV. und Grablege Napoleon Bonapartes, auf; rechts oberhalb des Geschützes der Aquädukt von Arcueil. Ein endloser Zug von Infanteristen bewegt sich auf die Hauptstadt zu; einige sind auf den Feldherrn aufmerksam geworden und jubeln ihm zu.

Die Sicherheit der Skizzen lassen den Schluß zu, daß dem Künstler die Komposition von Anfang an vor Augen stand. Tatsächlich hat er sich stark an Meissoniers *Napoleon III. und sein Generalstab bei Solferino (24. Juni 1859)* von 1863 (Paris, Musée d'Orsay; Abb. S. 51) orientiert. Werner hatte dieses Gemälde auf einer Parisreise 1865 gesehen (vgl. Werner 1914, S. 199). Dort wird die überlegene Position der französischen Armee im Krieg gegen Österreich geschildert. Der Kaiser zu Pferde, genau in der Mittelsenkrechten plaziert, beobachtet als Führer des Generalstabs ebenfalls von einer Anhöhe herab das Kriegsgeschehen. Auch hier wird am rechten Bildrand ein Geschütz in Richtung der Bildtiefe transportiert. Gegenüber dem Gemälde Meissoniers hat Werner vor allem die Position seines Helden verändert, der sich im linken Bilddrittel oberhalb des Standpunkts des Betrachters befindet; die optische Distanz und die Höhe des Horizonts hat er zur Steigerung der Bildwirkung vermindert. Die Verarbeitung und Umsetzung von Meissoniers Bildidee läßt sich an zwei Zeichnungen in Werners Skizzenbuch aus dem Deutsch-Französischen Krieg (Kat. 400) nachvollziehen.

Gegenüber Werners Figurenstudie von Moltke vom 19. November 1870 (Kat. 401) erscheint der Chef des Generalstabs auf dem Kieler Gemälde zugleich denkmalhaft erstarrt. Dies mag daran liegen, daß der Künstler für die Körperhaltung des vielbeschäftigten Generals, der keine langen Sitzungen gewähren konnte, auf eine Photographie (Kat. 405) zurückgriff, die ihn reglos auf einem Holzbock sitzend zeigt. Dennoch sollte die Bedeutung dieses Mediums für Werner, der sich fast ausschließlich auf eigenhändige Vorstudien verließ, nicht überschätzt werden.

398 ANTON VON WERNER
Moltke mit seinem Stabe vor Paris (19. September 1870), 1873
Öl/Lwd.; 190 x 316 cm
Bez. u. r.: *AvW 1873*
Kiel, Kunsthalle zu Kiel, Inv. 93
Wv. 1873-1
Abbildung S. 290/291

399 ANTON VON WERNER
Umrißskizze mit Erklärungstafel zu dem Gemälde *Moltke mit seinem Stabe vor Paris*, 1873
Feder in Schwarz; 178 x 278 mm
Kiel, Kunsthalle zu Kiel, Archiv
Abbildung S. 293

400 ANTON VON WERNER
Skizzenbuch Nr. 1185 (Deutsch-Französischer Krieg, 1870/71)
40 Blatt, überwiegend Bleistift, z. T. laviert oder aquarelliert; 238 x 316 mm
Berlin, Kupferstichkabinett, SMB, Inv. Anton von Werner 68
Aufgeschlagen: S. 17; S. 27
Reproduktionen
Abbildungen S. 292

401 ANTON VON WERNER
Figurenstudie Feldmarschall Graf von Moltke, 1870
Bleistift; 306 x 226 mm
Bez. u. M.: *Av. W. 19. Novbr. 1870. Versailles.*
Berlin, Kupferstichkabinett, SMB, Inv. Anton von Werner 63
Abbildung S. 293

402 ANTON VON WERNER
Kopf sowie Vorder- und Hinterläufe von Moltkes Pferd, 1870
Bleistift; 181 x 272 mm
Bez. u. l.: *Moltke's Pferd AvW*
Privatbesitz

403 ANTON VON WERNER
Drei Soldaten mit Gewehr, 1872
Schwarze Kreide/hellblaues Tonpapier; 420 x 570 mm
Bez. u. r.: *AvW 1872*
Merseburg, GStA, Rep. 92 Nl. A. v. Werner. Zeichnungen. Mappe 5, Bl. 2
Abbildung S. 293

404 ANTON VON WERNER
Jubelnder Soldat und Armstudie, 1872
Bleistift; 350 x 240 mm
Bez. u. l.: *AvW. 1872*
Verso: Thronbaldachin
Privatbesitz

405 General von Moltke, auf einem gesattelten Holzbock sitzend
Zeitgenössische Photographie, in: Berliner Illustrierte Zeitung. Sonderheft zur 700-Jahr-Feier der Reichshauptstadt, *Heimat Berlin*, Berlin 1937
Privatbesitz
Abbildung S. 293

Graf Moltke in seinem Arbeitszimmer in Versailles

Werner zeichnete Moltke am 19. November 1870 in Versailles für das Gemälde *Moltke mit seinem Stabe vor Paris*

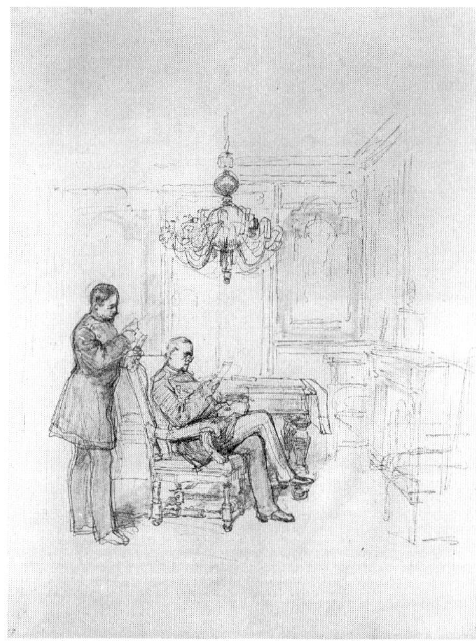

△ 407

▽ 408

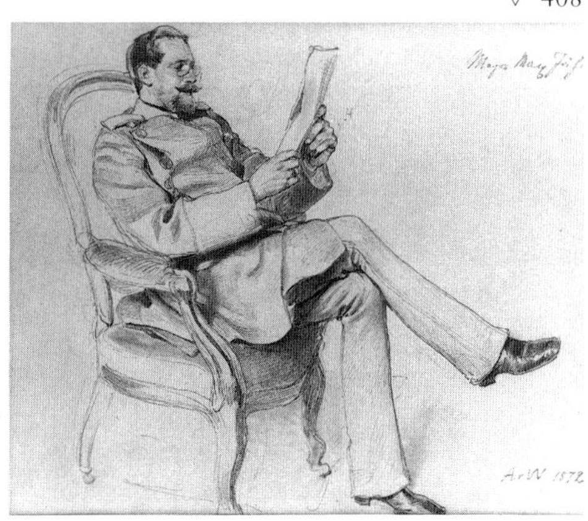

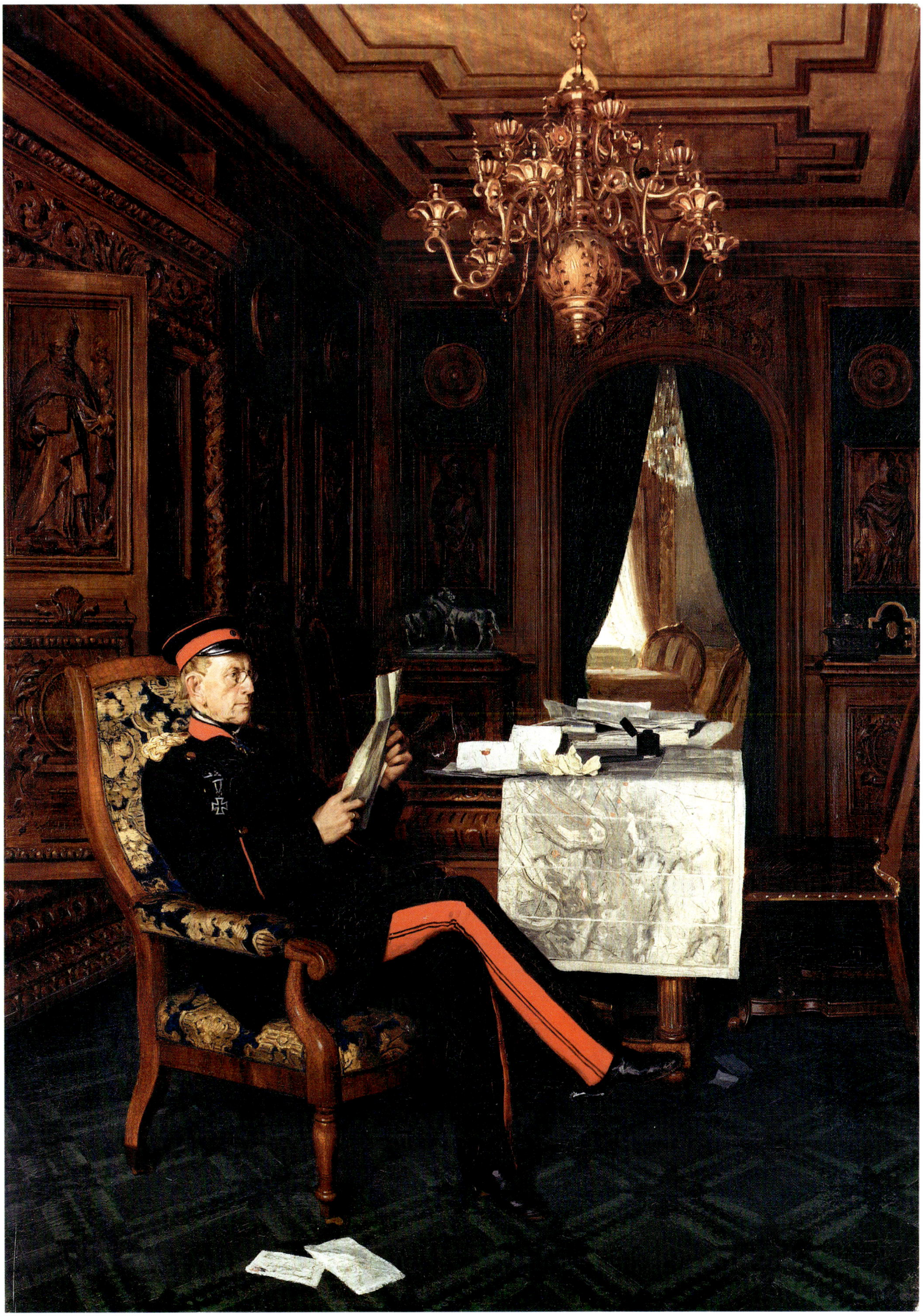

406

(Kat. 398) und nutzte das Porträt (Kat. 401) zugleich für die vorliegende Komposition. *»General v. Moltke hatte mir in seiner Wohnung Rue Neuve 38 für sein Porträt gesessen, in seinem Arbeitszimmer, einem mit geschnitzten alten Eichenholz-Vertäfelungen geschmückten einfenstrigen Zimmer mit einem Eichenholztisch in der Mitte, der mit Karten von Paris und Umgebung bedeckt war. An diesem Tisch in einem bequemen Lehnstuhl sitzend, las der General die Aktenstücke und Depeschen, die ihm in großer Zahl gebracht wurden; ich habe ihn in diesem Interieur in einem kleinen Bilde dargestellt, das, 1872 auf der Berliner Ausstellung ausgestellt, in den Besitz des Kronprinzen überging«* (Werner 1913, S. 25 f.).

Das Bild muß sich großer Popularität erfreut haben, da Werner davon insgesamt drei fast identische Gemäldefassungen (Wv. 1872-3 – 1872-5) anfertigte, die wiederum auf einem *»AvW. Versailles 19. novb. 1870«* bezeichneten Aquarell (Bartmann 1985, Abb. 71) basieren. Diese Bezeichnung ist allerdings insofern irreführend, als damit nicht Ort und Tag der Ausführung des Blattes angegeben sein kann, sondern die Begebenheit selbst lokalisiert und datiert wird. Denn für die Sitzhaltung Moltkes bedurfte es einer Modellstudie (Kat. 408), die aber erst 1872, im Entstehungsjahr der Gemälde, angefertigt wurde. Die Bildidee selbst ist wohl auf persönliche Anschauung zurückzuführen, wie nicht nur Werners schriftlich niedergelegte Erinnerung, sondern auch sein Skizzenbuch aus dem Deutsch-Französischen Krieg (Kat. 407) belegt.

Die militärische Lage Mitte November 1870 stellte sich für die deutsche Seite trotz ihrer Überlegenheit kompliziert dar. Bezüglich der Einschließung von Paris waren seit Ende Oktober keine Fortschritte erzielt worden. Zur Verstärkung rückten die bei Metz abkömmlich gewordenen Armeen dorthin vor. Die breite Hauptfront des deutschen Heeres war aber ständig durch die zwischen Orléans und Amiens operierenden republikanischen Massenaufgebote in Gefahr.

Vor diesem Hintergrund erweist sich das Bildnis Moltkes als das des großen Theoretikers und Strategen, bei dem alle Fäden zusammenlaufen. Eine moderne, mit entsprechenden Kommunikationsmitteln ausgestattete Kriegsführung erlaubt es ihm, das militärische Vorgehen vom Lehnstuhl aus zu planen. Nur die Uniform, an der das Eiserne Kreuz und der Schwarze Adlerorden dezent auf seine Stellung hinweisen, durchbricht das private Ambiente der Darstellung. Diese entspricht um einiges mehr der Realität als das Kieler Gemälde (Kat. 398), in dem Moltke zum Feldherrn stilisiert wird. Die Auffassung beider Bilder könnte kaum weiter auseinanderliegen: hier der Denker, der mit scharfem Blick die Situation analysiert, dort der kommandierende Schlachtenlenker.

Moltke wurde bereits als Elfjähriger in der dänischen Armee zum Kadett herangebildet. 1822 trat er in preußische Dienste. 1828 wurde er dem Großen Generalstab zugeordnet. 1835–39 fungierte er als militärischer Ausbilder und Berater des Osmanischen Reiches. 1849–55 war er Chef des Generalstabs des 4. Armeekorps. 1859 wurde er zum Generalleutnant befördert, 1864 zum Generalstabschef des Prinzen Friedrich Karl, 1866 zum General der Infanterie. 1871 folgte aufgrund seiner Verdienste im Deutsch-Französischen Krieg die Ernennung zum Generalfeldmarschall. Als Konservativer war er 1867–91 Mitglied des Reichstags, seit 1872 gehörte er dem preußischen Herrenhaus an.

406 ANTON VON WERNER
Graf Moltke in seinem Arbeitszimmer in Versailles (19. November 1870), 1872
Öl/Lwd.; 99 x 71 cm
Bez. u. r.: *AvW 1872*
Hamburg, Hamburger Kunsthalle, Inv. 2186
Wv. 1872-4
Abbildung S. 295

407 ANTON VON WERNER
Skizzenbuch Nr. 1185 (Deutsch-Französischer Krieg, 1870/71)
40 Blatt, überwiegend Bleistift, z. T. laviert oder aquarelliert; 238 x 316 mm
Berlin, Kupferstichkabinett, SMB,
Inv. Anton von Werner 68
Aufgeschlagen: S. 71
Reproduktion
Abbildung S. 294

408 ANTON VON WERNER
Modellstudie zu Moltke, 1872
Bleistift, auf Pappe aufgezogen;
235 x 330 mm
Bez. o. r.: *Major Max Jäger*; u. r.: *AvW 1872.*
Reproduktion in: Die Gartenlaube, 1915, S. 110
Berlin, Kunstbibliothek, SMB
Abbildung S. 294

Kriegsrat in Versailles

Einer unbestätigten Legende nach soll das Gemälde eine Begebenheit am 6. Dezember 1870, zur Zeit der Belagerung von Paris, wiedergeben. Am 5. Oktober 1870 war das Große Hauptquartier nach Versailles verlegt worden; der preußische König residierte in der dortigen Präfektur. Historische Zeugnisse darüber, daß Wilhelm hier oder andernorts Kriegsrat abhielt, sucht man allerdings vergebens. Im Tagebuch des Kronprinzen heißt es nur einmal unter dem 7. Dezember 1870 über den Vater: *»den Vortrag der Generale befahl er aber wie gewöhnlich zu zehn Uhr«* (Friedrich III. 1926, S. 261). Von einer ein- oder mehrmaligen Versammlung in der dargestellten Zusammensetzung aus politischer, militärischer und monarchischer Führung ist nirgends die Rede. Allerdings erschien schon 1871 in der populären Zeitschrift *Über Land und Meer* (26, 1871, S. 11) ein Holzstich nach einem Aquarell von Fritz Schulz mit dem Titel *Kriegsrath in Versailles 1870* (Granier 1910, S. 102 mit Abb.; der Autor geht auf die Problematik Kriegsrat-Generalsvortrag ein). Georg Bleibtreu hat das Thema bereits 1870 zu einem Gemälde verarbeitet (Scheibert 1895, Abb. nach S. 472).

Werner selbst war am 20. November von Versailles nach Karlsruhe abgereist und kehrte erst am Morgen des 18. Januar 1871 dorthin zurück. Es liegt also nahe, daß er in seinem Bild kein tatsächlich stattgefundenes oder gar miterlebtes Ereignis festgehalten hat, sondern die spannungsgeladene und von Meinungsverschiedenheiten geprägte Situation im November/Dezember 1870 durch eine auf Konfrontation angelegte Bildfindung veranschaulichen wollte.

Am 27. Oktober 1870 kapitulierte die Festung Metz. Zu diesem Zeitpunkt war die Einschließung von Paris längst erfolgt. Doch war eine Aufgabe der Hauptstadt seitens der Franzosen, die sogar wiederholt Vorstöße unternahmen, nicht in Sicht. Die politische Stellung des Kronprinzen und seines Stabes schwächte sich durch einen Zustand des Abwartenmüssens bei gleichzeitig aufreibender Organisationstätigkeit. Einerseits wuchs die 3. Armee auf 250000 Mann an, andererseits fehlte es an ausgebildeten Belagerungschützen und geeigneter Munition. Drei Möglichkeiten kamen in Frage, Paris zu Fall zu bringen: Aushungerung, Bombardement oder Erstürmung. Der Kronprinz favorisierte aus humanitären wie militärischen Gründen die Aushungerung.

Dabei wurde er von seinem Generalstabschef, Generalleutnant von Blumenthal, und auch von Moltke unterstützt. Kriegsminister von Roon hingegen schwenkte unter Einwirkung Bismarcks auf den Kurs der Befürworter eines Bombardements ein, und zwar von Ende November an mit Nachdruck und unter Übergriffen auf Moltkes Wirkungskreis. Bismarck hob mehrfach die politische Notwendigkeit baldigen Handelns hervor (vgl. auch Bismarck 1898, 2. Bd., S. 111 ff.). All dies führte im Hauptquartier zu groben Verstimmungen. Von einzelnen deutschen Artillerieattacken abgesehen, zog sich die Zeit bis Ende 1870 mit dem Aufbau von Angriffs-Batterien hin. Das Bombardement der Befestigungswerke begann dann am 27. Dezember und wurde von immer mehr Punkten aus unter heftiger Gegenwehr aufgenommen, vom 8./9. Januar 1871 an wurde die Stadt selbst beschossen. Nach einem gescheiterten Ausfall am 19. Januar blieb Paris nur die Kapitulation übrig; am 28. Januar wurde der Waffenstillstand unterzeichnet.

Tatsächlich sind militärische Entscheidungen während des Krieges 1870/71 auf deutscher Seite nicht in vielköpfiger gemeinsamer Beratung gefallen, sondern eher, wie Werner es in seinem Gemälde *Graf Moltke in seinem Arbeitszimmer in Versailles* (Kat. 406) beschrieben hat: in einsamer Entschlossenheit durch den Chef des Großen Generalstabs unter Zustimmung des Königs. Werner selbst beklagte, daß er *»nicht einmal für ein Bild, welches den Großen Generalstab oder wenigstens seine Hauptvertreter in eigentlich generalstäblerischer Thätigkeit, beratend, debattierend oder dergleichen vorführen könnte, stofflichen Untergrund«* gefunden habe (zitiert nach: Rosenberg 1895, S. 18).

Als Werner 1881 dennoch eine Illustration zu einer Ballade von Fedor von Köppen mit dem Titel *Ein deutscher Kriegsrat zu Versailles* (Kat. 414) anfertigte, trug ihm das den Tadel Moltkes ein: *»Ein derartiger Kriegsrat hätte überhaupt während des ganzen Feldzuges nicht stattgefunden, weil eine solche Verlegenheit niemals an die deutsche Heeresleitung herangetreten wäre«* (zitiert nach: Rosenberg 1895, S. 18). Köppen beschreibt in simplifizierenden Reimen, wie Roon in einem angeblich am 13. November 1870 abgehaltenen Kriegsrat – so der Kommentar im Anhang (Köppen 1881, S. 79) – den zögernden König davon abgebracht habe, die Umschließung von Paris aufzugeben. Auf die Frage Wilhelms (8. Strophe): *»Wollt Euren Rat mir geben,/ Ob die Belag'rung von Paris/Nicht besser aufzuheben?«* antwortet Roon (11. Strophe): *»Ew. Majestät, mir scheint es Pflicht,/ Die Frage zu verneinen,/Die Sachen stehn noch lange nicht/So schlimm, wie Sie vermeinen.«*, und darauf beschließt der König (16. und letzte Strophe): *»Ich stimm' Euch bei; – ihr Herrn, nur flott/So weiter unverdrossen!/Wir bleiben stehn und bau'n auf Gott; – /Der Kriegsrat ist geschlossen.«* (Köppen 1881, S. 50, 52). Von Dissonanzen unter den Beteiligten ist nicht die Rede, und Werner hat dem in seiner Illustration auch Rechnung getragen. Bismarck ist dort nicht dargestellt, ebensowenig wird er in Köppens Ballade erwähnt. Die Illustration zeigt links am Tisch sitzend König Wilhelm, ihm zur Seite steht der Kronprinz. Um den Tisch haben sich Blumenthal, der General-Quartiermeister Generalleutnant von Podbielski, Roon und Moltke versammelt. Blumenthal und Podbielski nehmen offenbar nur als Assistenzfiguren Anteil, Moltke beugt sich nachdenklich über eine Karte, und Roon legt dem König und dem Kronprinzen seine Strategie dar. Ohne Wissen um den historischen Hintergrund könnte man die Szene so interpretieren, als sei eine unter sich einige Generalität im Begriff, ihrem königlichen Herrn und seinem Thronfolger Bericht zu erstatten.

Trotzdem bildet die Illustration die Grundlage zu dem fast zwei Jahrzehnte später entstandenen Gemälde. Hier stehen sich die Kritiker und Befürworter des Bombardements von Paris gegenüber. Fahnenschmuck und Napoleon-Bildnis (nach dem Gemälde von François Gérard in Malmaison, Musée National du Château) an der Wand unterstreichen den historischen Ernst der Stunde. Die Haltung des Kronprinzen wirkt durch den vollführten Ausfallschritt noch entschlossener; Blumenthal und Podbielski sind ihm als Parteigänger zugeordnet. Als Widerpart tauchen nun rechts des Tisches Roon und Bismarck auf. Dazwischen befinden sich als aufmerksame Beobachter die eigentlichen Entscheidungsträger, König Wilhelm und Moltke. Die Mienen und Gesten der Dargestellten deuten auf einen unüberbrückbaren Konflikt hin, der sich nicht auf die unterschiedliche Beurteilung der militärischen Lage beschränkt, sondern dessen Ursache im Menschlichen wie im Politischen zu suchen ist.

Ein 1924 in der Zeitschrift *Die Uhrmacherkunst* veröffentlichtes Photo läßt erkennen, daß das Gemälde der Hamburger Kunsthalle einmal an einer der Schmalseiten des Kaisersaales des Hamburger Rathauses hing. An den Wettbewerben für die Ausmalung des Rathauses beteiligte sich Werner jedoch nicht (Brandt 1957, S. 100). Im Kaisersaal wurde in den 90er Jahren ein Bildprogramm realisiert, das auf Hamburgs Rolle als Seefahrerstadt anspielt, sich dabei aber auf die dekorative Ausgestaltung der Decke beschränkt. An den Wänden wurden anläßlich der Eröffnung des Nord-Ostsee-Kanals 1895 durch Wilhelm II. provisorisch lebensgroße, vollfigurige Bildnisse der drei Kaiser sowie Landschaftsgemälde – Leihgaben der Hamburger Kunsthalle – angebracht. Nur in diesem Zusammenhang macht die Darstellung des Versailler Kriegsrats einen gewissen Sinn.

409 ANTON VON WERNER
Kriegsrat in Versailles (November/Dezember 1870), 1900
Öl/Lwd.; 2,98 x 4,0 m
Bez. u. r.: *Av. W. 1900.*
Hamburg, Hamburger Kunsthalle, Inv. 3550
Wv. 1900-1
Abbildungen S. 298/299, 302/303

410 ANTON VON WERNER
Uniformierter mit Schriftstücken am Tisch sitzend (Modellstudie zu König Wilhelm), ca. 1900
Öl/Malpappe; 50 x 43 cm
Bez. u. r.: *AvW*
Privatbesitz
Wv. 1900-3
Abbildung S. 301

411 ANTON VON WERNER
Modell- und Detailskizzen, vor allem zu Kronprinz Friedrich Wilhelm, 1900
Schwarze Kreide, weiß gehöht/graugrünes Tonpapier; 493 x 645 mm
Bez. u. M.: *AvW 1900*
Merseburg, GStA, Rep. 92 Nl. A. v. Werner. Zeichnungen. Mappe 11, Bl. 16
Abbildung S. 300

412 ANTON VON WERNER
Modellstudie zu Bismarck, 1900
Schwarze Kreide, weiß gehöht/grüngraues Tonpapier; 422 x 342 mm
Bez. u. r.: *AvW 1900*
Privatbesitz
Abbildung S. 301

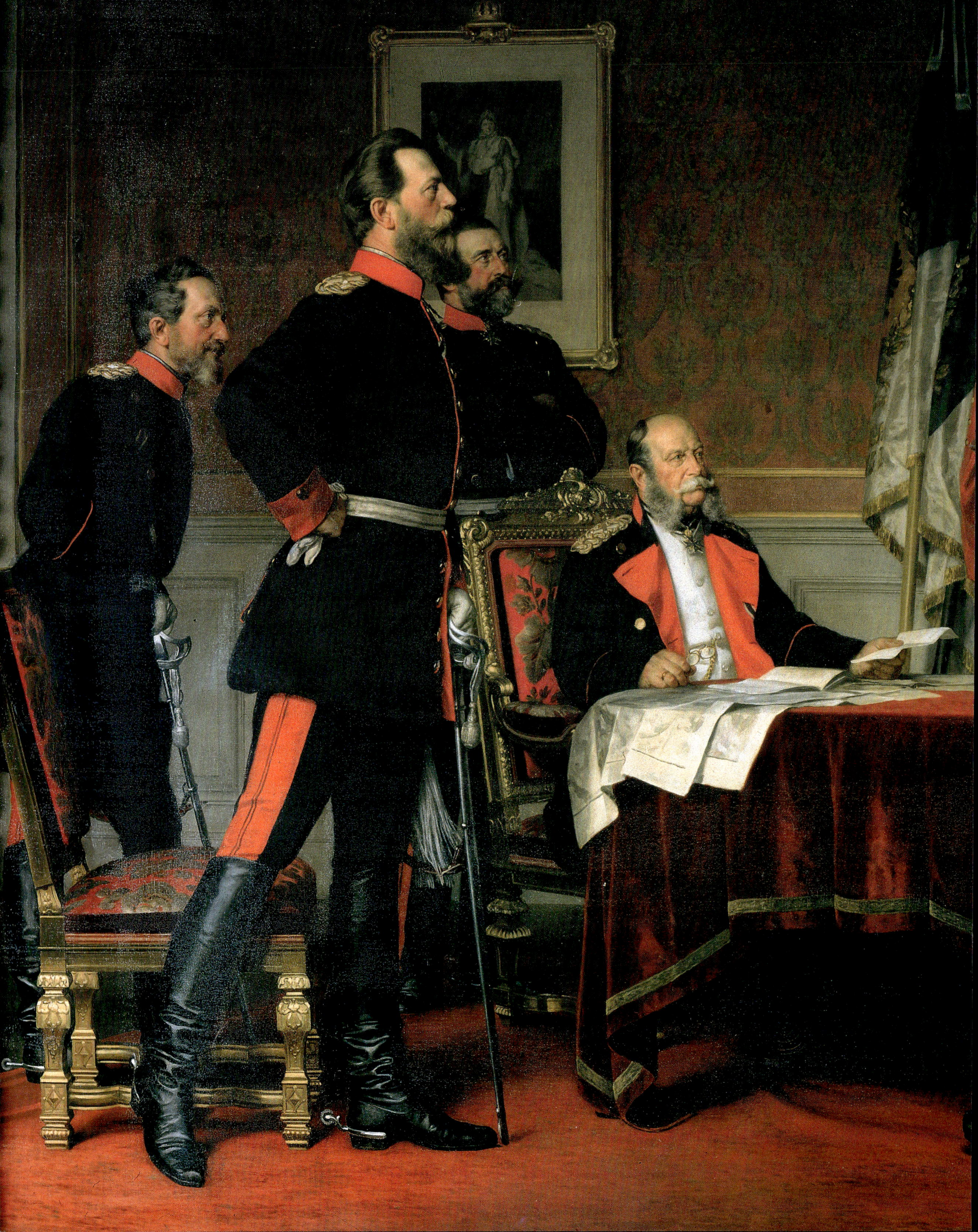

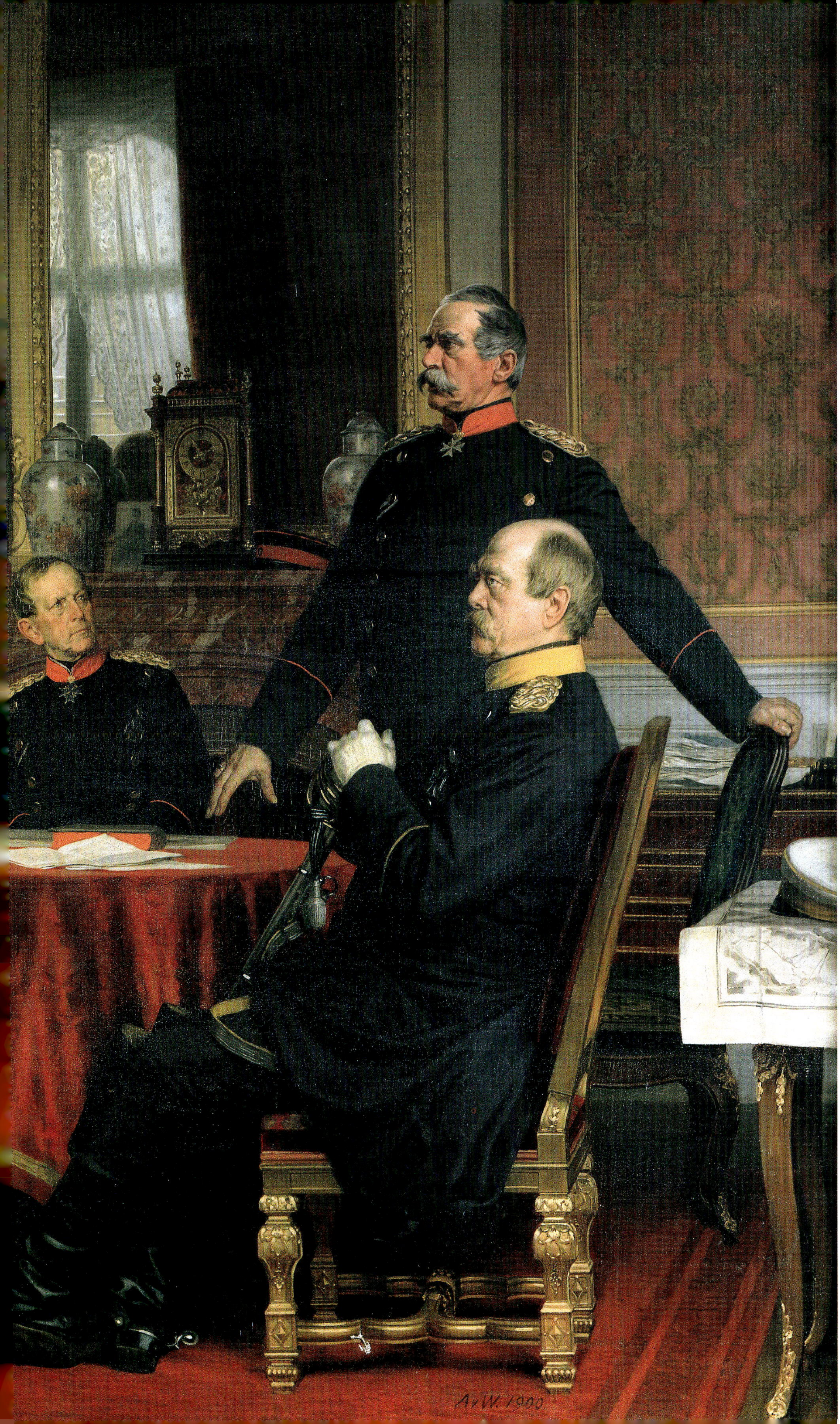
A v W. 1900

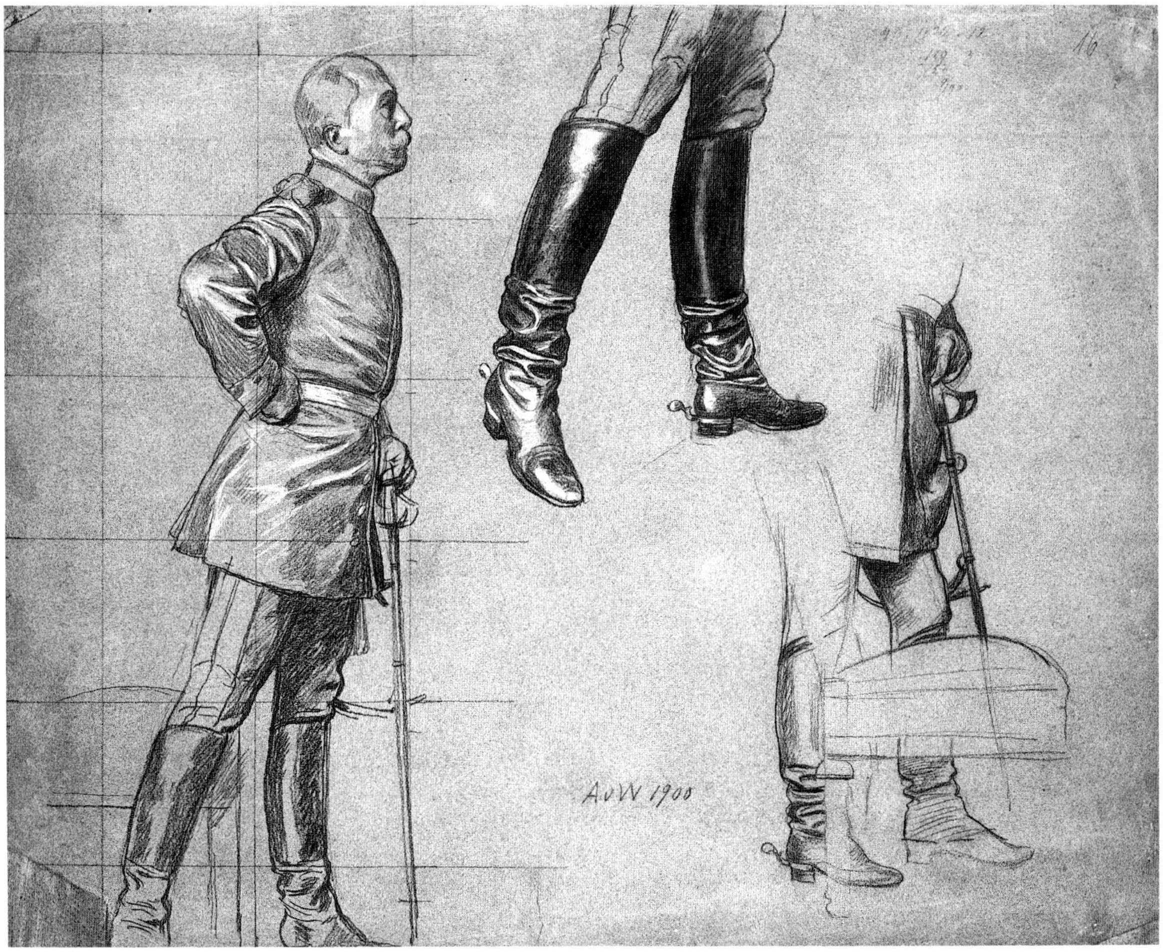

411

414

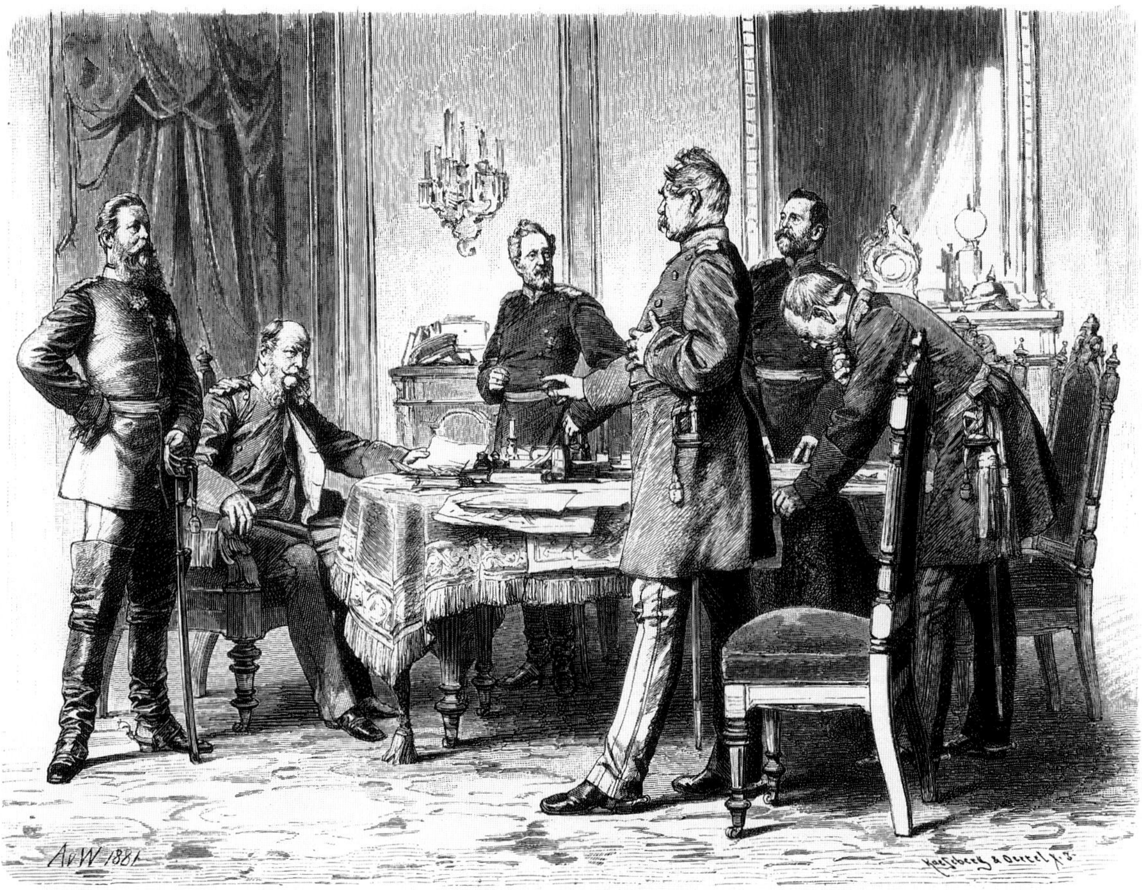

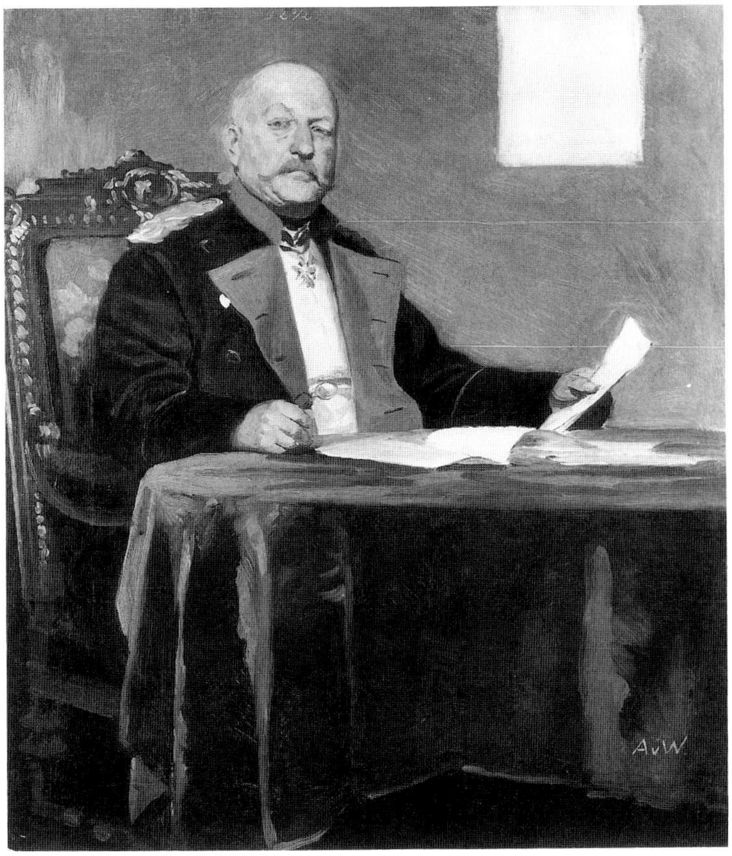

410

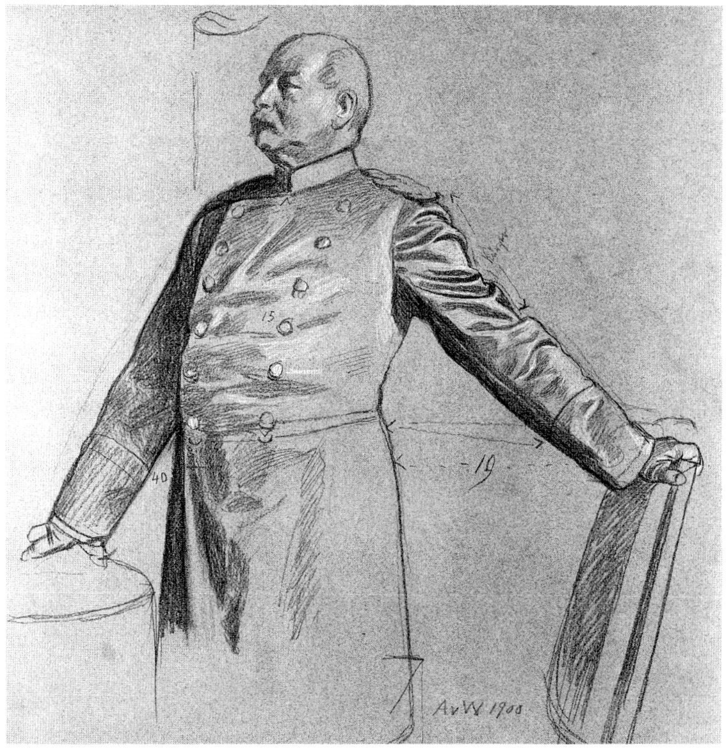

413

412

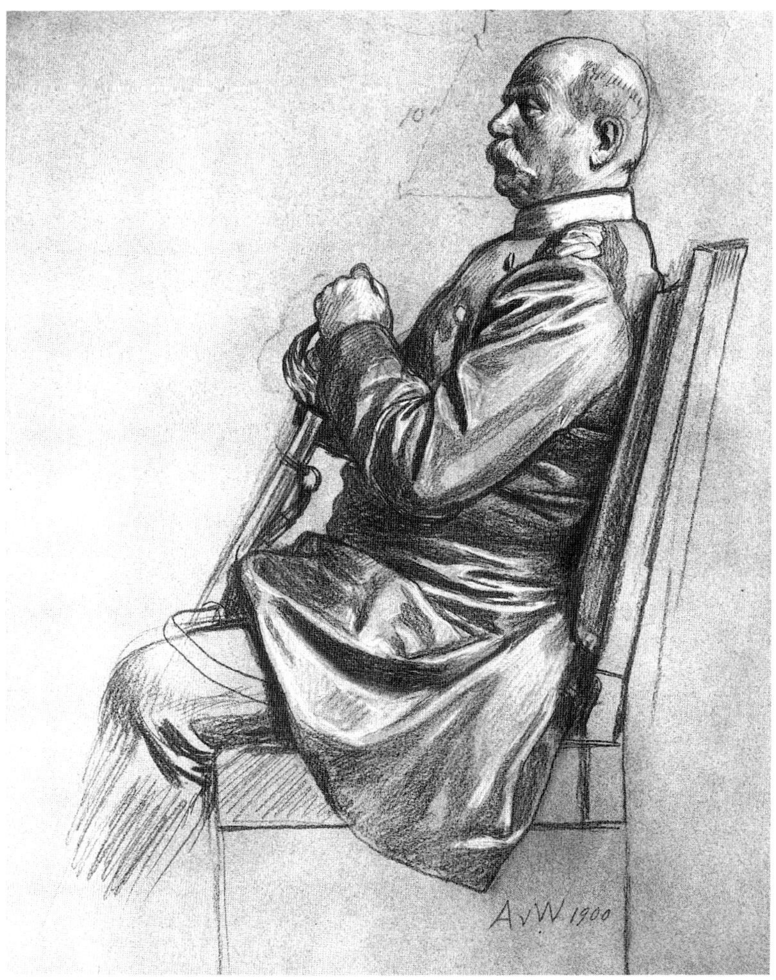

413 ANTON VON WERNER
Modellstudie zu Roon, 1900
Schwarze und weiße Kreide/grünes
Tonpapier; 550 x 450 mm
Bez. u. r.: *AvW 1900*
Berlin, Wolfgang Schulz
Abbildung

414 ANTON VON WERNER/
KAESEBERG & OERTEL (Lebensdaten unbekannt)
Kriegsrat in Versailles, 1881
Reproduktion nach einem Holzstich, in:
Fedor von Köppen, Männer und Thaten.
Vaterländische Balladen, Leipzig: Alphons
Dürr 1881, S. 51; 160 x 220 mm
Bez. u. l.: *AvW 1881*; u. r.: *Kaeseberg & Oertel X.3.*
Berlin, StB
Abbildung

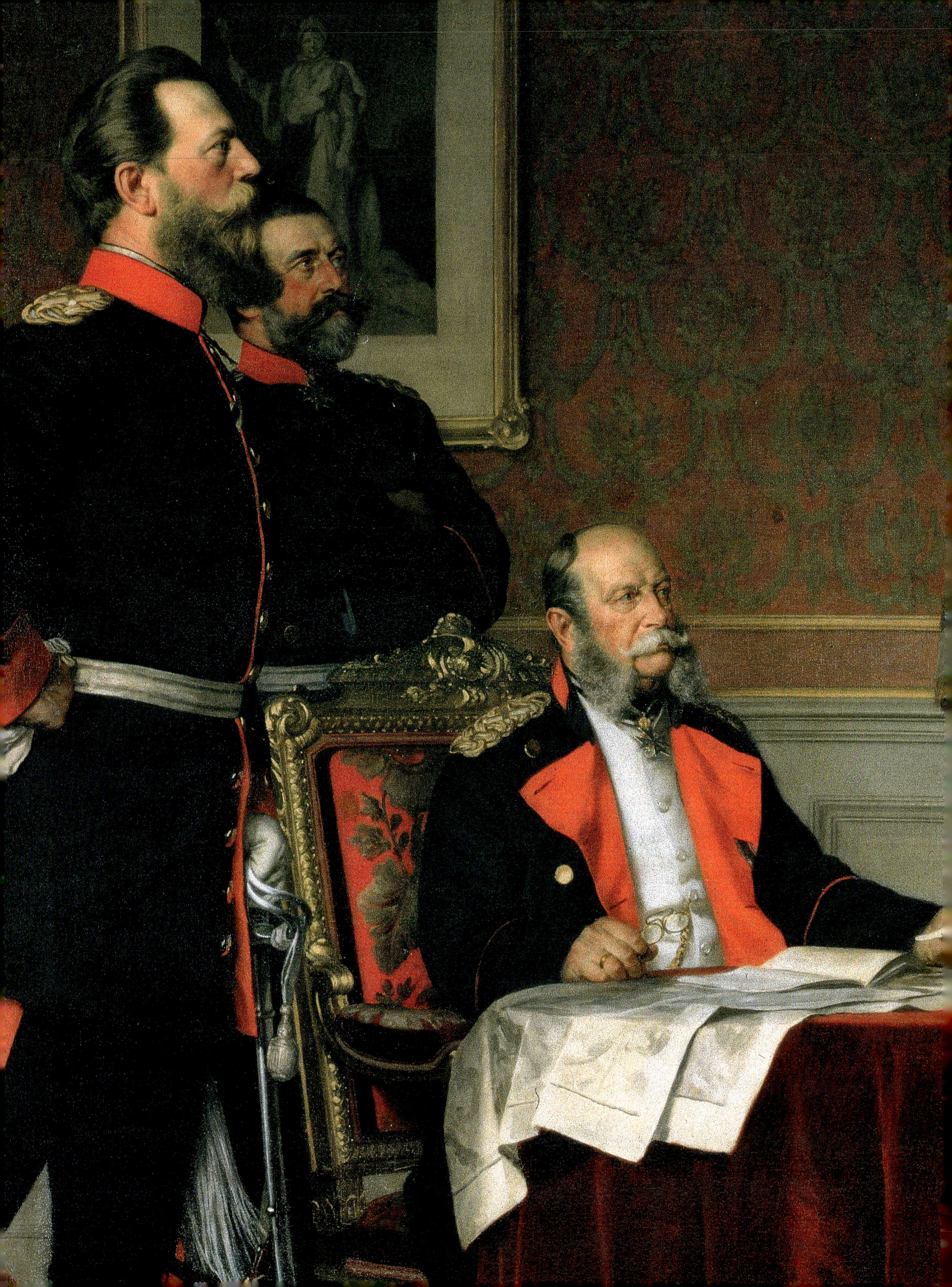

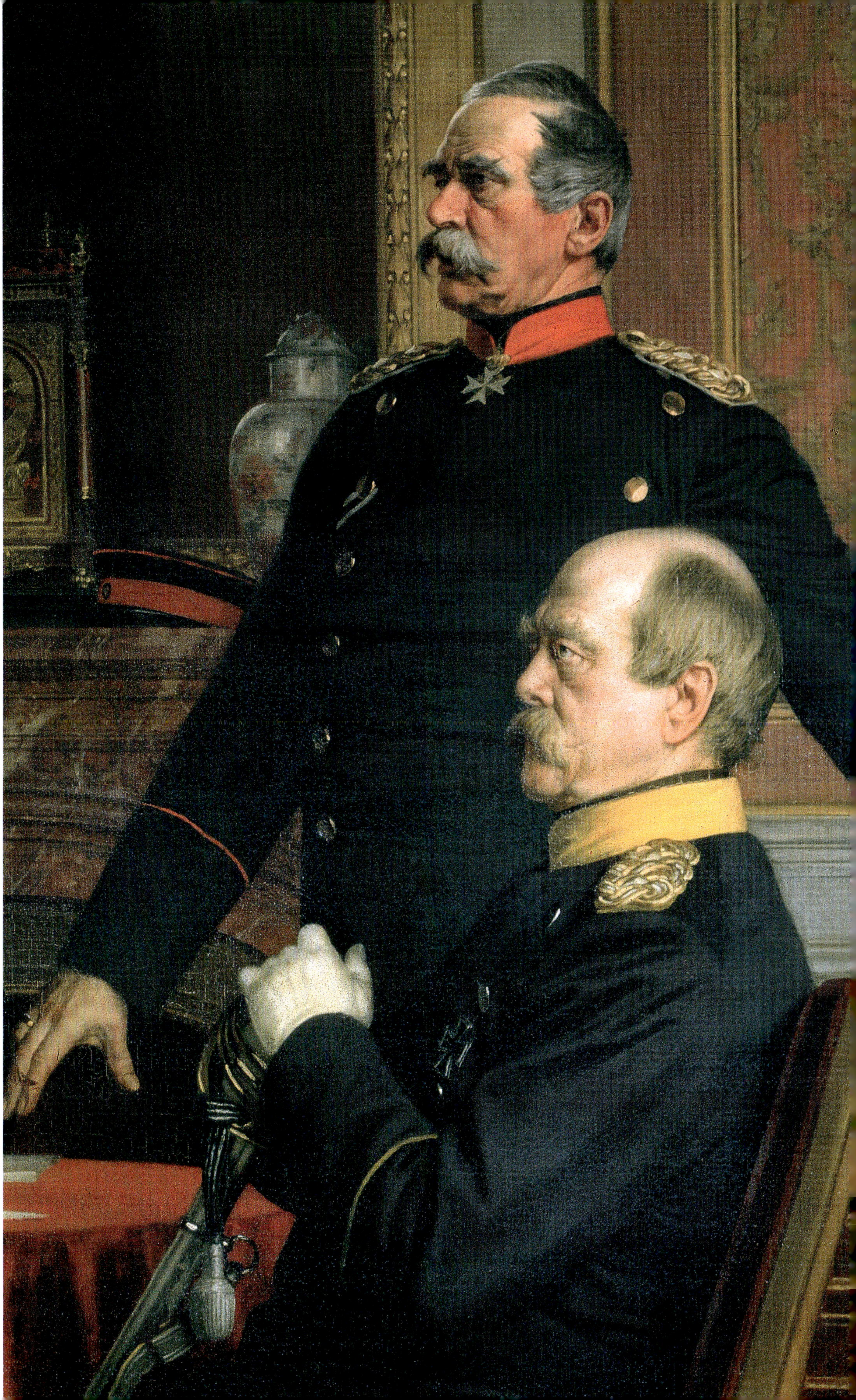

Details

Kriegsgefangen

Am 25. August 1870 verlegte General von Steinmetz sein Hauptquartier nach Jouy-aux-Arches. Der tiefe Schlammboden deutet jedoch auf eine Episode aus dem Herbst dieses Jahres.

Im Gegensatz zum *Etappenquartier vor Paris* (Kat. 420) beruht die Darstellung auch nicht ansatzweise auf eigenem Erleben. Geschildert wird aber *»ein tatsächlicher Vorgang, was heute natürlich als ›Novelle‹ oder ›Anekdote‹ verpönt ist«* (Werner 1913, S. 440). Seine Quelle gibt der Künstler nicht preis. Er teilt nur mit, daß er schon 1871 eine Aquarellskizze auf Anregung der Prinzessin Wilhelm von Baden anfertigte. 1881/82 folgte eine Reihe von Modellstudien. Erst durch einen Ausflug nach Metz und Ars an der Mosel 1885 gewann die Komposition feste Gestalt. Dabei machte Werner auch einen Abstecher nach Jouy-aux-Arches bei Metz, das er, mit dem Aquädukt im Hintergrund, am 25. August des Jahres skizzierte (vgl. Bartmann 1985, Abb. 70).

Ein gefangengenommener französischer Infanterist wird durch sein Heimatdorf geführt, wo er von seiner hinzugetretenen Frau Abschied nimmt. Diese hat deshalb kurzerhand ihren brüllenden Säugling einem deutschen Musketier anvertraut, der nicht recht weiß, wie ihm geschieht. Dem zuschauenden Offizier links mit Monokel ist förmlich anzumerken, wie er das menschlich Tragische der Situation im Geiste in einen Casinowitz umformuliert. Vom heutigen Standpunkt aus scheint das Ganze auf eine grobe Verharmlosung des Krieges hinauszulaufen, bei der einem das Lachen im Halse steckenbleibt.

Wie das Gemälde auf den zeitgenössischen Betrachter wirkte, kann man der Beschreibung von Ludwig Pietsch entnehmen: *»Ein deutsches Bild einer Kriegsepisode [...], welches an künstlerischer Bedeutung und poetischem, menschlich schönem Empfindungsgehalt ganze Wände voll Schlachtenbilder der herkömmlichen Gattung aufwiegt. [...] Sein Maler [...] hat die geschilderte Scene entweder selbst erlebt und in Wirklichkeit angeschaut, oder sie ist ihm von glaubwürdigen Zeugen berichtet worden. [...] Ein gefangener französischer Infanterist wird von zwei preussischen Musketieren [...] dahingeführt. Jener hat in Jouy seine Heimath, seine Wohnung, sein Weib und Kind. Als Gefangener sieht ihn die junge Frau an ihrer Thür vorüberkommen. Mit ihrem Kleinen auf dem Arme ist sie herausgestürzt, um ihren Mann zu begrüssen und noch einmal zu umarmen, ehe sie ihn weit forttransportiren ins wilde Deutschland. Aber sie hat ja das Nothwendigste dazu, die Arme, nicht frei! Da erwacht das gute Herz unter dem blauen Waffenrock des eskordirenden Soldaten: ›Geben Se mir dat Kleene man her Madamken!‹ [...] Das Gutartige und Gemüthvolle des Volkscharakters aber, das sich auch in der rauhen wilden Zeit des Krieges und inmitten eines unversöhnlichen Feindes nie völlig verleugnen konnte, wäre in keiner bezeichnenderen Aeusserung und nicht in liebenswürdigerer Weise zu veranschaulichen gewesen«* (Pietsch 1886, S. 57 f.).

415 ANTON VON WERNER
Kriegsgefangen (Oktober 1870), 1886
Öl/Lwd.; 106 x 157 cm
Bez. u. r.: *AvW 1886.*
Berlin, Berlinische Galerie,
Inv. BG-M 162/77
Wv. 1886-1
Abbildungen S. 306–309

416 ANTON VON WERNER
Französischer Infanterist mit Marschgepäck (Soldat in voller Montur), 1882
Öl/Malpappe; 27 x 20 cm
Bez. u. l.: *AvW. 1882.*
Berlin, Berlinische Galerie, Studienslg. Waldemar Grzimek
Wv. 1882-14
Abbildung

417 ANTON VON WERNER
Stehender preußischer Offizier in Parklandschaft, 1882
Öl/Malpappe; 46 x 28 cm
Bez. u. l.: *AvW. 1882.*
Berlin, Matthias Koeppel
Wv. 1882-15
Abbildung

418 ANTON VON WERNER
Modellstudien zu preußischem Stallmeister und -burschen, 1886
Bleistift; 315 x 477 mm
Bez. u. l.: *Weber Lützowstr 108. AvW 1886*
Wrocław, Muzeum Narodowe we Wrocławiu, Inv. VII-13758/3
Abbildung

419 Blick von der Anhöhe hinter Jouy aus, Oktober (?) 1870
Photographie Friedr. Bruckmann's Verlag: München/Berlin; 279 x 330 mm
Wien, Österreichisches Staatsarchiv, Kriegsarchiv, Inv. H IV C 297-3, Nr. 13

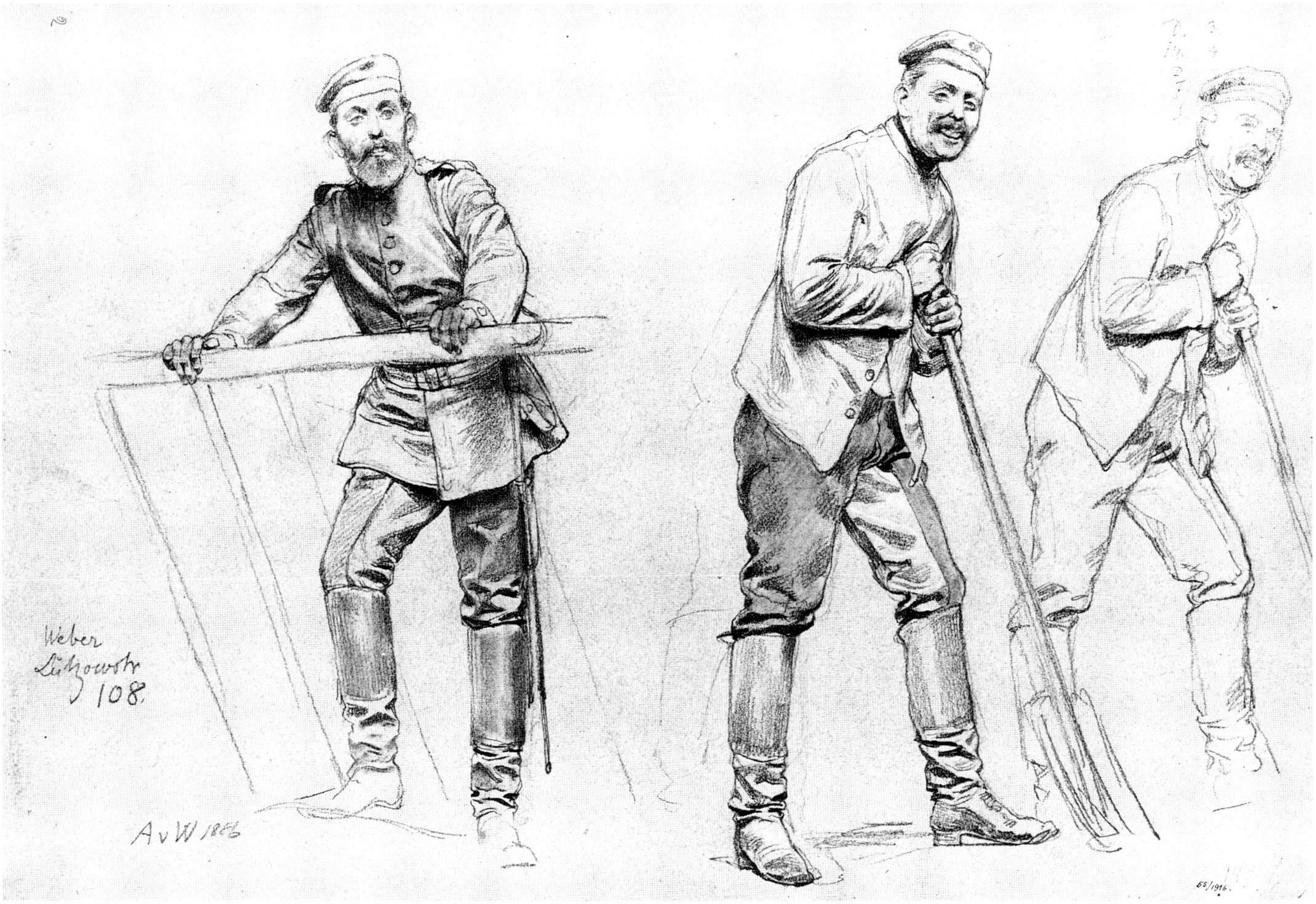

418

417
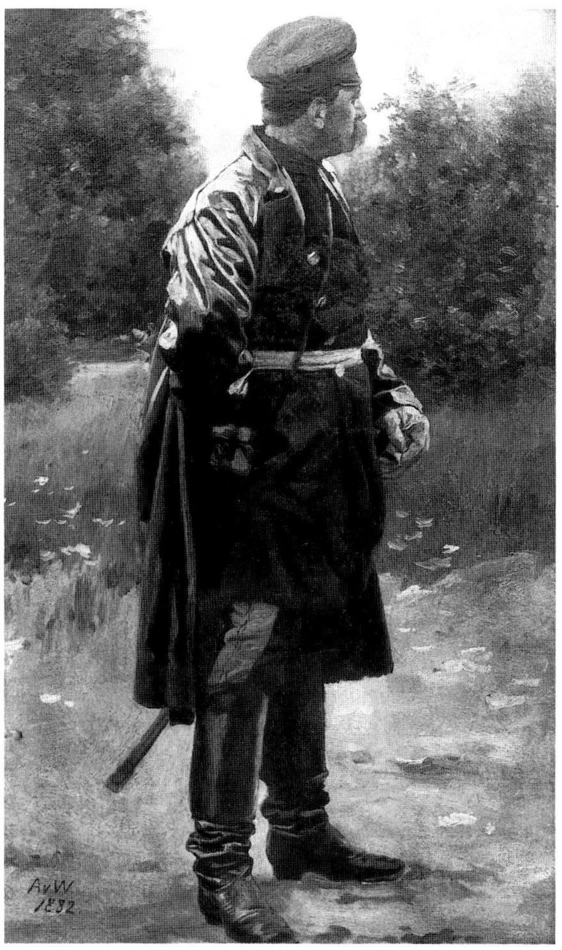

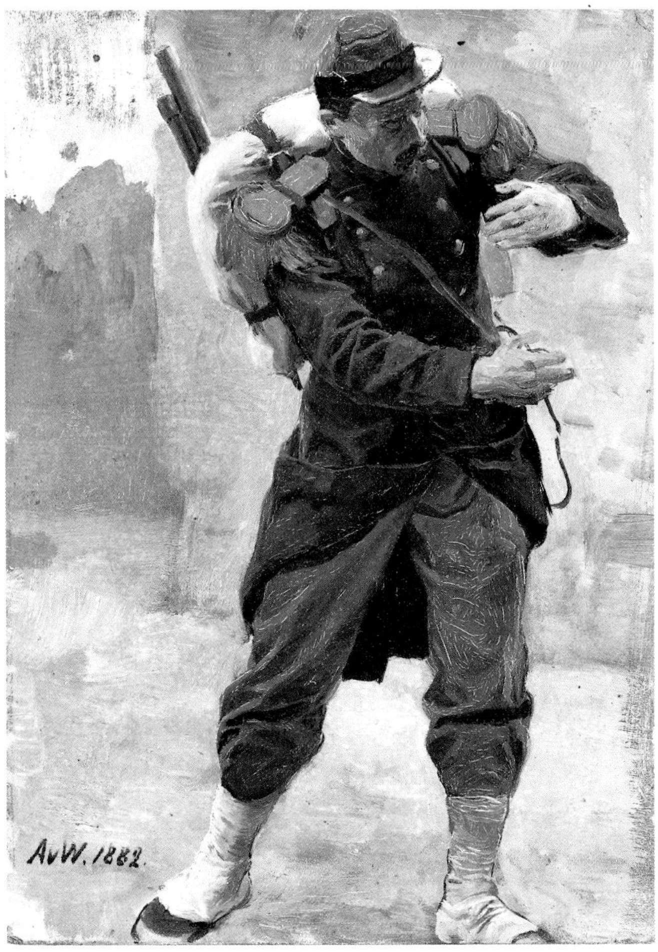

416

415 ▷

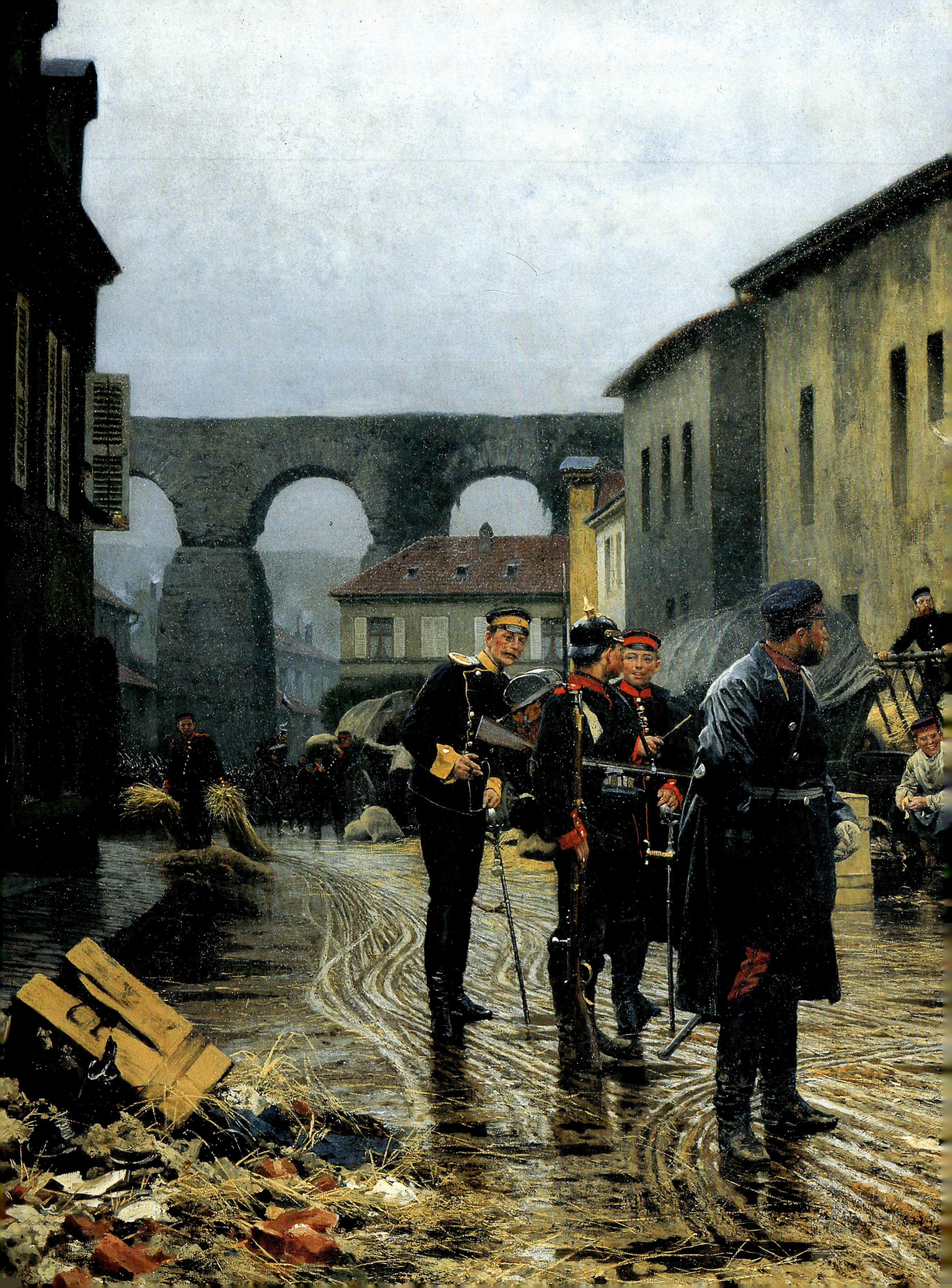

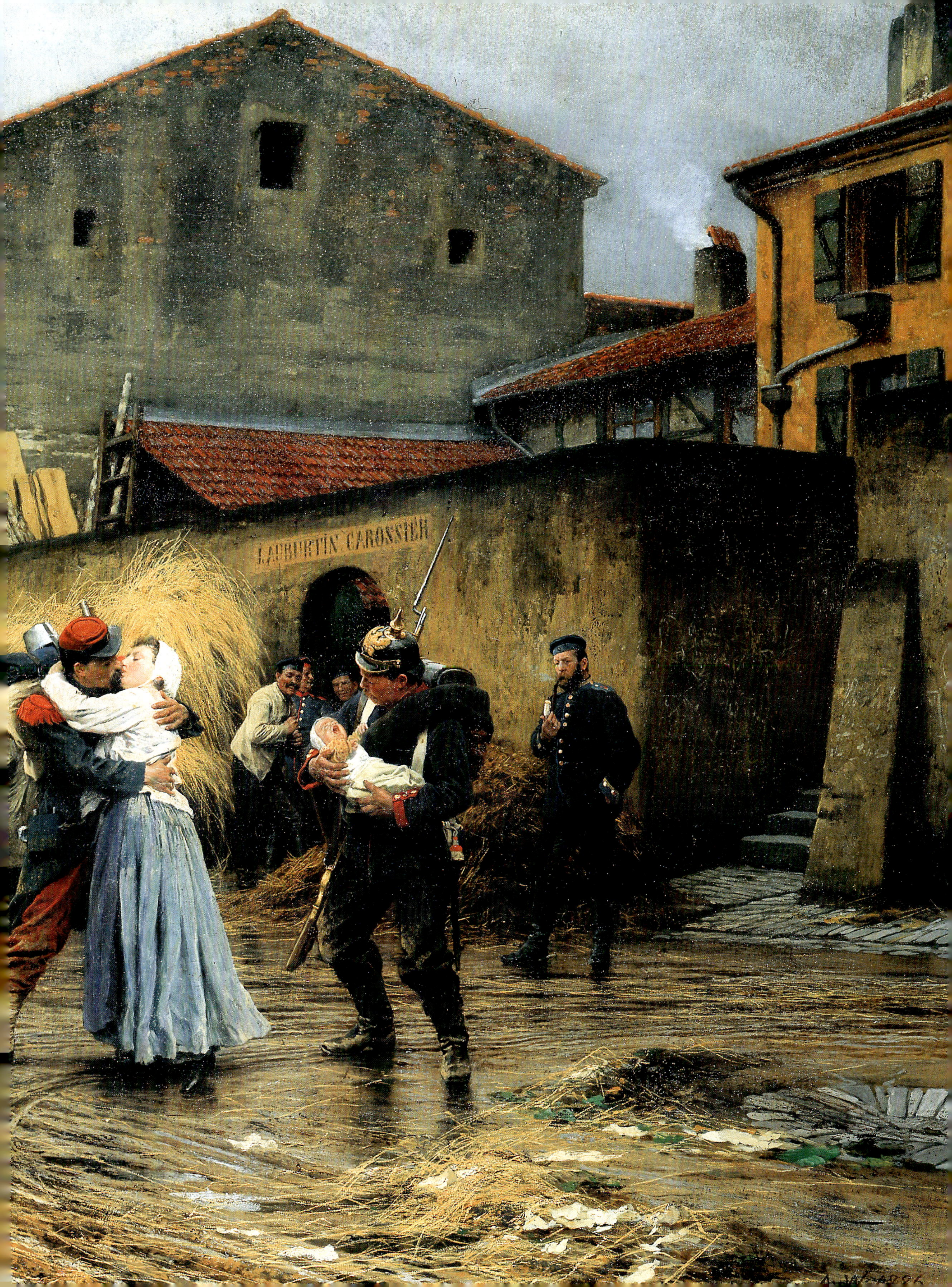
LABURTIN CAROSSIER

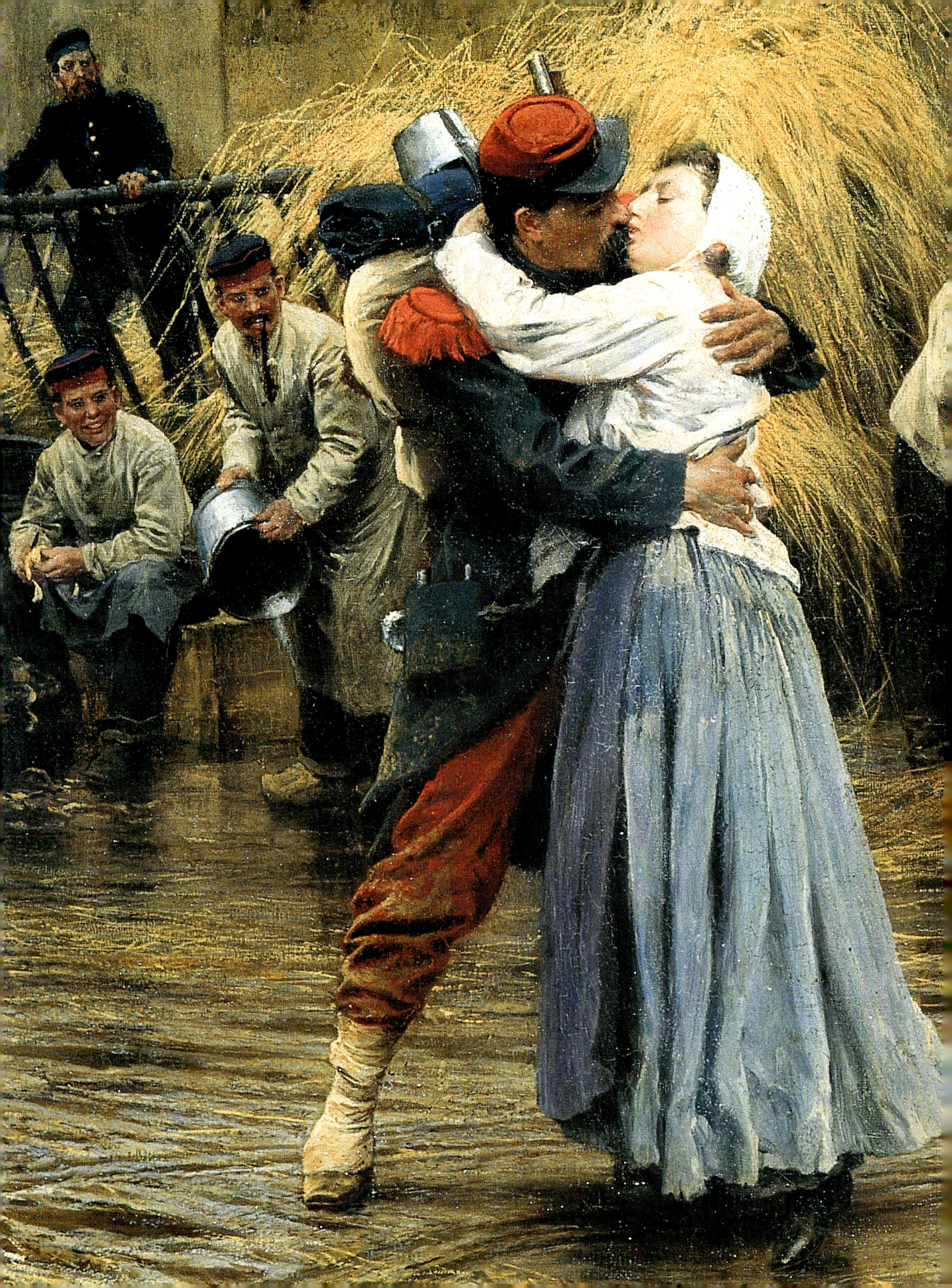

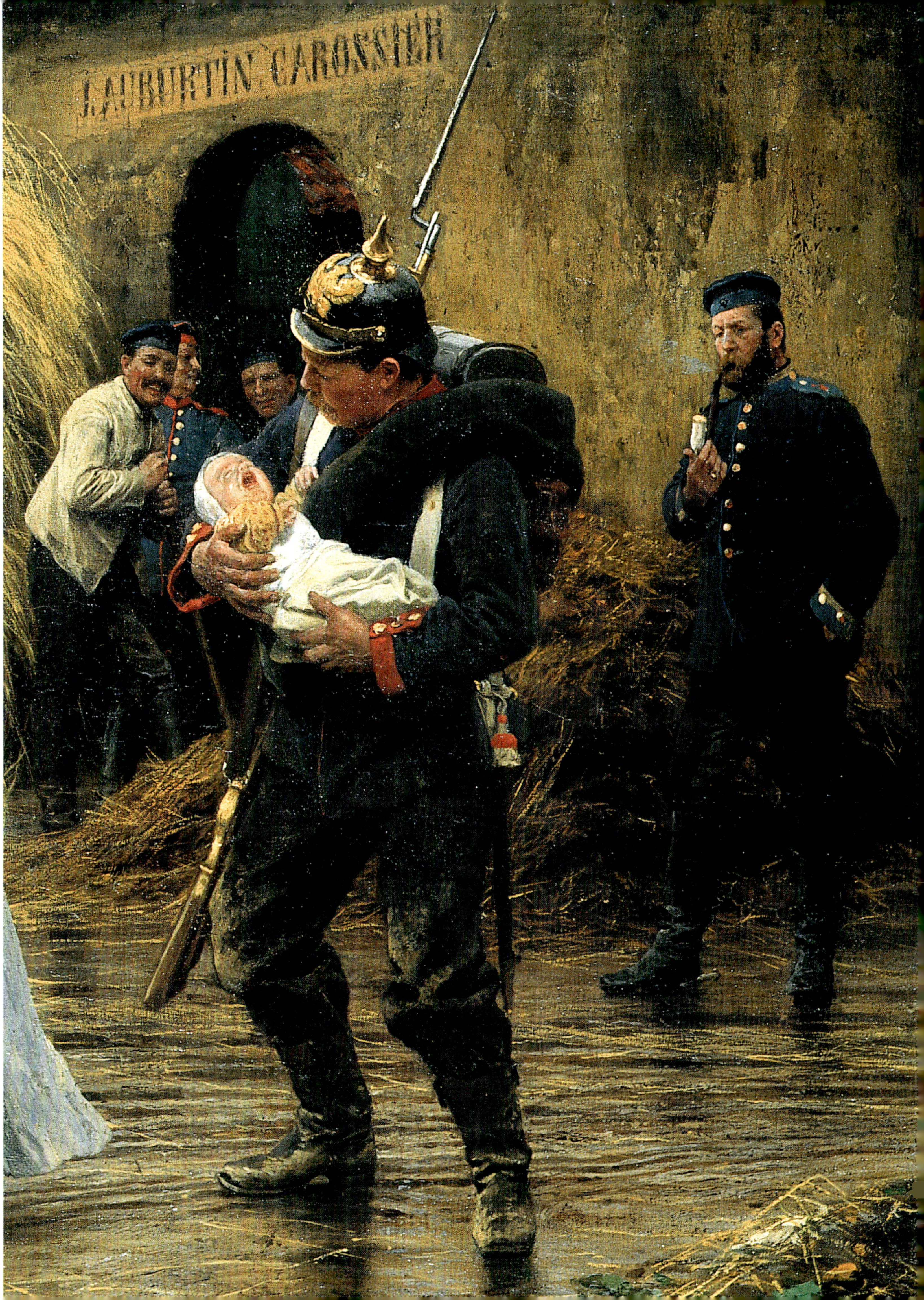

◁▷
415
tails

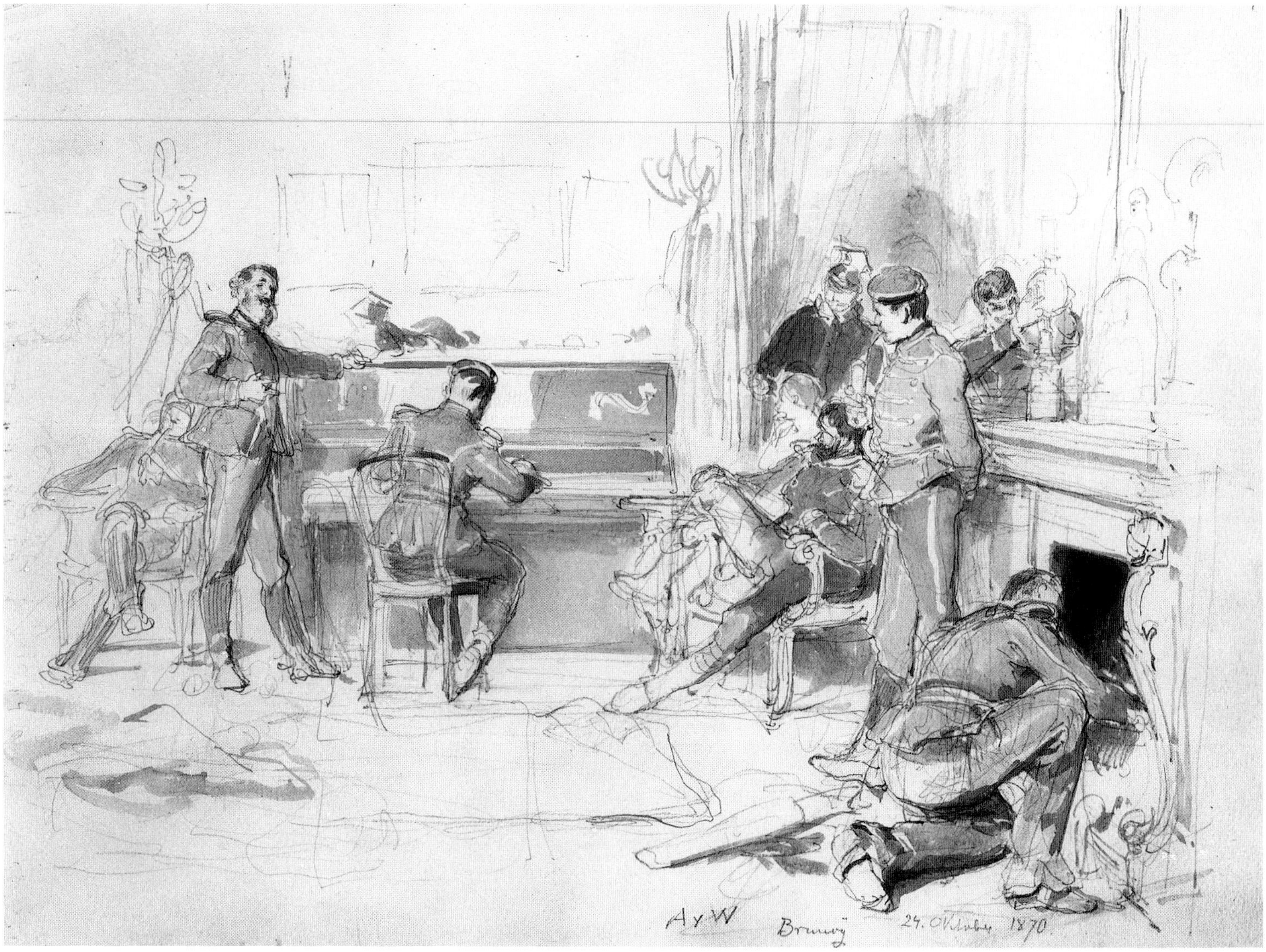

421

Im Etappenquartier vor Paris

Das Gemälde wurde auf Beschluß der Landeskunstkommission zum Preis von 16000 Mark für die Nationalgalerie angekauft. Die dargestellte Episode hat Werner in einem Brief an die Direktion der Nationalgalerie vom 28.12.1894 folgendermaßen beschrieben:

»Das Bild verdankt seine Entstehung den Eindrücken von meiner Reise nach Versailles im Oktober 1870 auf der Etappenstraße Nogent-l'Artaud – Anthony – Versailles. Ich machte die Fahrt, welche 3 Tage dauerte, mit einem Trainkommando, welches Proviant nach Anthony brachte, und von einem Vicewachtmeister, wenn ich nicht irre, namens Rößler, geführt wurde. Einige Soldaten, welche aus Lazaretten entlassen oder abkommandiert waren, und sich wieder zu ihren Truppenteilen begeben wollten, Gardeulanen und Zietenhusaren, machten die Fahrt mit. In Brunoy waren wir in einem eleganten Schlößchen einquartiert. Nachmittags 3 oder 4 Uhr angekommen, machte sich zunächst einer der Mannschaften daran, Tannenzapfen u. Kienäpfel u. Holz im Garten zu sammeln, um Feuer zu machen. Ein anderer untersuchte die Lampen nach Docht u. Petroleum (rar gewordene Artikel), während die beiden musikkundigen Ulanen (der eine, Unteroffizier, war vielleicht Sänger *von Beruf) sich an den Flügel machten und sangen. (Das Lied: ›Das Meer erglänzte weit hinaus‹, war damals bei* allen *Militärmusik-Kapellen sehr beliebt, u. ich erinnere mich, es als Morgenmusik im Hauptquartier des Kronprinzen von 6 Musikkorps fortissimo gehört zu haben.) Die zur Bewachung des Schlößchens zurückgebliebene Concierge, welche die Trainmannschaften von ihren regelmäßigen Durchzügen bereits kannte, kam mit ihrem Töchterchen, um den Gesang zu hören. Das Innere des Hauses, Mobiliar usw., war damals im Oktober, kurze Zeit nach Beginn der Belagerung von Paris, noch völlig intakt, auch die oft genannten Pendules auf dem Kamin u. andere Nippes fehlten nicht. Das Haus war durchgängig sehr reich, im modernen Pariser Geschmack ausgestattet. Eine flüchtige Skizze der Räume u. der Situation, wie sie auf dem Bilde etwas freier bearbeitet ist, befindet sich in meinem Skizzenbuche von damals«* (SMB/ZA,I/NG, Künstlerspezialakte Anton von Werner, Journal-Nr. 105/95). Tatsächlich existiert in Werners Skizzenbuch aus dem Deutsch-Französischen Krieg eine mit *AvW Brunoy 24. Oktober 1870.* bezeichnete Zeichnung (Kat. 421), welche die 24 Jahre später ausgeführte Szene vorweg-

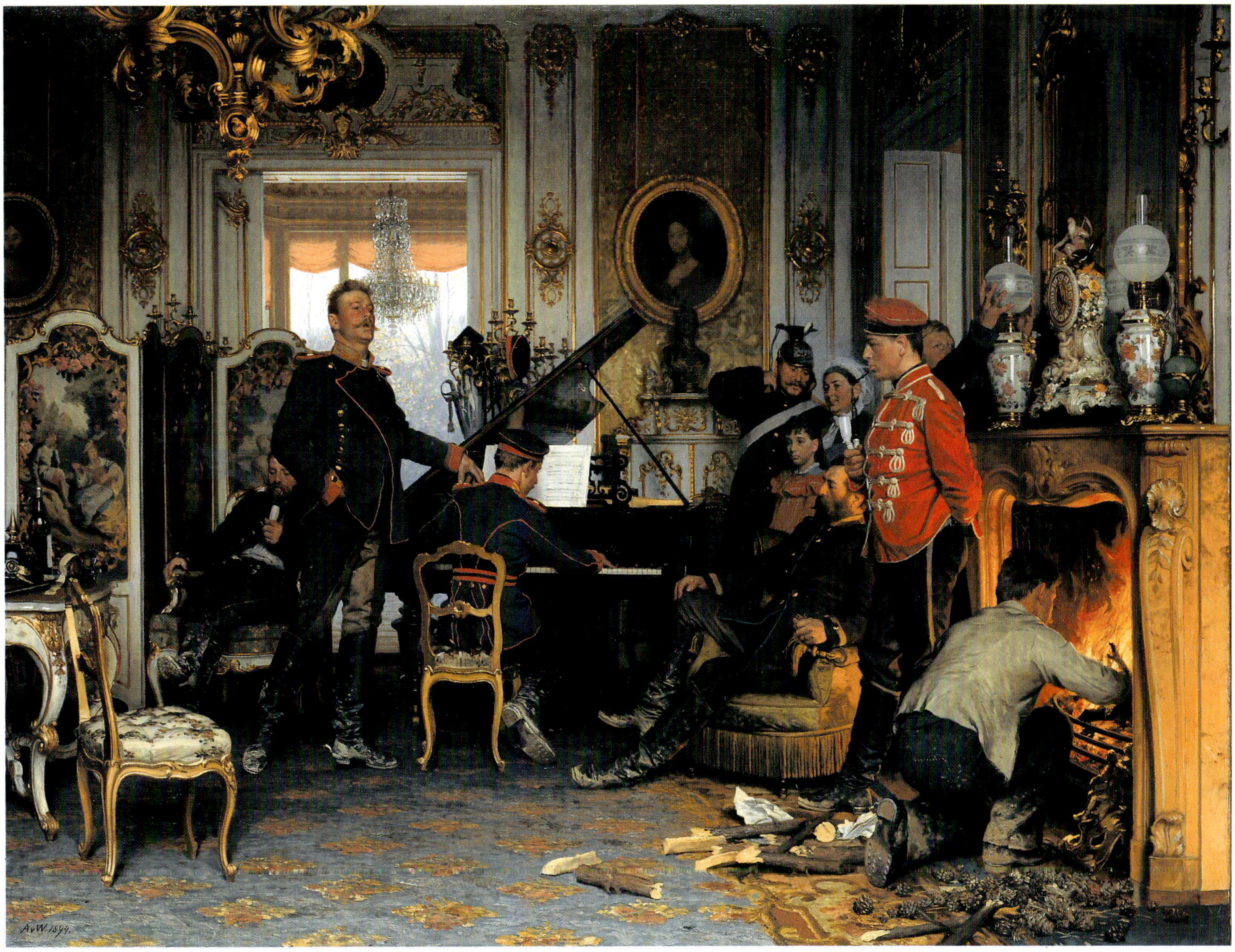

420

nimmt. Die Wanddekoration ist allerdings erst angedeutet, und es fehlt noch das Motiv der Concierge mit ihrem etwas ängstlich dreinblickenden Töchterchen.

Die deutschen Soldaten zeigen sich von ihrer menschlichen Seite. Nach Requirierung des Schlößchens verbreiten sie im Salon biedere Gemütlichkeit. Die vorgebliche Komik gründet sich auf den Kontrast zwischen kostbarem, überfeinertem Rokoko-Interieur und den hemdsärmeligen, aber gutmütigen Kriegern, die auch schon mal den Teppich mit ihren Schlammstiefeln oder dem herbeigeschafften Kaminholz verunreinigen. Als Höhepunkt der Handlung läßt ein rekrutierter Tenor seine Stimme erklingen, wobei er von einem Kameraden am Flügel begleitet wird.

Die Darstellung fand große Verbreitung. Das Webbild (Kat. 422) und die noch original gerahmte Photogravüre mit Notenreihe des Schumann-Liedes *Das Meer erglänzte weit hinaus* in der Schriftleiste (Kat. 423) belegen ihre Popularität. Nach Werner spielte eine mögliche kommerzielle Verwertung schon bei der Erwerbung durch die Nationalgalerie eine Rolle, *»weil der Chef der Firma O. Troitzsch & Comp. [...] darauf hingewiesen hatte, daß sich mit den Vervielfältigungen des Bildes in Buntdruck ein gutes Geschäft machen ließe«* (Werner 1913, S. 408). Das Sujet fällt wie bei dem Gemälde *Kriegsgefangen* (Kat. 415) in die Gattung Genre, genauer Kriegsgenre, und sprach einen entsprechend breiten Publikumskreis an, dem der Witz der Reproduktion über die Aura des Originals ging.

Nach Beginn des Ersten Weltkriegs, als das Etappenwesen früherer Feldzüge mit seinen ausschweifenden Begleiterscheinungen unter strategischem Aspekt für uneffektiv gehalten wurde, man aber aus propagandistischen Gründen gleichwohl um eine Verharmlosung des Kampfgeschehens bemüht war, brachte die Photographische Gesellschaft das Motiv kurzerhand als Postkarte unter dem geänderten Titel *In Feindesland* (Kat. 424) heraus.

420 ANTON VON WERNER
Im Etappenquartier vor Paris (24. Oktober 1870), 1894
Öl/Lwd.; 120 x 158 cm
Bez. u. l.: *AvW. 1894.*
Berlin, Nationalgalerie, SMB,
Inv. A I 521 (NG 670)
Wv. 1894-1
Abbildungen S. 311–313

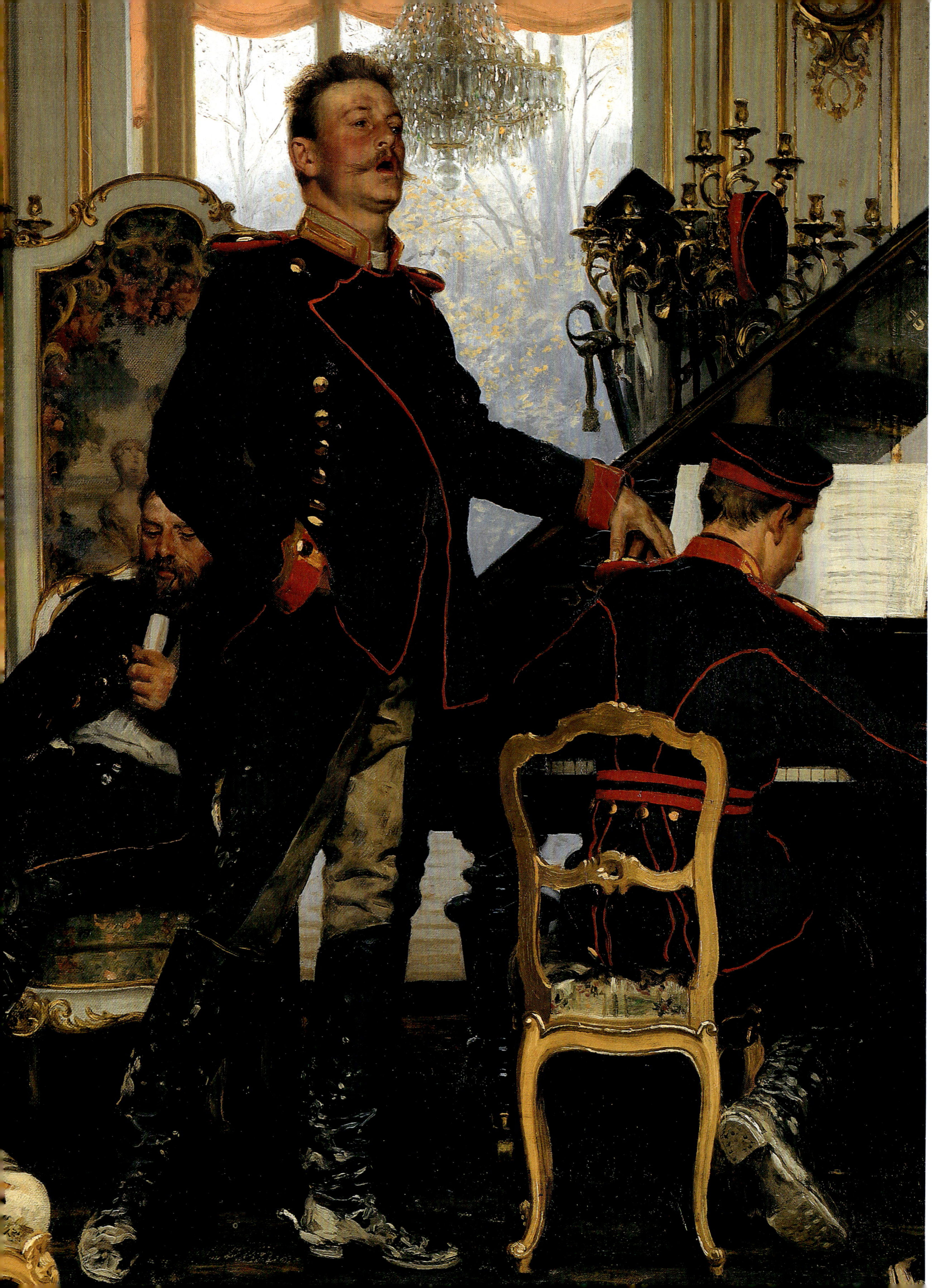

4
D

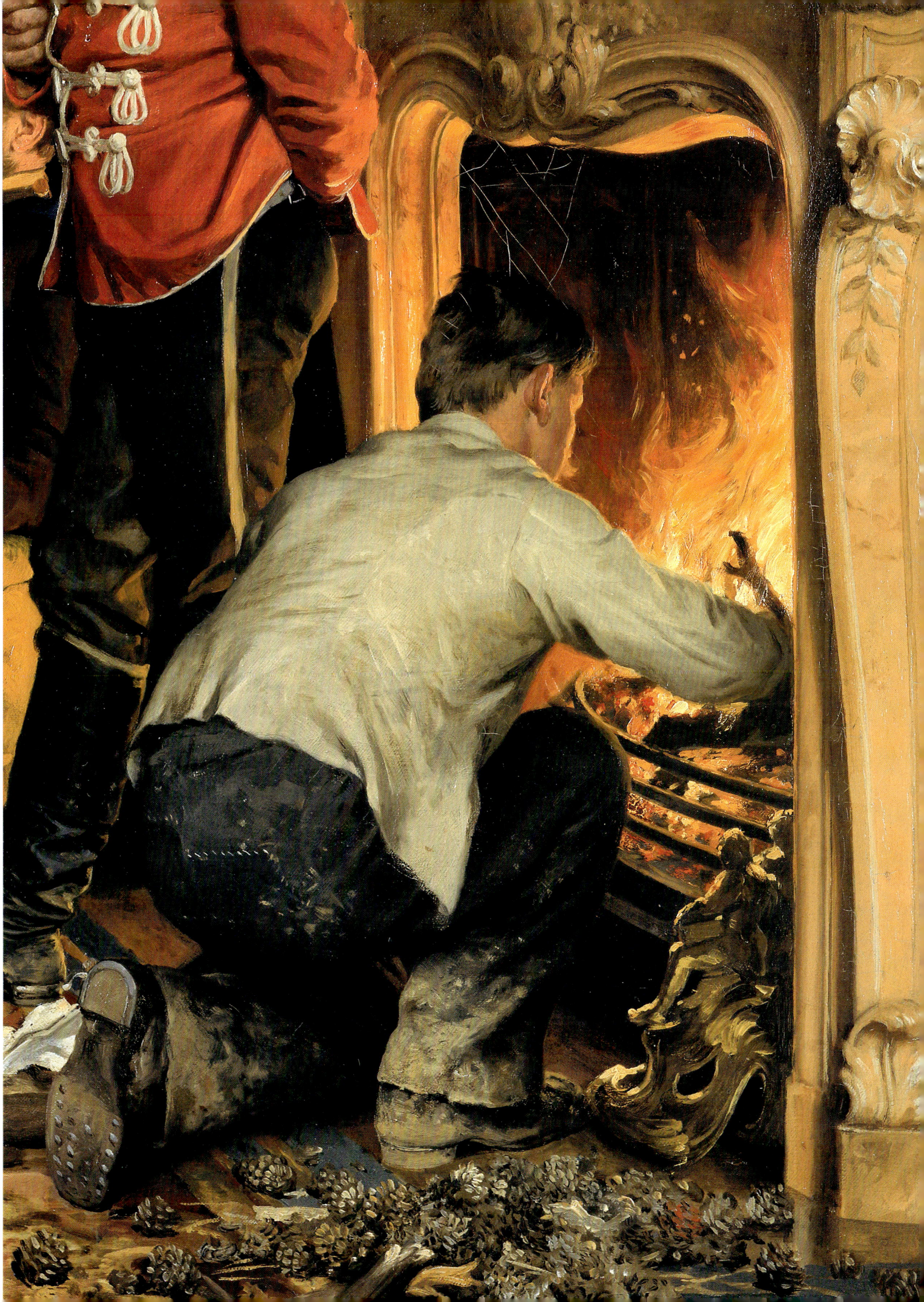

420
etail

421 ANTON VON WERNER
Skizzenbuch Nr. 1185 (Deutsch-Französischer Krieg, 1870/71)
40 Blatt, überwiegend Bleistift, z. T. laviert oder aquarelliert; 238 x 316 mm
Berlin, Kupferstichkabinett, SMB,
Inv. Anton von Werner 68
Aufgeschlagen: S. 19
Abbildung S. 310

422 LUDWIG SCHWARZ (Lebensdaten unbekannt)
nach Anton von Werner
Im Etappenquartier vor Paris, 1895
Gewebtes Bild; 92 x 117 cm
Bez. u. l.: *NACH ANTON VON WERNER.*; u. r.: *FEC. LUDW. SCHWARZ 18 SORAU N/L 95*
Privatbesitz
Abbildung S. 172

423 ANTON VON WERNER
Im Etappenquartier vor Paris, 1894
Photogravüre: Berlin, Photographische Gesellschaft; 600 x 730 mm
Berlin, Inge Bethge-Riedel

424 In Feindesland
Postkarte nach dem Gemälde *Im Etappenquartier vor Paris*: Berlin, Photographische Gesellschaft; 93 x 142 mm
Berlin, Inge Bethge-Riedel

Apotheose zum Siegeseinzug

Es handelt sich um einen Entwurf zu einer Apotheose des erwarteten Sieges der preußischen Armee, die bereits 1870 in Versailles entstanden ist.

König Wilhelm erscheint in Begleitung des Kronprinzen Friedrich Wilhelm und zahlreicher Militärs zu Pferde in einer imperialen, real nicht existierenden Architektur. Links und rechts auf der Estrade befinden sich die Reiterstandbilder des Großen Kurfürsten und Friedrichs des Großen; im Vordergrund rechts die Trias Bismarck, Roon und Moltke.

Während die Komposition von Veronese beeinflußt ist, geht der Triumphbogen, in dem die Siegesorte Paris, Straßburg und Metz eingraviert sind, auf den Arc de Triomphe du Carrousel in Paris zurück. Dieser war zusammen mit dem Arc de Triomphe

425

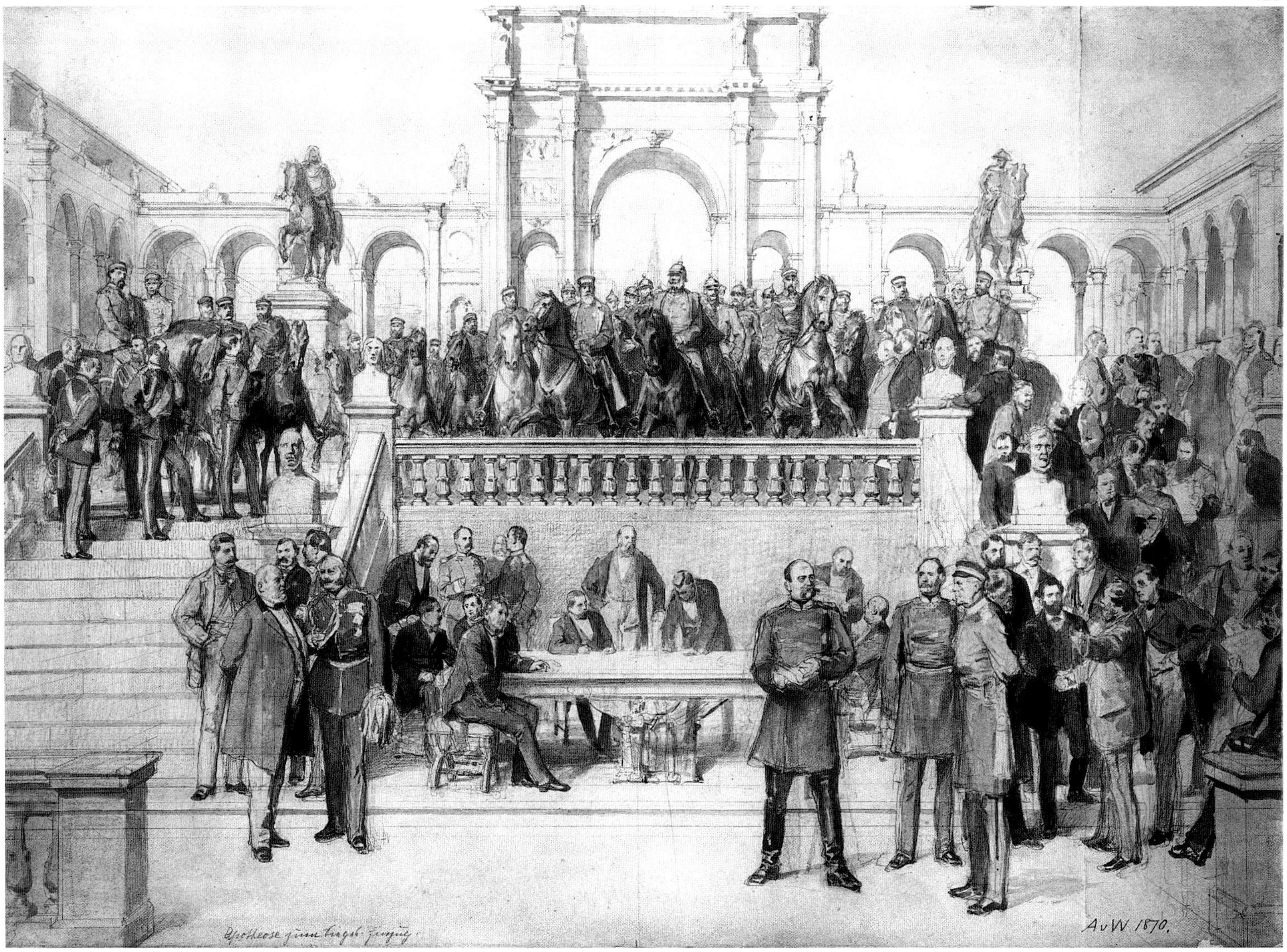

de l'Etoile zur Erinnerung an Napoleons Sieg bei Austerlitz (1805) als klassizistische Kopie des Konstantinbogens in Rom errichtet worden. Die Treppenanlage erinnert von ferne an das dortige Kapitol, die Bogenstellung an Bramantes Loggien im Damasushof des Vatikans, während in der Hintergrundsmitte eine (neu)gotische Turmspitze aufragt. In eklektizistischer Weise verarbeitet der Künstler Motive, die er kurz zuvor aus persönlicher Anschauung gewonnen hatte und deren Signifikanz dem dargestellten Ereignis eine höhere Weihe verleiht.

425 ANTON VON WERNER
Apotheose zum Siegeseinzug, 1870
Bleistift, grau und braun laviert;
599 x 855 mm
Bez. u. l.: *Apotheose zum Sieges-Einzug*;
u. r.: *AvW 1870.*
Berlin, Berlin Museum, Inv. GHZ 67/6
Abbildung

Das Velarium *Kampf und Sieg*

Zum Einzug der siegreichen deutschen Truppen durch das Brandenburger Tor am 16. Juni 1871 war die Prachtstraße Unter den Linden in eine *via triumphalis* umgewandelt worden. Schon am Pariser Platz empfing eine Festdekoration die Heimkehrenden, die Berliner begrüßten den preußischen König als Kaiser Wilhelm I. in ihrer Stadt. Quer über die Linden waren fünf Velarien (Segel) gespannt, die in einer bildprogrammatischen Abfolge allegorisch überhöht die jüngsten Ereignisse schilderten: *Herausforderung zum Kampf* von Otto Knille, *Waffenbrüderschaft zwischen Nord- und Süddeutschland* von Ernst Johannes Schaller, *Kampf und Sieg* von Anton von Werner, *Schaffung des Deutschen Kaiserreiches* von Ernst Ewald und *Wiederkehr des Friedens* von August von Heyden. In pointierter Verdichtung brachte Werner das Thema der *Rückwirkung des Kampfes gegen Frankreich auf die Einigung Deutschlands* dann 1873 in seinem Siegesdenkmalfries für die Siegessäule zum Ausdruck.

Im Mittelpunkt des Bildgeschehens von Werners Velarium steht der Ansturm des »*neuen Armin*« mit den Gesichtszügen des Kronprinzen Friedrich Wilhelm. Der schwer bewaffnete, in einer altertümlichen Rüstung steckende Kriegsheld befindet sich zu Pferde mitten im Kampfgetümmel, alles umstoßend, was sich ihm entgegenstellt. Zu seinen Opfern gehört auch eine am Boden unter dem Schweif seines Rappen liegende Gestalt, die den Franzosenkaiser Napoleon III. darstellt. Aus Pietätsgründen – immerhin handelte es sich um ein gekröntes Haupt – ordnete Wilhelm I. das Zuhängen des entsprechenden Teilstücks an. Werner hatte sich geweigert, die Stelle zu übermalen, und nach einer Intervention des Kronprinzen konnte es in seinem ursprünglichen Zustand gezeigt werden (vgl. Werner 1913, S. 58 f.). Links der Reiterfigur mit Lanzen und Schwertern bewaffnete Soldaten, die einige Franzosen niedermetzeln. Oberhalb dieser kraß naturalistischen Darstellungsebene entfaltet sich eine allegorische Zone. Links oben in der Luft stößt der preußische Aar dem gallischen Hahn die Krone vom Kopf – eine Anspielung auf die im Verlauf des Krieges untergegangene französische Monarchie. Rechts daneben, gut zwei Drittel der Bildbreite einnehmend, ein mythologischer Streitwagen, dessen Rosselenker Blitze bereithalten. Im Wagen selbst befinden sich die gewappneten und im Kampf vereinten Borussia, Bavaria und Wirtembergia.

Als Inspirationsquelle für diese eigenartige Mischung allegorischer und naturalistischer Elemente hat Werner ein Bildfeld aus dem Deckengemälde der *Galerie des Glaces* im Versailler Schloß gedient: »*Passage du Rhin en présence des ennemis*« (Kat. 427).

Die Inschrift oben auf dem Rahmen der Farbskizze (Kat. 426) zu seiten einer Kartusche mit dem Reichswappen zitiert einen Vers des Sängers der Befreiungskriege, Friedrich Rückert (beim Velarium war der Text auf der Rückseite angebracht): »*Und also ist es denn geschehen,/Daß wie von einem Wetterschlag,/Eh' man die Hand hat zucken sehen,/Der, den sie traf, am Boden lag;/Und wir bekennen laut und offen:/Es ist der HERR, der ihn getroffen!*« Es handelt sich um die vorletzte Strophe des Gedichts *Gott und die Fürsten* aus den Zeitgedichten von 1814–17 (Ausgewählte Werke in 6 Bänden, hg. und eingeleitet von Philipp Stein, 1. Bd., Leipzig o. J., S. 43). Werner selbst gibt an, sich an diesen Vers gehalten zu haben. Nicht weniger gut bringen die letzten Zeilen von Rückerts Gedicht, die auf Napoleon Bonaparte anspielen, die Intention des Malers zum Ausdruck: »*Der Herr hat ihn gefaßt beim Schopfe,/Geschleudert ihn vom goldnen Stuhl,/Gleich einem stauberzeugten Tropfe,/Nicht in den Staub, nein, in den Pfuhl./Verloren hat er Ehr' und Kronen;/Nun, seines Lebens mögt ihr schonen.*« Und auf der unten angebrachten Rahmenkartusche ist entsprechend der königlichen Proklamation vom 2. August 1870 zu lesen: »*Gott der Herr wird mit unserer gerechten Sache seyn*«.

Der Deutsch–Französische Krieg wird damit als gottgewolltes Strafgericht hingestellt und in der Tradition der Befreiungskriege gesehen; die Erinnerung an die Napoleonische Schreckensherrschaft dient als Legitimation für das aktuelle politische Handeln.

426 ANTON VON WERNER
Farbskizze zu dem Velarium *Kampf und Sieg*, 1871
Öl/Lwd.; 77 x 105 cm
Bez. u. r.: *AvW 1871.*
Berlin, Berlin Museum, Inv. GEM 82/6
Wv. 1871-2
Abbildung S. 317

427 CHARLES LEBRUN (1619–1690)/
JEAN-BAPTISTE MASSÉ (1687–1767)/
NICOLAS GABRIEL DUPUIS (1698–1771)/
PREISLER (Lebensdaten unbekannt)
Passage du Rhin en Présence des Ennemis 1672, 1752
Kupferstich nach dem Deckengemälde in der Galerie des Glaces des Versailler Schlosses, in: La Grande Galerie de Versailles et les deux Salons qui l'accompagnent, peints par Charles Le Brun premier Peintre de Louis XIV, dessinés par Jean-Baptiste Massé Peintre & Conseiller de l'Académie Royale de Peinture & Sculpture; et gravés sous ses yeux par les meilleurs Maitres du tems [sic!], Paris 1752, Nr. 4; 648 x 872 mm
Berlin, Kunstbibliothek, SMB,
Inv. OS 4026
Abbildung S. 316

428 Karl Eggers, Die Siegesstrasse in Berlin beim Einzuge des Kaisers Wilhelm mit den Deutschen Truppen am 16. Juni 1871, Berlin: Rud. Hoffmann 1871
Mit 17 photographischen Tafeln;
209 x 274 mm
Berlin, Berlin Museum
Abbildung S. 316

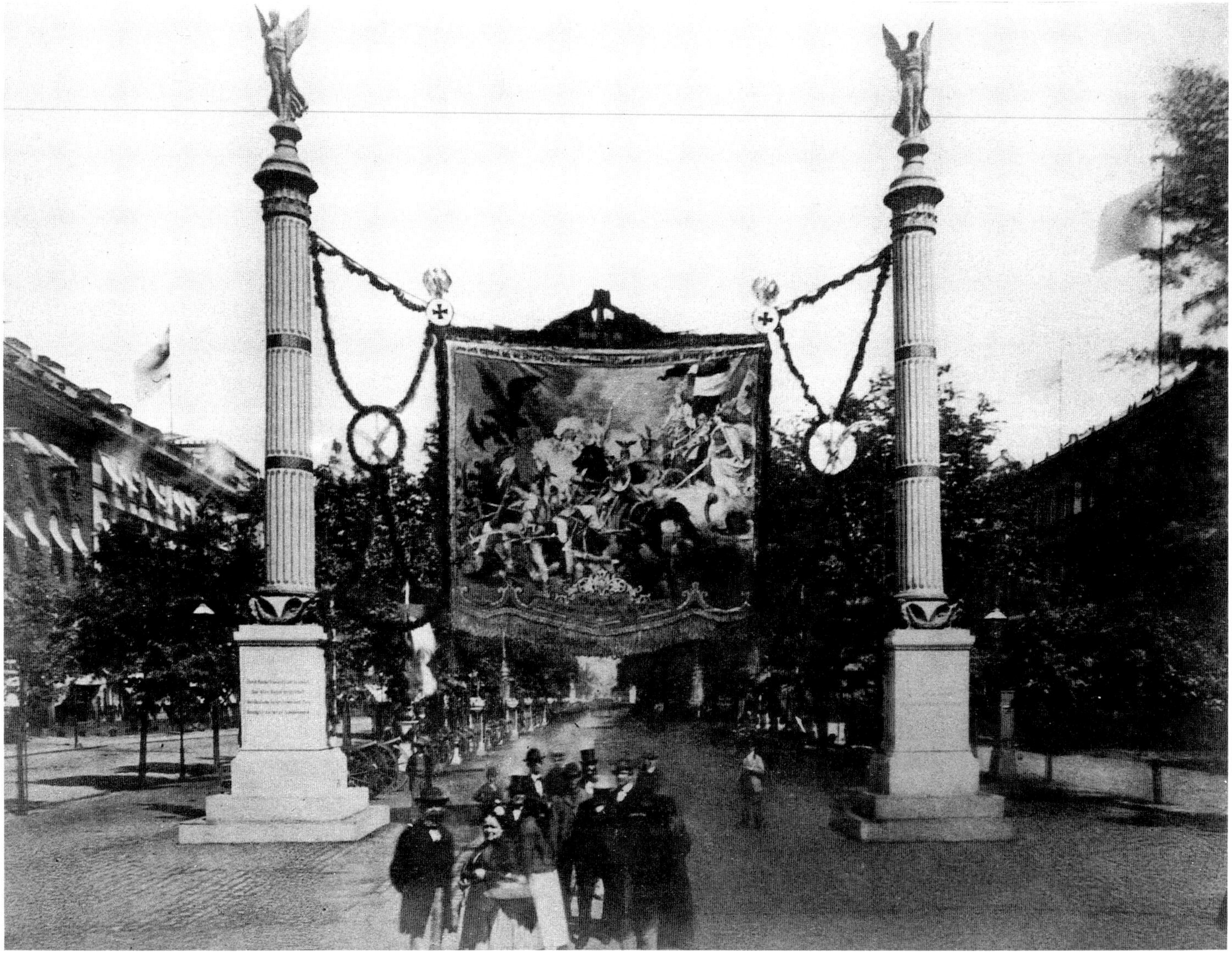

428 (Velarium *Kampf und Sieg)*

427

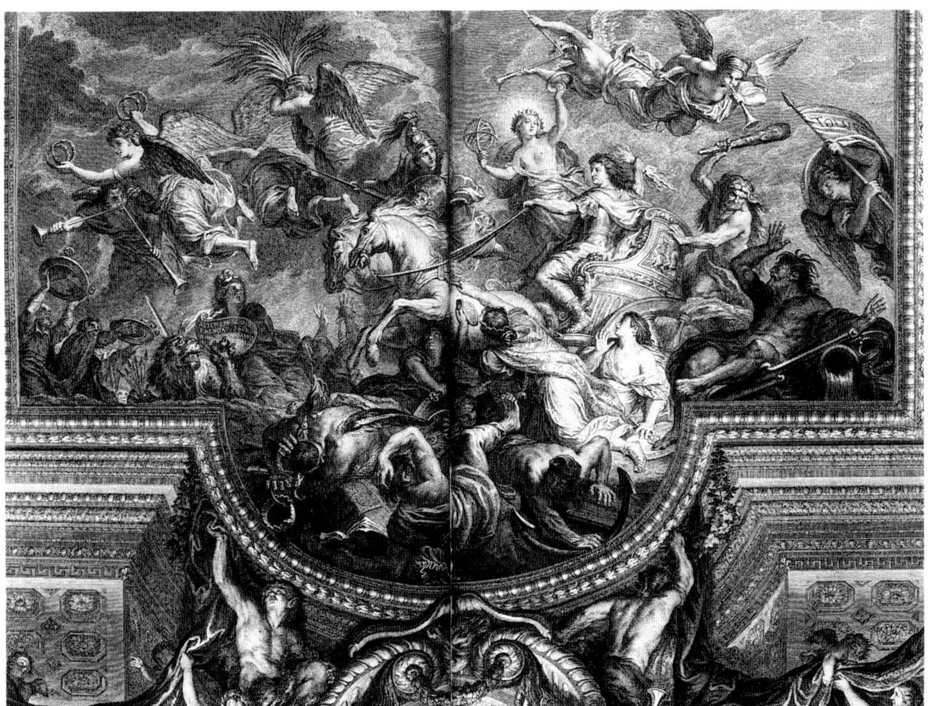

429

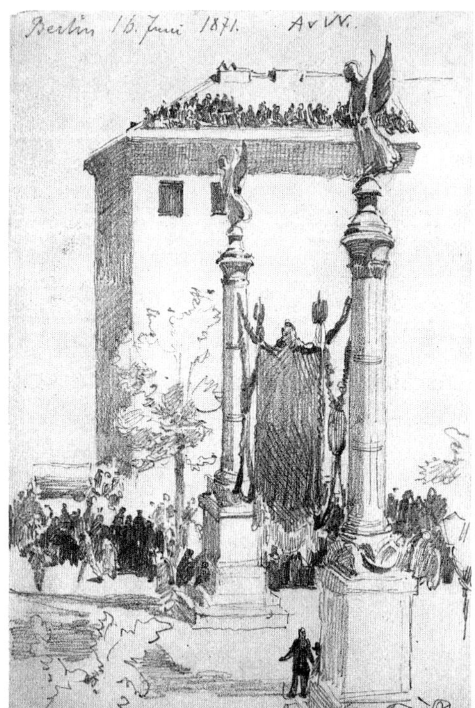

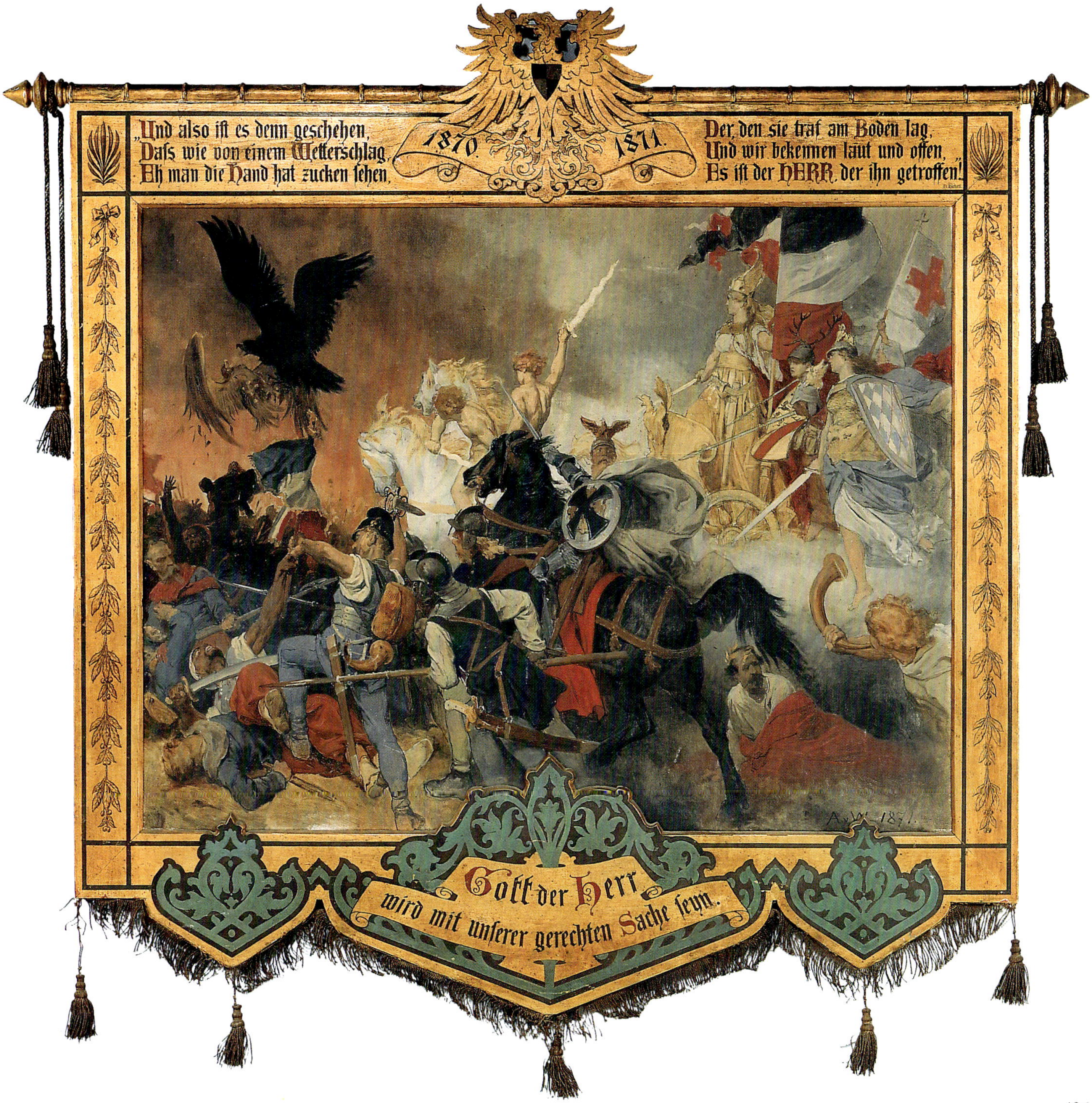
„Und also ist es denn geschehen,
Dass wie von einem Wetterschlag,
Eh man die Hand hat zucken sehen,
1870
1871
Der, den sie traf am Boden lag,
Und wir bekennen laut und offen,
Es ist der HERR, der ihn getroffen!"
Gott der Herr
wird mit unserer gerechten Sache seyn.

426

429 ANTON VON WERNER
Das Velarium Unter den Linden auf der Höhe der Neustädter Kirchstraße am 16. Juni 1871, 1871
Bleistift; 178 x 114 mm
Bez. o.l.: *Berlin 16. Juni 1871.*; o.r.: *AvW.*
Berlin, Berlin Museum, Inv. GHZ 90/64
Abbildung

430 Plan der Siegesstrasse beim Einzuge Kaiser Wilhelms mit dem Deutschen Heere
Lithographie von Carl Kühn & Söhne, Berlin: Rud. Hoffmann 1871;
360 x 255 mm
Potsdam, Brandenburgisches Landeshauptarchiv, Rep. 30 Berlin C, Nr. 9683, Bl. 223

431 LUDWIG LOEFFLER (Lebensdaten unbekannt)
Wiedergabe der drei Transparent-Gemälde, die das Etablissement Rudolph Hertzog in der Breiten Str. 15 zum Tage des Einzugs der deutschen Truppen in Berlin 1871 schmückten
Holzstich; 628 x 416 mm
Berlin, Berlin Museum, Inv. GDR 74/85

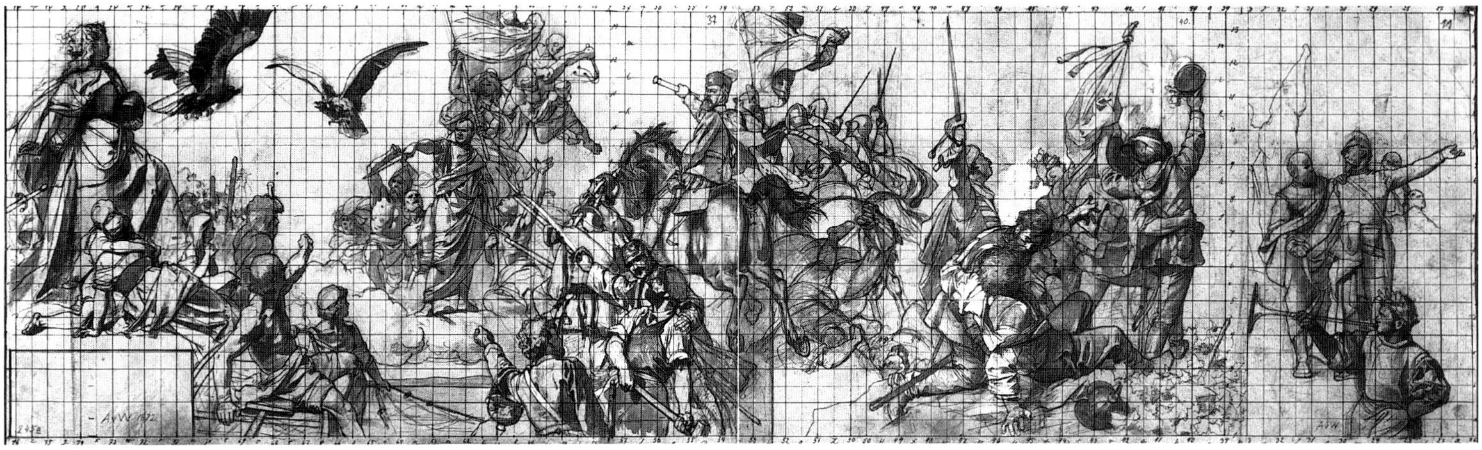

434

Der Siegesdenkmalfries für die Siegessäule

Den Auftrag zu Entwürfen zum Siegesdenkmalfries erhielt Werner vom Architekten der Siegessäule, Johann Heinrich Strack, als *»unmittelbare Folge des Siegesvelariums«* (Werner 1913, S. 64). Als Motiv hatte der Kaiser mit Kabinettsorder vom 12. Februar 1871 aus Versailles die *Rückwirkung des Kampfes gegen Frankreich auf die Einigung Deutschlands* bestimmt.

Die Errichtung der Siegessäule ging auf einen Erlaß Wilhelms I. vom 18. Dezember 1864 nach dem dänischen Feldzug zurück. Der Deutsch-Österreichische Krieg von 1866 und der Deutsch-Französische Krieg von 1870/71 bedingten konzeptionelle Erweiterungen, was die Uneinheitlichkeit des ikonographischen Programms erklärt. Die vier Bronzereliefs am Unterbau thematisieren die drei Einigungskriege und den Siegeseinzug in Berlin, wobei sich Carl Keils Darstellung des Feldzugs von 1870/71 partiell mit Werners Siegesdenkmalfries überschneidet. Der in Glasmosaik ausgeführte Fries schmückt den darüberliegenden eigentlichen Säulensockel, um den ein überdachter Umgang führt. Der Säulenschaft setzt sich aus vier (vor Versetzung der Siegessäule vom Königsplatz an den Großen Stern im Jahre 1938/39 drei) Trommeln zusammen, deren Kanneluren erbeutete Kanonenrohre zieren. Die bekrönende Viktoria Friedrich Drakes geht auf das Jahr 1865 zurück und verkörpert eigentlich noch die preußische Borussia.

Strack hatte ursprünglich eine Einteilung der zylindrischen Fläche des Hallenkerns in vier Teile vorgesehen, die durch schmale Zwischenstreifen voneinander getrennt sein sollten. Außerdem schwebte ihm eine niedrige Sockelzone vor, so daß die Darstellung, von unten gesehen, gleichsam im Fußboden der Rotunde versunken wäre. Werner entwarf auch zunächst vier Einzelbilder (Werner 1913, Abb. S. 70/71), die durch einen zur jeweiligen Mitte hin konzentrierten Aufbau einen kompositorisch geschlossenen Eindruck vermitteln. Diese Bilder – *Herausforderung*, *Waffenbrüderschaft*, *Der Deutsche Kaiser* und *Das neue Reich* – knüpften an Werners Vorschläge für die verschiedenen Siegeseinzugs-Velarien (vgl. Kat. 426) an. Bis auf die Verschmelzung der beiden letztgenannten Themen zu einer Szene entsprach er damit bereits den Hauptgruppen des umlaufenden Rundbildes, das er in seinen Erinnerungen als *»ein gemaltes Epos in vier Gesängen«* bezeichnet. Hierfür fertigte er noch im Laufe des Jahres 1871 als Alternative zu den Einzelbildern einen Entwurf (Kat. 433) an, der zeigt, wie sich der Fries nun oberhalb einer hohen, profilierten Sockelzone entwickelt. Im Stein sind die Namen der Schlachtorte sowie Leitsprüche eingelassen, den oberen Abschluß bildet ein Gesims.

Die der germanischen Mythologie entlehnte Kostümierung und die allegorische Überhöhung einer Vielzahl von Figuren stießen auf Einwände Wilhelms I. Trotz seiner trocken realistischen Anschauungsweise lehnte dieser aber auch die Darstellung Napoleons III. und seiner eigenen Person ab, so daß der Großherzog von Baden und Kronprinz Friedrich Wilhelm im März 1872 vermittelnd eingreifen mußten. Werner verpflichtete sich daraufhin vertraglich, die eine Hälfte des Bildes bis zur Einweihung der Siegessäule am 2. September 1873 auf die Wand des Hallenkerns zu malen. An die Stelle des französischen Kaisers setzte er einen allgemeinen Cäsarentypus, an die des preußischen Monarchen eine weibliche allegorische Gestalt. Besonders der letztgenannte Punkt scheint von solchem Gewicht gewesen zu sein, daß Werner über den üblichen Entwurf (Kat. 436) hinaus ein entsprechendes Teilstück in Öl (Kat. 435) ausführte.

Im Bestreben, den Fries in einem lange haltbaren Material auszuführen, regte Werner im Frühjahr 1873 die Übertragung in Mosaik an. Die kaiserliche Genehmigung zu dieser kostspieligen Lösung erlangte er mit Hilfe der Kronprinzessin und der Großherzogin von Baden. Werner führte aber zunächst in Originalgröße einen farbigen, wie ein Gemälde aufgefaßten Karton aus, der das Denkmal am 2. September 1873 an der vorgesehenen Stelle vollkommen umspannte.

Werner erinnert sich: *»Ich mußte nun die Arbeit an der inzwischen aufgezeichneten Proklamierung einstellen und die 75 Fuß lange Leinwand für den Siegesdenkmalsfries in meinem Atelier vor dem Proklamierungsbilde, das 25 Fuß breit und 14 Fuß hoch war, aufstellen. Es geschah, da mein Atelier am Karlsbad 21 doch nicht groß genug war, um einer solchen Fläche Raum zu bieten, derart, daß das Bild auf zwei Walzen rechts und links aufgerollt wurde und jedesmal, wenn ich mit der Fläche von 25 Fuß fertig war, diese nach links weiter auf die linke Walze gerollt und von der rechten Walze die unbemalte Leinwand herausgezogen wurde«* (Werner 1913, S. 74). Das bedeutet, daß die Zerlegung in sechs Teilstücke zu einem späteren Zeitpunkt vorgenommen worden sein muß. In einem ver-

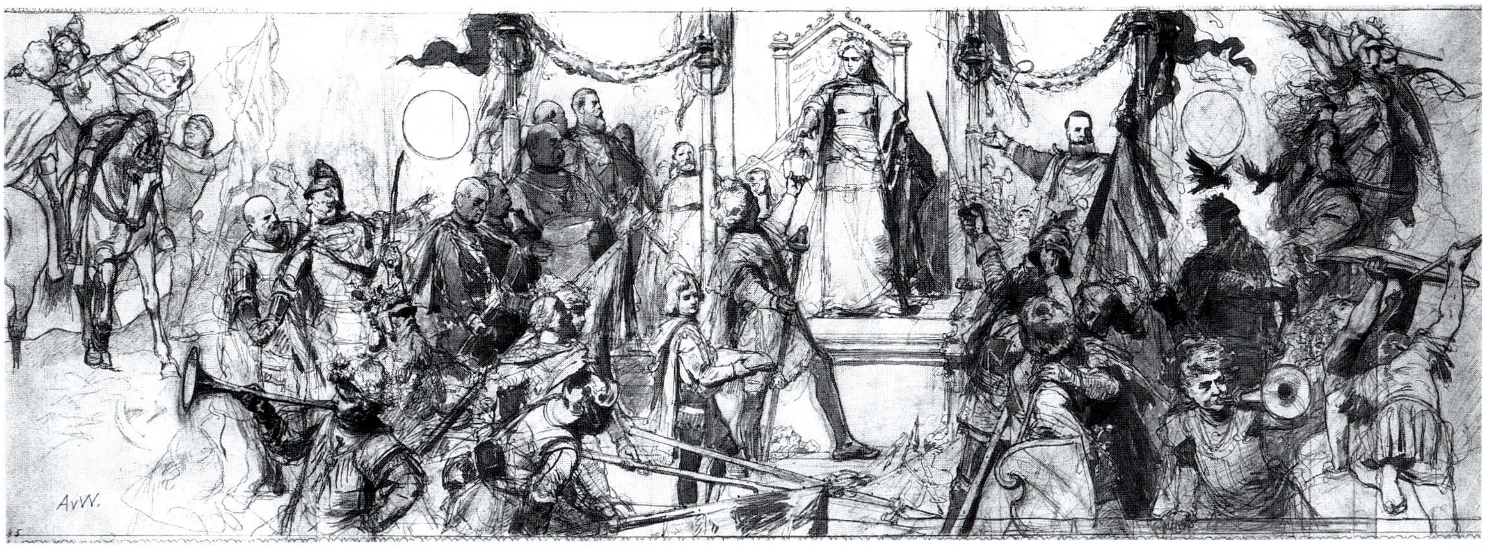

436

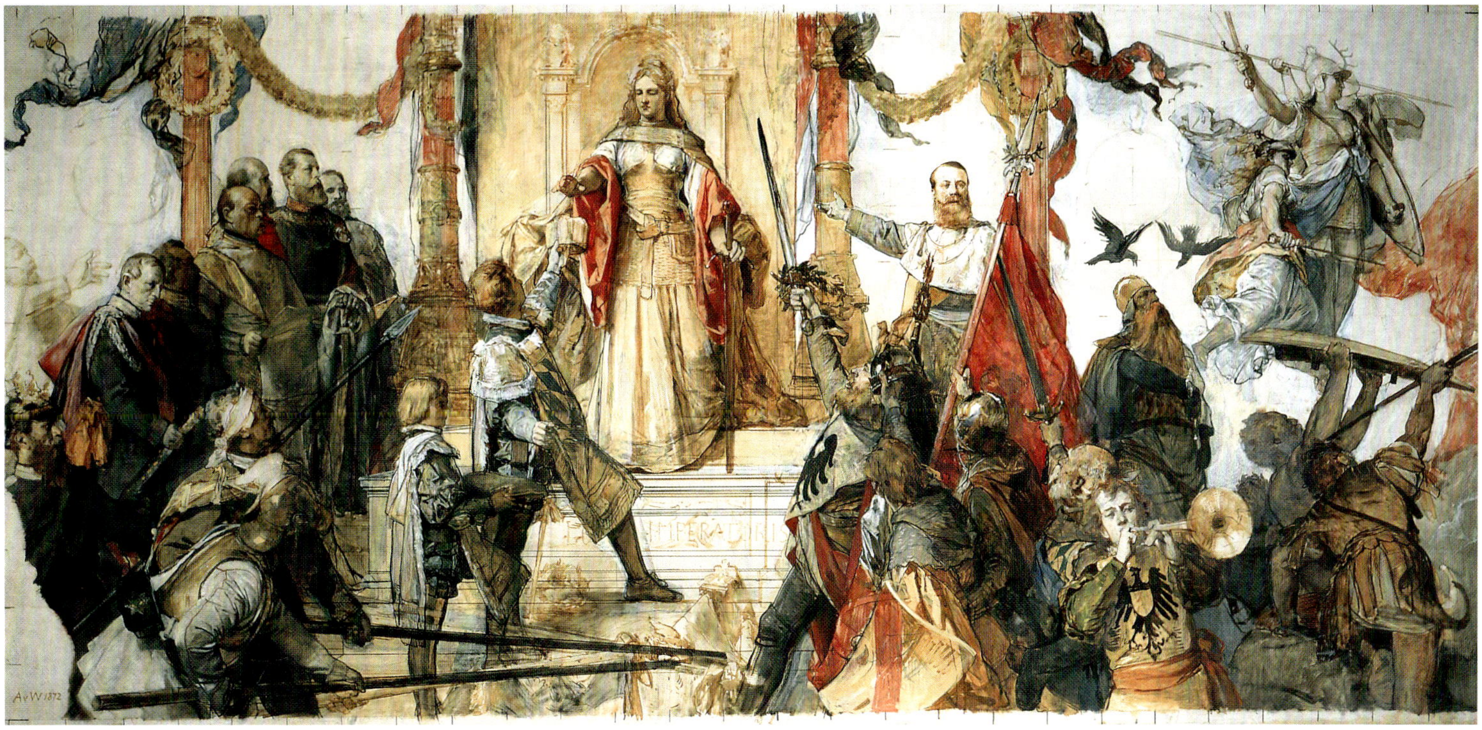

435

433

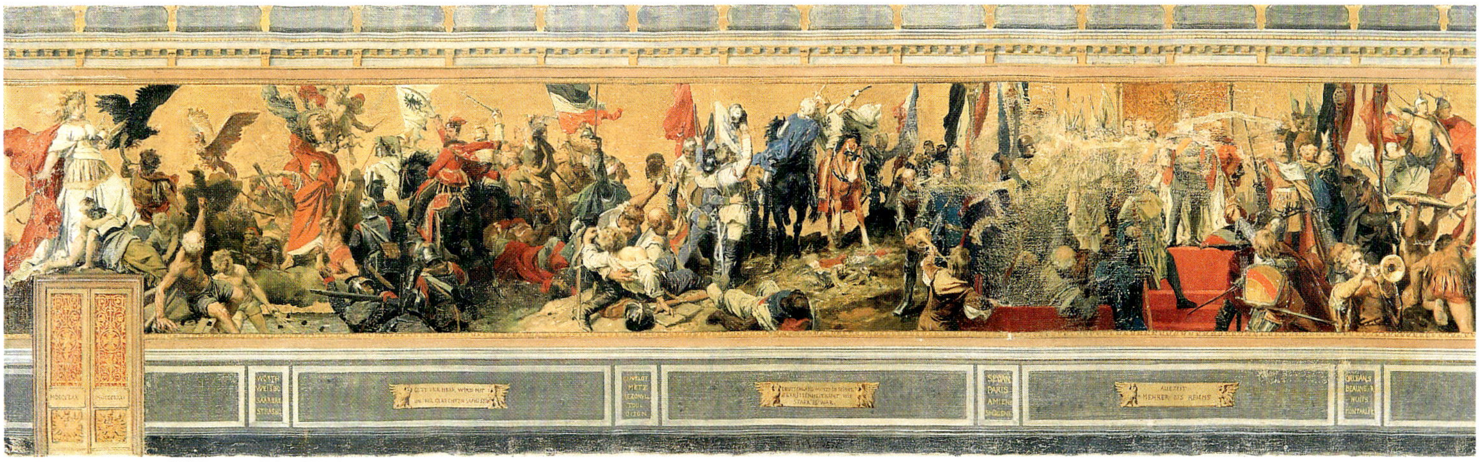

schollenen Gemälde (vgl. Kat. 450) hat Werner die Ateliersituation humorvoll und mit einer Spur Selbstironie festgehalten; darin wird Moltke als Besucher des Künstlers augenzwinkernd mit dem Feldherrn Moltke auf dem in Arbeit befindlichen Siegesdenkmalfries konfrontiert.

Der Karton blieb bis in den Oktober 1873 an der Siegessäule und wurde anschließend in der Akademie ausgestellt, wo Werner ihn einer nochmaligen Überarbeitung unterzog. Im Mai 1874 schickte Werner ihn an das Stabilimento Salvialti nach Venedig ab, nachdem der Künstler zuvor auf Wunsch Wilhelms I. weitere Änderungen vorgenommen hatte. Ein Jahr darauf konnte das Mosaik eingesetzt werden.

Der Karton (Kat. 432) entspricht bis auf die Veränderungen bezüglich Napoleons III. und Wilhelms I. weitgehend dem Entwurf (Kat. 433). Obgleich das Rundbild naturgemäß keinen Anfang und kein Ende kennt und dadurch seine Aussage von zeitloser Gültigkeit zu sein scheint, existiert doch ein durch den Beginn der chronologischen Abfolge gegebener Zugang. Dieser befindet sich am Eingang zur Rotunde. Der Entwurf (Kat. 433) weist auch hier eine gemalte Architektur auf: die beiden Flügel einer heraldisch ornamentierten und durch die Jahreszahlen MDCCCLXX/MDCCCLXXI geschmückten Tür. Der Karton ist an dieser Stelle eingeschnitten, was später durch eine Dedikationsinschrift (»*VON SEINER MAJESTAET DEM KAISER UND KOENIG DEM MUSEUM UEBERWIESEN*«) kaschiert wurde – Wilhelm I. gab das Gemälde 1877 an das Schlesische Museum der Bildenden Künste zu Breslau ab.

Oberhalb dieses Einschnitts ist Germania dargestellt, die angesichts der feindlichen Bedrohung zu den ihr dargebotenen Waffen greift. Sie trägt ein wallendes Gewand, das an mehreren Stellen mit dem Reichswappen geschmückt ist. Rechts davon, auf einer dunklen Wolke über dem Strom, dräut ein schwertzückender Imperator, dessen Züge nunmehr an Napoleon Bonaparte erinnern. Den von Wilhelm I. verlangten Cäsarentypus gab Werner bereits in einer teils gepausten, teils getuschten Zeichnung (Kat. 437) sowie in der Kompositionsskizze von 1872 (Kat. 434) auf. Hinter dem Imperator die Personifikation Frankreichs, begleitet von Dämonen des Krieges wie Hunger und Pest. Doch ist das deutsche Volk gerüstet, sich zu verteidigen. Nicht nur die Soldaten richten ihre Waffen gegen den Feind, auch der Handwerker greift zu seinem Werkzeug, um sich zu wehren. Prinz Friedrich Karl, in Husarenuniform, sprengt zu Pferde der Kavallerie und Infanterie voraus, um seinerseits den Krieg ins gegnerische Lager zu tragen. Werner griff bei der Reiterfigur auf eine Skizze zurück, die er 1871 im Feld gemacht hatte und auf der der Prinz mit Moltke eine Kampfhandlung beobachtet (Bartmann 1985, Abb. S. 55). Er überhöhte sie aber zugleich im Sinne des barocken Herrscherporträts, etwa der Reiterfigur des Comte d'Olivarez von Velázquez (Madrid, Prado).

Unter dem Jubel der z. T. verletzten deutschen Soldaten verschiedener Armeen und Waffengattungen besiegeln in der anschließenden Hauptgruppe der preußische Kronprinz Friedrich Wilhelm und der bayerische Feldherr General von Hartmann auf dem Schlachtfeld durch Handschlag den Zusammenschluß von Nord- und Süddeutschland. Die sommerlich grünen Rebstöcke im Vordergrund, unter denen gefallene deutsche und französische Soldaten liegen, bezeichnen den Ort der Handlung als das Schlachtfeld von Wörth; es ist der 6. August 1870. Ein preußischer Herold kündet von diesem Ereignis und bezieht sich dabei zugleich auf die ebenfalls durch Handschlag besiegelte Waffenbrüderschaft zwischen dem bayerischen General von der Thann und dem Großherzog von Mecklenburg-Schwerin. Die linke Hand des Generals verweist bereits auf die Szene, in der die Aufrichtung des deutschen Kaiserthrons versinnbildlicht wird.

Dort ergreift eine allegorische Frauengestalt die vom bayerischen Abgesandten dargebotene Kaiserkrone. Aufgrund des Reichswappens hinter ihr handelt es sich wohl eher um eine Germania als um eine Borussia. Die demonstrative Abwesenheit Ludwigs II. belegt die Aversion des Bayernkönigs gegen eine Reichseinigung unter Preußens Führung. Bei der Darstellung dieser heikelsten und zugleich wichtigsten Gruppe kam dem Künstler die Auflage Wilhelms I. zustatten, nicht selbst dargestellt zu werden. Werner behalf sich mit der wertfreien Inschrift »LOCO IMPERATORIS«, die er am Thronsockel unterbrachte. Den Thron umgeben links der preußische und sächsische Kronprinz, Prinz Friedrich Karl, Moltke, Roon und Bismarck mit der Proklamierungsurkunde; rechts der sein Hoch ausbringende Großherzog von Baden. Im Grunde handelt es sich dabei um eine allegorisch verkürzte Idealfassung der *Kaiserproklamation*. Dies fällt um so mehr ins Auge, als Werner, wie im Falle des Kronprinzen, auf schon vorhandene Figurenstudien zu diesem Gemälde (Kat. 462) zurückgriff. Ein weiterer Herold, in dem der Künstler wiederzuerkennen ist, posaunt die Proklamierung des deutschen Kaiserreiches in die Welt hinaus.

Um eine Verbindung von Schluß- und Ausgangspunkt des Frieses zu schaffen, wird der Mythos des aus seinem tausendjährigen Schlaf erwachenden Kaisers Barbarossa bemüht. Aufgerüttelt durch das große Ergebnis des Krieges, greift er selbst zum Schwert. So ist zum einen ein inhaltlicher Bezug zur Proklamierungsszene gegeben, indem Barbablanca (Wilhelm I.) das Werk des mittelalterlichen Kaisers fortsetzt. Zum andern konnte Werner die Erscheinung Barbarossas kompositionell und thematisch der Anfangsszene mit der sich rüstenden Germania zuordnen. Über Barbarossa hinweg brausen die schwer bewaffneten Personifikationen Badens, Preußens und Württembergs, um Germania zu Hilfe zu eilen; nur Bavaria fehlt.

Am 4. Januar 1874 erreichten den Künstler unerwartet von der Baukommission einige Kritikpunkte des Kaisers, teils marginaler, teils substantieller Art. Als besonders schwerwiegend empfand es der Monarch in seinem hierarchischen Denken, daß Prinz Friedrich Karl die hervorragendste Figur auf dem ganzen Bild sei, was gegenüber dem Kronprinzen als unpassend erscheine. Die Gruppe deute darauf hin, daß Prinz Friedrich Karl Napoleon gefangengenommen hätte, obgleich er gar nicht bei Sedan war. Sein Pferd müsse ruhend nach scharfem Ritt dargestellt werden. Seine Haltung könne bleiben als Lenker der Schlacht mit dem Feldherrenstab, aber nicht als unbesonnener Husarenleutnant. Aus farblichen Gründen solle er einen Schimmel reiten. Bei der anschließenden Gruppe seien zwei bayerische Korpsgeneräle porträtiert, während nicht ein preußischer kommandierender Armeebefehlshaber dargestellt sei. Der General von Manteuffel, der zwei verschiedene Armeen in Nord und Süd zum Sieg geführt habe, müsse irgendwo untergebracht werden. Der Großherzog von Mecklenburg müsse als Vorgesetzter des Generals von der Thann mehr als dieser hervortreten und Graf Roon heller beleuchtet sein. Prinz Friedrich Karl könne hier fortfallen und der Kronprinz von Sachsen mehr hervortreten (nach Werner 1913, S. 75 f.).

Werner antwortete der Baukommission unter dem 10. Januar 1874, daß er sich zu so weitreichenden Umarbeitungen nicht imstande sehe. Nach abermaliger Vermittlung des Großherzogs von Baden besichtigte Wilhelm I. Ende März 1874 den Fries und relativierte dabei seine Kritik. Am 4. April des Jahres erging durch den Geheimen Kabinettsrat von Wilmowski die Mitteilung, daß der Kaiser sich überzeugt habe, daß sein Wunsch, *»die Stellung Seiner Königl. Hoheit des Prinzen Friedrich Karl geändert zu sehen, nicht ausführbar sei; daß dagegen die Stellung Seiner Königl. Hoheit des Großherzogs von Mecklenburg zum General v.d. Tann gewechselt werde, dergestalt, daß der letztere gegen den ersteren zurücktrete und ferner, daß der General v. Manteuffel jedenfalls noch eingefügt werde; indem Seine Majestät anheimgeben, den General v.d. Tann ganz fortzulassen und an dessen Stelle den General v. Manteuffel zu setzen«* (Werner 1913, S. 78 f.). Demgemäß gestaltete Werner die Figurenkonstellation zwischen der aus dem Kronprinzen und dem General von Hartmann bestehenden Reitergruppe und der Proklamierungsszene um. Zunächst legte er eine Farbskizze (Kat. 447) an. Vor Goldgrund, der das Mosaik andeuten soll, stehen v. l. n. r. die namentlich bezeichneten Figuren des (noch von einem Modell dargestellten) Generals von Werder, des Generals von der Thann, des Großherzogs von Mecklenburg, des Generalfeldmarschalls von Manteuffel, des Generalfeldmarschalls Moltke und des Generalfeldmarschalls Graf Roon.

Nach Anfertigung entsprechender Einzelstudien (Kat. 448–449) erscheinen die Figuren so auf dem Ergänzungsstück zum Fries (Kat. 446). Den vorher nicht berücksichtigten General von Werder ließ Werner dabei an die Stelle des Großherzogs von Mecklenburg treten und gesellte diesen der Gruppe links des Throns zu. Zwischen dem Großherzog und Moltke fügte er zusätzlich General von Manteuffel ein.

Die Austauschbarkeit der Personen ist bezeichnend für eine Kunst, die sich den persönlichen Neigungen eines Monarchen und deren programmatischen Konsequenzen fast bedingungslos unterwirft. Mitglieder des Hohenzollernhauses wurden bevorzugt herausgestellt. Dadurch, daß nicht mehr der Großherzog von Mecklenburg, sondern der General von Werder die Waffenbrüderschaft mit Süddeutschland eingeht, wird zusätzlich der Anteil Preußens am militärischen und politischen Erfolg des Krieges betont.

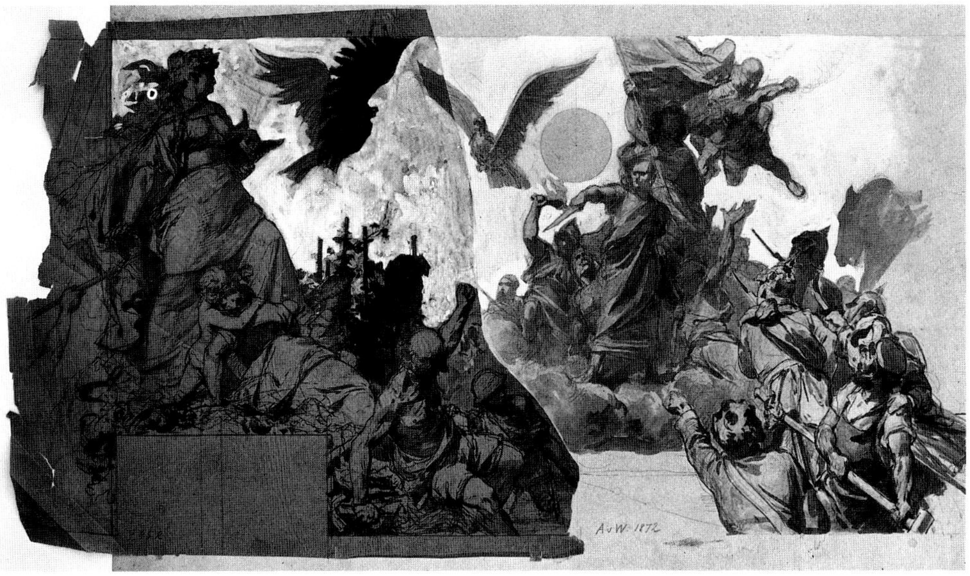

437

432 ANTON VON WERNER
Karton zum Siegesdenkmalfries, 1873
Öl/Lwd.; 3,93 x 23,45 m (6 Teilstücke)
Bez. r. der Tür: *A v Werner 1873.*
Berlin, Berlin Museum (Depositum)
Wv. 1873-7. – Abbildungen S. 322–327

433 ANTON VON WERNER
Entwurf zum Siegesdenkmalfries, 1871
Öl/Lwd.; 58 x 202 cm
Bez. u. M.: *AvW. 1871.*
Berlin, Märkisches Museum
Wv. 1871-5. – Abbildung S. 319

434 ANTON VON WERNER
Kompositionsskizze zur linken Hälfte des Siegesdenkmalfrieses, 1872
Feder in Schwarz über Bleistift, laviert und weiß gehöht, quadriert/Pauspapier, auf dünnen Karton aufgezogen; 350 x 1200 mm (aus zwei Teilen bestehend)
Bez. u. r.: *AvW*; u. l.: *AvW. 1872.*
Merseburg, GStA, Rep. 92 Nl. A. v. Werner. Zeichnungen. Mappe 3, Bl. 11
Abbildung S. 318

444

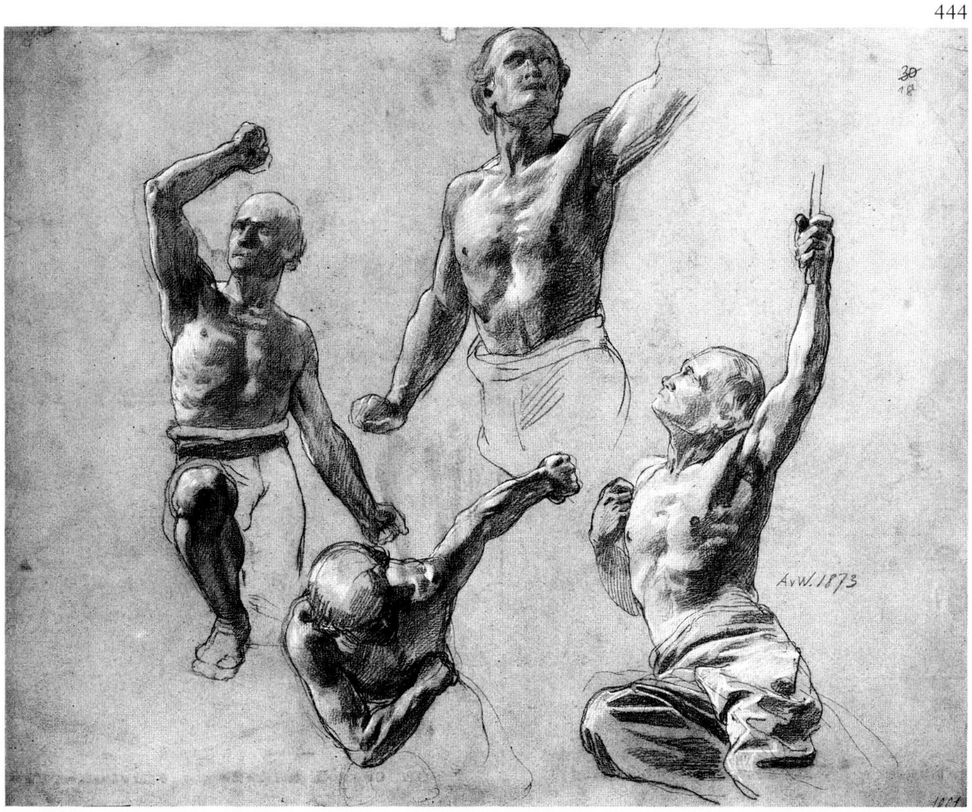

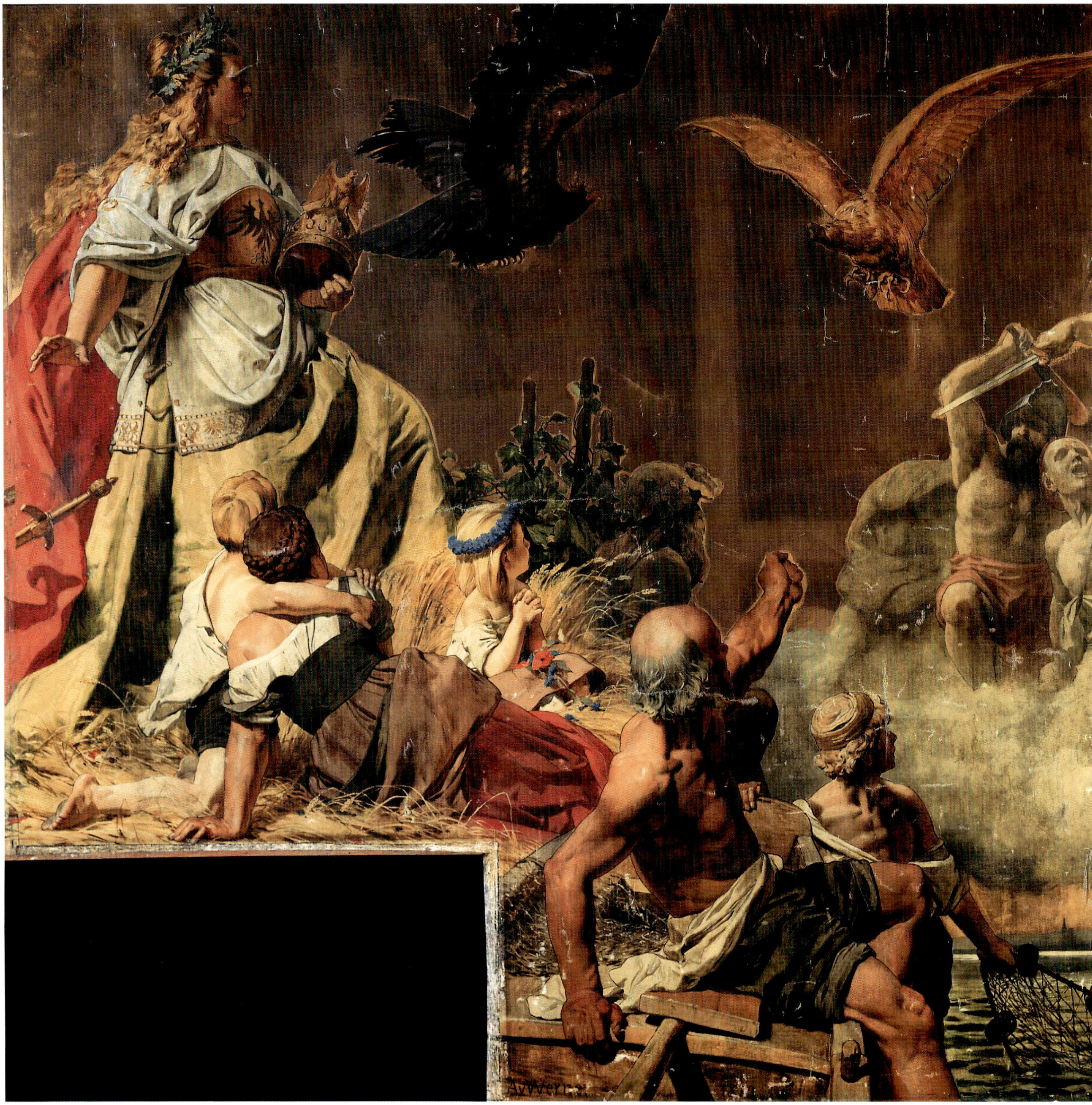

432

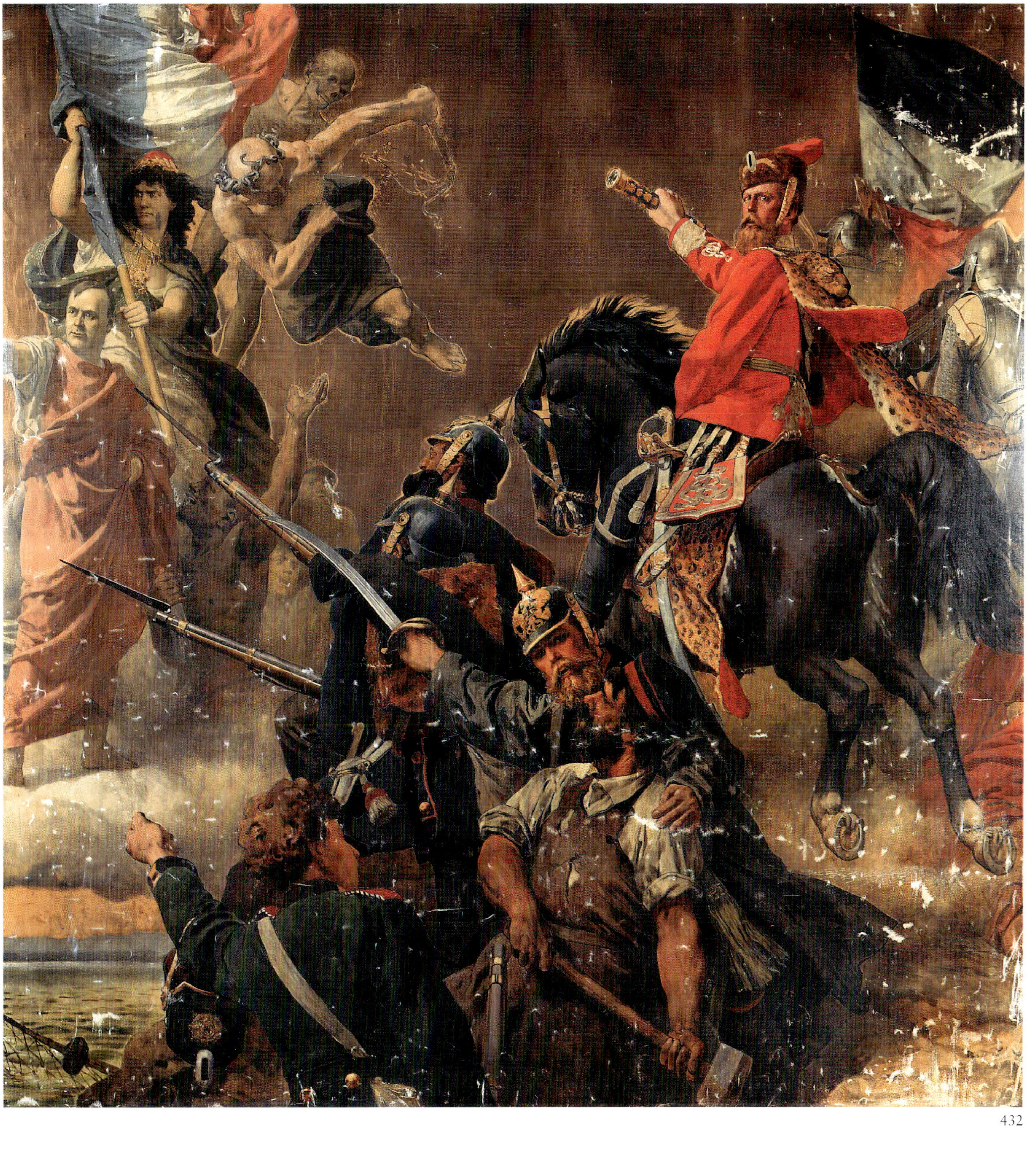

432

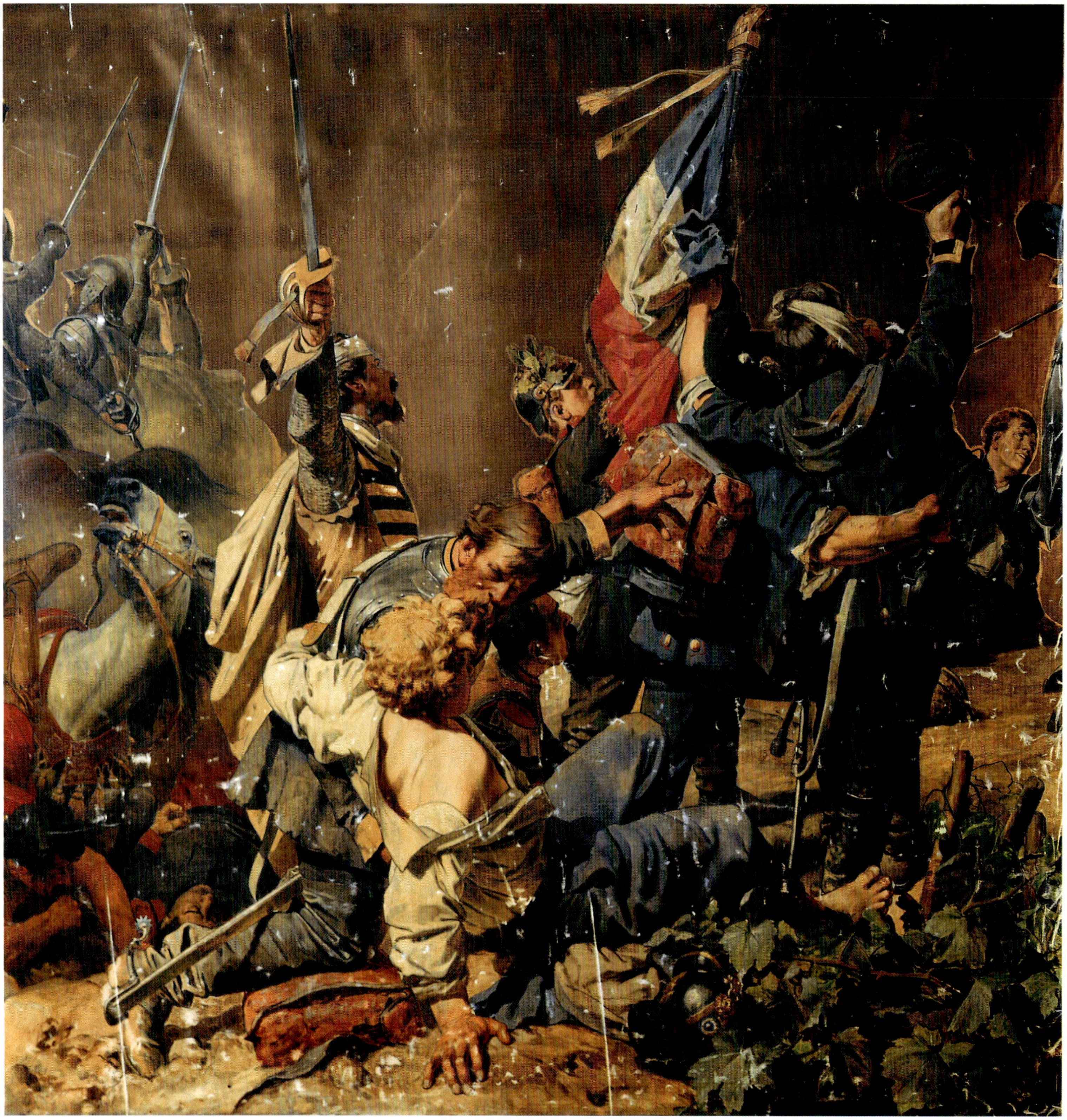

432

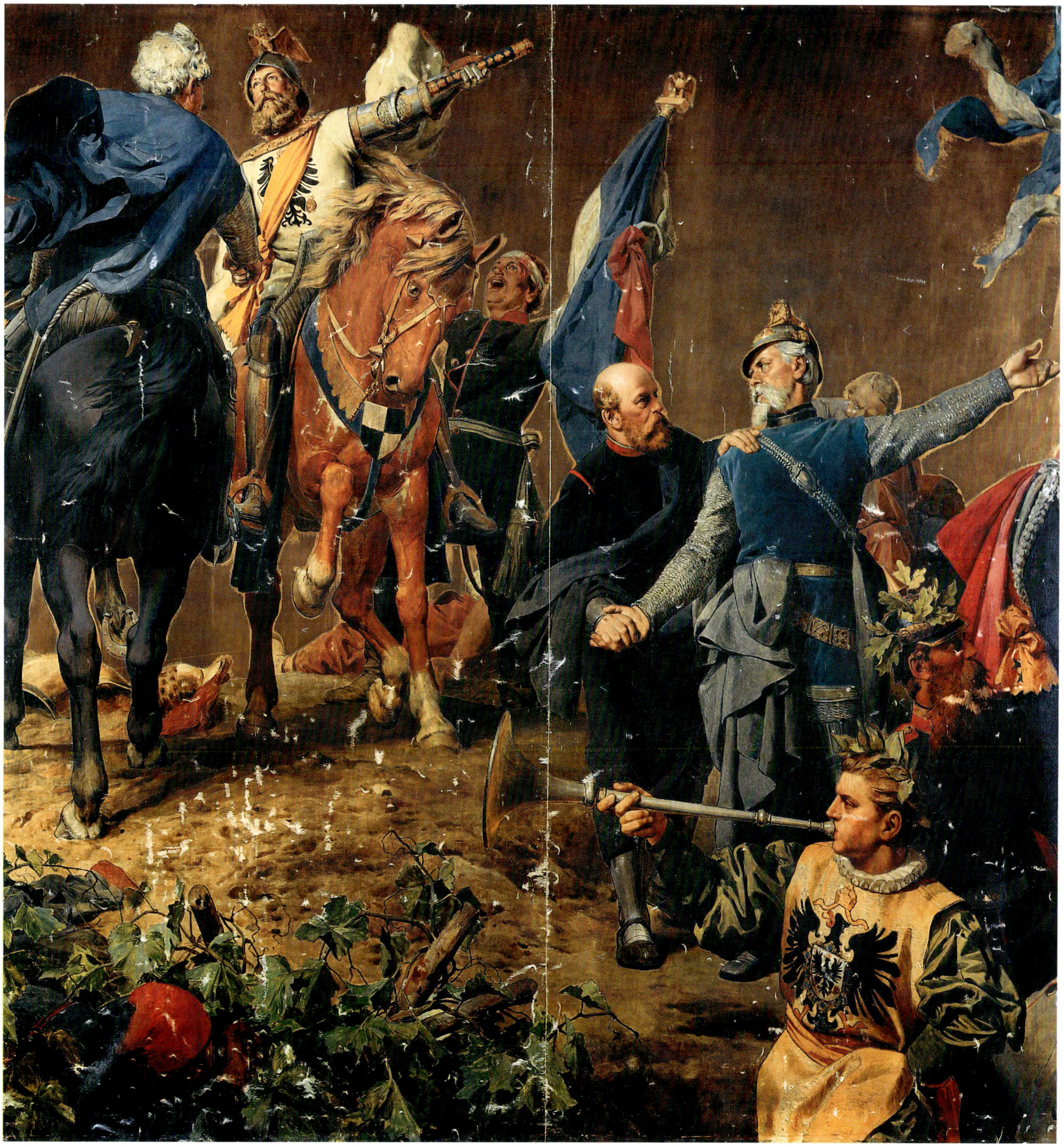

432

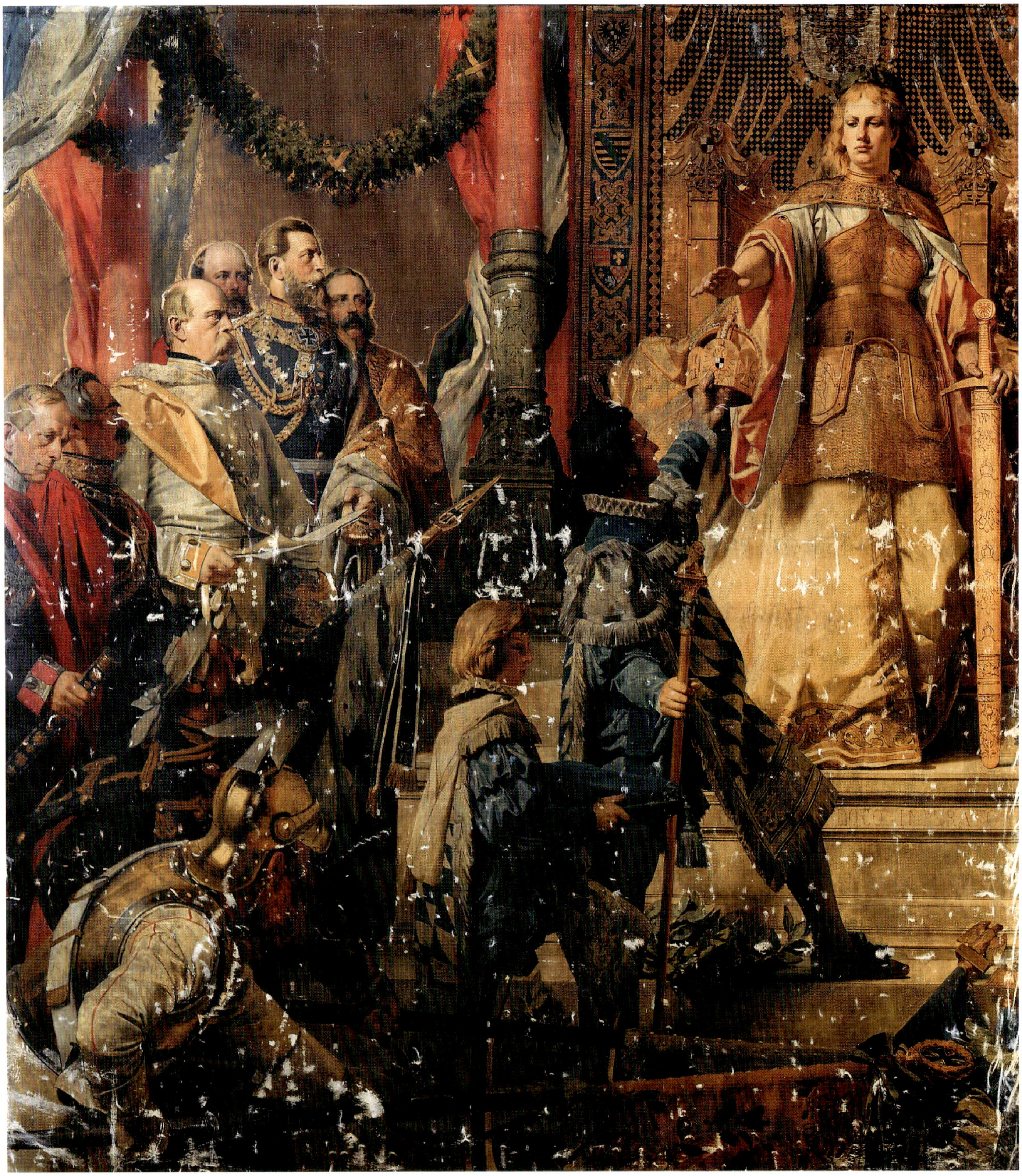

432

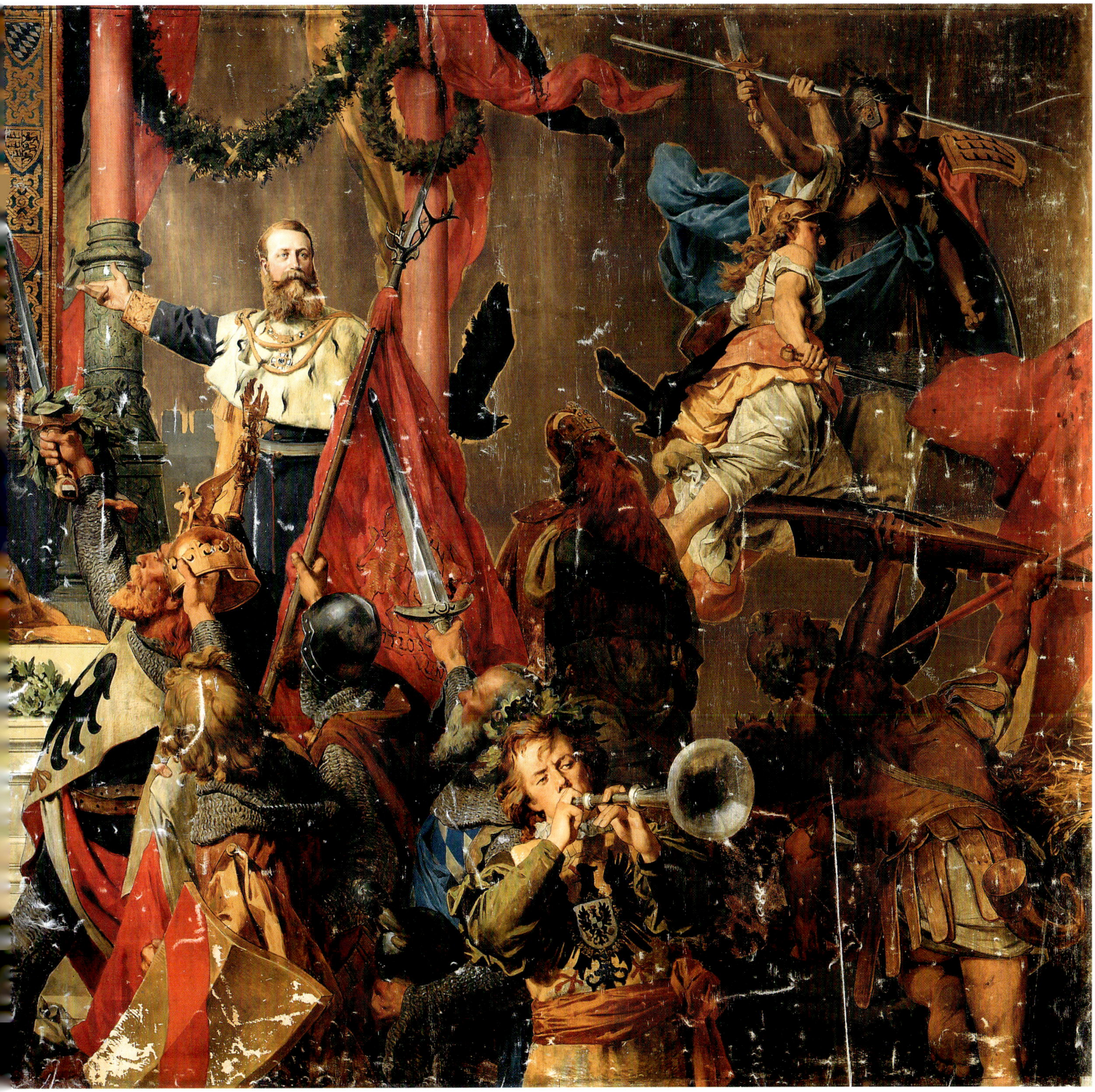

432

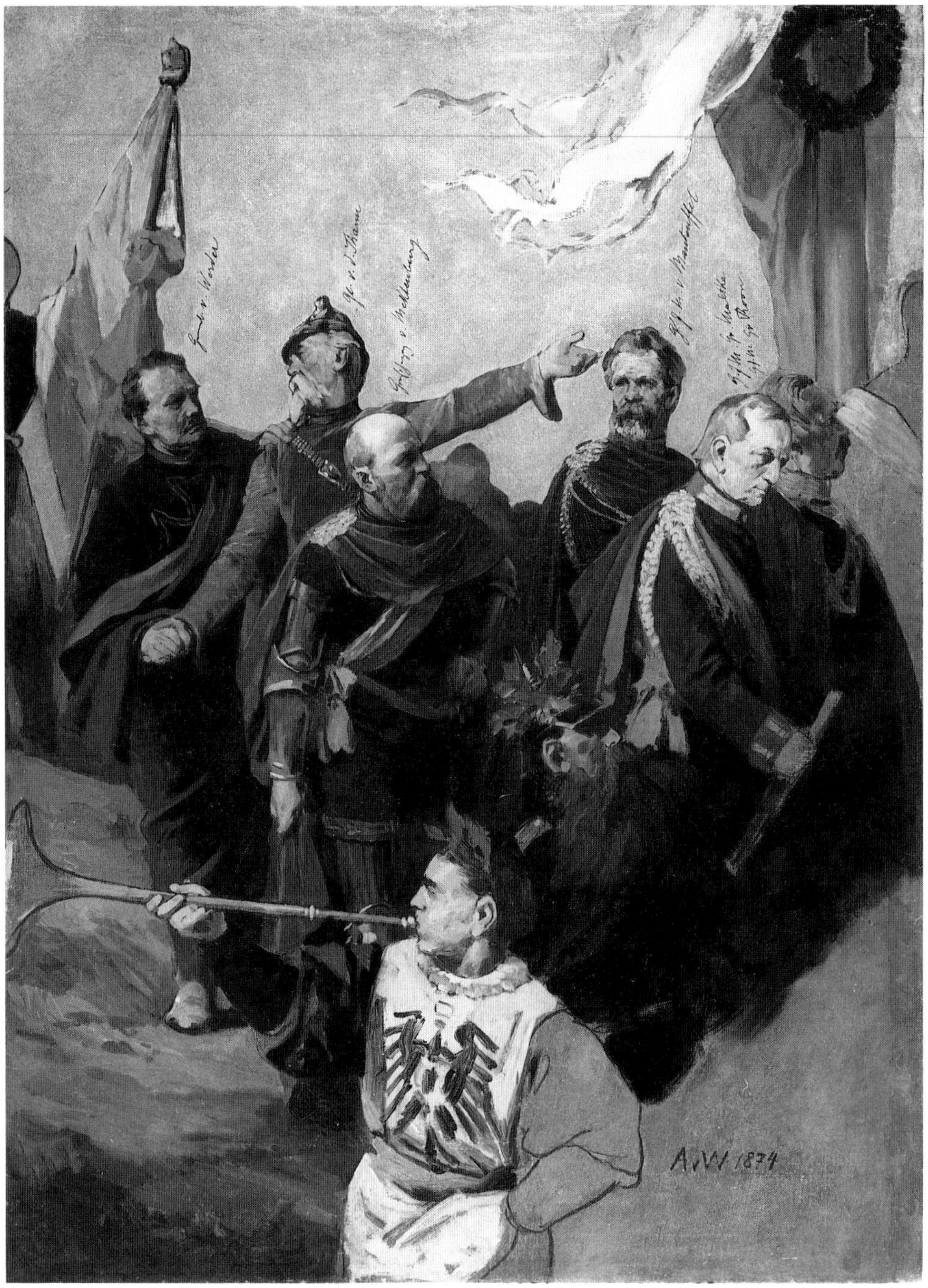

447

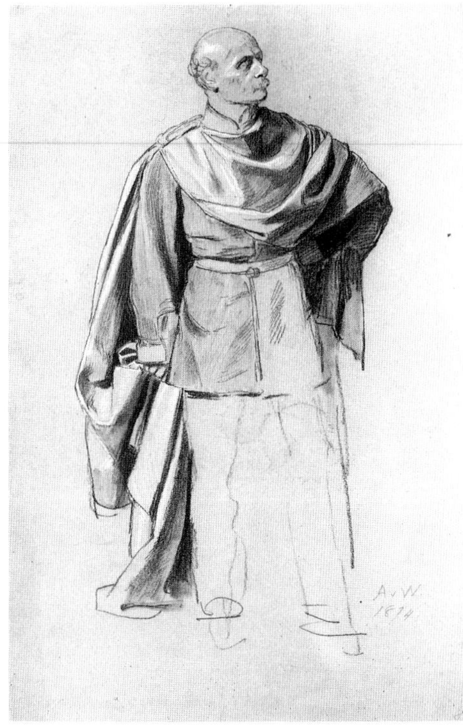

448

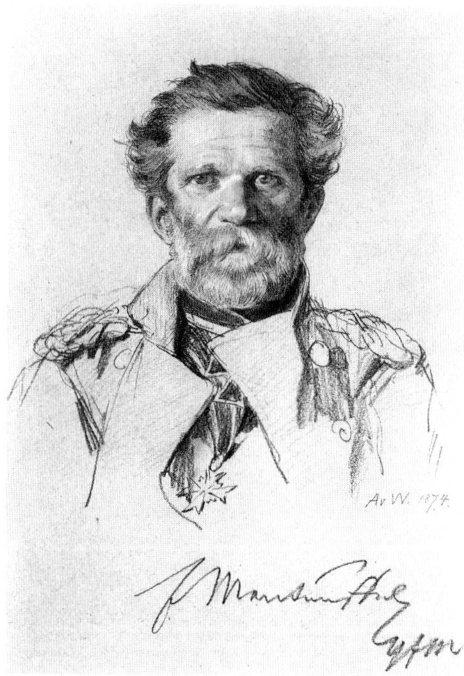

449

435 ANTON VON WERNER
Die Aufrichtung des deutschen Kaiserthrons, Teilstück zum Karton des Siegesdenkmalfrieses, 1872
Öl/Lwd.; 138 x 285 cm
Bez. u. l.: *AvW 1872*
Berlin, Akademie der Künste, Inv. 27
Wv. 1872-1
Abbildung S. 319

436 ANTON VON WERNER
Die Aufrichtung des deutschen Kaiserthrons, Teilentwurf zum Siegesdenkmalfries, 1872
Feder in Braun und Bleistift, grau und schwarz laviert; 335 x 957 mm
Bez. u. l.: *AvW.*
Berlin, Berlin Museum, Inv. GHZ 68/10
Abbildung S. 319

437 ANTON VON WERNER
Germania und Napoleon, Teilentwurf zum Siegesdenkmalfries, 1872
Feder in Schwarz und Bleistift, laviert; die linke Hälfte von aufgezogenem Pauspapier gebildet; 332 x 953 mm
Bez. u. M.: *AvW. 1872*
Privatbesitz
Abbildung S. 321

438 ANTON VON WERNER
Modellstudie zu Napoleon und einem preußischen Soldaten, 1873
Schwarze Kreide, weiß gehöht/hellbraunes Tonpapier; 475 x 625 mm
Bez. u. M.: *AvW 1873*
Berlin, Slg. Archiv für Kunst und Geschichte, Inv. III 220 22 D/1007

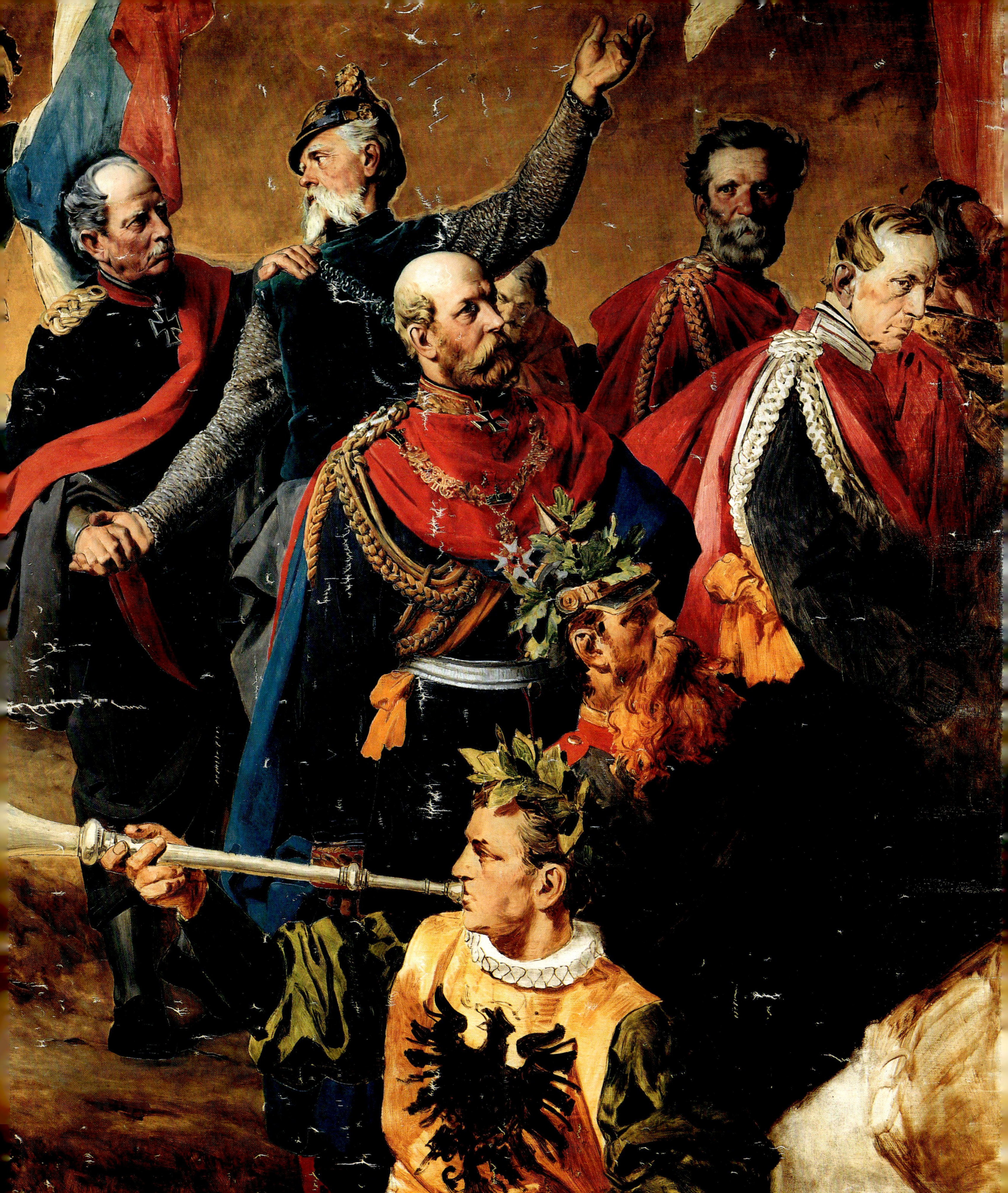

446

439 ANTON VON WERNER
Zwei fliegende Adler, einer davon bekrönt, 1873
Schwarze Kreide, laviert und weiß gehöht; 530 x 450 mm
Bez. u. r.: *AvW 1873*
Berlin, Berlinische Galerie, Studienslg. Waldemar Grzimek

440 ANTON VON WERNER
Gewandstudie zu der zu den Waffen greifenden Germania, 1873
Schwarze Kreide, weiß gehöht/hellbraunes Tonpapier; max. 535 x 470 mm (Fragment)
Bez. u. r.: *AvW 1873*
Merseburg, GStA, Rep. 92 Nl. A. v. Werner. Zeichnungen. Mappe 3, Bl. 16

441 ANTON VON WERNER
Gewandstudie zu der zu den Waffen greifenden Germania, 1873
Schwarze Kreide, weiß gehöht/chamoisfarbenes Tonpapier; max. 290 x 245 mm (Fragment)
Bez. u. r.: *AvW 1873*
Berlin, Slg. Archiv für Kunst und Geschichte, Inv. III 220 22 D/1026

442 ANTON VON WERNER
Gewandstudie zu der die Krone empfangenden Germania, 1873
Schwarze Kreide, weiß gehöht/hellbraunes Tonpapier; 616 x 475 mm
Bez. u. r.: *AvW 1873*
Merseburg, GStA, Rep. 92 Nl. A. v. Werner. Zeichnungen. Mappe 3, Bl. 17

443 ANTON VON WERNER
Gewandstudie zu einer weiblichen Figur mit erhobenem Schwert, 1873
Schwarze Kreide, weiß gehöht/hellbraunes Tonpapier; 620 x 472 mm
Bez. u. r.: *AvW 1873*
Merseburg, GStA, Rep. 92 Nl. A. v. Werner. Zeichnungen. Mappe 3, Bl. 14

444 ANTON VON WERNER
Studie zu dem drohenden Fischer, 1873
Schwarze Kreide, weiß gehöht/chamoisfarbenes Tonpapier; 475 x 620 mm
Bez. u. r.: *AvW. 1873*
Merseburg, GStA, Rep. 92 Nl. A. v. Werner. Zeichnungen. Mappe 3, Bl. 18
Abbildung S. 321

445 ANTON VON WERNER
Modellstudie zu zwei Soldaten mit Fahne, 1873
Schwarze Kreide und Rötel, weiß gehöht/hellbraunes Tonpapier; 620 x 442 mm
Bez. u. r.: *AvW 1873*
Merseburg, GStA, Rep. 92 Nl. A. v. Werner. Zeichnungen. Mappe 3, Bl. 15

446 ANTON VON WERNER
Waffenbrüderschaft, Ergänzung eines Teilstücks zum Karton des Siegesdenkmalfrieses, ca. 1874
Öl/Lwd.; 279 x 248 cm
Bez. u. l.: *A.v.W.*
Berlin, Berlin Museum (Depositum)
Wv. 1874-1
Abbildung S. 329

447 ANTON VON WERNER
Figurenkomposition zum Siegesdenkmalfries mit General von Werder, General von der Thann, dem Großherzog von Mecklenburg, Generalfeldmarschall von Manteuffel, Generalfeldmarschall Graf Moltke und Generalfeldmarschall Graf Roon, 1874
Öl/Lwd.; 62 x 46 cm
Bez. u. r.: *AvW 1874*
Berlin, Berlinische Galerie, Inv. BG-M 184/76
Wv. 1874-2
Abbildung S. 328

448 ANTON VON WERNER
Modellstudie zum Großherzog von Mecklenburg, 1874
Schwarze Kreide, weiß gehöht/hellbraunes Tonpapier; 470 x 312 mm
Bez. u. r.: *AvW. 1874*
Berlin, Slg. Archiv für Kunst und Geschichte, Inv. III 220 22 D/1009
Abbildung S. 328

449 ANTON VON WERNER
Figurenstudie Feldmarschall Freiherr von Manteuffel, 1874
Schwarze und farbige Kreiden, gewischt und weiß gehöht; 390 x 270 mm
Bez. u. r.: *AvW. 1874.*; u. M. Signatur des Dargestellten
Berlin, Kupferstichkabinett, SMB, Inv. Anton von Werner 66
Abbildung S. 328

450 ANTON VON WERNER
Generalfeldmarschall Moltke in meinem Atelier, 1874
Öl
Bez. u. l.: *AvW 1874*
Verbleib unbekannt
Wv. 1874-3
Photographie nach dem Original; 323 x 237 mm
Berlin, Hochschule der Künste, Zentrale Hochschulbibliothek
Abbildung

451 Zur Erinnerung an den 2. September 1873. Das Siegesdenkmal im Augenblicke der Enthüllung
Photographie von Ed. Mey; 255 x 297 mm
Berlin, Märkisches Museum, Inv. XI 11889
Abbildung S. 176

452 Die Siegessäule am Königsplatz, um 1880
Photographie; 383 x 389 mm
Berlin, Märkisches Museum, Inv. 12687

453 Hermann Hoffmeister, Das National-Siegesdenkmal der Deutschen Kaiserstadt in Photographie nebst einer volksthümlichen Darstellung des Entwicklungsganges der dem Berliner neuen Siegesdenkmal zu Grunde liegenden deutschen Einheitsidee, Berlin: C. Lichtwerck 1874
Berlin, LaB

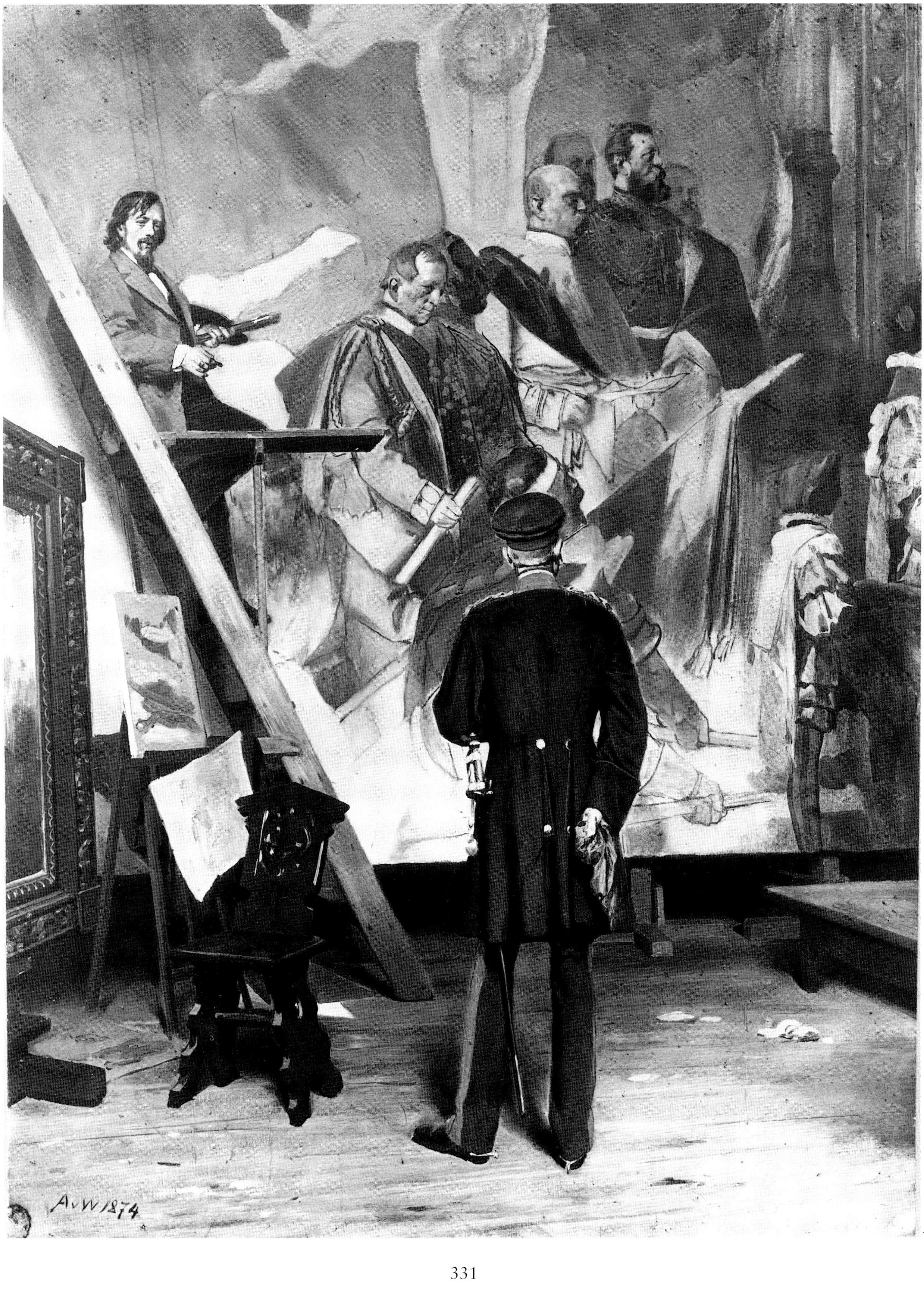

450

Der Maler der *Kaiserproklamation*

Am 1. Januar 1871 wurde das Deutsche Reich in Kraft gesetzt. Am 3. Januar beauftragte Wilhelm I. Bismarck, die Formfragen der Kaiserwürde auszuarbeiten; darüber kam es zu einer Meinungsverschiedenheit, die den Tag der Proklamation überschatten sollte. Den vorgeschlagenen Titel *Deutscher Kaiser* wollte der Monarch nicht akzeptieren, erst recht nicht *Kaiser der Deutschen*; er bevorzugte den staatsrechtlich problematischen Titel *Kaiser von Deutschland*. Das Datum der Proklamation wurde mit Rücksicht auf die Tradition des 18. Januar 1701, dem Tag der Krönung Friedrichs I. zum König in Preußen, gewählt. Am Morgen der Kaiserproklamation bat Bismarck den Großherzog von Baden als ranghöchsten der in Versailles anwesenden Fürsten um Vermittlung – *»[...] ich war bei Verlesung der Proclamation in Spannung. Der Großherzog wich dadurch aus, daß er ein Hoch weder auf den Deutschen Kaiser, noch auf den Kaiser von Deutschland, sondern auf den Kaiser Wilhelm ausbrachte«* (Bismarck 1898, 2.Bd., S. 121 f.).

Andere Augenzeugen bestätigen, daß die Zeremonie in gereizter Atmosphäre und nüchterner Form verlief. Der Kronprinz erinnert sich: *»Nachdem nun das Tedeum gesungen war, begab sich der König, von uns allen gefolgt, nach der vor dem ›salon de la Guerre‹ erbauten Estrade, auf der bereits die Unteroffiziere mit den Fahnen und Standarten aufgestellt waren, und rief den Fahnenträger mit der zerschossenen Fahne des I. Bataillons I. Garderegiments zu Fuß, sowie die drei seines Grenadierregiments, von denen einer die ebenfalls zerschossene trug, unmittelbar an sich heran, so daß dieselben dicht hinter ihm und Arm an Arm mit mir standen. Rechts und links dieser gewiß eigentümlichen Mittelgruppe nahmen die deutschen regierenden Fürsten und Erbprinzen Platz, hinter welchen die Fahnen und Standarten zu stehen kamen. Nachdem Se. Majestät eine kurze Ansprache an die deutschen Souveräne laut und in der wohlbekannten Weise verlesen hatte, trat Graf Bismarck, der ganz grimmig verstimmt aussah, vor und verlas in tonloser, ja geschäftlicher Art und ohne jegliche Spur von Wärme oder feierlicher Stimmung die Ansprache ›an das deutsche Volk‹. Bei den Worten ›Mehrer des Reichs‹ bemerkte ich eine zuckende Bewegung in der ganzen Versammlung, die sonst lautlos blieb. Nun trat der Großherzog von Baden mit der ihm so*

454

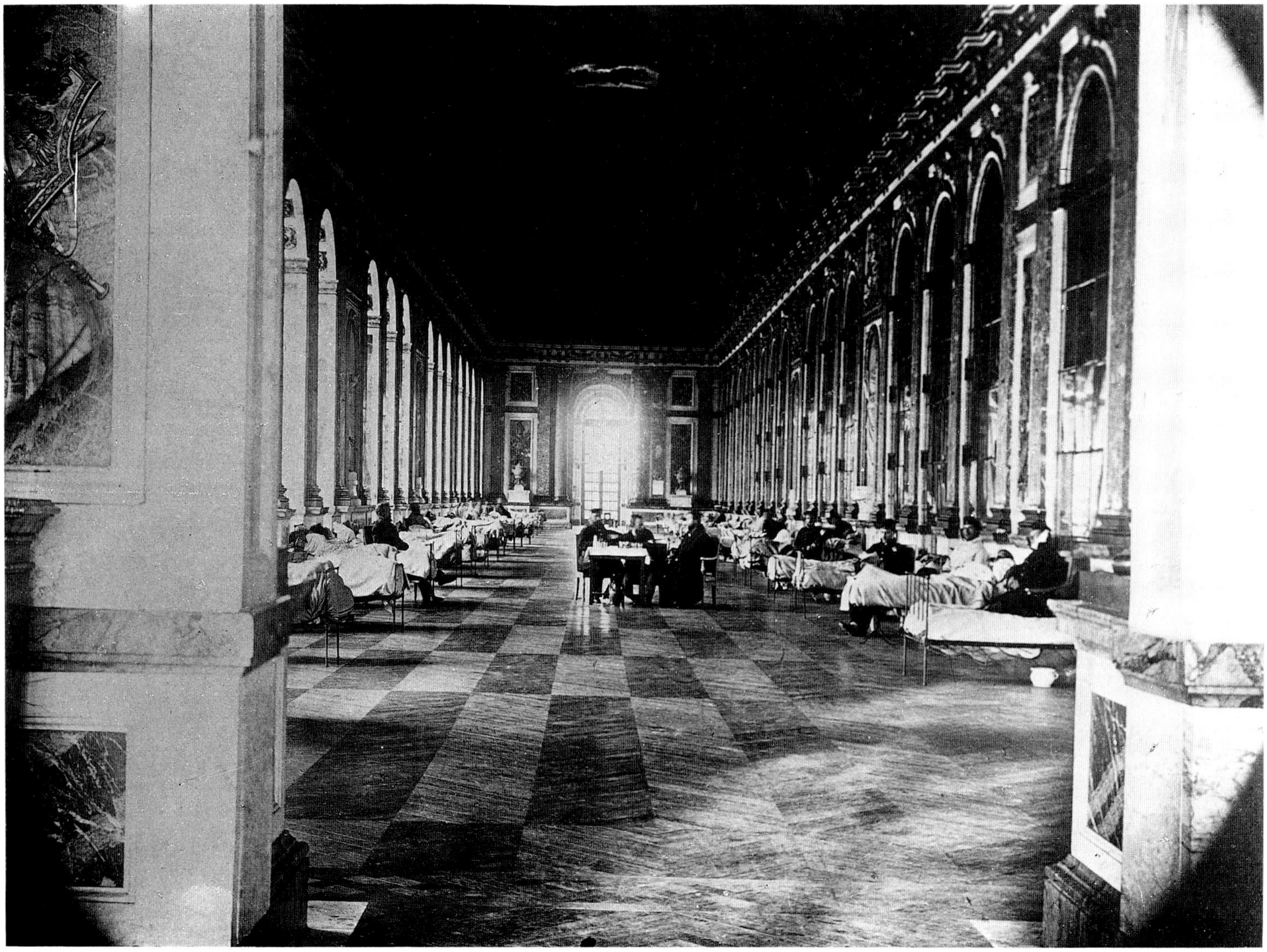

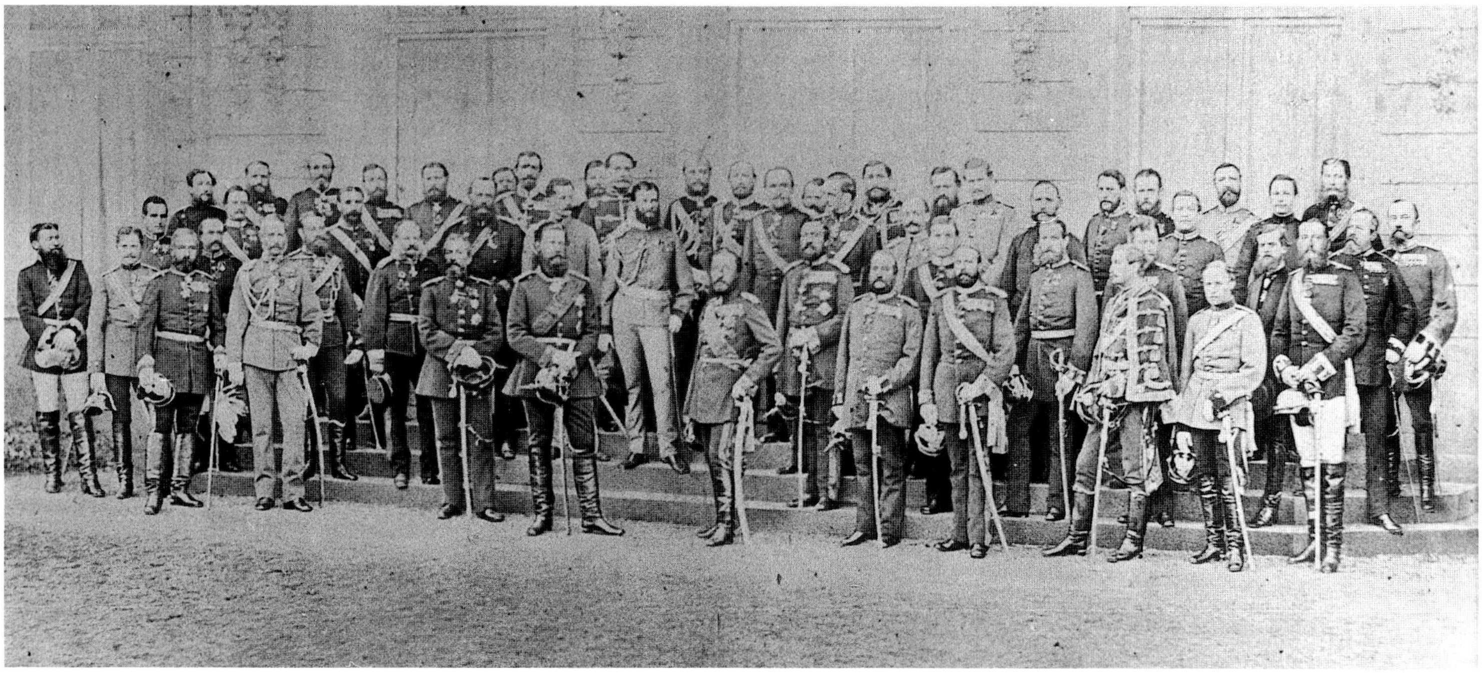

455 (Der Kronprinz und sein Hauptquartier)

eigenen, natürlichen, ruhigen Würde vor und rief laut mit erhobener Rechten: ›Es lebe Se. Kaiserliche Majestät der Kaiser Wilhelm!‹ Ein donnerndes, sich mindestens sechsmal wiederholendes Hurra durchbebte den Raum, während die Fahnen und Standarten über dem Haupte des neuen Kaisers von Deutschland wehten und ›Heil dir im Siegerkranz‹ ertönte« (Friedrich III. 1926, S. 342 f.).

Den ausführlichsten Bericht verfaßte der Hofbuchhändler und -drucker Theodor Toeche-Mittler: *»[...] Es herrschte tiefe, ehrfurchtsvolle Stille. König Wilhelm wandte sich den versammelten Fürsten zu, vor ihnen die Ansprache, die er in der Rechten hielt, zu verlesen. Wenn er dabei auch dem Saale halb den Rücken zuwenden mußte, so verlas er die folgenden Worte doch mit so fester, lauter Stimme, daß sie bis in den entferntesten Winkel des großen Saales deutlich vernehmbar waren. ›Durchlauchtigste Fürsten und Bundesgenossen! In Gemeinschaft mit der Gesammtheit der Deutschen Fürsten und Freien Städte haben Sie sich der von des Königs von Bayern Majestät an Mich gerichteten Aufforderung angeschlossen, mit Wiederherstellung des Deutschen Reiches die Deutsche Kaiserwürde für Mich und Meine Nachfolger an der Krone Preußen zu übernehmen. Ich habe Ihnen, durchlauchtigste Fürsten, und Meinen andern hohen Bundesgenossen bereits schriftlich Meinen Dank für das Mir kundgegebene Vertrauen und Meinen Entschluß ausgesprochen, Ihrer Aufforderung Folge zu leisten. Diesen Entschluß habe Ich gefaßt in der Hoffnung, daß es Mir, unter Gottes Beistande, gelingen werde, die mit der Kaiserlichen Würde verbundenen Pflichten zum Segen Deutschlands zu erfüllen. Dem deutschen Volke gebe Ich Meinen Entschluß durch eine heute von Mir erlassene Proklamation kund, zu deren Verlesung Ich Meinen Kanzler auffordere.‹ Graf v. Bismarck trat naher an die Stufen des Hochtritts; Aller Augen waren nun auf ihn gerichtet. Er trug den blauen Waffenrock der Magdeburger Kürassiere mit den Abzeichen eines Generalleutnants, zu welcher Würde er am heutigen Tage befördert worden war, darüber das Orange-Band des Schwarzen Adler-Ordens, dazu hohe Reitstiefel. Mit der Linken umfaßte er die Spitze seines Kürassierhelms, in der Rechten hielt er die Urkunde, deren Pergament er nach tiefer Verbeugung gegen seinen Königlichen Herrn entrollte und deren Wortlaut er, immer dem Könige zugewendet, mit kräftiger, ausdrucksvoller Stimme also vorlas: ›An*

456

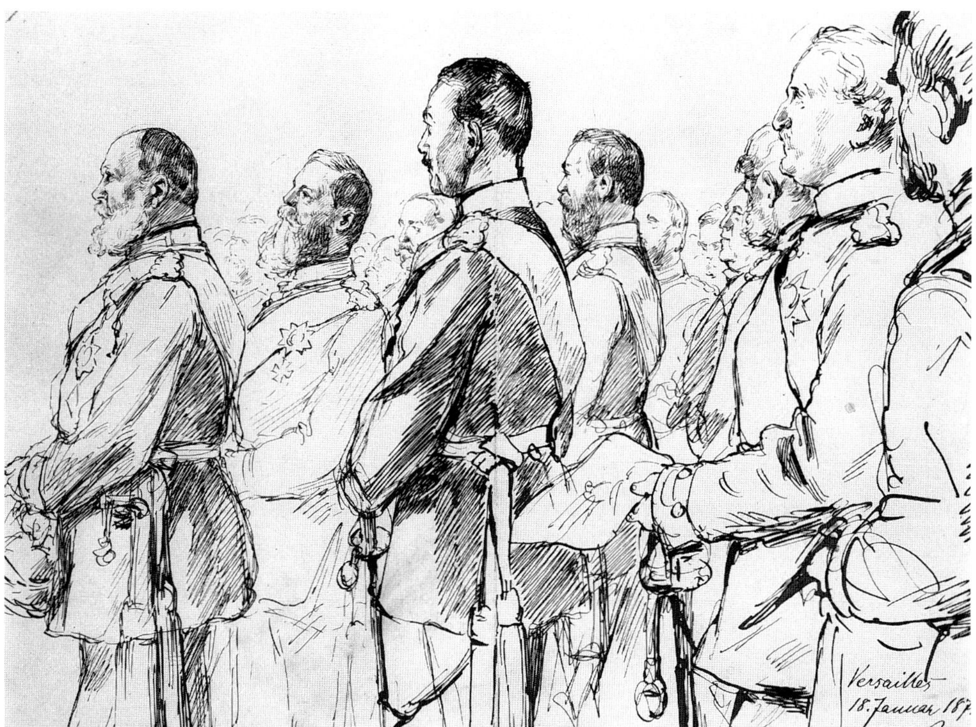

das Deutsche Volk! Wir Wilhelm, von Gottes Gnaden König von Preußen, nachdem die Deutschen Fürsten und Freien Städte den einmüthigen Ruf an Uns gerichtet haben, mit Herstellung des Deutschen Reiches die seit mehr denn 60 Jahren ruhende Deutsche Kaiserwürde zu erneuern und zu übernehmen, und nachdem in der Verfassung des Deutschen Bundes die entsprechenden Bestimmungen vorgesehen sind, bekunden hiermit, daß Wir es als eine Pflicht gegen das gemeinsame Vaterland betrachtet haben, diesem Rufe der verbündeten Deutschen Fürsten und Städte Folge zu leisten und die Deutsche Kaiserwürde anzunehmen. Demgemäß werden Wir und Unsere Nachfolger an der Krone Preußen fortan den Kaiserlichen Titel in allen unsern Beziehungen und Angelegenheiten des Deutschen Reiches führen und hoffen zu Gott, daß es der Deutschen Nation gegeben sein werde, unter dem Wahrzeichen ihrer alten Herrlichkeit das Vaterland einer segensreichen Zukunft entgegenzuführen. Wir übernehmen die Kaiserliche Würde in dem Bewußtsein der Pflicht, in Deutscher Treue die Rechte des Reiches und seiner Glieder zu schützen, den Frieden zu wahren, die Unabhängigkeit Deutschlands, gestützt auf die geeinte Kraft seines Volkes, zu vertheidigen. Wir nehmen sie an in der Hoffnung, daß dem deutschen Volke vergönnt sein wird, den Lohn seiner heißen und opfermüthigen Kämpfe in dauerndem Frieden und innerhalb der Grenzen zu genießen, welche dem Vaterlande die seit Jahrhunderten entbehrte Sicherung gegen erneute Angriffe Frankreichs gewähren. Uns aber und Unsern Nachfolgern an der Kaiserkrone wolle Gott verleihen, allzeit Mehrer des Deutschen Reiches zu sein, nicht an kriegerischen Eroberungen, sondern an den Gütern und Gaben des Friedens auf dem Gebiete nationaler Wohlfahrt, Freiheit und Gesittung. Wilhelm‹ Die Stille in der Versammlung hielt nach dieser Verkündigung noch einen Augenblick an. Da verneigte sich der Großherzog von Baden gegen den Kaiser und bat um die Erlaubniß, an die Versammlung sich zu wenden. Indem er mit freudig lauter, klangvoller Stimme rief: ›Seine Kaiserliche und Königliche Majestät, Kaiser Wilhelm, lebe hoch! hoch! hoch!‹ entzündete er die allgemeine Begeisterung […]« (Toeche-Mittler 1896, S. 23–25).

Mit der Gründung des Deutschen Kaiserreiches erfüllte sich die seit den Freiheitskriegen gegen Napoleon gehegte Hoffnung auf eine staatsrechtliche Einigung Deutschlands. Der Zusammenschluß kam für viele überraschend zustande und war in seiner Form nicht unumstritten. Das immer wieder beschworene und idealisierte mittelalterliche Kaisertum hatte mit den tatsächlichen Gegebenheiten eines realpolitisch gelenkten modernen Staatengebildes wenig zu tun. Anhänger der großdeutschen Lösung unter Einschluß Österreichs konkurrierten mit denen einer kleindeutschen Lösung, während der bayerische Prinz Otto an seinen königlichen Bruder schrieb, es sei ihm *»unendlich weh und schmerzlich«* zumute gewesen, *»unsere Bayern sich da vor dem Kaiser neigen zu sehen«* (zitiert nach: Deuerlein 1977, S. 308). Schon die Frankfurter Nationalversammlung hatte 1849 dem preußischen König die Kaiserkone angetragen, eine staatsrechtliche Einigung unter Führung Preußens erwies sich in der damaligen politischen Konstellation jedoch als ebenso unmöglich wie ihre Akzeptanz auf der Grundlage einer Verfassung mit demokratischen Zügen. Die Reichsgründung 1871 war das Ergebnis einer außenpolitischen Krise und des durch die Kriegserklärung Frankreichs ausgelösten Bündnisfalles.

Für Werner kam die Aufforderung, den bevorstehenden Staatsakt in einem Gemälde festzuhalten, völlig unerwartet. Am 15. Januar 1871 erhielt er ein Telegramm des preußischen Hofmarschalls Eulenburg: *»S.K.H. der Kronprinz läßt Ihnen sagen, daß Sie hier Etwas Ihres Pinsels Würdiges erleben würden, wenn Sie vor dem 18. Januar hier eintreffen können«* (zitiert nach: Werner 1913, S. 30). Werner, der sich zu diesem Zeitpunkt in Karlsruhe aufhielt, nachdem er Ende November 1870 das deutsche Hauptquartier in Versailles wegen der dort herrschenden Waffenruhe verlassen hatte, mußte sich wieder umständlich dorthin durchschlagen. Erst am Tage der Proklamierung erreichte er sein Ziel, ohne eine genaue Vorstellung von dem kommenden Ereignis zu haben. Er selbst erlebte es so: *»Und nun ging in prunklosester Weise und außerordentlicher Kürze das große historische Ereignis vor sich, das die Errungenschaft des Krieges bedeutete: die Proklamierung des Deutschen Kaiserreiches! […] Der Vorgang war gewiß historisch würdig, und ich wandte ihm meine gespannteste Aufmerksamkeit zu, zunächst natürlich seiner äußeren malerischen Erscheinung, notierte in aller Eile das Nötigste, sah, daß König Wilhelm etwas sprach und daß Graf Bismarck mit hölzerner Stimme etwas Längeres vorlas, hörte aber nicht, was es bedeutete, und erwachte aus meiner Vertiefung erst, als der Großherzog von Baden neben König Wilhelm trat und mit lauter Stimme in den Saal hineinrief: ›Seine Majestät, Kaiser Wilhelm der Siegreiche, Er lebe hoch!‹ Ein dreimaliges Donnergetöse unter dem Geklirr der Waffen antwortete darauf, ich schrie mit und konnte natürlich dabei nicht zeichnen; von unten her antwortete wie ein Echo sich fortpflanzend das Hurra der dort aufgestellten Truppen. Der historische Akt war vorbei: es gab wieder ein Deutsches Reich und einen Deutschen Kaiser!«* (Werner 1913, S. 33 f.).

Die *Kaiserproklamation* schließt thematisch Werners zyklisch angelegte Schilderung des Deutsch-Französischen Krieges ab und markiert zugleich dessen historischen Höhepunkt. Werners Darstellung des Gründungsakts des Zweiten Kaiserreichs wurde zum Kultbild für eine ganze Epoche, ja wirkt – zumindest als *»historisches Dokument«* (Werner 1913, S. 54) – bis heute nach. Dabei muß zwischen den verschiedenen Fassungen des Gemäldes unterschieden werden, dessen Funktion sich von einem Sinnbild der nationalen Verbundenheit zu einer hegemonialen Selbstdarstellung Preußens wandelt.

454 Der Spiegelsaal des Versailler Schlosses als Lazarett nach dem 19. Januar 1871
Reproduktion nach einer Photographie; 180 x 240 mm
Berlin, Bildarchiv PK
Abbildung S. 332

455 Album der Proclamirung des deutschen Kaiserreiches im Schlosse zu Versailles, 18. Januar 1871 [Einleitung von P. Hassel], Berlin: H. Schnaebeli & Co. 1871
Rastatt, Wehrgeschichtliches Museum, Inv. 001810
Abbildung S. 333

456 ANTON VON WERNER
Gottesdienst vor der Kaiserproklamation in Versailles, 1871
Feder in Schwarz; 214 x 285 mm
Bez. u. r.: *Versailles 18. Januar 1871. AvW.*
Berlin, Kupferstichkabinett, SMB, Inv. Anton von Werner 72
Mit Erklärungstafel
Abbildung S. 333

Schloßfassung

Am 28. Januar 1871 machten bei einem Diner beim Kronprinzen der Großherzog von Baden, der Herzog von Coburg und der Erbprinz Leopold von Hohenzollern den Vorschlag, die deutschen Fürsten sollten dem Kaiser ein Gemälde der Proklamierung schenken. Tags darauf legte Werner dem Kronprinzen eine erste Skizze vor, die allgemein Zustimmung fand. Unter dem 4. Februar 1871 schrieb dieser in sein Kriegstagebuch: *»Da der sehr geniale Maler von Werner jener Feier beigewohnt, auch bereits äußerst gelungene Skizzen davon angefertigt hat, so könnte durch Ausführung dieses Gedankens ein historisches Gemälde, wie wir wenige besitzen, für das Berliner Schloß gewonnen werden«* (Friedrich III. 1926, S. 371). Er wies Werner an, den günstigsten Raum zur Aufnahme des Gemäldes auszuwählen und die Komposition auf seine Umgebung hin abzustellen. Am 30. April 1871 bestimmten Werner und der Kronprinz dafür die Wand des Saales, wo der königliche Thron stand. Das Bild sollte frisch wie der erste Entwurf zur Ausführung kommen.

Als Auftraggeber fungierte jedoch nicht der Kronprinz, sondern der Großherzog von Baden, dessen politische Einstellung stets auf die Einigung Deutschlands ausgerichtet war. Am 14. Dezember 1871 signalisierte der Geheime Kabinettsrat des Großherzogs, Ungern-Sternberg, dem Künstler, daß der Großherzog mit eigenen Mitteln für das Projekt eintreten werde. Damit sollten die sich dem Vertragsabschluß entgegenstellenden Schwierigkeiten beseitigt werden, die aus einer gewissen Uneinigkeit der deutschen Fürsten resultierten. Das am 4./18. Juni 1872 unterzeichnete *Übereinkommen* (Kat. 459) sah vor, daß Werner die genehmigte Skizze in einer Größe von 13½–14 x 25–26 Fuß (ca. 4,30 x 8,00 m) in Öl ausführen sollte. Nach seiner Vollendung sollte das Bild in das Eigentum des Großherzogs übergehen, und Werner mußte auf Repliken jeglicher Art verzichten; dies war einer der Gründe, weshalb die übrigen Fassungen stark abweichen. Als Preis wurden 20000 Reichstaler festgesetzt.

Im Januar 1875 mußte Werner um eine Prolongation des Vertrags bitten, da ihn zwischenzeitlich andere Arbeiten in Anspruch genommen hatten, und ihn die *Kaiserproklamation* mit ihren vielen Details mehr Zeit kostete als erwartet. Erst seit er im Sommer 1874 ein größeres Atelier bezogen hatte, war es ihm überhaupt möglich, an der vollständig aufgerollten Leinwand zu arbeiten. Am 31. Dezember 1875 war das Werk soweit gediehen, daß es in Werners Atelier besichtigt werden konnte. Dies geschah aus praktischen Gründen nicht durch den Großherzog, sondern durch das am Ort ansässige Kronprinzenpaar. Im Laufe des Winters 1876/77 näherte sich das Gemälde seiner Vollendung, doch mußte Werner auf Wunsch des Großherzogs immer noch neue Offiziere porträtieren, die auf dem Bild Platz finden sollten. Am 22. März 1877 wurde es Kaiser Wilhelm I. aus Anlaß seines 80. Geburtstags als Überraschungsgeschenk der deutschen Fürsten und freien Städte übergeben. Obwohl Werner bis zuletzt ein Gefühl der Unfertigkeit verspürt hatte und das Bild bei seiner provisorischen Aufstellung im Rittersaal des Schlosses ungünstig beleuchtet war, fand es ungeteilten Beifall. Prinz Wilhelm von Preußen und der Erbgroßherzog von Baden überreichten dem Künstler im Auftrag der Kronprinzessin Viktoria einen Lorbeerkranz.

Werner hat in seiner Erstfassung die Proklamierung so dargestellt, wie er sie selbst erlebt haben mag. Sein Selbstporträt am rechten Bildrand soll nicht nur die Authentizität seiner Schilderung belegen, sondern erklärt auch den distanzierten, für den Betrachter allerdings angehobenen, geschickt austarierten Standpunkt. Dem Unbeteiligten wird dadurch das Gefühl vermittelt, unmittelbarer Zeuge und zugleich objektiver Beobachter des Geschehens zu sein. Die Masse der Offiziere füllt den Hauptteil des Bildes aus, während sich die militärische und politische Führung in großem Abstand im linken Bilddrittel wiederfindet. Wilhelm I. und der sein Hoch ausrufende Großherzog von Baden sind dabei die einzigen, die von einer anderen Figur nicht oder nur unwesentlich überschnitten werden. Die Fürsten werden aber insgesamt dadurch hervorgehoben, daß sie erhöht auf der Estrade den Offizieren gegenüberstehen. Deren Darstellung wechselt vom verlorenen Profil zum Profil, wodurch eine flutende Bewegung entsteht. Dieser Eindruck verstärkt sich noch durch die nach vorn gestreckten Helme und Tschakos. Zwischen den beiden Gruppen stehen der quer zur Hauptrichtung postierte Bismarck mit der Proklamierungsurkunde und dahinter Moltke. Sie werden in ihrer formalen Bedeutung jedoch von einem der zu seiten der Estrade postierten Garde du Corps-Kürassiere überragt, der in seiner Habachtstellung mit gezogenem Pallasch auf das Geschehen aufmerksam zu machen scheint. Freilich hat sich Werner nicht den eigentlichen Gründungsakt – die Verlesung der Proklamierung, die er selbst akustisch nur schlecht wahrnehmen konnte – zum Thema gestellt, sondern die darauffolgende, viel spektakulärere Akklamation der Fürsten und Offiziere.

Man hat Werner wiederholt einen Mangel an Pathos bei der bildlichen Inszenierung der *Kaiserproklamation* vorgeworfen. So bemängelte Adolf Rosenberg schon 1879, *»dass ihr Schöpfer bei seiner Arbeit wenig von der Begeisterung gespürt hat, welche auch die Beredsamkeit des Pinsels hervorrufen muß«*. Schuld daran sei die *»Anordnung der Komposition, von welcher der Künstler sehr wohl hätte abweichen können, ohne gegen die historische Treue des Hergangs zu fehlen«* (Rosenberg 1879, S. 245). Andererseits hält Rosenberg Werner zugute, eine *»historische Urkunde von diplomatischer Treue«* (Rosenberg 1879, S. 244) überliefert zu haben. Die Gegebenheiten der Feierlichkeit erleichterten dem Maler nicht gerade seine Arbeit: *»Der Vorgang an sich war trotz des gewaltigen Eindrucks, den seine politische Bedeutung auf die Gemüter machen mußte [...], in seiner äußeren Erscheinung keinesfalls seinem inneren Werte entsprechend, erschien vielmehr etwas vorschriftsmäßig. Die Offiziere standen im Saale dicht gedrängt und bei dem Hoch auf den Kaiser stramm militärisch den Helm emporstreckend, d.h. wer Platz dazu hatte. Die der Fürstenestrade zunächststehenden älteren hohen Offiziere bewahrten angesichts des Kaisers dabei die ihrem Alter entsprechende würdige ruhige Haltung. Nichts von den phantastisch lebhaften Gebärden, die der Maler gewöhnlich gebraucht, um in solchen Fällen Enthusiasmus auszudrücken«* (Werner 1913, S. 54). Andere Äußerungen des Künstlers bezeugen, daß er dem Ereignis durchaus nicht kühl gegenüberstand. *»Vor dem Weltenrichter aber dürfen wir Frankreich [...] anklagen, daß es uns gezwungen hat, Ströme Blutes für Deutschlands Einigung zu vergiessen«*, heißt es in einer gedruckten Akademierede zur 25jährigen Gedenkfeier der Reichsgründung.

Allerdings hat Werner es vorgezogen, seine patriotischen Gefühle durch subtile Spannung auszudrücken, indem er die Architektur und Dekoration der Galerie des Glaces, welche die Stätte der Proklamie-

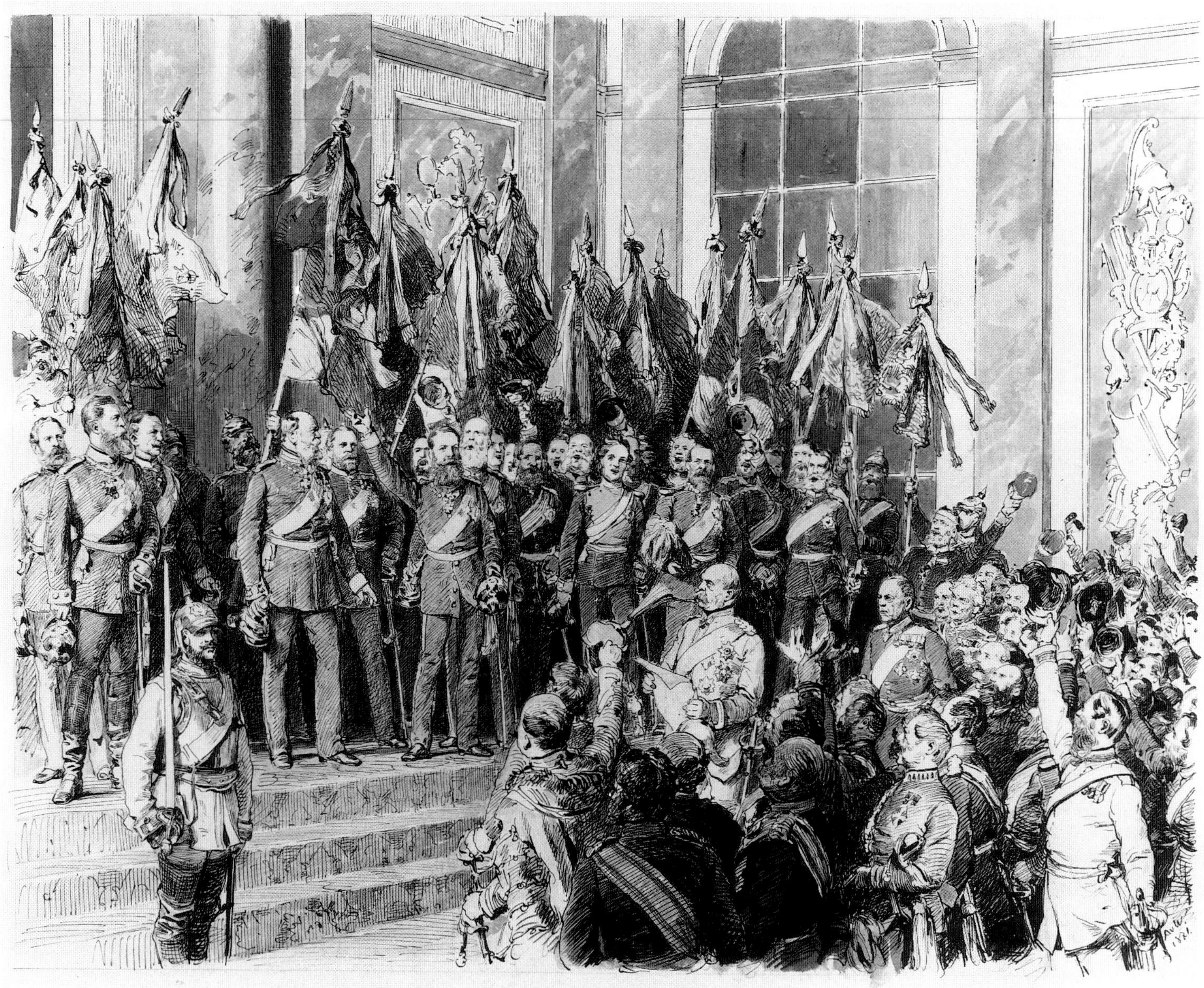

460

rung als hoheitsvollen Ort aus der Zeit des französischen Absolutismus definiert, wirkungsvoll einbezieht. Wilhelm I. steht mit den anderen Fürsten vor dem als Triumphbogenmotiv gebildeten Durchgang zur *Salle de la Guerre*; die Masse der Offiziere und die Fahnen werden in den drei hier sichtbaren, ebenfalls als Triumphbögen gestalteten Spiegeln reflektiert, und die Lichtführung wird unter Ausnutzung der räumlichen Gegebenheiten im Sinne einer Glorifikation eingesetzt. So liegt auf den Gesichtern, Helmen und Stiefeln der Fürsten und akklamierenden Soldaten die von vorn einströmende Tageshelligkeit, gleichzeitig wird die Versammlung durch Brechung und Reflexion des Lichts an der Spiegelwand wie von einer dreifachen Aureole überstrahlt.

Das Arbeitsprinzip des Künstlers, jede Kleinigkeit genau nachzubilden, kommt in diesem Falle der intendierten Erweckung von Emotionen zustatten. Denn jedes noch so geringfügige Detail aus dem Dekorationssystem Charles Lebruns und Jules Hardouin-Mansarts ist ein Hinweis auf die von den deutschen Truppen überwundene *Grande Nation*. Am bedeutungsvollsten ist die Anspielung auf Lebruns Deckenbild. Davon sind auf Werners Gemälde zwar nur Ausschnitte, dafür aber überdeutlich zwei Kartuschen sichtbar, die die darüber angeordneten Szenen erklären: *»Alliance de l'Allemagne et de l'Espagne avec la Hollande 1672«* und *»Passage du Rhin en présence des ennemis 1672«*. Ausgehend vom Zentrum der Decke, der Regierungsübernahme durch Ludwig XIV. 1661, schildern die insgesamt 30 Bildfelder in allegorischer Weise die historischen (meist kriegerischen) Verwicklungen Frankreichs, das unter Ludwig XIV. die Vormacht in Europa errang. Den benachbarten Ländern Deutschland, Holland und Spanien sind eigene Kompartimente vorbehalten. So stellt das Bild auf der Kopfseite der *Salle de la Guerre* die Bündnisse der drei genannten Mächte – sie werden von *Timidité*, *Fureur* und *Colère* umgeben – im Jahr 1672 als Ausbruch der Feindseligkeiten dar. Dagegen wird auf der gegenüberliegenden Seite, über dem Durchgang zur *Salle de la Paix* – auf Werners Gemälde wohlweislich nicht sichtbar – das Ende der Allianz durch die Annahme des Friedens durch Holland 1678 vorgeführt.

Für das wilhelminische Zeitalter von noch größerer Brisanz und aktuellerem Bezug war die Darstellung der Rheinüberquerung durch die Franzosen 1672. Das entsprechende, auf Werners Gemälde ebenfalls angeschnittene Bildfeld zeigt Ludwig XIV.

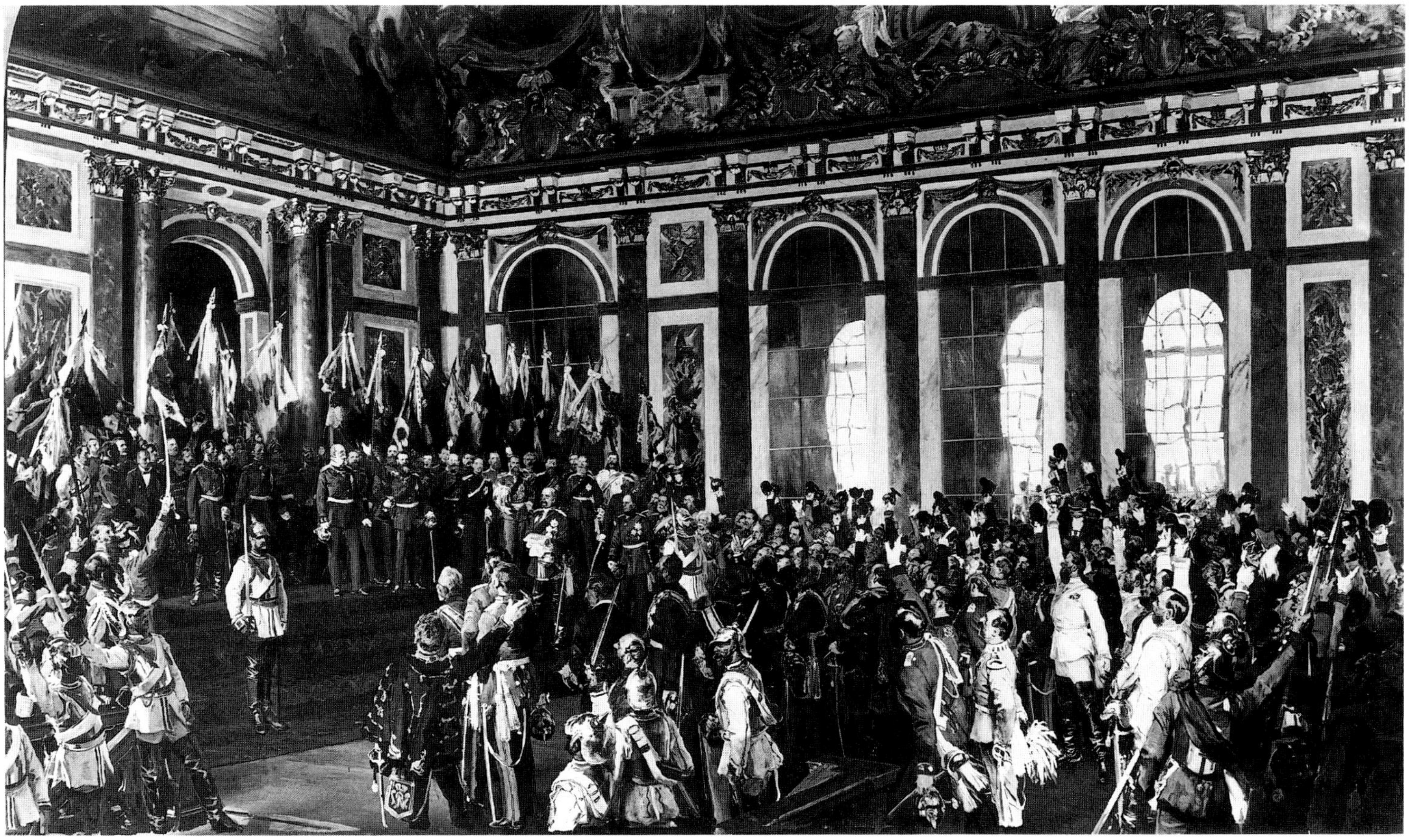

461

458

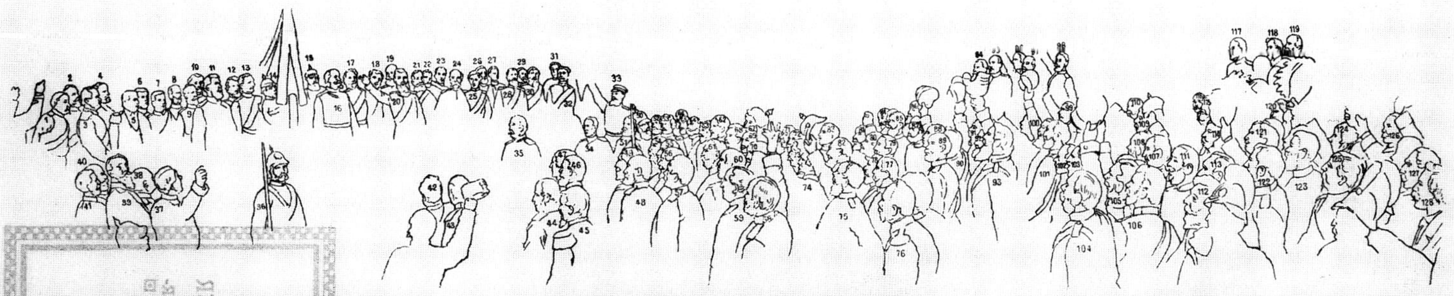

1. Herzog von Coburg; 2. Herzog von Anhalt; 3. Prinz Carl von Preußen; 4. Prinz August von Württemberg; 5. Prinz Adalbert von Preußen; 6. Herzog Wilhelm Eugen von Württemberg; 7. Erbgroßherzog von Weimar; 8. Prinz Georg von Sachsen; 9. Kronprinz von Sachsen; 10. Fürst von Schwarzburg-Rudolstadt; 11. Kronprinz Friedrich von Preußen; 12. Prinz Wilhelm von Württemberg; 13. Großherzog von Weimar; 14. Fahnenträger Unteroffz. Förster; 15. Fahnenträger Sergeant Koers; 16. Kaiser Wilhelm I.; 17. Großherzog von Oldenburg; 18. Erbgroßherzog von Mecklenburg-Strelitz; 19. Herzog von Meiningen; 20. Großherzog von Baden; 21. Herzog Eugen Erdmann von Württemberg; 22. Erbprinz von Sachsen-Meiningen; 23. Erbgroßherzog von Mecklenburg-Schwerin; 24. Herzog von Altenburg; 25. Prinz Otto von Bayern; 26. Herzog Friedrich von Schleswig-Holstein-Augustenburg, kgl. bayer. Generalmaj.; 27. Prinz Leopold von Bayern; 28. Prinz Luitpold von Bayern; 29. Landgraf Friedrich von Hessen; 30. Fürst von Schaumburg-Lippe; 31. Prinz Heinrich VII. von Reuß; 32. Erbprinz Leopold von Hohenzollern; 33. Premierltn. v. Wedelstädt vom Königsgrenadierreg. 2. westpr. Nr. 7; 34. General Graf v. Moltke; 35. Fürst Bismarck; 36. Louis Stellmacher, Garde du Corps; 37. Oberstltn. Prinz Anton Radziwill, Flügeladj.; 38. General v. Boyen, Generaladj.; 39. Oberst Graf Lehndorff, Flügeladj.; 40. Oberstltn. v. Albedyll, Flügeladj.; 41. Oberstltn. v. Lucadou, Flügeladj.; 42. Graf Pückler, Oberhof- u. Hausmarschall; 43. Maj. v. Fallong, Adj. d. Generalinsp. d. Art.; 44. Oberst v. Gottberg, Oberstquartiermstr. d. 3. Armee; 45. Oberstltn. Krug v. Nidda, Adj. d. Generalgouv.; 46. Generalltn. v. Fabrice, kgl. sächs. Kriegsminister u. Generalgouv. von Versailles; 47. Graf Perponcher, Hofmarschall; 48. Generalltn. v. Neubronn, Generaladj. d. Großherzogs von Baden; 49. General d. Kav. v. Tümpling; 50. Josef Laukwitz, Garde du Corps; 51. General v. Podbielsky, Generalquartiermstr. d. Armee; 52. Generalltn. v. Schachtmeyer, stellv. Kommand. d. 11. Armeekorps; 53. General d. Inf. v. Hartmann, Kommand. d. 2. bayer. Armeekorps; 54. General Beauchamp-Walker, engl. Militärbevollm.; 55. Hausminister v. Schleinitz; 56. Generalltn. Herkt, Kommand. d. Art. d. 3. Armee; 57. Oberst v. Boehn, 1. Gardereg. zu Fuß; 58. Oberstltn. Bronsart von Schellendorf; 59. Ltn. v Gustedt, Ordonnanzoffz. d. Kronprinzen (3. Armee); 60. Graf zu Eulenburg, Hofmarschall d. Kronprinzen; 61. General d. Inf. v. Hindersin, Generalinsp. d. Art.; 62. Generalltn. v. Stosch, Generalintendant; 63. Generalltn. v. Blumenthal, Chef d. Stabs d. 3. Armee; 64. General d. Inf. v. Kirchbach, komm. General d. 5. Armeekorps; 65. Generalmaj. Prinz Kraft zu Hohenlohe-Ingelfingen, Kommand. d. Gardeartilleriebrig.; 66. Fürst Pleß, Chef d. freiw. Krankenpflege; 67. Generalltn. Graf Bothmer (2. bayer. Armeekorps), 4. Div.; 68. Generalltn. v. Kameke, Chef d. Ingenieurkorps; 69. Generalmaj. v. Voigt-Rhetz, Kommand. von Versailles; 70. Fürst Putbus; 71. Generalmaj. v. Sandrart, 9. Div. d. 5. Armeekorps; 72. Generalltn. v. Baumbach (württ. Div.); 73. Graf Bothmer, kgl. bayer. Generalquartiermstr.; 74. Maj. v. Arnim, Kommand. d. Gardejägerbat.; 75. Hptm. A. Wernecke, 58. Infanteriereg.; 76. Generalmaj. Lutz, Kommand. d. Art. d. 2. bayer. Armeekorps; 77. Dr. Wegner, Generalarzt, Leibarzt d. Kronprinzen; 78. Maj. v. Rettberg, 1. schles. Dragonerreg. Nr. 4; 79. Dr. Boeger, Generalarzt d. 3. Armee; 80. Hptm. Masuch, 2. niederschles. Infanteriereg. Nr. 47; 81. Oberst Eyl, Kommand. d. 4. pos. Infanteriereg. Nr. 59; 82. Oberstltn. v. Faber du Faur, kgl. württ. Militärbevollm.; 83. Wilhelm Fürst zu Wied, Maj. à la suite d. Armee; 84. Legationsrat v. Ungarn-Sternberg, Kabinettsrat d. Großherzogs von Baden; 85. Premierltn. Fred. Frankenberg, Armeedelegierter d. freiw. Krankenpflege; 86. Ltn. v. Voigt-Rhetz, Gardefüsilierreg.; 87. Maj. Karnatz, Generalst. d. 3. Armee; 88. Hptm. Lenke, Generalst. d. 3. Armee; 89. Maj. Mischke, persönl. Adj. d. Kronprinzen; 90. Rittm. v. Schleinitz, persönl. Adj. d. Kronprinzen; 91. Maj. v. Winterfeldt, Kommand. d. Hauptquart. d. 3. Armee; 92. Hptm. v. Wolff, Kommand. d. Hauptquart. d. 3. Armee, 3. Gardegrenadierreg. Königin Elisabeth; 93. Premierltn. v. Stülpnagel, Kommand. d. Hauptquart. d. 3. Armee, Königinkürassierreg.; 94. Oberstltn. v. Verdy du Vernois, groß. Generalst.; 95. Oberstltn. Wischer, Chef d. Ingenieurkorps; 96. Oberst v. d. Esch, Chef d. Stabes d. 5. Armeekorps; 97. Maj. Pilgrim, Abteilungskommand. d. 5. Artilleriebrig.; 98. Maj. v. Hahnke (Generalst. d. 3. Armee); 99. Hptm. v. Viehbahn (Generalst. d. 3. Armee); 100. Premierltn. Graf Harrach (Generalst. d. 3. Armee), 1. schles. Kürassierreg.; 101. Rittm. v. Mutius (Generalst. d. 3. Armee), Adj. d. Reg. Garde du Corps; 102. Maj. Dresow (Generalst. d. 3. Armee), Grenadierreg. König Friedrich Wilhelm IV., 1. pomm. Nr. 2, Adj. d. Oberkommandos d. 3. Armee; 103. Rittm. v. d. Lancken-Wakenitz (Generalst. d. 3. Armee), Ordonnanzoffz.; 104. Rittm. v. Albedyll, Königinkürassierreg., Kommand. d. Kavalleriestabswache d. Kaisers; 105. Rittm. v. Göler, Flügeladj. d. Großherzogs von Baden; 106. Hptm. Graf Seckendorff, 1. Gardereg. zu Fuß; 107. Dr. Wilms, Generalarzt; 108. Rittm. v. Hinüber (sächs. Armeekorps), Ordonnanzoffz. d. Kronprinzen von Sachsen; 109. Oberstltn. v. Besser, Kommand. d. 2. Gardegren.-Landwehrreg.; 110. Hptm. v. Bosse (Stab d. 3. Armee); 111. Rittm. v. Hartmann, 4. bayer. Chevauxlegerreg., Adj. d. Generals v. Hartmann, 2. bayer. Armeekorps; 112. Maj. Baron v. Sazenhofen, 1. Adj. d. Generals v. Hartmann; 113. Freih. v. Feschenbach-Landerbach, Rittm. à la suite d. 2. bayer. Armeekorps; 114. Hptm. C. Harrach (Stab d. 2. bayer. Armeekorps), Adj. d. Generals v. Hartmann; 115. Freih. v. Dobeneck, Hptm. d. Reserveart. (Stab d. 3. Armee); 116. Hptm. v. Knobelsdorff-Brenkenhoff, 4. Gardegrenadierreg. Königin, Kommand. d. Infanteriestabswache d. Kaisers; 117. Generalarzt Dr. v. Lauer, Leibarzt d. Kaisers; 118. Geh. Rat v. Wilmowski, Kabinettsrat d. Kaisers; 119. v. Rauch, Vizeoberstallmstr. d. Kaisers; 120. Freih. v. Müller, Oberst u. Kommand. d. Artilleriereserveabt. d. 2. bayer. Armeekorps; 121. Oberstltn. Heylmann, Generalst. d. 2. bayer. Armeekorps; 122. großh. bad. Kriegsrat Zehr; 123. Freih. v. Stauffenberg, Rittm. u. Flügeladj. d. Königs v. Bayern, Ordonnanzoffz. beim Oberkommando d. 3. Armee; 124. Premierltn. v. Treskow, 47. Infanteriereg., Platzmaj. von Versailles; 125. Maj. Schumann, 1. Adj. d. Ingenieur en Chef; 126. Freih. v. Godin, Hptm. im kgl. bayer. Generalquartiermeisterstab; 127. Oberstltn. Fogt, Feldgeniedirektor d. 2. bayer. Armeekorps; 128. Anton v. Werner.

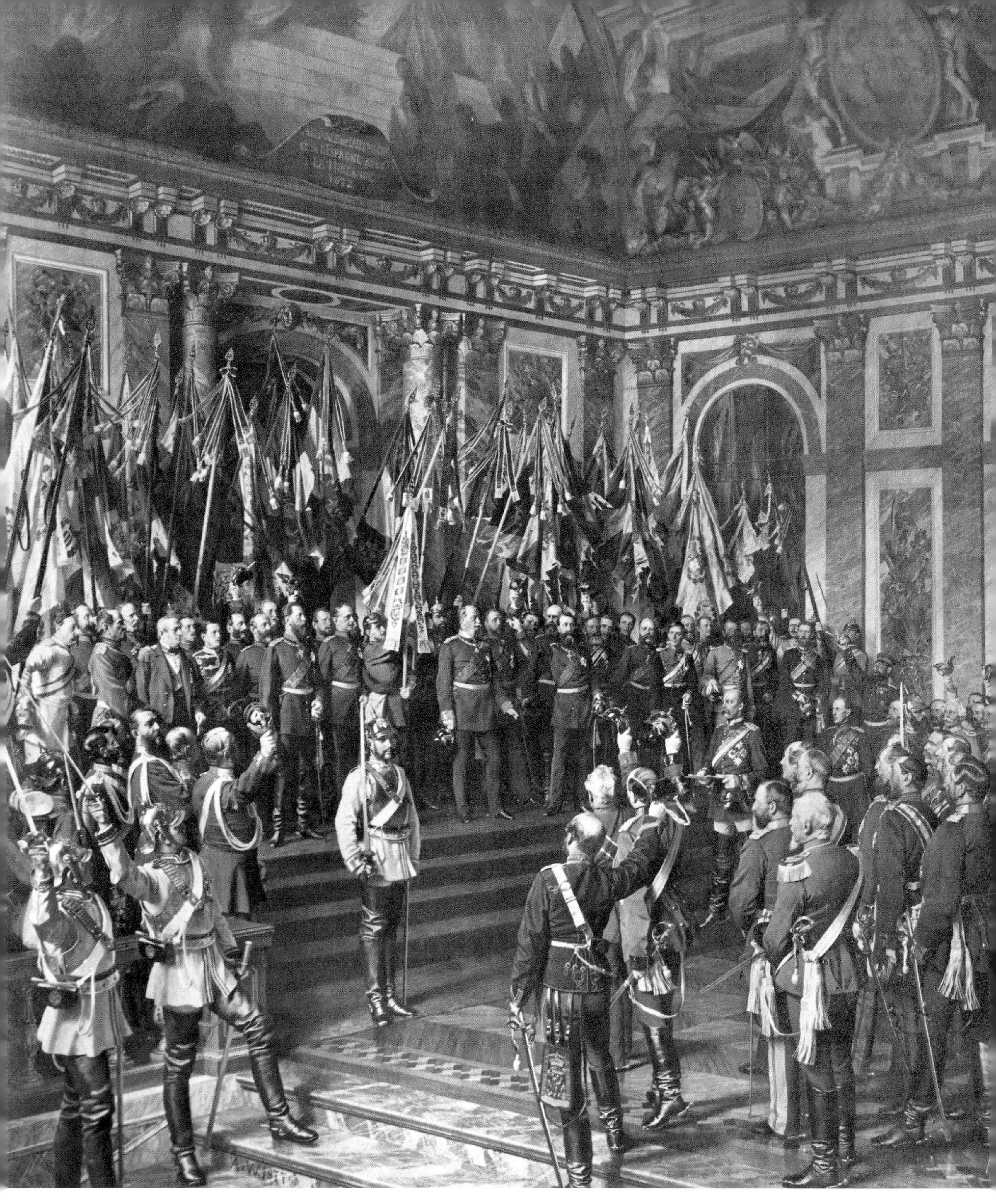

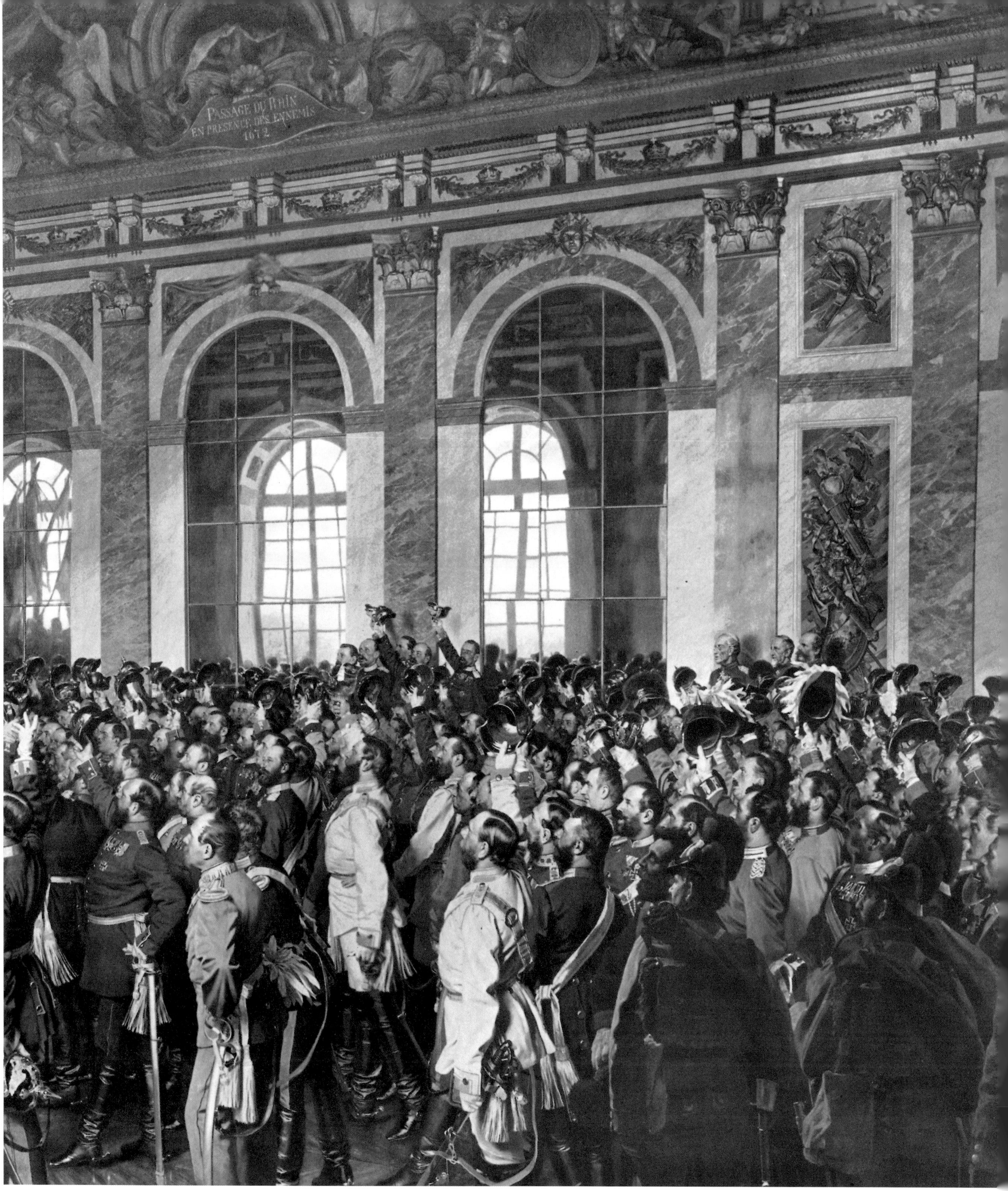

457

495 ANTON VON WERNER
Eine Figur aus der Gruppe links der Estrade, 1874
Schwarze Kreide, gewischt und weiß gehöht/hellgraues Tonpapier; 453 x 275 mm
Bez. u. M.: *AvW. 1874*
Merseburg, GStA, Rep. 92 Nl. A. v. Werner. Zeichnungen. Mappe 9, Bl. 19

496 ANTON VON WERNER
Figurenstudie Major von Fassong, 1875
Schwarze Kreide/braunes Tonpapier; 470 x 310 mm
Bez. u. r.: *Major v. Fassong AvW. 1875*
Berlin, Slg. Archiv für Kunst und Geschichte, Inv. III 220 22 D/1006

497 ANTON VON WERNER
Figurenstudie Erbprinz Bernhard von Sachsen-Meiningen, 1875
Schwarze Kreide und Rötel/hellbraunes Tonpapier; 343 x 246 mm
Bez. u. r.: *AvW. 9/4 1875.*; u. M. Signatur des Dargestellten
Berlin, Kupferstichkabinett, SMB, Inv. Anton von Werner 116

498 ANTON VON WERNER
Figurenstudie Ordonnanzoffizier Rittmeister von Hinüber, 1875
Schwarze Kreide, gewischt; 343 x 246 mm
Bez. u. l.: *Av. W. 1875*; u. r. Signatur des Dargestellten
Berlin, Kupferstichkabinett, SMB, Inv. Anton von Werner 118

499 ANTON VON WERNER
Figurenstudie Generalleutnant von Fabrice, 1875
Schwarze Kreide, gewischt, und Rötel; 343 x 246 mm
Bez. u. r.: *AvW. 1875*; u. M. Signatur des Dargestellten
Berlin, Kupferstichkabinett, SMB, Inv. Anton von Werner 119

500 ANTON VON WERNER
Zwei Jubelnde sowie Armstudie eines dritten, 1875
Schwarze Kreide, weiß gehöht/hellgraues Tonpapier; 312 x 408 mm
Bez. u. M.: *AvW. 1875.*
Merseburg, GStA, Rep. 92 Nl. A. v. Werner. Zeichnungen. Mappe 9, Bl. 22

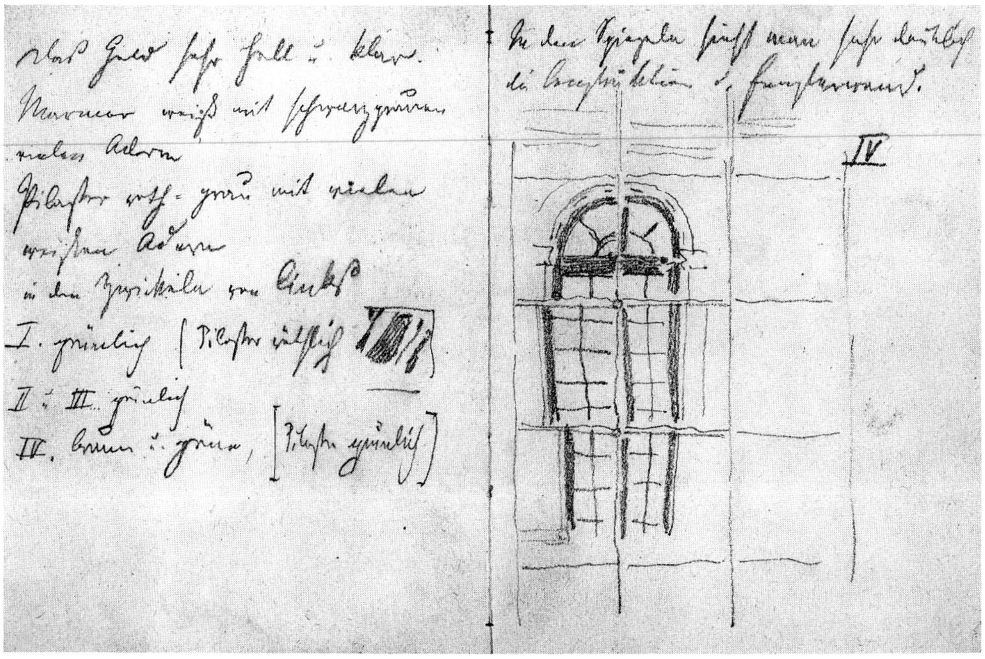

508

501 ANTON VON WERNER
Gewandstudie eines preußischen Offiziers, 1875
Schwarze Kreide und Rötel, gewischt/hellbraunes Tonpapier; 478 x 270 mm
Bez. u. r.: *AvW. 1875*
Merseburg, GStA, Rep. 92 Nl. A. v. Werner. Zeichnungen. Mappe 9, Bl. 24

502 ANTON VON WERNER
Figurenstudie eines vom Rücken gesehenen Offiziers, 1875
Schwarze Kreide, gewischt, und Rötel, weiß gehöht/hellbraunes Tonpapier; 476 x 310 mm
Bez. u. r.: *AvW. 1875.*
Merseburg, GStA, Rep. 92 Nl. A. v. Werner. Zeichnungen. Mappe 9, Bl. 26

503 ANTON VON WERNER
Studie zweier Stiefelpaare, ca. 1875
Schwarze Kreide, gewischt und weiß gehöht/hellbraunes Tonpapier; 305 x 400 mm
Bez. o. l.: *v. Arnim.*; u. r.: *v. Boehn. A.vW*
Merseburg, GStA, Rep. 92 Nl. A. v. Werner. Zeichnungen. Mappe 9, Bl. 25
Abbildung S. 346/347

504 ANTON VON WERNER
Figurenstudie Vizeoberstallmeister von Rauch, 1877
Bleistift, gewischt; 288 x 224 mm
Bez. u. r.: *AvW. 1877*; darunter Signatur des Dargestellten
Berlin, Kupferstichkabinett, SMB, Inv. Anton von Werner 120

505 ANTON VON WERNER
Figurenstudie Geheimrat von Wilmowski, 1877
Bleistift, gewischt; 343 x 245 mm
Bez. u. r.: *AvW. 22.II.1877.*; darüber Signatur des Dargestellten
Berlin, Kupferstichkabinett, SMB, Inv. Anton von Werner 121

506 ANTON VON WERNER
Selbstbildnis bei der Arbeit an dem Gemälde *Die Proklamierung des Deutschen Kaiserreiches*, 1876
Bleistift; 115 x 180 mm
Bez. u. l.: *AvW*; u. r.: *d. 10.12.76.*
Berlin, Johannes Grützke

507 ANTON VON WERNER
Selbstbildnis für das Gemälde *Die Proklamierung des Deutschen Kaiserreiches*, 1877
Bleistift, weiß gehöht/braunes Tonpapier; 309 x 473 mm
Bez. u. M.: *Mein Portraitkopf auf dem Bilde Proklamirung des Deutschen Kaiserreichs*; u. r.: *A v Werner 1877 gez*
Minden, Slg. Georg Speitel
Abbildung S. 344

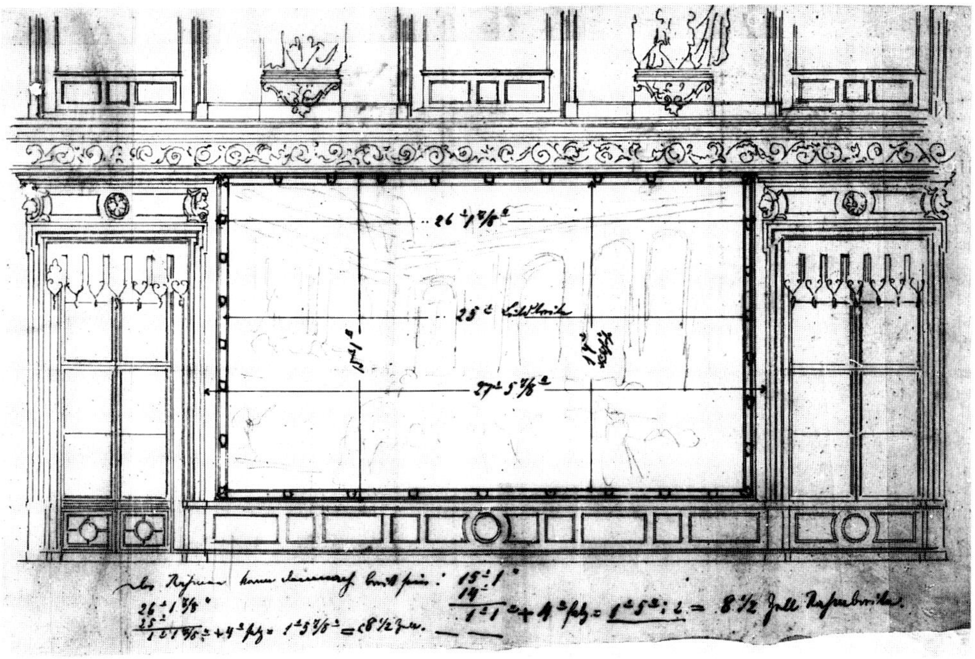

509

508 ANTON VON WERNER
Skizzenbuch o.Nr. (Brüssel, Paris, Versailles), 1876
141 x 111 mm
Aufgeschlagen: Skizze eines sich in den Spiegeln der gegenüberliegenden Seite brechenden Fensters der Galerie des Glaces des Versailler Schlosses nebst Farbangaben; Bleistift
Privatbesitz
Abbildung

509 ANTON VON WERNER
Raumdisposition zur Unterbringung der *Kaiserproklamation* im Weißen Saal des Berliner Schlosses, ca. 1875
Bleistift und Feder in Schwarz/Pauspapier; 200 x 322 mm
Mit Maßangaben
Karlsruhe, Badisches Generallandesarchiv, Rep. 56/1628
Reproduktion
Abbildung

Zeughausfassung (mit der *Krönung Friedrichs I. zum König in Preußen*)

Der Umbau des Zeughauses in eine preußische Ruhmeshalle ging auf einen Erlaß Kaiser Wilhelms I. vom 22. März 1875 zurück und wurde vom Preußischen Abgeordnetenhaus gesetzlich verankert. Der Architekt Friedrich Hitzig leitete die Umgestaltung; verschiedene Maler und Bildhauer führten das ikonographische Programm aus. Die zuständige Kommission erteilte Werner den Auftrag zur *Kaiserproklamation* im Frühjahr 1880.

Einen Zwitter zwischen Schloß- und Zeughausfassung stellt eine Federzeichnung von 1878 (Kat. 511) dar. Der Anlaß für ihre Anfertigung ein Jahr nach Vollendung der Schloß- und zwei Jahre vor Auftragserteilung für die Zeughausfassung ist unbekannt. Um 1900 wurde diese Zeichnung in dem Prachtwerk *Bildersaal Deutscher Geschichte* (Kat. 284) reproduziert. Die Verteilung der Personen entspricht bis auf das fortgelassene rechte Bilddrittel der Schloßfassung. Die Spiegelwand der Galerie des Glaces ist dagegen wie in der Zeughausfassung parallel zum Bildgeviert wiedergegeben, der Standpunkt des Betrachters dadurch weiter nach links in Höhe der Estrade gerückt.

Zur Zeughausfassung leitet weiter eine Darstellungsvariante über, die als Holzstich verschiedene Abhandlungen deutscher Geschichte aus den 80er und 90er Jahren des 19. Jahrhunderts wie die von Bernhard Kugler (Kat. 512) illustriert. Sie zeichnet sich durch eine formale und inhaltliche Straffung des Vorgangs aus und rückt dabei Wilhelm I. in den Mittelpunkt. Er wird flankiert von Kronprinz Friedrich Wilhelm und dem Großherzog von Baden. Zu seiner Idealisierung tragen die Fahnen und Standarten über seinem Haupt, die rahmenden Säulen, die im Vordergrund dargebrachten Insignien und die ihm zugeordnete Trias Bismarck-Moltke-Roon bei. Letzterer hatte wegen eines Katarrhs nicht an der Zeremonie teilnehmen können, ist auf der Schloßfassung auch nicht dargestellt, gehörte aber einfach dazu: »*So ziemlich wohl alle hohen Herren, die an Deutschlands Einigung mitgearbeitet, habe ich damals gesehen und kennen gelernt, nur den Einen nicht, der Deutschlands Schwert geschärft hat: den Kriegsminister von Roon. Er war weder bei der Kaiserproklamation anwesend, noch erschien er im Hauptquartier des Kronprinzen*« (Werner 1913, S. 46). In der Zeughausfassung selbst fehlt Roon allerdings, in der Friedrichsruher Fassung taucht er wieder auf. – Als Kompositionsskizze zu dem Holzstich ist eine undatierte Federzeichnung (Kat. 513) einzustufen, bei der allerdings das Motiv der Trias noch nicht ausgeprägt erscheint.

Einige Elemente des Holzstichs beabsichtigte Werner zunächst in die Zeughausfassung zu übernehmen, wie die dazugehörige Kompositionsskizze von 1880 (Kat. 514) zeigt. In diese Vorstudie übertrug Werner das Wappen mit dem Reichsadler, dem eine der alten Reichskrone gleichende Bügelkrone aufgesetzt ist. Dieses Emblem korrespondiert mit der am Scheitel des Korbbogens angebrachten Kartusche aus dem Deckenprogramm Lebruns: »*PASSAGE DU RHIN EN PRESENCE DES ENEMIS 1672*«. Die weiblichen Friedensallegorien aus dem Stich sind einem gefesselten Sklaven gewichen, der von den Sklaven unterhalb des Stuckreliefs Ludwigs XIV. zu Pferde von Antoine Coysevox im Salon de la Guerre des Versailler Schlosses inspiriert sein könnte. Ebenfalls tritt die Trias Bismarck-Moltke-Roon auf, wobei Bismarck die beherrschende Stellung eingenommen hat. Er trägt, wie erstmals bei der Federskizze von 1871 und dann wieder beim Holzstich der Fall, den weißen Koller und nicht den blauen Waffenrock, wie es der Wahrheit entsprochen hätte. Seine damit verbundene Aufwertung wurde in die Zeughausfassung übertragen.

Als Wilhelm I. der Ruhmeshalle am 8. November 1882 einen Besuch abstattete, wurde die Herausstellung Bismarcks prompt beanstandet. Werner führt in seinen Erinnerungen – nicht ganz überzeugend – lediglich malerische Gründe für die Aufwertung des Reichsgründers an. Aber nicht einmal diese mochte er dem Kaiser nennen, sondern wies darauf hin, *»daß alle anderen bei der Proklamierung anwesenden Kürassiere den weißen Koller getragen hätten und konsequenterweise ihn Bismarck auch hätte anlegen müssen, wenn er ihn mit in den Feldzug genommen hätte«*. Darauf bestätigte Wilhelm I. dem Künstler: *»Sie haben recht, er war falsch angezogen und es ist ganz richtig, daß Sie das korrigiert haben«* (Werner 1913, S. 356 f.). Dieser Satz wirft ein bezeichnendes Licht auf die in der Zeughausfassung angestrebte »höhere Wahrheit«. Der Ideologie der Reichsidee kam die Glorifizierung seiner Protagonisten – die Hauptfiguren sind nicht zufällig in den Vordergrund gerückt – durchaus entgegen. Der Publikumserfolg der Zeughaus- und Friedrichsruher Fassung läßt darauf schließen, daß der Künstler damit das nationale Selbstverständnis einer breiten Öffentlichkeit ansprach. Erschien Wilhelm I. in der Schloßfassung als *primus inter pares* unter den deutschen Bundesfürsten, so ist er in der Zeughausfassung neben Kronprinz Friedrich Wilhelm und nach Bismarck die beherrschende Figur.

Werner erinnert sich an einen Besuch in Friedrichsruh, bei dem er Bismarck von den kompositorischen Schwierigkeiten der im Format beschränkten Zeughausfassung erzählt habe. Bei allen Versuchen würde der Kaiser auf die Seite oder in den Hintergrund geschoben, während er, Bismarck, als Mittelpunkt erscheine. Eine andersartige Komposition verbiete sich aber, da der Kaiser alle vom Rücken gesehenen Figuren streiche. Bismarck schilderte dem Künstler daraufhin die ungnädige Haltung Wilhelms ihm gegenüber am Tag der Proklamierung (Werner 1913, S. 292). Die Tatsache, daß Werner dies alles kommentarlos wiedergibt, läßt offen, ob die auf der Zeughausfassung zu beobachtende Unstimmigkeit zwischen Bismarck und Wilhelm I. wirklich intendiert ist. Der Kaiser schaut dort nämlich über den Kanzler hinweg ins Leere, während dieser den Monarchen herausfordernd anblickt. In der für Bismarck bestimmten Friedrichsruher Fassung verhält es sich eher umgekehrt, während in der Schloßfassung und in der Kompositionsskizze zur Frankfurter Fassung (Kat. 536) Blickkontakt besteht.

Die Anfertigung der Zeughausfassung für eine preußische Ruhmeshalle brachte eine noch stärkere Betonung des militärischen Charakters der Zeremonie als in der Schloßfassung mit sich. Außer Bismarck ist besonders Moltke in den Vordergrund gerückt, wobei die nach vorn ausgerichtete Schrittstellung als Metapher für seine erfolgreiche Kriegsführung zu verstehen ist. Eine vorbereitende Figurenstudie (Kat. 518) zeigt sein scharf geschnittenes Gesicht sowie den oberen Teil der Uniform mit Orden, verrät aber wenig von der Persönlichkeit des »großen Schweigers«.

Weitere Studien (Kat. 515–521) belegen, daß Werner jede Figur und jedes Detail überarbeitete. Da die Anzahl der Offiziere aus Platzgründen erheblich reduziert werden mußte, galt es, ihrer Akklamation besondere Ausdruckskraft zu verleihen. Um ihr numerisches Ungleichgewicht gegenüber den Fürsten und politischen Führern besonders auf der Kompositionsskizze (Kat. 514) nicht allzu kraß erscheinen zu lassen, fügte Werner bei der Ausführung wieder einige Figuren hinzu. Weil eine Anhäufung dieser Gruppe nur in die Tiefe möglich war, geschah dies auf Kosten der in der Schloßfassung eingesetzten mehrreihigen Isokephalie. Trotzdem erzielte Werner eine überzeugende Lösung, indem die Köpfe nun zusammen mit den hochgestreckten Helmen eine von der Mitte zum Rand hin ansteigende Linie beschreiben, die der von den Fürsten gebildeten entspricht.

510 ANTON VON WERNER
Die Proklamierung des Deutschen Kaiserreiches (18. Januar 1871), Wandbild in der Ruhmeshalle des Berliner Zeughauses, 1882
Wachsfarben/Lwd.; ca. 5,0 x 6,0 m
Kriegsverlust
Wv. 1882-1
Reproduktion nach einer Photographie (mit der links angrenzenden Nische); 180 x 240 mm
Marburg, Bildarchiv Foto Marburg, Inv. 825212
Abbildung S. 353

511 ANTON VON WERNER
Die Proklamierung des Deutschen Kaiserreiches, 1878
Feder in Schwarz, laviert; 415 x 575 mm
Bez. u. l.: *AvW 1878*
Berlin, Deutsches Historisches Museum, Inv. 1988/532
Abbildung

512 ANTON VON WERNER/ KAESEBERG & OERTEL (Lebensdaten unbekannt)
Die Proklamierung des Deutschen Kaiserreiches, 1880
Holzstich, in: Bernhard von Kugler, Kaiser Wilhelm und seine Zeit, München: Verlagsanstalt für Kunst und Wissenschaft 1888, nach S. 306; 314 x 220 mm
Bez. u. l.: *Kaeseberg & Oertel X.3.*; u. r.: *A.v.W. 1880*
Berlin, Hochschule der Künste, Zentrale Hochschulbibliothek

513 ANTON VON WERNER
Kompositionsskizze zu dem Holzstich *Die Proklamierung des Deutschen Kaiserreiches*, ca. 1880
Feder in Schwarz, auf dünnen Karton aufgezogen; 336 x 420 mm
Bez. u. l.: *AvW.*
Merseburg, GStA, Rep. 92 Nl. A. v. Werner. Zeichnungen. Mappe 9, Bl. 10
Abbildung S. 352

514 ANTON VON WERNER
Kompositionsskizze zu dem Wandbild *Die Proklamierung des Deutschen Kaiserreiches*, 1880
Feder in Schwarz über Bleistift, aquarelliert; 500 x max. 592 mm (oben halbrund)
Bez. u. r.: *AvW. 1880.*; unterhalb der getuschten Einfassung auf dem Passepartout (697 x 793 mm): *VERSAILLES 18. JANUAR 1871.*
Berlin, Hochschule der Künste, Zentrale Hochschulbibliothek
Abbildung S. 352

515 ANTON VON WERNER
Figurenstudie Generalleutnant von Fabrice, 1880
Bleistift, weiß gehöht/hellblaues Tonpapier; 538 x 305 mm
Bez. u. r.: *AvW 1880*
Privatbesitz

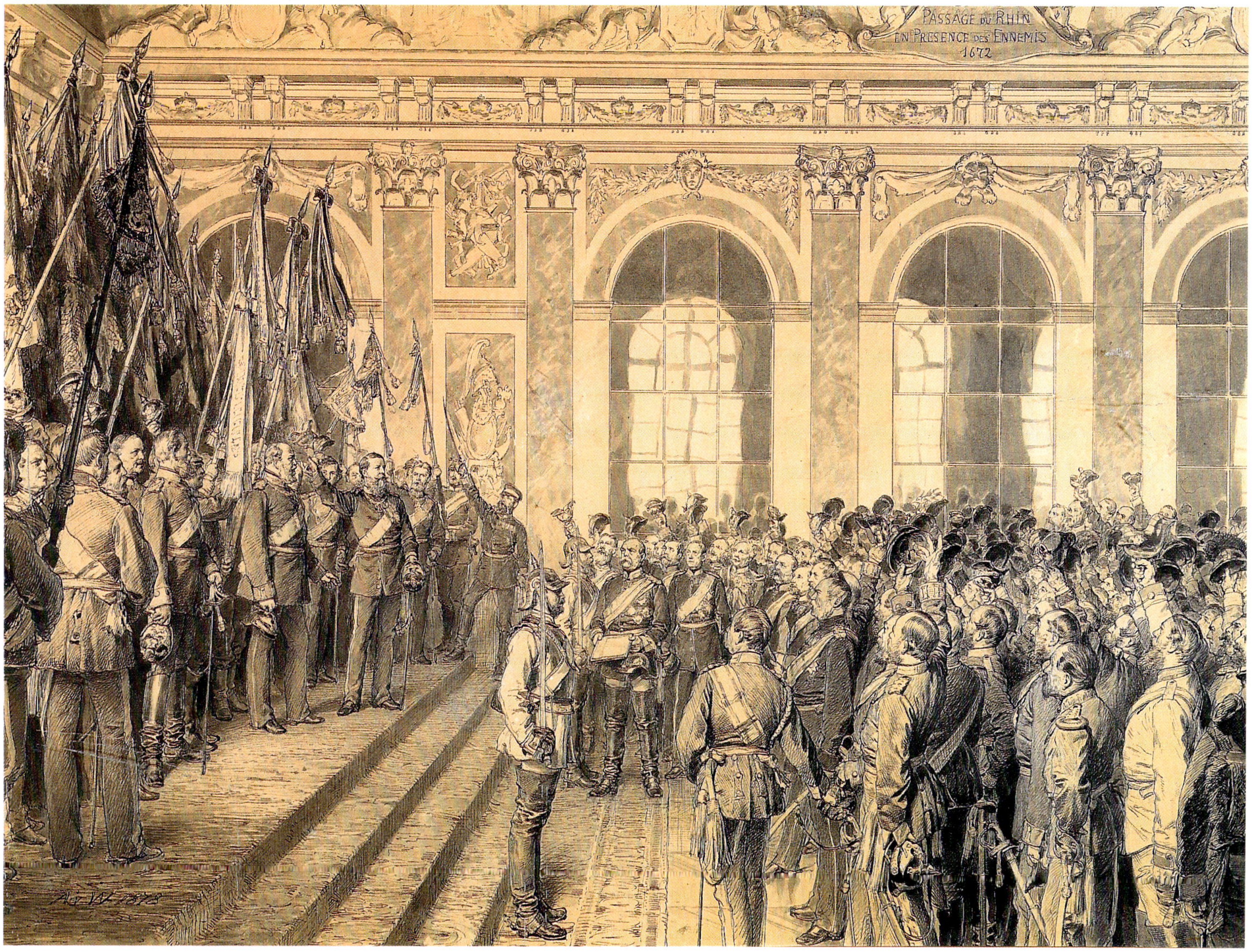

511

516 ANTON VON WERNER
Zwei Modellstudien, die linke zum Großherzog von Baden, 1880
Bleistift, weiß gehöht/hellblaugraues Tonpapier; 440 x 303 mm
Bez. u. r.: *AvW. 1880*
Merseburg, GStA, Rep. 92 Nl. A.v.Werner. Zeichnungen. Mappe 9, Bl. 33

517 ANTON VON WERNER
Garde-du-Corps-Kürassier, 1882
Aquarell; 500 x 350 mm
Bez. u. r.: *Unteroffizier Bernhard Rollin 5te Compagnie d. R. Garde-du-Corps AvW. 4. April 1882* sowie Maßangaben
Privatbesitz
Abbildung S. 354

518 ANTON VON WERNER
Figurenstudie Feldmarschall Graf von Moltke, 1882
Bleistift, gewischt, und Rötel; 465 x 354 mm
Bez. u. r.: *AvW 18. Februar 1882.*; u. M.: *Gr Moltke*
Berlin, Kupferstichkabinett, SMB, Inv. Anton von Werner 64

519 ANTON VON WERNER
Figurenstudie General von Tümpling, 1882
Schwarze Kreide und Rötel; 344 x 246 mm
Bez. u. r.: *AvW. 1882*; u. M. Signatur des Dargestellten
Berlin, Kupferstichkabinett, SMB, Inv. Anton von Werner 122

520 ANTON VON WERNER
Zweifache Figurenstudie Kronprinz Friedrich Wilhelm, ca. 1882
Bleistift, quadriert; 330 x 210 mm
Berlin, Slg. Archiv für Kunst und Geschichte, Inv. III 220 22 D/1005

521 ANTON VON WERNER
Figurenstudie Hauptmann Graf Seckendorff und Rittmeister von Albedyll, ca. 1882
Bleistift, quadriert; 330 x 210 mm
Verso: Offiziersstudie
Berlin, Slg. Archiv für Kunst und Geschichte, Inv. III 220 22 D/1027

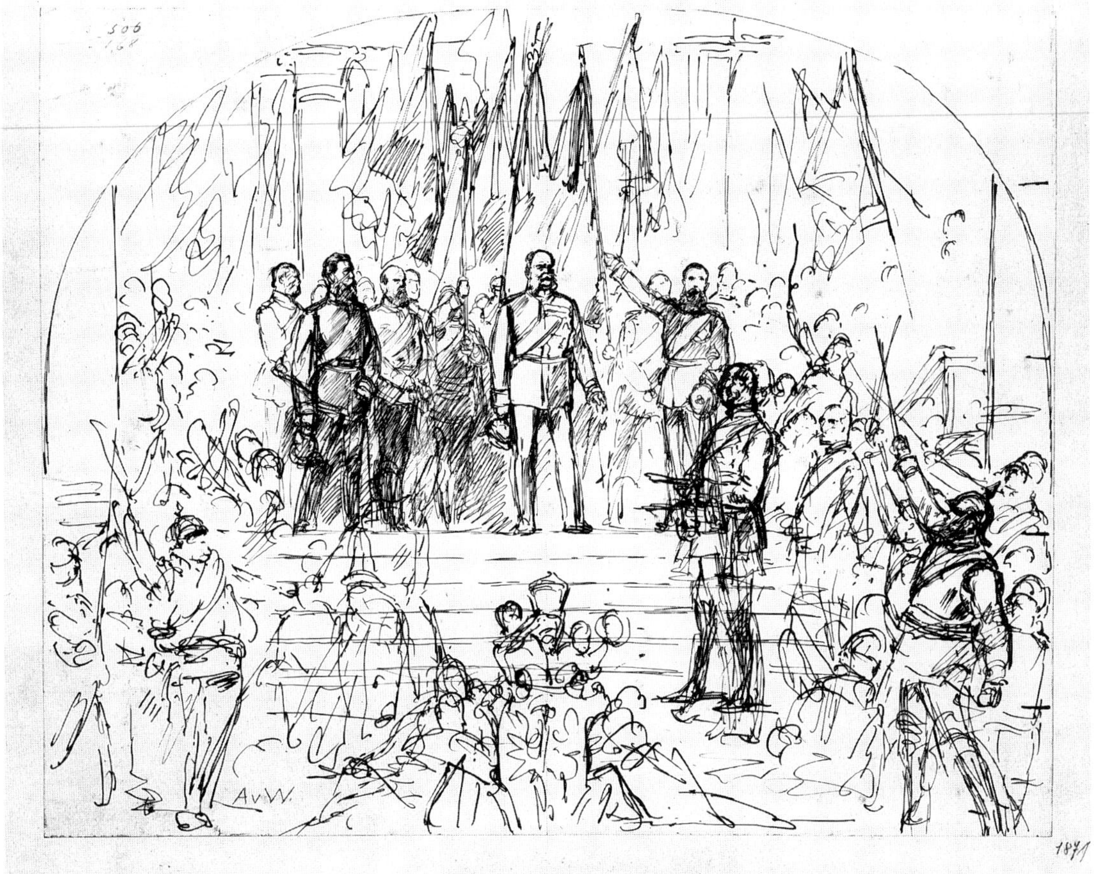

△ 513 ▽ 514

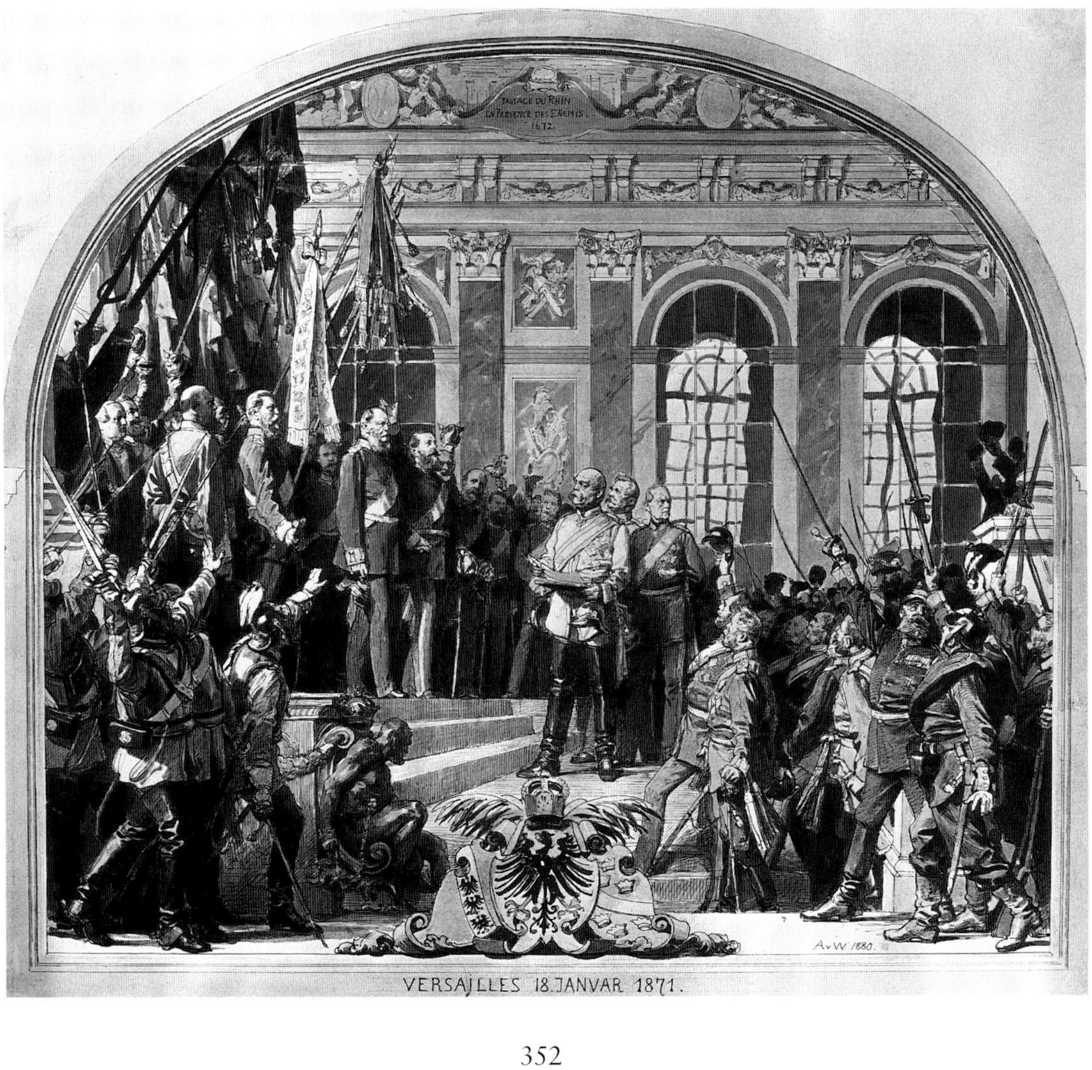

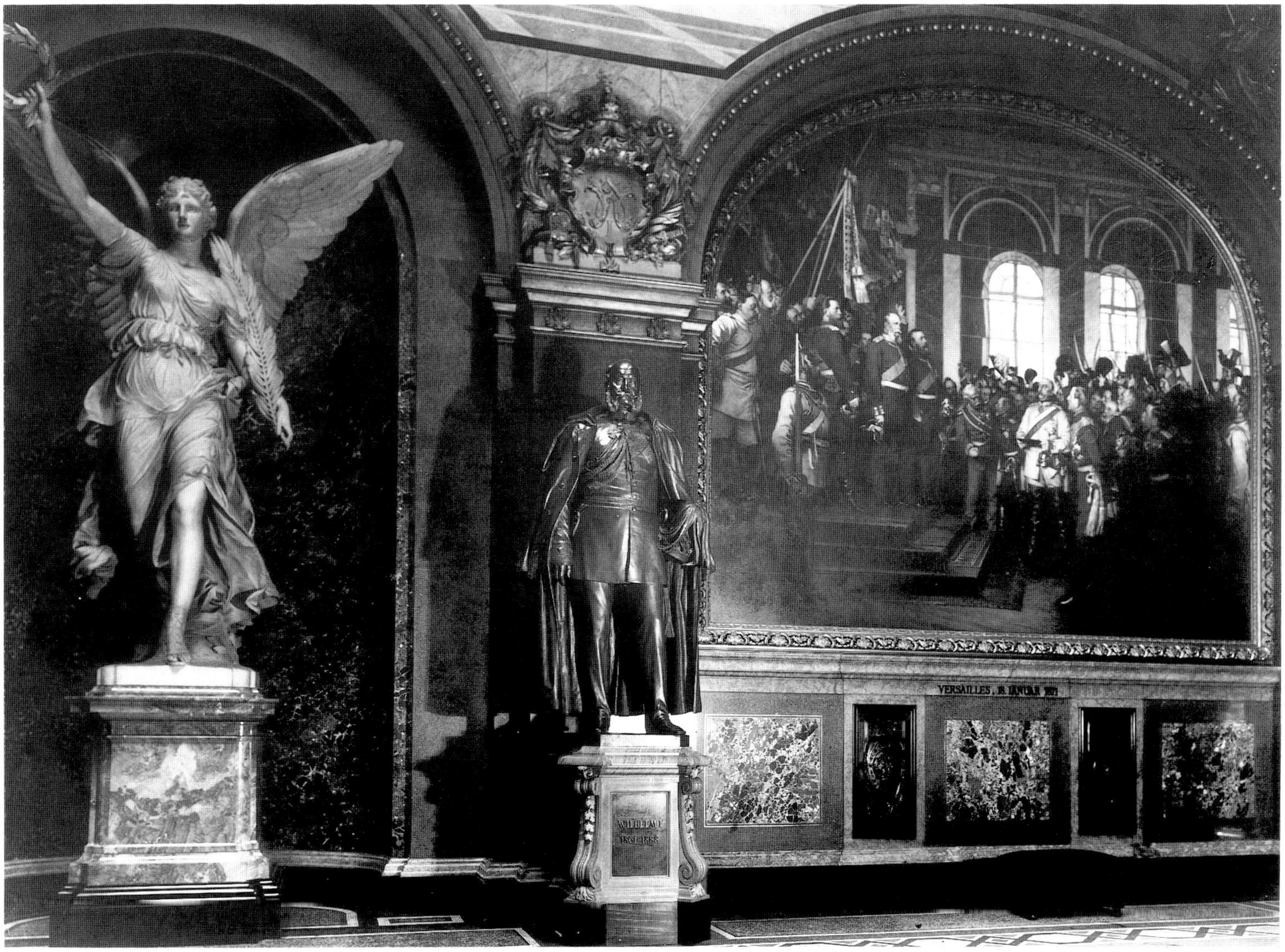

510

522 Serie von 16 Postkarten mit Reproduktionen der Gemälde in der Ruhmeshalle des Zeughauses, Berlin: Stange & Wagner 1907; je 89 x 141 mm
In chronologischer Reihenfolge der dargestellten Ereignisse:

Schlacht bei Fehrbellin, 18. Juni 1675 (Peter Janssen, 1884)
Übergang über das Kurische Haff, 19. Januar 1679 (Wilhelm Simmler, 1886)
Schlacht bei Turin, 7. September 1706 (Hermann Knackfuß, spätestens 1887)
Die Schlesischen Stände huldigen Friedrich dem Großen in Breslau, 7. November 1741 (Wilhelm Camphausen, 1882)
Schlacht von Hohenfriedberg, 4. Juni 1745 (Peter Janssen, 1890)
Schlacht bei Leuthen, 6. Dezember 1757 (Fritz Roeber, 1889)
Schlacht von Torgau, 4. November 1760 (Peter Janssen, 1888)
Die Krönung Friedrichs I. zum König in Preußen in der Schloßkapelle zu Königsberg, 18. Januar 1701 (Anton von Werner, 1887)
Aufruf Friedrich Wilhelms III. »An mein Volk«, Breslau, 17. März 1813 (Georg Bleibtreu, 1882)
Völkerschlacht bei Leipzig, 16., 18. und 19. Oktober 1813 (Werner Schuch, 1888)
Schlacht von Belle-Alliance, 18. Juni 1815 (Georg Bleibtreu, 1887)
Erstürmung der Düppeler Schanzen, 18. April 1864 (Ernst Roeber, spätestens 1888)
Schlacht bei Königgrätz, 3. Juli 1866 (Emil Hünten, 1886)
Schlacht bei Gravelotte, 18. August 1870 (Georg Bleibtreu)
Nach der Schlacht bei Sedan, 1. September 1870 (Carl Steffeck, 1884)
Die Proklamierung des Deutschen Kaiserreiches, 18. Januar 1871 (Anton von Werner, 1882)
Privatbesitz

523 Die Herrscherhalle im Zeughaus, Blick auf die Nord- und Westwand, um 1890
Photographie; 398 x 394 mm
Berlin, Brandenburgisches Landesamt für Denkmalpflege, Meßbildarchiv, Inv. 20b 6/1470.89

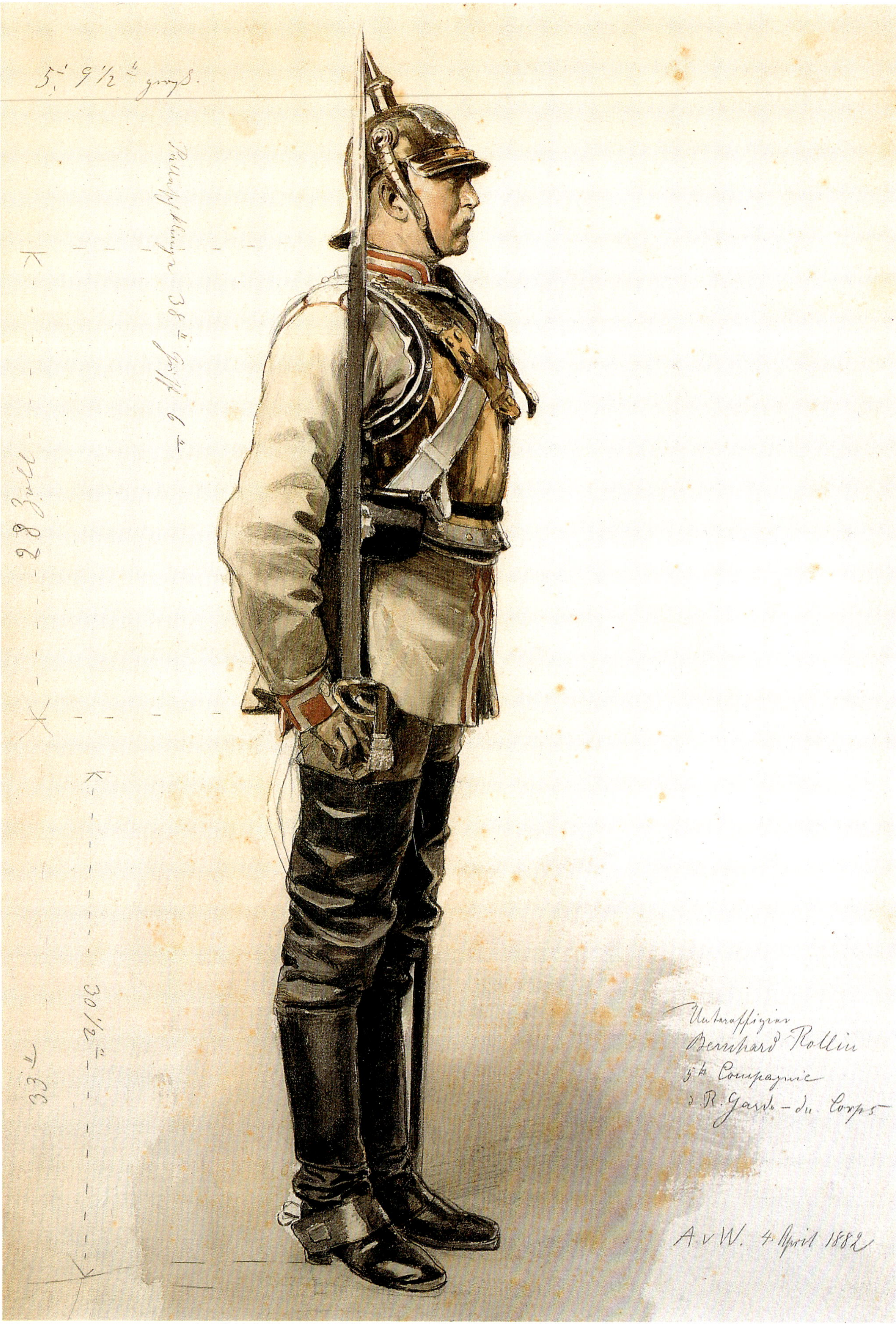
Unteroffizier
Bernhard Rollin
5te Compagnie
d. R. Garde-du Corps
A. v. W. 4. April 1882

517

Die Krönung Friedrichs I. zum König in Preußen

Das Krönungsbild Friedrichs I. wurde als inhaltliches und formales Gegenstück zur Zeughausfassung der *Kaiserproklamation* konzipiert. Beide Bilder fanden ihren Platz in Rundbogennischen an der Nordwand der Herrscherhalle, das Krönungsbild links, die *Kaiserproklamation* rechts. Dazwischen, vor einer dritten Nische, stand die monumentale Skulptur der friedensbringenden Victoria von Fritz Schaper; vor Pilastern, als Teil einer Folge von preußischen Herrschern, die Standbilder des Großen Kurfürsten von Erdmann Encke (links) und Wilhelms I. von Rudolf Siemering (rechts); das Bogenfeld darüber, ein Element des Deckenprogramms von Friedrich Geselschap, war mit der *Wiedererrichtung des Deutschen Kaiserreichs 1871* ausgemalt.

Ursprünglich war Carl Steffeck zur Ausführung des Krönungsbildes vorgesehen. Am 8. November 1882 besichtigte Wilhelm I. das in Umgestaltung befindliche Zeughaus und dabei auch die beinahe vollendete *Kaiserproklamation*. *»Eine Folge des kaiserlichen Besuches war, daß der Kriegsminister v. Kameke mir am nächsten Tage mitteilte, Seine Majestät wünschten, ich solle auch das Pendantbild ›Die Krönung König Friedrich I. im Jahre 1701‹ malen, – was mir recht peinlich war, zunächst Steffeck's wegen [...] und sodann, weil ich mich hier vor die Darstellung eines historischen Vorgangs aus einer Zeit gestellt sah, mit der ich mich bis dahin nicht beschäftigt hatte und die mir sehr viel zeitraubende Vorstudien an Porträts, Kostümen, Sitten und Gewohnheiten jener Zeit in Aussicht stellte [...] Aber eine Ablehnung des kaiserlichen Wunsches war undenkbar [...]«* (Werner 1913, S. 357).

Innerhalb der in der Ruhmeshalle ausgebreiteten Glorifikation Brandenburg-Preußens war die Königskrönung Friedrichs I. historisch gesehen von entscheidender Bedeutung. Kurfürst Friedrich III. hatte die Zustimmung Kaiser Leopolds I. zur Gründung des Königreichs Preußen vor allem dadurch erlangt, daß er seine Truppen der habsburgischen Politik zur Verfügung stellte. Indem er sich selbst die Krone aufs Haupt setzte, verlieh er seinem Land den ihm gebührenden Rang und unterstrich die Unabhängigkeit seiner Herrschaft; zugleich konnte er seine persönliche Eitelkeit und Prunksucht befriedigen.

Über den Verlauf der Zeremonie unterrichtet das Krönungswerk von Johann Besser (1702), dessen Kupfer Werner als Vorbilder für die Gestalt des Throns, der Regalien, Insignien und Kostüme sowie der Dekoration dienten (vgl. Seidel 1900, S. 133 ff. mit Abb.). Bezeichnenderweise hat Werner die eigentliche Krönung, die im Audienzsaal des Königsberger Schlosses stattfand, in die Schloßkapelle verlegt, wohin sich die Hofgesellschaft erst anschließend in einer feierlichen Prozession zur Salbung des Königspaares begab. Auch krönte Friedrich zunächst sich selbst und dann seine Gemahlin, während es bei Werner umgekehrt zu sein scheint.

Im Begriff, sich die Krone aufs Haupt zu setzen, hat Friedrich für einen Moment innegehalten und ist in deren Betrachtung versunken. Die Lichtregie unterstützt die Szene wirkungsvoll, indem ein einfallender Sonnenstrahl zunächst die Königin streift, um dann auf den König selbst zu treffen, dessen Antlitz vom Glanz des Edelmetalls widerscheint. Damit hat Werner den Gründungsakt des Königreichs Preußen ikonographisch auf den Punkt gebracht und ein in jeder Beziehung vollgültiges Äquivalent zur *Kaiserproklamation* geschaffen. Zugleich spielt er auf Menzels *Krönung König Wilhelms I.* (Kat. 547) an, die tatsächlich in der Schloßkapelle zu Königsberg vollzogen wurde. Dabei faßt Werner den Raum enger und konzentriert sich auf die Hauptgruppe, wobei er auf die sonst von ihm selbst häufig eingesetzten Rückenfiguren im Vordergrund verzichtet. Vergleichbar, allerdings unter Vertauschung der Seiten, erscheint die über die Distanz hinweg gegebene Aufeinanderbezogenheit zwischen König und Königin. Bezüglich der starren Bildaxialität zur Vermeidung des von Wilhelm I. nicht geduldeten verlorenen Profils ließ sich Werner von Jacques-Louis Davids *Sacre* von 1805–07 (Paris, Musée du Louvre) inspirieren, das die Kaiserkrönung Napoleons zeigt.

Die Komposition erfuhr seit der vermutlich bald nach Auftragserteilung angefertigten Kompositionsskizze (Kat. 528) kaum noch Veränderungen. Nur der Kronprinz erhielt später eine exponierte Stelle, frei zwischen seinen Eltern stehend, zugewiesen. Während die Farbskizze (Kat. 526) wie üblich als Probestück gedient haben dürfte, auf dessen Grundlage die weitere Ausführung basierte, war der mehr graphisch als malerisch angelegte Karton (Kat. 527) vermutlich als Vorlage für die Untermalung des Wandbildes im Maßstab 1:3 bestimmt.

524 ANTON VON WERNER
Die Krönung Friedrichs I. zum König in Preußen in der Schloßkapelle zu Königsberg (18. Januar 1701), Wandbild in der Ruhmeshalle des Berliner Zeughauses, 1887
Wachsfarben/Lwd.; ca. 5,0 x 6,0 m
Kriegsverlust
Wv. 1887-1
Photographie nach dem Original; 895 x 1175 mm
Berlin, Hochschule der Künste, Zentrale Hochschulbibliothek
Abbildung S. 359

525 Erklärungstafel zu dem Gemälde *Die Krönung Friedrichs I. zum König in Preußen in der Schloßkapelle zu Königsberg*; 180 x 240 mm
Privatbesitz
Abbildung S. 361

526 ANTON VON WERNER
Farbskizze zu dem Wandbild *Die Krönung Friedrichs I. zum König in Preußen in der Schloßkapelle zu Königsberg*, 1885
Öl/Lwd.; 83 x 105 cm (oben abgerundet)
Bez. u. l.: *AvW 1885.*
Doorn, Stiftung Haus Doorn, Niederlande, Inv. 1350 (GK I 8929)
Wv. 1885-2
Abbildung S. 356/357

527 ANTON VON WERNER
Karton zu dem Wandbild *Die Krönung Friedrichs I. zum König in Preußen in der Schloßkapelle zu Königsberg*, um 1885
Öl/Lwd.; 172 x 204 cm
Berlin, Akademie der Künste, Kunstslg., Inv. 84/56/312
Wv. 1885-3
Abbildung S. 358

528 ANTON VON WERNER
Kompositionsskizze zu dem Wandbild *Die Krönung Friedrichs I. zum König in Preußen in der Schloßkapelle zu Königsberg*, vor 1885
Bleistift und Feder in Schwarz/Pauspapier, auf Pappe aufgezogen; 540 x 675 mm
Merseburg, GStA, Rep. 92 Nl. A. v. Werner. Zeichnungen. Mappe 11, Bl. 2
Abbildung S. 358

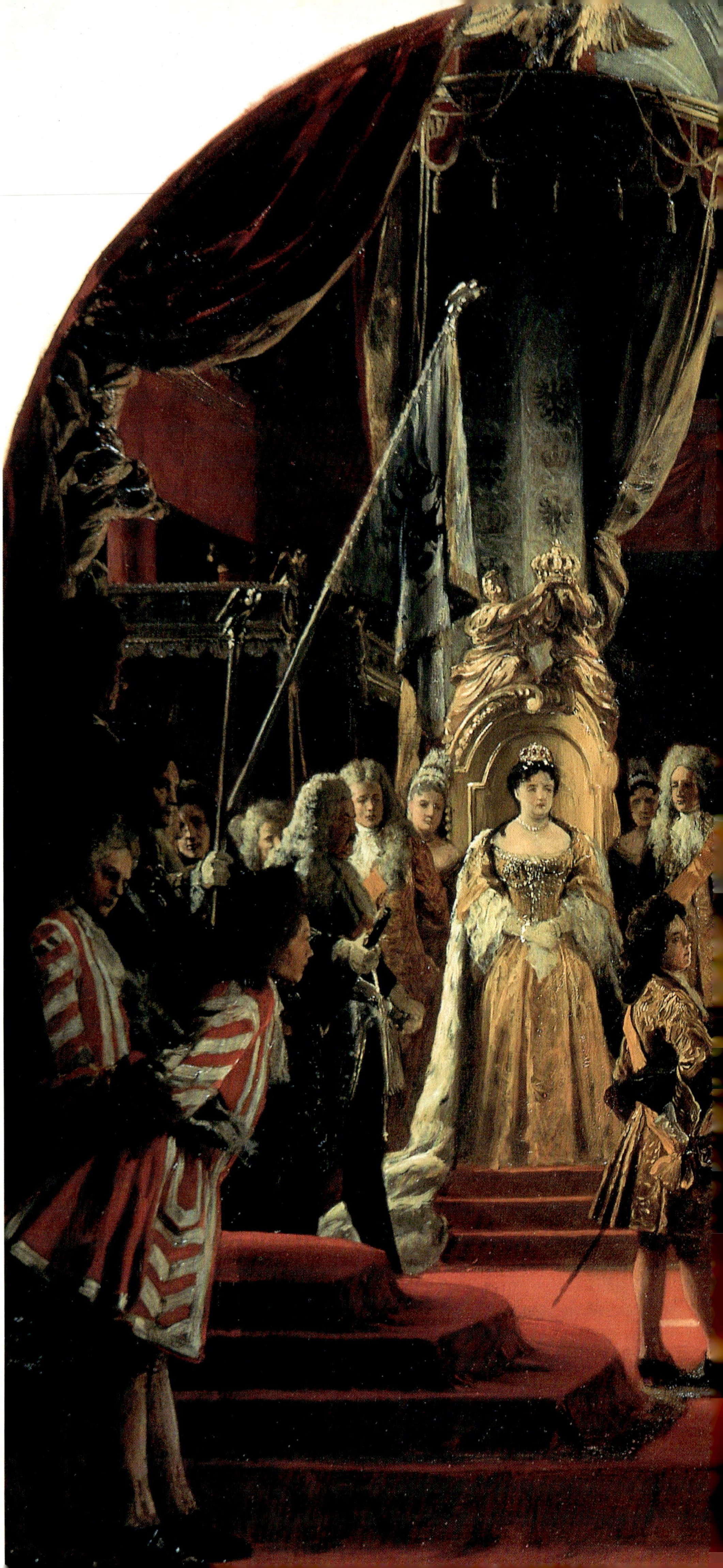

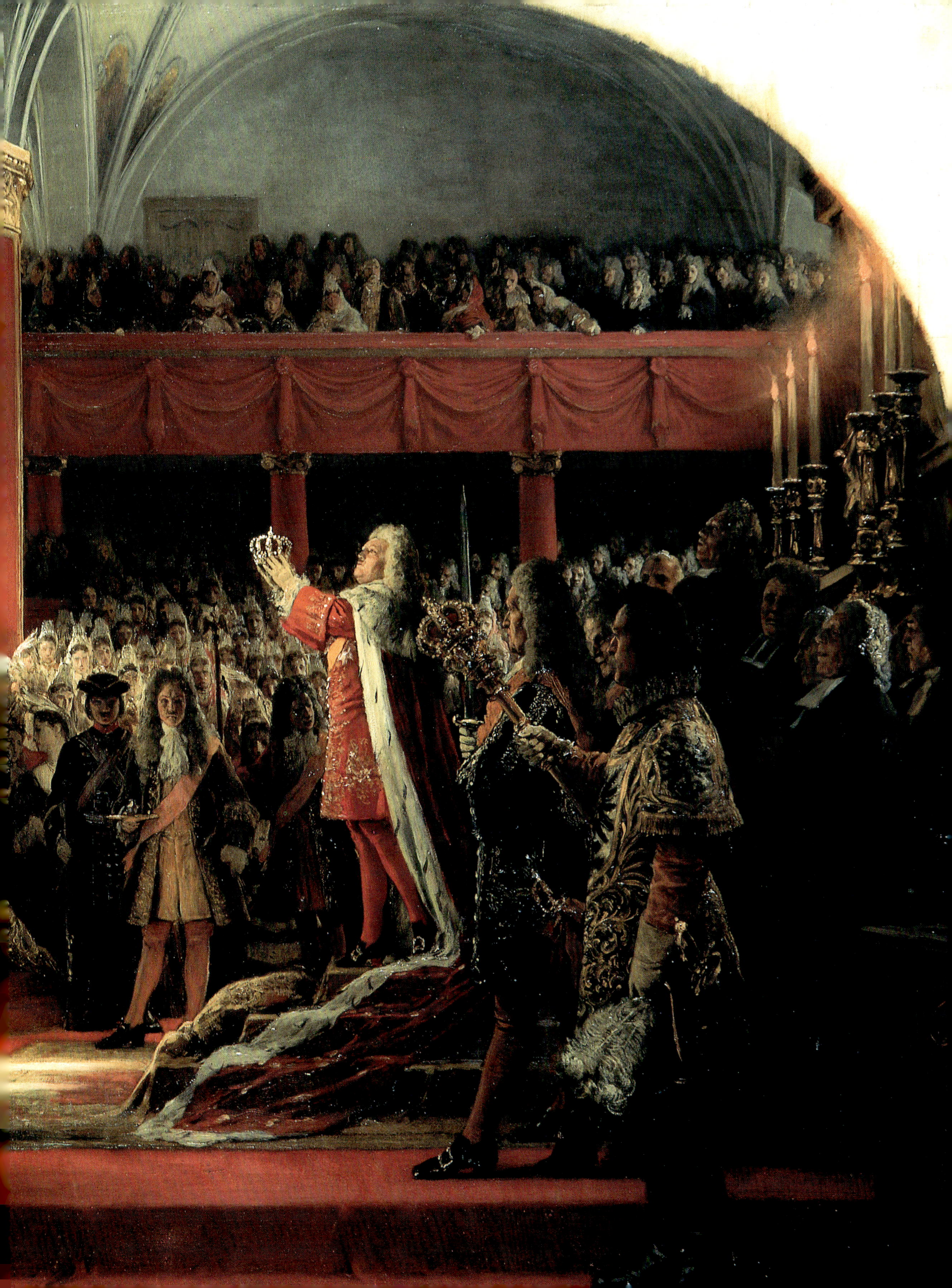

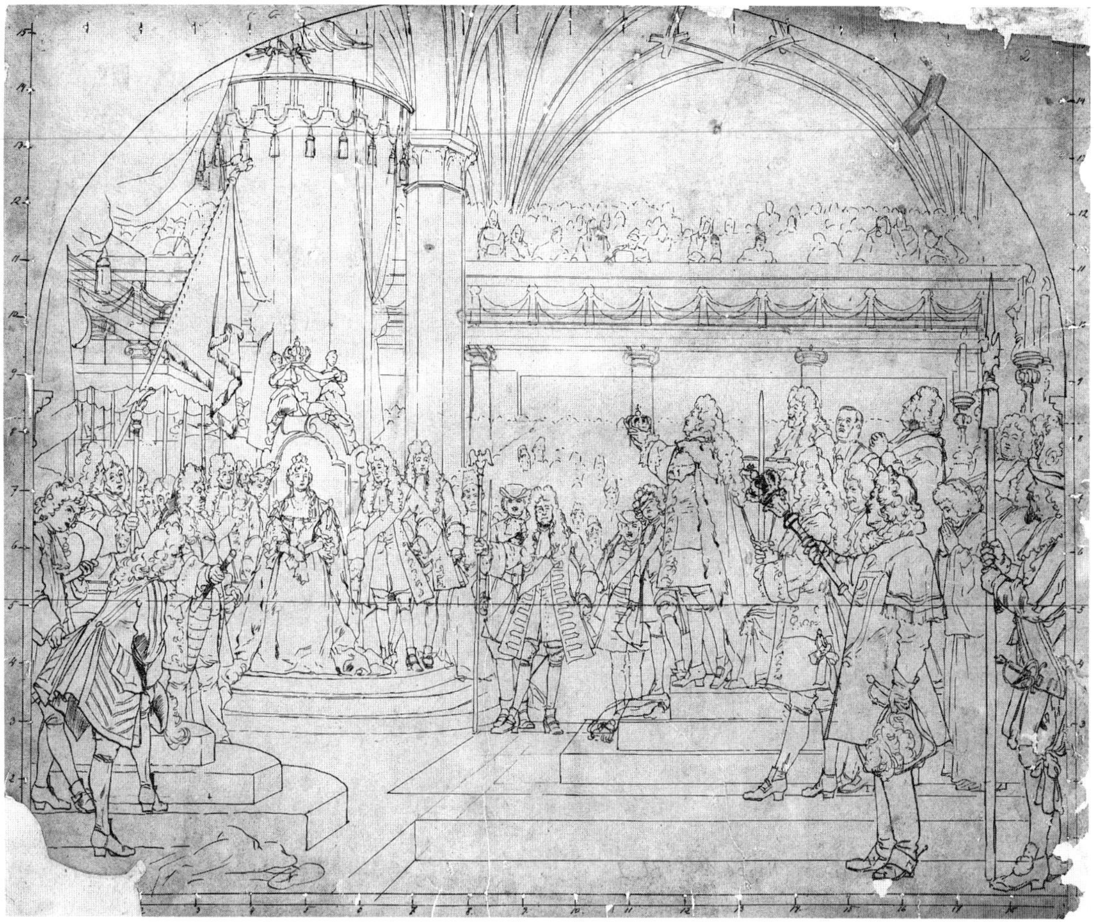
528

527
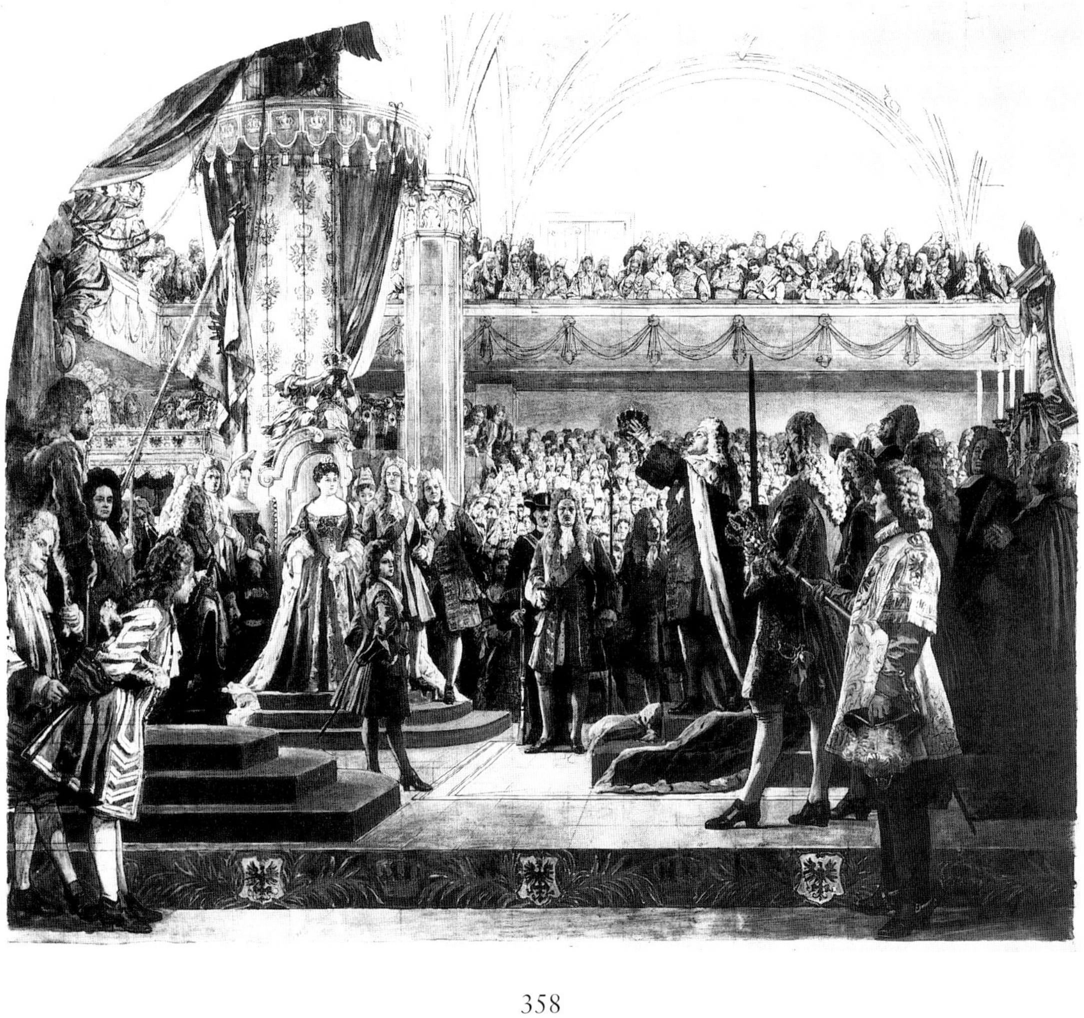

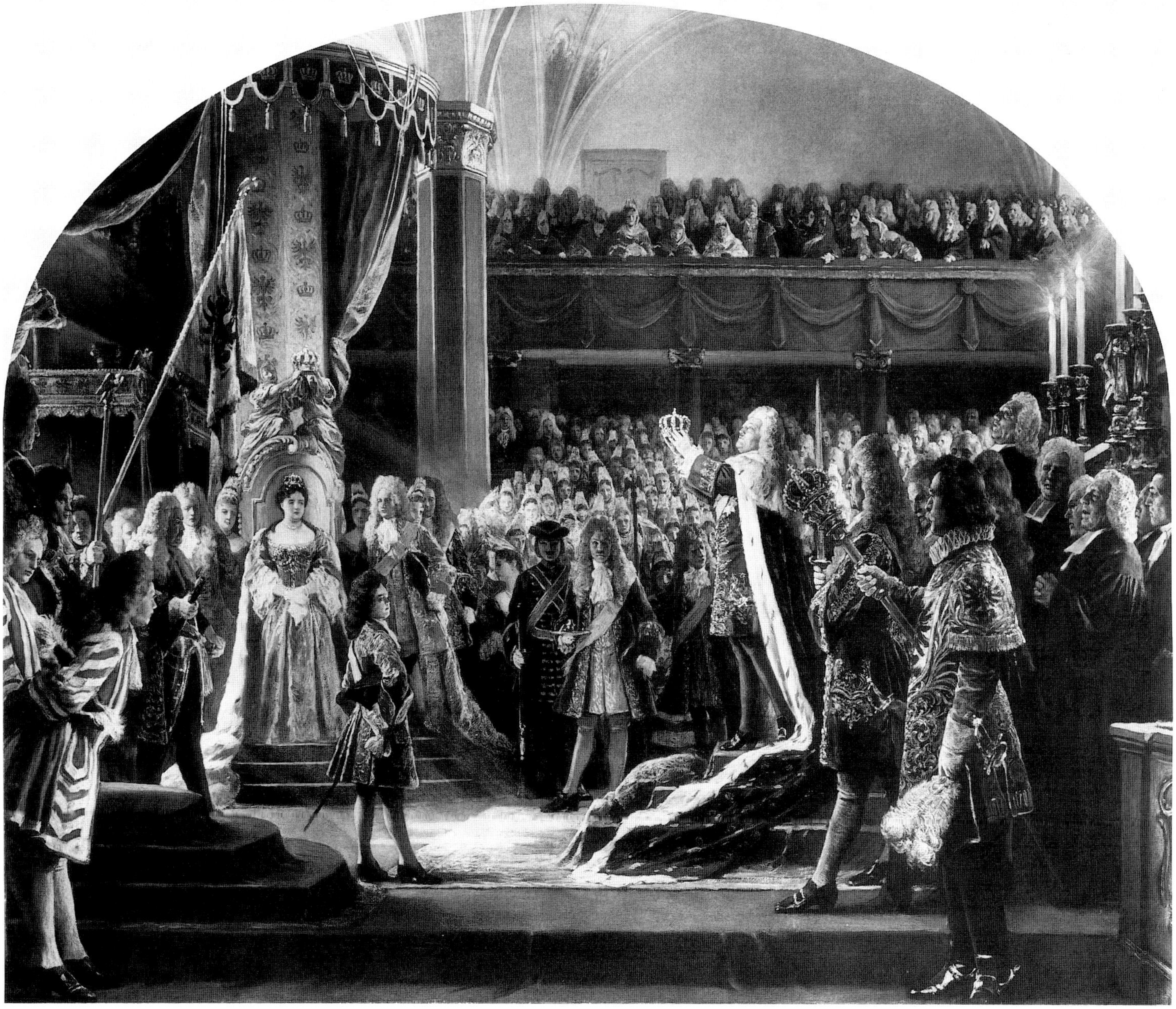

524

529 ANTON VON WERNER
Malke Fabian in einem Kleid mit cul de Paris, Modellstudie zu Königin Sophie Charlotte, 1884
Bleistift und schwarze Kreide, gewischt, sowie Rötelhöhung; 537 x 370 mm
Bez. u. r.: *Frau Fabian. AvW 1884*
Berlin, Berlin Museum, Abteilung Jüdisches Museum, Inv. GHZ 79/25
Abbildung S. 360

530 ANTON VON WERNER
Kostümstudie eines Pagen, 1884
Schwarze und farbige Kreiden; 475 x 310 mm
Bez. u. r.: *AvW 1884* sowie Maßangaben
Schweinfurt, Slg. Georg Schäfer, Inv. 3760
Abbildung S. 361

531 ANTON VON WERNER
Kostümstudie zu Graf Kolb von Wartenberg, 1884
Bleistift/blaues Tonpapier; 450 x 260 mm
Bez. u. l.: *AvW. 1884*
Privatbesitz
Abbildung S. 361

532 ANTON VON WERNER
Zweifache Modellstudie zu dem sich krönenden König, 1884
Bleistift, gewischt; 518 x 349 mm
Bez. u. l.: *AvW 1884*
Merseburg, GStA, Rep. 92 Nl. A. v. Werner. Zeichnungen. Mappe 11, Bl. 6

533 ANTON VON WERNER
Zweifache Bildnisstudie zu Friedrich I., 1886
Feder in Schwarz; 330 x 209 mm
Bez. u. am Rand: *Nach einer kleinen Wachsskizze im Besitz d. Prof. Ad. Menzel AvW 21. März 1886.*
Merseburg, GStA, Rep. 92 Nl. A. v. Werner. Zeichnungen. Mappe 11, Bl. 7

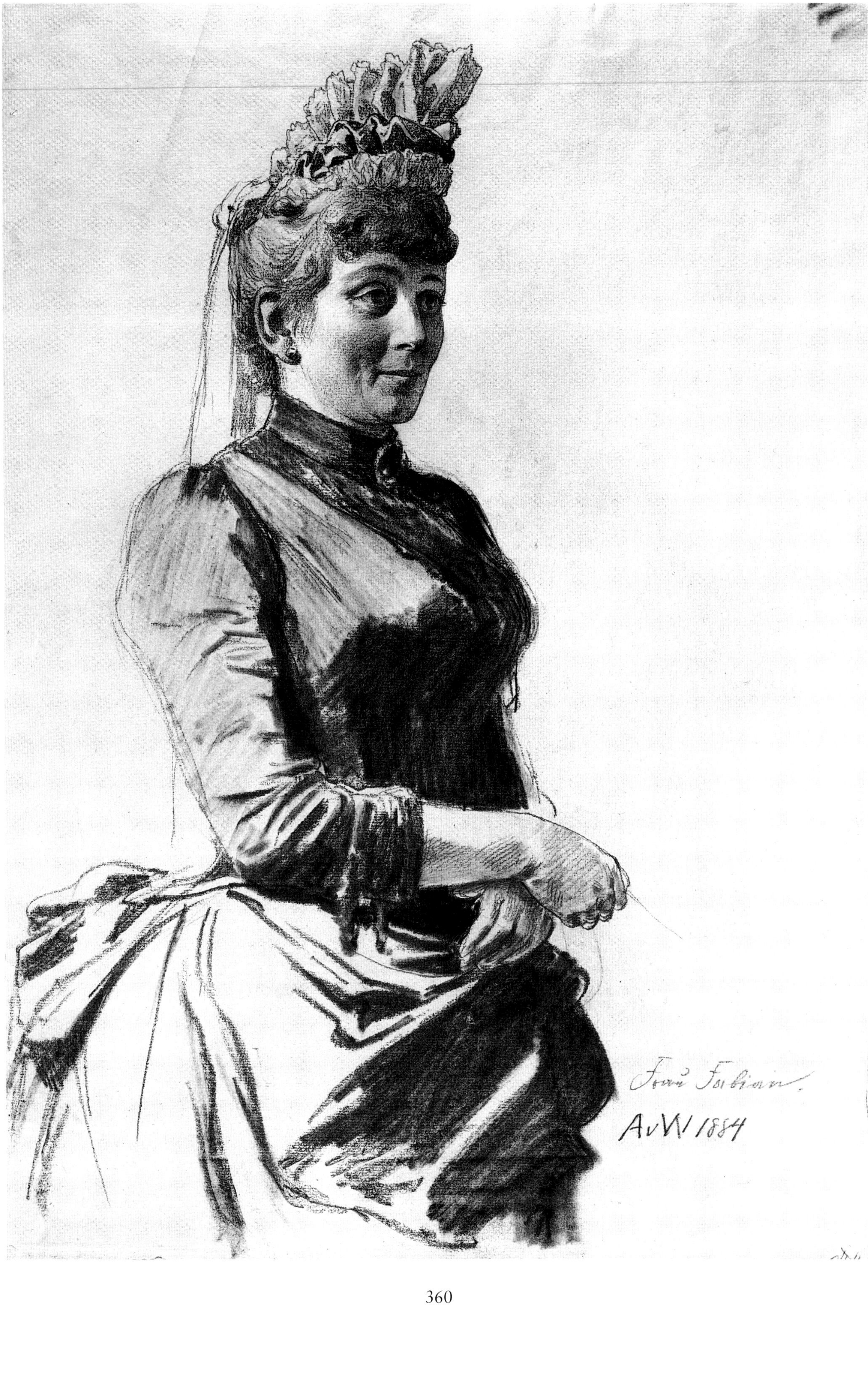

529

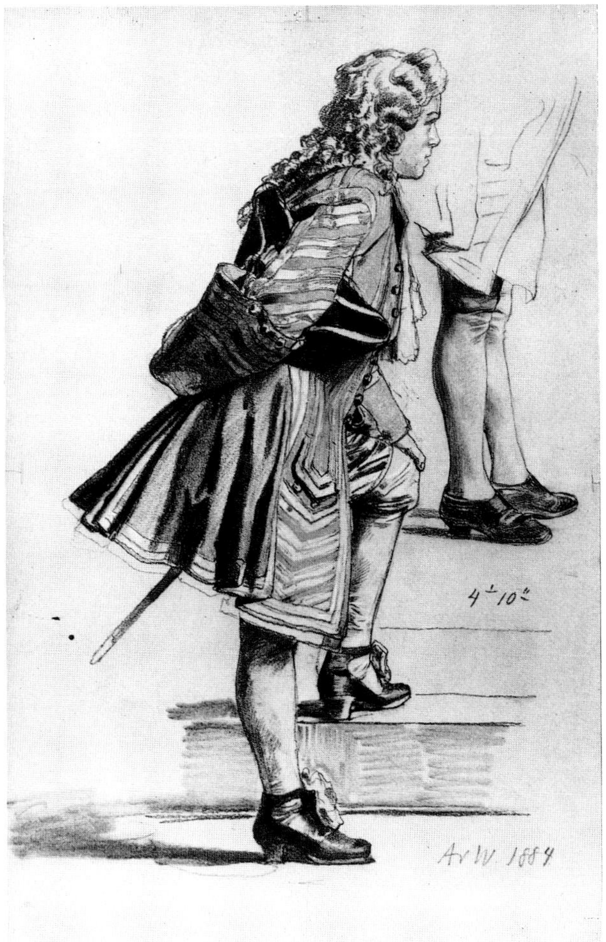

530

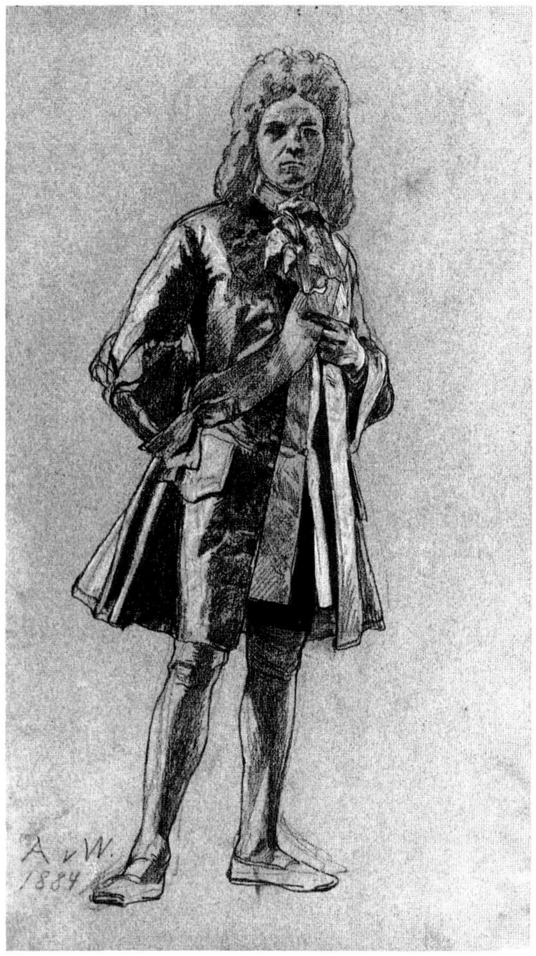

531

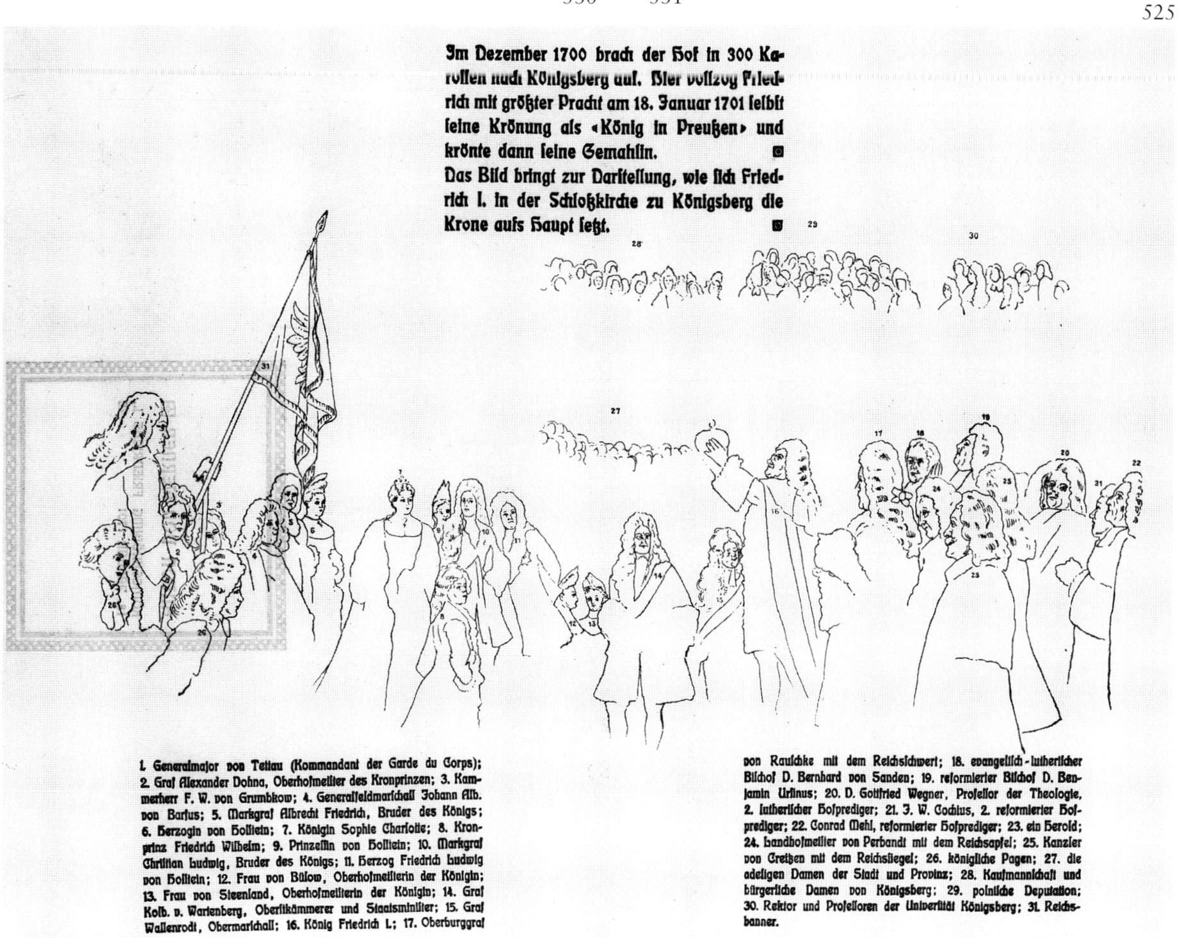

Im Dezember 1700 brach der Hof in 300 Karossen nach Königsberg auf. Hier vollzog Friedrich mit größter Pracht am 18. Januar 1701 selbst seine Krönung als «König in Preußen» und krönte dann seine Gemahlin.

Das Bild bringt zur Darstellung, wie sich Friedrich I. in der Schloßkirche zu Königsberg die Krone aufs Haupt setzt.

1. Generalmajor von Tettau (Kommandant der Garde du Corps); 2. Graf Alexander Dohna, Oberhofmeister des Kronprinzen; 3. Kammerherr F. W. von Grumbkow; 4. Generalfeldmarschall Johann Alb. von Barfus; 5. Markgraf Albrecht Friedrich, Bruder des Königs; 6. Herzogin von Hollstein; 7. Königin Sophie Charlotte; 8. Kronprinz Friedrich Wilhelm; 9. Prinzessin von Hollstein; 10. Markgraf Christian Ludwig, Bruder des Königs; 11. Herzog Friedrich Ludwig von Hollstein; 12. Frau von Bülow, Oberhofmeisterin der Königin; 13. Frau von Steenland, Oberhofmeisterin der Königin; 14. Graf Kolb. v. Wartenberg, Oberstkämmerer und Staatsminister; 15. Graf Wallenrodt, Obermarschall; 16. König Friedrich I.; 17. Oberburggraf von Rauschke mit dem Reichsschwert; 18. evangelisch-lutherischer Bischof D. Bernhard von Sanden; 19. reformierter Bischof D. Benjamin Ursinus; 20. D. Gottfried Wegner, Professor der Theologie, 2. lutherischer Hofprediger; 21. J. W. Cochius, 2. reformierter Hofprediger; 22. Conrad Mehl, reformierter Hofprediger; 23. ein Herold; 24. Landhofmeister von Perbandt mit dem Reichsapfel; 25. Kanzler von Creitzen mit dem Reichssiegel; 26. königliche Pagen; 27. die adeligen Damen der Stadt und Provinz; 28. Kaufmannschaft und bürgerliche Damen von Königsberg; 29. polnische Deputation; 30. Rektor und Professoren der Universität Königsberg; 31. Reichsbanner.

525

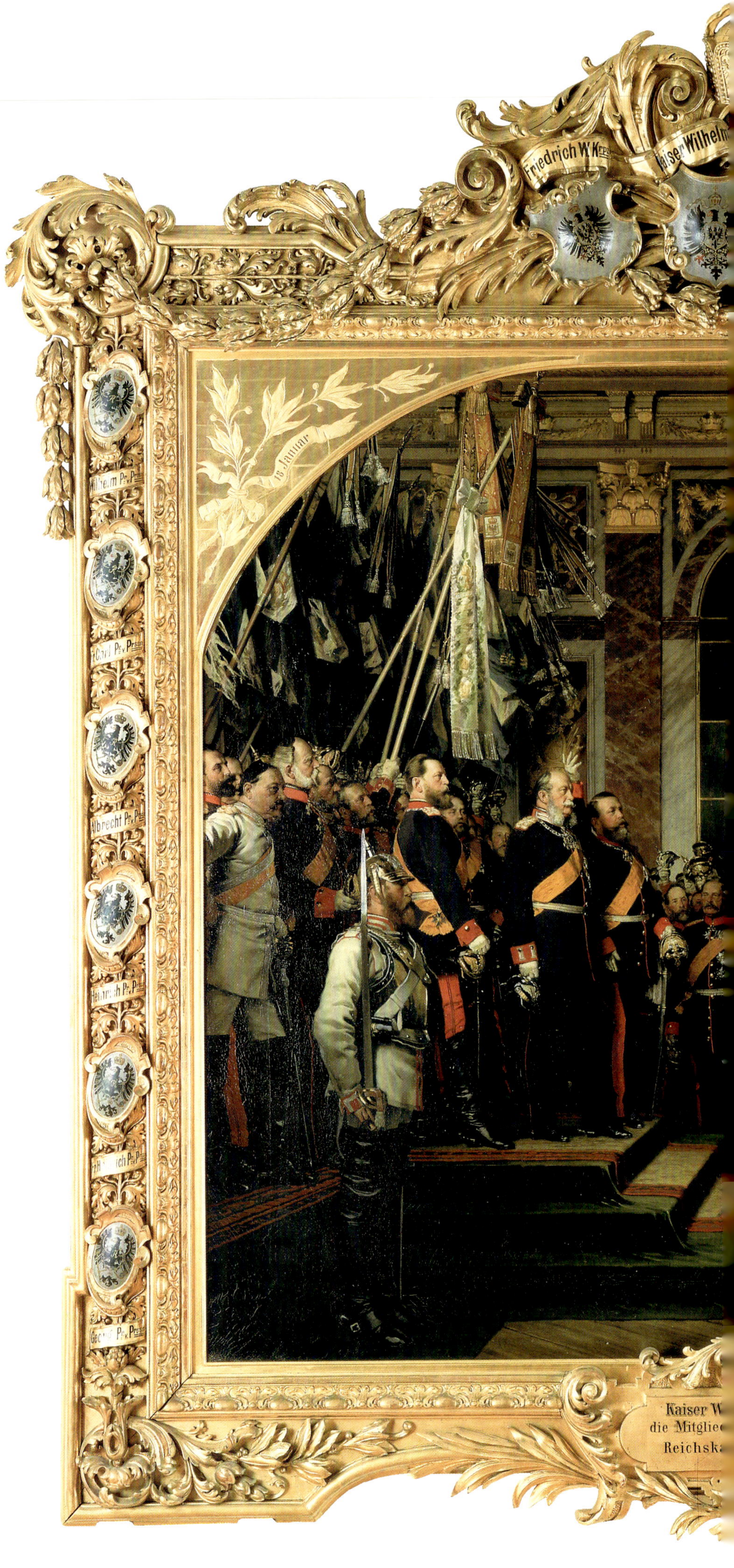

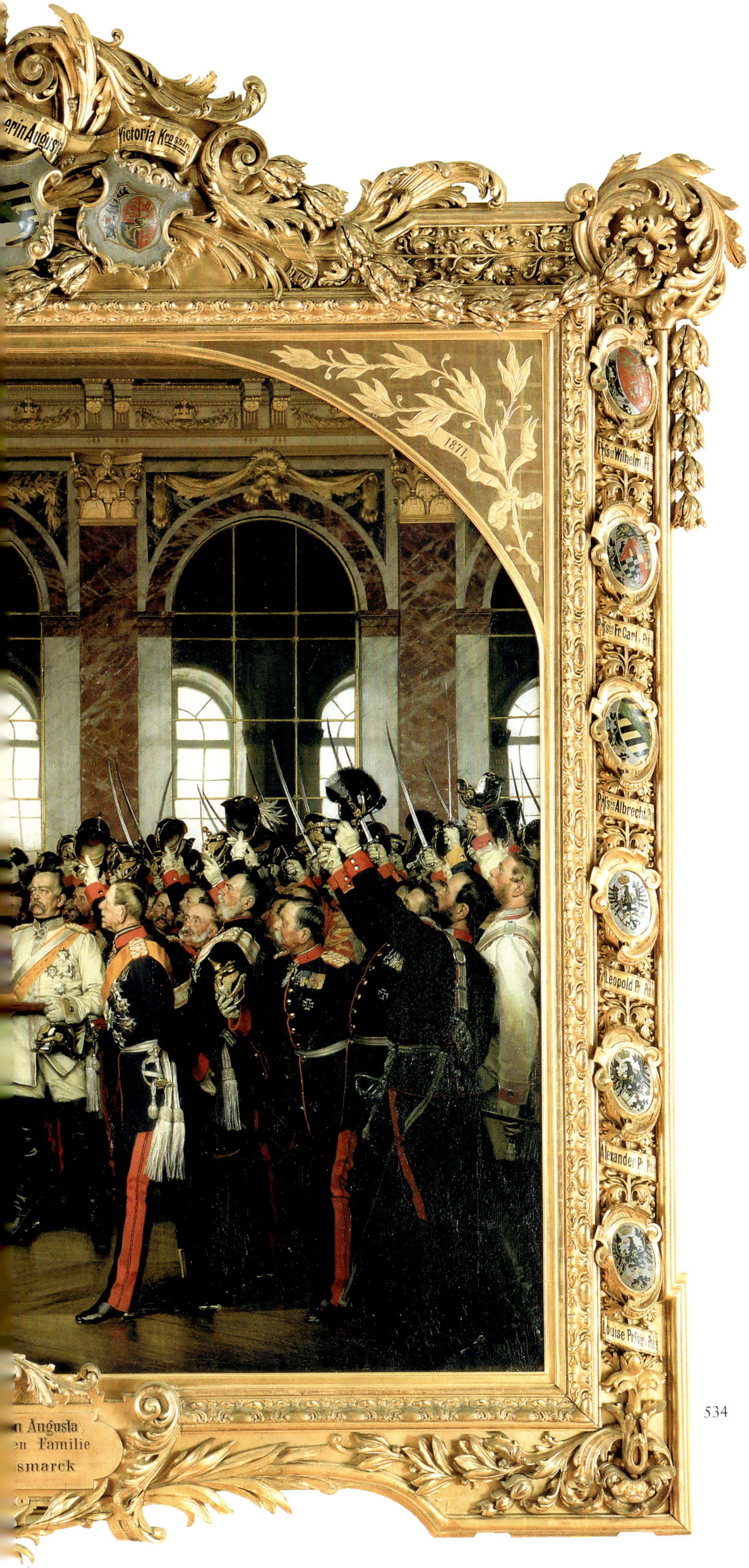

534

534, Detail ▷

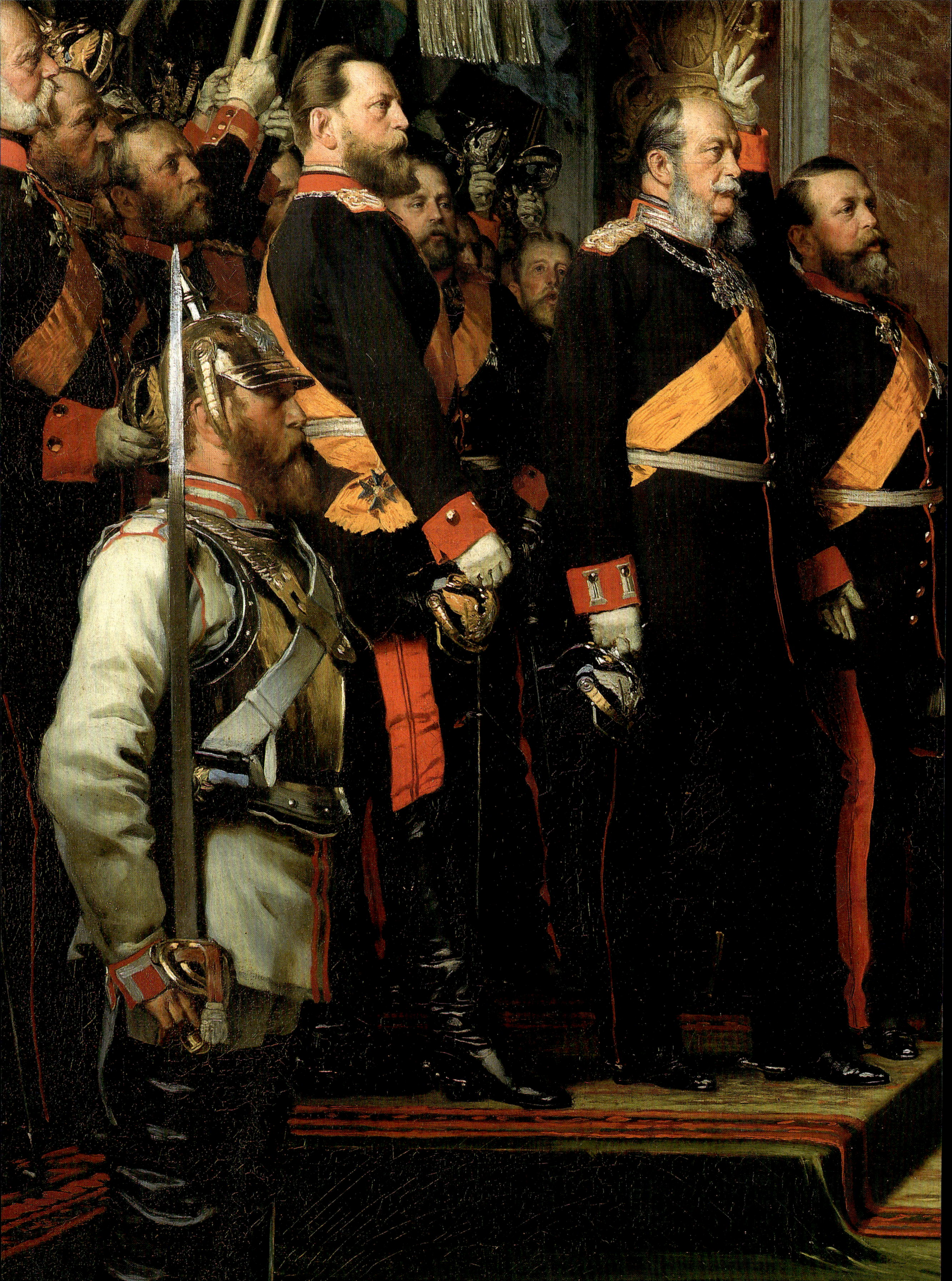

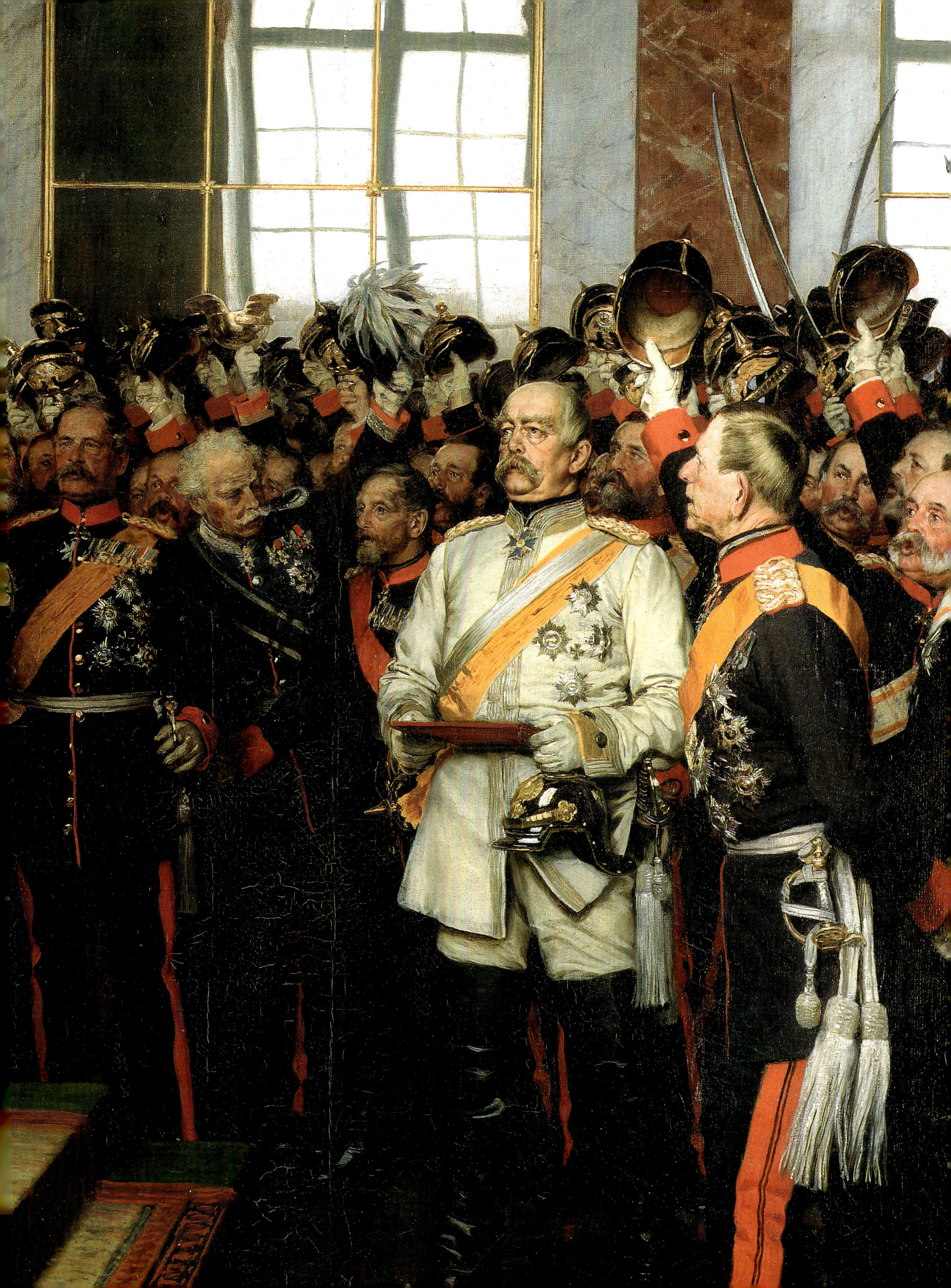

Friedrichsruher Fassung

Das Friedrichsruher Bild ist die einzig erhaltene Gemäldefassung der *Kaiserproklamation*. Bedeutete die Zeughausfassung schon eine erhebliche Modifizierung der Schloßfassung, so entwickelte sich die Friedrichsruher unter den Wünschen ihres Auftraggebers, Kaiser Wilhelms I., zur »*offiziellen Fassung des Proklamierungsbildes*« (Thielen 1964, S. 824 f.).

Im Februar 1885 überbrachte Graf Seckendorff, Adjutant des Kaisers, dem Künstler den dringenden Auftrag, eine kleinere Darstellung der *Kaiserproklamation* anzufertigen, die als Geschenk des königlichen Hauses Bismarck zu seinem 70. Geburtstag am 1. April des Jahres überreicht werden sollte. Die außerordentlich kurze Zeitspanne erlaubte es Werner nur, die nichtfarbige Skizze, die als Vorlage für das Wandbild im Zeughaus gedient hatte, soweit zu übermalen, daß sie pünktlich übergeben werden konnte. Der Kronprinz enthüllte persönlich das Bild, das in einem Salon neben dem Kongreßsaal im Reichskanzlerpalais aufgestellt war, während der Kaiser Bismarck umarmte und küßte. In dem Begleitschreiben Wilhelms I. hieß es: »*[...] beifolgendes Bild [...] vergegenwärtigt einen der größten Momente der Geschichte des Hohenzollernhauses, dessen niemals gedacht werden kann, ohne sich zugleich auch Ihrer Verdienste zu erinnern [...] und ich denke, daß dieses Bild noch Ihren späten Nachkommen vor Augen stellen wird, daß Ihr Kaiser und König und sein Haus sich dessen wohl bewußt waren, was wir Ihnen zu danken haben!*« (zitiert nach: Werner 1913, S. 424 f.). Bismarck sprach im Verlauf der Feier dem Künstler seine Anerkennung aus, indem er die Vorzüge hervorhob, die er an dem Bild gegenüber der Zeughausfassung feststellte.

Vor allem der Prunkrahmen unterscheidet die Friedrichsruher von der Zeughausfassung. Er umzieht das Gemälde wie eine monumentale Dedikationsschrift mit den Namen der Stifter; an seiner Spitze ist die Reichskrone angebracht. Bismarck trägt nun nicht nur den weißen Koller, sondern auch den Orden Pour le mérite, der ihm erst 1884 verliehen worden war. Außerdem erscheint am Fuß der Fürstenestrade rechts unterhalb des Großherzogs von Baden der 1879 verstorbene Kriegsminister Roon. Dieser gehörte nicht nur wegen seiner Teilnahmepflicht an der Proklamierung, sondern in diesem Falle auch wegen seines freundschaftlichen Verhältnisses zu Bismarck ins Bild. Wegen der für die Zeughausfassung schon festgelegten Komposition treten Bismarck, Moltke und Roon jedoch nicht im Sinne einer ideellen Trias auf. Die Einfügung Roons wurde auf Kosten des Händedrucks zwischen dem bayerischen General von Hartmann und dem preußischen Generalleutnant von Blumenthal vorgenommen, was das in der Zeughausfassung angelegte preußische Element noch verstärkt.

534 ANTON VON WERNER
Die Proklamierung des Deutschen Kaiserreiches (18. Januar 1871), 1885
Öl/Lwd.; 167 x 202 cm
Bez. u. r.: *AvW 1885.*
Friedrichsruh, Bismarck-Museum
Wv. 1885-1
Abbildungen S. 362/363, 364/365

535 ANTON VON WERNER
Dispositionsskizze zur Verteilung der Figuren, ca. 1885
Bleistift/Pauspapier; 112 x 706 mm
Mit Maßangaben und Namensbezeichnungen
Merseburg, GStA, Rep. 92 Nl. A. v. Werner. Zeichnungen. Mappe 9, Bl. 44

Frankfurter Fassung

Das Wandbild im Realgymnasium von Werners Geburtsstadt, 42 Jahre nach dem dargestellten Ereignis und fünf Jahre vor dem Ende der Monarchie in Deutschland vollendet, kann wohl nur als ein mit anachronistischen Zügen behaftetes künstlerisches Vermächtnis bezeichnet werden. Erhalten haben sich davon lediglich eine Kompositionsskizze (Kat. 536) sowie erneute Figuren- und Modellstudien (Kat. 537–544). Angeblich hat das Wandbild den Zweiten Weltkrieg überstanden, sein Verbleib ist jedoch ungeklärt.

Die Auftragsgeschichte ist hingegen aus dem schriftlichen Nachlaß Werners zu rekonstruieren (vgl. Bartmann 1985, Anm. 66). Im Mai 1910 fand die erste Begegnung des Gymnasialdirektors, Dr. Agahd, mit Werner statt. Am 16. August 1910 legte der Künstler dem Referenten im Kultusministerium, Friedrich Schmidt-Ott, eine Skizze nebst Wandaufriß und Probephotographien vor, woraufhin 30000 Mark zugesagt wurden. Am 8. Januar 1911 erfolgte die Zustimmung der Preußischen Landeskunstkommission, am 10. Juli 1911 begann Werner mit der Arbeit an einer Farbskizze. Bei der Ausführung des Bildes auf Leinwand ließ er sich von seinen Gehilfen Georg Koch und Otto Seeck unterstützen, mit deren Arbeit er jedoch nicht zufrieden war. Am 18. November 1913 konnte er dem Kultusminister August von Trott zu Solz die Vollendung des Gemäldes mitteilen.

Offenbar handelt es sich um eine geringfügige Modifikation der Friedrichsruher Fassung, was dafür spricht, daß sich diese Variante aller historischer Unkorrektheiten

538

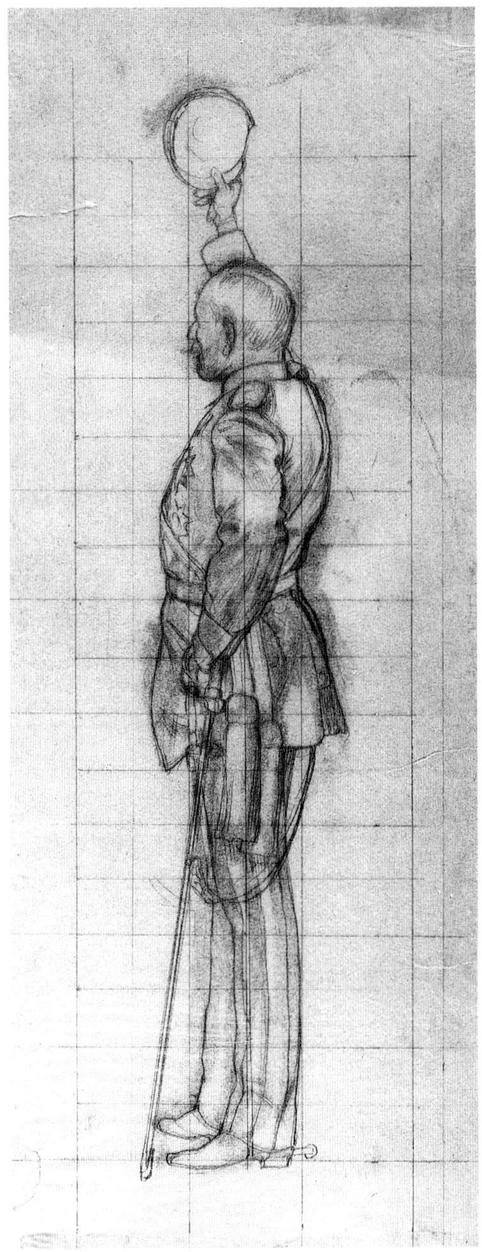

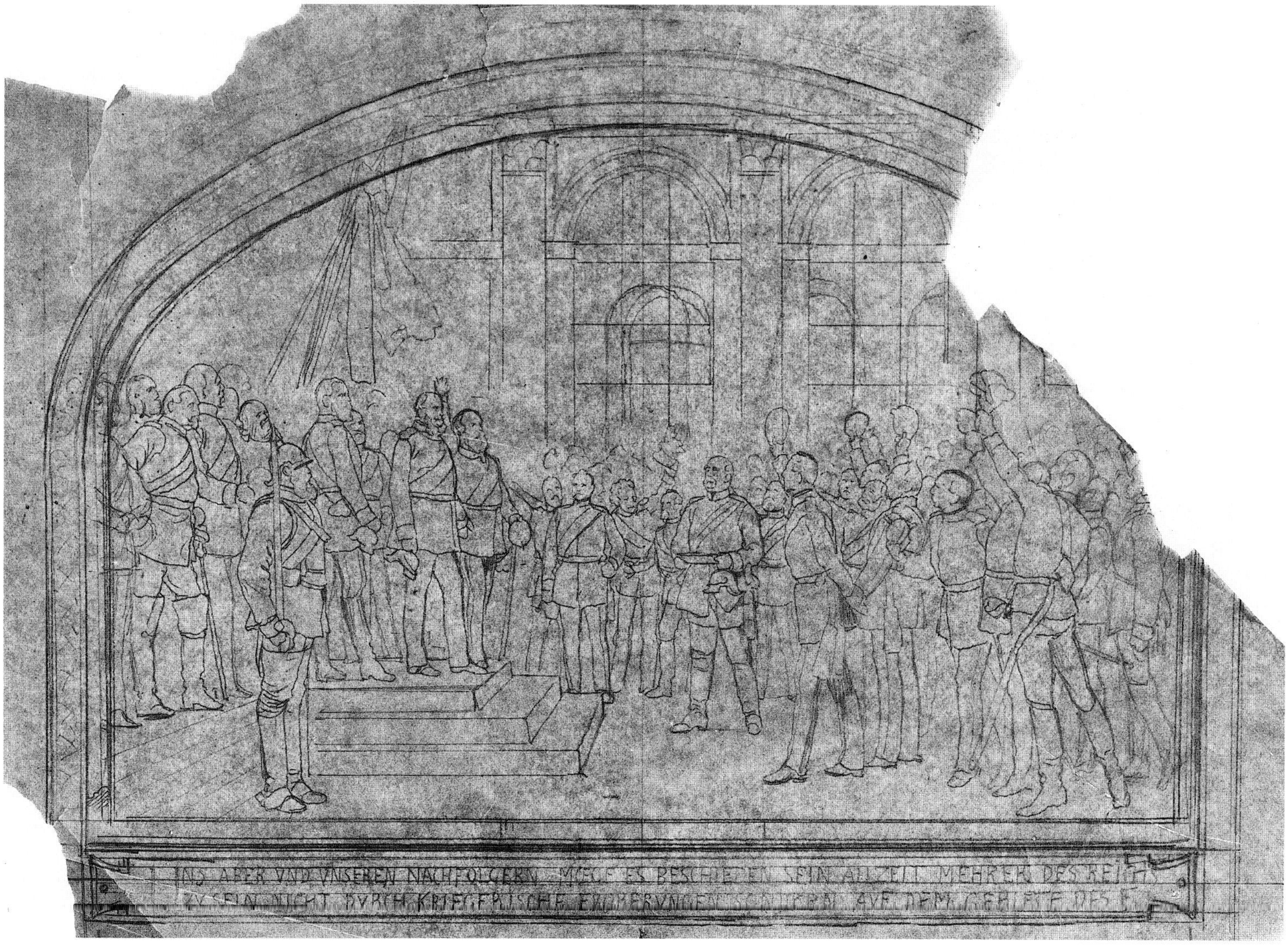
INS ABER VND VNSEREN NACHFOLGERN MOEGE ES BESCHIEDEN SEIN ALLZEIT MEHRER DES REICHS

537

541

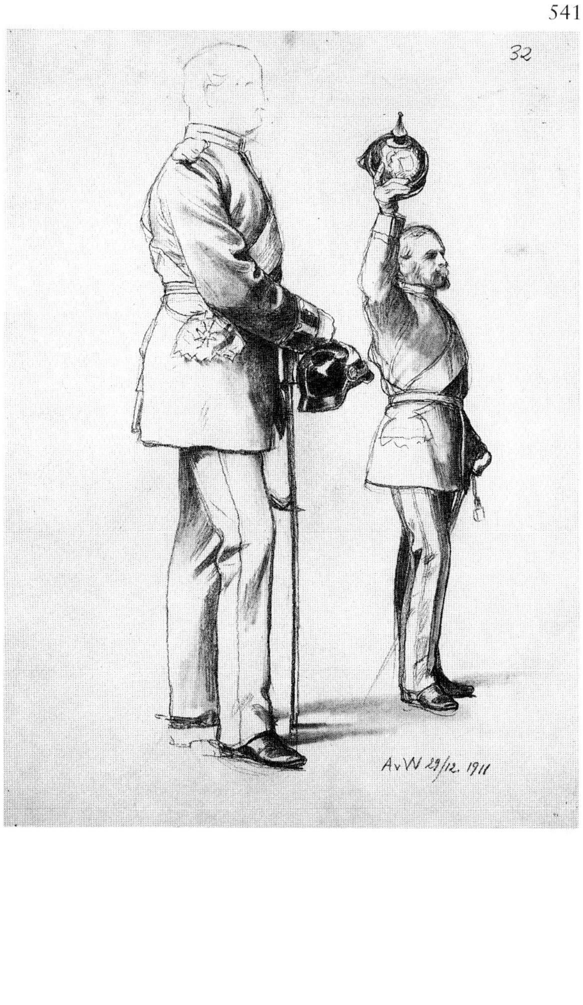
32
AvW 29/12. 1911

536

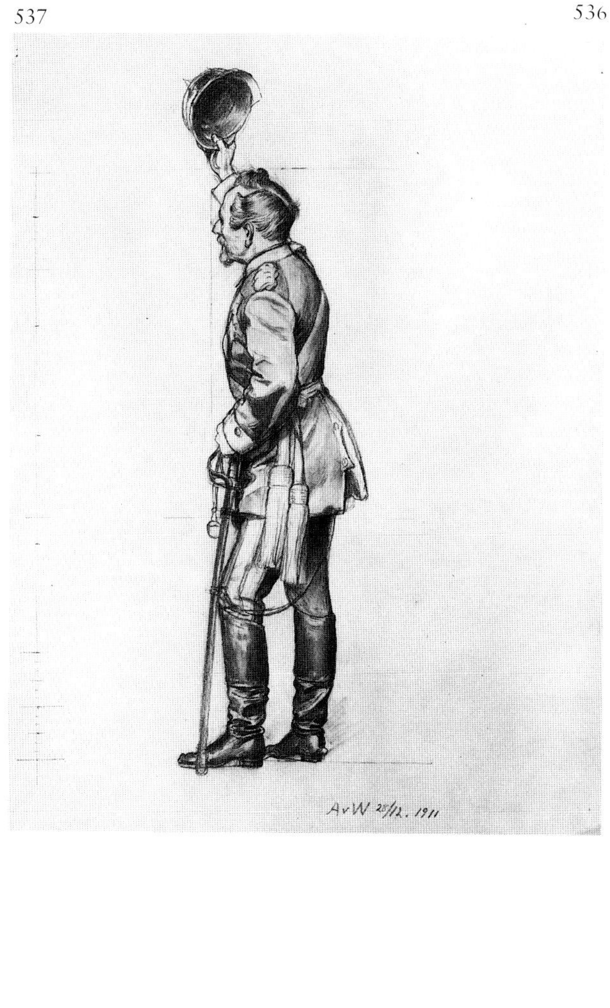
AvW 28/12. 1911

zum Trotz als alleingültige Lösung durchgesetzt hatte. Es ist lediglich ein etwas niedrigerer Standpunkt gewählt worden. Außerdem ist der Scheitel des Korbbogens mit Rücksicht auf die räumlichen Gegebenheiten des Aulasaales abgeflacht worden, so daß das Gebälk der Hintergrundarchitektur nicht mit dargestellt ist. Die unterhalb des Bildfeldes vorgesehene Inschrift ist der Proklamierungsurkunde entnommen; sie klärt verbal über den Vorgang auf und bewegt sich damit auf einer streng didaktischen Ebene.

536 ANTON VON WERNER
Kompositionsskizze zu dem Wandbild in der Aula des Realgymnasiums zu Frankfurt/Oder, 1911
Bleistift/Pauspapier; ca. 315 x 433 mm (Fragment)
Bez. unterhalb der Einfassung: *UNS ABER VND VNSEREN NACHFOLGERN MOEGE ES BESCHIEDEN SEIN ALLZEIT MEHRER DES REICHS ZV SEIN NICHT DVRCH KRIEGERISCHE EROBERVNGEN SONDERN AVF DEM GEBIETE DES F[...]*
Berlin, Slg. Archiv für Kunst und Geschichte, Inv. III 220 22 D/1004
Abbildung S. 367

537 ANTON VON WERNER
Jubelnder General, 1911
Bleistift, gewischt; 470 x 326 mm
Bez. u. r.: *AvW 28/12. 1911*
Privatbesitz
Abbildung S. 367

538 ANTON VON WERNER
Figurenstudie Generalleutnant von Fabrice, 1911
Bleistift, quadriert/Pauspapier, auf Karton aufgezogen; 505 x 210 mm
Privatbesitz
Abbildung S. 366

539 ANTON VON WERNER
Figurenstudie Kaiser Wilhelm und Kronprinz Friedrich Wilhelm, ca. 1911
Bleistift; 330 x 210 mm
Am oberen und unteren Rand Maßangaben
Merseburg, GStA, Rep. 92 Nl. A. v. Werner. Zeichnungen. Mappe 9, Bl. 41

540 ANTON VON WERNER
Figurenstudie Kaiser Wilhelm und Großherzog von Baden, 1911
Bleistift, gewischt; 487 x 315 mm
Bez. u. r.: *AvW. 28/12. 1911*
Merseburg, GStA, Rep. 92 Nl. A. v. Werner. Zeichnungen. Mappe 9, Bl. 43

541 ANTON VON WERNER
Modellstudie zu Kaiser Wilhelm und dem Großherzog von Baden, 1911
Bleistift; 470 x 328 mm
Bez. u. r.: *AvW 29/12. 1911*
Merseburg, GStA, Rep. 92 Nl. A. v. Werner. Zeichnungen. Mappe 5, Bl. 32
Abbildung S. 367

542 ANTON VON WERNER
Modellstudie zu Roon und jubelndem General, 1911
Bleistift; 468 x 328 mm
Bez. u. M.: *AvW 29.12. 1911.*
Merseburg, GStA, Rep. 92 Nl. A. v. Werner. Zeichnungen. Mappe 5, Bl. 33

543 ANTON VON WERNER
Drei jubelnde Figuren, ca. 1911
Bleistift; 330 x 210 mm
Am oberen Rand Maßangaben
Merseburg, GStA, Rep. 92 Nl. A. v. Werner. Zeichnungen. Mappe 9, Bl. 39

544 ANTON VON WERNER
Zwei Figuren (Garde du Corps), ca. 1911
Bleistift; 330 x 210 mm
Merseburg, GStA, Rep. 92 Nl. A. v. Werner. Zeichnungen. Mappe 9, Bl. 40

Künstlerische Vorbilder der *Kaiserproklamation*

545 EUGÈNE DEVÉRIA (1805–1865)
Farbskizze zu dem Gemälde *Le Roi prête serment en présence des Chambres de maintenir la Charte de 1830 (Der Schwur Louis-Philippes auf die Verfassung von 1830 vor den Kammern), 9. Août 1830* im Musée du Château de Versailles, Salle de 1830, 1836
Öl/Lwd.; 77 x 110 cm
Bez. u. M.: *Eug. Devéria 1836*
Versailles, Musée National du Château de Versailles, Inv. MV 5121
Abbildung S. 58

Die Endfassung des Gemäldes nimmt einen wichtigen Platz innerhalb des Bildprogramms des von dem Bürgerkönig Louis-Philippe gegründeten Nationalmuseums im Versailler Schloß ein. Die im Südflügel eingerichtete *Salle de 1830* war ausschließlich den Ereignissen der Julirevolution 1830 vorbehalten, in deren Verlauf der liberale Louis-Philippe nach dem Sturz Karls X. den Thron bestieg.

Devéria gibt die Zeremonie des Regierungsantritts wieder, nämlich den Schwur Louis-Philippes vor dem Parlament auf die Verfassung. Wie bei der *Kaiserproklamation* erfolgte keine eigentliche Krönung mit kirchlichem Ritus. Die Ursache hierfür lag im Falle Louis-Philippes in dem Umstand begründet, daß er die Krone nicht aufgrund rechtlicher Erbfolge erlangte, sondern durch Beschluß der Assemblée Nationale.

Werner erwähnt den Namen Devéria in seinen Erinnerungen nicht; daß er aber vorliegende Komposition gekannt haben muß, geht aus dem oben gezogenen Vergleich zweifelsfrei hervor.

546 EDOUARD DE BIÈFVE (1808–1882)
Der Kompromiß des niederländischen Adels (1566), 1849
Öl/Lwd.; 161 x 226 cm
Bez. u. r.: *de Bièfve. 1849.*
Berlin, Nationalgalerie, SMB, Inv. W.S. 15
Abbildung S. 23

Die Komposition gilt als das Hauptwerk des belgischen Historienmalers, der zunächst in Brüssel und 1831–41 in Paris, u. a. bei David, studiert hatte. Die großformatige Erstfassung wurde von der belgischen Regierung für den Audienzsaal des Brüsseler Kassationshofs in Auftrag gegeben und 1841 in Paris vollendet (heute Brüssel, Musées Royaux des Beaux-Arts). Die Replik wurde 1844 vom Berliner Konsul Wagener, in dessen Sammlung Werner es vermutlich 1861 gesehen hat, beim Künstler in Auftrag gegeben.

Gustav Friedrich Waagen beschreibt das Bild so: *»Es stellt die Unterzeichnung des, jenen Namen tragenden Bundes vor, zu welchem der niederländische Adel sich den 16ten Februar des Jahres 1566 im Hôtel Cuylenburg in Brüssel, zur gemeinsamen Abwehr der Inquisition und sonstiger Willkürlichkeiten Philipps II. vereinigte. [...] Der Künstler hat sich bemüht, die namhaftesten Mitglieder des Bundes portraitartig zu charakterisieren. An einem in der Mitte des Vordergrundes befindlichen Tische sitzt der Verfasser der Bundesacte, Graf Philipp von Marnix. Graf Horn ist eben im Begriff, dieselbe zu unterzeichnen. Graf Brederode, auf den Stufen, welche um jene Gallerie laufen, stehend, redet zur Versammlung. Der ihm gegenüber in einem Lehnsessel sitzende Graf Egmont, und der vor ihm in schwarzer Kleidung stehende Prinz Wilhelm von Oranien hören ihm zu. Zur Linken des Prinzen steht Antoine de Lalaing, zur Rechten der Baron de Montigny in einem Wamms von weissem Atlas, der Marquis de Berghes und der Graf Ludwig von Nassau, Bruder des Prinzen von Oranien. Diese alle schicken sich zum Unterzeichnen an [...]«* (Waagen, G.F.: Verzeichnis der Gemälde-Sammlung des J. H. W. Wagener, Berlin 1873, S. 8 f.).

Die belgische Historienmalerei übte auf Werner einen nachhaltigen Einfluß aus. An de Bièfves Bild konnte er die wichtigsten Kompositionselemente studieren, die einer an sich unspektakulären Ikonographie, nämlich der Versammlung einer bestimmten Personengruppe zum Zwecke einer zeremoniellen Handlung, zu Lebendigkeit, Glaubwürdigkeit und Anteilnahme verhelfen: die Verteilung der Masse in Haupt- und Nebengruppen mit einer Hauptfigur, die stimmige Schilderung des historischen Ambientes, die Einbindung der Architektur in die Aktion und die Zuspitzung des Handlungsablaufs auf einen Höhepunkt.

547 ADOLPH MENZEL (1815–1905)
Die Krönung König Wilhelms I. zu Königsberg (18. Oktober 1861), 1861
Öl/Lwd.; 75 x 100 cm
Bez. u. l.: *Menzel 1861*
Berlin, Nationalgalerie, SMB, Inv. A I 201
Abbildung S. 85

Es handelt sich um eine Farbskizze zu dem 1861–65 ausgeführten Gemälde (Potsdam, SSG Potsdam-Sanssouci), das Wilhelm I. durch seinen Kultusminister von Bethmann-Hollweg eine Woche vor der Krönung beim Künstler in Auftrag gab. Ähnlich wie später Werner bei der *Kaiserproklamation*, war Menzel bei der Zeremonie, die der Nachwelt überliefert werden sollte, zugegen.

Es gab für Werner mehrere Gründe, sich Menzels Monumentalwerks bei seiner Arbeit als Vorbild zu bedienen. Zunächst inhaltliche: Schließlich handelt es sich bei der Hauptfigur um ein- und dieselbe Person, die 1861 zum preußischen König gekrönt und zehn Jahre darauf zum deutschen Kaiser proklamiert wurde. Beide Ereignisse fanden in historisch bedeutsamem Ambiente unter Beteiligung zahlreicher hochrangiger Persönlichkeiten in einem feierlichen Akt statt. Dann kompositionelle: Die große Zahl der Anwesenden, die als Masse den Vorgang bezeugt und legitimiert, sollte gleichzeitig individuell gekennzeichnet werden. Dies bedingte eine strukturierende Darstellungsform, die nicht ohne gegenseitige Überschneidung sowie Rücken- und Profilfiguren auskommt. Schließlich methodische: Die Bildgenese führt von ersten Kompositions- und Raum- über Farbskizzen, Kostümstudien, Porträt- und Figurenstudien zur Endfassung. Sämtliche 130 bzw. 128 Dargestellten mußten überwiegend in Einzelsitzungen und im Hinblick auf ihre Stellung auf dem Gemälde porträtiert werden.

Dennoch lassen sich künstlerische Unterschiede nicht übersehen. Trotz der minuziösen Vorgehensweise, die Menzel selbst als große Anstrengung bezeichnet hat, wirkt sein Krönungsbild weitgehend stimmig. Freilich nahm er noch während des Malprozesses Veränderungen vor, konnte also bis zuletzt im Rahmen des Auftrags seiner Intuition folgen. Durch die dramatische Lichtregie gelang es ihm, den in einiger Entfernung befindlichen König hervorzuheben. Werners Schloßfassung der *Kaiserproklamation* kann dagegen eine gewisse Steifheit und Trockenheit nicht verleugnen, die vom nüchternen Charakter des Künstlers, aber auch vom militärischen Gepräge der Zeremonie herrührt. Bei ihm ist die Hauptperson als solche kaum erkennbar. Menzels Krönungsbild gab später auch das Muster zu Werners *Krönung Friedrichs I. zum König in Preußen* (Kat. 524) ab.

Wie Menzel pflegte Werner die Darstellung von Hoffestlichkeiten und insbesondere Hofbällen als eigenständiges Genre. Der Zugang zu diesen Veranstaltungen, vor allem den alljährlichen Fastnachtsbällen, stand ihm als »Hofmaler« – ein Titel, den es offiziell allerdings nicht gab – jederzeit offen. Wie Menzel verstand sich Werner dabei als Beobachter, er hielt seine Eindrücke jedoch nicht unmittelbar vor dem Objekt, sondern erst im Anschluß an das Erlebte in Skizzen fest. Aus zeitlich mehr oder minder großer Distanz verarbeiteten beide Künstler ihre Zeichnungen zu Gemälden, die das Atmosphärische – den Glanz des Kerzenlichts, die festliche Kleidung, die feierliche Dekoration – einfangen. Dennoch sind die Unterschiede augenfällig, in der Malweise wie in der Bildaussage.

Menzel löst die Ikonographie von der äußeren Realität, anonymisiert einen Großteil der Figuren, fügt architektonische Versatzstücke in die Komposition ein und betont das flirrende Detail. Die eitel-häßlichen Tänzer eines friderizianischen *Hofballs auf Schloß Rheinsberg* (Schweinfurt, Slg. Georg Schäfer) stehen bei ihm neben den schlingend Essenden eines wilhelminischen *Ballsoupers* (Berlin, Nationalgalerie, SMB), d.h. über die Zeitgenossenschaft hinaus sucht Menzel in seinen Bildern nach dem allgemein Menschlichen, bisweilen allzu Menschlichen bis an die Grenze zur Gesellschaftskritik.

Werner hingegen rückt eine oder mehrere identifizierbare Personen repräsentativ in den Vordergrund und stellt darauf seine Komposition ab. Bei ihm wird ein Hofball nicht als solcher thematisiert, sondern es werden bestimmte Persönlichkeiten festgehalten, wie sie sich auf Hofbällen bewegen: *»Das ganze malerische, glänzende Bild dieser Hofbälle im Verein mit den historischen Persönlichkeiten, die man dort beobachten konnte, regte natürlich zur künstlerischen Wiedergabe an und ich versuchte häufig, wenn ich vom Hofball nach Hause kam, diese oder jene Eindrücke in Federzeichnungen festzuhalten, vor allem die Erscheinung des Kaisers in verschiedenen Situationen. Ich habe später drei kleine Bilder als Ergebnis dieser Eindrücke gemalt, das eine den Kaiser, das andere den Kronprinzen, das dritte den Prinzen Friedrich Karl auf dem Hofball darstellend, was mir anscheinend den Ruf als ›Höfling und Wadenstrümpfler‹, nach Äußerungen der Presse zu schließen, eingetragen hat«* (Werner 1913, S. 107).

Bei Darstellung höfischer Zeremonien beschränkte sich Werner – wenn man von der *Kaiserproklamation* absieht – auf familiäre Ereignisse wie Taufe, Verlobung und Geburtstag. Die akkurate äußere Form folgt dabei der gegebenen hierarchischen Struktur, die sie zugleich unterstreicht. Daher konnte sich innerhalb der Bildgenese auch jederzeit die Gewichtung einzelner Personen verändern, wenn dies der tatsächlichen Entwicklung entsprach.

Kaiser Friedrich als Kronprinz auf dem Hofball 1878

Die Szene spielt im Weißen Saal des Berliner Schlosses: Wie zufällig plaziert, in Wahrheit jedoch sinnreich arrangiert, hebt

549

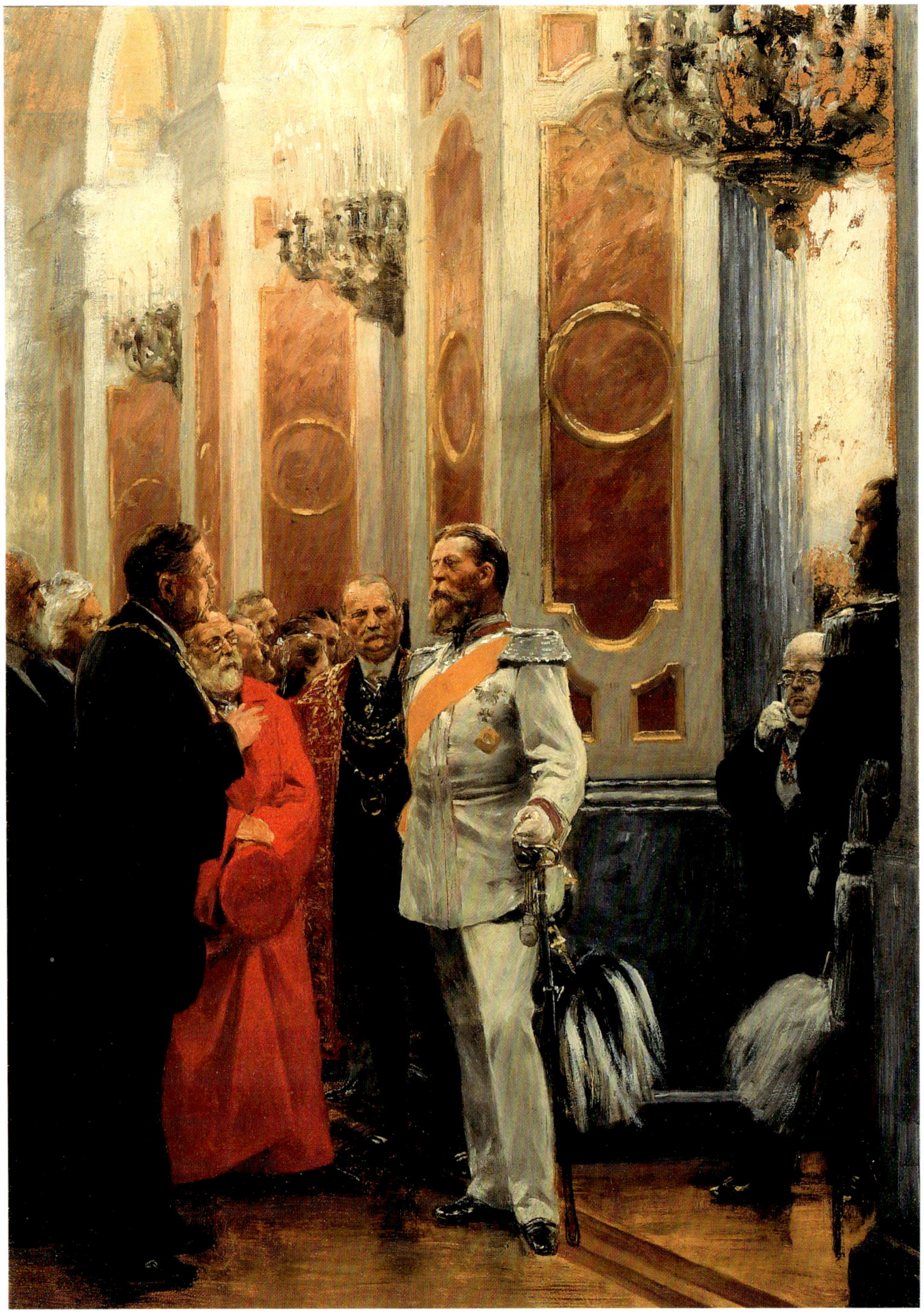

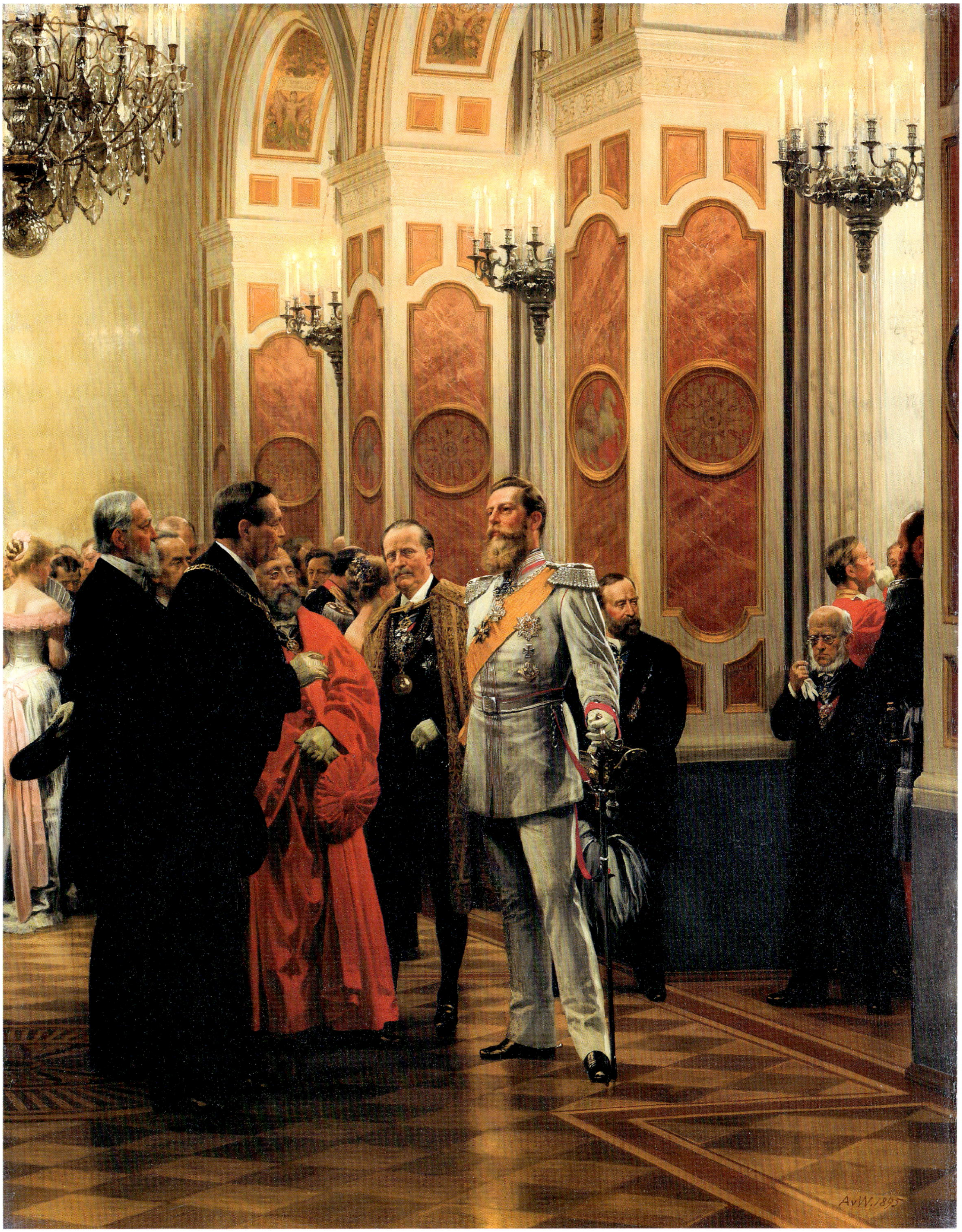

548

sich eine Gruppe ehrwürdiger Männer von dem Festtrubel im Hintergrund ab. Im Mittelpunkt steht die imposante Gestalt des Kronprinzen Friedrich Wilhelm in weißer Kürassieruniform. Er wird umringt von herausragenden Persönlichkeiten des öffentlichen Lebens – Politikern des liberalen Lagers, Gelehrten und Künstlern –, und durch seinen Umgang mit ihnen erweist er sich als Mann des Geistes und des Fortschritts.

Friedrich Wilhelm, als deutscher Kaiser Friedrich III., hatte sich bereits unter dem Eindruck von Revolution und Reaktion der liberalen Bewegung angenähert. Anfangs unterhielt er Beziehungen zu den Altliberalen, dann zum linken Flügel der Nationalliberalen und zur Deutschen Freisinnigen Partei. Mit ihren Führern verband ihn ein teilweise freundschaftliches Vertrauensverhältnis. Ein *persönliches Regiment*, wie es sein Nachfolger Wilhelm II. führte, betrachtete er als gefährlich für die Zukunft des dynastischen Systems. Er glaubte an das Zusammenspiel von Krone und Volksvertretung, ohne dem Parlamentarismus das Wort zu reden. Bismarck stand er schon früh mißtrauisch gegenüber, und beider Verhältnis trübte sich noch unter dem Einfluß der aus England stammenden Kronprinzessin Viktoria. In den drei Einigungskriegen trat er als siegreicher Feldherr hervor, beseelt von der Idee eines freien deutschen Kaiserstaates. Seine Tragik bestand darin, bis auf eine kurze Stellvertreterschaft 1878 und die letzten 99 Tage seines Lebens als Todkranker seine politischen Pläne nicht von verantwortlicher Stelle aus in die Tat umsetzen zu können.

Der Kronprinz hatte neben einer militärischen eine betont bürgerliche Erziehung genossen. Zu seinen Lehrern gehörte nicht nur Moltke, sondern seit 1844 auch der Archäologe Ernst Curtius, der 1868 in Berlin zum Professor und Direktor des Alten Museums berufen wurde und ab 1874 die Ausgrabungen in Olympia leitete. Auf der Gemäldefassung von 1895 (Kat. 548) ist sein Kopf rechts neben der weißbärtigen Gestalt des Rittergutsbesitzers Robert von Benda am linken Rand der Gesprächsgruppe zu erkennen. Der Nationalliberale Benda war seit 1867 Mitglied des Reichstags und seit 1858 Mitglied des preußischen Abgeordnetenhauses, dessen Vizepräsident er 1889 wurde.

Die nach dem Kronprinzen wichtigste Figur des Bildes aber ist dessen Gegenüber, der Berliner Oberbürgermeister Max von Forckenbeck. Dieser hatte sich durch seine Teilnahme an der 48er Revolution als Präsident des Glogauer konstitutionellen Vereins eine Richterkarriere verbaut und wurde in der Folge ein erfolgreicher Anwalt. Seit 1858 saß er im preußischen Abgeordnetenhaus, wo er der Fraktion Jung-Litauen angehörte, aus der sich dann die Deutsche Fortschrittspartei herausbildete. Als Berichterstatter der Budgetkommission entwickelte sich Forckenbeck im preußischen Verfassungskonflikt zu einem Hauptgegner Bismarcks. Seit 1866 stand er in engem Kontakt zum Kronprinzen, der ihn sogar für eine eventuelle Nachfolge des *»Eisernen Kanzlers«* in Betracht zog. Forckenbeck war 1866–73 Präsident des preußischen Abgeordnetenhauses und 1874–79 des Reichstags (Mitglied 1867–92). Dort übernahm er vorübergehend eine Mittlerrolle zwischen Bismarck und der bürgerlich-liberalen Bewegung, verlagerte aber ab 1878 sein Eintreten für liberale Ideale auf die kommunalpolitische Ebene. Seine Verdienste um die junge Reichshauptstadt lagen vor allem auf den Gebieten der Ver- und Entsorgung, des Nahverkehrs und des Schulwesens.

Als Mitstreiter Forckenbecks verfolgt Rudolf Virchow, Dekan der medizinischen Fakultät und Mitglied der Akademie der Wissenschaften, im roten Talar das Gespräch mit dem Kronprinzen. Virchow, der bedeutendste Pathologe seiner Zeit, hatte in der Revolution seine Aufgabe als Arzt darin gesehen, Anwalt der Armen zu sein, und betätigte sich seitdem sozialpolitisch. Seit 1861 war er als Mitglied der Fortschrittspartei im Abgeordnetenhaus vertreten; im Reichstag gründete er mit Eugen Richter 1884 die Deutsche Freisinnige Partei. Mit Bismarck setzte er sich bis hin zu persönlicher Feindschaft auseinander.

Zwischen Virchow und dem Kronprinzen steht der Mediziner und Physiker Hermann Helmholtz, der 1847 den Satz von der Erhaltung der Energie begründete und 1862/63 das Rektorat der Heidelberger Universität innehatte, bevor er ab 1871 in Berlin ein eigenes physikalisches Institut aufbaute. Seit 1888 war er Präsident der Physikalisch-Technischen Reichsanstalt.

Am rechten Bildrand, halb verdeckt durch Oberst Mischke, den Adjutanten des Kronprinzen, beobachtet der für seine Darstellungen von Hoffestlichkeiten berühmte Menzel die Szene. Hinter Friedrich Wilhelm ist der Maler Ludwig Knaus dargestellt.

Die Farbskizze zu dem Gemälde (Kat. 549) ist 1887 datiert, und vieles spricht dafür, daß sie ein Ereignis aus diesem Jahr zeigt: vor allem das Alter der Dargestellten, die bereits vom Kehlkopfkrebsleiden gezeichnete Physiognomie des Kronprinzen und schließlich folgende Textpassage, die sich in Werners Erinnerungen findet: *»Auf dem Fastnachtsball im Königlichen Schlosse am 11. Februar [1887] begrüßte ich im weißen Saal den Kronprinzen, der die Uniform seiner Pasewalker Kürassiere trug und strahlend aussah, aber zu mir sagte: ›Werner, erzählen Sie mir was, ich bin stockheiser‹«* (Werner 1913, S. 479).

Die Endfassung trägt seit jeher den Titel *Kaiser Friedrich als Kronprinz auf dem Hofball 1878* oder auch nur *Der Kronprinz auf dem Hofball 1878*. Gegenüber der Farbskizze ist das Aussehen aller Beteiligten so verjüngt, und insbesondere sind deren Gesichter so geglättet worden, daß sich der damalige Betrachter tatsächlich in das Jahr 1878 zurückversetzt fühlen konnte. Es scheint, als habe der Künstler, dem das Kronprinzenpaar freundschaftlich zugetan war, dabei ein idealisierendes Erinnerungsbild schaffen wollen. Es zeigt Friedrich Wilhelm, auf dem alle Hoffnungen des liberalen Deutschland ruhen, als strahlenden, freilich fast schon entrückten »Wunschkaiser«. Demgegenüber zeichnet sich die Farbskizze durch größere Authentizität und atmosphärische Dichte aus.

548 ANTON VON WERNER
Kaiser Friedrich als Kronprinz auf dem Hofball 1878, 1895
Öl/Lwd.; 118 x 95 cm
Bez. u. r.: *AvW. 1895*
Berlin, Nationalgalerie, SMB, Inv. A III 367
Wv. 1895-1
Abbildungen S. 371, 373

549 ANTON VON WERNER
Farbskizze zu dem Gemälde *Kaiser Friedrich als Kronprinz auf dem Hofball 1878*, 1887
Öl/Malpappe; 68 x 49 cm
Bez. u. r.: *AvW. 87*
Berlin, Berlin Museum, Inv. GEM 88/20
Wv. 1887-10
Abbildung S. 370

548, Detail ▷

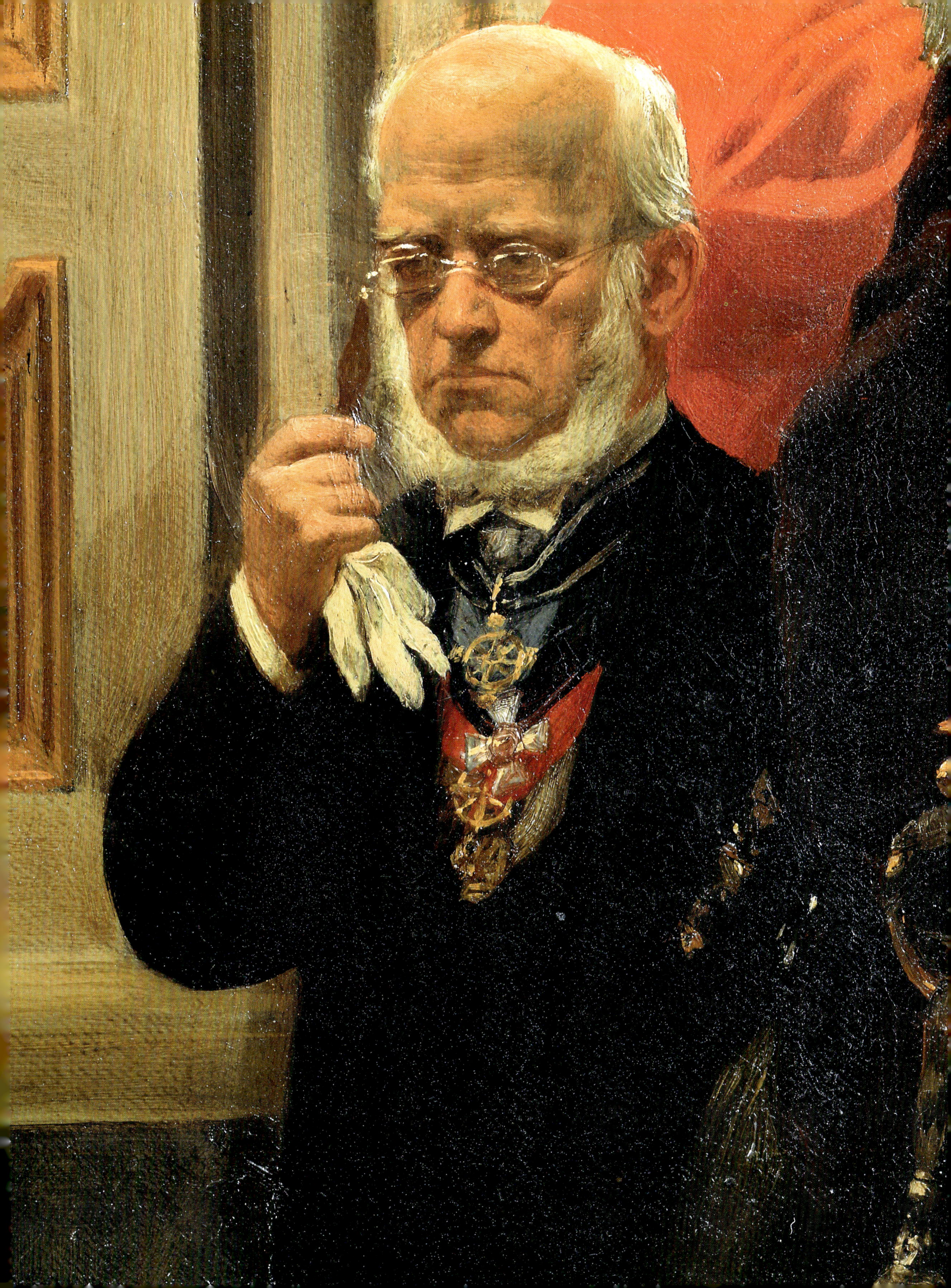

Der rote Prinz

Die Darstellung basiert auf einer Federzeichnung vom 5. Februar 1880 (Werner 1913, Abb. S. 107). Anlaß für die Ausführung des Aquarells könnte die Gründung der Prinz-Friedrich-Karl-Vereinigung 1886 – ein Jahr nach dessen Tod – gewesen sein. Ihr gehörten dem Prinzen im Leben nahestehende Wegbegleiter, darunter Anton von Werner, an.

Die bekannte und durch Werner selbst popularisierte Gestalt Friedrich Karls, eines Bruders Kaiser Wilhelms I., ließ es zu, sie hier lediglich im verlorenen Profil darzustellen. Der pfauenhafte Putz der imposanten Erscheinung, vor allem die rote Husarenjacke – von deren Farbe sich der Titel des Aquarells ableitet –, ließ sich dadurch wirkungsvoll zur Geltung bringen. Als Oberbefehlshaber der 2. deutschen Armee erzwang der Prinz am 27. Oktober 1870 die Kapitulation von Metz, und diese Kriegszeit personifiziert der ihm gegenüberstehende Generalleutnant Oskar von Meerscheidt-Hüllessem, der ebenfalls vor Metz dabei war. Im Hintergrund ist genau auf Höhe der Mittelsenkrechten Wilhelm I. dargestellt, rechts neben ihm hat sich Werner selbst im Bild festgehalten, während der charakteristische Schädel Menzels inmitten der Personengruppe links des Prinzen zu erkennen ist.

Die Darstellung erfuhr unmittelbar nach ihrer Entstehung eine gewisse Verbreitung, schmückt sie doch als Frontispiz die 1886 erschienene *Berliner bunte Mappe. Originalbeiträge Berliner Künstler und Schriftsteller* (München: Verlagsanstalt für Kunst und Wissenschaft).

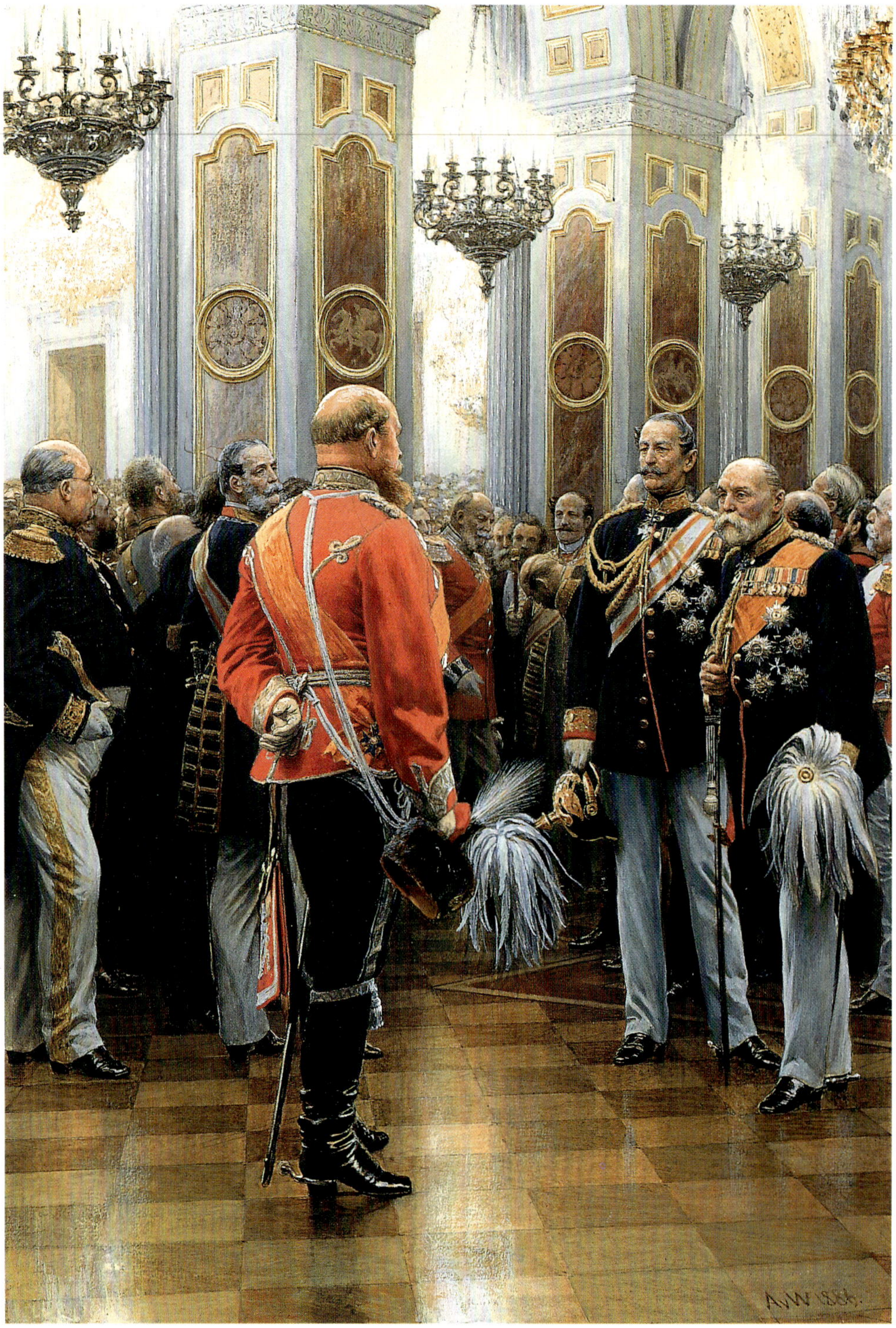

550

550 ANTON VON WERNER
Der rote Prinz (Prinz Friedrich Karl an einem Abend im Berliner Schloß, 5. Februar 1880), 1886
Aquarell und Deckfarben; 537 x 383 mm
Bez. u. r.: *AvW 1886.*
Leipzig, Museum der bildenden Künste, Inv. 5207
Abbildung

Taufe des Urenkels

Die *Illustrirte Zeitung* vom 17. Juni 1882 meldete unter der Rubrik *Hofnachrichten*: *»Im Neuen Palais zu Potsdam ist am 11. d.M. die Taufe des Urenkels des Deutschen Kaisers in Anwesenheit einer stattlichen Anzahl fürstlicher Gäste in feierlicher Weise vollzogen worden. Der jüngste Sprößling der Hohenzollern erhielt den Namen Friedrich Wilhelm Victor August Ernst. Gekommen waren zu dem Taufact: Der König von Sachsen, Kronprinz Rudolf von Österreich, der russische Großfürst Sergius, der Herzog von Aosta, der Großherzog von Weimar, der Herzog von Koburg-Gotha, Prinz Christian von Schleswig-Holstein sowie die Herzogin von Schleswig-Holstein mit dem Herzog Ernst Günther und den Prinzessinnen Karoline Mathilde, Luise Sophie und Feodora. Im Neuen Palais war die Jaspisgalerie rechts vom Muschelsaal zur Taufkapelle hergerichtet. Der fürstliche Täufling ruhte zuerst in den Armen der Kronprin-*

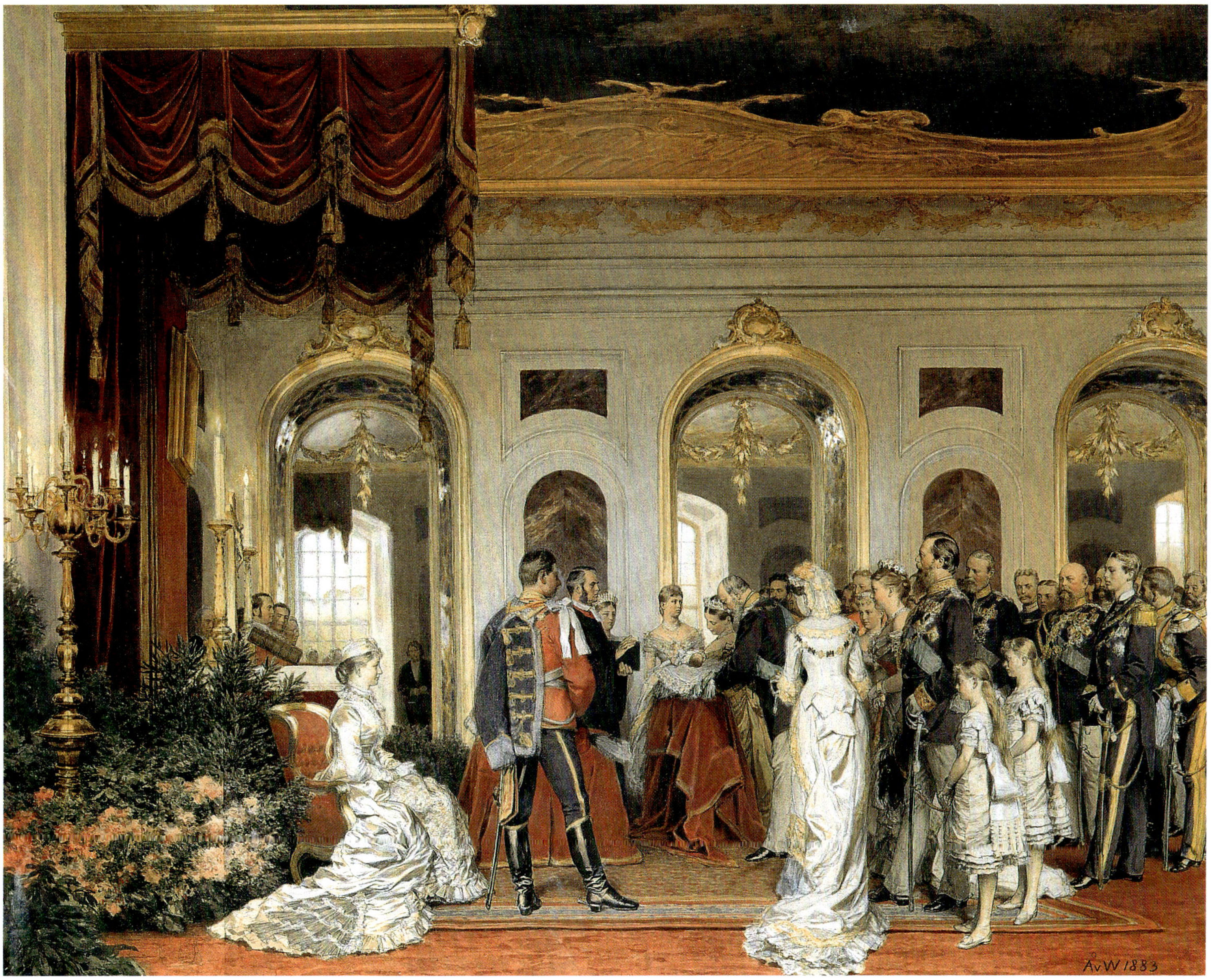

551

zessin, während der heiligen Handlung, welche der Oberhofprediger Dr. Kögel vollzog, hielt der Kaiser seinen Urenkel über die Taufe. Nach dem kirchlichen Act nahm die Prinzessin Wilhelm eine Beglückwünschungscour entgegen. Daran schloß sich große Galatafel.«

Der Täufling, ältester Sohn des späteren Kaisers Wilhelm II., sollte im Erwachsenenalter die militärische Tradition seiner Vorfahren fortsetzen. Im Ersten Weltkrieg war er zunächst Führer der 5. Armee, ab 1916 leitete er die Heeresgruppe *Deutscher Kronprinz*. Nach der Novemberrevolution 1918 folgte er seinem Vater ins holländische Exil, aus dem er 1923 zurückkehrte. Gegen Ende der Weimarer Republik unterstützte er Hitler in der falschen Annahme, damit die monarchische Restauration betreiben zu können. Er starb 1951.

Werner schildert in seinen Erinnerungen den Entstehungsprozeß des Aquarells: *»Aber ich mußte trotzdem [am 19. September 1882] nach Potsdam ins Marmorpalais, weil die junge Frau Prinzessin Wilhelm die Güte gehabt hatte, mir eine Porträtsitzung zu bewilligen zu einem Bilde, das ich von der Taufe ihres am 6. Mai geborenen ersten Sohnes zu malen beabsichtigte, die am 11. Juni, am Tage nach meiner Rückkehr aus Brüssel, im Neuen Palais stattgefunden hatte. Ich hatte den Moment, wie der alte Kaiser seinen Urenkel über das Taufbecken hält, mit der nächsten Umgebung nach der Natur skizziert, auch schon am nächsten Tage eine Studie von der Jaspisgalerie des Neuen Palais mit dem Altar und Tauftisch usw. gemalt. Die hohe Versammlung erhielt durch die grünen Ordensbänder, welche der Kaiser und die Prinzen zu Ehren des Königs von Sachsen trugen, einen eigenartigen koloristischen Einschlag. Die Frau Prinzessin Friedrich Karl hatte mir schon in Schloß Glienicke für ihr Porträt gestanden, und jetzt eilte ich, nachdem ich die Prinzessin Wilhelm gezeichnet hatte, ins Neue Palais zum Diner bei der Frau Kronprinzessin, um nach Tisch die jungen Prinzessinnen Sophie und Margarethe zu zeichnen«* (Werner 1913, S. 350). Diese Porträts hatten die Funktion von Figurenstudien, stellten also die jeweilige Person in der Haltung dar, die sie auf dem Bild später einnehmen sollte. Merkwürdigerweise bediente sich Werner aber mindestens im Falle Kaiser Wilhelms I. einer Studie, die vor dem dargestellten Ereignis in ganz anderem Zusammenhang – vermutlich einem Hofball – entstanden ist (Kat. 552)

Das sehr detailliert ausgeführte Aquarell

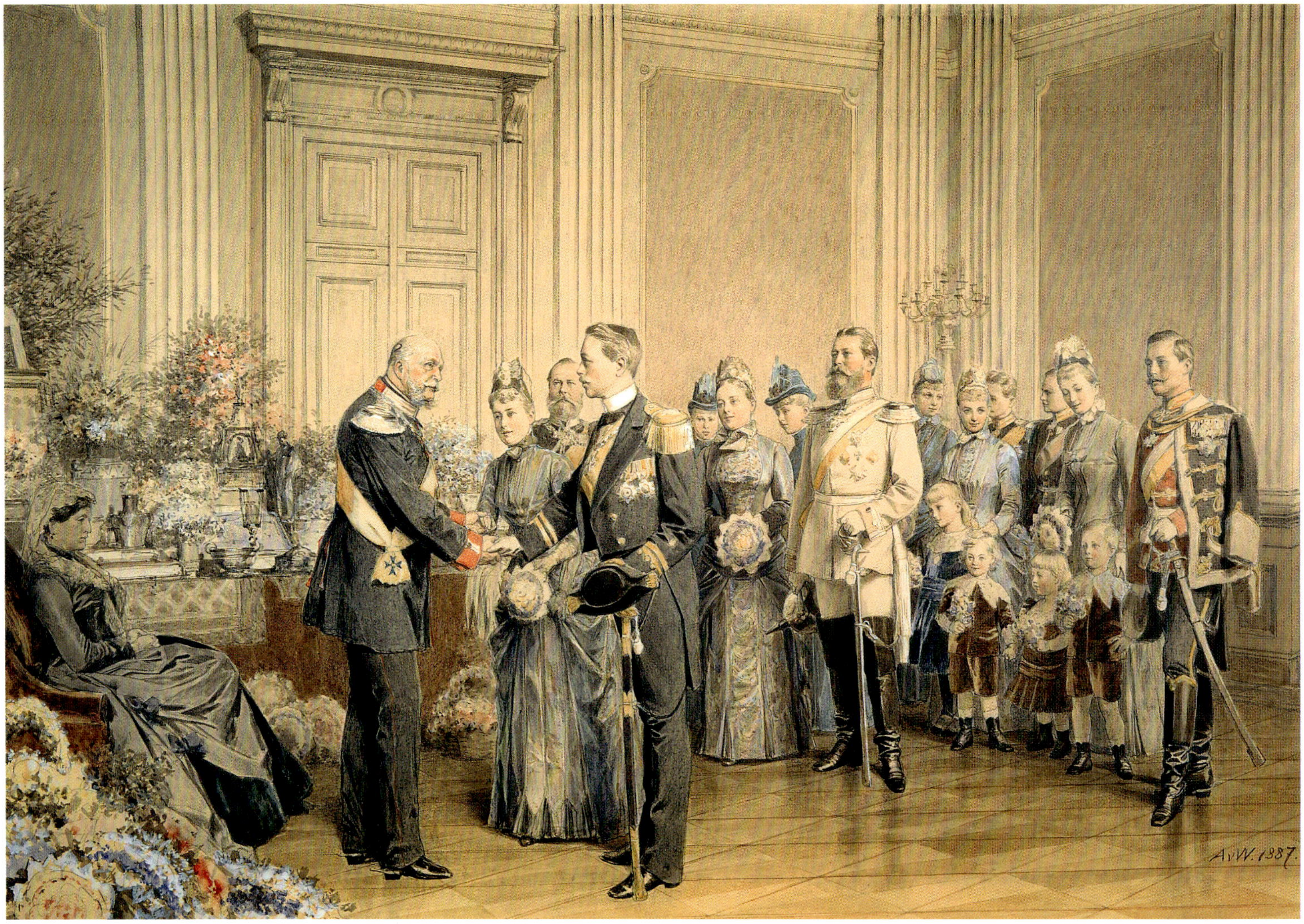

556

564

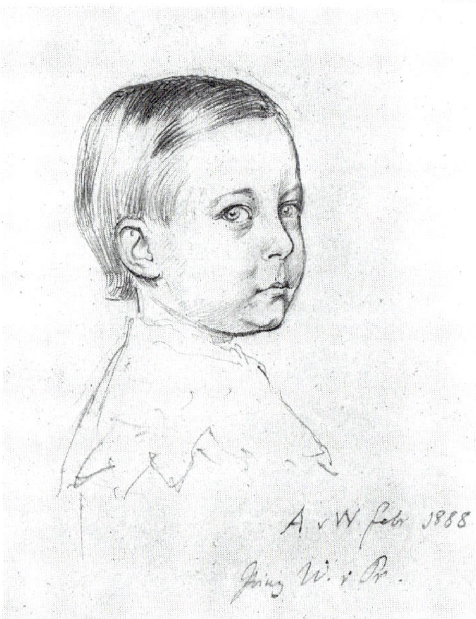

563

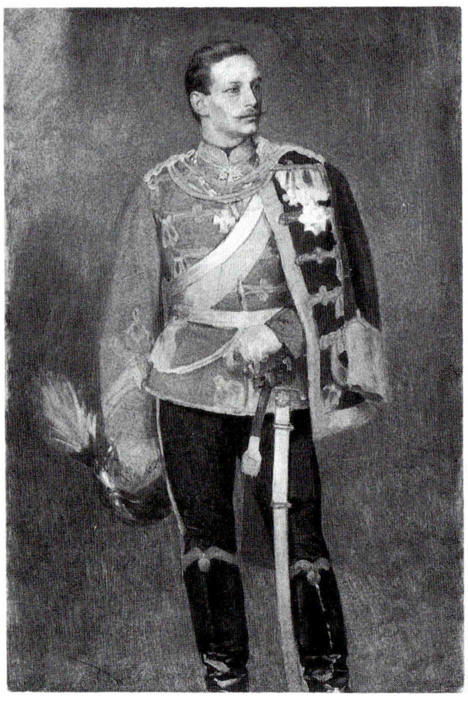

559

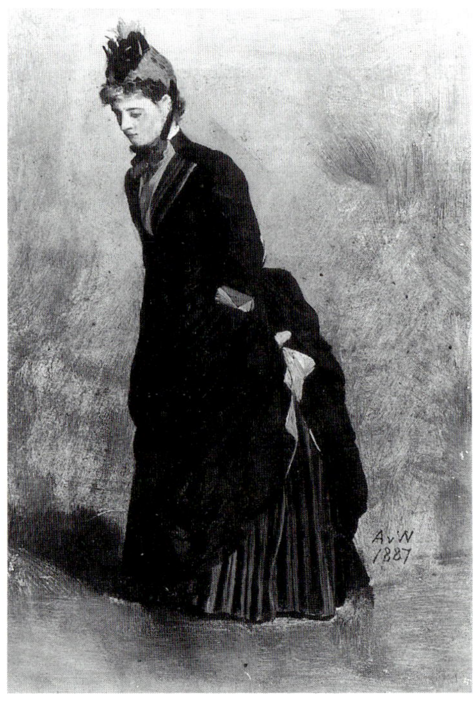

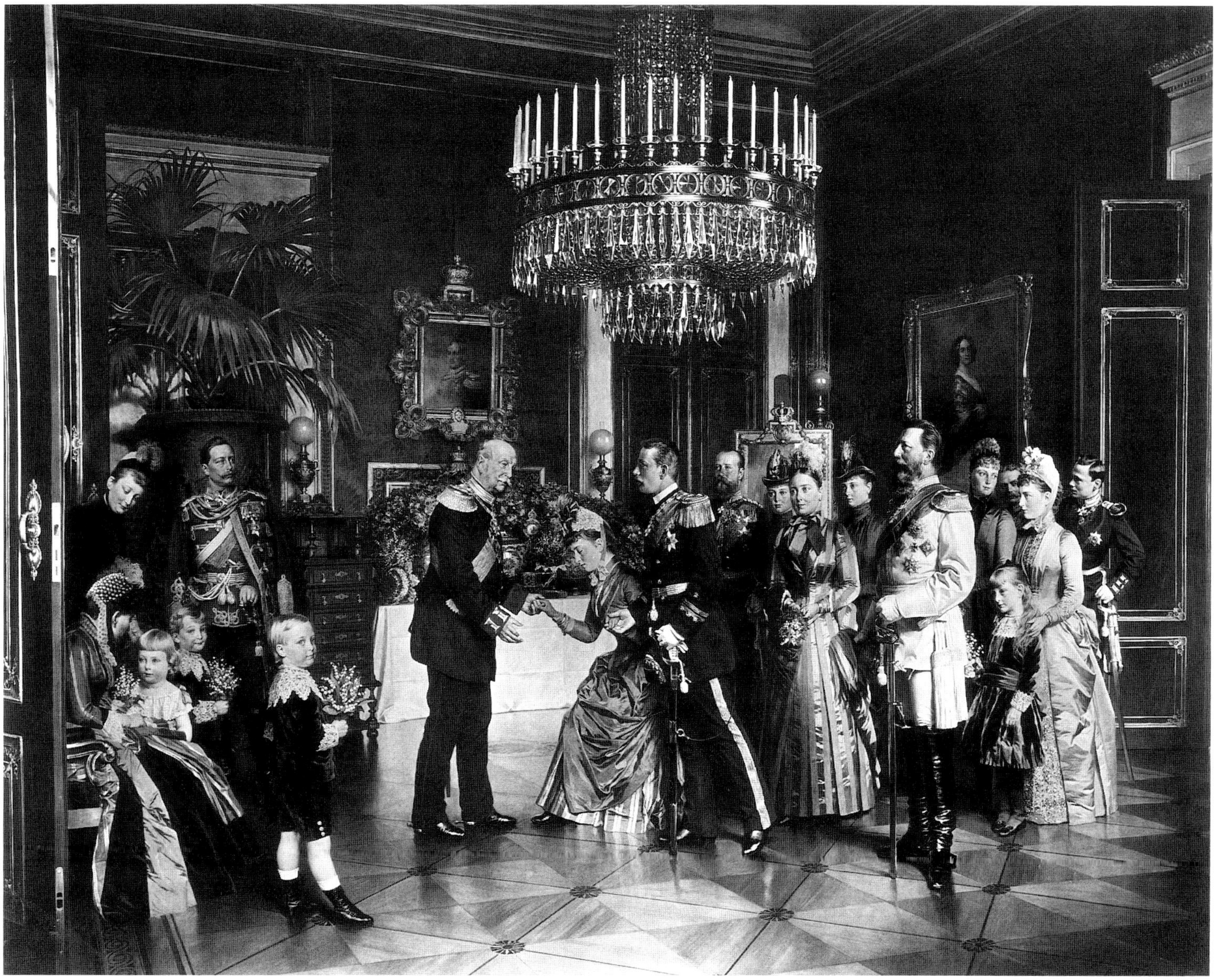

555

562

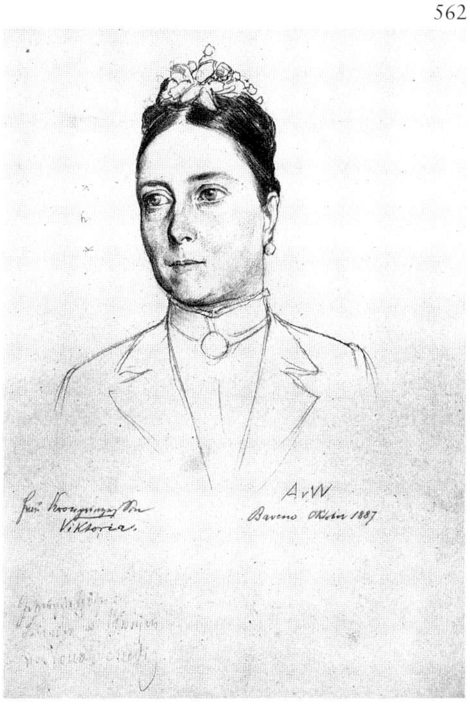

560

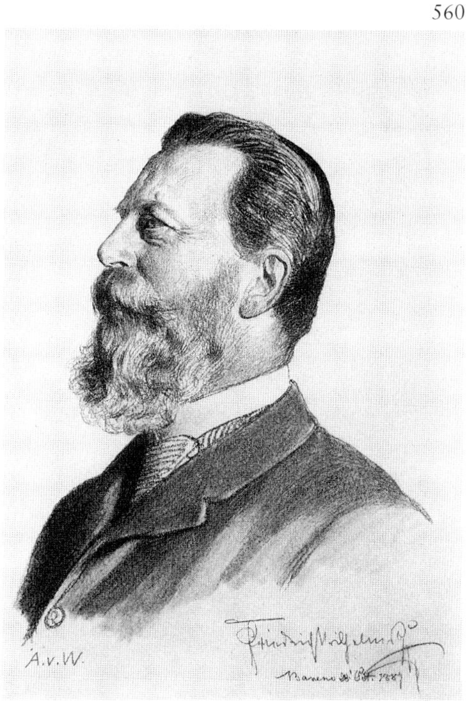

565

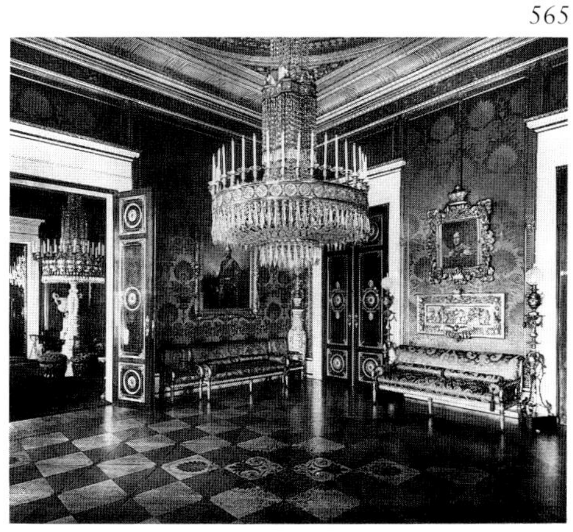

prinz seinen Vater vertrat und sich zugleich der Behandlung des Dr. Morell Mackenzie unterzog. »*Erst später stellte sich die Schwierigkeit der Arbeit, soweit es vor allem die koloristische Seite betraf, heraus, denn die Szene hatte im roten Salon stattgefunden, wo die Geburtstagsgeschenke für den Kaiser ausgestellt waren, und die kronprinzlichen Damen waren, dem Geschmack des Kaisers entsprechend, in blauen Kleidern und Hüten, in Abstufungen von hellerem Blaugrau bis zum Tiefblau, erschienen. Nur die Frau Prinzessin Wilhelm und ihre drei kleinen Söhne waren in rotem Sammet gekleidet und Prinz Wilhelm trug den roten Attila des Leib-Gardehusaren-Regiments*« (Werner 1913, S. 484). Am 15. Oktober konnte Werner in Baden-Baden Figurenstudien des Kaisers anfertigen (Kat. 557); bei dieser Gelegenheit schilderte der greise Monarch dem Künstler Einzelheiten des Vorgangs. Werners Absicht, den Kronprinzen in seiner weißen Kürassieruniform darstellen zu wollen, die er in London getragen hatte, während er bei der Verlobung in einer gestickten dunkelblauen Generalsuniform erschienen war, fand die kaiserliche Zustimmung. Ende Oktober porträtierte Werner in Baveno das Kronprinzenpaar; den schwerkranken Kronprinzen, wie der Vergleich mit photographischen Aufnahmen des Jahres 1887 (Kat. 561) zuläßt, sichtlich geschönt. Mitte November 1887 und Ende März 1888 folgte die großherzoglich hessische Familie in Darmstadt und ebenfalls im März 1888 erneut die Erbprinzessin von Meiningen mit ihrer Tochter. Im April 1889 vollendete Werner das Gemälde und sandte es nach einer Begutachtung durch die Kaiserin Friedrich, die inzwischen verwitwete ehemalige Kronprinzessin Viktoria, nach London ab.

Von der entscheidenden Veränderung, die Werner in der Endfassung vornahm, berichtet er in seinen Erinnerungen nicht. Auf der Farbskizze (Kat. 556) nimmt Prinz Wilhelm, der spätere Kaiser Wilhelm II., eine untergeordnete Position am rechten Bildrand ein, während er später mit seinen engsten Angehörigen nach links rückt und damit ein Gegengewicht zu seinem verstorbenen Vater bildet. Kat. 563 bereitet die Figur des Prinzen vor, wie sie in der Endfassung erscheint. Die Aufwertung des jungen Wilhelm ist sicher in Zusammenhang mit dem zweimaligen Regierungswechsel des Jahres 1888 zu sehen, der zeitlich zwischen Skizzierung und Vollendung des Gemäldes lag.

Das Interieur des Audienzzimmers der Kaiserin mit der roten Damastbespannung, dem Kristallkronleuchter nach Entwurf von Langhans und dem Parkettbelag in Rautenmuster ist detailliert und getreu wiedergegeben. Im Hintergrund ist die Tafel mit den Geburtstagsgeschenken zu erkennen; hinter Prinz Wilhelm die Bronzevase, die Kaiserin Augusta ihrem Gemahl nach einem Gipsmodell von Albert Wolff aus dem Jahre 1852 anfertigen ließ. Geschickt sind die an den Wänden hängenden Porträts König Friedrich Wilhelms III. (Franz Krüger, 1830) und der Prinzessin Augusta (Franz Xaver Winterhalter, 1850) in den Gesamtzusammenhang des Gemäldes gestellt: Über dem Haupt Wilhelms I. erscheint als Bild im Bild sein Vater, und die Kaiserin, deren verlorenes Profil die Spuren des Alters verbirgt, findet sich gewissermaßen in einem jugendlichen Spiegelbild an der gegenüberliegenden Wand wieder.

555 ANTON VON WERNER
Verlobung des Prinzen Heinrich am 90. Geburtstag Kaiser Wilhelms I. (22. März 1887), 1889
Öl/Lwd.; 203 x 261 cm
Bez. u. r.: *A.v.W. 1889.*
London, Her Majesty Queen Elizabeth II, Inv. BP 1532
Wv. 1889-1
Photographie nach dem Original: München, Franz Hanfstaengl Kunstverlag; 680 x 880 mm
Berlin, Hochschule der Künste, Zentrale Hochschulbibliothek
Abbildung S. 379

556 ANTON VON WERNER
Farbskizze zu dem Gemälde *Verlobung des Prinzen Heinrich am 90. Geburtstag Kaiser Wilhelms I.*, 1887
Aquarell über Bleistift; 630 x 925 mm
Bez. u. r.: *AvW 1887.*
Windsor, Her Majesty Queen Elizabeth II, Inv. RL 21523
Abbildung S. 378

557 ANTON VON WERNER
Kaiser Wilhelm I., auf Stöcke gestützt, 1887
Bleistift und farbige Kreiden; 460 x 300 mm
Bez. u. r.: *AvW Baden 15/10. 87.*
Privatbesitz

558 ANTON VON WERNER
Modellstudie zur Kaiserin Augusta, 1887
Bleistift/hellblaues Bütten; 310 x 230 mm
Bez. u. r.: *AvW 1887*
Hamburg, Privatsammlung

559 ANTON VON WERNER
Figurenstudie Prinzessin Heinrich von Preußen (Prinzessin Irene von Hessen-Darmstadt) in blauem Kleid, 1887
Öl/Malpappe; 47 x 32 cm
Bez. u. r.: *AvW 1887*
Schweinfurt, Slg. Georg Schäfer, Inv. 4905
Wv. 1887-3
Abbildung S. 378

560 ANTON VON WERNER
Figurenstudie Kronprinz Friedrich Wilhelm, 1887
Schwarze Kreide, gewischt, und Rötel; 351 x 249 mm
Bez. u. l.: *A.v.W.*; u. r. Signatur des Dargestellten mit Orts- und Datumsangabe: *Baveno 28. Oct. 1887*
Berlin, Kupferstichkabinett, SMB, Inv. Anton von Werner 80
Abbildung S. 379

561 Kaiser Friedrich III. als Kronprinz
Reproduktion einer Photographie vom 9. Juni 1887, in:
Hermann Müller-Bohn, Kaiser Friedrich der Gütige. Vaterländisches Ehrenbuch, hg. von Paul Kittel, Berlin: Paul Kittel ³o. J. (1898), S. 550
Berlin, Berlin Museum

562 ANTON VON WERNER
Figurenstudie Kronprinzessin Viktoria, 1887
Bleistift und Rötel; 462 x 306 mm
Bez. u. l.: *Frau Kronprinzessin Viktoria*; u. r.: *AvW Baveno Oktober 1887.*
Merseburg, GStA, Rep. 92 Nl. A. v. Werner. Zeichnungen. Mappe 12, Bl. 10
Abbildung S. 379

563 ANTON VON WERNER
Figurenstudie Prinz Wilhelm von Preußen in Husarenuniform, ca. 1888
Öl/Malpappe; 74 x 49 cm
Berlin, Berlin Museum, Inv. GEM 73/16
Wv. 1889-8
Abbildung S. 378

564 ANTON VON WERNER
Figurenstudie Prinz Wilhelm von Preußen, der älteste Sohn des späteren Kaisers Wilhelm II., 1888
Bleistift; 355 x 260 mm
Bez. u. r.: *AvW Febr 1888 Prinz W. v. Pr.*
Privatbesitz
Abbildung S. 378

565 Audienz-Zimmer Ihrer Majestät (Blick auf die Süd- und Ostwand), 1890
Lichtdruck von Dr. E. Mertens & Cie., in: Ein Kaiserheim. Darstellungen aus dem Palais Weiland Seiner Majestät des Kaisers und Königs Wilhelm I. und Ihrer Majestät der Kaiserin und Königin Augusta, hg. von Eduard Mertens, Berlin: Alexander von Duncker 1890; 445 x 540 mm
Berlin, Märkisches Museum
Abbildung S. 379

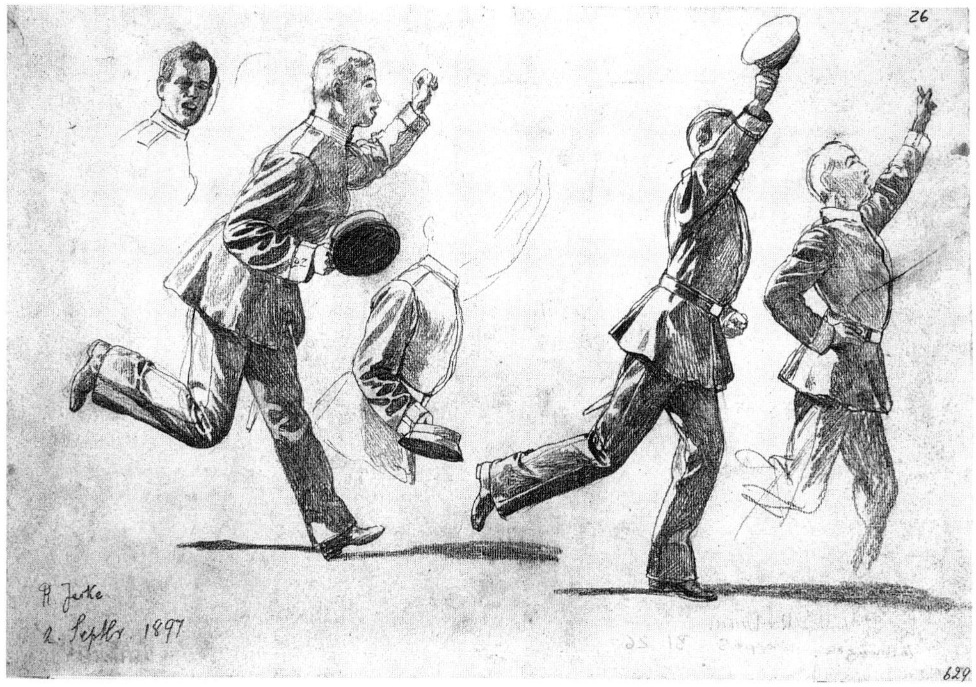

568

Wilhelm I. und die Lichterfelder Kadetten

Das Gemälde muß ohne Auftrag entstanden sein, da es in der Großen Berliner Kunstausstellung des Jahres 1898 zum Verkauf angeboten wurde. Es gehört in eine zwanglos angelegte Reihe von Bildern, in denen Werner rückschauend Begebenheiten aus der Vita Kaiser Wilhelms I. beschreibt (vgl. Kat. 551, 555 und 570).

Von der Form her ein Ereignisbild, könnte man die Darstellung aufgrund der langen Zeitspanne zwischen dem geschilderten Vorgang – wohl um 1878 – und der Ausführung rund zwei Jahrzehnte später sowie wegen der patriotischen Begeisterung der Kadetten als zeremonielles Historienbild bezeichnen. Daß man sich an ein Ereignisbild erinnert fühlt, liegt sicherlich an der Ähnlichkeit der Komposition mit der *Ankunft Seiner Majestät in Saarbrücken* (Kat. 328). Der in einer Kutsche sitzende Monarch ist jeweils in den Hintergrund gedrängt, umgeben von z.T jubelnden Zuschauern. Statt des Beinverletzten aus dem Saarbrücker Gemälde beobachtet hier ein alter Landmann mit geschulterter Sense die Szene. Seine abwartende Haltung kontrastiert mit dem Laufschritt der jugendlich ungestümen Zöglinge, die die abfahrende Kutsche noch ein Stück Weges begleiten.

Das Kadettenkorps war 1717 von König Friedrich Wilhelm I. organisiert worden. Möglicherweise bezieht sich die Darstellung auf die Einweihung der Lichterfelder Kadettenanstalt, die um 1878 auf einem von dem Rittergutsbesitzer von Carstenn geschenkten Terrain nach Plänen des Bauinspektors Steuer errichtet wurde. Sämtliche Figuren des Gemäldes basieren auf Modellstudien (Kat. 567–569); der historische Wahrheitsgehalt des Gemäldes dürfte in etwa dem anekdotischen Charakter der Darstellungsweise entsprechen.

566 ANTON VON WERNER
Kaiser Wilhelm I. und die Lichterfelder Kadetten, 1898
Öl/Lwd.; 110 x 150 cm
Bez. u. r.: *AvW. 1898.*
Ehemals Buenos Aires, Privatbesitz (1911)
Wv. 1898-1
Photographie nach dem Original, Berlin: Photographische Gesellschaft; 660 x 850 mm
Berlin, Hochschule der Künste, Zentrale Hochschulbibliothek
Abbildungen S. 382/383

567 ANTON VON WERNER
Laufender Kadett, 1897
Bleistift, weiß gehöht/graues Bütten; 435 x 305 mm
Bez. u. r.: *AvW 1897*
Merseburg, GStA, Rep. 92 Nl. A. v. Werner. Zeichnungen. Mappe 5, Bl. 25

568 ANTON VON WERNER
Fünffache Studie laufender Kadetten, 1897
Bleistift/Bütten; 310 x 475 mm
Bez. u. l.: *R. Jarke 2. Septbr. 1897*
Merseburg, GStA, Rep. 92 Nl. A. v. Werner. Zeichnungen. Mappe 5, Bl. 26
Abbildung

569 ANTON VON WERNER
Modellstudie zu dem in seiner Kutsche sitzenden Kaiser Wilhelm I., 1898
Bleistift/Bütten; 310 x 330 mm
Bez. u. l.: *AvW 1898*
Merseburg, GStA, Rep. 92 Nl. A. v. Werner. Zeichnungen. Mappe 5, Bl. 28
Abbildung

569
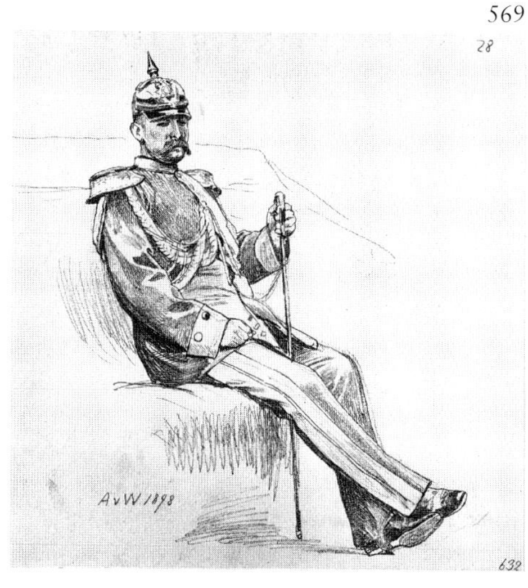

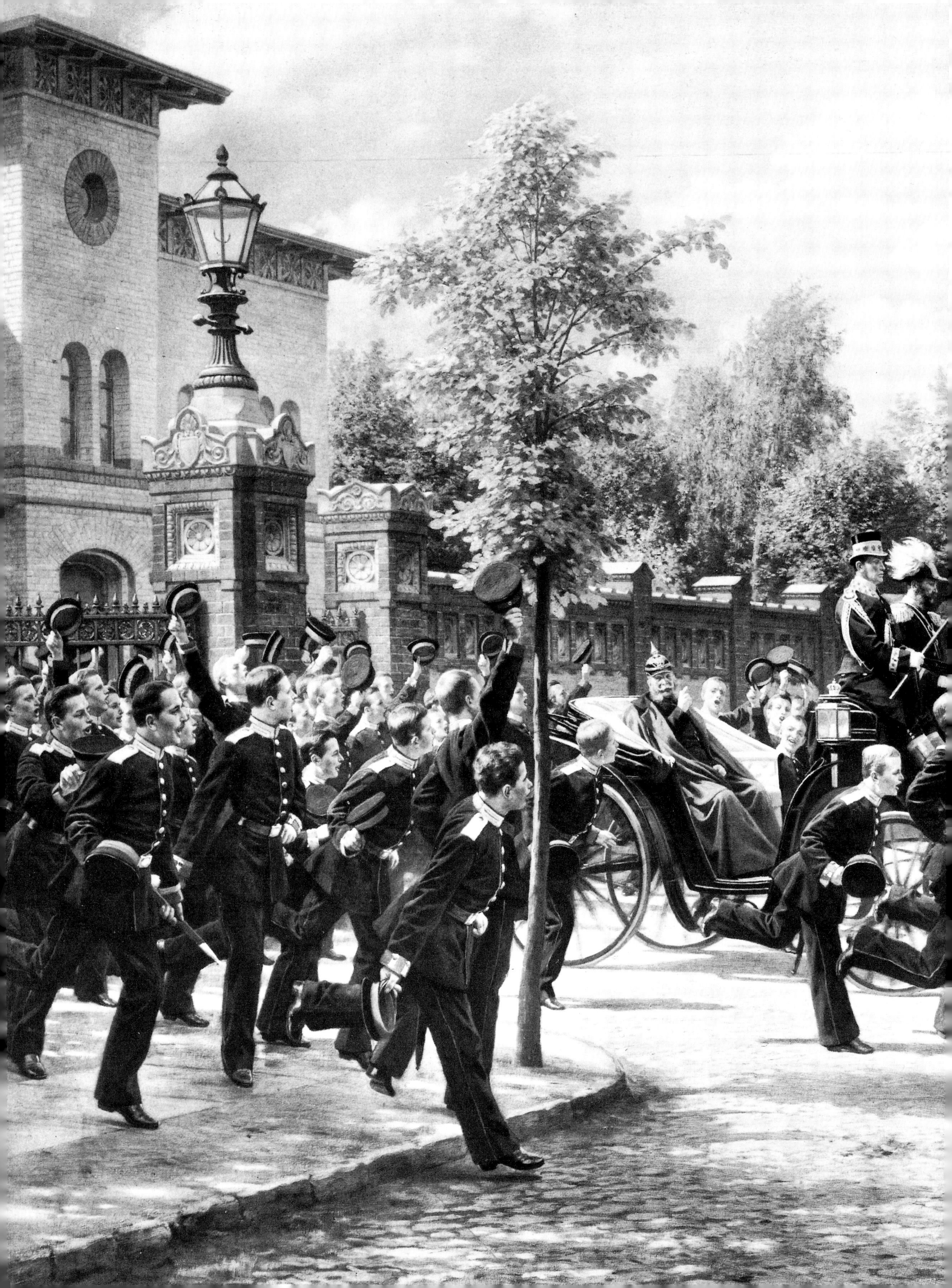

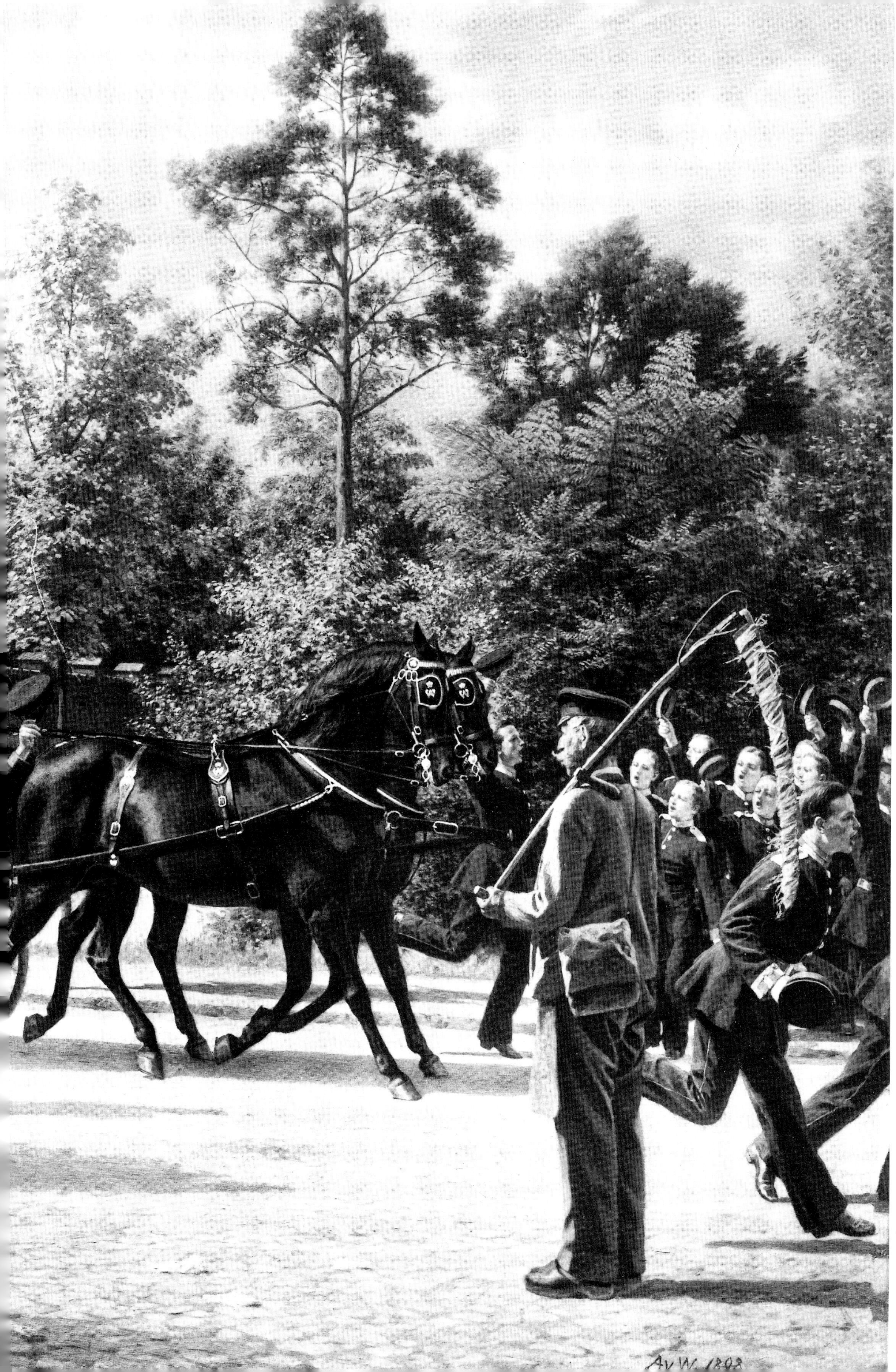

Wilhelm I. auf dem Sterbebett

Wilhelm I. starb am 9. März 1888 um 8.30 Uhr im Schlafgemach seines Palais Unter den Linden. Die *Vossische Zeitung* meldete am darauffolgenden Tag: »*Gestern früh vor 8 Uhr wurde Anton von Werner durch einen Korpsgendarm auf höchsten Befehl nach dem kaiserlichen Palais geholt. Als er dort 8¼ Uhr eintraf, war der Kaiser so eben verschieden. Vom Großherzog von Baden, welcher mit dem Kronprinzen und der Kronprinzessin von Schweden sich im Sterbezimmer befand, wurde er an das Sterbebett des Kaisers geführt, um denselben zum letzten Mal zu zeichnen. Der Kaiser befand sich in halbsitzender Stellung auf seinem schlichten Feldbett, nur mit einer Steppdecke bedeckt, bekleidet mit einer weißen Jacke, unter welcher eine dunkelrothe Unterjacke am Halse und der Brust etwas sichtbar wurde. Sein Antlitz war in stillem Frieden verklärt, wie das eines eben ruhig Eingeschlafenen. Eine Lampe beleuchtete den Kopf von der rechten Seite, während das trübe Morgenlicht gerade von vorn das Antlitz mit seinem bleichen Schimmer übergoß. Während Anton v. Werner zeichnete, knieten graubärtige Generale an der Seite des Lagers nieder und küßten die kaiserliche Hand; die Dienerschaft wurde zugelassen und umstand laut schluchzend das Lager. Nach und nach füllte sich das enge, schlichte Sterbezimmer dicht mit Offizieren. Die Kronprinzessin Wilhelm schickte einen Korb frischer Blumen, weiße Rosen und Maiglöckchen mit dem Befehl an Anton v. Werner, damit das Sterbebett zu schmücken. Der Maler gab dem Kaiser drei weiße Rosen in die Hand und bestreute die Decke mit Maiglöckchen.*«

Werner erhielt durch Baron von dem Knesebeck den Auftrag, den toten Monarchen zum Andenken zu zeichnen – so, wie der Bildhauer Reinhold Begas ihm die Totenmaske abnahm und der Photograph Reichardt eine Aufnahme machte. Zwar kam Werners Zeichnung durch Reproduktion in großer Anzahl in Umlauf; eine Verdichtung des Stoffes zu einem Gemälde, wie Werner sie zum zehnjährigen Todestag vornahm, verbot sich aber vielleicht zunächst aus Pietätsgründen. Dennoch muß Werner, wie die Darstellung Bismarcks und Moltkes an der Bahre Wilhelms vom 10. März 1888 (Kat. 572) zeigt, schon früh mit dem Gedanken gespielt haben, den betrauerten

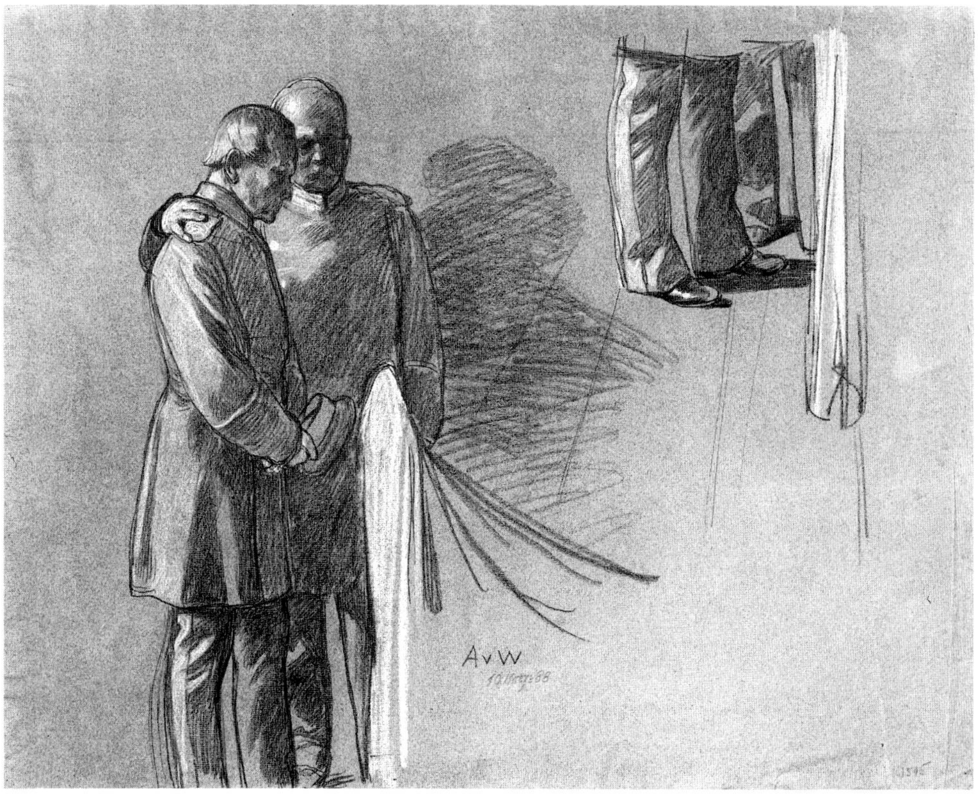

572

573

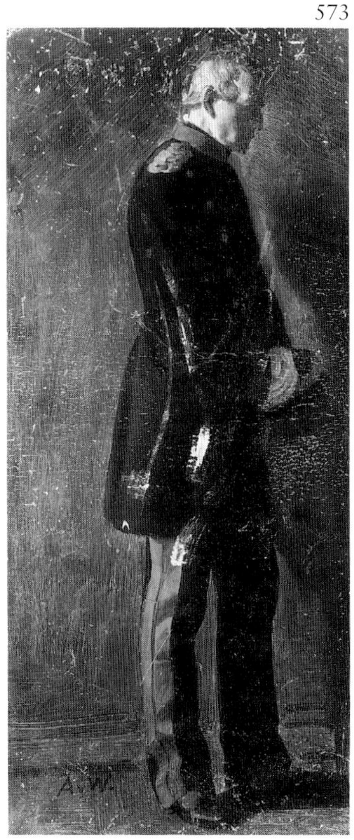

574

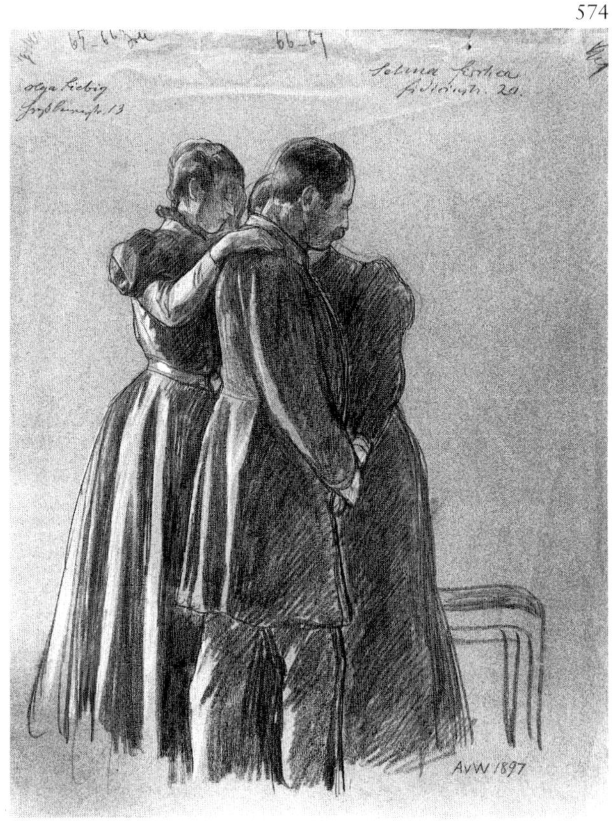

Kaiser zu thematisieren, wie dies in der Profangraphik (Kat. 577) kommerziell erfolgreich geschah.

Das einfenstrige Schlafzimmer Wilhelms I. war der soldatisch schlichten Mentalität seines Bewohners gemäß bescheiden möbliert. Ein von vier lanzenförmigen Stangen gestützter, mit grüner Draperie versehener Alkoven trennte die Bettstatt wie ein Lagerzelt vom Vorderteil des Zimmers ab; über dem eisernen Feldbett hing ein Kruzifix. Obgleich sich Werner, wie photographische Aufnahmen bezeugen, weitgehend an die tatsächliche räumliche Situation hielt, läßt die Komposition die Enge des Alkovens, in den sich der Betrachter versetzt sieht, nicht ahnen.

Dargestellt sind der enge Familienkreis und zwei politische Weggefährten, v. l. n. r. Moltke, Bismarck, Kronprinzessin Viktoria von Schweden (Tochter des großherzoglich badischen Regentenpaares), Großherzog Friedrich von Baden, die Großherzogin von Baden mit abgewandtem Gesicht, Prinz Wilhelm von Preußen, Wilhelm I. und sein Leibarzt, Dr. von Lauer. Während dieser auf seiner Taschenuhr den exakten Todeszeitpunkt abliest, scheint Prinz Wilhelm den letzten Worten seines von ihm verehrten Großvaters zu lauschen und so dessen politische Erbschaft anzutreten. Die Abwesenheit des Kronprinzen Friedrich Wilhelm, der sich zur Kur in Italien aufhielt und wenig später ebenfalls starb, erleichterte die Herausstellung des im Entstehungsjahr des Bildes genau zehn Jahre regierenden Wilhelm II. Die Darstellung entspricht insofern nicht den Tatsachen, als dieser erst so spät eintraf, daß er sich nur noch über den bereits Entschlafenen beugen konnte, und auch Moltke und Bismarck waren im Augenblick des Todes nicht zugegen (vgl. Werner 1913, S. 528).

570 ANTON VON WERNER
Kaiser Wilhelm I. auf dem Sterbebett (9. März 1888), 1898
Öl/Lwd.; 189 x 289 cm
Bez. u. r.: *Av. W. 1898.*
Hannover, Niedersächsisches Landesmuseum, Landesgalerie, Inv. PNM 345
Wv. 1898-2
Abbildungen S. 385, 386, 387

571 ANTON VON WERNER
Kaiser Wilhelm I. auf dem Sterbebett, 1888
Photographie nach der verschollenen Zeichnung, Berlin: Paul Bette;
472 x 558 mm
Bez. u. r.: *Gez. v. AvWerner Kgl. Palais 9. März 1888 früh 9 Uhr eine halbe Stunde nach dem Hinscheiden Sr. Majestät des Kaisers Wilhelm.*
Berlin, Hochschule der Künste, Zentrale Hochschulbibliothek
Abbildung S. 386

570

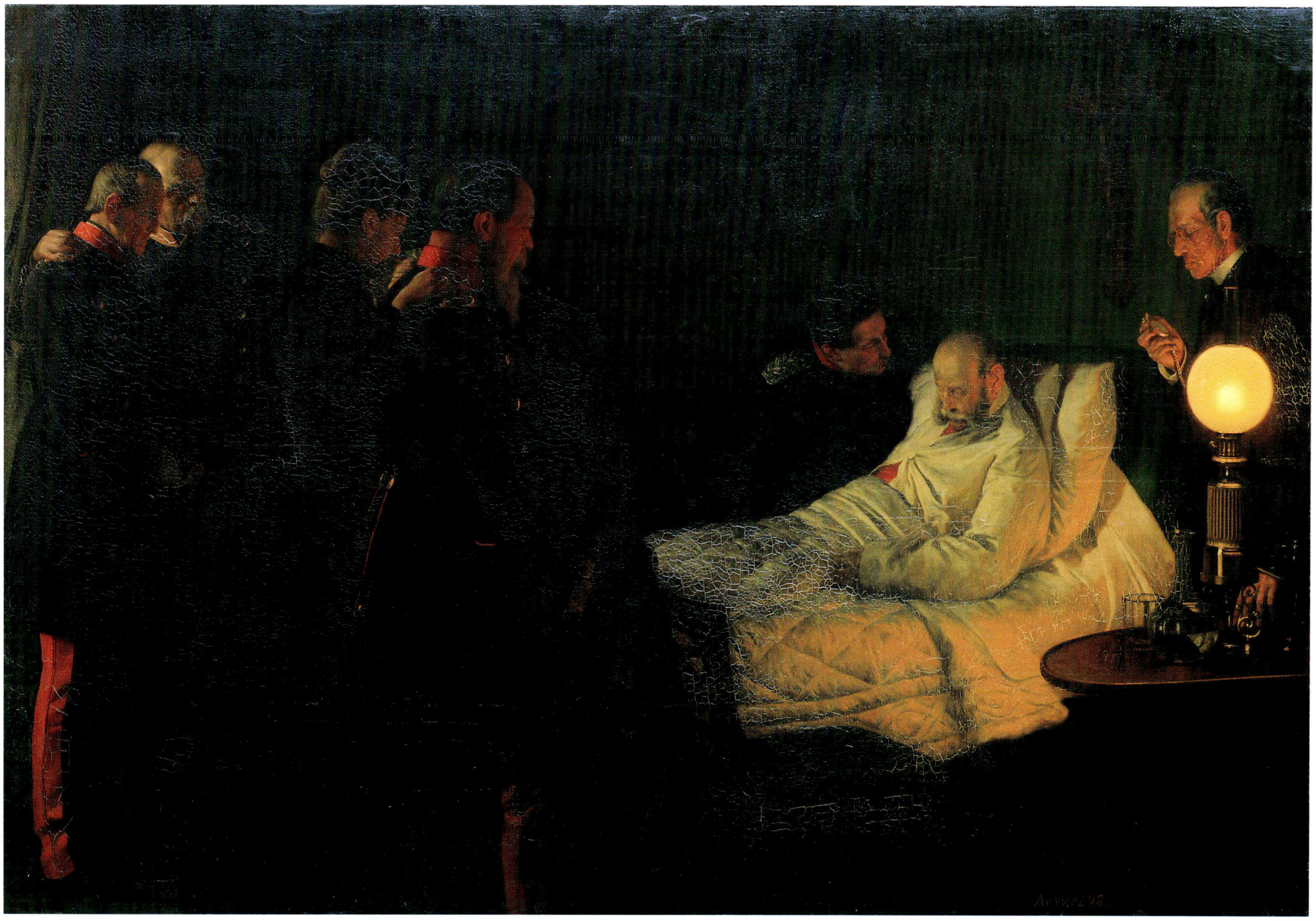

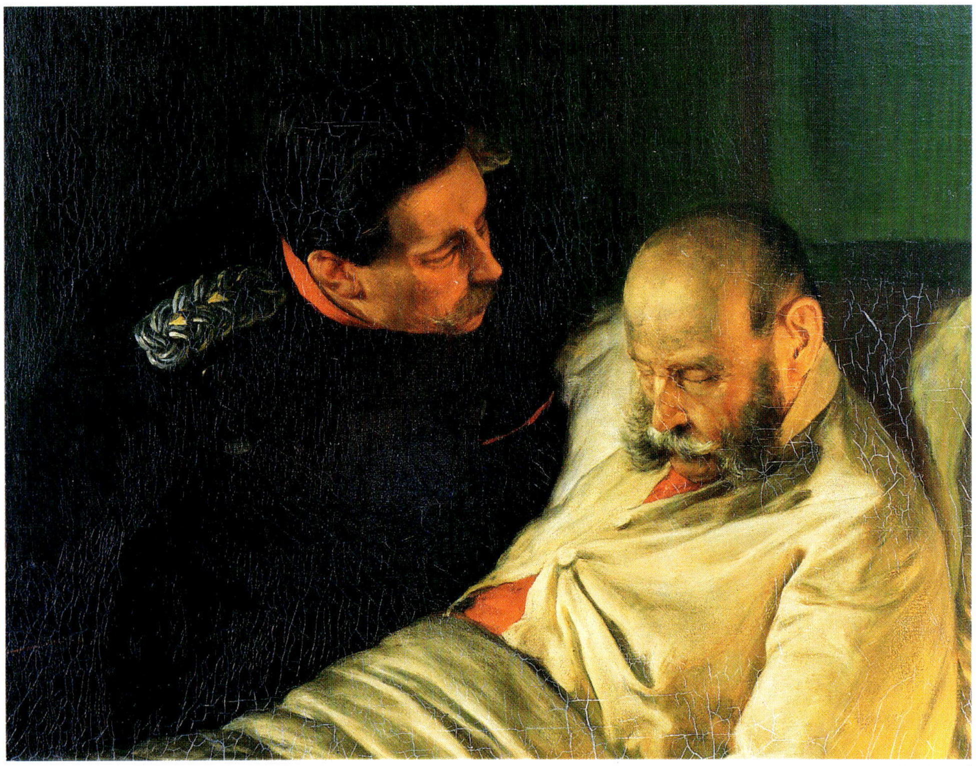

570, Detail

571

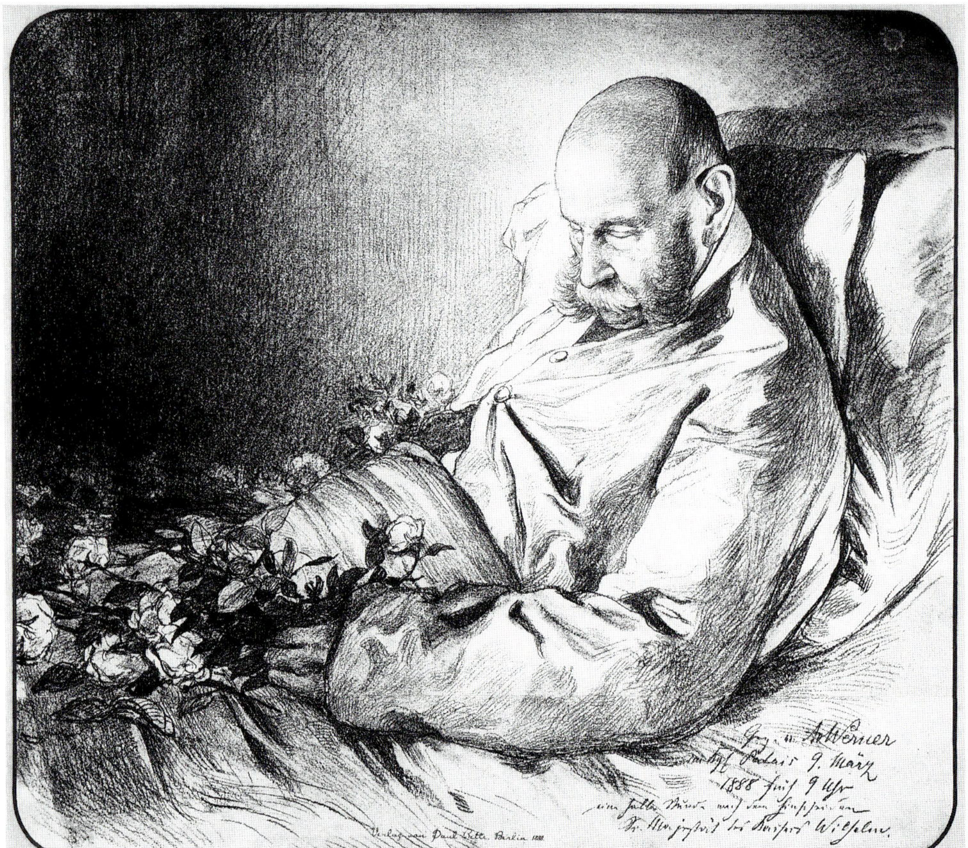

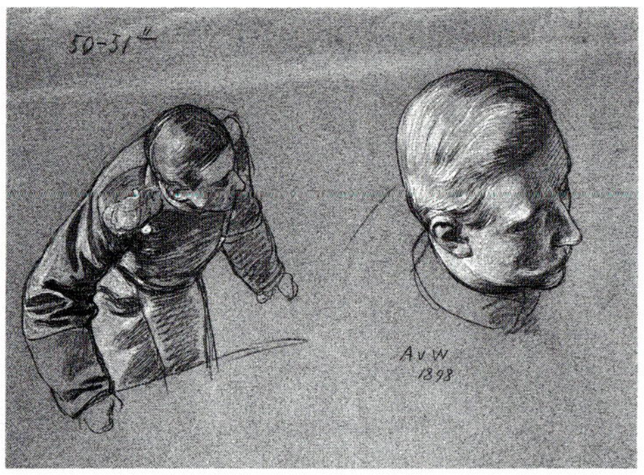

576

572 ANTON VON WERNER
Figurenstudie Bismarck und Moltke an der Bahre Kaiser Wilhelms I., 1888
Schwarze Kreide, weiß gehöht;
475 x 617 mm
Bez. u. M.: *AvW 10. Maerz 88*
Nürnberg, Germanisches Nationalmuseum, Kupferstichkabinett, Inv. Hz 5528, Kapsel 1011c
Abbildung S. 384

573 ANTON VON WERNER
Figurenstudie Generalfeldmarschall von Moltke, ca. 1898
Öl/Malpappe; 50 x 31 cm
Bez. u. l.: *AvW.*
Dresden, Staatliche Kunstsammlungen, Gemäldegalerie Neue Meister, Inv. 3130
Wv. 1898-3
Abbildung S. 384

574 ANTON VON WERNER
Modellstudie zum Großherzog von Baden, zur Kronprinzessin Viktoria von Schweden und zur Großherzogin von Baden, 1897
Schwarze Kreide, weiß gehöht/blaues Tonpapier; 620 x 480 mm
Bez. o. l.: *Olga Liebig Großbeerenstr. 13* sowie Maßangaben; o. r.: *Selma Fischer Fidicinstr. 20*; u. r.: *AvW 1897*
Privatbesitz
Abbildung S. 384

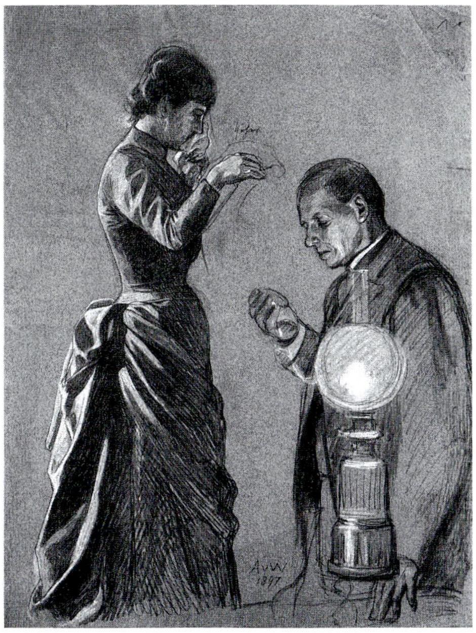

575

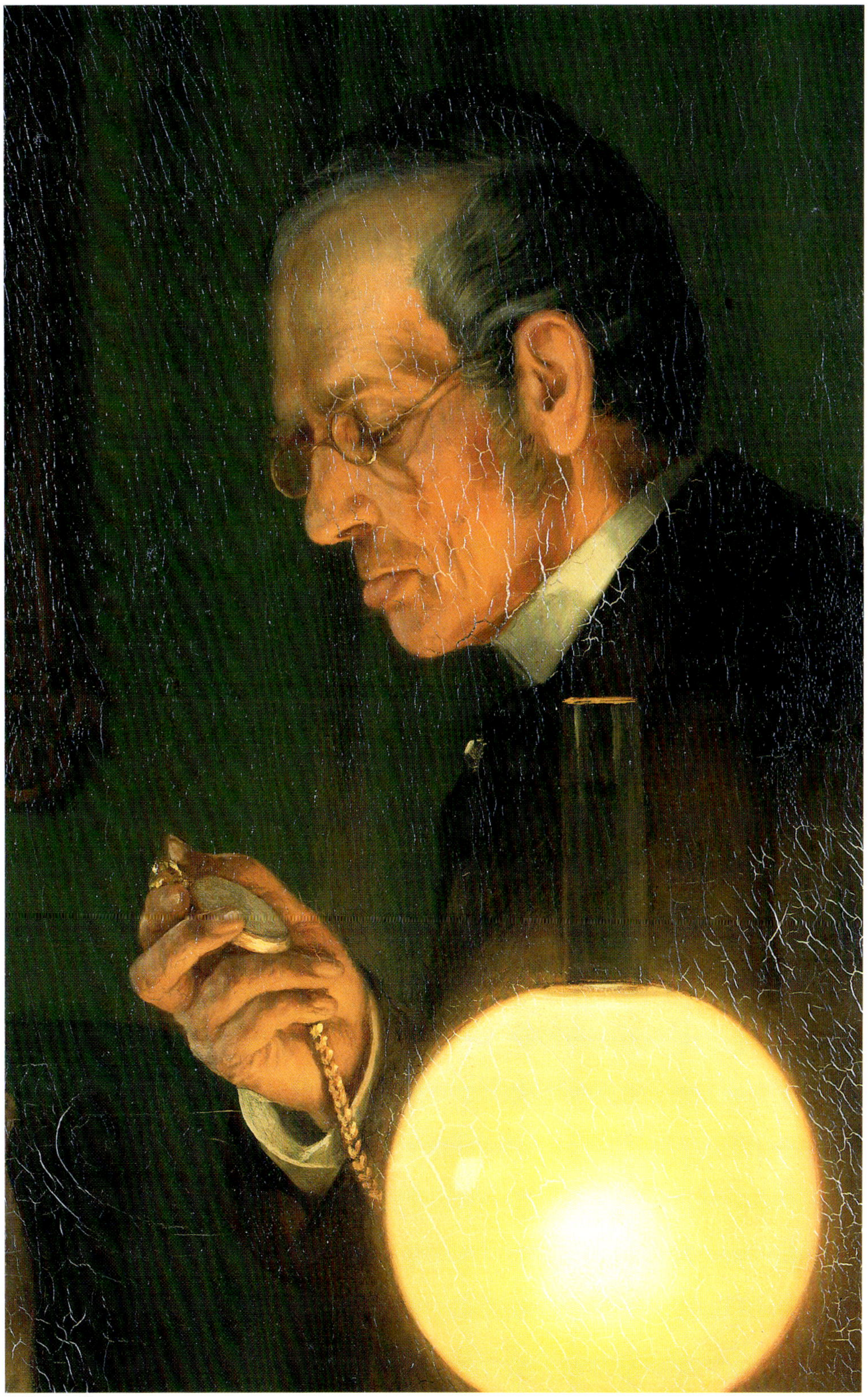

570, Detail

575 ANTON VON WERNER
Modellstudien zur Kronprinzessin Viktoria von Schweden und zu Dr. von Lauer, 1897
Schwarze Kreide, weiß gehöht/graublaues Bütten; 620 x 475 mm
Bez. u. M.: *AvW 1897*
Merseburg, GStA, Rep. 92 Nl. A.v. Werner. Zeichnungen. Mappe 15, Bl. 1
Abbildung

576 ANTON VON WERNER
Zweifache Modellstudie zu Prinz Wilhelm, 1898
Schwarze Kreide, weiß gehöht/graublaues Bütten; 480 x 620 mm
Bez. M.: *AvW 1898*
Merseburg, GStA, Rep. 92 Nl. A.v. Werner. Zeichnungen. Mappe 15, Bl. 2
Abbildung

577 ANONYM
Der aufgebahrte Wilhelm I.
In der Randleiste Personenerklärung (v. l. n. r.): Prinz Heinrich. Kaiser Friedrich. Kaiserin Friedrich. Graf Moltke. Kaiser Wilhelm I. Fürst Bismarck. Kaiserin Augusta. Grossherzogin v. Baden. Kaiserin Victoria-Augusta. Kaiser Wilhelm II.
Ölfarbendruck; 400 x 520 mm
Berlin, Museum für Volkskunde, SMB, Inv. 33 R 1063

Der »offizielle« Porträtist

Die Herrscherporträts für das Duisburger Rathaus

Zwei Duisburger Fabrikanten, Otto und Arnold Böninger, stifteten im März 1888 Geld zur Anfertigung von Kaiserbildnissen; der eine anläßlich des Todes Wilhelms I., der andere anläßlich der Thronbesteigung Friedrichs III. Um den Auftrag bewarb sich eine Reihe Berliner und rheinischer Künstler, von denen Anton von Werner mit Abstand der bekannteste war. Unter dem 13. April 1888 bot er an, Skizzen für die Porträts anzufertigen, die er mit Hilfe seiner Schüler ausführen wollte. Im Mai 1889 schickte Anton von Werner die fertiggestellten Gemälde nach Duisburg. Durch den

578

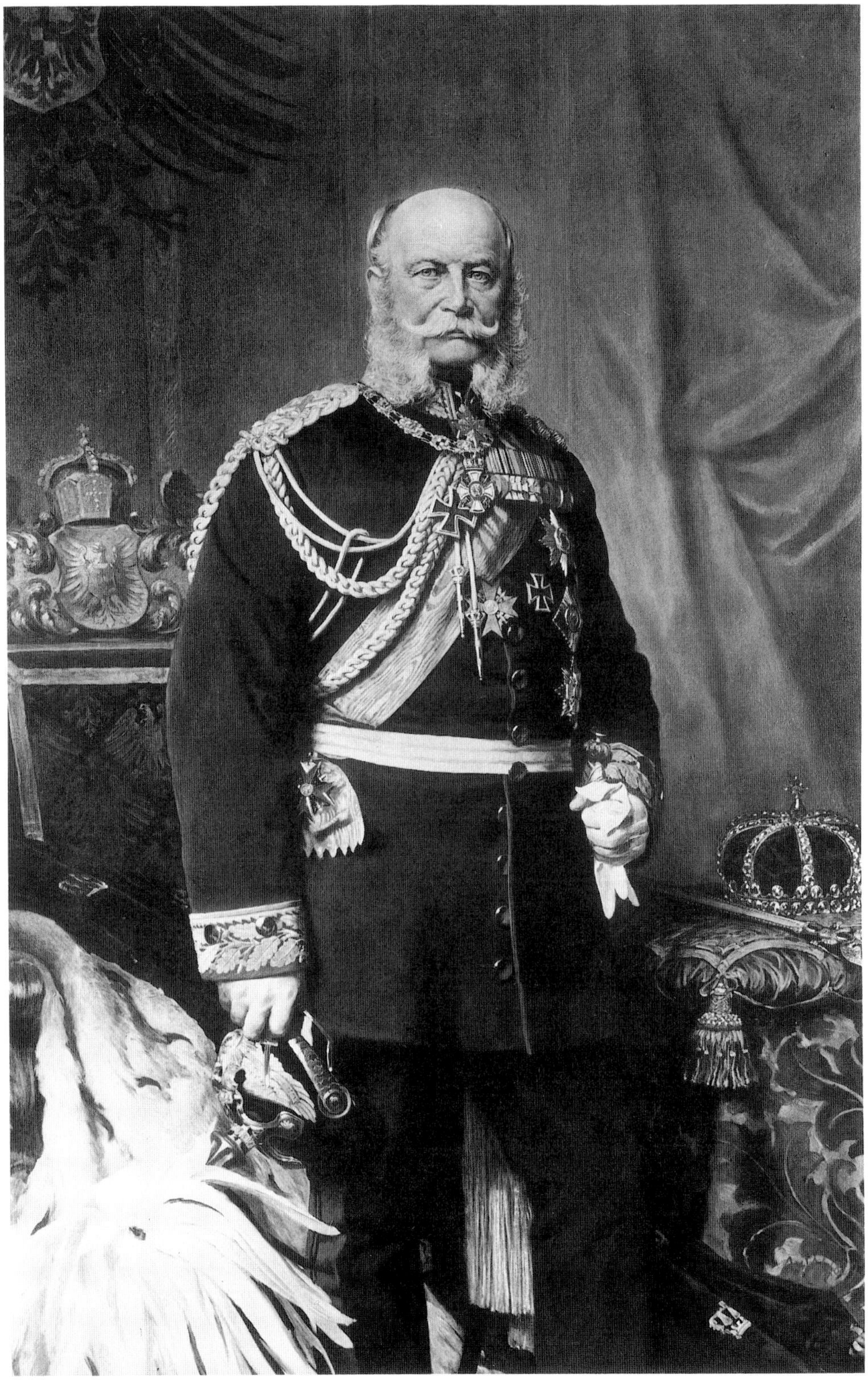

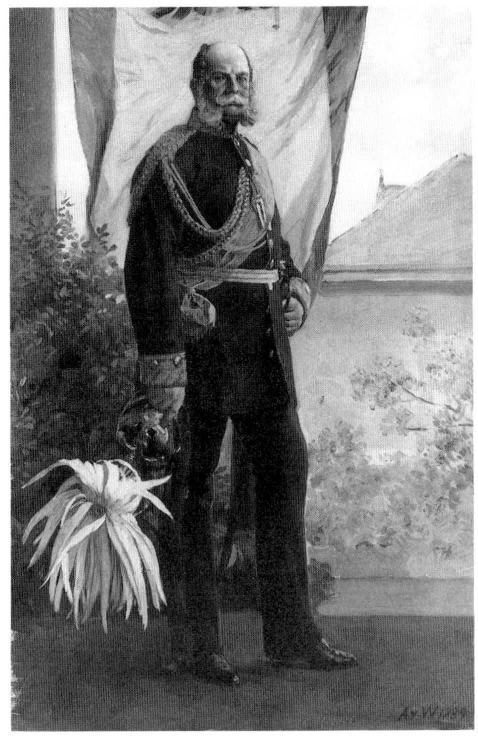

579

Tod Friedrichs III. im Juni 1888 war auch dessen Porträt zu einem posthumen geworden. Die beiden Bilder fanden ihren Platz im großen Sitzungssaal des Rathauses, wo sie sich heute noch befinden. Die technische Ausführung der prächtigen Rahmen im Stil der Neorenaissance läßt vermuten, daß sie ursprünglich innerhalb eines heute nicht mehr rekonstruierbaren Bildprogramms in die Wand eingelassen waren.

Im Vorfeld der Ausführung des Porträts Wilhelms I. (Kat. 578) fertigte Werner 1889 eine Farbskizze (Kat. 579) an, die er aus einem *Porträt des Königs Wilhelm in Aachen 1865* von 1888 (Wv. 1888-7; Werner 1913, Abb. S. 556) entwickelte. Dort steht der Monarch in einer offenen Vorhalle – ein Umstand, der bei der Farbskizze dadurch, daß dieses Motiv hier abgewandelt erscheint, zu einer gewissen Verunklärung der Raumsituation führt. Die Figur Wilhelms wurde hingegen ziemlich genau übernommen. Dabei hält er den Helm allerdings bereits, wie in der Endfassung der Fall, in der Rechten.

Die Ausführung wiederum unterscheidet sich dadurch von der Farbskizze, daß es sich um ein Kniestück handelt. Der Grund hierfür ist vielleicht in dem durch den Rathaussaal vorgegebenen Format zu suchen. Auf allen drei Fassungen trägt Wilhelm I. große Generalsuniform. Das Rathausbild

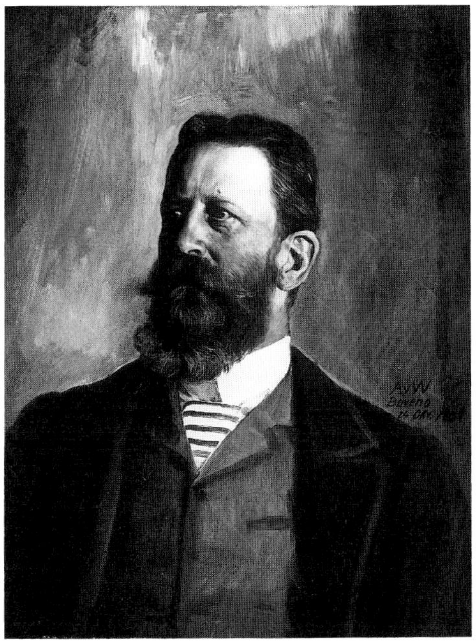

581

wartet zusätzlich mit einer Fülle an repräsentativen Attributen und herrschaftlichen Insignien auf. Der Thronsessel ist mit der (nur als Emblem existierenden) Krone des Deutschen Reiches verziert, der Vorhangstoff im Hintergrund mit dem Reichsadler; beides verweist auf die 1871 angenommene Kaiserwürde. Vor dem Monarchen ruht auf einem Kissen die preußische Königskrone, die ihm zeitlebens näher am Herzen gelegen hatte. Von den Ehrenzeichen auf seiner Brust spielt der Schwarze Adler-Orden auf die Gründung des Königreichs Preußen, das Eiserne Kreuz auf kriegerische Taten in der Tradition der Befreiungskriege an.

Im Gegensatz zu dem Bildnis Wilhelms I. basiert das Porträt seines Sohnes (Kat. 580) auf einer Studie (Kat. 581), die nach dem Leben entstanden ist, allerdings nicht in Zusammenhang mit dem Duisburger Auftrag, sondern für die Farbskizze zu dem Gemälde *Verlobung des Prinzen Heinrich am 90. Geburtstag Kaiser Wilhelms I.* (Kat. 555).

Der Unterschied zwischen dieser in Baveno ausgeführten, um menschliche Charakterisierung bemühten Studie des bereits schwerkranken Kronprinzen und seiner Wiedergabe als kaiserlicher Herrscher ist evident. Friedrich III., in Generalsuniform eines Kürassierregiments, posiert vor einer Säule, den Feldherrnstab in der Rechten. Die Attitüde erinnert an Hyacinthe Rigauds Porträt Ludwigs XIV. im Krönungsornat (Paris, Musée du Louvre). Die auf dem Tisch stehende Statuette einer Viktoria kehrt den siegreichen Kriegsherrn hervor, dessen scheinbar unerschütterliche jugendliche Kraft die Darstellung zu einer überzeitlichen Apotheose werden läßt.

580

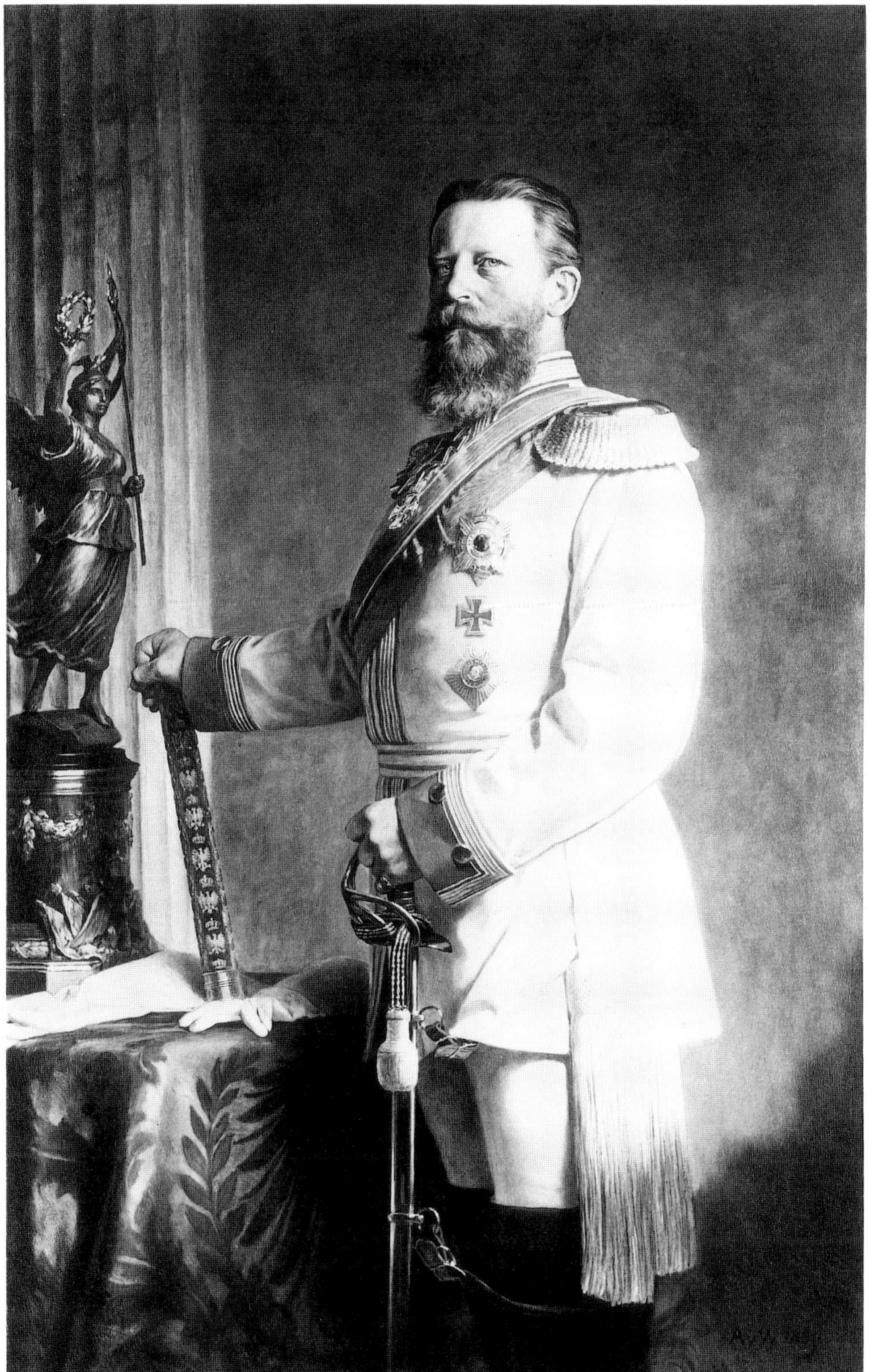

578 ANTON VON WERNER
Standporträt Kaiser Wilhelm I., Wandbild im Großen Sitzungssaal des Duisburger Rathauses, 1889
Öl/Lwd.; 173 x 115 cm
Duisburg, Stadt Duisburg
Wv. 1889-2
Abbildung S. 388

579 ANTON VON WERNER
Standporträt Kaiser Wilhelm I., auf einem Balkon stehend, 1889
Öl/Malpappe; 64 x 44 cm
Bez. u. r.: *AvW 1889*
Münster, Westfälisches Landesmuseum für Kunst und Kulturgeschichte, Inv. 1370 LM
Wv. 1889-3
Abbildung S. 388

580 ANTON VON WERNER
Standporträt Kaiser Friedrich III., Wandbild im Großen Sitzungssaal des Duisburger Rathauses, 1889
Öl/Lwd.; 173 x 115 cm
Bez. u. r.: *AvW 1889.*
Duisburg, Stadt Duisburg
Wv. 1889-4
Abbildung S. 389

581 ANTON VON WERNER
Bildnis Kronprinz Friedrich Wilhelm in Zivil, 1887
Öl/Malpappe; 47 x 36 cm
Bez. M. r.: *AvW Baveno 24. Okt. 1887*
Potsdam, SSG Potsdam-Sanssouci, Inv. GK I 11729
Wv. 1887-2
Abbildung S. 389

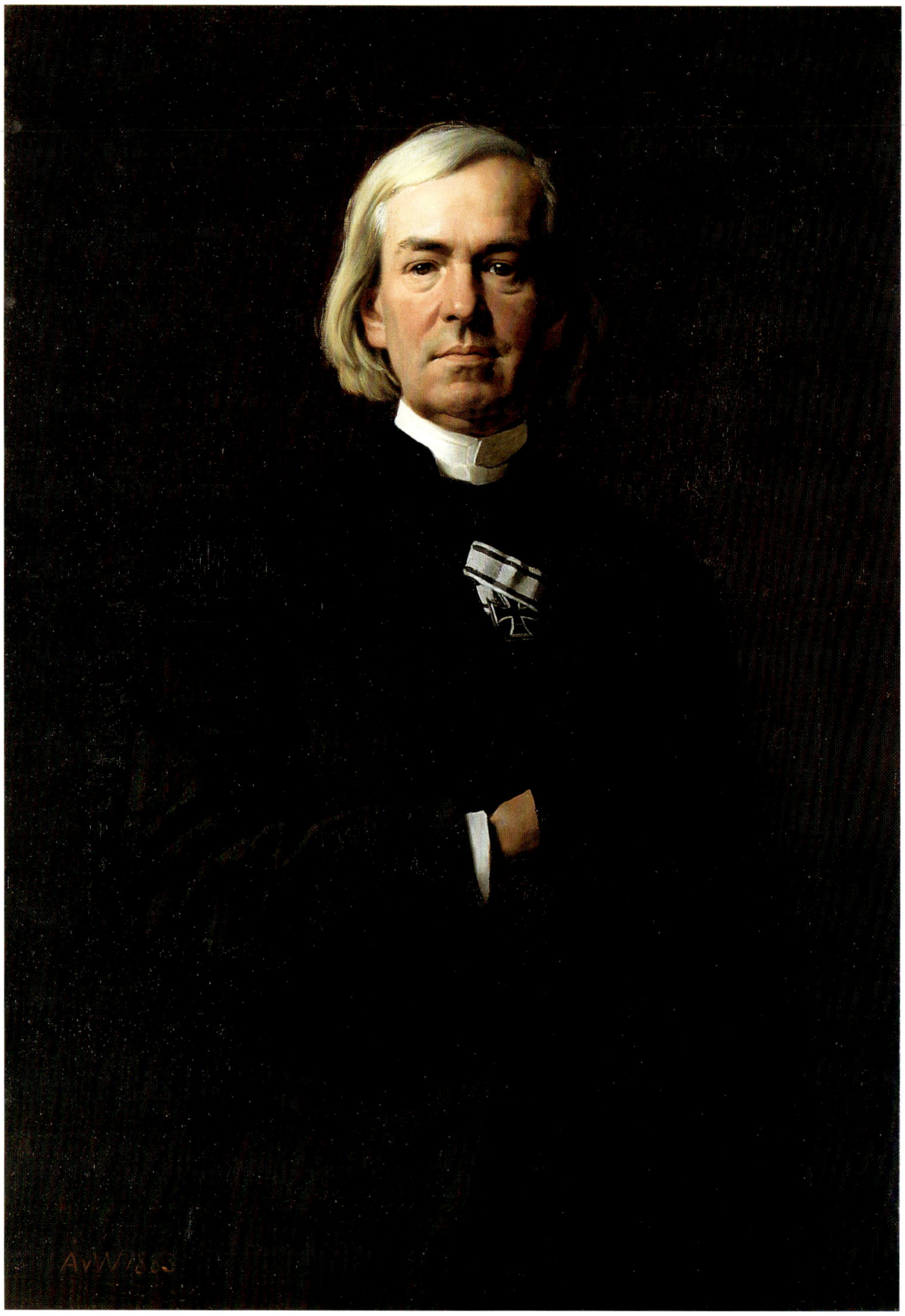
582

Repräsentationsporträts

582 ANTON VON WERNER
Porträt des Hof- und Divisionspredigers Emil Frommel, 1883
Öl/Lwd.; 110 x 80 cm
Bez. u. l.: *AvW 1883*
Karlsruhe, Literarische Gesellschaft (Scheffelbund)
Wv. 1883-5
Abbildung

Die Strenge der Komposition und die schlaglichtartige Beleuchtung, durch die neben der Physiognomie und dem Handrücken besonders das Eiserne Kreuz betont wird, lassen an ein offizielles Bildnis denken. Frommel (1828–1896), Theologe und Volksschriftsteller, wurde 1869 als Garnisonspfarrer nach Berlin berufen, wo er 1872 zum Hofprediger ernannt wurde. Am Krieg 1870/71 nahm er unter General von Werder als Feldprediger teil.

Das Gemälde gelangte vermutlich deshalb in den Besitz Joseph Victor von Scheffels, weil Frommel ein Jugendfreund des Schriftstellers war. Auch Werner war mit Frommel, der schon die Frau des Künstlers und sämtliche Kinder getauft hatte (vgl. Kat. 130), befreundet. In das Entstehungsjahr des Porträts fällt der Tod Molly von Werners (vgl. Kat. 66), durch den der Prediger der Familie Werner besonders nahe rückte: *»Er war ein Dichter, der sein geistliches Amt ausübte, wie der Künstler, der aus dem Herzen schafft, ein Freund und Wohltäter, der Segen und Freude, Trost und Hilfe mit sich brachte, wo er auch erschien, am Tauftisch, am Traualtar oder am Sarge, – kein Salbaderer – er geleitete auch das klei-*

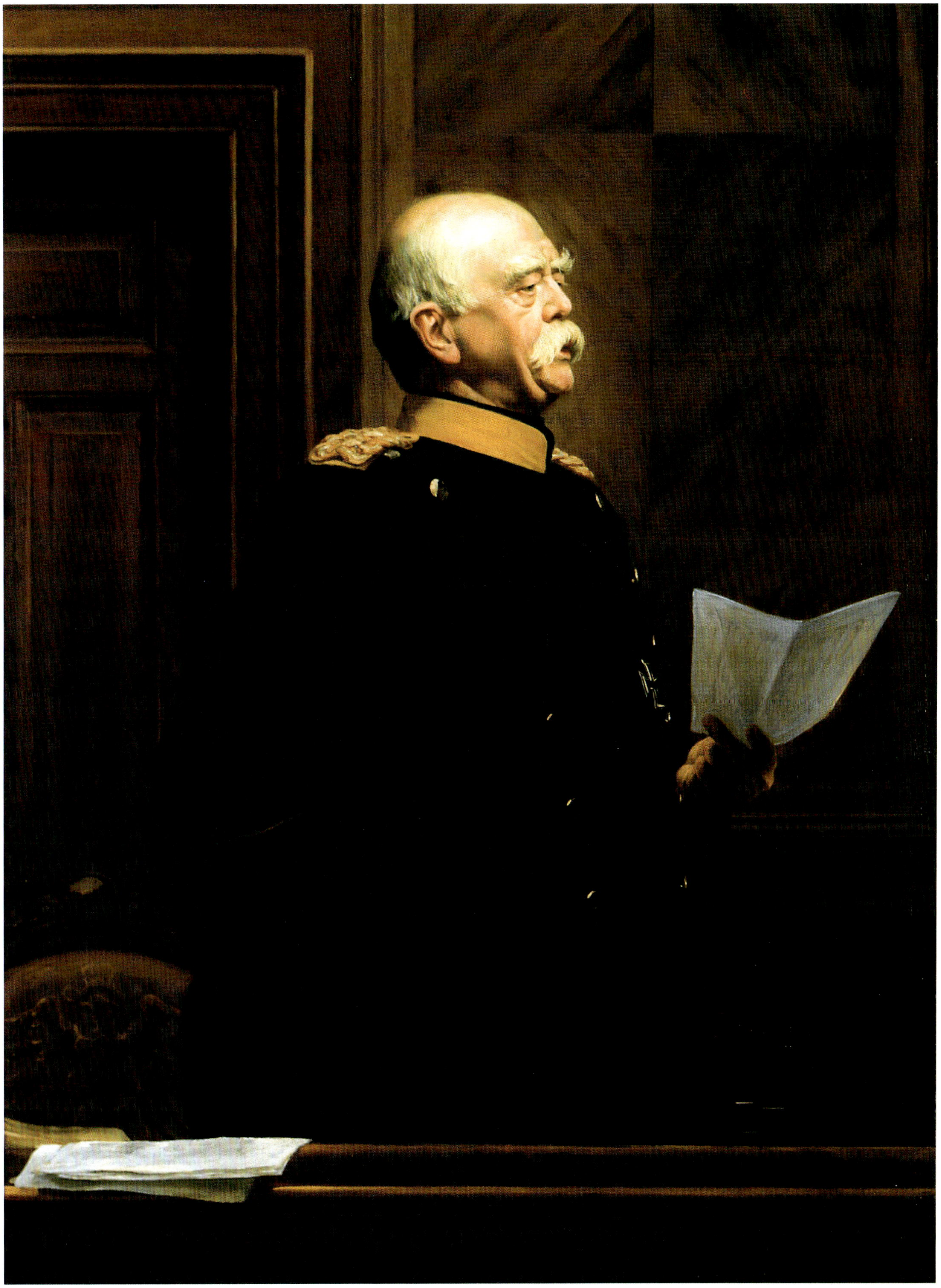

583

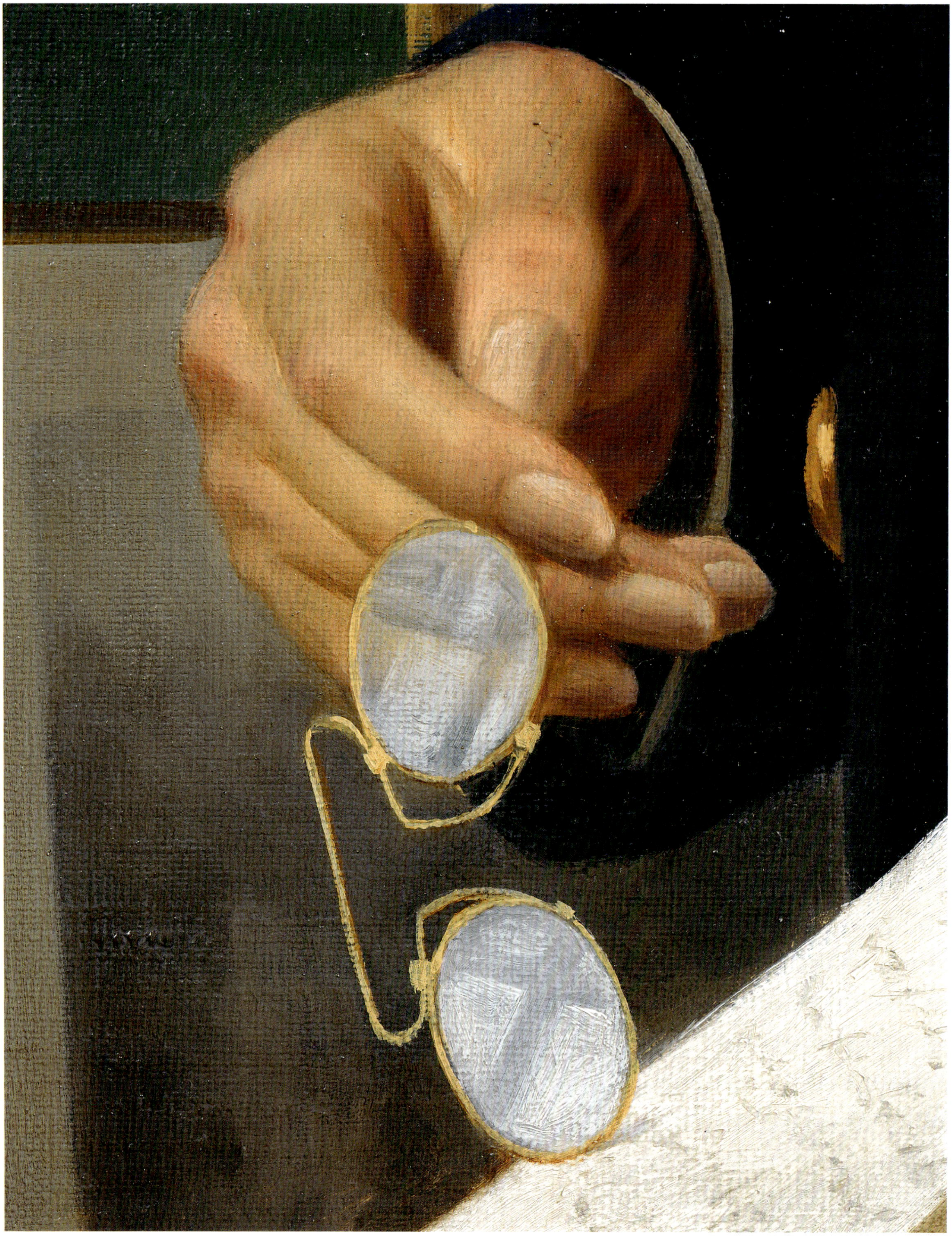

584
Deta

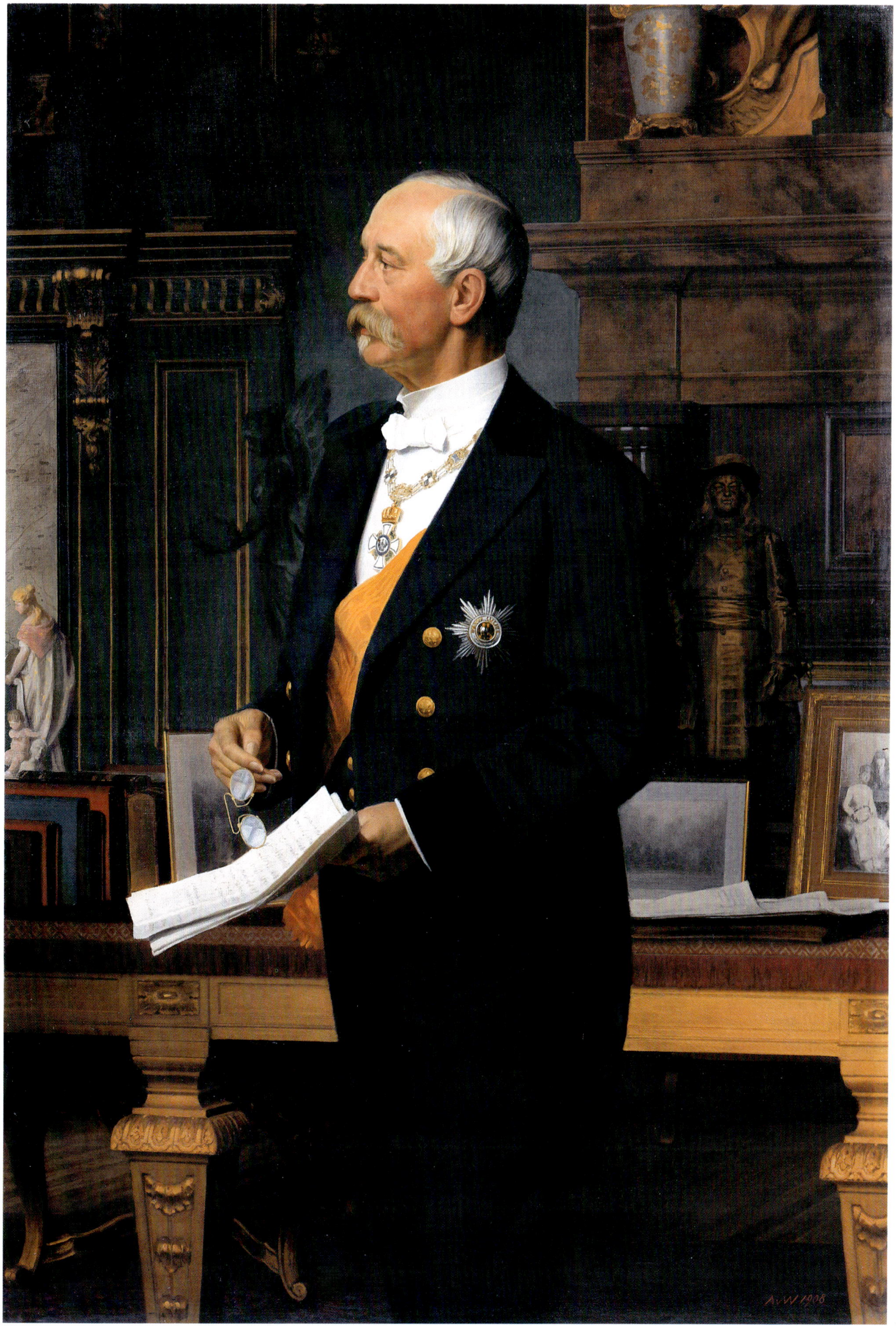

584

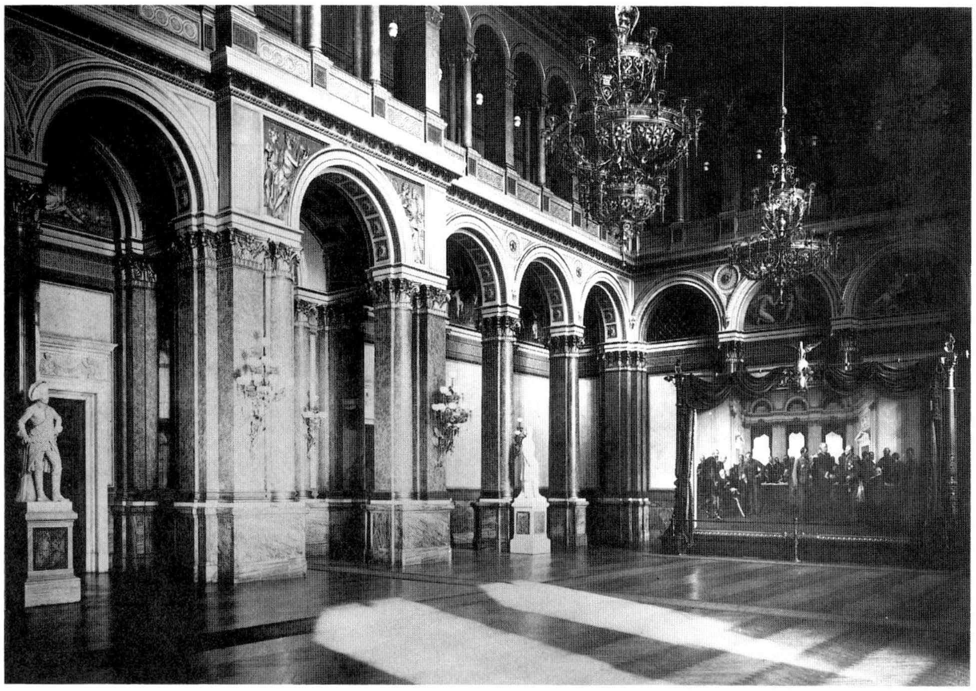

586

586 Der Festsaal im Berliner Rathaus mit dem Gemälde *Der Kongreß zu Berlin*, 1886
Photographie von Hermann Rückwardt;
210 x 320 mm
Berlin, Bildarchiv PK
Abbildung

Erst eine Woche nach Eröffnung des Kongresses wurde Werner mit dem Auftrag konfrontiert. Bismarck erwirkte das Einverständnis der Teilnehmer, sich porträtieren zu lassen, nachdem er die Zustimmung des Kronprinzen eingeholt hatte. Werner konnte Bewegungsstudien machen, bevor die Beteiligten an einem hufeisenförmigen Tisch (Kat. 590) Platz nahmen. Die Figurenanordnung wechselte je nach politischer Lage, bis Werner sie nach Bekanntwerden der Erwerbung Zyperns durch Disraeli fixierte. Die nach dem Leben entstandenen Porträtzeichnungen dienten als Vorlage zu lebensgroßen Studienköpfen, die im Atelier so angelegt wurden, daß sie bei einer kurzen Porträtsitzung vollendet werden konnten. An mancherlei persönlicher Eitelkeit der Dargestellten fehlte es dabei nicht, wie der Künstler in seinen Memoiren zu berichten weiß (Werner 1913, S. 223 ff.). Die meisten Teilnehmer verließen Berlin nach Ende des Kongresses, vereinzelt entstanden aber bis in das Jahr 1881 hinein Porträtstudien. Nach Modellen begann Werner erst 1879 zu arbeiten – er hatte die Teilnehmer ja nicht in ganzer Figur, wenngleich bereits in ihrer späteren Kopfhaltung, festgehalten.

Die schlechten Lichtverhältnisse im Mittelsaal des Reichskanzlerpalais' verboten eine Wiedergabe der am Tisch sitzenden Bevollmächtigten, was ohnehin die Gefahr einer gewissen Monotonie in sich geborgen hätte. Je drei Fenster öffneten sich nach Osten zur Wilhelmstraße und nach Westen zur Gartenseite, Bismarck saß in der Mitte der Schmalseite mit dem Rücken zu den nach Osten weisenden Fenstern. Die Architektur hat Werner sehr präzise wiedergegeben (vgl. Festschrift zur Grundsteinlegung des neuen Dienstgebäudes der Reichskanzlei am 28. Mai 1928, hg. vom Staatssekretär der Reichskanzlei, Berlin 1928, Abb. S. 14). Bis auf Bismarck trugen alle Zivil, was sehr unmalerisch wirkte und eine Zuordnung nach Nationen erschwerte. Daher führte der Künstler für den Schlußakt, den darzustellen er beabsichtigte, eine festliche Umgestaltung herbei: »*Es verlief alles programmgemäß. Die Herren waren in Uniform erschienen. Fürst Bismarck trug den blauen Waffenrock seiner Halberstädter Kürassiere, Graf Andrassy die Uniform eines ungarischen Honvedgenerals, Graf Karolyi war im nationalen Trauerkostüm (er hatte Familientrauer) eines ungarischen Magnaten erschienen [...]*« (Werner 1913, S. 235). Nach Bismarcks Schlußrede und Andrássys Danksagung erhoben sich die Delegierten und unterzeichneten die Verträge am Kartentisch; Werner hat den Moment nach der Signatur durch Bismarck, der noch die Schreibfeder in der Linken hält, vermutlich ziemlich frei eingefangen.

Die Komposition ist wie ein Bühnenstück arrangiert und so vom Künstler selbst verstanden worden; man beachte das Motiv des Vorhangs auf der von Werner entworfenen Erklärungstafel (Kat. 588). Die als Bühnenportal gestaltete Randleiste nimmt dort in allegorischer Form auf die weltgeschichtliche Bedeutung des Berliner Kongresses Bezug. Oben in der Mitte erscheint der januskköpfige Bismarck als Gebieter über Krieg und Frieden; in der Mitte unten legt Pax ihre schützende Hand über den von Mars bedrohten Orient.

Die vollkommen symmetrisch angelegte Zentralperspektive öffnet den Raum, in dem die Kongreßteilnehmer wie Schauspieler vor Publikum agieren, während der Blick des Betrachters auf das Geschehen eigentlich durch die Ostwand des Saales verstellt sein müßte. Die Teilnehmer bilden unter Berücksichtigung der individuellen Machtfülle wie des allgemeinen politischen Kräfteverhältnisses drei Gruppen. Hinter dem Konferenztisch befinden sich die weniger einflußreichen Bevollmächtigten sowie die Sekretäre, wobei der türkischen Delegation am rechten Bildrand eine leicht exponierte Stellung zukommt. Davor sind die beiden Hauptgruppen angeordnet. Bei der linken wird der sitzende Gortschakow von dem langjährigen österreichischen Botschafter in Berlin, Károlyi, und von Disraeli flankiert. Die beiden Letztgenannten galten als die großen alten, freilich nicht mehr ganz gesunden Staatsmänner Europas, und in dem Armergreifen schwingt so etwas wie gegenseitige persönliche Anerkennung mit, der hier ostentativ Ausdruck verliehen wird. Die Geste findet ihre Entsprechung in dem Handschlag Bismarcks mit Schuwalow, dem Andrássy beiwohnt. In dieser Konstellation erlangt der Vorgang fast die Bedeutung einer Erneuerung des Dreikaiserbündnisses zwischen Österreich, Deutschland und Rußland von 1872. Bismarck wird auf dem Zenit seiner Macht dargestellt, auf ihn, der alle und alles überragt, scheint die Zeremonie zugeschnitten zu sein.

Die Darstellung knüpft an die Tradition vielfiguriger Zeremonienbilder des 17. Jahrhunderts an. Der Kunsthistoriker Wilhelm Lübke bemerkte in einem Brief an den Künstler vom 17. Februar 1882: »*Wie in den alten Schützen- und Regentenstücken der Holländer, so ist es Ihnen hier gelungen, die Bedeutung eines zu gemeinsamem Wirken verbundenen Areopags angesehe-*

ner Männer zu vollem Ausdruck zu bringen, und es waltet Etwas in Ihrem Bilde, das wie eine im großen geschichtlichen Sinne durchgeführte Auffassung des Persönlichen sich bekundet« (zitiert nach: Werner 1913, S. 224). Andere zeitgenössische Stimmen urteilten weniger vorteilhaft über das Gemälde; Ludwig Pfau bezeichnete es als *»das reine Wachsfigurenkabinet«* (Pfau 1888, S. 493). Cornelius Gurlitt griff es als Negativbeispiel in der Diskussion über den Realismus in der Historienmalerei auf, indem er folgende Episode mitteilt: *»Als A. v. Werner Friedrich Preller erzählte, daß er sich mit den gewichsten Stiefeln auf seinem Kongreßbilde plage, sagte dieser mitleidig: Mein Gott, das würde ja ein Schuster besser machen! Preller war der Ansicht, daß da keine Kunst mehr möglich sei, wo man Stiefel malen müsse. Man empfand nicht geschichtlich vor solchen Bildern«* (Gurlitt 1899, S. 366). Gegenüber der idealistischen Richtung zeichnet sich Werners Arbeitsweise durch eine detaillierte Erfassung der äußeren Erscheinung aus, die er im Sinne einer »höheren«, doch subjektiven Wahrheit umsetzt.

Das ausgeführte Gemälde wurde erstmals am 22. März 1881 beim alljährlichen Bankett aus Anlaß des Geburtstags Kaiser Wilhelms I. im Festsaal des Roten Rathauses gezeigt, wo es seinen Platz dauernd einnehmen sollte. Nach 1945 wurde es in die Sowjetunion verbracht und in den 50er Jahren an die Regierung der DDR zurückgegeben. Seitdem lagerte es in der Nationalgalerie auf der Museumsinsel. Beim Wiederaufbau des teilzerstörten Rathauses fand es keine Berücksichtigung. Der Festsaal erhielt eine Zwischendecke, dort tagte ab 1956 die Ost-Berliner Stadtverordnetenversammlung.

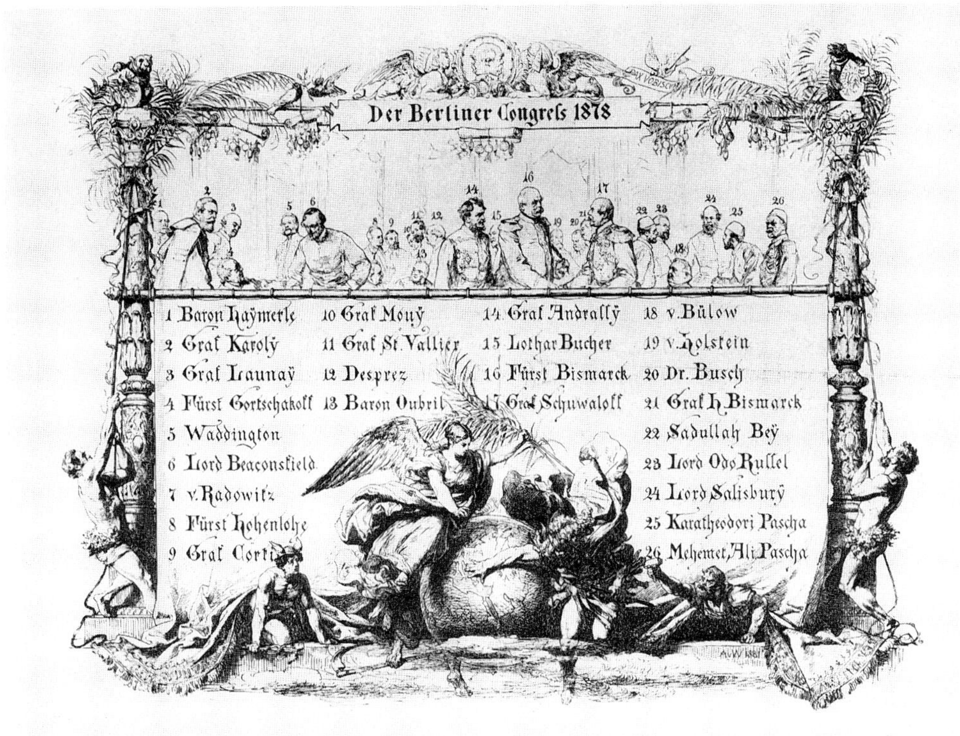

588

587 ANTON VON WERNER
Der Kongreß zu Berlin (Schlußsitzung des Berliner Kongresses, 13. Juli 1878), ehemals Wandbild im Festsaal des Berliner Rathauses, 1881
Öl/Lwd.; 3,60 x 6,15 m
Bez. u. l. und u. r.: *AvW 1881*
Berlin, Senat von Berlin
Wv. 1881-2
Abbildungen S. 398–403

588 ANTON VON WERNER
Erklärungstafel zu dem Gemälde *Der Kongreß zu Berlin*, 1881
Lithographie; 271 x 385 mm
Bez. u. r.: *AvW 1881*
Berlin, Kunstbibliothek, SMB, Inv. 5024,34
Abbildung

589 Der Berliner Congress 1878. Sechsundzwanzig Studienköpfe [Heliogravüren und Erklärungstafel] nach dem Leben gezeichnet von Anton von Werner, Berlin: Paul Bette o. J. (um 1882); je 426 x 320 mm
Berlin, Hochschule der Künste, Zentrale Hochschulbibliothek

590 ANTON VON WERNER
Die Tischordnung in Form von Namensbezeichnungen, Einzelblatt aus dem aufgelösten Skizzenbuch Nr. 3436, 1878
Bleistift; 243 x 325 mm
Verso: Der Sitzungssaal im Reichskanzlerpalais mit einem türkischen Delegierten im Vordergrund
Berlin, Berlin Museum, Inv. GHZ 89/6,1

591 ANTON VON WERNER
Teilnehmergruppe des Berliner Kongresses, 1878
Schwarze Kreide, gewischt/hellblaues Bütten; 412 x 622 mm
Bez. u. l.: *AvW 1878*
Berlin, Berlin Museum, Inv. GHZ 66/18
Abbildung S. 405

592 ANTON VON WERNER
Figurenstudie Graf Aloys Károlyi, 1878
Öl/Malpappe; 54 x 33 cm
Bez. u. l.: *AvW.*
Schweinfurt, Slg. Georg Schäfer, Inv. 4906
Wv. 1878-19
Abbildung S. 405

593 ANTON VON WERNER
Figurenstudie Fürst Chlodwig zu Hohenlohe-Schillingsfürst, 1878
Öl/Lwd.; 63 x 53 cm
Bez. o. l.: *Fürst v. Hohenlohe*; u. r.: *AvW 1878*
Harburg, Fürstlich Oettingen-Wallerstein'sche Sammlungen Schloß Harburg
Wv. 1878-3
Abbildung S. 404

594 ANTON VON WERNER
Figurenstudie Sadullah Bei Pascha, 1878
Bleistift und schwarze Kreide, gewischt; 428 x 290 mm
Bez. u. r.: *AvW. 15/VII 1878.*; u. M. Signatur des Dargestellten
Frankfurt/Oder, Museum Viadrina, Inv. V/K_2-790
Abbildung S. 404

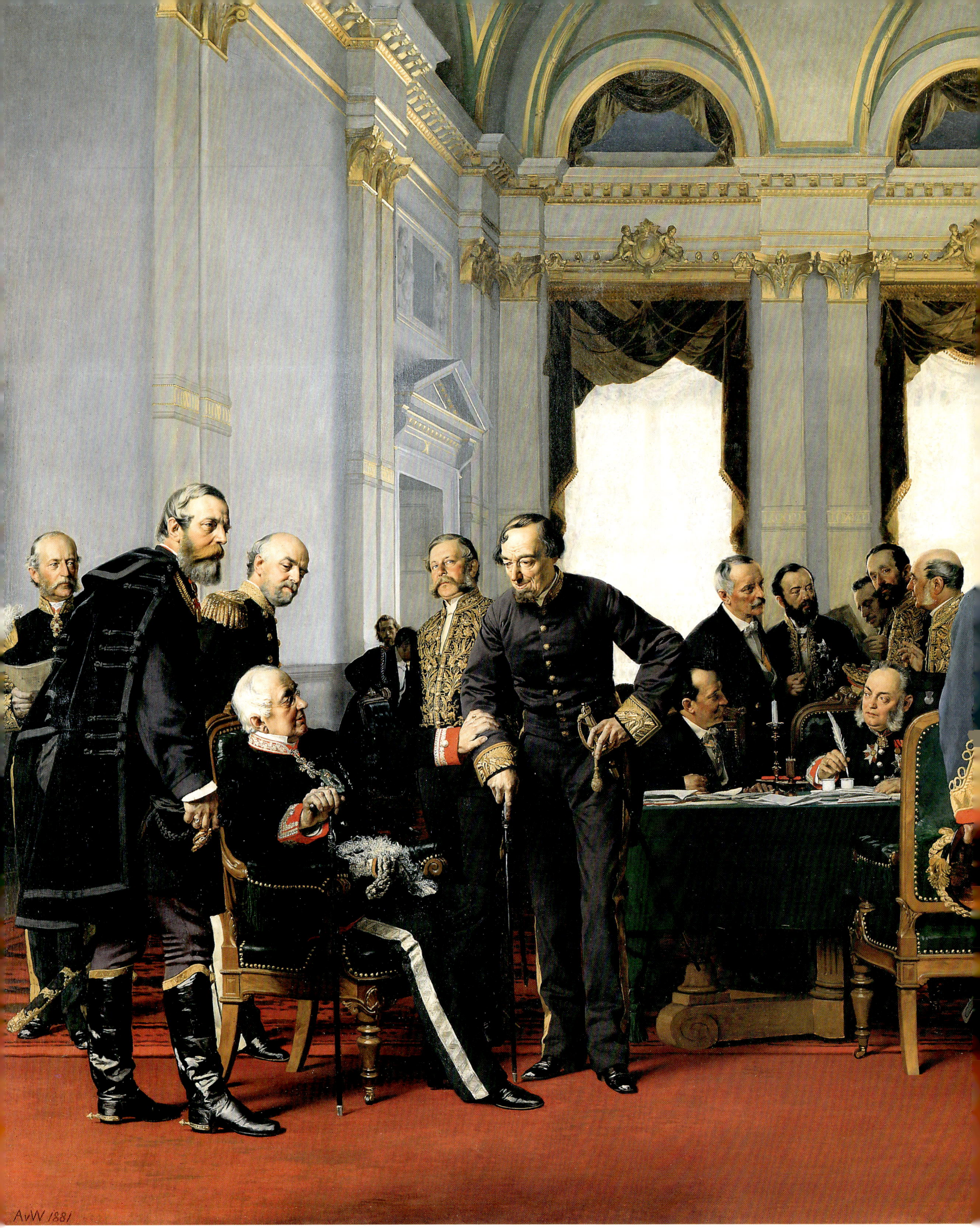
AvW 1881

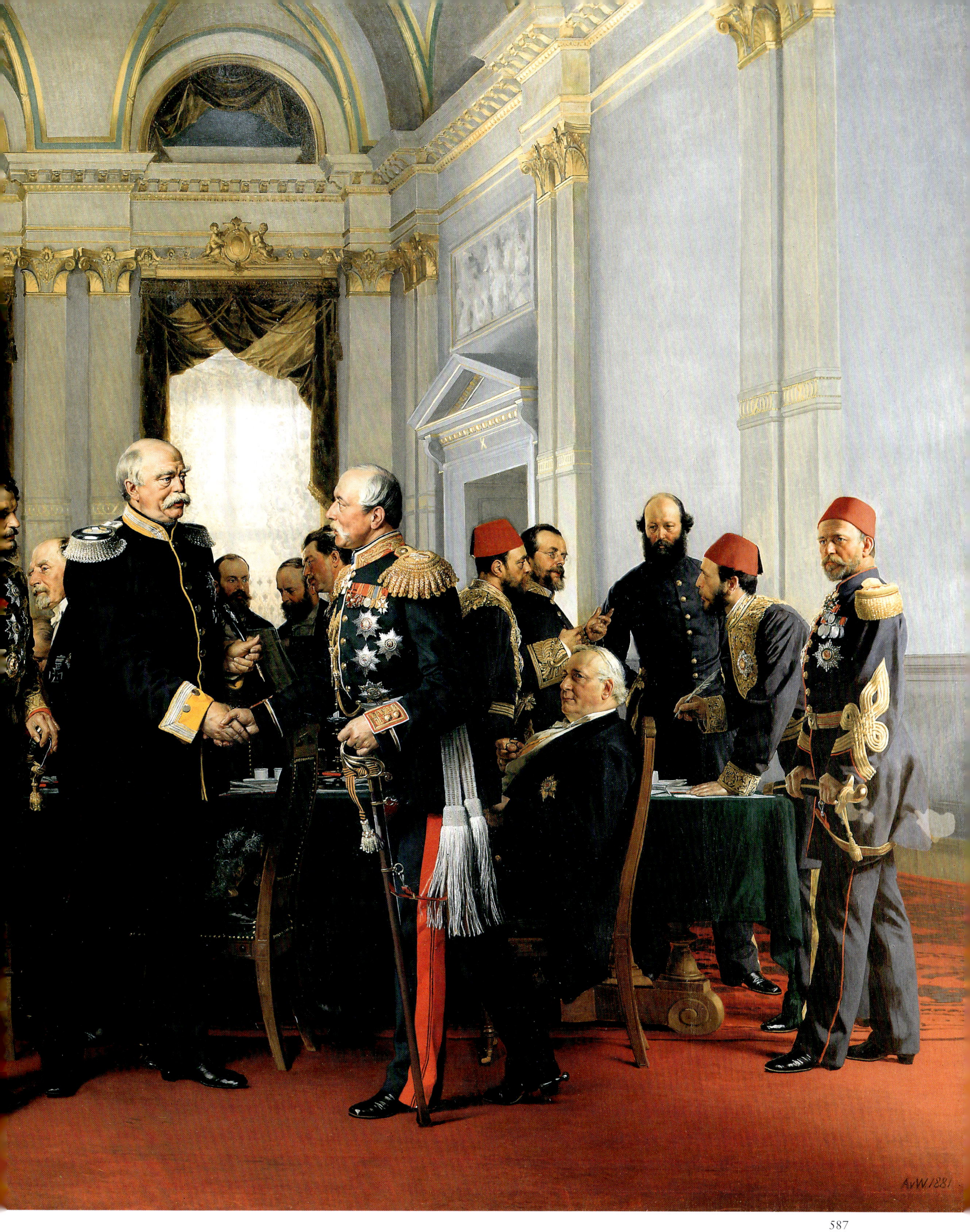
AvW 1881

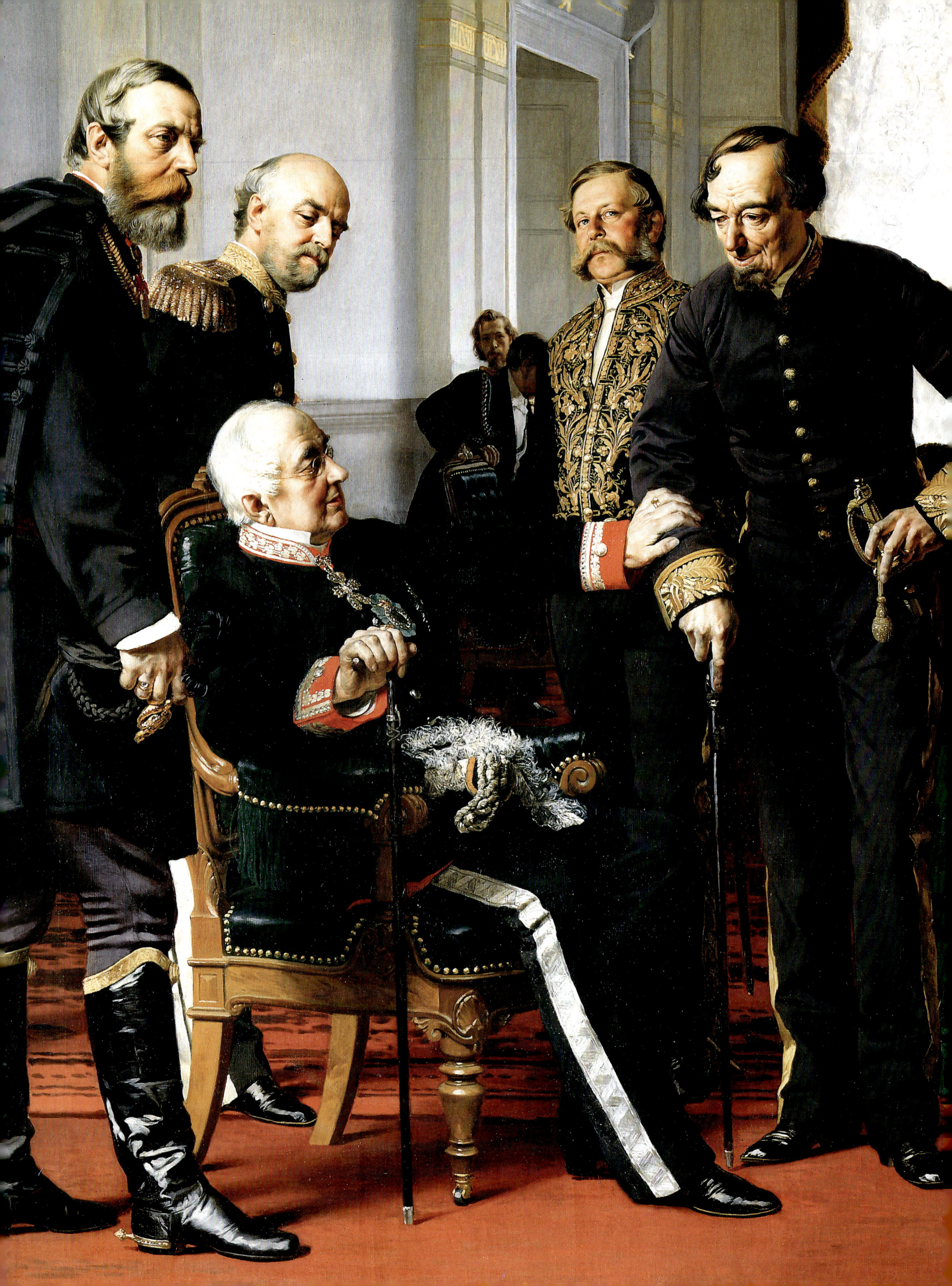

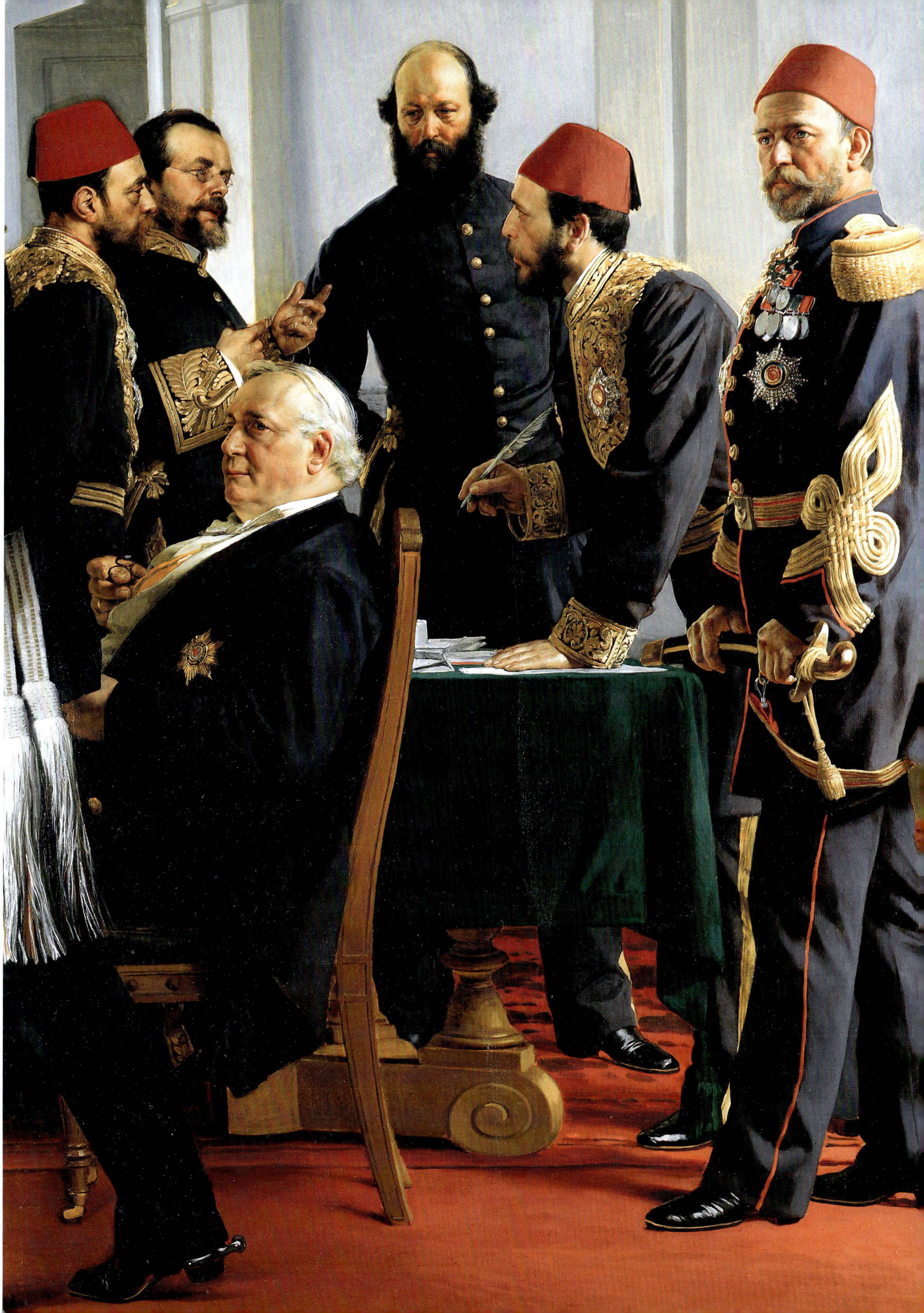

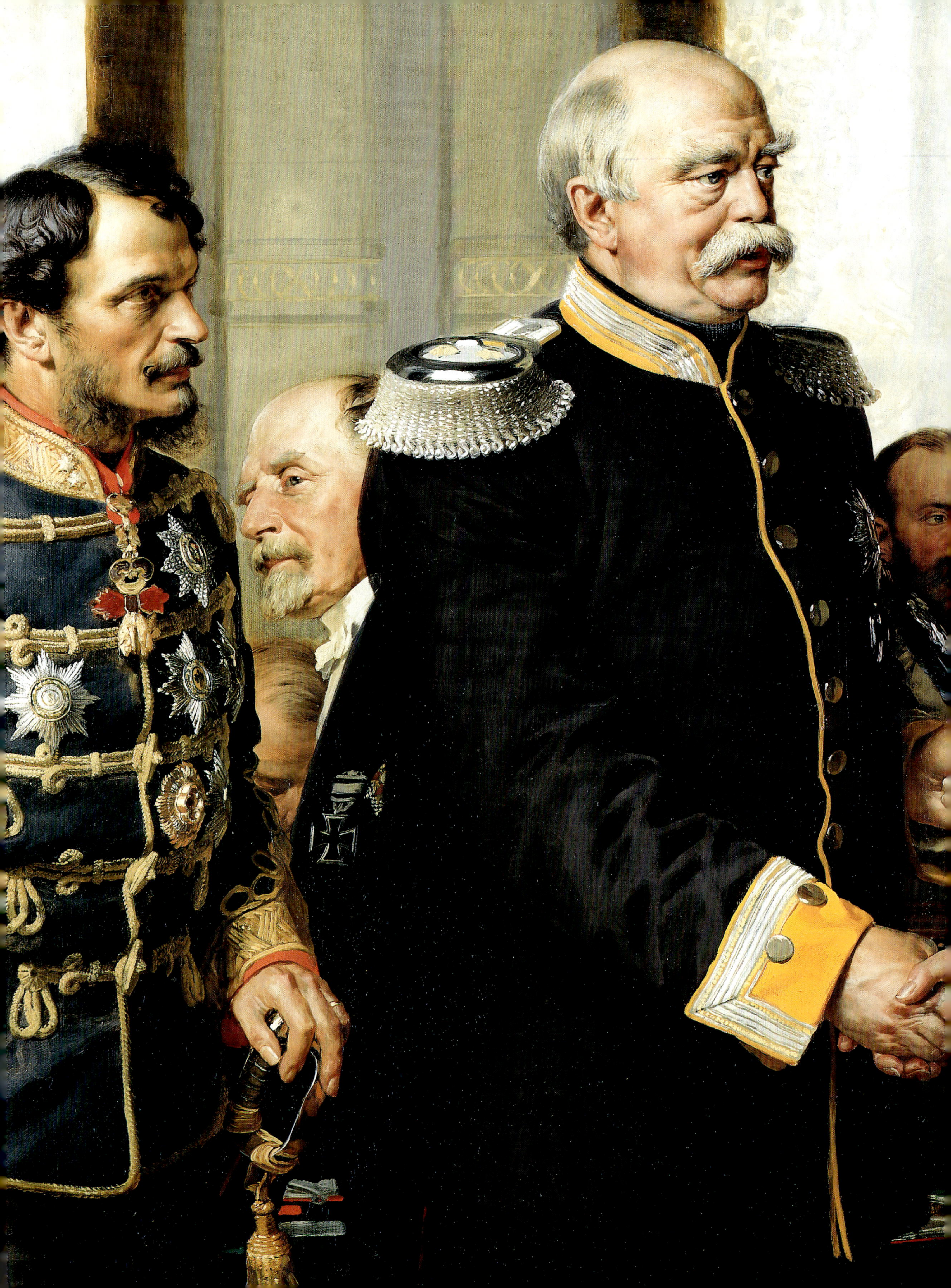

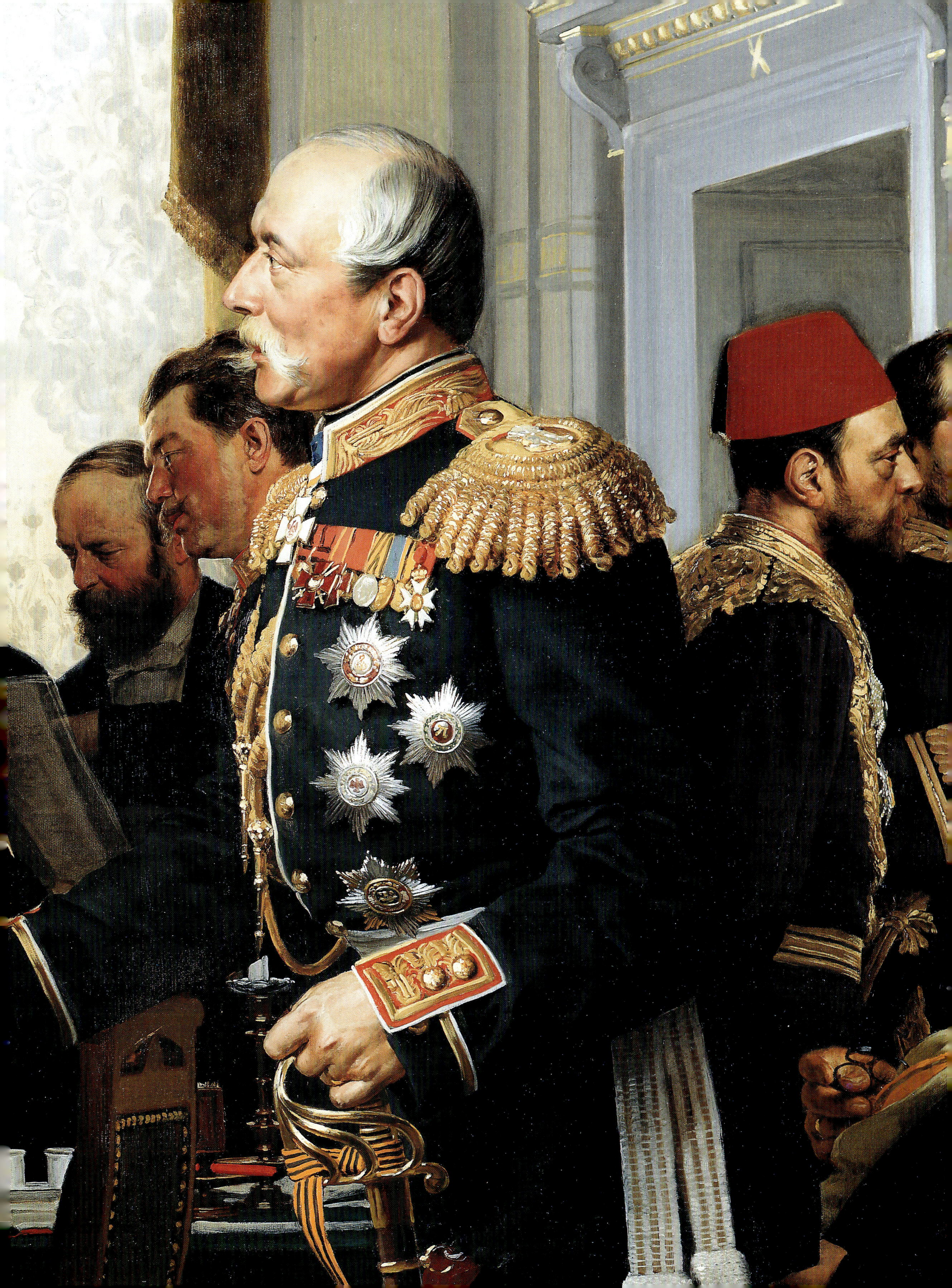

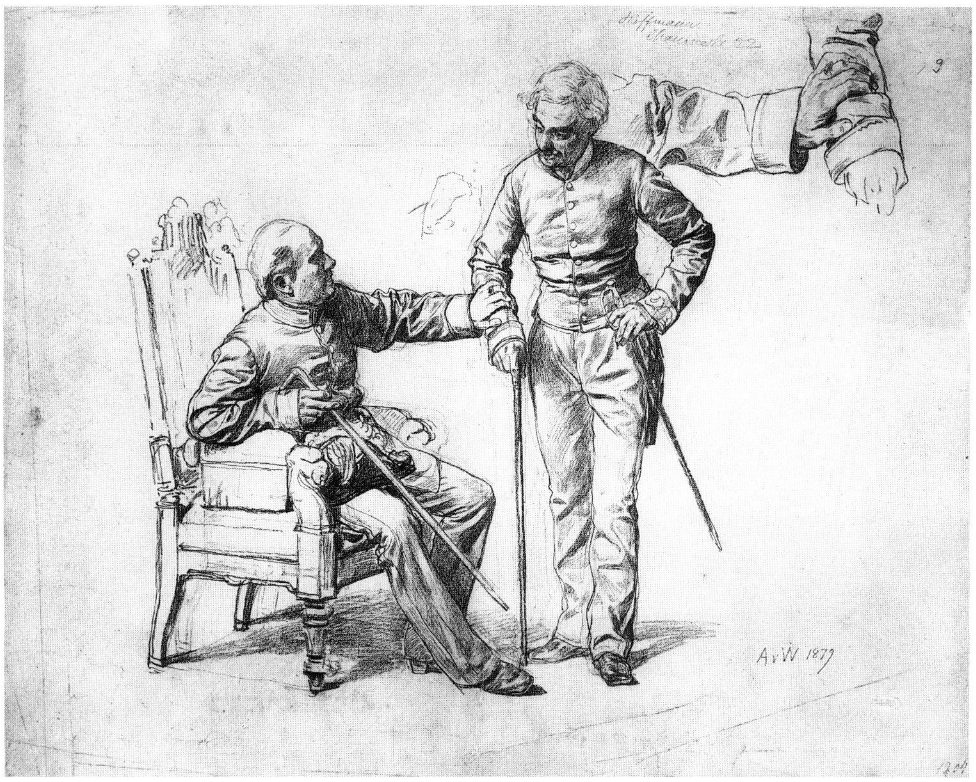

598

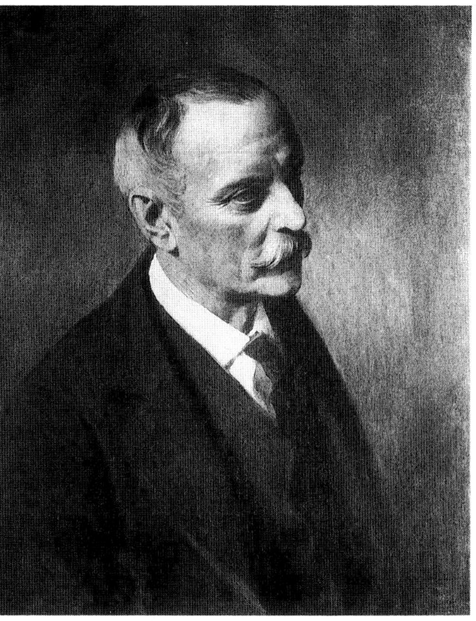

593

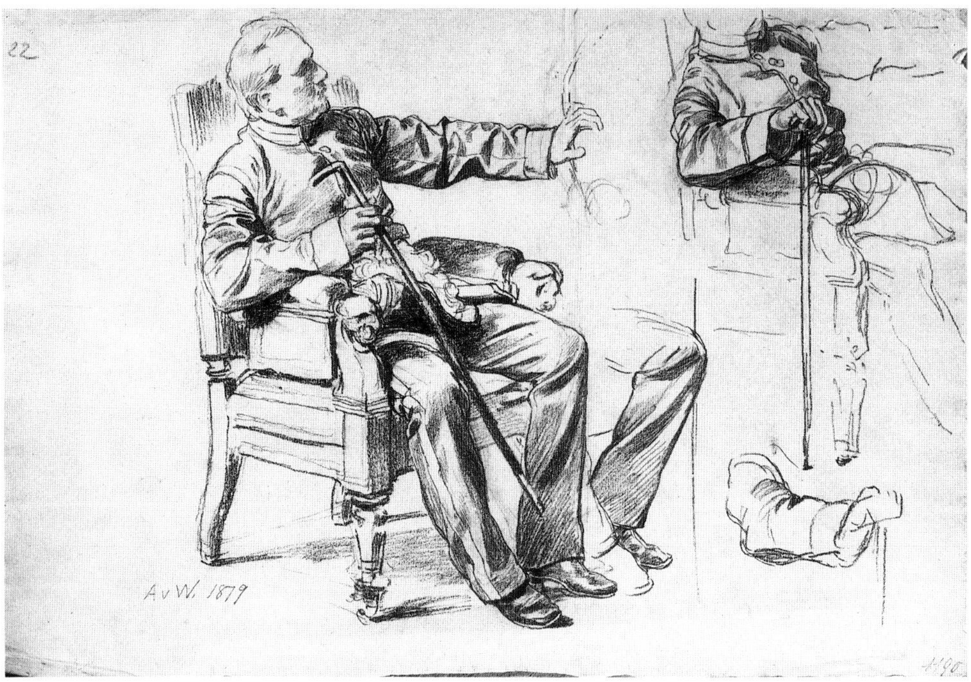

599

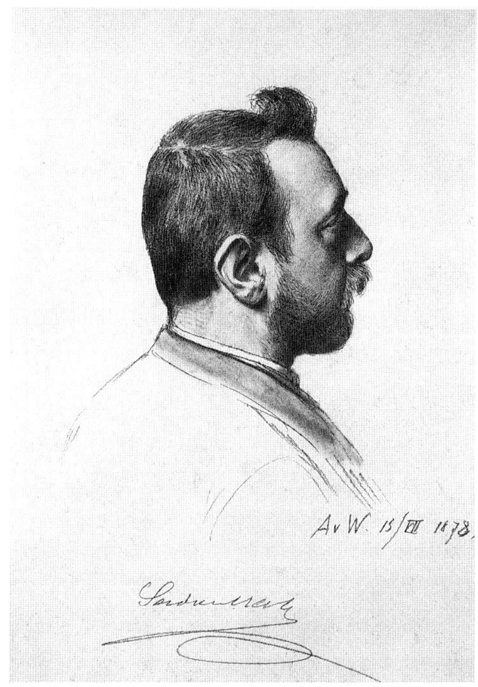

594

595 ANTON VON WERNER
Figurenstudie Andrássy, Bismarck und Schuwalow, 1879
Schwarze und farbige Kreiden/blaues Tonpapier; 465 x 610 mm
Bez. u. r.: *AvW 1879*
Nürnberg, Germanisches Nationalmuseum, Kupferstichkabinett, Inv. Hz 5527, Kapsel 1011c
Abbildung

596 ANTON VON WERNER
Figurenstudie Bernhard Ernst von Bülow, 1879
Schwarze Kreide und Rötel, weiß gehöht/hellblaues Bütten; 412 x 309 mm
Bez. u. r.: *AvW. 1879*; u. M. Signatur des Dargestellten
Frankfurt/Oder, Stadtarchiv, Inv. Z 880

597 ANTON VON WERNER
Modellstudie zu Schuwalow, 1879
Schwarze Kreide und Rötel/Bütten; 470 x 305 mm. – Bez. u. l.: *AvW 1879*
Merseburg, GStA, Rep. 92 Nl. A. v. Werner. Zeichnungen. Mappe 10, Bl. 5

598 ANTON VON WERNER
Modellstudie zu Fürst Gortschakow und Lord Beaconsfield, 1879

◁ 587, Detail

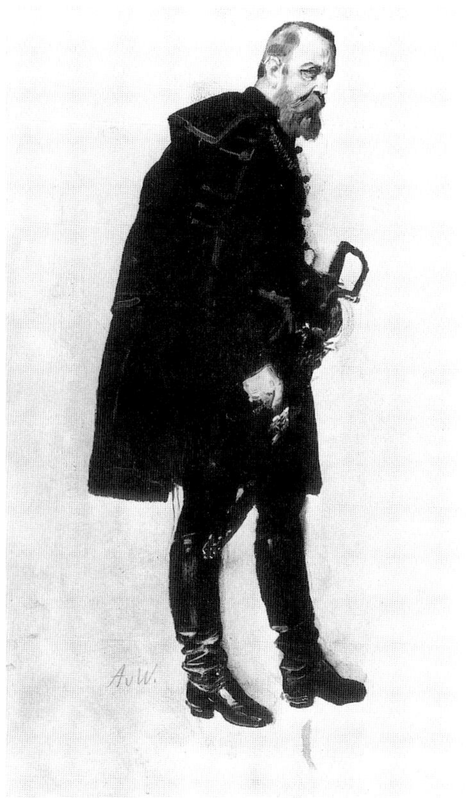

592

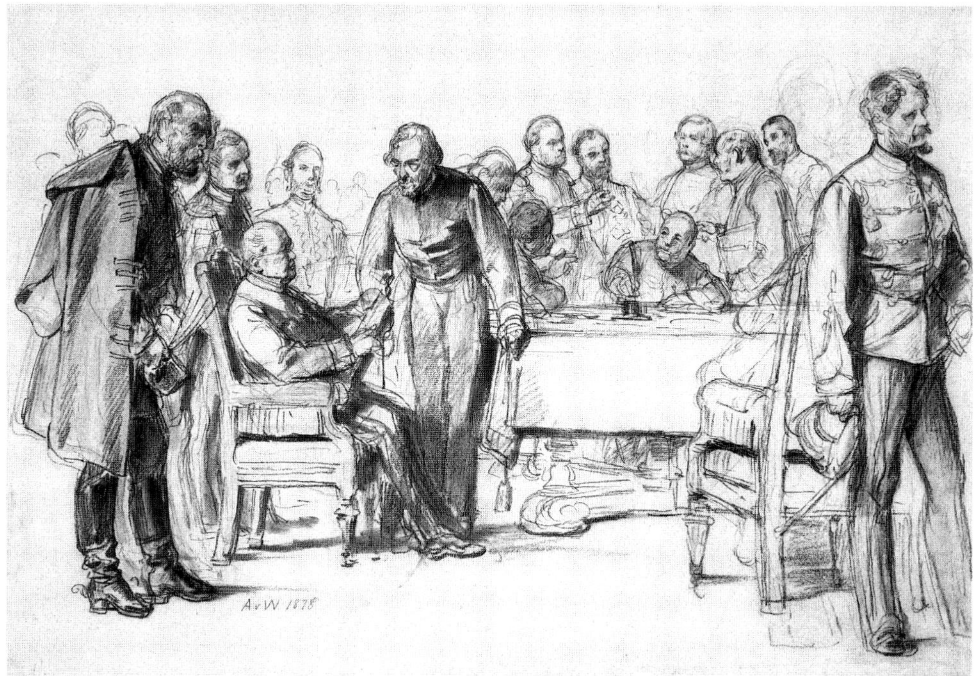

591

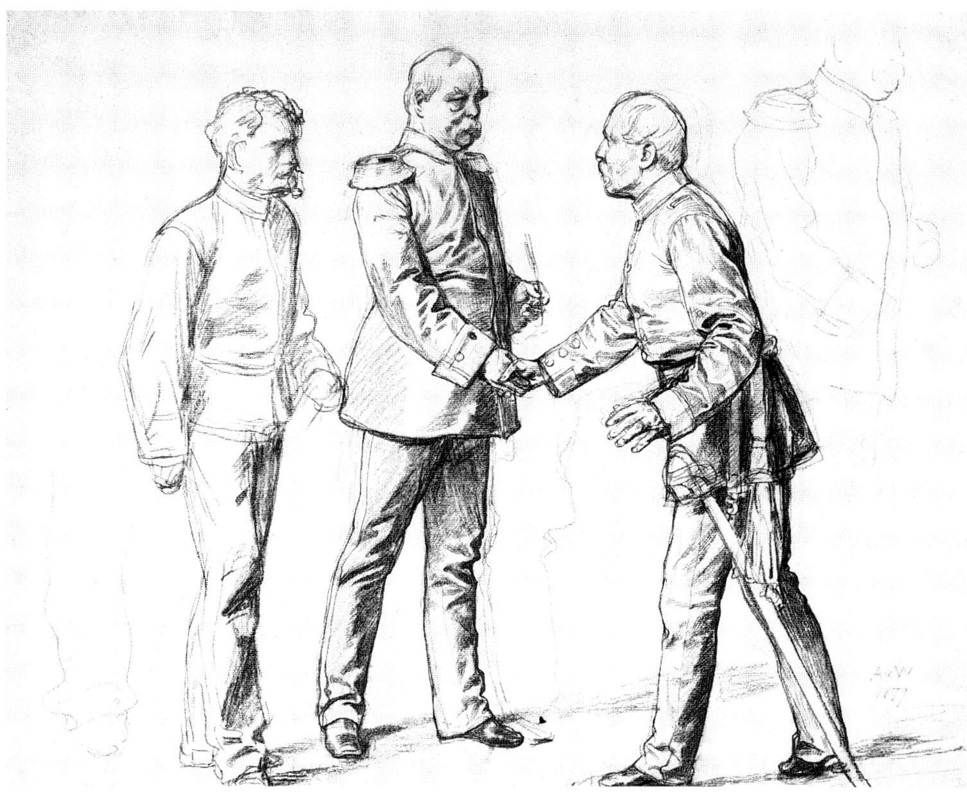

595

Schwarze Kreide/Bütten; 473 x 610 mm
Bez. o. r.: *Hoffmann Chausseestr. 22*; u. r.: *AvW 1879*
Merseburg, GStA, Rep. 92 Nl. A. v. Werner. Zeichnungen. Mappe 10, Bl. 9
Abbildung

599 ANTON VON WERNER
Modellstudie zu Fürst Gortschakow, 1879
Schwarze Kreide/Bütten; 310 x 480 mm
Bez. u. l.: *AvW. 1879*
Privatbesitz
Abbildung

600 ANTON VON WERNER
Zweifache Modellstudie zu Graf Andrássy, 1879
Schwarze und rote Kreide/Bütten; 472 x 309 mm
Bez. u. r.: *AvW 1879*
Privatbesitz

601 ANTON VON WERNER
Modellstudie zu Waddington, 1879
Schwarze Kreide, weiß gehöht/blaues Bütten; 320 x 480 mm
Bez. u. r.: *AvW 1879*
Merseburg, GStA, Rep. 92 Nl. A. v. Werner. Zeichnungen. Mappe 10, Bl. 8

602 ANTON VON WERNER
Modellstudie zum schreibenden Baron Oubril sowie zu von Radowitz, 1879
Schwarze Kreide/Bütten; 312 x 481 mm
Bez. u. r.: *AvW 1879*
Privatbesitz

603 ANTON VON WERNER
Figurenstudie Otto von Bismarck, 1880
Schwarze Kreide, weiß gehöht/hellblaues Bütten; 383 x 301 mm
Bez. u. l.: *AvW Friedrichsruh 16 July 1880*
Frankfurt/Oder, Stadtarchiv, Inv. Z 877

604 ANTON VON WERNER
Figurenstudie Lord Ampthill, 1880
Schwarze Kreide, weiß gehöht/hellblaues Tonpapier; 480 x 310 mm
Bez. u. l.: *Lord Ampthill*; u. r.: *AvW. 1880*
Merseburg, GStA, Rep. 92 Nl. A. v. Werner. Zeichnungen. Mappe 10, Bl. 11

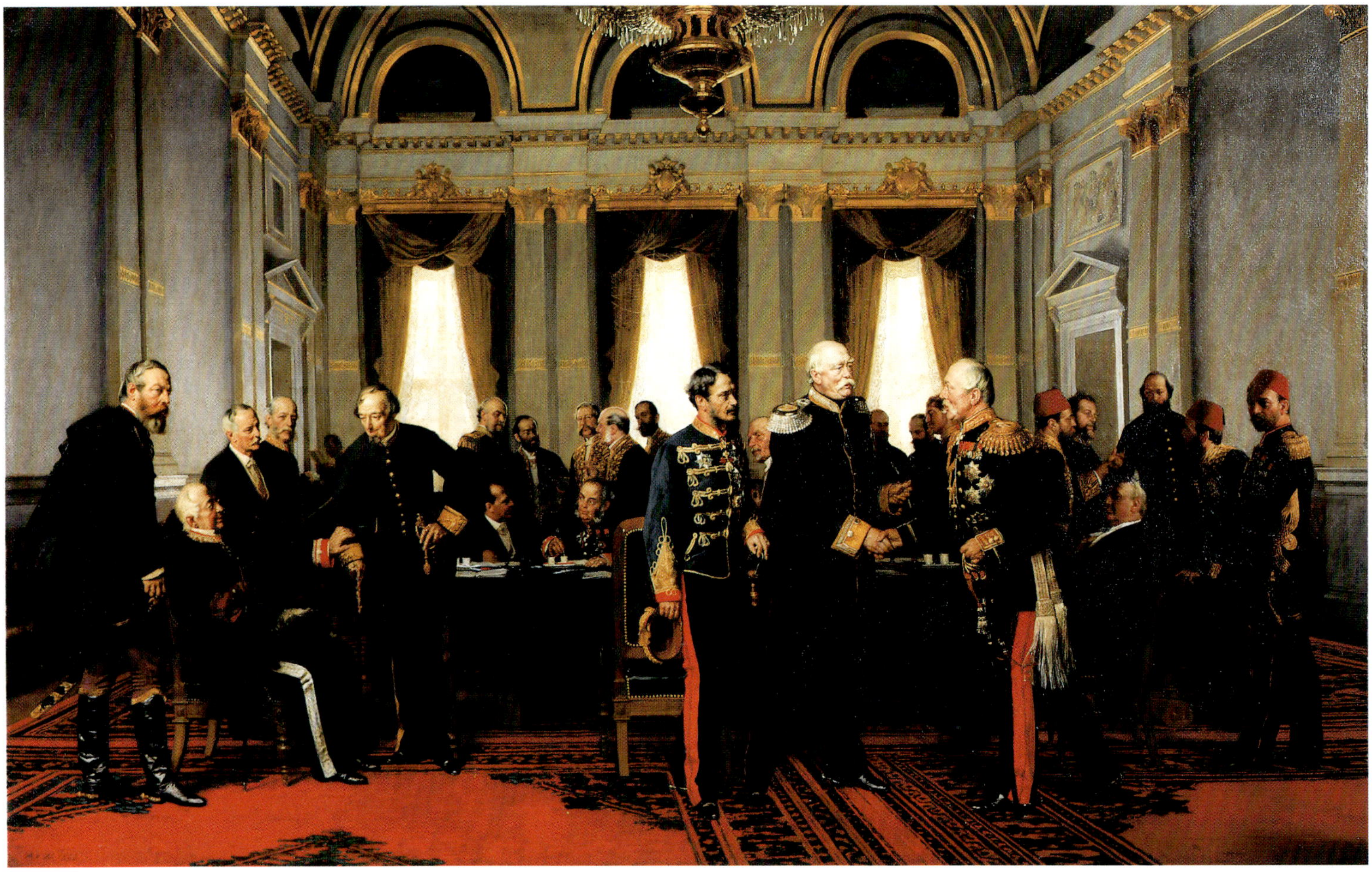

605

Erst kürzlich ist eine zweite Fassung des Gemäldes bekannt geworden, deren Bestimmung sich als problematisch erweist. Daß das Bild eigenhändig ist, steht in stilistischer und maltechnischer Hinsicht sowie aufgrund der Provenienz außer Frage. Die Datierung – 1892 – muß in Zusammenhang mit der Chicagoer Weltausstellung von 1893 gesehen werden, für die es vermutlich eigens fertiggestellt wurde. Technische Gründe könnten dafür ausschlaggebend gewesen sein, nicht die Rathausfassung nach Amerika zu schicken, obgleich auch das Wandbild grundsätzlich transportabel war und tatsächlich auf verschiedenen Ausstellungen gezeigt wurde. Jedenfalls verkaufte Werner die kleinere Fassung im Anschluß an die Weltausstellung an einen J.D. Dewes in Chicago, und das Bild hat sich dort in Familienbesitz erhalten.

Um eine bloße Replik handelt es sich jedoch nicht. Die Komposition entspricht zwar weitgehend der Rathausfassung, aber die Figurenkonstellation der linken Bildhälfte ist anders zusammengesetzt, und von oben ragt ein Kronleuchter (der sich tatsächlich dort befunden hat) in die Darstellung hinein. Andererseits stellen die erwähnten Abweichungen keine Weiterentwicklung oder gar Verbesserung der Gesamtwirkung dar, eher im Gegenteil. Es sollte daher erwogen werden, ob sich Werner nicht – analog zur Friedrichsruher Fassung der *Kaiserproklamation* – vor die Aufgabe gestellt sah, innerhalb kurzer Zeit eine Wiederholung eines bekannten Gemäldes anfertigen zu müssen, und daß er deshalb auf eine schon vorhandene Kompositions– oder sogar Farbskizze zurückgriff, die er übermalte und mit dem Datum der Vollendung versah.

Die Komposition der Chicagoer Fassung läßt sich in den Entstehungsprozeß des Wandbildes durchaus einbinden. Zunächst muß der Frage nachgegangen werden, was verändert wurde; dann, weshalb. Folgende Teilnehmer wurden an eine andere Stelle verrückt: Haymerle, Hohenlohe, Launay, Mouy, St. Vallier und Waddington. In der Rathausfassung kommt dies vor allem Launay und Waddington zugute, die nun der Gruppe um Gortschakow zugeordnet sind, während sie auf der Chicagoer Fassung im Hintergrund zwischen dieser und der Gruppe um Bismarck erscheinen und eine eher untergeordnete Rolle spielen.

Dies gibt zugleich einen Anhaltspunkt für die Datierung der Bildidee, die hier zugrunde lag. Denn Werner malte noch während der Dauer des Kongresses Studienköpfe von den Teilnehmern, und in seinen Memoiren ist – der Chicagoer Fassung entsprechend – ein solches Doppelbildnis von Waddington und Desprez abgebildet (Werner 1913, S. 233). Des weiteren enthält die Mappe *Der Berliner Congress 1878* (Kat. 589) ein am 10. Juli 1878 gezeichnetes Porträt von Haymerle, das sich ebenfalls der Chicagoer Fassung zuordnen läßt, während das am 19. Februar 1879 entstandene Porträt Mouys aus derselben Mappe eindeutig eine Vorstudie zur Rathausfassung darstellt. Zwischen diesen beiden Daten muß also eine Planänderung stattgefunden haben.

Wenn man nach den Gründen für eine Aufwertung Launays und Waddingtons sucht, so fällt auf, daß der italienische Botschafter und der französische Außenminister englischer Abstammung im Verlauf des Kongresses zu einem friedlichen Ausgleich im Sinne Bismarcks wesentlich beitrugen.

Indem sie Gortschakow und Disraeli über die Schulter zu schauen scheinen, wird dieser Konstellation wesentlich mehr Spannung verliehen. Zudem wird an der Stelle, wo auf der Chicagoer Fassung Hohenlohe und Haymerle stehen, der Blick auf einen Saaldiener und den dahinter befindlichen Künstler freigegeben, der damit das dargestellte Ereignis bezeugt.

Die Skizze (Kat. 591) bereitet die Veränderung der Figurenkonstellation der linken Bildhälfte vor. An sich entspricht sie noch dem Zustand der Chicagoer Fassung, ist aber schon um Köpfe zu seiten Károlyis und rechts der linken Schulter Disraelis vermehrt worden; dafür befindet sich zwischen Gortschakow und Disraeli nur noch ein Teilnehmer.

605 ANTON VON WERNER
Überarbeitete Erstfassung des Wandbildes
Der Kongreß zu Berlin, 1892
Öl/Lwd.; 127 x 203 cm
Bez. u. l.: *A.v.W. 1892.*
Moline, Francis Joseph Dewes Burgweger Family
Wv. 1892-1
Abbildung

Die Eröffnung des Reichstags durch Wilhelm II.

Um dem In- und Ausland zu demonstrieren, daß der zweimalige Regentschaftswechsel innerhalb eines guten Vierteljahrs ohne negative Auswirkung auf die Bundestreue der deutschen Fürsten und die Stabilität des Reichs geblieben war, berief Wilhelm II. den Reichstag zu einer außerordentlichen Tagung nach Berlin ein. Die Eröffnung fand am 25. Juni 1888 im Weißen Saal des Berliner Schlosses statt; hier war schon 1847 der Vereinigte Landtag durch Friedrich Wilhelm IV. eröffnet worden. Der Raum, der 1844 von August Stüler und 1892 erneut durch Ernst von Ihne umgebaut wurde, wies eine von Anton von Werner arrangierte Trauerdekoration zum Gedächtnis an Wilhelm I. und Friedrich III. auf. In seiner von Bismarck aufgesetzten Thronrede versprach der Monarch, das Reich nach außen militärisch und politisch zu sichern und den Frieden zu wahren, im Innern die Ausführung der Reichsgesetze zu überwachen und die Verfassung zu schirmen.

Die *Vossische Zeitung* beschreibt in der Abendausgabe vom 25. Juni 1888 ausführlich den Ablauf der Zeremonie: »*[...] Die Generalität nahm unter den Arkaden nach der Lustgartenseite Aufstellung, während sich in den gegenüberliegenden Nischen unterhalb der Kapellentribüne die Mitglieder des Bundesraths ansammelten. Zu beiden Seiten des mit dem kaiserlichen Baldachin von Goldstoff mit eingestickten Adlern überdeckten Thronsessels, zu welchem drei Stufen hinaufführten, waren rechts und links Erhöhungen angebracht, von denen die zur Rechten für die regierenden deutschen Fürsten, die zur Linken für die Prinzen des königlichen Hauses und der anderen regierenden Fürstenfamilien bestimmt war. Hinter dem Platze der regierenden Fürsten erhob sich eine Tribüne für die Kaiserin Augusta Victoria und für die Prinzessinnen der regierenden Häuser. Der ganze freie Raum des Saales dem Throne gegenüber war den Reichstagsmitgliedern vorbehalten, die sich diesmal in ungewöhnlich großer Zahl zu dem Eröffnungsakt eingefunden hatten. In der mindestens 250 Köpfe zählenden Versammlung waren außer den Sozialdemokraten und Elsässern alle Parteien vertreten. Etwa um 1¼ Uhr erschien der Reichskanzler Fürst Bismarck in dem weißen Waffenrocke seines Kürassier-Regiments an der Spitze des preußischen Staatsministeriums und der hier anwesenden Minister der anderen Bundesstaaten. [...] Die Minister nahmen auf der unteren Stufe der für die Prinzen bestimmten Erhöhung links vom Throne Platz. [...] Dahinter erschien [...] im Mantel des Schwarzen Adler-Ordens, den Helm in der Hand, Kaiser Wilhelm, umgeben und gefolgt von den hier anwesenden regierenden Fürsten und Prinzen. [...] Neben dem Kaiser schritten der König von Sachsen und der Prinzregent von Bayern, dahinter die Großherzoge von Baden, Mecklenburg-Schwerin, Hessen und Oldenburg, die Herzoge von Sachsen-Koburg-Gotha, Sachsen-Meiningen und Sachsen-Altenburg, die Fürsten von Schwarzburg-Rudolstadt, Schwarzburg-Sondershausen, Lippe-Detmold, Schaumburg-Lippe und Reuß i. L., dann die Prinzen Heinrich, Albrecht und Leopold von Preußen, sowie Prinz Wilhelm von Württemberg; außerdem der Erbgroßherzog von Hessen und der Erbprinz von Sachsen-Meiningen; gleichzeitig war auch die Kaiserin mit den Prinzessinnen auf der für sie bestimmten Tribüne erschienen. Mit festen Schritten stieg Kaiser Wilhelm die Stufen zum Throne hinauf, neben welchem unterdessen Krone, Szepter und Reichsapfel auf Taburets von Goldstoff niedergelegt worden waren. [...] Neben dem Träger des Reichspaniers nahm hier auch Generalfeldmarschall v. Moltke seinen Platz. Der Kaiser ließ sich auf dem Throne nieder, während die Fürsten die Erhöhung zu den Seiten des Thrones einnahmen. Dann trat der Reichskanzler vor den Thron und überreichte dem Kaiser die Thronrede, welche dieser bedeckten Hauptes, mit kräftiger, markiger Betonung vorlas [...]*«.

Auf Werners Gemälde (Kat. 587) gliedert sich die dargestellte Menge in drei Hauptgruppen. Die Reichstagsabgeordneten stehen links, die Minister und Mitglieder des Bundesrats rechts. Auf dem Podest in der Mitte, die Spitze einer Pyramide bildend, Wilhelm II.; hinter ihm die Kaiserin mit dem Kronprinzen; links neben ihm Prinzregent Luitpold von Bayern und König Albert von Sachsen sowie die Bundesfürsten und die Bürgermeister der Hansestädte; rechts vom Thron die Prinzen des königlichen Hauses und der bundesstaatlichen Regentenhäuser. Eine Sonderposition nimmt Bismarck, der »Reichsgründer«, ein, dessen Gestalt dicht am Podest, durch die weiße Kürassieruniform hervorgehoben und von keiner anderen Figur überschnitten, zu erkennen ist.

Bei der Interpretation des Gemäldes muß berücksichtigt werden, daß der Auftrag hierfür von Kaiser Wilhelm II. persönlich herrührte: »*Am 23. Juni [1888] benachrichtigte mich Graf Eulenburg telegraphisch, daß der Kaiser wünsche, ich möchte bei den Arrangements für die feierliche Eröffnung des ersten Reichstages unter seiner Regierung als Künstler mit meinem Rate tätig und behilflich sein, und teilte mir gleichzeitig schriftlich mit, daß Seine Majestät mich mit der Herstellung eines Bildes dieser Feierlichkeit beauftrage, der ich deshalb am 25. Juni beiwohnen möchte*« (Werner 1913, S. 543). Den für die erste Reichstagseröffnung 1871 angefertigten Thronbaldachin, in dessen Goldstoff der Reichsadler eingewirkt war, verkleidete Werner mit Seidendraperien und verbreiterte ihn optisch durch orangefarbene Samtüberschläge. Der Baldachin befand sich an der Stelle der Ostwand, die einmal für das Proklamierungsbild vorgesehen war; Ihne versetzte ihn dann an die Westwand. Nach Fertigstellung der Trauerdekoration, aber

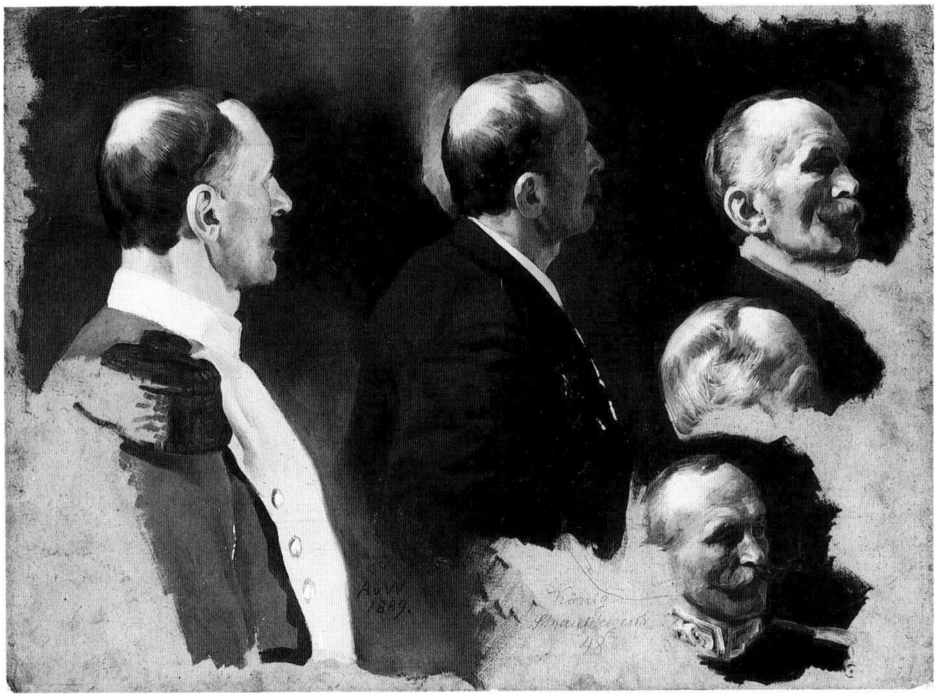

614

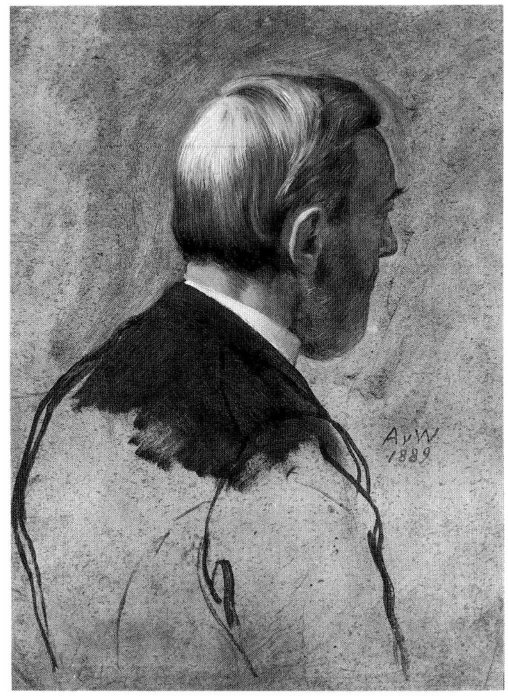

613

noch vor Eröffnung des Reichstags aquarellierte Werner den Saal als Studie für das Gemälde. Auch während der Zeremonie machte er Skizzen und führte dann unter dem Eindruck des frisch Erlebten verschiedene Entwürfe aus. Noch 1888 entstand eine Farbskizze (Kat. 608), die die Komposition der Endfassung weitgehend festlegt, auch wenn dort teils andere Personen dargestellt sind, oder die Dargestellten ihren Platz wechseln. Im Laufe des Jahres 1889 fertigte Werner etliche Einzelporträts an: »*Wie bei der ›Proklamierung des Deutschen Kaiserreiches‹ die Vertreter des deutschen Volkes und beim ›Kongreßbild‹ die Delegierten der europäischen Staatskunst, so sah mein Atelier nun in bunter Reihenfolge die führenden Männer des Reiches, den Kaiser, regierende Fürsten und Prinzen, Minister und Generale, Bundesratsmitglieder und Abgeordnete aller Parteien – mit Ausnahme natürlich der sozialdemokratischen – vor meiner Staffelei, und die Werkstatt der Kunst durchschwirrten politische und parlamentarische Gespräche, wenn mehrere Herren Abgeordnete – mitunter in der Pause zwischen zwei Abstimmungen – gleichzeitig erschienen und meine Fähigkeit als Schnellmaler dadurch auf eine harte Probe gestellt wurde*« (Werner 1913, S. 552 f.). Offenbar nahm Wilhelm II. starken Einfluß darauf, wer der Beteiligten an welcher Stelle wiederzugeben sei, da »*wieder und wieder noch hier und da auf meinem Bilde ein Kopf eingeschoben oder gar eine ganze Figur geändert werden mußte*«. Und: »*Als mir Dr. Windthorst, der Zentrumsführer, Modell stand […], erkundigte er sich zunächst, ob Seine Majestät auch wirklich damit einverstanden sei, daß er auf dem Bilde dargestellt werde*« (Werner 1913, S. 554).

616

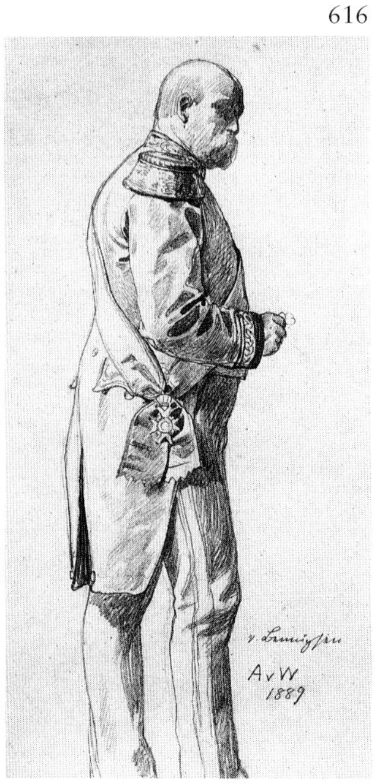

617

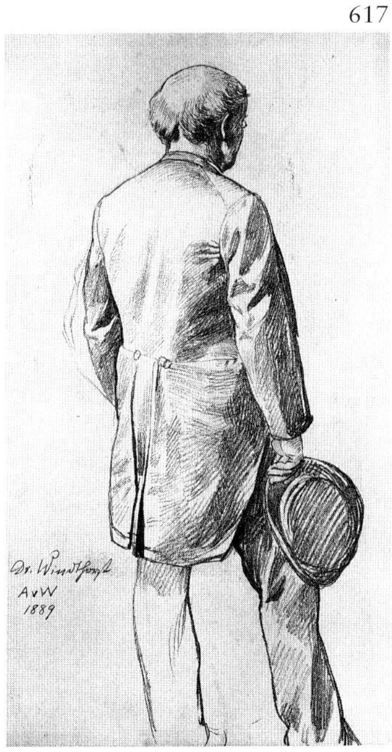

618

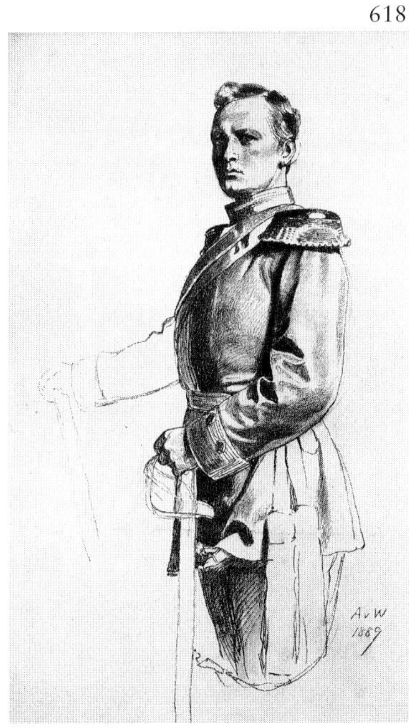

610

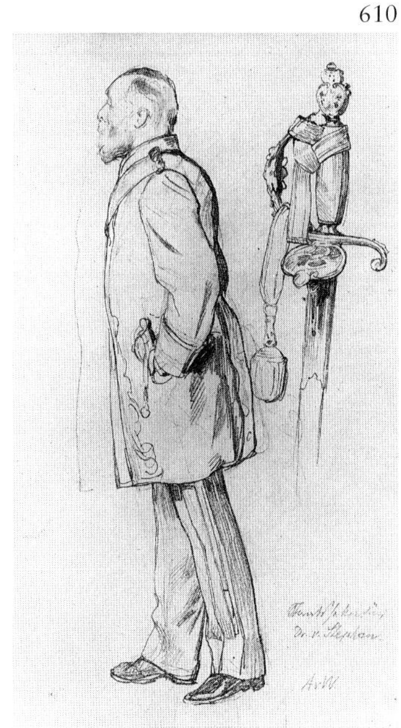

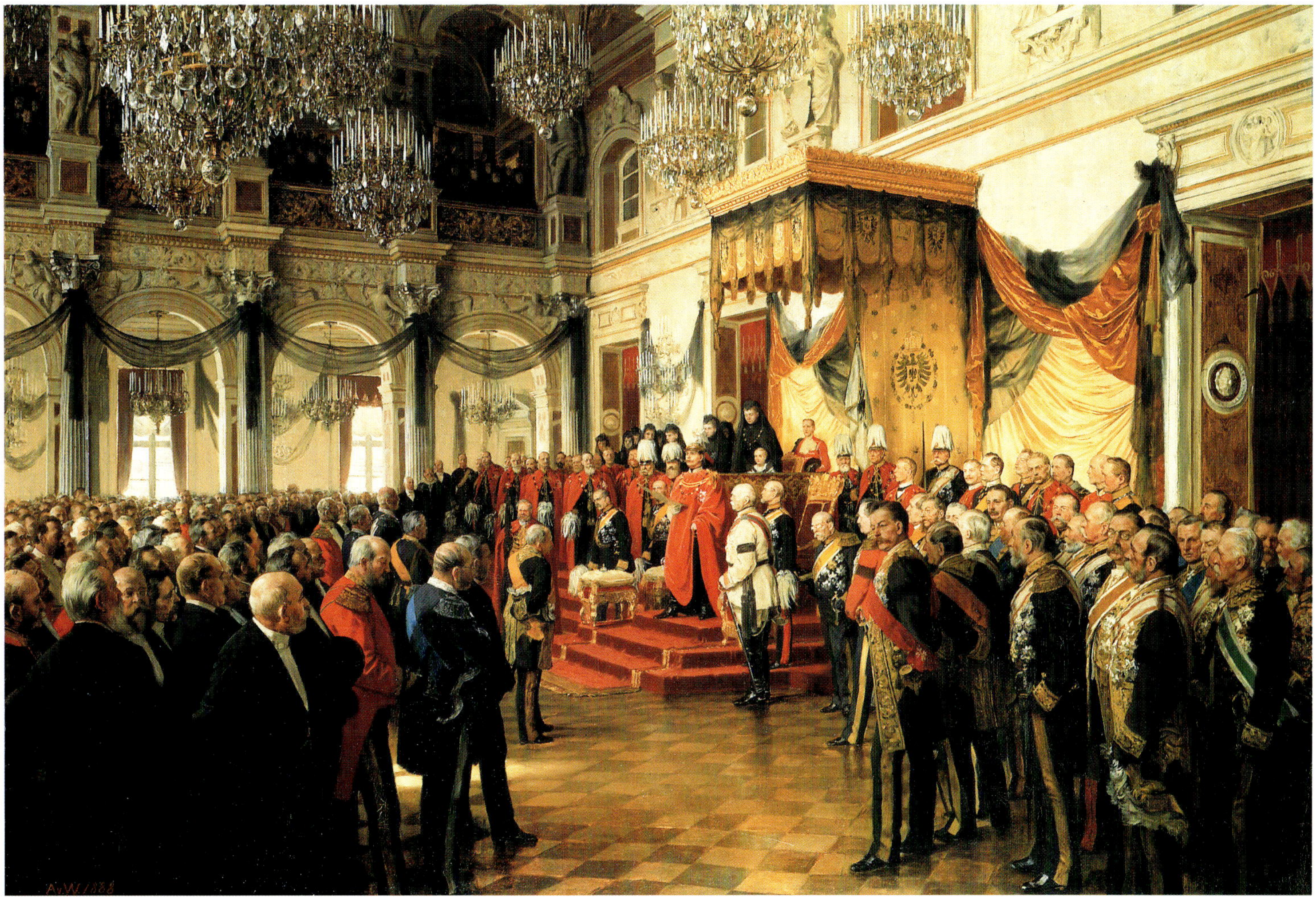

608

397 Abgeordnete hatte der Reichstag, der nur eine Kammer bildete und aus allgemeinen, geheimen und direkten Wahlen hervorging. Die ferngebliebenen Sozialdemokraten und Elsässer stellten elf bzw. 15 (Elsässer mit Lothringern zusammengezählt) Abgeordnete. 119 Personen sind auf einer zeitgenössischen Erklärungstafel zur Endfassung namentlich bezeichnet, davon über ein Drittel Angehörige regierender Königs- und Fürstenhäuser sowie etliche Minister und Vertreter des Bundesrats, dem Träger der Reichssouveränität. Diese waren nicht Mitglieder des Reichstags, aber der Reichstag konnte nicht ohne den Bundesrat einberufen werden, und die Berufung, Eröffnung, Vertagung und Schließung hatte durch den Kaiser zu erfolgen. Gerade 39 Reichstagsabgeodnete sind auf der Erklärungstafel (Kat. 607) aufgeführt. Davon gehörten 14 der Nationalliberalen Partei an, 9 der Konservativen Partei, 7 der Deutschen Reichspartei, 5 der Deutschen freisinnigen Partei und 4 dem Zentrum; damit war das von Bismarck bekämpfte Zentrum, die mit knappem Abstand zu den Nationalliberalen zweitstärkste Fraktion, stark unterrepräsentiert. Weitere Abgeordnete tauchen schemenhaft im Hintergrund auf. Gegenüber der Farbskizze fällt auf, daß wesentlich mehr Personen dargestellt sind bzw. auch die Figuren im Hintergrund individuelle Züge tragen. Die vorderste Reihe der Abgeordneten wurde komplett ausgetauscht, zu sehen sind dort nun (v. l. n. r.) Hobrecht, Niethammer, Hammacher, Windthorst und Miquel; aus der Reihe dahinter behielten nur Rickert und Bennigsen ihre Plätze. Eine politische Aussage aufgrund der jeweiligen Parteizugehörigkeit läßt sich daraus nicht ableiten, vielleicht gaben persönliche Sympathien und Antipathien des Kaisers den Ausschlag.

Bismarck befindet sich in der Endfassung nicht mehr an der Spitze der Bundesratsmitglieder und ist auch nicht dem Monarchen zugeordnet, sondern fast isoliert im Mittelpunkt der Komposition zu finden. Erscheint er auf der Farbskizze als reckenhafte Gestalt, so nimmt er auf der Endfassung eine gebeugte Haltung ein; seine Miene strahlt dabei eigenwilligen Trotz aus. Eine Erklärung für die so unterschiedliche Charakterisierung des Kanzlers dürfte in dessen inzwischen erfolgter Entlassung am 20. März 1890 durch Wilhelm II. zu suchen sein.

Die eigentliche Bedeutung der Darstellung erweist sich erst im Vergleich mit der Schloßfassung der *Kaiserproklamation*. Die Kompositionen dieser beiden Monumentalbilder entsprechen einander wie Spiegelbilder. Die imperiale Architektur beider Räume bezieht Werner wirkungsvoll in das Bildgeschehen ein, wobei er die Zweigeschossigkeit des Weißen Saales durch den gewählten Ausschnitt möglichst negiert und die Position des Frieses über der Rundbogenzone derjenigen auf der *Kaiserproklamation* angleicht. Der Betrachter blickt in beiden Fällen über die Köpfe der dort ostentativ, hier im Stillen akklamierenden

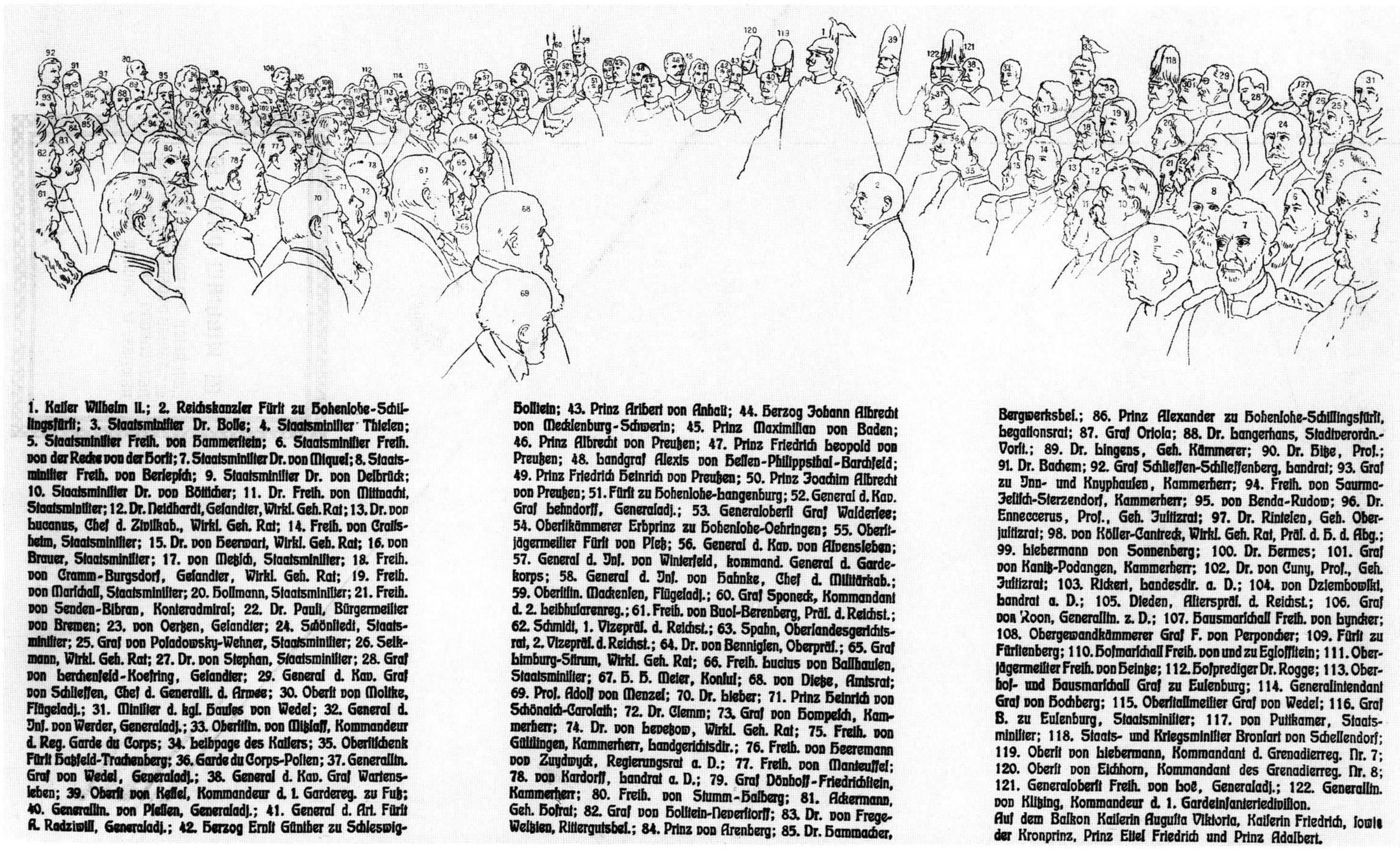

1. Kaiser Wilhelm II.; 2. Reichskanzler Fürst zu Hohenlohe-Schillingsfürst; 3. Staatsminister Dr. Bosse; 4. Staatsminister Thielen; 5. Staatsminister Freih. von Hammerstein; 6. Staatsminister Freih. von der Recke von der Horst; 7. Staatsminister Dr. von Miquel; 8. Staatsminister Freih. von Berlepsch; 9. Staatsminister Dr. von Delbrück; 10. Staatsminister Dr. von Bötticher; 11. Dr. Freih. von Mittnacht, Staatsminister; 12. Dr. Neidhardt, Gesandter, Wirkl. Geh. Rat; 13. Dr. von Lucanus, Chef d. Zivilkab., Wirkl. Geh. Rat; 14. Freih. von Crailsheim, Staatsminister; 15. Dr. von Heerwart, Wirkl. Geh. Rat; 16. von Brauer, Staatsminister; 17. von Metzsch, Staatsminister; 18. Freih. von Cramm-Burgsdorf, Gesandter, Wirkl. Geh. Rat; 19. Freih. von Marschall, Staatsminister; 20. Hollmann, Staatsminister; 21. Freih. von Senden-Bibran, Konteradmiral; 22. Dr. Pauli, Bürgermeister von Bremen; 23. von Oertzen, Gesandter; 24. Schönstedt, Staatsminister; 25. Graf von Posadowsky-Wehner, Staatsminister; 26. Selkmann, Wirkl. Geh. Rat; 27. Dr. von Stephan, Staatsminister; 28. Graf von Lerchenfeld-Koefring, Gesandter; 29. General d. Kav. Graf von Schlieffen, Chef d. Generalst. d. Armee; 30. Oberst von Moltke, Flügeladj.; 31. Minister d. kgl. Hauses von Wedel; 32. General d. Inf. von Werder, Generaladj.; 33. Oberstltn. von Mitzlaff, Kommandeur d. Reg. Garde du Corps; 34. Leibpage des Kaisers; 35. Oberstschenk Fürst Hatzfeld-Trachenberg; 36. Garde du Corps-Posten; 37. Generalltn. Graf von Wedel, Generaladj.; 38. General d. Kav. Graf Wartensleben; 39. Oberst von Kessel, Kommandeur d. 1. Gardereg. zu Fuß; 40. Generalltn. von Plessen, Generaladj.; 41. General d. Art. Fürst A. Radziwill, Generaladj.; 42. Herzog Ernst Günther zu Schleswig-Holstein; 43. Prinz Aribert von Anhalt; 44. Herzog Johann Albrecht von Mecklenburg-Schwerin; 45. Prinz Maximilian von Baden; 46. Prinz Albrecht von Preußen; 47. Prinz Friedrich Leopold von Preußen; 48. Landgraf Alexis von Hessen-Philippsthal-Barchfeld; 49. Prinz Friedrich Heinrich von Preußen; 50. Prinz Joachim Albrecht von Preußen; 51. Fürst zu Hohenlohe-Langenburg; 52. General d. Kav. Graf Lehndorff, Generaladj.; 53. Generaloberst Graf Waldersee; 54. Oberstkämmerer Erbprinz zu Hohenlohe-Oehringen; 55. Oberstjägermeister Fürst von Pleß; 56. General d. Kav. von Alvensleben; 57. General d. Inf. von Winterfeld, kommand. General d. Gardekorps; 58. General d. Inf. von Hahnke, Chef d. Militärkab.; 59. Oberstltn. Mackensen, Flügeladj.; 60. Graf Sponeck, Kommandant d. 2. Leibhusarenreg.; 61. Freih. von Buol-Berenberg, Präs. d. Reichst.; 62. Schmidt, 1. Vizepräs. d. Reichst.; 63. Spahn, Oberlandesgerichtsrat, 2. Vizepräs. d. Reichst.; 64. Dr. von Bennigsen, Oberpräs.; 65. Graf Limburg-Stirum, Wirkl. Geh. Rat; 66. Freih. Lucius von Ballhausen, Staatsminister; 67. H. H. Meier, Konsul; 68. von Dietze, Amtsrat; 69. Prof. Adolf von Menzel; 70. Dr. Lieber; 71. Prinz Heinrich von Schönaich-Carolath; 72. Dr. Clemm; 73. Graf von Hompesch, Kammerherr; 74. Dr. von Levetzow, Wirkl. Geh. Rat; 75. Freih. von Gültlingen, Kammerherr, Landgerichtsdir.; 76. Freih. von Heeremann von Zuydwyck, Regierungsrat a. D.; 77. Freih. von Manteuffel; 78. von Kardorff, Landrat a. D.; 79. Graf Dönhoff-Friedrichstein, Kammerherr; 80. Freih. von Stumm-Halberg; 81. Ackermann, Geh. Hofrat; 82. Graf von Holstein-Neverstorff; 83. Dr. von Frege-Weltzien, Rittergutsbes.; 84. Prinz von Arenberg; 85. Dr. Hammacher, Bergwerksbes.; 86. Prinz Alexander zu Hohenlohe-Schillingsfürst, Legationsrat; 87. Graf Oriola; 88. Dr. Langerhans, Stadtverordn.-Vorst.; 89. Dr. Lingens, Geh. Kämmerer; 90. Dr. Hitze, Prof.; 91. Dr. Bachem; 92. Graf Schlieffen-Schlieffenberg, Landrat; 93. Graf zu Inn- und Knyphausen, Kammerherr; 94. Freih. von Saurma-Jeltsch-Sterzendorf, Kammerherr; 95. von Benda-Rudow; 96. Dr. Enneccerus, Prof., Geh. Justizrat; 97. Dr. Rintelen, Geh. Oberjustizrat; 98. von Köller-Cantreck, Wirkl. Geh. Rat, Präs. d. H. d. Abg.; 99. Liebermann von Sonnenberg; 100. Dr. Hermes; 101. Graf von Kanitz-Podangen, Kammerherr; 102. Dr. von Cuny, Prof., Geh. Justizrat; 103. Rickert, Landesdir. a. D.; 104. von Dziembowski, Landrat a. D.; 105. Dieden, Alterspräs. d. Reichst.; 106. Graf von Roon, Generalltn. z. D.; 107. Hausmarschall Freih. von Lyncker; 108. Obergewandkämmerer Graf F. von Perponcher; 109. Fürst zu Fürstenberg; 110. Hofmarschall Freih. von und zu Egloffstein; 111. Oberjägermeister Freih. von Heintze; 112. Hofprediger Dr. Rogge; 113. Oberhof- und Hausmarschall Graf zu Eulenburg; 114. Generalintendant Graf von Hochberg; 115. Oberstallmeister Graf von Wedel; 116. Graf B. zu Eulenburg, Staatsminister; 117. von Puttkamer, Staatsminister; 118. Staats- und Kriegsminister Bronsart von Schellendorf; 119. Oberst von Liebermann, Kommandant d. Grenadierreg. Nr. 7; 120. Oberst von Eichhorn, Kommandant des Grenadierreg. Nr. 8; 121. Generaloberst Freih. von Loë, Generaladj.; 122. Generalltn. von Klitzing, Kommandeur d. 1. Gardeinfanteriedivision.
Auf dem Balkon Kaiserin Augusta Viktoria, Kaiserin Friedrich, sowie der Kronprinz, Prinz Eitel Friedrich und Prinz Adalbert.

607

Masse hinweg, die der Zeremonie beiwohnt und ihr durch ihre Anwesenheit Legitimation verleiht. Erhöht und von den Bundesfürsten umgeben, präsentiert sich der jeweilige Herrscher. Doch während Wilhelm I. als *primus inter pares* erscheint, wird Wilhelms II. Neigung zu einer absoluten Regentschaft herausgestellt. Die Begründung des Zweiten Kaiserreiches erfährt durch seine Person gleichsam Bestätigung und Kontinuität, das monarchische Prinzip höchste Vollendung.

606 ANTON VON WERNER
Die Eröffnung des Reichstags im Weißen Saal des Berliner Schlosses durch Wilhelm II. (25. Juni 1888), 1893
Öl/Lwd.; 3,87 x 6,42 m
Bez. u. l.: *A.v.W. 1893.*
Potsdam, SSG Potsdam-Sanssouci, Inv. GK I 8879
Wv. 1893-1
Abbildungen S. 412, 413

607 Erklärungstafel zu dem Gemälde *Die Eröffnung des Reichstags im Weißen Saal des Berliner Schlosses durch Wilhelm II.*; 420 x 625 mm
Potsdam, SSG Potsdam-Sanssouci
Abbildung

608 ANTON VON WERNER
Farbskizze zu dem Gemälde *Die Eröffnung des Reichstags im Weißen Saal des Berliner Schlosses durch Wilhelm II.*, 1888
Öl/Lwd.; 103 x 153 cm
Bez. u. l.: *Av.W. 1888*
Berlin, Johanniterorden, Slg. Werner, Inv. 11/404
Wv. 1888-1
Abbildung S. 409

609 ANTON VON WERNER
Der Baldachin im Weißen Saal, 1888
Bleistift, aquarelliert; 497 x 680 mm
Bez. u. r.: *AvW. 1888.*
Verso: Zwei Skizzen zum Reichsadler am Baldachin
Merseburg, GStA, Rep. 92 Nl. A. v. Werner. Zeichnungen. Mappe 14, Bl. 15

610 ANTON VON WERNER
Figurenstudie Staatssekretär Heinrich von Stephan, ganze Figur in Hofuniform sowie Studie zum Säbelgriff, ca. 1888
Bleistift; 366 x 268 mm
Bez. u. r.: *Staatssekretär Dr. v. Stephan. AvW.*
Berlin, Berlin Museum, Inv. GHZ 66/7
Abbildung S. 408

611 ANTON VON WERNER
Figurenstudie des hanseatischen Ministerresidenten Dr. Daniel Christian Friedrich Krüger, 1889
Öl/Malpappe; 60 x 42 cm
Lübeck, Museum für Kunst und Kulturgeschichte der Hansestadt Lübeck, Inv. 1937/137
Wv. 1889-13
Abbildung

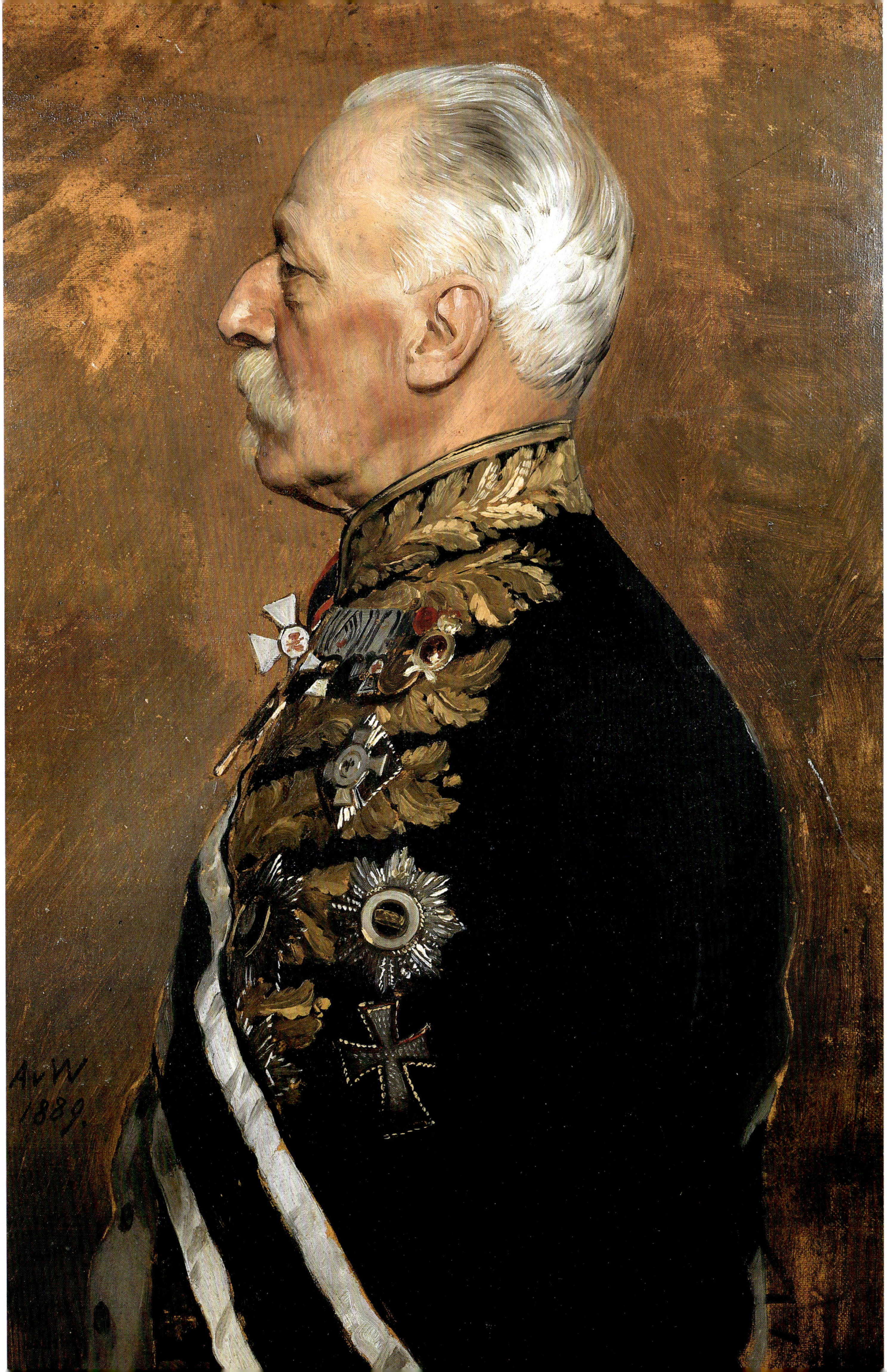
AvW
1889.

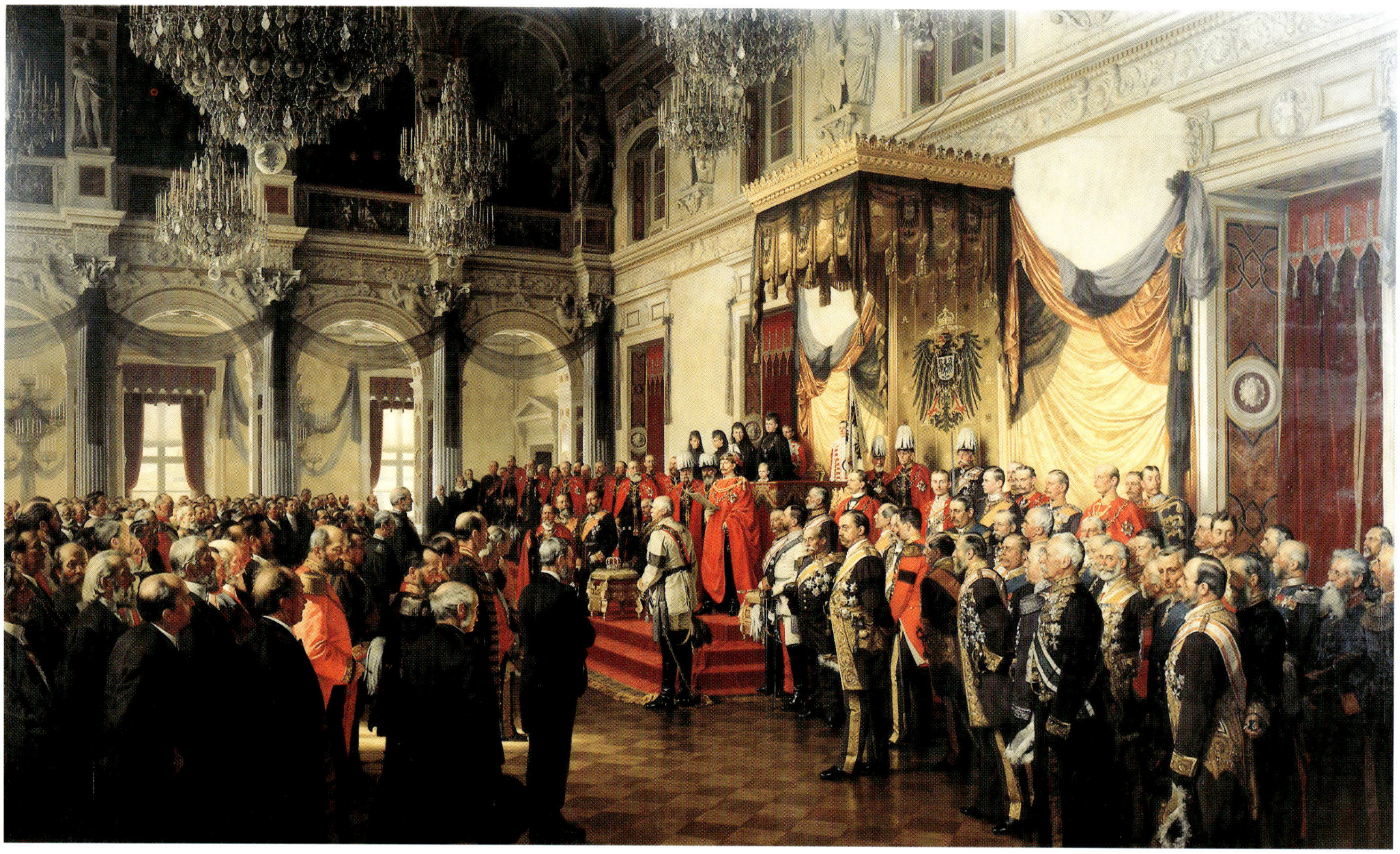

606

606, Detail

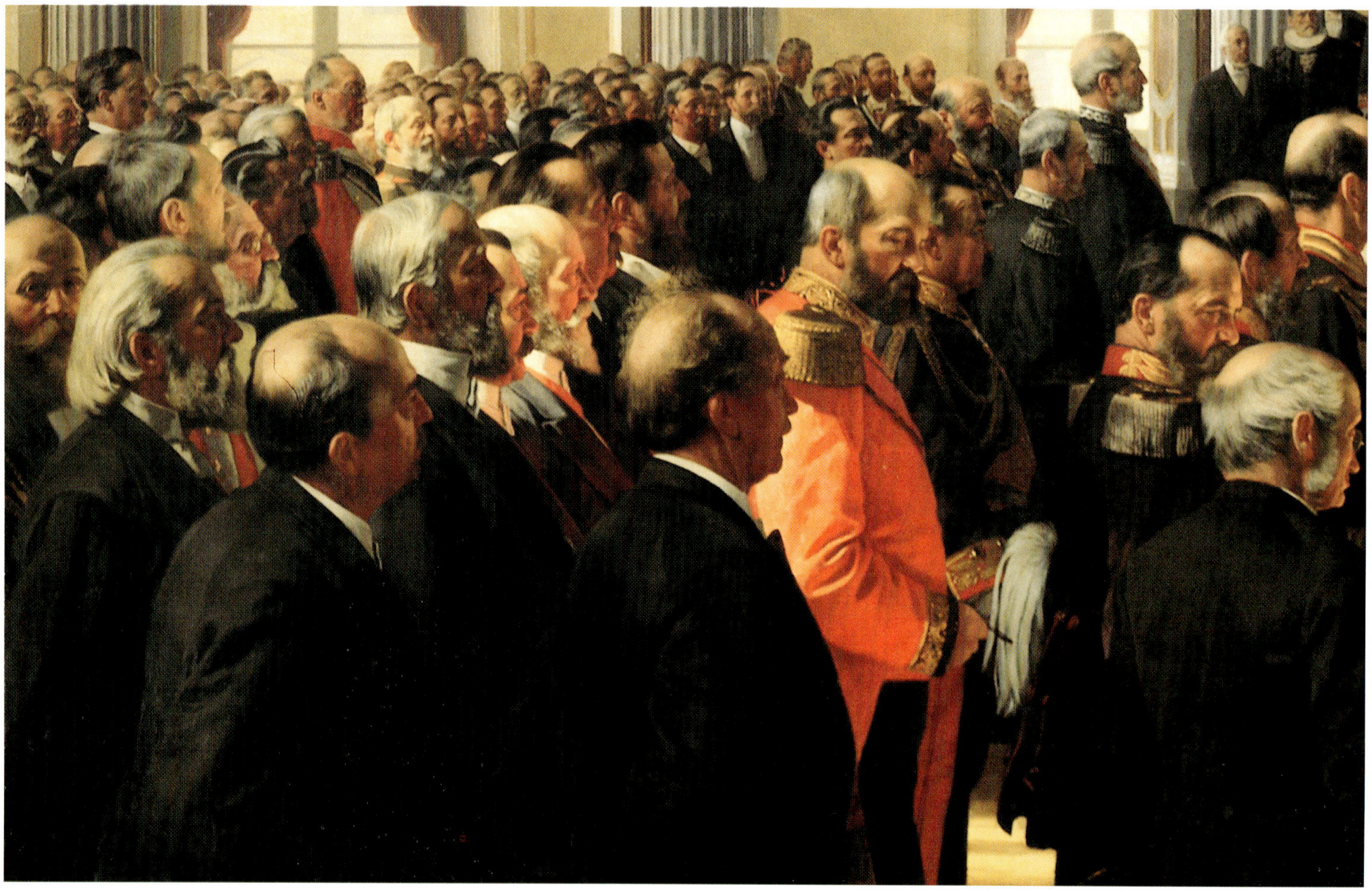

606, Detail

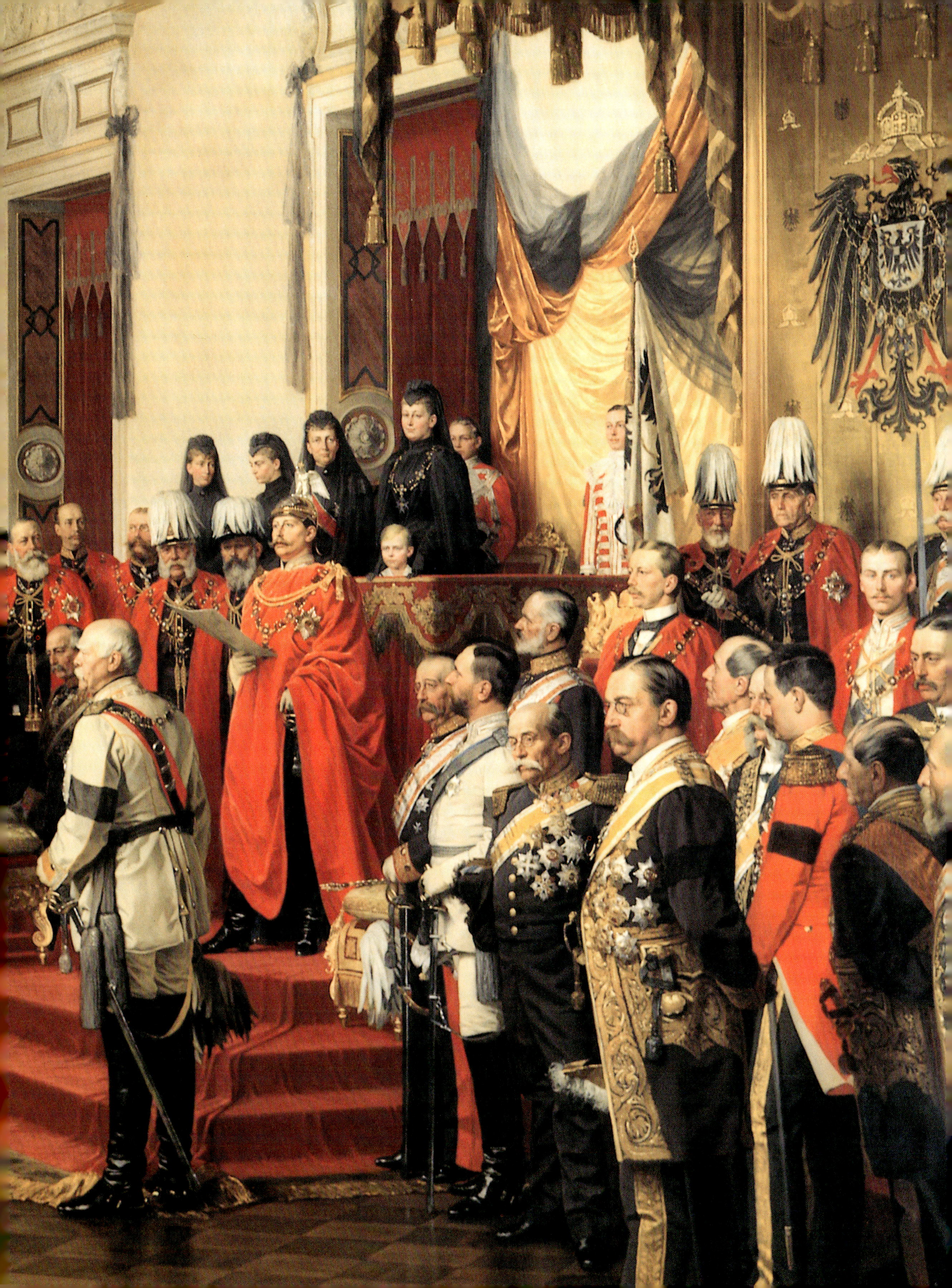

612 ANTON VON WERNER
Figurenstudie des hanseatischen Ministerresidenten Dr. Daniel Christian Friedrich Krüger sowie angedeutete Figur, 1889
Schwarze und farbige Kreiden/braunes Tonpapier; 623 x 475 mm
Bez. u. M.: *AvW. 1889.*
Merseburg, GStA, Rep. 92 Nl. A. v. Werner. Zeichnungen. Mappe 14, Bl. 16

613 ANTON VON WERNER
Figurenstudie des Oberbürgermeisters von Frankfurt/Main und Abgeordneten der Nationalliberalen, Johannes von Miquel, 1889
Öl/Malpappe; 46 x 37 cm
Bez. u. r.: *AvW 1889*
Berlin, Nationalgalerie, SMB, Inv. A II 941
Wv. 1889-15
Abbildung S. 408

614 ANTON VON WERNER
Fünf Köpfe, 1889
Öl/Malpappe; 51 x 70 cm
Bez. u. M.: *AvW 1889.*; r. daneben: *König. Straußbergerstr. 48*
Wrocław, Muzeum Narodowe we Wrocławiu, Inv. VIII-2851
Wv. 1889-38
Abbildung S. 408

615 ANTON VON WERNER
Modellstudie zu Justizminister Dr. Heinrich von Friedberg, 1889
Bleistift; 485 x 355 mm
Bez. u. l.: *Justiz Minister Dr. v. Friedberg AvW. 1889*
Merseburg, GStA, Rep. 92 Nl. A. v. Werner. Zeichnungen. Mappe 14, Bl. 17

616 ANTON VON WERNER
Modellstudie zu Rudolf von Bennigsen, Abgeordneter der Nationalliberalen, 1889
Bleistift; 367 x 255 mm
Bez. u. M.: *v. Bennigsen AvW 1889*
Merseburg, GStA, Rep. 92 Nl. A. v. Werner. Zeichnungen. Mappe 14, Bl. 18
Abbildung S. 408

617 ANTON VON WERNER
Figurenstudie Dr. Ludwig Windthorst, Abgeordneter des Zentrums, 1889
Bleistift; 485 x 355 mm
Bez. u. l.: *Dr. Windthorst AvW 1889*
Merseburg, GStA, Rep. 92 Nl. A. v. Werner. Zeichnungen. Mappe 14, Bl. 20
Abbildung S. 408

618 ANTON VON WERNER
Modellstudie zu Kaiser Wilhelm II., 1889
Bleistift; 485 x 357 mm
Bez. u. r.: *AvW 1889*
Merseburg, GStA, Rep. 92 Nl. A. v. Werner. Zeichnungen. Mappe 5, Bl. 22
Abbildung S. 408

619 ANTON VON WERNER
Modellstudie zu Kaiser Wilhelm II. (ohne Darstellung der Physiognomie), 1889
Bleistift; 482 x 355 mm
Bez. u. r.: *AvW 1889*
Merseburg, GStA, Rep. 92 Nl. A. v. Werner. Zeichnungen. Mappe 5, Bl. 23

620 ANTON VON WERNER
Modell- und Gewandstudie zu Kaiser Wilhelm II., 1890
Bleistift; 485 x 355 mm
Bez. u. r.: *AvW 1890*
Merseburg, GStA, Rep. 92 Nl. A. v. Werner. Zeichnungen. Mappe 14, Bl. 22

621 ANTON VON WERNER
Figurenstudie Kaiser Wilhelm II., 1892
Bleistift, gewischt, und Rötel; 431 x 325 mm
Bez. u. r.: *AvW. 8.IV 92*
Merseburg, GStA, Rep. 92 Nl. A. v. Werner. Zeichnungen. Mappe 14, Bl. 34

622 ANTON VON WERNER
Figurenstudie Prof. Hans Delbrück, 1892
Bleistift und Rötel; 486 x 357 mm
Bez. u. l.: *Prof. Dr. Hans Delbrück AvW. 24/5.92*
Frankfurt/Oder, Stadtarchiv, Inv. Z 845

623 Die Regenten Deutschlands (Wilhelm II. mit den deutschen Bundesfürsten im Weißen Saal vor dem Thronbaldachin stehend), 1889
Photographie, Berlin: Paul Belkner; 218 x 320 mm
Berlin, Märkisches Museum

Moltkes 90. Geburtstag

Erprobt in der Darstellung zeremonieller Ereignisse, wurde Werner von Kaiser Wilhelm II. beauftragt, von der offiziellen Beglückwünschung Moltkes zu dessen 90. Geburtstag am 26. Oktober 1890 ein Bild zu malen. Im Wissen um die Problematik der künstlerischen Umsetzung einer solchen Feier griff Werner stark in den protokollarischen Ablauf ein. Es handelt sich also um den absurden Fall der Inszenierung eines Staatsaktes durch einen Maler, der eigentlich nur beauftragt ist, diesen Akt äußerlich getreu zu dokumentieren: *»Ich begab mich deshalb zum General Graf Waldersee, [...] um zu hören, welche Vorkehrungen er getroffen, und das Weitere mit ihm zu vereinbaren. Die Herstellung einer etwas festlichen Dekorierung des nüchternen großen Saales [im Generalstabsgebäude] wurde auf meinen Vorschlag dem Architekten Hoffacker übertragen. Aus den weiteren Dispositionen des Grafen Waldersee ergab sich, daß er die fünf Generalinspektoren der Armee, den Reichskanzler, die Kommandierenden Generale, den Admiral und den Kriegsminister, die zu der Feier eingeladen waren, mit dem Rücken gegen die Fensterfront aufzustellen gedachte, so daß ihre Gesichter vollkommen im Schatten lagen und eine Porträtdarstellung damit nahezu unmöglich wurde. Ich machte Graf Waldersee hierauf aufmerksam und schlug ihm vor, aus einer der nächsten Kasernen 30 Mann zu beordern, mit denen eine Probeaufstellung gemacht werden könne. [...] Da es dunkles Oktoberwetter war, hatte ich angeordnet, daß die Gaskronen im Saale während der Feier angezündet werden sollten«* (Werner 1913, S. 585 f.). Werner versuchte sogar – allerdings vergeblich –, die Kleiderordnung der Teilnehmer abzuändern: *»Für die malerische Darstellung bot wieder der Umstand eine Schwierigkeit, daß sämtliche anwesenden Generale in der gleichmäßigen dunklen gestickten Generals-Galauniform erschienen waren; auch der Kaiser, der mir auf meine Bitte, er möchte den weißen Waffenrock der Gardes du Corps anlegen, hatte mir sagen lassen: Alles könnte ich nach meinem Dafürhalten arrangieren, nur dieser Wunsch sei unausführbar, weil gegen alle Tradition«* (Werner 1913, S. 587).

Etwa in der Mittelsenkrechten des Gemäldes steht Wilhelm II., der dem greisen Jubilar die Hand schüttelt. Hinter diesem ragen die Fahnen und Standarten der Berliner Garnison auf. Die Steifheit der Zeremonie wird durch einzelne Hochrufe der Anwesenden kaum belebt; die Generation der Kriegsveteranen von 1870/71 trifft hier auf einen jungen dynamischen Kaiser als obersten Kriegsherren. Dargestellt sind in der vorderen, vom linken Bildrand dreieckförmig in den Raum ragenden Gruppe v.l.n.r. Generaladjutant Generalleutnant von Wittich, Major von Moltke (Neffe und persönlicher Adjutant des Jubilars), Generaladjutant Graf Waldersee (als Chef des Großen Generalstabs Nachfolger Moltkes), Generalfeldmarschall Graf von Blumenthal, Prinz Georg von Sachsen, Prinz Albrecht von Preußen (Regent von Braunschweig), Großherzog Friedrich von Baden, Generaloberst von Pape, Großherzog Ludwig von Hessen, Generalfeldmarschall Graf Moltke, Wilhelm II., König Albert von Sachsen und Großherzog Karl Alexander von Sachsen-Weimar. Aus der hinteren rechten Gruppe seien erwähnt General von Meerscheidt-Hüllessem, General Golz und Admiral von der Goltz. Der Reichskanzler Graf von Caprivi, zuvor Chef der Admiralität und Kommandierender General, war zum Zeitpunkt der Vollendung des Gemäldes seit zwei Jahren entlassen und nimmt daher eine untergeordnete Stelle im Hintergrund zwischen Moltke und Wilhelm II. ein.

Wie üblich, fertigte Werner zunächst Einzelporträts der Darzustellenden an und beschäftigte Modelle für die Bewegungs- und Haltungsstudien. Ein seltsam anmutendes Zeugnis dieses Arbeitsprozesses ist die Modellstudie zu den sich die Hände reichenden Moltke und Wilhelm II. (Kat. 625), bei der Werner zum Zwecke des Experimentierens auf Vorder- und Rückseite zwei verschieden tiefe Verbeugungen des Generalfeldmarschalls vor seinem Kaiser fixiert hat.

624 ANTON VON WERNER
Moltkes 90. Geburtstag (26. Oktober 1890), 1896
Öl/Lwd.; 3,20 x 4,97 m
Bez. u. r.: *A.v.W. 1896.*
Ehemals Berlin, Hohenzollernmuseum im Schloß Monbijou; Kriegsverlust
Wv. 1896-1
Photographie nach dem Original; 897 x 1200 mm
Berlin, Hochschule der Künste, Zentrale Hochschulbibliothek
Abbildung

625 ANTON VON WERNER
Modellstudie zu Moltke und Wilhelm II., sich die Hände reichend, ca. 1890
Verso: Dasselbe mit tieferer Verbeugung Moltkes
Öl/Malpappe; 59 x 48 cm
Bez. u. M.: *AvW.*
München, Galerie Füssl & Jakob
Wv. 1890-12
Abbildungen S. 416, 417

624
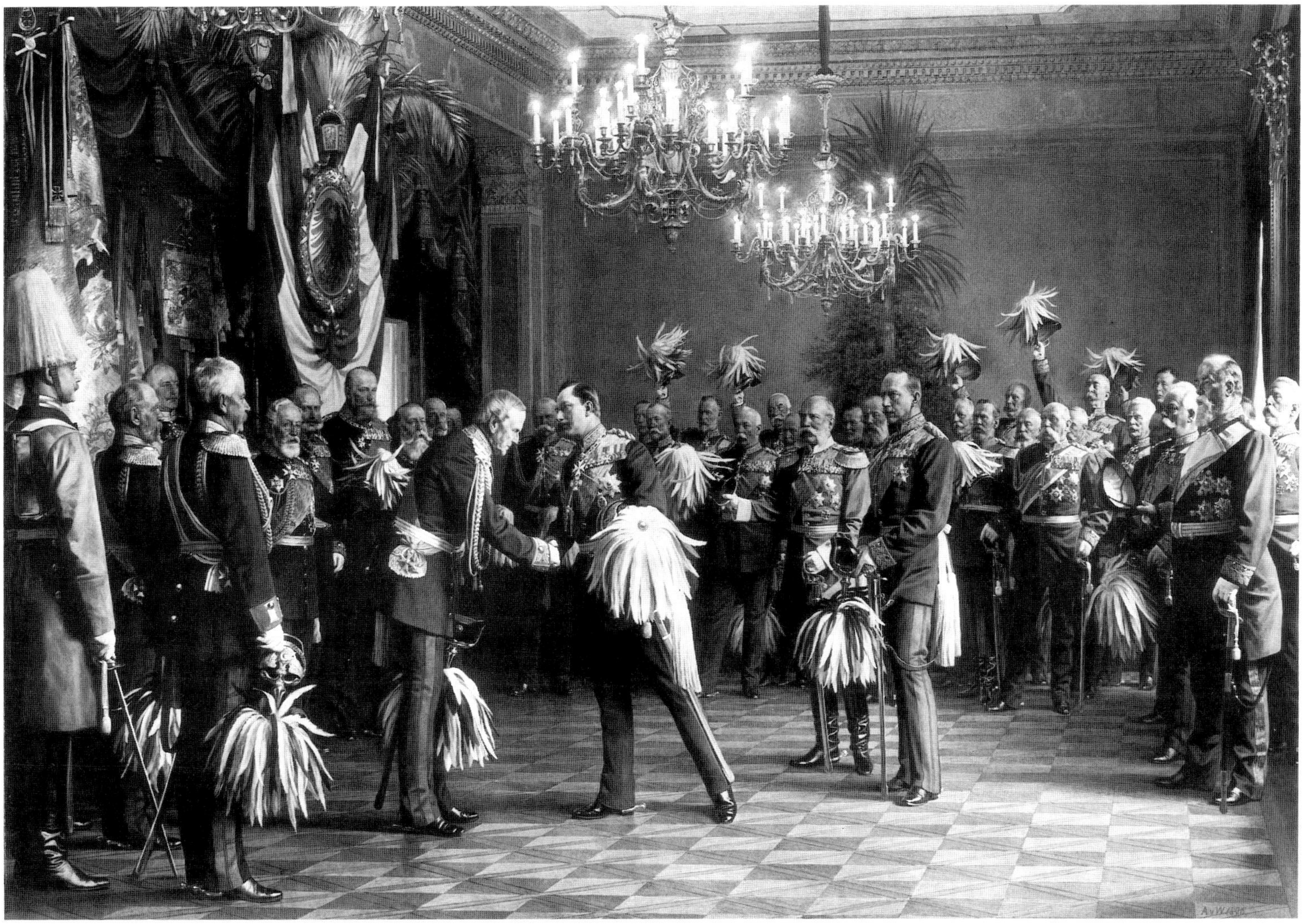

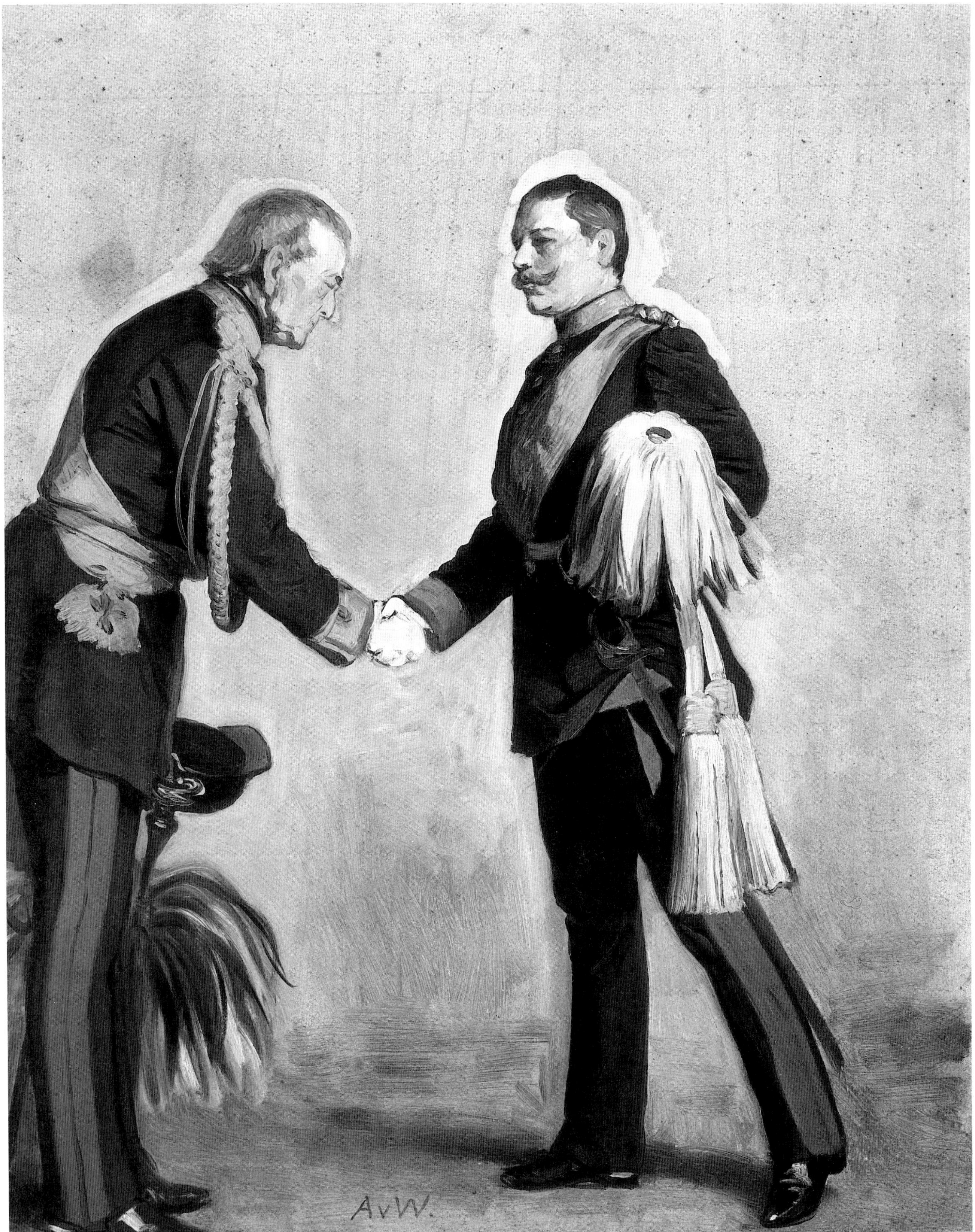

625
recte

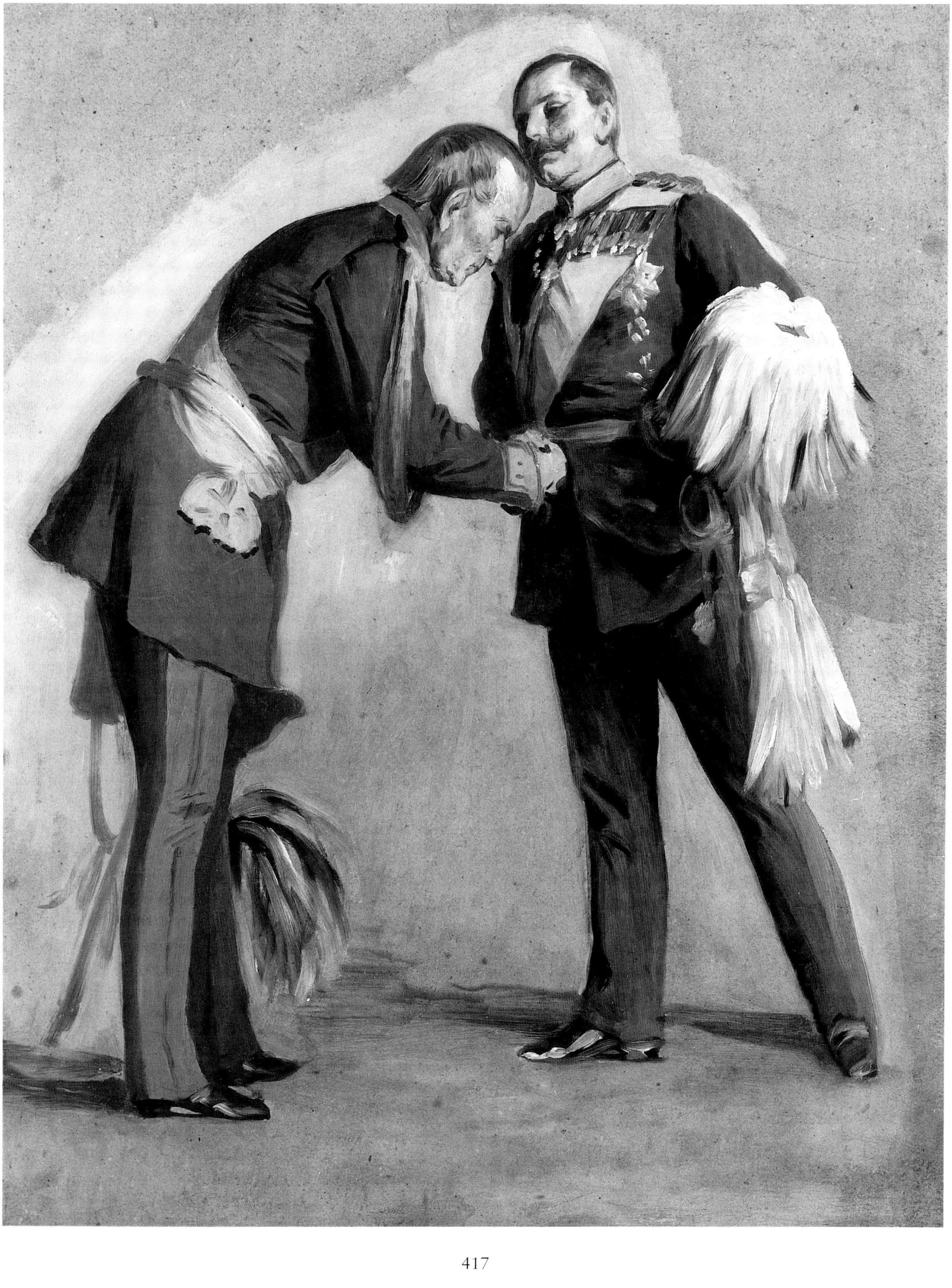

625
verso

Der 70. Geburtstag des Kommerzienrats Manheimer

Das Gemälde (Kat. 626) zeigt den Konfektionär Valentin Manheimer inmitten seiner Familie an seinem 70. Geburtstag am 13. Juli 1885. Es wurde von der im Zentrum der linken Personengruppe dargestellten Gattin des Jubilars, Philippine Manheimer geb. Behrend, in Auftrag gegeben. Aus der 1844 geschlossenen Ehe gingen drei Söhne und fünf Töchter hervor, so daß der Schluß naheliegt, daß die Gratulationsgesellschaft aus den engsten Familienangehörigen besteht. Zu identifizieren sind: aus der Kindergeneration die Tochter Julie mit ihrem Mann Isidor Loewe am linken Bildrand, aus der Enkelgeneration Ella Manheimer in weißem Kleid mit blauer Schärpe sowie Felix Manheimer, dem die Großmutter die Hand aufs Haupt gelegt hat. Ferner muß die Tochter Alice, verehelichte Friedländer, dargestellt sein, vermutlich auch die Töchter Clara und Cäcilie, die ebenfalls in die Familie Friedländer einheirateten. Für die Dame, deren Hände der Jubilar ergriffen hat, bediente sich Werner seiner eigenen Frau als Modell, die zu diesem Zweck ein Kleid mit cul de Paris trug (Kat. 630).

Die Szene spielt vermutlich im Brunnenhaus des Gartens der 1862/63 von Friedrich Hitzig entworfenen Villa Manheimer in der Bellevuestr. 8 im Tiergarten. Der Grundriß des Geländes zeigt, daß sich Werner nicht exakt an die vorhandene Architektur hielt, wohl aber mit der angedeuteten Säulenhalle den repräsentativen Anspruch des großbürgerlichen Ambientes vermitteln wollte. Wie bei der *Enthüllung des Richard-Wagner-Denkmals* (Kat. 631) ist eine Festversammlung im Freien zu sehen, und Werner betrieb entsprechende Naturstudien, ohne daß ihn dies zu einer Pleinairmalerei im Sinne des Impressionismus geführt hätte; sämtliche Bildelemente wurden erst im Atelier der Gesamtkomposition eingepaßt.

Valentin Manheimer wurde 1815 als Sohn eines Kantors der jüdischen Gemeinde in Gommern geboren. Seine Brüder David und Moritz wurden wie er Textilkaufleute. Sein Schwiegervater war der Manufakturwarenhändler und Damenmäntelfabrikant Joseph Behrend. Seine auf dem Gemälde nicht dargestellten Söhne Gustav, Ferdinand und Alfred ergriffen gleichfalls den Beruf des Textilkaufmanns. 1836 kam Valentin Manheimer nach Berlin, wo er ein Jahr darauf mit dem Bruder David eine

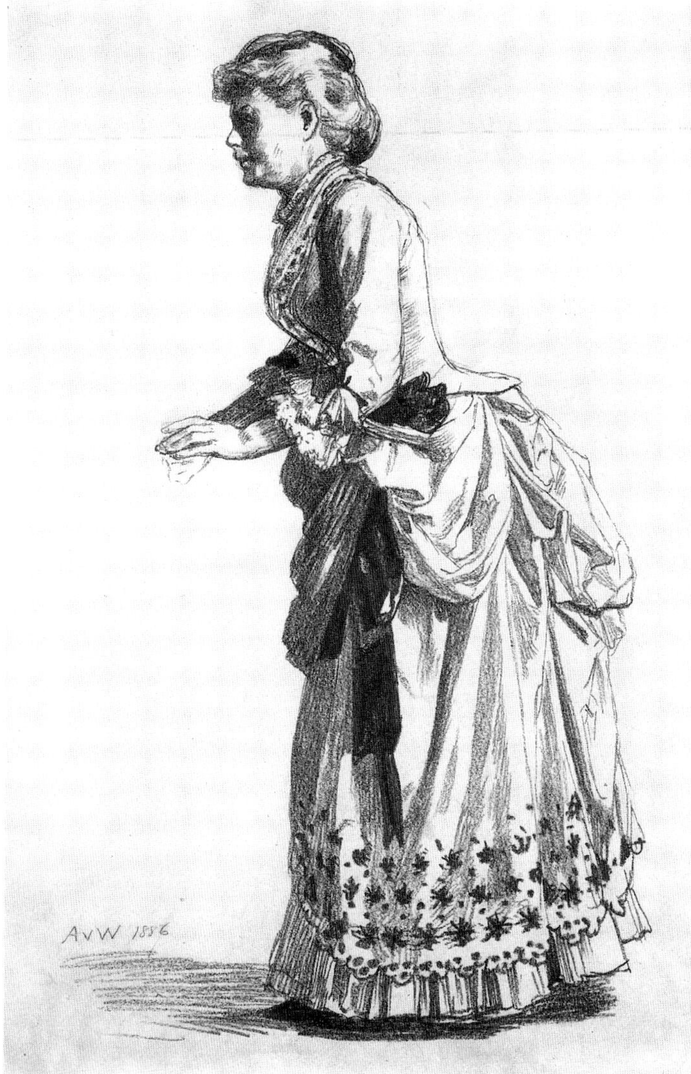

630

627

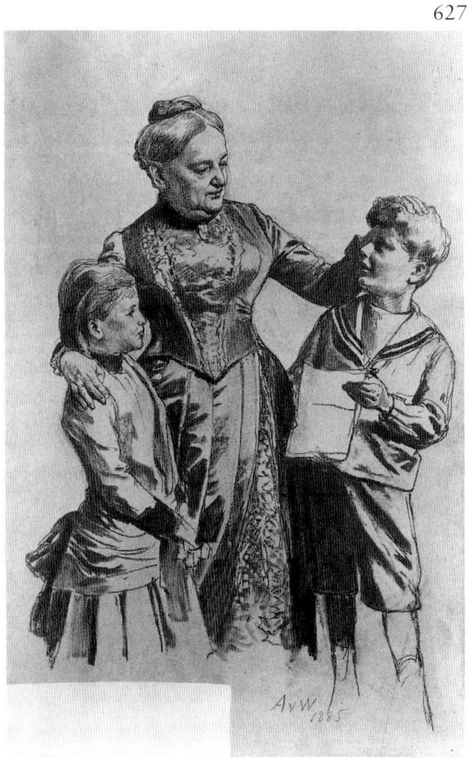

628

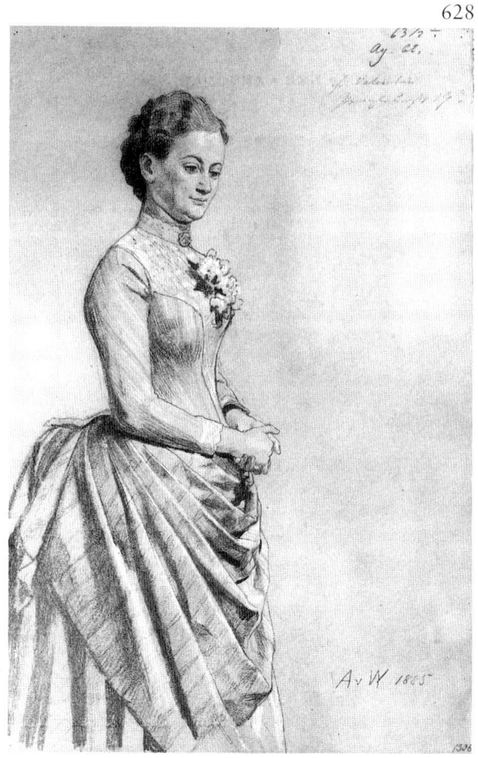

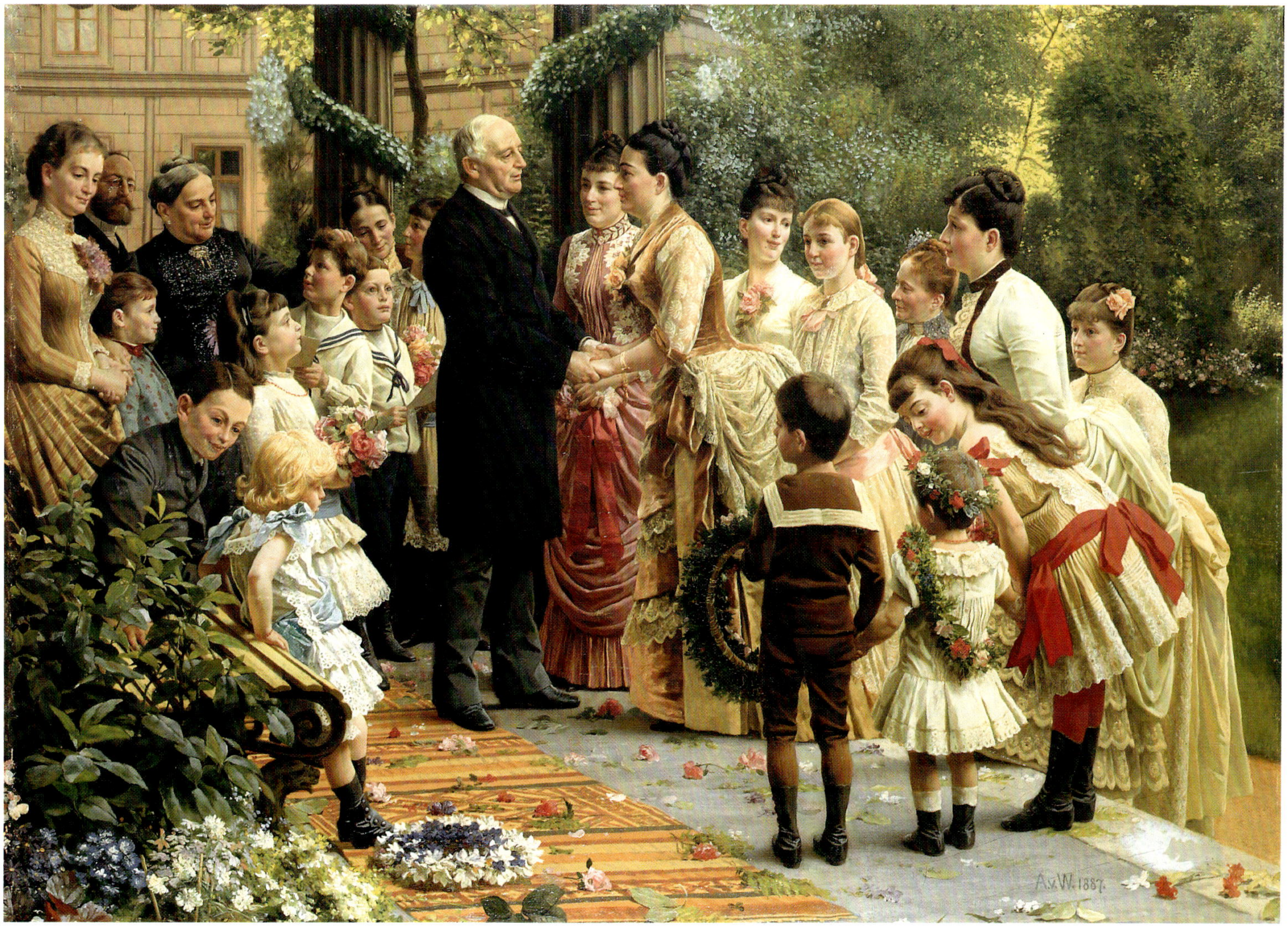

626

Textilfabrik gründete. Um 1840 machte er sich mit einer Produktionsstätte für Damenkonfektion selbständig. Die unternehmerische Leistung Manheimers bestand in der industriellen Nutzung und internationalen Vermarktung des traditionsreichen Berliner Schneiderhandwerks. 1873 wurde Manheimer zum Kommerzienrat, 1884 zum Geheimen Kommerzienrat ernannt. Er gründete eine *Valentin-Manheimer-Stiftung* für invalide Arbeiter und hinterließ bei seinem Tode 1889 ein Vermögen von 10–12 Millionen Mark.

626 ANTON VON WERNER
Der 70. Geburtstag des Kommerzienrats Valentin Manheimer, 1887
Öl/Lwd.; 101 x 143 cm
Bez. u. r.: *A.v.W. 1887.*
Berlin, Deutsches Historisches Museum, Inv. 1991/1848
Wv. 1887-12
Abbildung

627 ANTON VON WERNER
Frau Manheimer und zwei Enkel
1885
Schwarze Kreide 485 x 330 mm
Bez. u. r.: *AvW 1885*; ehemals u. l. (herausgeschnitten): *Frau Mannheimer*
Dortmund, Museum für Kunst und Kulturgeschichte der Stadt Dortmund, Inv. C 6753
Abbildung

628 ANTON VON WERNER
Modellstudie zu Frau Valentin, die Gattin des Felix Valentin, 1885
Schwarze und rote Kreide, weiß gehöht; 474 x 310 mm
Bez. o. r.: *Fr. Valentin Prenzlauerstr. 19a* sowie Maßangabe
u. r.: *AvW 1885*
Privatbesitz
Abbildung

629 ANTON VON WERNER
Zwei weibliche Gewandstudien mit cul de Paris, 1885
Bleistift; 312 x 468 mm
Bez. M. r.: *AvW 1885*
Merseburg, GStA, Rep. 92 Nl. A. v. Werner. Zeichnungen. Mappe 12, Bl. 2

630 ANTON VON WERNER
Malvina von Werner, die Gattin des Künstlers, in einem Kleid mit cul de Paris, 1886
Bleistift; 467 x 313 mm
Bez. u. l.: *AvW 1886*
Verso: Dispositionsskizze der Wandfelder auf der Nordwand der Ruhmeshalle im Berliner Zeughaus
Berlin, Berlin Museum, Inv. GHZ 80/45
Abbildung

Die Enthüllung des Richard-Wagner-Denkmals

Das Gemälde entstand im Auftrag des Stifters des Denkmals, des zwei Tage vor dem dargestellten Ereignis zum Kommerzienrat ernannten Fabrikanten und Baritons Johann Ludwig Leichner. Leichner hatte 1873 eine Parfümeriefabrik gegründet, in die er seine Erfindung der bleifreien Schminke aus seiner Zeit als Bühnenkünstler und Hospitant der Würzburger Universität einbrachte.

Die sich fünf Jahre hinziehende Arbeit erklärt sich, wie bei den anderen vielfigurigen Gemälden Werners der Fall, aus der Detailbesessenheit, mit der die herausgeputzte Festversammlung, das in blendend weißem Marmor erstrahlende Denkmal, die von dem Baurat Franz Jaffé entworfene Dekoration im Hintergrund und der purpurrote Baldachin rechts, das gefärbte Laubwerk, aber auch Nebensächlichkeiten wie die Stühle auf dem Postament vorn wiedergegeben sind.

Der Form nach handelt es sich um ein zeremonielles Ereignisbild, das nach schein-

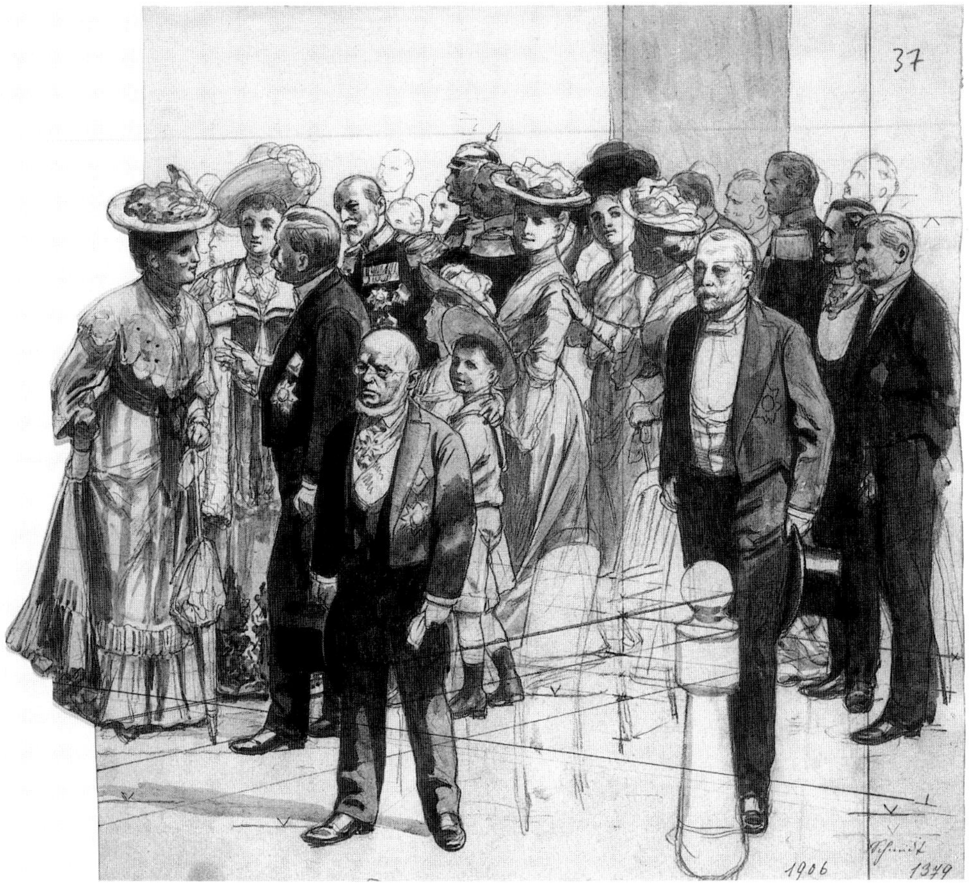

633

635

634

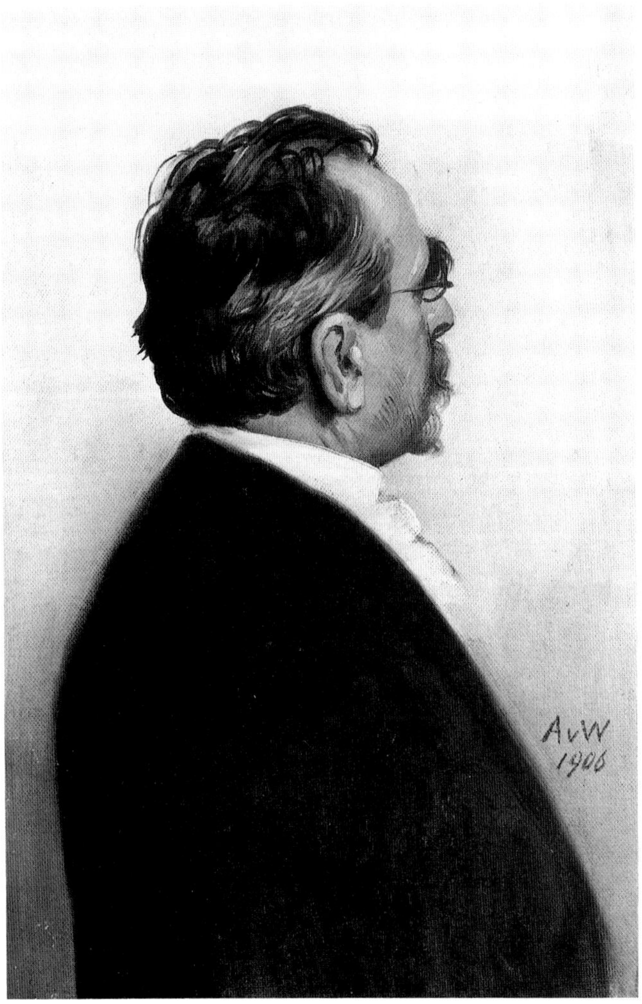

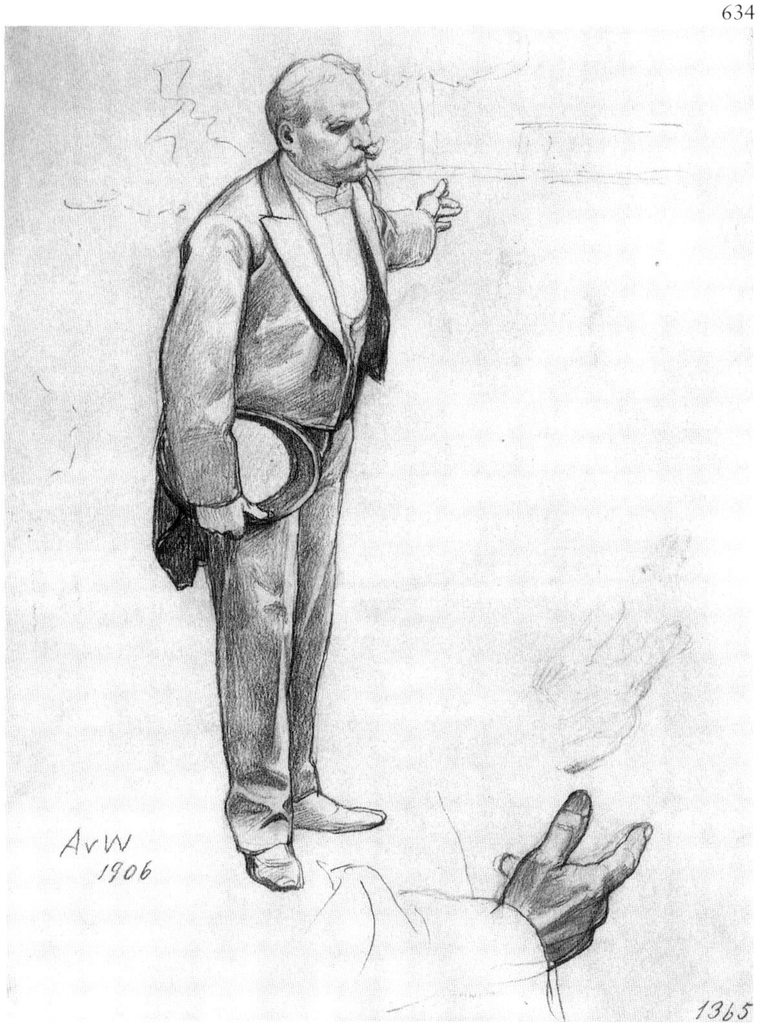

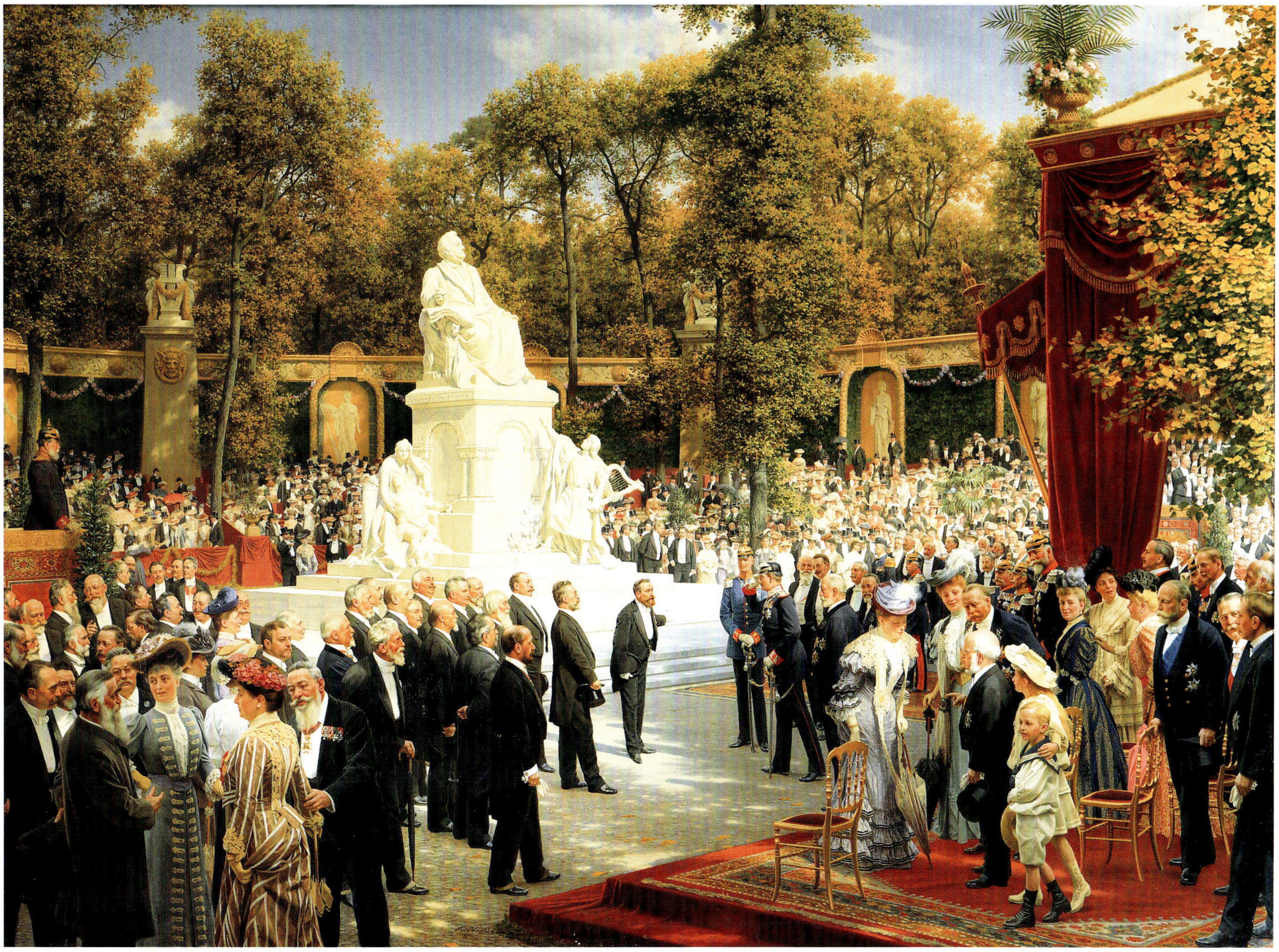

631

bar objektiven Kriterien von einem authentischen Zeugen angefertigt wurde. Dieser Zeuge – Anton von Werner – hat sich wie zum Beweis der Richtigkeit seiner Reportage selbst in das Geschehen hineingemalt, und zwar ist sein nach links gewandtes Profil inmitten der Gruppe am linken unteren Bildrand auszumachen. Der Vergleich mit einer Photographie (Kat. 637) zeigt, daß sich Werner in der Tat ziemlich exakt an die Realität gehalten, dabei aber bestimmte Personen bevorzugt behandelt hat.

Auf den ersten Blick ist zu erkennen, daß es sich bei dem dargestellten Vorgang um ein außergewöhnliches gesellschaftliches Ereignis handeln muß. Eine Abordnung befrackter Herren – altgediente Verfechter der akademischen Kunstrichtung, darunter Peter Breuer, Emil Doepler d.J., Hermann Ende, Ludwig Knaus, William Pape, Felix Possart und an ihrer Spitze Gustav Eberlein (der Schöpfer des Denkmals) – hat sich Leichner angeschlossen, der mit ausladender Geste das Monument dem Prinzen Eitel Friedrich als Vertreter des Kaisers übergibt; neben diesem Prinz Friedrich Heinrich, der Ehrenpräsident des Denkmalkomitees. Anwesend sind zahlreiche Honoratioren, hochrangige Politiker und Militärs. Die Presse vom Tage nennt Kultusminister Dr. Studt, Generalintendant von Hülsen, Graf von Hochberg, Generalintendant von Vignau aus Weimar als Vertreter des Großherzogs von Sachsen-Weimar, Generaloberst von Hahnke, Polizeipräsident von Borries, Polizeioberst Krause, Oberregisseur Grube, die Delegierten Schwedens, Spaniens, Frankreichs, Englands und Italiens. Anhand bezeichneter Vorstudien und des Nachlaßinventars können des weiteren identifiziert werden: Sanitätsrat Adler, die Chefredakteure Karo und Hugo von Kupfer, Kapitän zur See Spring, General Freiherr von Dincklage-Campe, Reichsschatzsekretär Freiherr von Stengel, Geheimer Oberregierungsrat Dr. Schmidt, die Justizräte Ladewig und Mertens, Fabrikbesitzer Quantmeyer, Unterstaatssekretär Dr. Richter, Reichskommissar Dr. Lewald, der konservative Kunstkritiker Ludwig Pietsch, der Direktor des Hohenzollern-Museums Paul Seidel und der frühere Direktor der Nationalgalerie Max Jordan – Namen, die die damalige Gesellschaft in ihrer Verzahnung von Adel und Großbürgertum repräsentieren.

Die Steifheit des Vorgangs soll durch das Einstreuen genremäßiger Motive, wie die sich zum alten Menzel herunterbückende Dame im Vordergrund rechts, aufgelockert werden. Auch das die Szene überflutende Sonnenlicht – tatsächlich herrschte am betreffenden Tag heiteres Spätsommerwetter – trägt zur Vermittlung einer unbeschwerten Stimmung bei.

Bei allem Glanz, der bei dieser Enthüllungszeremonie verbreitet wird, fehlt eigentlich nur der Kaiser selbst, um aus dem

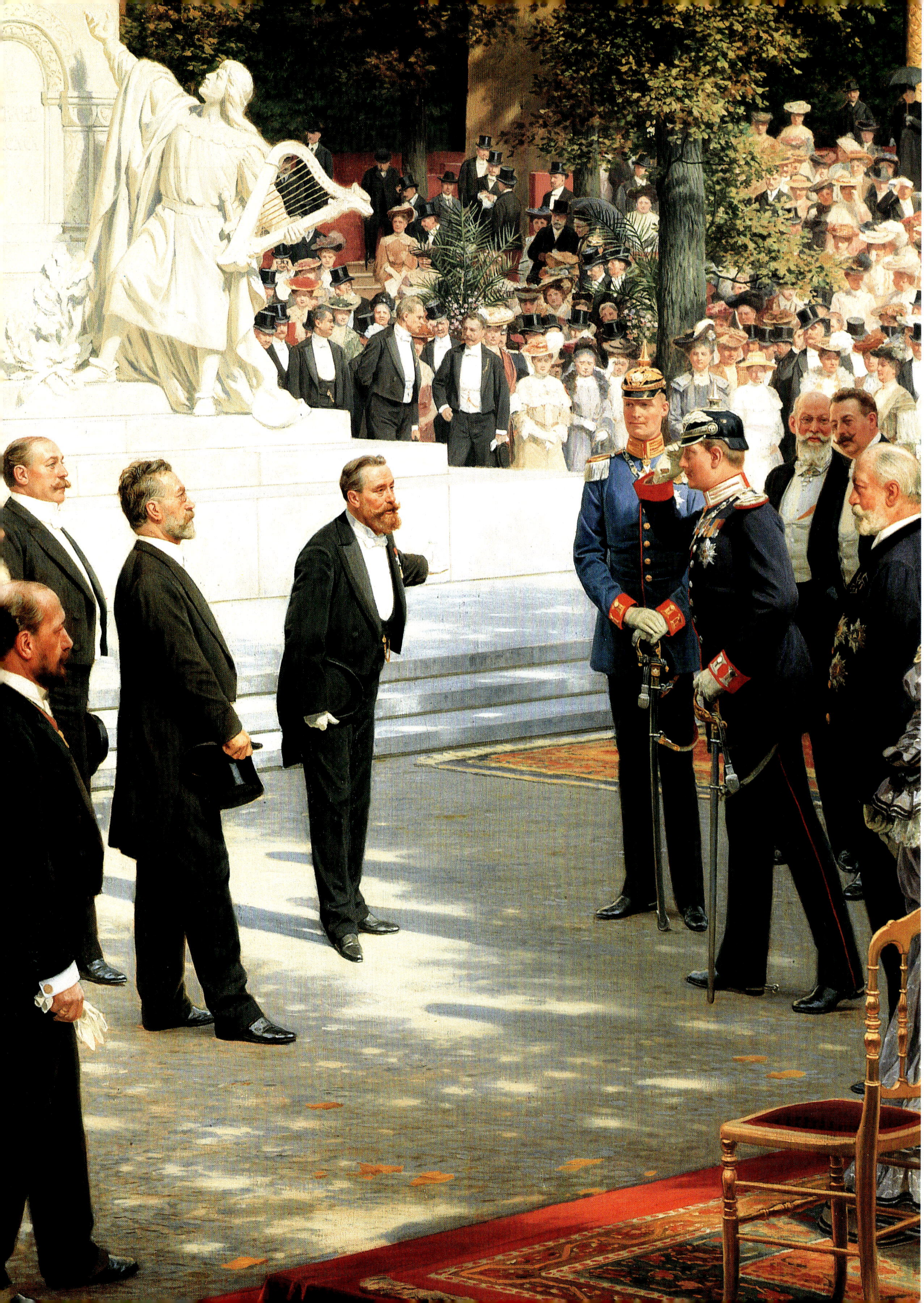

D

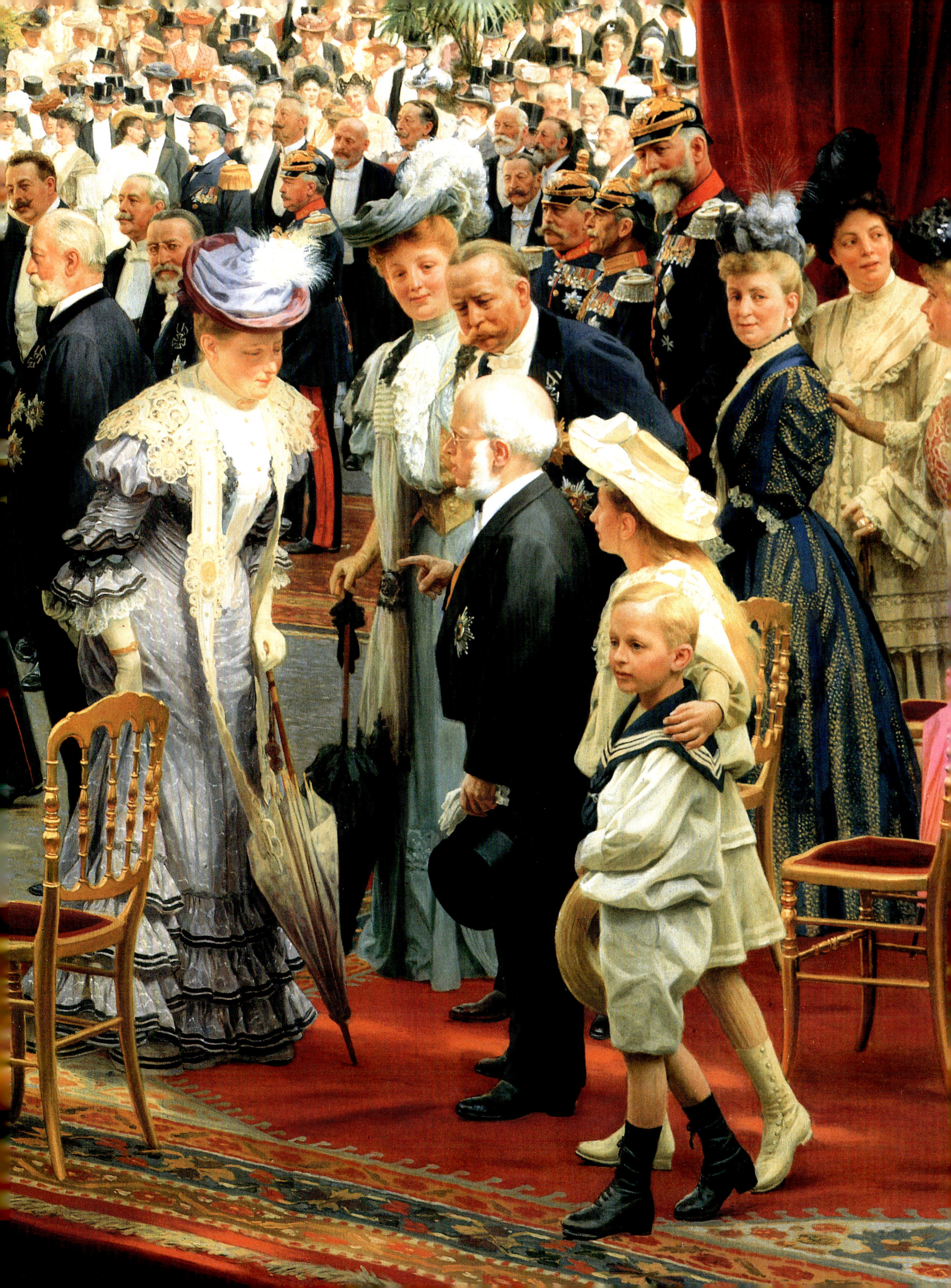

gesellschaftlichen ein höfisches Ereignis zu machen. Wilhelm II. weilte jedoch zu einer anderen Denkmalseinweihung in Köln, außerdem war der auch in Frankreich gefeierte Wagner für ihn *»ein ganz gemeiner Kapellmeister«* (Zedlitz-Trützschler 1924, S. 47). Das anläßlich der Denkmalsenthüllung veranstaltete einwöchige Richard-Wagner-Fest geriet wegen übertriebener Pomphaftigkeit in die Schußlinie der Kritik; Familienangehörige Wagners und führende Vertreter des Musiklebens blieben ihm fern.

Der Bildhauer Eberlein verfolgte eine von Reinhold Begas begründete und von Wilhelm II. favorisierte neubarocke Stilrichtung. Das Denkmal zeigt Wagner, von Gestalten seiner Operndichtungen umgeben, auf einem romanischen Sockel thronend. Die Figur Wolfram von Eschenbachs, der dem Komponisten huldigt, hatte Wilhelm II. persönlich dem Entwurf Eberleins hinzugefügt.

Die Enthüllung des Richard-Wagner-Denkmals ist Werners letztes Hauptwerk, das ihn noch einmal auf der Höhe seines technischen Könnens zeigt und zugleich einen extremen künstlerischen Anachronismus offenbart. Als ikonographischer Vorläufer ist Fritz Werners Bild der *Enthüllung des Denkmals der Königin Luise im Tiergarten zu Berlin* von 1890 (Berlin, Nationalgalerie, SMB) zu nennen, auf dem Anton von Werner unter den Festteilnehmern dargestellt ist.

631 ANTON VON WERNER
Die Enthüllung des Richard-Wagner-Denkmals (1. Oktober 1903), 1908
Öl/Lwd.; 2,30 x 2,80 m
Bez. l. des Postaments: *AvW 1908*
Berlin, Berlinische Galerie, Inv. BG-M 194/76
Wv. 1908-1
Abbildungen S. 421–423

632 ANTON VON WERNER
Figurenkonstellation der linken Bildhälfte mit Einzeichnung perspektivischer Fluchtpunkte, um 1906
Feder in Schwarz über Bleistift, laviert; 605 x 755 mm
Merseburg, GStA, Rep. 92 Nl. A. v. Werner. Zeichnungen. Mappe 13, Bl. 35

633 ANTON VON WERNER
Figurenstudie des Malers Felix Possart, 1906
Öl/Malpappe; 36 x 23 cm
Bez. u. r.: *AvW 1906*
Schweinfurt, Slg. Georg Schäfer, Inv. 4904
Wv. 1906-2
Abbildung S. 420

634 ANTON VON WERNER
Figurenstudie Johann Ludwig Leichner und zwei Handstudien, 1906
Bleistift; 322 x 248 mm
Bez. u. l.: *AvW 1906*
Privatbesitz
Abbildung S. 420

635 ANTON VON WERNER
Figurenkonstellation um Menzel, 1906
Bleistift und Rötel, laviert; 378 x max. 435 mm (Dame am linken Bildrand ausgeschnitten)
Bez. u. r.: *1906 Schmidt* [bezieht sich auf die Figur ganz rechs]
Merseburg, GStA, Rep. 92 Nl. A. v. Werner. Zeichnungen. Mappe 12, Bl. 37
Abbildung S. 420

636 ANTON VON WERNER
Skizzenbuch Nr. 95 (*Die Enthüllung des Richard-Wagner-Denkmals*), 1907
Unpaginiert; unvollständig
Bleistift; 349 x 280 mm
Berlin, Berlin Museum, Inv. GHZ 89/7
Aufgeschlagen: Handschriftliche Bemerkungen vom 14./16. Oktober 1906 zum Kolorit des Laubs sowie Hutstudie

637 Enthüllung des vielumstrittenen Denkmals für Richard Wagner im Berliner Tiergarten
Photographie von Hugo Rudolphy, in: Berliner Illustrirte Zeitung, 11.10.1903
Berlin, LaB

Werkverzeichnis

Literatur

Chronik

Register

Werkverzeichnis der Gemälde Anton von Werners einschließlich der Wandbilder, Ölstudien und Ölskizzen

bearbeitet von Dominik Bartmann

Folgendes Verzeichnis enthält alle bekannten existierenden, untergegangenen, verschollenen oder auch nur durch schriftliche Quellen überlieferten Gemälde in chronologischer Reihenfolge. Vollständigkeit wird nicht beansprucht, da es vermutlich vor allem zu den figurenreichen Hauptwerken weitere, heute nicht mehr nachweisbare Ölstudien gegeben hat.

Bei den Abbildungshinweisen wird nicht eigens vermerkt, ob es sich, wie in den illustrierten Zeitungen und Zeitschriften des 19. Jahrhunderts meist der Fall, um Originalholzstiche handelt, zumal die Namen der Xylographen häufig gar nicht zu ermitteln sind.

Die *kursiv* gesetzten Kat.-Verweise beziehen sich auf den vorliegenden Ausstellungskatalog.

1856-1
Segelboote, 1856
Öl/Papier; 20 x 27 cm
Bez. u. l.: *v. Werner 1856*; u. r.: *v. Werner*
Merseburg, GStA, Rep. 92 Nl. A. v. Werner, Mappe 2

1859-1
Selbstporträt als Schüler in der Berliner Akademie, 1859
Öl/Lwd.; 34 x 30 cm
Berlin, Berlin Museum, Inv. GEM 65/35; 1975 entwendet
Prov.: Berlin, Nachlaß des Künstlers – Berlin, Frieda Hinze
Lit.: Redslob 1965, S. 20, Abb. S. 21; Jähner 1974, Abb. 1; Bartmann 1985, S. 18, Abb. 1

1859-2
Zwei Handstudien (nach Gips), ca. 1859
Öl/Lwd.; 23 x 41 cm
Bez. u. l.: *AvW.*; M.: *A v Werner*
Berlin, Frieda Hinze
Prov.: Berlin, Nachlaß des Künstlers, Inv. 1936

1859-3
Mädchenkopf, 1859 (?)
Öl/Holz; 36 x 30 cm
Bez. u. r.: *A.v.W*
Privatbesitz
Prov.: Berlin, Nachlaß des Künstlers, Inv. 1968 (?)

1860-1
Frauenbildnis mit Hund, 1860
Öl
Ehemals Berlin, im Besitz von Frau S. Betz
Lit.: SMB/ZA,I/NG, Spec. 29, Bd. 37, Journal-Nr. 889/33

1860-2
Der Tod des Prinzen Leopold von Braunschweig, 1860
Öl/Lwd.; 58 x 83 cm
Bez. u. r.: *A.v. Werner 1860.*
Frankfurt/Oder, Museum Viadrina, Inv. V/K_1-523
Prov.: Bremen, Bolland & Marotz, Auk. 68 (1991), Nr. 866, Taf. XV – Berlin, Leo Spik, Auk. 560 (1992), Nr. 357, Taf. 27
Lit.: Werner 1914, S. 5
Kat. 230, Abbildung S. 228

1861-1
Holländisches Dorf, Stil des 17. Jahrhunderts, 1861
Öl/Lwd.; 70 x 58 cm
Bez. u. r.: *AvW 1861*; rückseitig Aufkleber: *Gemälde Preußischer Kunstverein Motiv Holl. Architektur gemalt von: Maler v. Werner Mitglied Nr. 5, Gewinn Nr. 22*
Privatbesitz
Prov.: Berlin, Nachlaß des Künstlers

1861-2
Zechende Soldaten in einem Weinkeller, 1861
Öl
Verbleib unbekannt
Lit.: Boetticher 1901, S. 1000, Nr. 1
Ausst.: Kgl. Akademie der Künste, Berlin 1862, Kat. 770 (verkäuflich)

1861-3
Savoyarde mit Dudelsack, 1861
Öl/Malpappe; 52 x 38 cm
Bez. u. l.: *AvW 1861*
Privatbesitz
Prov.: Berlin, Nachlaß des Künstlers, Inv. 1970

1861-4
Mädchenkopf, 1861
Öl (?)
Bez. u. r.: *AvW 1861*
Verbleib unbekannt
Lit.: Jähner 1974, Abb. 2

1862-1
Männliche Aktstudie, 1862
Öl/Malpappe; 50 x 32 cm
Bez. M. r.: *A.v.W. Berlin 1862*
Berlin, Gerda Bassenge, Auk. 48/II (1986), Nr. 5116

1862-2
Bildnis eines bärtigen Mannes, 1862
Öl/Lwd.; 23 x 19 cm
Bez. M. l.: *AvW 1862*
Berlin, Leo Spik, Auk. 518 (1981), Nr. 380, Taf. 19

1862-3
Studienkopf eines schnauzbärtigen Mannes im verlorenen Profil, 1862
Öl/Malpappe über Bleistift; 21 x 18 cm
Bez. u. l.: *AvW 1862*; nochmals (Bleistift): *AvW*
München, Karl & Faber, Auk. 175 (1988), Nr. 242, Taf. 74
Prov.: Berlin, Nachlaß des Künstlers, Inv. 1972

1862-4
Italiener, 1862
Öl
Ehemals Berlin, Nachlaß des Künstlers, Inv. 1971

1863-1
Selbstporträt, en face, 1863
Öl (?)
Verbleib unbekannt
Lit.: Jähner 1974, Abb. 3

1863-2
Kopie nach dem Porträt Gotthold Ephraim Lessings von Johann Heinrich Wilhelm Tischbein in der Überlieferung von Carl Friedrich Lessing, 1863
Öl
Verbleib unbekannt
Lit.: Werner 1914, S. 157

1863-3
Georg und Lerse (nach Goethe), 1863
Öl (?)
Ehemals im Besitz des Dichters Moritz Hartmann
Lit.: Werner 1914, S. 134, 140

1863-4
Der Vogt von Tenneberg (nach Scheffel), 1863
Öl (?)
Verbleib unbekannt
Lit.: Werner 1914, S. 157
Vgl. 1875-14

1863-5
Walther von der Vogelweide, 1863
Öl (?)
Verbleib unbekannt
Lit.: Werner 1914, S. 157

1863-6
Unter der Klosterlinde (Unter der Linde des Klosters Maulbronn), 1863
Öl
Ehemals Braunschweig, Privatbesitz (1864)
Lit.: Frankfurter Patriotisches Wochenblatt, 1863, Bd.2, S.1603; Werner 1914, S.134, 140f.; Scheffel 1915, S.3; Deutsche Revue, 1916, S.172
Ausst.: Bürgerschule Frankfurt/Oder, 1863, o.Kat.

1863-7
Waldboden, 1863
Öl/Papier; 26 x 30 cm
Bez. u.r.: *AvW 1863*
Privatbesitz

1863-8
Waldhang, 1863
Öl/Papier, auf Karton aufgezogen; 22 x 29 cm
Bez. u.r.: *AvW 1863*
Berlin, Leo Spik, Auk. 453 (1964), Nr.203 – Berlin, Leo Spik, Auk. 548 (1989), Nr.321 – München, Neumeister, Auk. 255 (1990), Nr.697, Taf.231 – Berlin, Gerda Bassenge, Auk. 56/II (1990), Nr.6143, Abb. S.325
Lit.: Werner 1916, S.172; Fechner 1927, S.150, 153

1863-9
Buchenwald am Bergabhang mit Blick auf ein Kloster, Staffage aus dem Bauernkrieg, 1863
Öl
Verbleib unbekannt
Lit.: Werner 1914, S.152f.

1863-10
Felsen im Wald, 1863
Öl/Malpappe; 26 x 30 cm
Bez. u.r.: *AvW 1863*
Privatbesitz
Prov.: Berlin, Nachlaß des Künstlers, Inv. 1807

1863-11
Beerdigung polnischer Insurgenten, 1863
Öl
Verbleib unbekannt
Lit.: Werner 1914, S.135, 152

1864-1
Selbstporträt mit gefülltem Weinglas vor der Staffelei, 1864
Öl; 42 x 37 cm
Verbleib unbekannt
Lit.: Boetticher 1901, S.1000, Nr.2

1864-2
Selbstporträt mit Scheffelbrief, 1864
Öl/Lwd.; 65 x 50 cm
Bez. M.r.: *Av.W. 1864*; o.l. Pfropfenzieher (das Signet Adolph Schroedters)
Karlsruhe, Literarische Gesellschaft (Scheffelbund)
Prov.: Berlin, Nachlaß des Künstlers, Inv. 2286
Kat.164, Abbildung S.34

1864-3
Profilbildnis einer jungen Dame, 1864
Öl/Lwd.; 51 x 44 cm
Bez. u.l.: *AvW 1864*
Berlin, Kunsthandel – Berlin, Leo Spik, Auk. 518 (1981), Nr.379, Taf.18

1864-4
Familie, um einen Tisch sitzend, 1864
Öl/Lwd., mit Pappe hinterlegt; 26 x 35 cm
Bez. u.r.: *AvW 1864*
Berlin, Gerda Bassenge, Auk. 56/II (1990), Nr.6144

1864-5
Kopie nach dem Porträt des Großherzogs Friedrich Wilhelm Ludwig von Baden, Kniestück im Frack, von Karl Friedrich Lessing, 1864
Öl
Ehemals London, im Besitz des preußischen Gesandten von Bunsen
Lit.: Werner 1914, S.167; Werner 1916, S.172

1864-6
Kinderkopf im Profil, 1864
Öl/Lwd.; 39 x 33 cm
Bez. u.r.: *AvW 1864*
Berlin, Akademie der Künste, Inv. 25
Figurenstudie zu 1866-1
Kat.215

1864-7
Männlicher Studienkopf, unvollendet, 1864
Öl
Ehemals Berlin, Nachlaß des Künstlers, Inv. 1974

1864-8
Götz von Berlichingen vor dem Rate in Heilbronn, 1864
Öl
Ehemals Karlsruhe, Großherzog von Baden (1864)
Lit.: Werner 1913, S.495; Werner 1914, S.167, 174; Werner 1916, S.172

1864-9
Parce frater floribus (Zwei Mönche), 1864
Öl
Ehemals Mannheim, Privatbesitz (1864)
Lit.: Rosenberg 1879, S.236; Boetticher 1901, S.1001, Nr.30; Werner 1914, S.158f.; Scheffel 1915, S.19ff.; Werner 1916, S.172

1864-10
Kiefernlandschaft in Gewitterstimmung, 1864
Öl
Verbleib unbekannt
Lit.: Werner 1914, S.152, 167; Werner 1916, S.172

1864-11
Fahne des Arbeiterbildungsvereins in Karlsruhe, 1864
Öl/Stoff
Verbleib unbekannt
Lit.: Werner 1914, S.167

1865-1
Luther vor Cajetan (1518), 1865
Öl; lebensgroße Halbfiguren
Bez. u.l.: *AvW. 1865*
Verbleib unbekannt
Lit.: Die Dioskuren, 1866, S.271; De Vlaamsche School Tijdschrift voor Kunsten, Letteren, Wetenschappen, Oudheidskunde en Kunstnijverheid, 1867, S.196; Rosenberg 1879, S.237; Rosenberg 1894, S.225; Boetticher 1901, S.1000, Nr.3; Warncke 1901, S.871; Werner 1913, S.2, 18, 495; Werner 1914, S.171, 180, 189, 205, 221, 289f., 293; Scheffel 1915, S.24
Ausst.: Kgl. Akademie der Künste, Berlin 1866, Kat.761; Académie des Beaux-Arts, Antwerpen 1867
Abbildung S.227

1865-2
Brustpanzer aus der Rüstkammer der Wartburg, 1865
Öl/Papier, auf Pappe aufgezogen; 27 x 19 cm
Bez. u.r.: *AvW 1865*; rückseitig: *AvW*
Braunschweig, Wolters-Antiquitäten
Prov.: Berlin, Gerda Bassenge, Auk. 57/II (1991), Nr.6017 – Berlin, Antiquitäten Plötz-Peters
Lit.: Werner 1916, S.171

1865-3
Damenporträt, 1865
Öl (?)
Verbleib unbekannt
Ausst.: Kgl. Akademie der Künste, Berlin 1866, Kat.764

1865-4
Falstaff mit Brieftaube (nach Shakespeare), 1865
Öl/Lwd.; 27 x 23 cm (oval)
Bez.: *AvW 1865*
Berlin, Rudolph Lepke, Auk. 1108 (1897), Nr.63b, Abb. S.14 – Berlin, Leo Spik, Auk. 379 (1951), Nr.289 – Berlin, Leo Spik, Auk. 384 (1951), Nr.221
Lit.: Werner 1914, S.193
Pendant zu 1865-5

1865-5
Junker Schmächtig, Laute spielend (Junker Schmächtigs Brautwerbung um Anna Reich), 1865
Öl/Lwd.; 27 x 23 cm (oval)
Bez.: *AvW 1865*
Berlin, Rudolph Lepke, Auk. 549 (1885), Nr.57; Auk. 1108 (1897), Nr.63a
Lit.: Werner 1914, S.193
Pendant zu 1865-4

1865-6
Männlicher Studienkopf, 1865
Öl
Ehemals Berlin, Nachlaß des Künstlers, Inv. 1975

1865-7
Konradin von Hohenstaufen und Friedrich von Baden, das Todesurteil hörend (1268), um 1865
Öl/Lwd.; 68 x 57 cm
Weinheim, Ludwig Hoheisel
Prov.: Karlsruhe, Freifrau Margaretha von Reischach-Scheffel – München, Karl & Faber, Auk. 149 (1979), Nr. 1128 – München, Ketterer, Auk. 157 (1990), Nr. 435
Lit.: Kunsthalle Karlsruhe 1971, S. 297
Farbskizze zu 1866-1
Kat. 214, Abbildung S. 224

1866-1
Konradin von Hohenstaufen und Friedrich von Baden, das Todesurteil hörend (Konradin von Hohenstaufen und Friedrich von Zähringen vor ihrer Hinrichtung im Gefängnis zu Neapel, 1268), 1866
Öl/Lwd.; 286 x 237 cm
Bez. u. l.: *A.v.W. 1866.*
Karlsruhe, Staatliche Kunsthalle, Inv. 896
Lit.: StB Berlin, Handschriftenabteilung, Nl. Werner 4, S. 154 f., 192, 259; Kunst-Chronik, 2, 1867, Sp. 59f.; Pecht 1867, S. 109; Rosenberg 1879, S. 237; Rosenberg 1894, S. 226; Boetticher 1901, S. 1000, Nr. 6; Die Kunst, 1911, S. 94; Steinhausen 1912, S. 21; Der Cicerone, 1913, S. 105; Werner 1914, S. 223, 233, 249, 293, 326; Werner 1916, S. 174; Beringer 1922, S. 64, Abb. S. 64; Kunsthalle Karlsruhe 1971, Nr. 896 (mit weiteren Angaben); Kunsthalle Karlsruhe 1972, Abb. S. 512; Bartmann, S. 20, Abb. 3
Ausst.: Großherzogliche Galerie, Karlsruhe 1867; Die Betheiligung des Großherzogtums Baden an der Universalausstellung zu Paris im Jahre 1867, Classe 1, Kat. 19 (verkäuflich); Kgl. Akademie der Künste, Berlin 1868, Kat. 758; Badischer Kunstverein, Karlsruhe 1910; Festausstellung von Werken früherer Schüler der Kunstakademie, Karlsruhe 1911; Kunst in der Residenz – Karlsruhe zwischen Rokoko und Moderne, Staatliche Kunsthalle Karlsruhe, 1990, Kat. 139, Abb. S. 230
Vgl. 1865-7
Abbildung S. 52

1866-2
Eine Dame in weißem Atlaskostüm, 1866
Öl; kleinformatig
Verbleib unbekannt
Lit.: Werner 1914, S. 201, 288
Ausst.: Kgl. Akademie der Künste, Berlin 1866, Kat. 762; Salon de 1868. 86e Exposition officielle, Paris 1868, Kat. 2563 (unter dem Titel »Avant la séance« [verkäuflich])

1866-3
Streichquartett im Maleratelier, 1866
Öl
Verbleib unbekannt
Lit.: Die Dioskuren, 1866, S. 334; Rosenberg 1879, S. 236; Boetticher 1901, S. 1000, Nr. 5; Werner 1914, S. 201, 288
Ausst.: Kgl. Akademie der Künste, Berlin 1866, Kat. 763; Salon de 1868. 86e Exposition officielle, Paris 1868, Kat. 2562

1866-4
Josephs Wiedersehen mit seinem Vater in Ägypten, 1866
Öl/Lwd.; 87 x 136 cm
Bez. u. l.: *A.v.W. 1866.*
Karlsruhe, Literarische Gesellschaft (Scheffelbund)
Prov.: Karlsruhe, Joseph Victor von Scheffel
Lit.: Werner 1914, S. 205, 303
Kat. 47, Abbildung S. 200

1866-5
Alter Mann mit rotem Gesicht, 1866
Öl
Ehemals Berlin, Nachlaß des Künstlers, Inv. 1976

1866-6
Campagnarde, 1866
Öl
Ehemals Berlin, Nachlaß des Künstlers, Inv. 1977

1866-7
Männlicher Studienkopf, 1866
Öl
Ehemals Berlin, Nachlaß des Künstlers, Inv. 1978

1866-8
Männlicher Studienkof, 1866
Öl
Ehemals Berlin, Nachlaß des Künstlers, Inv. 1979

1866-9
Kinderkopf, 1866
Öl
Ehemals Berlin, Nachlaß des Künstlers, Inv. 1979a

1867-1
Porträt des großherzoglich badischen Majors und Oberbaurats Philipp Jacob von Scheffel, Vater des Dichters Joseph Victor von Scheffel, 1867
Öl (?)
Verbleib unbekannt
Lit.: Werner 1914, S. 301; Scheffel 1915, S. 93 ff.

1867-2
Porträt der Sängerin Alberta Ferlesi, 1867
Öl/Lwd.; 62 x 54 cm
Bez. u. l.: *AvW 1867*
Privatbesitz
Lit.: Werner 1914, S. 198, 205

1867-3
Porträt Adeline Trier geb. Schroedter, Schwägerin des Künstlers, 1867
Öl
Ehemals Berlin, Nachlaß des Künstlers, Inv. 2339

1867-4
Der Freier
Öl
Verbleib unbekannt
Lit.: Boetticher 1901, S. 1000, Nr. 10; Werner 1914, S. 268
Ausst.: Kgl. Akademie der Künste, Berlin 1870, Kat. 835

1867-5
Feier des 30. Geburtstags, ca. 1867
Öl (?)
Ehemals Antwerpen, Société pour l'encouragement des Beaux-Arts (Tombola des Jahres 1867)
Lit.: De Vlaamsche School Tijdschrift voor Kunsten, Letteren, Wetenschappen, Oudheidskunde en Kunstnijverheid, 1867, S. 196; Werner 1914, S. 227
Ausst.: Académie des Beaux-Arts, Antwerpen 1867

1867-6
Florian Geyers letzter Abschied (Florian Geyer, der vor seinem letzten Kampf seine Gefallenen begräbt), 1867
Öl (unvollendet)
Verbleib unbekannt
Lit.: Werner 1914, S. 268, 326; Scheffel 1915, S. 63

1867-7
Kauernder Jüngling, 1867
Öl/Lwd.; 38 x 46 cm
Bez. u. r.: *AvW Paris 1867*
Berlin, Akademie der Künste, Inv. 26

1868-1
Heinrich IV. durch Anno von Köln geraubt (1062), 1868
Öl/Lwd.; 194 x 250 cm
Bez. u. l.: *A.v.W. 1868.*
Düsseldorf, Stadtmuseum, Inv. B 14710
Prov.: 1914 von einem Privatmann in Bukarest erworben
Lit.: Kunst-Chronik, 4, 1869, S. 172; Rosenberg 1879, S. 237; Rosenberg 1894, S. 226; Boetticher 1901, S. 1000, Nr. 7; Werner 1913, S. 495; Werner 1914, S. 269, 278, 281, 288f., 293, 326, 377; Scheffel 1915, S. 63, 71ff., 87f.; Bartmann, S. 20, Abb. 4
Ausst.: Karlsruhe (Akademie?) 1868; Kgl. Akademie der Künste, Berlin 1868, Kat. 756
Kat. 225, Abbildung S. 54/55

1868-2
Eine vertrauliche Unterredung, 1868
Öl
Bez. u. l.: *AvW 1868.*
Ehemals Karlsruhe, Großherzog von Baden
Lit.: Zeitschrift für Bildende Kunst, 4, 1869, S. 16; Boetticher 1901, S. 1000, Nr. 4; Werner 1914, S. 268
Ausst.: Kgl. Akademie der Künste, Berlin 1868, Kat. 757

1868-3
Im Walde (Eine junge Dame bei der Lektüre des »Trompeter von Säckingen«), 1868
Öl
Verbleib unbekannt
Lit.: Werner 1914, S. 300

1868-4
Bewaldetes Tal im Sommer, 1868
Öl/Malpappe; 38 x 33 cm
Bez. u. l.: *AvW 1868.*
Berlin, Leo Spik, Auk. 518 (1981), Nr. 385

1868-5
Waldinneres, 1868
Öl
Bez. u. r.: *AvW. 1868*
Verbleib unbekannt

1868-6
Spaziergang auf dem Monte Pincio, 1868
Öl
Ehemals im Besitz des Staatsministers Dr. Friedental
Lit.: Rosenberg 1879, S. 246; Rosenberg 1895, S. 7; Boetticher 1901, S. 1002, Nr. 70

1868-7
Alter Mann (derselbe wie bei 1868-8), 1868
Öl
Ehemals Berlin, Nachlaß des Künstlers, Inv. 1980

1868-8
Alter Mann (derselbe wie bei 1868-7), 1868
Öl
Ehemals Berlin, Nachlaß des Künstlers, Inv. 1981

1868-9
Zwei Jünglinge mit blondem Haar, 1868
Öl
Ehemals Berlin, Nachlaß des Künstlers, Inv. 1982

1869-1
Römerin, 1869
Öl/Lwd.; 98 x 73 cm
Bez. o. r.: *AvW Rom 1869.*
Privatbesitz
Kat. 55, Abbildung S. 202

1869-2
Vittoriella, 1869
Öl; 41 x 32 cm
Bez. u. r.: *AvW. 1869.*
Berlin, Rudolph Lepke, Auk. 551 (1885), Nr. 9

1869-3
Capreser Mädchen, 1869
Öl/Lwd.; 50 x 40 cm
Bez. u. l.: *AvW Chiarella Capri agosto 1869*
Privatbesitz
Prov.: Berlin, Nachlaß des Künstlers, Inv. 1994 (?)
Lit.: Werner 1914, S. 380

1869-4
Bildnis eines italienischen Mädchens, ca. 1869
Öl/Lwd.; 46 x 36 cm
Bez. u. r.: *AvW Roma*
London, Sotheby's, Auk. 7.6.1989, Nr. 164, Abb. S. 65

1869-5
Fischer aus Capri, 1869
Öl/Malpappe; 39 x 33 cm
Bez. u. r.: *AvW Capri 1869.*
Berlin, Leo Spik, Auk. 518 (1981), Nr. 383, Taf. 21
Prov.: Berlin, Nachlaß des Künstlers, Inv. 1995

1869-6
Fischer aus Capri, 1869
Öl/Malpappe; 25 x 20 cm
Bez. u. l.: *AvW 1869.*
Privatbesitz
Prov.: Berlin, Nachlaß des Künstlers, Inv. 1996

1869-7
Junge aus Capri, 1869
Öl
Ehemals Berlin, Nachlaß des Künstlers, Inv. 1997

1869-8
Junge aus Capri, 1869
Öl/Malpappe; 26 x 37 cm
Bez. u. l.: *AvW Capri 1869*
Privatbesitz
Prov.: Berlin, Nachlaß des Künstlers, Inv. 1998
Modellstudie zu 1870-11

1869-9
Esel mit Traglast, 1869
Öl/Lwd., auf Pappe aufgezogen; 33 x 38 cm
Bez. u. r.: *A.v.W 1869*
Berlin, Leo Spik, Auk. 518, Nr. 382, Taf. 60

1869-10
Baumgruppe am Berghang (Im Eichenhain der Serpentara oberhalb Olevanos), 1869
Öl/Lwd.; 31 x 51 cm
Bez. u. l.: *AvW. 1869.*; u. r.: *Serpentara*
Dresden, Staatliche Kunstsammlungen, Gemäldegalerie Neue Meister, Inv. 3175
Prov.: Landesregierung Sachsen, Landesbodenkommission (1950)
Lit.: Werner 1914, S. 356, 359; Jähner 1974, S. 132, Abb. 5; Gemäldegalerie Dresden 1987, S. 336 (mit Abb.)
Kat. 57

1869-11
Garten mit Ölbäumen und Blick aufs Meer (Im Garten der Villa Rispoli?), 1869
Öl/Malpappe; 27 x 38 cm
Bez. u. l.: *AvW Sorrent 1869*
Privatbesitz
Lit.: Werner 1914, S. 364 f.

1869-12
Palme im Garten der Albergo Pagano auf Capri, 1869
Öl/Lwd., auf Pappe aufgezogen; 46 x 34 cm
Bez. u. l.: *AvW 1869.*
Privatbesitz
Lit.: Werner 1908, S. 8; Werner 1913, S. 256 mit Abb.; Werner 1914, S. 374

1869-13
Ginster, 1869
Öl
Ehemals Berlin, Nachlaß des Künstlers, Inv. 2395

1869-14
Blütenstudie
Öl
Ehemals Berlin, Nachlaß des Künstlers, Inv. 2396

1869-15
Landschaftlicher Entwurf, 1869
Öl
Ehemals Berlin, Nachlaß des Künstlers, Inv. 2397

1869-16
Kopie aus Veroneses »Gastmahl des Levi«, 1869
Öl
Verbleib unbekannt
Lit.: Werner 1914, S. 394

1869-17
Kopie nach Tizians »Irdische und himmlische Liebe«, 1869
Öl
Verbleib unbekannt
Lit.: Werner 1908, S. 6 f.; Werner 1914, S. 327

1869-18
Kopie einer Madonna von Veronese in Venedig, 1869
Öl
Verbleib unbekannt
Lit.: Werner 1914, S. 394

1869-19
Kardinal, 1869
Öl
Ehemals Berlin, Nachlaß des Künstlers, Inv. 1942a

1870-1
Die nationale Erhebung von 1813, Wandbild in der Aula der Kieler Gelehrtenschule, 1870
Wachsfarben; ca. 3,5 x 7 m (oben halbrund)
Bez. u. r.: *A.v.W. September 1870.*
Kriegszerstört
Lit.: Rosenberg 1879, S. 237; Reber 1884, S. 369 f.; Pecht 1885, S. 319; Pietsch 1886/87, S. 103; Kunstberichte der Photographischen Gesellschaft, 1888/89, S. 26; Rosenberg 1894, S. 226; Boetticher 1901, S. 1000, Nr. 12; Werner 1913, S. 1 ff.; Ders., Rede zur Gedenkfeier an die nationale Erhebung von 1813 gehalten in der

Hochschule für die bildenden Künste am 15. März 1913, Berlin 1913, passim; Werner 1914, S. 335 f.; Lammert 1939, S. 77-81; Kunstreich 1963, S. 60-66, Abb. S. 61; Jähner 1974, S. 12 f., Abb. 10; Bartmann 1985, S. 20 f.; Wagner 1989, S. 212
Pendant zu 1870-2
Vgl. 1870-3
Abbildung S. 236

1870-2
Luther vor dem Reichstag in Worms (1521), Wandbild in der Aula der Kieler Gelehrtenschule, 1870
Wachsfarben; ca. 3,5 x 7 m (oben halbrund)
Bez. u. r.: *A.v.W. August 1870*
Kriegszerstört
Lit.: Rosenberg 1879, S. 237; Reber 1884, S. 369 f.; Pecht 1885, S. 319; Pietsch 1886/87, S. 103; Kunstberichte der Photographischen Gesellschaft, 1888/89, S. 26; Rosenberg 1894, S. 226; Boetticher 1901, S. 1000, Nr. 11; Schmid 1906, S. 238; Werner 1908, S. 6; Werner 1913, S. 1 ff.; Werner 1914, S. 335 f.; Lammert 1939, S. 77-81; Kunstreich 1963, S. 60-66, Abb. S. 63; Jähner 1974, S. 12, Abb. 9; Bartmann 1985, S. 20 f.
Pendant zu 1870-1
Vgl. 1870-4
Replik: 1877-11
Abbildung S. 236

1870-3
Die nationale Erhebung von 1813, Entwurf zu dem Wandbild in der Aula der Kieler Gelehrtenschule, 1870
Öl/Lwd.; 89 x 135 cm
Bez. u. l.: *AvW. 1870.*
Kiel, Kunsthalle, Inv. 736
Prov.: Berlin, Leo Spik, Auk. 474 (1971), Nr. 165, Taf. 64
Lit.: Dohme 1874, Sp. 347 ff.; Bartmann 1985, Abb. 6; Schlick 1990, Abb. S. 216; siehe weiter unter 1870-1
Ausst.: Kgl. Akademie der Künste, Berlin 1870, Kat. 837; Verein Berliner Künstler, Berlin 1874; Kunsthalle zu Kiel. Neuerwerbungen 1971-1974, Kiel 1974, Kat. 95 mit Abb.
Farbskizze zu 1870-1; Pendant zu 1870-4
Kat. 247, Abbildung S. 237

1870-4
Luther vor dem Reichstag in Worms (1521), Entwurf zu dem Wandbild in der Aula der Kieler Gelehrtenschule, 1870
Öl/Lwd.; 75 (?) x 135 cm
Bez. u. r.: *AvW. 1870.*
Ehemals Riga, Ratsherr Nikolai von Ralpenack – v. Dutvingsen (?)
Lit.: Dohme 1874, Sp. 347 ff.; Bartmann 1985, Abb. 5; siehe weiter unter 1870-2
Ausst.: Kgl. Akademie der Künste, Berlin 1870, Kat. 836; Verein Berliner Künstler, Berlin 1874
Farbskizze zu 1870-2; Pendant zu 1870-3
Vgl. 1877-11

1870-5
Bildnis eines alten Mannes mit Glatze, Profil nach links, 1870
Öl/Lwd., auf Pappe aufgezogen; 24 x 23 cm
Bez. u. l.: *AvW 1870*
Privatbesitz
Modellstudie zu 1870-2

1870-6
Mann, das rechte Bein auf ein Postament gestützt (Der Offizial des Erzbischofs von Trier, Johann von der Eck), 1870
Öl/Lwd.; 35 x 25 cm
Bez. u. l.: *AvW 1870*
Privatbesitz
Modell- und Kostümstudie zu 1870-2
Kat. 242

1870-7
Prälat mit rotem Käppi, 1870
Öl
Ehemals Berlin, Nachlaß des Künstlers, Inv. 1943
Modellstudie zu 1870-2 (?)

1870-8
Mönch, 1870
Öl
Ehemals Berlin, Nachlaß des Künstlers, Inv. 1944
Modellstudie zu 1870-2 (?)

1870-9
Alter Mann, Profil, 1870
Öl
Ehemals Berlin, Nachlaß des Künstlers, Inv. 2005
Modellstudie zu 1870-2 (?)

1870-10
Bärtiger Alter, Schulterstück im Profil nach rechts, 1870
Öl; 38 x 30 cm
Bez. u. l.: *AvW 1870*
Berlin, Rudolph Lepke, Auk. 24.10.1905, Nr. 117, Taf. XXI
Modellstudie zu 1870-2

1870-11
Don Quijote bei den Ziegenhirten, 1870
Öl/Lwd.; 99 x 134 cm
Bez. u. r.: *A.v.W. 1870.*
Berlin, Volker Westphal Kunsthandel
Prov.: London, Kunsthandel
Lit.: Rosenberg 1879, S. 236 f.; Reber 1884, S. 370; Rosenberg 1894, S. 225; Boetticher 1901, S. 1000, Nr. 8; Werner 1913, S. 1; Werner 1914, S. 396; Kat. Verein Berliner Künstler. Versuch einer Bestandsaufnahme von 1814 bis zur Gegenwart, Berlin 1991, Abb. S. 29; Orangerie '91. Internationaler Kunsthandel im Martin-Gropius-Bau, 12.-27.10.1991, Berlin 1991, S. 246 (mit Abb.)
Ausst.: Kgl. Akademie der Künste, Berlin 1870, Kat. 833
Kat. 63, Abbildung S. 206

1870-12
Irregang (nach Scheffel), 1870
Öl
Bez. u. r.: *AvW 1870*
Lit.: Rosenberg 1879, S. 236; Rosenberg 1894, S. 225; Boetticher 1901, S. 1000, Nr. 9; Werner 1913, S. 1; Werner 1914, S. 396
Ausst.: Kgl. Akademie der Künste, Berlin 1870, Kat. 834

1870-13
Porträt des Dichters Joseph Victor von Scheffel, 1870
Öl/Lwd.; 62 x 54 cm
Bez. u. r.: *AvW 1870*
Berlin, Nationalgalerie, SMB, Inv. A II 92
Prov.: Berlin, im Besitz des Künstlers (1906)
Lit.: Werner 1886, S. 312; Werner 1913, S. 28 mit Abb.; Verzeichnis Nationalgalerie 1968, S. 224; Verzeichnis Nationalgalerie 1976, S. 451 f., Abb. S. 451; Honisch 1979, S. 348; Wirth 1990, S. 326, Abb. 403
Ausst.: Ausstellung deutscher Kunst aus der Zeit von 1775-1875 in der Königlichen Nationalgalerie, Berlin 1906, Kat. 1990, Abb. S. 610; Kgl. Akademie der Künste, Berlin 1916, Kat. 23; Adolph Menzel und seine Zeit. Gemälde der Berliner Nationalgalerie aus der 2. Hälfte des 19. Jahrhunderts, Celle, Schloß, 1949, Kat. 109; Kunst in der Residenz – Karlsruhe zwischen Rokoko und Moderne, Staatliche Kunsthalle Karlsruhe, 1990, Kat. 126, Abb. S. 216
Kat. 165, Abbildung S. 35

1871-1
Kampf und Sieg, Velarium zum Einzug der siegreichen deutschen Truppen Unter den Linden am 16. Juni 1871, 1871
Öl/Stoff; ca. 5,60 x 6,20 m
Nach Abbau und Restaurierung ehemals Berlin, Humboldt-Gymnasium (Turnhalle)
Lit.: Eggers 1871, Taf. 8-8a; Meyer 1871, S. 171; Dohme 1874, Sp. 349 f.; Spielhagen 1874, S. 308 ff.; Kunst-Chronik, 10, 1875, Sp. 684; Rosenberg 1879, S. 237 ff.; Reber 1884, S. 371; Pietsch 1886/87, S. 103; Rosenberg 1895, S. 32 ff.; Werner 1913, S. 57-59, 61, Abb. S. 53, 58; Bartmann 1985, S. 64-68, Abb. 44; Bartmann 1987, S. 45-48, Abb. 27
Vgl. 1871-2–1871-3
Abbildung S. 316

1871-2
Kampf und Sieg, Entwurf zu dem gleichnamigen Velarium, 1871
Öl/Lwd.; 77 x 105 cm
Bez. u. r.: *AvW 1871.*
Berlin, Berlin Museum, Inv. GEM 82/6
Prov.: Privatbesitz
Lit.: SMB/ZA, I/NG, Spec. 29, Bd. 31, Journal-Nr. 1340/27; Glaser 1984, Abb. S. 243; Bartmann 1985, Abb. 47; Teeuwisse 1986, Abb. 3; Bartmann 1987, Abb. 26; Springer 1990, Abb. 4; siehe weiter unter 1871-1
Ausst.: Le Musée Sentimental de Prusse, Berliner Festspiele GmbH, Berlin 1981, Kat. S. 429 (mit

Abb.); Bismarck – Preußen, Deutschland und Europa, Deutsches Historisches Museum, Berlin 1990, Kat. 8c/42
Farbskizze zu 1871-1
Kat. 426, Abbildung S. 317

1871-3
Kampf und Sieg, 1871
Öl/Lwd.; 68 x 83 cm
Bez. u. l.: *AvW 1871.*
Ehemals Berlin, Nationalgalerie; Kriegsverlust
Prov.: Berlin, im Besitz des Künstlers (1906)
Lit.: Studien-Mappen 1890, Nr. X (Abb.); Die Kunst für Alle, 6, 1890/91, Heft 5, Abb. S. 73; Rosenberg 1895, Abb. 31; Jubelfeier 1896, S. 266; Boetticher 1901, S. 1002, Nr. 63; Jähner 1974, Abb. 63; Holsten 1976, Abb. 87; Mai 1981, Abb. 5; Bartmann 1985, Abb. 45; siehe weiter unter 1871-1
Ausst.: Verein Berliner Künstler, Berlin 1874; Zur Jubelfeier 1696-1896. Ausstellung von Werken früherer und jetziger Lehrer und Schüler der Königlichen akademischen Hochschule für die Bildenden Künste, Berlin 1896, Kat. 529; Sächsisch-Thüringische Industrie- und Gewerbe-Ausstellung, Leipzig 1897; Ausstellung deutscher Kunst aus der Zeit von 1775-1875 in der Königlichen Nationalgalerie, Berlin 1906, Kat. 1991, Abb. S. 611
Farbskizze zu oder Replik von 1871-1

1871-4
Die Proklamierung des Deutschen Kaiserreiches (18. Januar 1871), 1871
Öl; 78 x 158 cm (?)
Bez. u. l.: *AvW 1871*
Ehemals Waldstein/Sachsen, im Besitz des Fabrikanten Niethammer (1912) (?)
Lit.: Generallandesarchiv Karlsruhe, Rep. 56/1628, Brief Werners an den Badischen Finanzrat Kreidel vom 18.6.1872 (?); Gaehtgens 1990, S. 22, Abb. 11; siehe weiter unter 1877-1
Ausst.: Wien, 1872 (?); 4. Allgemeine deutsche Kunstausstellung, Düsseldorf 1880 (?)
Farbskizze zu 1877-1
Vgl. 1882-1, 1885-1, 1913-1
Abbildung S. 337

1871-5
Entwurf zum Siegesdenkmalfries, 1871
Öl/Lwd.; 58 x 202 cm
Bez. u. M.: *AvW. 1871.*
Berlin, Märkisches Museum
Vgl. 1873-6, 1873-7
Kat. 433, Abbildung S. 319

1871-6
Porträt Malvina von Werner, die Gattin des Künstlers, Halbfigur im Profil nach links vor einer Wand, 1871
Öl/Lwd.; 78 x 62 cm
Berlin, Berlin Museum, Inv. GEM 79/28
Prov.: Berlin, Leo Spik, Auk. 495 (1975), Nr. 231 – Berlin, Wilhelm Weick
Ausst.: Künstlertradition in Berlin-Tiergarten, Haus am Lützowplatz, Berlin 1961, Kat. 78 (?)

1871-7
Porträt des Malers Adolph Schroedter, der Schwiegervater des Künstlers , 1871
Öl/Lwd.; 62 x 55 cm
Bez. M. r.: *A.v.W. 1871*
Karlsruhe, Städtische Galerie im Prinz-Max-Palais, Inv. 62/1
Prov.: Karlsruhe, Alwine Schroedter (1901)
Lit.: Boetticher 1901, S. 1000, Nr. 13; Werner 1913, Abb. S. 154
Ausst.: Kunst in der Residenz – Karlsruhe zwischen Rokoko und Moderne, Staatliche Kunsthalle Karlsruhe, 1990, Kat. 127, Abb. S. 216
Kat. 42, Abbildung S. 197

1871-8
»Behüt' uns Gott vor Sturm und Wind/Und vor Gesellen, die langweilig sind«, Fries für den Salon von Werners Wohnung Lützower Ufer 31, ab 1874 im Eßzimmer seiner »Villa VI« Potsdamer Straße 113, 1871
Öl/Lwd.; 0,89 x 4,99 m
Bez. u. r.: *AvW 1871*
Berlin, Berlin Museum, Inv. GEM 92/3
Prov.: vorübergehend Berlin, Nationalgalerie, SMB (Depositum) – Privatbesitz
Lit.: Werner 1913, S. 65, 88, Abb. S. 88 (nach einem Aquarell von W. Granzow)
Pendant zu 1871-9; vgl. 1875-6–1875-20
Kat. 120, Abbildungen S. 154/155, 160/161

1871-9
»Tages Arbeit, Abends Gäste,/Saure Wochen, frohe Feste«, Fries für den Salon von Werners Wohnung Lützower Ufer 31, ab 1874 im Eßzimmer seiner »Villa VI« Potsdamer Straße 113, 1871
Öl/Lwd.; 0,89 x 4,99 m (1874 angestückt)
Bez. u. r. (ligiert): *AvW 1871*
Berlin, Berlin Museum, Inv. GEM 92/4
Prov.: vorübergehend Berlin, Nationalgalerie, SMB (Depositum) – Privatbesitz
Lit.: siehe unter 1871-8
Pendant zu 1871-8; vgl. 1875-5–1875-20
Kat. 121, Abbildungen S. 154/155, 156/157

1872-1
Die Aufrichtung des deutschen Kaiserthrons, Teilstück zum Karton des Siegesdenkmalfrieses, 1872
Öl/Lwd.; 138 x 285 cm
Bez. u. l.: *AvW 1872*
Berlin, Akademie der Künste, Inv. 27
Lit.: Werner 1913, Abb. S. 68; Arndt 1976, Abb. 122; Bestände der Akademie der Künste 1982, Abb. S. 30; siehe weiter unter 1873-7
Ausst.: Retrospektive Ausstellung im Rahmen der Großen Berliner Kunstausstellung, Berlin 1906, Kat. 727 (?); Preußen – Versuch einer Bilanz, Berliner Festspiele GmbH, Berlin 1981, Bd. 1, Kat. 24/19, Abb. S. 511; Bismarck – Preußen, Deutschland und Europa, Deutsches Historisches Museum, Berlin 1990, Kat. 6/132
Farbskizze zu 1873-7
Vgl. 1873-6
Kat. 435, Abbildung S. 319

1872-2
Die zu den Waffen greifende Germania, Probestück zum Karton des Siegesdenkmalfrieses an der Siegessäule, ca. 1872
Öl (?)
Verbleib unbekannt
Lit.: Werner 1913, Abb. S. 72
Farbskizze zu 1873-7

1872-3
Graf Moltke in seinem Arbeitszimmer in Versailles (19. November 1870), 1872
Öl/Lwd.; 99 x 71 cm
Bez. u. r.: *AvW 1872*
Doorn, Stichting Huis Doorn, Inv. 2224
Prov.: Berlin, Berliner Schloß, Inv. GK I 9354 – aus dem Besitz Kaiser Wilhelms II.
Lit.: Zeitschrift für Bildende Kunst, 8, 1873, S. 28; Spielhagen 1874, S. 315; Rosenberg 1879, S. 240, 242; Oncken 1892, Abb. S. 293; Rosenberg 1894, S. 227; Rosenberg 1895, S. 16 f., Abb. 15; Boetticher 1901, S. 1000, Nr. 15; Amersdorffer 1925, S. 180; Jähner 1974, S. 18 f.; Hamann/Hermand 1977, Bd. I, S. 160; Bartmann 1985, S. 93 f.
Ausst.: Kgl. Akademie der Künste, Berlin 1872, Kat. 935; Kaiserlicher Kunstbesitz aus dem holländischen Exil Haus Doorn, Schloß Charlottenburg, Berlin 1991, Kat. 221, Abb. S. 229
Repliken: 1872-4–1872-5

1872-4
Graf Moltke in seinem Arbeitszimmer in Versailles (19. November 1870), 1872
Öl/Lwd.; 99 x 71 cm
Bez. u. r.: *AvW 1872*
Hamburg, Kunsthalle, Inv. 2186
Prov.: Privatbesitz (1882)
Lit.: Kunsthalle zu Hamburg 1890, S. 54; Hamburger Kunsthalle 1969, Nr. 2186, Abb. S. 368; Hohl 1981, Abb. 18; Teeuwisse 1986, Abb. 18; siehe weiter unter 1872-3
Ausst.: Weltausstellung, Wien 1873, Kat. 949; Ausstellung deutscher Kunst aus der Zeit von 1775-1875 in der Königlichen Nationalgalerie, Berlin 1906, Kat. 1989, Abb. S. 608; Courbet und Deutschland, Hamburger Kunsthalle, Hamburg 1978, Kat. 126, Abb. S. 135; Bismarck – Preußen, Deutschland und Europa, Deutsches Historisches Museum, Berlin 1990, Kat. 8a/15
Replik von 1872-3
Vgl. 1872-5
Kat. 406, Abbildung S. 295

1872-5
Graf Moltke in seinem Arbeitszimmer in Versailles (19. November 1870), 1872
Öl/Lwd.; 98 x 70 cm
Bez. u. r.: *AvW 1872*
Privatbesitz
Lit.: siehe unter 1872-3
Replik von 1872-3
Vgl. 1872-4

1872-6
Bildnis Graf Moltke, 1872
Öl
Ehemals Berlin, Nachlaß des Künstlers,
Inv. 2143a

1872-7
Initium, Entwurf zum Mosaikfries am Hause des Rittergutsbesitzers Rudolf Pringsheim in der Wilhelmstr. 67, 1872
Öl/Lwd.; 51 x 64 cm
Bremen, Galerie Neuse, Kunsthandel GmbH
Prov.: Berlin, Frau Th. Henoch (1874) – Privatbesitz – Köln, Galerie von Abercron – Privatbesitz – Paris, Kunsthandel – München, Galerie Arnoldi-Livie
Lit.: Dohme 1874, Sp.348, 350f.; Rosenberg 1879, S.238f.; Rosenberg 1894, S.226f.; Rosenberg 1895, S.40; Boetticher 1901, S.1001, Nr.24; Werner 1913, S.89ff.; Amersdorffer 1925, S.179; Osborn 1929, S.114; Wirth 1990, S.326, Abb.402a-h
Ausst.: Verein Berliner Künstler, Berlin 1874
Kat. 139, Abbildung S. 119

1872-8
Juventus, Farbskizze zum Mosaikfries am Hause Pringsheim, 1872
Öl/Lwd.; 51 x 82 cm
Bremen, Galerie Neuse, Kunsthandel GmbH
Prov., Lit. und Ausst. siehe unter 1872-7; außerdem Hessling 1900, Taf.13
Kat. 139, Abbildung S. 120

1872-9
Amicitia, Farbskizze zum Mosaikfries am Hause Pringsheim, 1872
Öl/Lwd.; 51 x 82 cm
Bremen, Galerie Neuse, Kunsthandel GmbH
Prov., Lit. und Ausst. siehe unter 1872-7; außerdem Hessling 1900, Taf.13
Kat. 139, Abbildung S. 121

1872-10
Amor (Liebesglück), Farbskizze zum Mosaikfries am Hause Pringsheim, 1872
Öl/Lwd.; 51 x 112 cm
Bremen, Galerie Neuse, Kunsthandel GmbH
Prov., Lit. und Ausst. siehe unter 1872-7
Kat. 139, Abbildung S. 122

1872-11
Felicitas (Eheglück), Farbskizze zum Mosaikfries am Hause Pringsheim, 1872
Öl/Lwd.; 51 x 112 cm
Bremen, Galerie Neuse, Kunsthandel GmbH
Prov., Lit. und Ausst. siehe unter 1872-7; außerdem Hessling 1900, Taf.14
Kat. 139, Abbildung S. 123

1872-12
Ars, Farbskizze zum Mosaikfries am Hause Pringsheim, 1872
Öl/Lwd.; 51 x 82 cm
Bremen, Galerie Neuse, Kunsthandel GmbH
Prov., Lit. und Ausst. siehe unter 1872-7; außerdem Hessling 1900, Taf.14
Kat. 139, Abbildung S. 124

1872-13
Exitium, Farbskizze zum Mosaikfries am Hause Pringsheim, 1872
Öl/Lwd.; 51 x 82 cm
Bremen, Galerie Neuse, Kunsthandel GmbH
Prov., Lit. und Ausst. siehe unter 1872-7; außerdem Hessling 1900, Taf.14
Kat. 139, Abbildung S. 125

1872-14
Finis, Farbskizze zum Mosaikfries am Hause Pringsheim, 1872
Öl/Lwd.; 51 x 64 cm
Bez. u. r.: *AvW 1872.*
Bremen, Galerie Neuse, Kunsthandel GmbH
Prov., Lit. und Ausst. siehe unter 1872-7
Kat. 139, Abbildung S. 119

1872-15
Dekoratives Wandbild für das Haus des Kommerzienrats Jacob Landau in der Wilhelmstr. 71 E, 1872
Öl (?)
Verbleib unbekannt
Lit.: Werner 1913, S.89

1872-16
Porträt Carola von Arnberg, 1872
Öl
Ehemals Berlin, Nachlaß des Künstlers,
Inv. 2358

1872-17
Bayerischer Soldat, 1872
Öl
Ehemals Berlin, Nachlaß des Künstlers,
Inv. 1741

1872-18
Geschütz, 1872
Öl
Ehemals Berlin, Nachlaß des Künstlers,
Inv. 1742

1872-19
Soldat, 1872
Öl
Ehemals Berlin, Nachlaß des Künstlers,
Inv. 1743

1872-20
Soldat, sitzend, 1872
Öl
Ehemals Berlin, Nachlaß des Künstlers,
Inv. 1744

1872-21
Uniformstudien, 1872
Öl
Ehemals Berlin, Nachlaß des Künstlers, Inv. 236

1873-1
Moltke mit seinem Stabe vor Paris (19. September 1870), 1873
Öl/Lwd.; 190 x 316 cm
Bez. u. r.: *AvW 1873*
Kiel, Kunsthalle, Inv. 93
Lit.: Archiv der Kunsthalle Kiel, Briefe Anton von Werners, u. a. vom 27.4.1871, 21.12.1872, 7.4.1873 und 1.4.1874, an den Vorstand des Kunstvereins zu Kiel; Bericht über die Wirksamkeit des Schleswig-Holsteinischen Kunstvereins Kiel für das Jahr 1869/70, Kiel 1871; ...das Jahr 1871, Kiel 1872; ...das Jahr 1872, Kiel 1873; ...das Jahr 1873, Kiel 1874; Dohme 1874, Sp.352; Kunsthalle zu Kiel 1875, Nr. 54; Lützow 1875, S.354f.; Kunstberichte der Photographischen Gesellschaft, 1888/89, S.26f.; Lindner 1895, Abb. nach S.90; Rosenberg 1895, S.20, 22, Abb.19; Boetticher 1901, S.1000, Nr.14; Werner 1913, S.6f., 16, 19f., 25, 30, 57, 83, 464; Die Gartenlaube, 1915, Abb. S.107; Pastor 1915, Abb. o.S.; Kauffmann 1919, S.572; Ehrendenkmal 1926, Abb. nach S.76; Schade 1932, Abb. S.81; Berliner Illustrierte Zeitung. Sonderheft zur 700-Jahr-Feier der Reichshauptstadt (»Heimat Berlin«), o.S. (mit Abb.); Haseloff 1938, S.20; Kunsthalle zu Kiel 1958, S.159; Kunstreich 1960, S.243-262, Abb.1; Kunsthalle zu Kiel 1973, S.220f., Abb.S.220; Jähner 1974, S.14ff., Abb.11; Gillen 1975, S.162, Abb.13; Hartmann 1981, Abb. S.14; Bock 1982, S.158 bis 161, Abb.27; Bartmann 1985, S.38-42, Abb.18; Teeuwisse 1986, Abb.15
Ausst.: Weltausstellung, Wien 1873, Kat.948; Verein Berliner Künstler, Berlin 1874; Jubiläumsausstellung, Kgl. Akademie der Künste, Berlin 1886, Kat.1242, Abb. S.222; Malerei nach Fotografie. Von der Camera obscura bis zur Pop Art, Stadtmuseum, München 1970, Kat.851; Vor hundert Jahren: Dänemark und Deutschland 1864-1900. Gegner und Nachbarn, Kunsthalle zu Kiel u.a.O., 1981/82, Kat.15 D, Abb. S.240
Vgl. 1873-2
Kat. 398, Abbildung S. 290/291

1873-2
Artillerie auf dem Wege nach Paris, 1873
Öl (?)
Bez. u. r.: *AvW 1873*
Verbleib unbekannt
Lit.: Rosenberg 1895, Abb.11; Jähner 1974, Abb.19
Farbskizze zur rechten Hälfte von 1873-1

1873-3
Husar und älterer Offizier (Premierleutnant von Stülpnagel?), 1873
Öl/Lwd.; 50x67 cm
Bez. u.r.: *AvW 1873*
Berlin, Akademie der Künste, Inv. 28
Figurenstudie zu 1877-1
Kat. 491

1873-4
Porträt Alwine Schroedter, die Schwiegermutter des Künstlers, 1873
Öl/Lwd.; 79x65 cm
Bez. u.r.: *A.v.W. 1873.*
Karlsruhe, Städtische Galerie im Prinz-Max-Palais, Inv. 62/2

1873-5
Die Rückwirkung des Krieges gegen Frankreich auf die Einigung Deutschlands und die Schaffung der deutschen Kaiserwürde, Wiedergabe des Siegesdenkmalfrieses mit Architektur, 1873
Öl (?)
Bez. rechts der Tür: *AvW 1873*
Verbleib unbekannt
Lit.: Zeitschrift für Bildende Kunst, 11, 1876, Abb. nach S.96 (Radierung von J. Klaus nach dem 2. Teilstück); Boetticher 1901, S.1001, Nr.23; Bartmann 1985, Abb.50; Gaehtgens 1990, Abb.17; Springer 1990, Abb.17; siehe weiter unter 1873-7
Ausst.: Kunst- und Kunstindustrie-Ausstellung alter und neuer Meister im Glaspalaste zu München, München 1876, Kat. 1; Internationale Kunst-Ausstellung Berlin 1896 zur Feier des 200jährigen Bestehens der Königlichen Akademie der Künste, Berlin 1896, Kat.3697
Vgl. 1873-7

1873-6
Die Überreichung der Kaiserkrone durch Bayern, Teilstück zum Karton des Siegesdenkmalfrieses, ca. 1873
Öl (?)
Verbleib unbekannt
Lit.: StB Berlin, Handschriftenabteilung, Nl. Werner 5, S.379
Farbskizze zu 1873-7
Vgl. 1871-5, 1872-1

1873-7
Karton zum Siegesdenkmalfries, 1873
Öl/Lwd.; 3,93x23,45 m (6 Teilstücke)
Bez. r. der Tür: *A v Werner 1873.*
Berlin, Berlin Museum (Depositum)
Prov.: 1877 vom Kaiser dem Schlesischen Museum der Bildenden Künste zu Breslau überwiesen – Berlin, Nationalgalerie, SMB (Depositum)
Lit.: SMB/ZA,I/NG, Künstlerspezialakte Anton von Werner, Journal-Nr.210/75, 156/76, 808/79; Deutsche Bauzeitung, 2, 1868, S.284f., 400f.; 4, 1870, S.279f.; 7, 1873, S.275f., 287f.; 8, 1874, Abb. nach S.8; 9, 1875, S.469; Die Dioskuren, 18, 1873, S.261f., 277f.; Illustrirte Zeitung, Nr.1580, 11.10.1873; Rosenberg 1873, Sp.809-817; Hoffmeister 1874, passim; Spielhagen 1874, S.308ff.; Beschreibung Sieges-Säule 1875, S.12f.; Pietsch 1875, passim; Siegessäule 1875, passim; Stiber 1875, S.19ff.; Rosenberg 1879, S.237ff.; Pfau 1888, S.493-499; Studien-Mappen 1890, o.S.; Rosenberg 1894, S.226f.; Rosenberg 1895, S.34ff.; Kunst-Chronik, N.F., 7, 1895/96, Sp.213; Ende 1896, S.12; Werner 1896, S.95; Müller-Bohn 1897, S.36; Boetticher 1901, S.1001, Nr.26; Keßler 1904, S.60f.; Hofmann 1906, S.392; Schlesisches Museum Breslau 1908, Nr.781; Feuerbach 1911, Bd.2, S.290; Werner 1913, S.57-59, 61, 64f., 67-79, 111, 151, 170; Denkmalpflege und Heimatschutz, 1925, S.49ff.; Wedderkop 1936, S.221ff.; Wirth 1955, S.203-205; Löhneysen 1960, S.19-21; Nipperdey 1968, S.542; Jähner 1974, S.54ff.; Arndt 1976, S.56f., 90; Reclams Kunstführer Deutschland VII 1977, S.329; Simson 1979, S.208; Bartmann 1985, S.68-87, Abb.51, 53, 57-62; Gaehtgens 1990, S.45; Springer 1990, S.353ff.
Ergänzung eines Teilstücks: 1874-1
Vgl. 1871-5, 1872-1–1872-2, 1873-5–1873-6, 1874-1
Kat. 432, Abbildungen S. 322–327

1874-1
Waffenbrüderschaft, Ergänzung eines Teilstücks zum Karton des Siegesdenkmalfrieses, ca. 1874
Öl/Lwd.; 279x248 cm
Bez. u.l.: *A.v.W.*
Berlin, Berlin Museum (Depositum)
Prov.: 1877 vom Kaiser dem Schlesischen Museum der Bildenden Künste zu Breslau überwiesen – Berlin, Nationalgalerie, SMB (Depositum)
Lit.: Schlesisches Museum Breslau 1908, Nr.782; Boetticher 1901, S.1001, Nr.27; Werner 1913, S.78; Jähner 1974, Abb.71; Bartmann 1985, S.84-86, Abb.64
Ergänzung zu 1873-7
Vgl. 1873-7, 1874-2
Kat. 446, Abbildung S. 329

1874-2
Figurenkomposition zum Siegesdenkmalfries mit General von Werder, General von der Thann, dem Großherzog von Mecklenburg, Generalfeldmarschall von Manteuffel, Generalfeldmarschall Graf Moltke und Generalfeldmarschall Graf Roon, 1874
Öl/Lwd.; 62x46 cm
Bez. u.r.: *AvW 1874*
Berlin, Berlinische Galerie, Inv. BG-M 184/76
Prov.: Berlin, Leo Spik, Auk. 488 (1974), Nr.202 – Berlin, Galerie Eva Lohmaier (1975)
Farb- und Figurenstudie zu 1874-1
Kat. 447, Abbildung S. 328

1874-3
Generalfeldmarschall Moltke in meinem Atelier, 1874
Öl
Bez. u.l.: *AvW 1874*
Verbleib unbekannt
Prov.: Stuttgart, Salon Herdtle & Peters (1878)
Lit.: Daheim, 11, 1875, Abb. S.501; Boetticher 1901, S.1001, Nr.29; Werner 1913, S.125, Abb. S.126; Jähner 1974, Abb.84; Bartmann 1985, S.89, Abb.65; Paret 1990, Abb.89
Abbildung S. 331

1874-4
Graf Moltke in russischer Feldmarschallsuniform, 1874
Öl/Lwd.; 268x163 cm
St. Petersburg, Eremitage, Inv. GE 5940
Prov.: St. Petersburg, Marschallsaal des Schlosses
Lit.: Kunst-Chronik, 9, 1874, Sp.52; Rosenberg 1879, S.242; Rosenberg 1894, S.228; Rosenberg 1895, S.46f.; Werner 1913, S.113, Abb. S.112; Jähner 1974, Abb.35; Bartmann 1985, S.133, Abb.101
Ausst.: Kgl. Akademie der Künste, Berlin 1874, Kat.865

1874-5
Dr. Martin Luther auf einem Familienfest, 1874
Öl/Lwd.; großformatig
Ehemals Berlin, im Besitz des Auftraggebers Franz Wollner
Lit.: Kunst-Chronik, 19, 1874, Sp.52; Rosenberg 1879, S.242f.; Reber 1884, S.371; Rosenberg 1894, S.228f.; Rosenberg 1895, S.48; Werner 1913, S.113; Spitzemberg 1960, S.214; Hager 1989, S.142
Ausst.: Kgl. Akademie der Künste, Berlin 1874, Kat.866 (Kleine goldene Medaille)
Vgl. 1874-6

1874-6
Dr. Martin Luther auf einem Familienfest, 1874
Öl/Lwd.; 43x63 cm
Bez. u.l.: *AvW 1874*
Karlsruhe, Literarische Gesellschaft (Scheffelbund)
Lit.: siehe unter 1874-5
Farbskizze zu 1874-5
Kat. 142, Abbildung S. 17

1874-7
Zwei Damen mit Kopfschmuck (die Töchter des Franz Wollner), 1874
Öl/Malpappe; 23x30 cm
Bez u.l.: *AvW 1874.*
Privatbesitz
Prov.: Berlin, Nachlaß des Künstlers, Inv. 2009 – Berlin, Frieda Hinze
Figurenstudie zu 1874-5
Vgl. 1874-8

1874-8
Köpfe zweier Mädchen (die Töchter des Franz Wollner), ca. 1874
Öl/Lwd., auf Hartfaserpappe aufgezogen; 35 x 51 cm
Bez. u. l.: *AvW*
Dortmund, Museum für Kunst und Kulturgeschichte, Inv. C 6752
Figurenstudie zu 1874-5
Vgl. 1874-7

1874-9
Spreewälder Amme, 1874
Öl (?)
Bez. u. r.: *AvW 1874.*
Lit.: Werner 1913, Abb. S. 122

1874-10
Allegorische Darstellung von Friede und Freude, Skizze zu einem Plafond, 1874
Öl
Lit.: Dohme 1874, Sp.345f.
Ausst.: Verein Berliner Künstler, Berlin 1874
Vermutlich Pendant zu 1874-11

1874-11
Fortuna (»Säume nicht/Dich zu erdreisten/Wenn die Menge zaudernd schweift/Alles kann der Edle leisten,/Der den Augenblick ergreift!«), Skizze zu einem Plafond, 1874
Öl/Lwd.; 65 x 47 cm
Bez. u. r.: *AvW 1874*
Privatbesitz
Lit.: Dohme 1874, Sp.345f.
Ausst.: Verein Berliner Künstler, Berlin 1874
Vermutlich Pendant zu 1874-10
Kat. 147

1874-12
Frühling vertreibt den Winter, 1874
Öl/Lwd.; max. 70 x 120 cm (oval)
Bez. außerhalb der Darstellung: *AvW 1874*
Dr. Karl Feiden
Kat. 148

1874-13
La Festa, Entwurf zu einem Wandbild für das Treppenhaus der Villa Eduard L. Behrens in Hamburg, Harvestehuder Weg 25, 1874
Öl (?)
Bez. u. l.: *AvW 1874*
Verbleib unbekannt
Lit.: Werner 1913, Abb. S. 138; siehe weiter unter 1876-3
Farbskizze zu 1876-1

1874-14
Ringelspiel beim Sonntagsausflug, 1874
Öl/Lwd.; 28 x 36 cm
Bez. u. r.: *AvW 1874*
Mannheim, Städtische Kunsthalle, Inv. 39 (Eigentum der Bundesrepublik Deutschland)
Prov.: Berlin, Reichskanzlei
Lit.: Kunsthalle Mannheim 1977, S. 313; Bartmann 1985, S. 32, Abb.16; Wirth 1990, S. 326, Abb.405

1874-15
Bildnis des Kammerherrn der Kronprinzessin Viktoria, Graf Götz von Seckendorff, 1874
Öl/Lwd.; 63 x 47 cm
Bez. u. r.: *AvW 1874*
Ehemals Berlin, Antiquariat Burmeister (1939)
Lit.: SMB/ZA,I/NG, Spec.29, Bd.44, Journal-Nr. 1285/39; Werner 1913, Abb. S. 56
Figurenstudie zu 1877-1

1874-16
Bildnis des Kommerzienrats Jacob Landau, 1874
Öl
Ehemals Berlin, Nachlaß des Künstlers, Inv. 2209
Vermutlich Figurenstudie zu 1875-1

1875-1
Porträt des Kommerzienrats Jacob Landau, um 1875
Öl
Verbleib unbekannt
Lit.: Boetticher 1901, S. 1001, Nr. 30
Vgl. 1874-16

1875-2
Porträt Prinz Karl von Preußen, 1875
Öl; 60 x 46 cm
Bez.: *AvW 1875*; u. l.: *Prinz Carl v. Preußen*
Verbleib unbekannt
Lit.: Werner 1913, Abb. S. 257
Ausst.: Hundert Jahre Berliner Kunst im Schaffen des Vereins Berliner Künstler, Berlin 1929, Kat. 1452
Figurenstudie zu 1877-1

1875-3
Vier männliche Studienköpfe (Oberst Walker, Graf Perponcher, Prinz A. Radziwill, Oberstleutnant von Fassong), 1875
Öl/Lwd.; 46 x 55 cm
Bez. u. r.: *AvW 1875.*
Berlin, Leo Spik, Auk. 400 (1954), Nr. 110
Figurenstudie zu 1877-1

1875-4
Studienkopf eines Mannes mit Federhut, Tracht des 30jährigen Krieges, 1875
Öl
Bez.: u. r.: *AvW. 1875.*
Lit.: Die Gartenlaube, 1888, Heft 36, Abb. S. 601; Boetticher 1901, S. 1000, Nr. 18

1875-5
Raffael, Wandbild im Roten Salon der »Villa VI« des Künstlers in der Potsdamer Str. 113, um 1875
Wachsfarben
1938 durch Umbau beschädigt bzw. übertapeziert, 1988 wiederaufgefunden
Lit.: Kunst-Chronik, 11, 1876, Sp.151; Boetticher 1901, S. 1002, Nr. 3; Werner 1913, S. 88 f.; Meyerheim 1915, S. 408; ALO 1943, o.S.; Restauratorische und bauhistorische Befunduntersuchung der Alexandra Restaurierungen, Berlin 1989 (unveröffentlicht); Bartmann 1990, S. 6-9, Abb. S. 9; Krenzlin 1992, Abb.54

1875-6
Tizian, Wandbild im Roten Salon der »Villa VI« des Künstlers in der Potsdamer Str. 113, um 1875
Wachsfarben
1938 durch Umbau beschädigt bzw. übertapeziert, 1988 wiederaufgefunden
Lit.: Werner 1913, Abb. S. 85 (nach einem Aquarell von W. Granzow); Bartmann, Abb. S. 6; siehe weiter unter 1875-5

1875-7
Rubens, Medaillon im Roten Salon der »Villa VI« des Künstlers in der Potsdamer Str. 113, um 1875
Wachsfarben
1938 durch Umbau beschädigt bzw. übertapeziert, 1988 wiederaufgefunden
Lit.: siehe unter 1875-5

1875-8
Rembrandt, Medaillon im Roten Salon der »Villa VI« des Künstlers in der Potsdamer Str. 113, um 1875
Wachsfarben
1938 durch Umbau beschädigt bzw. übertapeziert, 1988 wiederaufgefunden
Lit.: siehe unter 1875-5

1875-9
Dürer, Medaillon im Roten Salon der »Villa VI« des Künstlers in der Potsdamer Str. 113, um 1875
Wachsfarben
1938 durch Umbau beschädigt bzw. übertapeziert, 1988 wiederaufgefunden
Lit.: siehe unter 1875-5

1875-10
Holbein, Medaillon im Roten Salon der »Villa VI« des Künstlers in der Potsdamer Str. 113, um 1875
Wachsfarben
1938 durch Umbau beschädigt bzw. übertapeziert, 1988 wiederaufgefunden
Lit.: siehe unter 1875-5

1875-11
Velazquez, Medaillon im Roten Salon der »Villa VI« des Künstlers in der Potsdamer Str. 113, um 1875
Wachsfarben
1938 durch Umbau beschädigt bzw. übertapeziert, 1988 wiederaufgefunden
Lit.: siehe unter 1875-5

1875-12
Murillo, Medaillon im Roten Salon der »Villa VI« des Künstlers in der Potsdamer Str. 113, um 1875
Wachsfarben
1938 durch Umbau beschädigt bzw. übertapeziert, 1988 wiederaufgefunden
Lit.: siehe unter 1875-5

1875-13
Die Maulbronner Fuge (nach Scheffel), Wandbild im Musikzimmer der »Villa VI« des Künstlers in der Potsdamer Str. 113, um 1875
Wachsfarben
1938 durch Umbau beschädigt bzw. übertapeziert, 1988 wiederaufgefunden
Lit.: Werner 1913, Abb. S.91 (nach einem Aquarell von W. Granzow); siehe weiter unter 1875-5

1875-14
Der Vogt von Tenneberg (nach Scheffel), Wandbild im Musikzimmer der »Villa VI« des Künstlers in der Potsdamer Str. 113, um 1875
Wachsfarben
1938 durch Umbau beschädigt bzw. übertapeziert, 1988 wiederaufgefunden
Lit.: siehe unter 1875-5
Vgl. 1863-4

1875-15
Herbstreigen (nach Scheffel), Wandbild im Musikzimmer der »Villa VI« des Künstlers in der Potsdamer Str. 113, um 1875
Wachsfarben
1938 durch Umbau beschädigt bzw. übertapeziert, 1988 wiederaufgefunden
Lit.: Bartmann 1990, Abb. S. 8; siehe weiter unter 1875-5

1875-16
Exodus cantorum (Die fahrenden Schüler beim Pottensteiner [nach Scheffel]), Wandbild im Musikzimmer der »Villa VI« des Künstlers in der Potsdamer Str. 113, um 1875
Wachsfarben
1938 durch Umbau beschädigt bzw. übertapeziert, 1988 wiederaufgefunden
Lit.: siehe unter 1875-5

1875-17
Selbstporträt zusammen mit Joseph Victor von Scheffel, Wandbild im Musikzimmer der »Villa VI« des Künstlers in der Potsdamer Str. 113, um 1875
Wachsfarben
1938 durch Umbau beschädigt bzw. übertapeziert, 1988 wiederaufgefunden
Lit.: siehe unter 1875-5

1875-18
Amor, Psyche und Putti, Wandbilder im Schlafzimmer der »Villa VI« des Künstlers in der Potsdamer Str. 113, um 1875
Wachsfarben
1938 durch Umbau beschädigt bzw. übertapeziert, 1988 wiederaufgefunden
Lit.: siehe unter 1875-5

1875-19
Aschenputtel (drei verschiedene Szenen), Wandbilder im Kinderzimmer der »Villa VI« des Künstlers in der Potsdamer Str. 113, um 1875
Wachsfarben
1938 durch Umbau beschädigt bzw. übertapeziert, 1988 wiederaufgefunden
Lit.: Werner 1913, Abb. S. 152/153; Jähner 1974, Abb.73; siehe weiter unter 1875-5

1875-20
Dornröschen (drei verschiedene Szenen), Wandbilder im Kinderzimmer der »Villa VI« des Künstlers in der Potsdamer Str. 113, um 1875
Wachsfarben
1938 durch Umbau beschädigt bzw. übertapeziert, 1988 wiederaufgefunden
Lit.: Bartmann 1990, Abb. S. 7; siehe weiter unter 1875-5

1875-21
Schneewittchen (drei verschiedenen Szenen), Wandbilder im Kinderzimmer der »Villa VI« des Künstlers in der Potsdamer Str. 113, um 1875
Wachsfarben
1938 durch Umbau beschädigt bzw. übertapeziert, 1988 wiederaufgefunden
Lit.: siehe unter 1875-5

1875-22
Michelangelo und Raffael, zwei in einen Neorenaissance-Schrank eingelassene Standbildnisse, um 1875
Öl/Holz; je 54 x 23 cm
Privatbesitz

1875-23
Die vier Fakultäten (JVRISPRVDENTIA und THEOLOGIA), Farbskizze für ein nicht ausgeführtes Wandbild für das Treppenhaus der Kieler Universität, 1875
Öl
Ehemals Berlin, Nachlaß des Künstlers, Inv. 2236a
Lit.: Werner 1913, S. 173-176, Abb. S. 174
Pendant zu 1875-24

1875-24
Die vier Fakultäten (PHILOSOPHIA und MEDICINA), Farbskizze für ein nicht ausgeführtes Wandbild für das Treppenhaus der Kieler Universität, 1875
Öl
Ehemals Berlin, Nachlaß des Künstlers, Inv. 2236b
Lit.: siehe unter 1875-23
Pendant zu 1875-23

1875-25
»Was Ihr wollt«, Wandbild im Herrenzimmer des Hauses Pringsheim in der Wilhelmstr. 67, um 1875
Öl (?)
Lit.: Werner 1913, S. 90, 153

1876-1
La Festa (Im Venedig der Hochrenaissance), Wandbild im Treppenhaus der Villa Eduard L. Behrens in Hamburg, Harvestehuder Weg 25, 1876
Öl
Bez. u. l.: *A.v. W. 1876.*
Verbleib unbekannt; die Villa abgebrochen
Lit.: Rosenberg 1879, S. 243; Reber 1884, S. 372; Rosenberg 1894, S. 229; Rosenberg 1895, S. 49, Abb. 39; Boetticher 1901, S. 1000, Nr. 19; Werner 1913, S. 89, 131f., 144, 153; Amersdorffer 1925, S. 180; Jähner 1974, Abb. 74
Ausst.: Kgl. Akademie der Künste, Berlin 1876, Kat. 785
Vgl. 1874-13
Abbildung S. 128

1876-2
Schneewittchen, Wandbild im Speisesaal der Villa des Bildhauers Louis Sussmann-Hellborn in der Hohenzollernstr. 5 (Tiergarten), 1876
Öl/Lwd.; 220 x 145 cm
Bez.: *AvW 1876*
Berlin, Rudolph Lepke, Auk. 1104 (1897), Nr. 54, Abb. S. 24 – Berlin, Rudolph Lepke, Auk. 1885 (1922), Nr. 175, Taf. 2 – Berlin, Slg. des Landwirtschaftsrats a.D. Willy Schirop (1941)
Lit.: SMB/ZA,I/NG, Spec. 29, Bd. 45, Journal-Nr. 176/41, 279/41; Rosenberg 1879, S. 243; Rosenberg 1895, S. 49; Boetticher 1901, S. 1001, Nr. 20/21; Werner 1913, S. 89, 153
Ausst.: Kgl. Akademie der Künste, Berlin 1876, Kat. 786
Pendant zu 1876-3

1876-3
Die sieben Raben, Wandbild im Speisesaal der Villa des Bildhauers Louis Sussmann-Hellborn in der Hohenzollernstr. 5 (Tiergarten), 1876
Öl/Lwd.; 220 x 145 cm
Bez.: *A.v. W. 1876*
Berlin, Rudolph Lepke, Auk. 1104 (1897), Nr. 55, Abb. S. 25 – Berlin, Slg. Udo Erich Neumann (1936)
Lit.: SMB/ZA,I/NG, Spec. 29, Bd. 41, Journal-Nr. 1712/36, 1758/36; Rosenberg 1879, S. 243; Rosenberg 1895, S. 49; Boetticher 1901, S. 1001, Nr. 20/21; Werner 1913, S. 89, 153
Ausst.: Kgl. Akademie der Künste, Berlin 1876, Kat. 787
Pendant zu 1876-2

1876-4
Porträt des Landgerichtsdirektors und Justizrats Robert Lessing, 1876 (?)
Öl
Bez. M. r.: *AvW 1876* (?)
Ehemals Berlin, im Besitz der Rittergutsbesitzerin Anna Lessing (1920)
Lit.: Boetticher 1901, S. 1001, Nr. 31; Werner 1913, S. 164 (mit Abb.)
Ausst.: Bildnis-Ausstellung. Werke vom Ausgang des 18. Jahrhunderts bis zur Jetztzeit aus Berliner Privatbesitz, Akademie der Künste, Berlin 1920, Kat. 251

1877-1
Die Proklamierung des Deutschen Kaiserreiches (18. Januar 1871), 1877
Öl/Lwd.; 4,34 x 7,32 m
Bez. u.l. an der Treppenstufe: *AvW 1877*
Ehemals Berlin, Schloß, Weißer Saal, Inv. GK I 903 – Berlin, Hohenzollernmuseum im Schloß Monbijou – Berlin, Schloß, Polnische Kammern; Kriegsverlust
Lit.: Generallandesarchiv Karlsruhe, Rep. 56/1628, 60/880; Berliner Wespen, Nr. 13, 1877, o.S.; Lessing 1877, o.S.; Brief Carl Friedrich Lessings an seinen Bruder Robert, 11.3.1877 (Leuschner 1982, S. 360); Rosenberg 1877, Sp.430-432; Rosenberg 1879, S. 243 ff.; Bilder-Atlas 1890, Abb. S. 100; Rosenberg 1894, S. 229; Rosenberg 1895, S. 23 ff., 45f., Abb.22; Werner 1896, S. 109, 132ff.; Gurlitt 1899, S. 524; Boetticher 1901, S. 1001, Nr. 25; Keßler 1903/04, S. 58; Müller-Bohn 1898, Taf.138; Pflugk-Harttung/Tschudi 1910, Abb. nach S. 362 (mit Erklärungstafel); Garlepp 1910/11, Abb. nach S. 320 (mit Erklärungstafel); Werner 1913, S. 33 f., 40f., 57, 67f., 74, 77, 83, 113, 118, 124, 133, 153, 164, 176, 180, 184f., 187, 198, 264f., 277f., 292f., 331f., 355-357, 368, 421-425, 453, Abb. S. 179; Garlepp 1914, Abb. nach S. 320; Scheffel 1915, S. 114, 160, 162, 164f.; Osborn 1920, S. 315; Friedrich III. 1926, S. 371; Thielen 1964, S. 819 ff.; Viktoria Luise 1969, Abb. S. 12/13; Laforgue 1970, S. 46; Zentner 1970, Abb. S. 12/13 (Ausschnitt); Wormit 1971, o.S. (mit Abb.); Jähner 1974, S. 19 ff., Abb.23; Schoch 1975, S. 172 ff.; Arndt 1976, S. 61 f., 88f., 147, 165, Abb.118; Hamann/Hermand 1977, Bd.I, S. 158, Bd.II, S. 239; Fiedler 1979, S. 14 f., Abb. S. 14; Hartmann 1981, Abb. S. 11; Pretsch 1981, passim, Abb.2; Bock 1982, S. 273 ff., Abb.70; Fey 1984, S. 32-56; Bartmann 1985, S. 96-111, Abb.74, Erklärungstafel Abb.79; Teeuwisse 1986, Abb.16; Gaehtgens 1990, passim, Abb.1, Erklärungstafel Abb.2; Paret 1990, S. 193–210, Abb.88; Wirth 1990, S. 323, Abb.399
Ausst.: Kgl. Akademie der Künste, Berlin 1877, Kat. 764; Internationale Kunstausstellung, München 1879; Aspekte der Gründerzeit, Akademie der Künste, Berlin 1974, Kat. 45 (als Reproduktion), Abb. S. 33
Vgl. 1871-4, 1882-1, 1885-1, 1913-1
Abbildung S. 338/339

1877-2
Graf Moltke, Entwurf für den Saarbrücker Rathaussaal, 1877
Öl/Lwd.; ca. 87 x 30 cm
Verbleib unbekannt
Lit.: Stadtarchiv Saarbrücken, Bestand Alt-Saarbrücken, Rep. 1141, S. 142v-143, 151-151v, 153-154v, 173-175v; GStA Merseburg, Rep. 92 Nl. A. v. Werner VIe, S. 2-61, 66, 67; Kunst-Chronik, 11, 1876, Sp.195; Kunst-Chronik, 13, 1878, Sp.51f., 91; Saarbrücker Zeitung, Nr. 185, 10.8.1880; Zeitschrift für Bildende Kunst, 16, 1881, S. 142 f.; Reber 1884, S. 372; Rosenberg 1894, S. 231; Rosenberg 1895, S. 58 ff.; Boetticher 1901, S. 1001, Nr. 33-39; Werner 1913, S. 198 ff.; Werner 1914, S. 291; Scheffel 1915, S. 165 ff.; Amersdorffer 1925, S. 180; Jähner 1974, S. 39 ff.; Gillen 1975, S. 158; Mudrich 1975, o.S.; Schoch 1975, S. 177 f.; Wappenschmidt 1981, S. 116-118; Bartmann 1985, S. 55-62, Abb.38
Ausst.: Kgl. Akademie der Künste, Berlin 1877, Kat. 765-771; Kgl. Akademie der Künste, Berlin 1880, Kat. 738-740; Ausstellung zur Erinnerung an Kaiser Wilhelm I., Kgl. Akademie der Künste, Berlin 1897, Kat. 255-257
Farbskizze zu 1880-1
Pendant zu 1877-4
Abbildung S. 264

1877-3
Sturm auf den Spicherer Berg (6. August 1870), Entwurf für den Saarbrücker Rathaussaal, 1877
Öl/Lwd.; ca. 87 x 128 cm
Ehemals Berlin, Nachlaß des Künstlers, Inv. 2237; Verbleib unbekannt
Lit.: siehe unter 1877-2
Ausst.: Kgl. Akademie der Künste, Berlin 1877, Kat. 765-771; Kgl. Akademie der Künste, Berlin 1880, Kat. 738-740
Farbskizze zu 1880-2
Pendant zu 1877-6
Abbildung S. 264

1877-4
Fürst Bismarck, Entwurf für den Saarbrücker Rathaussaal, 1877
Öl/Lwd.; ca. 87 x 30 cm
Verbleib unbekannt
Lit.: siehe unter 1877-2
Ausst.: Kgl. Akademie der Künste, Berlin 1877, Kat. 765-771; Kgl. Akademie der Künste, Berlin 1880, Kat. 738-740; Ausstellung zur Erinnerung an Kaiser Wilhelm I., Kgl. Akademie der Künste, Berlin 1897, Kat. 255-257
Farbskizze zu 1880-3
Pendant zu 1877-2
Abbildung S. 264

1877-5
Kronprinz Friedrich Wilhelm, Entwurf für den Saarbrücker Rathaussaal, 1877
Öl/Lwd.; ca. 87 x 30 cm
Verbleib unbekannt
Lit.: Bartmann 1985, Abb.35; siehe weiter unter 1877-2
Ausst.: Kgl. Akademie der Künste, Berlin 1877, Kat. 765-771
Farbskizze zu 1880-4
Pendant zu 1877-7
Abbildung S. 264

1877-6
Ankunft Seiner Majestät in Saarbrücken (9. August 1870), Entwurf für den Saarbrücker Rathaussaal, 1877
Öl/Lwd.; 87 x 128 cm
Bez. u.l.: *AvW 1877*
Berlin, Deutsches Historisches Museum, Inv. 1987/304
Prov.: Cronberg/Taunus, Galerie Uwe Opper – München, Sotheby's, Auk. 11.11.1987, Nr. 56, Abb. S. 65
Lit.: Bartmann 1985, Abb.35; siehe weiter unter 1877-2
Ausst.: Kgl. Akademie der Künste, Berlin 1877, Kat. 765-771; Ausstellung zur Erinnerung an Kaiser Wilhelm I., Kgl. Akademie der Künste, Berlin 1897, Kat. 255-257; Bismarck – Preußen, Deutschland und Europa, Deutsches Historisches Museum, Berlin 1990, Kat. 8a/17, Abb. S. 319
Farbskizze zu 1880-6
Pendant zu 1877-3
Kat. 329, Abbildung S. 261

1877-7
Prinz Friedrich Karl, Entwurf für den Saarbrücker Rathaussaal, 1877
Öl/Lwd.; ca. 87 x 30 cm
Verbleib unbekannt
Lit.: Bartmann 1985, Abb.35; siehe weiter unter 1877-2
Ausst.: Kgl. Akademie der Künste, Berlin 1877, Kat. 765-771
Farbskizze zu 1880-7
Pendant zu 1877-5
Abbildung S. 264

1877-8
Victoria (Nord und Süd), Entwurf für den Saarbrücker Rathaussaal, 1877
Öl/Lwd.; ca. 87 x 61 cm
Verbleib unbekannt
Lit.: Werner 1913, Abb. S. 318; siehe weiter unter 1877-2 und unter 1880-9
Ausst.: Kgl. Akademie der Künste, Berlin 1877, Kat. 765-771
Farbskizze zu 1880-9

1877-9
Apotheose zum Siegeseinzug 1871, Entwurf für das obere Treppenhaus des Berliner Rathauses (?), ca. 1877
Öl (?)
Verbleib unbekannt

1877-10
Vor dem Diner (Bismarck im Gespräch anläßlich einer Abendveranstaltung im Reichskanzlerpalais), 1877
Öl (?)
Bez. u.r.: *AvW 1877*
Verbleib unbekannt
Lit.: Werner 1913, S. 182 f., Abb. S. 183

1877-11
Luther vor dem Reichstag in Worms (1521), 1877
Öl/Lwd.; 66 x 125 cm
Bez. u.l.: *AvW 1877*
Stuttgart, Staatsgalerie, Inv. 876
Prov.: Lahr, Verlagsbuchhändler Schauenburg (1883)
Lit.: Illustrirte Zeitung, Nr. 2103, 20.10.1883 (Abb.); Meisterwerke der Holzschneidekunst, 12, 1890, Abb.LXV (mit Erklärungstafel);

Museum Stuttgart 1900, Nr. 712; Boetticher 1901, S. 1000, Nr. 11; Museum Stuttgart 1903, Nr. 931; Staatsgalerie Stuttgart 1931, Nr. 876; Arndt 1976, S. 280 f., Abb. 97
Replik von 1870-2
Kat. 244, Abbildung S. 234/235

1877-12
Symposium (Das Gastmahl), Wandbild aus dem Zyklus »Römisches Leben« im Café Bauer Unter den Linden, 1877
Wachsfarben/Lwd.; 2,50 x 3,50 m
Verbleib unbekannt
Lit.: GStA Merseburg, Rep. 92 Nl. A. v. Werner VIb, S. 243, 249; ...XI, Lit H, S. 185-186; Reber 1884, S. 372; Pietsch 1886, S. 60; Rosenberg 1895, S. 49; Boetticher 1901, S. 1001, Nr. 32; Werner 1913, S. 89, 193, 268, 346; Scheffel 1915, S. 168 ff.; Amersdorffer 1925, S. 180; Kiaulehn 1969, S. 300 f.; Korte 1979, S. 132; Horsch 1990, S. 150-156
Vgl. 1877-18

1877-13
Horatius Flaccus, Wandbild aus dem Zyklus »Römisches Leben« im Café Bauer Unter den Linden, 1877
Wachsfarben/Lwd.; 3,50 x 2,50 m (?)
Verbleib unbekannt
Lit.: siehe unter 1877-12
Pendant zu 1877-16
Vgl. 1877-19

1877-14
Pantomima (Tanz vor der Exedra), Wandbild aus dem Zyklus »Römisches Leben« im Café Bauer Unter den Linden, 1877
Wachsfarben/Lwd.; 2,50 x 3,50 m
Bez. u. l. an der Treppenstufe: *AvW 1877*
Verbleib unbekannt
Lit.: siehe unter 1877-12
Vgl. 1877-20

1877-15
Thermae, Wandbild aus dem Zyklus »Römisches Leben« im Café Bauer Unter den Linden, 1877
Wachsfarben/Lwd.; 2,50 x 3,50 m
Verbleib unbekannt
Lit.: Werner 1913, Abb. S. 191; siehe weiter unter 1877-12
Vgl. 1877-21

1877-16
P. Ovidius Naso, Wandbild aus dem Zyklus »Römisches Leben« im Café Bauer Unter den Linden, 1877
Wachsfarben/Lwd.; 3,50 x 2,50 m (?)
Verbleib unbekannt
Lit.: siehe unter 1877-12
Pendant zu 1877-13
Vgl. 1877-22

1877-17
Recitatio (Der Abend), Wandbild aus dem Zyklus »Römisches Leben« im Café Bauer Unter den Linden, 1877
Wachsfarben/Lwd.; 2,50 x 3,50 m
Verbleib unbekannt
Lit.: siehe unter 1877-12
Vgl. 1877-23

1877-18
Symposium (Das Gastmahl), Entwurf zu dem Wandbildzyklus »Römisches Leben« im Café Bauer Unter den Linden, 1877
Öl/Lwd.; 53 x 89 cm
Bez. u. r.: *AvW 1877*
Privatbesitz
Prov.: Hamburg, Privatbesitz (1913) – Berlin, Rudolf Lepke, Auk. 2088 (1935), Nr. 69 – München, Sotheby's, Auk. 9.11.1988, Nr. 68I, Abb. S. 69
Lit.: Café Bauer 1877 (Abb.); siehe weiter unter 1877-12
Ausst.: Sächsisch-Thüringische Industrie- und Gewerbe-Ausstellung, Leipzig 1897; Retrospektive Ausstellung im Rahmen der Großen Berliner Kunstausstellung, Berlin 1906, Kat. 728 (verkäuflich)
Farbskizze zu 1877-12
Kat. 149, Abbildung S. 133

1877-19
Horatius Flaccus, Entwurf zu dem Wandbildzyklus »Römisches Leben« im Café Bauer Unter den Linden, 1877
Öl/Lwd.; ca. $^1/_4$ der Originalgröße
Bez. u. r.: *AvW 1877*
Ehemals Hamburg, Privatbesitz (1913)
Lit.: Café Bauer 1877 (Abb.); siehe weiter unter 1877-12
Ausst.: Sächsisch-Thüringische Industrie- und Gewerbe-Ausstellung, Leipzig 1897; Retrospektive Ausstellung im Rahmen der Großen Berliner Kunstausstellung, Berlin 1906, Kat. 728 (verkäuflich)
Farbskizze zu 1877-13
Pendant zu 1877-22

1877-20
Pantomima (Tanz vor der Exedra), Entwurf zu dem Wandbildzyklus »Römisches Leben« im Café Bauer Unter den Linden, 1877
Öl/Lwd.; 55 x 91 cm
Bez. u. l.: *AvW 1877.*
Privatbesitz
Prov.: Hamburg, Privatbesitz (1913) – Berlin, Rudolf Lepke, Auk. 2088 (1935), Nr. 68 – München, Sotheby's, Auk. 9.11.1988, Nr. 68II, Abb. S. 69
Lit.: Café Bauer 1877 (Abb.); siehe weiter unter 1877-12
Ausst.: Sächsisch-Thüringische Industrie- und Gewerbe-Ausstellung, Leipzig 1897; Retrospektive Ausstellung im Rahmen der Großen Berliner Kunstausstellung, Berlin 1906, Kat. 728 (verkäuflich)
Farbskizze zu 1877-14
Kat. 154, Abbildung S. 133

1877-21
Thermae, Entwurf zu dem Wandbildzyklus »Römisches Leben« im Café Bauer Unter den Linden, 1877
Öl/Lwd.; ca. 63 x 88 cm
Bez. u.r: *AvW 1877*
Ehemals Hamburg, Privatbesitz (1913)
Lit.: Café Bauer 1877 (Abb.); Boetticher 1901, S. 1001, Nr. 45; siehe weiter unter 1877-12
Ausst.: Wiener Künstlerhaus, 1884; Sächsisch-Thüringische Industrie- und Gewerbe-Ausstellung, Leipzig 1897; Retrospektive Ausstellung im Rahmen der Großen Berliner Kunstausstellung, Berlin 1906, Kat. 728 (verkäuflich)
Farbskizze zu 1877-15

1877-22
P. Ovidius Naso, Entwurf zu dem Wandbildzyklus »Römisches Leben« im Café Bauer Unter den Linden, 1877
Öl/Lwd.; ca. $^1/_4$ der Originalgröße
Bez. u. r. am Podest: *AvW 1877*
Ehemals Hamburg, Privatbesitz (1913)
Lit.: Café Bauer 1877 (Abb.); siehe weiter unter 1877-12
Ausst.: Sächsisch-Thüringische Industrie- und Gewerbe-Ausstellung, Leipzig 1897; Retrospektive Ausstellung im Rahmen der Großen Berliner Kunstausstellung, Berlin 1906, Kat. 728 (verkäuflich)
Farbskizze zu 1877-16
Pendant zu 1877-19

1877-23
Recitatio (Der Abend), Entwurf zu dem Wandbildzyklus »Römisches Leben« im Café Bauer Unter den Linden, 1877
Öl/Lwd.; ca. 50 x 90 cm
Bez. u. l.: *AvW. 1877*
Hamburg, Privatbesitz (1913) – Berlin, Rudolf Lepke, Auk. 2088 (1935), Nr. 70 (?)
Lit.: Café Bauer 1877 (Abb.); Studien-Mappen 1890 (Abb.); Die Kunst für Alle, 6, 1890/91, Heft 5, Abb. S. 74; Rosenberg 1895, Abb. 40; Boetticher 1901, S. 1002, Nr. 64; Jähner 1974, Abb. 76; siehe weiter unter 1877-12
Ausst.: Sächsisch-Thüringische Industrie- und Gewerbe-Ausstellung, Leipzig 1897; Retrospektive Ausstellung im Rahmen der Großen Berliner Kunstausstellung, Berlin 1906, Kat. 728 (verkäuflich)
Farbskizze zu 1877-17

1877-24
Porträt Malvina von Werner, die Gattin des Künstlers, auf einem Balkon sitzend, um 1877
Öl/Lwd.; 111 x 84 cm
Regensburg, Ostdeutsche Galerie, Inv. 6215
Prov.: Berlin, Hans Anton von Werner (1920) – Berlin, Gerda Bassenge, Auk. 28/I (1976), Nr. 986, Abb. S. 175
Lit.: Jähner 1974, Abb. 88
Ausst.: Kgl. Akademie der Künste, Berlin 1918, Kat. 1259; Bildnis-Ausstellung. Werke vom Ausgang des 18. Jahrhunderts bis zur Jetztzeit aus Berliner Privatbesitz, Akademie der Künste, Berlin 1920, Kat. 250

1878-1
Der Zinsgroschen, Altarbild in der Gertraudenkirche in Frankfurt/Oder, 1878
Öl
Bez. am unteren Rand: *A. de Werner hanc tabulam pinxit et ecclesiae Gertrudensi Francofurti ad Viadrum restitutae DDD. A.D. MDCCCLXXVIII*
Kriegsverlust
Lit.: Rosenberg 1879, S. 245 f.; Müller 1884, S. 553; Rosenberg 1895, S. 50, Abb. 41; Boetticher 1901, S. 1001, Nr. 22; Kunstdenkmäler Frankfurt a.O. 1912, S. 43; Werner 1913, S. 245, Abb. S. 222
Ausst.: Kgl. Akademie der Künste, Berlin 1879, Kat. 640

1878-2
Bildnis des deutschen Geschäftsträgers in Athen und zweiten deutschen Bevollmächtigten auf dem Berliner Kongreß, Bernhard Ernst von Bülow, ca. 1878
Öl
Ehemals Berlin, Nachlaß des Künstlers, Inv. 2415
Vermutlich Figurenstudie zu 1881-2

1878-3
Bildnis des deutschen Botschafters in Paris und dritten deutschen Bevollmächtigten auf dem Berliner Kongreß, Fürst Chlodwig zu Hohenlohe-Schillingsfürst, 1878
Öl/Lwd.; 63 x 53 cm
Bez. o. l.: *Fürst v. Hohenlohe*; u. r.: *AvW 1878*
Harburg, Fürstlich Oettingen-Wallerstein'sche Sammlungen Schloß Harburg
Prov.: Berlin, Nachlaß des Künstlers, Inv. 2430
Figurenstudie zu 1881-2
Kat. 593, Abbildung S. 404

1878-4
Bildnis des deutschen Diplomaten und Leitenden Sekretärs des Berliner Kongresses, Joseph Maria von Radowitz, ca. 1878
Öl
Ehemals Berlin, Nachlaß des Künstlers, Inv. 2424
Vermutlich Figurenstudie zu 1881-2

1878-5
Bildnis des Legationsrats im Ministerium des Auswärtigen und Sekretärs auf dem Berliner Kongreß, Lothar Bucher, ca. 1878
Öl
Ehemals Berlin, Nachlaß des Künstlers, Inv. 2416
Lit.: Boetticher 1901, S. 1002, Nr. 69
Ausst.: Sächsisch-Thüringische Industrie- und Gewerbe-Ausstellung, Leipzig 1897
Vermutlich Figurenstudie zu 1881-2

1878-6
Dreierbildnis der Beamten im Auswärtigen Dienst und Sekretäre auf dem Berliner Kongreß, Friedrich von Holstein, Dr. Klemens August Busch und Herbert von Bismarck, ca. 1878
Öl
Ehemals Berlin, Nachlaß des Künstlers, Inv. 2429
Vermutlich Figurenstudie zu 1881-2

1878-7
Doppelbildnisse des französischen Außenministers, William Henri Waddington, und des französischen Diplomaten Paul L. Desprez, des ersten und dritten französischen Bevollmächtigten auf dem Berliner Kongreß, 1878
Öl
Ehemals Berlin, Nachlaß des Künstlers, Inv. 2428
Lit.: Werner 1913, S. 226 ff., Abb. S. 233; Zabel 1918, Abb. S. 189
Figurenstudie zu 1881-2

1878-8
Bildnis des französischen Botschafters in Berlin und zweiten französischen Bevollmächtigten auf dem Berliner Kongreß, Graf Charles St. Vallier, 1878
Öl
Verbleib unbekannt
Lit.: Werner 1913, S. 226 ff., Abb. S. 226; Zabel 1918, Abb. S. 185
Figurenstudie zu 1881-2

1878-9
Bildnis des Kanzlers des russischen Reiches und ersten russischen Bevollmächtigten auf dem Berliner Kongreß, Fürst Alexander Michailowitsch Gortschakow, 1878
Öl
Ehemals Berlin, Nachlaß des Künstlers, Inv. 2418
Lit.: Werner 1913, S. 226 ff., Abb. S. 227; Zabel 1918, Abb. S. 185
Figurenstudie zu 1881-2

1878-10
Bildnis des russischen Botschafters in London und zweiten russischen Bevollmächtigten auf dem Berliner Kongreß, Graf Peter Andrejewitsch Schuwalow, 1878
Öl
Ehemals Berlin, Nachlaß des Künstlers, Inv. 2419
Lit.: Werner 1913, S. 226 ff., Abb. S. 227; Zabel 1918, Abb. S. 185
Figurenstudie zu 1881-2

1878-11
Bildnis des russischen Botschafters in Berlin und dritten russischen Bevollmächtigten auf dem Berliner Kongreß, Baron Paul von Oubril, ca. 1878
Öl
Ehemals Berlin, Nachlaß des Künstlers, Inv. 2427
Vermutlich Figurenstudie zu 1881-2

1878-12
Bildnis des britischen Premierministers und ersten britischen Bevollmächtigten auf dem Berliner Kongreß, Benjamin Disraeli, Lord Beaconsfield, 1878
Öl
Ehemals Berlin, Nachlaß des Künstlers, Inv. 2426
Lit.: Boetticher 1901, S. 1002, Nr. 68 (?); Werner 1913, S. 226 ff., Abb. S. 229; Zabel 1918, Abb. S. 184
Ausst.: Sächsisch-Thüringische Industrie- und Gewerbe-Ausstellung, Leipzig 1897 (?)
Figurenstudie zu 1881-2

1878-13
Bildnis des britischen Außenministers und zweiten britischen Bevollmächtigten auf dem Berliner Kongreß, Lord Robert Arthur Talbot Gascoyne-Cecil Salisbury, 1878
Öl
Verbleib unbekannt
Lit.: Werner 1913, S. 226 ff., Abb. S. 231; Zabel 1918, Abb. S. 189
Figurenstudie zu 1881-2

1878-14
Bildnis des britischen Botschafters in Berlin und dritten britischen Bevollmächtigten auf dem Berliner Kongreß, Lord Odo William Leopold Russel Ampthill, 1878
Öl
Verbleib unbekannt
Lit.: Werner 1913, S. 226 ff., Abb. S. 231; Zabel 1918, Abb. S. 189
Figurenstudie zu 1881-2

1878-15
Doppelbildnisse des türkischen Generals Mehemed Ali Pascha und des türkischen Außenministers, Alexander Caratheodory Pascha, des dritten und ersten türkischer Bevollmächtigten auf dem Berliner Kongreß, 1878
Öl
Bez. u. l.: *AvW 1878*
Verbleib unbekannt
Lit.: Werner 1913, S. 226 ff., Abb. S. 233; Zabel 1918, Abb. S. 186
Figurenstudie zu 1881-2

1878-16
Bildnis des türkischen Botschafters in Berlin und zweiten türkischen Bevollmächtigten auf dem Berliner Kongreß, Sadullah Bei Pascha, ca. 1878
Öl
Ehemals Berlin, Nachlaß des Künstlers, Inv. 2417
Vermutlich Figurenstudie zu 1881-2

1878-17
Bildnis des türkischen Generals und dritten türkischen Bevollmächtigten auf dem Berliner Kongreß, Mehemed Ali Pascha, ca. 1878
Öl
Ehemals Berlin, Nachlaß des Künstlers, Inv. 2420
Vermutlich Figurenstudie zu 1881-2

1878-18
Bildnis des österreichisch-ungarischen Außenministers und ersten österreichischen Bevollmächtigten auf dem Berliner Kongreß, Graf Gyula Andrássy, 1878
Öl
Bez. M. r.: *AvW 1878*
Ehemals Berlin, Nachlaß des Künstlers, Inv. 2431
Lit.: Werner 1913, S. 226 ff., Abb. S. 232; Zabel 1918, Abb. S. 188
Figurenstudie zu 1881-2

1878-19
Bildnis des österreichisch-ungarischen Botschafters in Berlin und zweiten österreichischen Bevollmächtigten auf dem Berliner Kongreß, Graf Aloys Károlyi, 1878
Öl/Malpappe; 54 x 33 cm
Bez. u. l.: *AvW.*
Schweinfurt, Slg. Georg Schäfer, Inv. 79490658
Prov.: Berlin, Nachlaß des Künstlers, Inv. 2425 – Berlin, Leo Spik, Auk. 454 (1965), Nr. 225
Lit.: Werner 1913, S. 226 ff.
Figurenstudie zu 1881-2

1878-20
Bildnis des österreichischen Botschafters in Rom und dritten österreichischen Bevollmächtigten auf dem Berliner Kongreß, Baron Heinrich Karl von Haymerle, ca. 1878
Öl
Ehemals Berlin, Nachlaß des Künstlers, Inv. 2422
Vermutlich Figurenstudie zu 1881-2

1878-21
Bildnis des italienischen Außenministers und ersten italienischen Bevollmächtigten auf dem Berliner Kongreß, Graf Luigi Corti, ca. 1878
Öl
Ehemals Berlin, Nachlaß des Künstlers, Inv. 2421
Vermutlich Figurenstudie zu 1881-2

1878-22
Bildnis des italienischen Botschafters in Berlin und zweiten italienischen Bevollmächtigten auf dem Berliner Kongreß, Graf Eduardo de Launay, ca. 1878
Öl
Ehemals Berlin, Nachlaß des Künstlers, Inv. 2423
Vermutlich Figurenstudie zu 1881-2

1878-23
Bildnis des Dichters Joseph Victor von Scheffel, 1878
Öl
Ehemals Berlin, Nachlaß des Künstlers, Inv. 2210a

1878-24
Entwurf zu dem Familienporträt Pringsheim in Kostümen der italienischen Renaissance, 1878
Öl/Lwd.; 80 x 59 cm
Bez. u. r.: *AvW 1878*
Berlin, Leo Spik, Auk. 454 (1965), Nr. 224
Lit.: siehe unter 1879-1
Farbskizze zu 1879-1

1879-1
Familienporträt Pringsheim in Kostümen der italienischen Renaissance, Wandbild im Herrenzimmer des Hauses Pringsheim in der Wilhelmstr. 67, 1879
Öl (?); oben halbrund
Bez. u. l.: *AvW. 1879.*
Verbleib unbekannt
Lit.: Boetticher 1901, S. 1001, Nr. 40; Werner 1913, S. 90, 259, Abb. S. 258
Vgl. 1878-24
Abbildung S. 126

1879-2
Frau Pringsheim mit Tochter und Schwiegertochter, 1879
Öl/Lwd.; 55 x 80 cm
Bez. u. l.: *AvW 1879*
Berlin, Wilhelm Weick
Ausst.: Große Berliner aus dem Osten, Stiftung Deutschlandhaus, Berlin 1987, außer Katalog
Figurenskizze zu 1879-1

1879-3
Fürst Bismarck in seinem Arbeitszimmer, 1879
Öl/Holz
Bez.: *AvW 1879*
Ehemals im Besitz der Frau J. Dieterich (1901)
Lit.: Boetticher 1901, S. 1001, Nr. 48
Ausst.: Ausstellung aus Privatbesitz, Mainz 1887

1880-1
Graf Moltke, Wandbild im Rathaussaal zu Saarbrücken, 1880
Wachs- und Ölfarben/Lwd.; ca. 3,50 x 1,18 m
Saarbrücken, Rathaus (magaziniert)
Lit.: Rosenberg 1895, Abb. 67; Funke 1921, 1. Bd., Abb. S. 756; Wappenschmidt 1981, Abb. 163; Bartmann 1985, Abb. 40; s. weiter unter 1877-2
Pendant zu 1880-3
Vgl. 1877-2

1880-2
Sturm auf den Spicherer Berg (6. August 1870), Wandbild im Rathaussaal zu Saarbrücken, 1880
Wachs- und Ölfarben/Lwd.; ca. 3,50 x 5,15 m
Bez. u. r.: *AvW 1880*
Saarbrücken, Rathaus (magaziniert)
Lit.: Stillfried 1882, Abb. S. 405; Bilder-Atlas 1890, Abb. S. 94; Rosenberg 1895, Abb. 68; Bär/Quensel 1900, Abb. S. 369; Rousset 1902/03, 1. Bd., Abb. S. 111; Werner 1913, Abb. S. 284; Jähner 1974, Abb. 54; Gillen 1975, Abb. 12; Wappenschmidt 1981, Abb. 161; Bartmann 1985, Abb. 39; siehe weiter unter 1877-2
Pendant zu 1880-6
Vgl. 1877-3
Abbildung S. 252

1880-3
Fürst Bismarck, Wandbild im Rathaussaal zu Saarbrücken, 1880
Wachs- und Ölfarben/Lwd.; ca. 3,50 x 1,18 m
Saarbrücken, Rathaus (magaziniert)
Lit.: Rosenberg 1895, Abb. 67; Funke 1921, 1. Bd., Abb. S. 757; Wappenschmidt 1981, Abb. 163; Bartmann 1985, Abb. 40; siehe weiter unter 1877-2
Pendant zu 1880-1
Vgl. 1877-4

1880-4
Kronprinz Friedrich Wilhelm, Wandbild im Rathaussaal zu Saarbrücken, 1880
Wachs- und Ölfarben/Lwd.; ca. 3,50 x 1,18 m
Saarbrücken, Rathaus (magaziniert)
Lit.: Kunstberichte der Photographischen Gesellschaft, 1888/89, Abb. S. 28; Rosenberg 1895, Abb. 66; Jähner 1974, Abb. 39; Wappenschmidt 1981, Abb. 162; Bartmann 1985, Abb. 40; siehe weiter unter 1877-2
Pendant zu 1880-7
Vgl. 1877-5

1880-5
Bildnis Kronprinz Friedrich Wilhelm, ca. 1880
Öl
Verbleib unbekannt
Lit.: Werner 1913, S. 269, Abb. S. 285
Figurenstudie zu 1880-4

1880-6
Ankunft Seiner Majestät in Saarbrücken (9. August 1870), Wandbild im Rathaussaal zu Saarbrücken, 1880
Wachs- und Ölfarben/Lwd.; ca. 3,50 x 5,15 m
Saarbrücken, Rathaus (magaziniert)
Lit.: Rosenberg 1895, Abb. 69; Rousset 1902/03, 1. Bd., Abb. S. 57; Werner 1913, Abb. S. 259; Jähner 1974, Abb. 47; Schoch 1975, Abb. 186; Wappenschmidt 1981, Abb. 159; Bartmann 1985, Abb. 37; siehe weiter unter 1877-2
Pendant zu 1880-2
Vgl. 1877-6
Abbildung S. 253

1880-7
Prinz Friedrich Karl, Wandbild im Rathaussaal zu Saarbrücken, 1880
Wachs- und Ölfarben/Lwd.; ca. 3,50 x 1,18 m
Saarbrücken, Rathaus (magaziniert)
Lit.: Stillfried 1882, Abb. S. 408; Kunstberichte der Photographischen Gesellschaft, 1888/89, Abb. S. 29; Rosenberg 1895, Abb. 66; Jähner 1974, Abb. 39; Wappenschmidt 1981, Abb. 162; Bartmann 1985, Abb. 40; siehe weiter unter 1877-2
Pendant zu 1880-4
Vgl. 1877-7

1880-8
Bildnis Prinz Friedrich Karl, ca. 1880
Öl
Verbleib unbekannt
Lit.: Werner 1913, S. 425, Abb. S. 285
Figurenstudie zu 1880-7

1880-9
Victoria (Nord und Süd), Wandbild im Rathaussaal zu Saarbrücken, 1880
Wachs- und Ölfarben/Lwd.; ca. 3,50 x 2,45 m
Saarbrücken, Rathaus (magaziniert)
Lit.: Rosenberg 1895, Abb.70; Moderne Kunst in Meisterholzschnitten, 11, 1897, Abb. S. 85; Bär/Quensel 1900, Abb. nach S. 367; Der Saarkalender, 13, 1935, Abb. Frontispiz; Zentner 1970, Abb. S. 13; Arndt 1976, Abb.115; Hamann/Hermand 1977, Bd.I, S. 158; Bedürftig 1981, Abb. S. 226; Paret 1981, Abb. S. 27; Wappenschmidt 1981, Abb.158; Bartmann 1985, Abb.41; Zentner 1986, Abb. S. 18; Gaehtgens 1990, S. 45, 47, Abb.18; siehe weiter unter 1877-2
Vgl. 1877-8
Abbildung S. 253

1880-10
Sitzporträt Kaiser Wilhelm I. vom 16. Februar 1880, 1880
Öl
Verbleib unbekannt
Lit.: Werner 1913, S. 281, Abb. S. 282

1880-11
Bismarck in Zivil, 1880
Öl
Ehemals Berlin, Nachlaß des Künstlers, Inv. 2140

1880-12
Bismarck in der Uniform der Halberstädter Kürassiere, 1880
Öl/Malpappe; 46 x 35 cm
Bez. u. r.: *AvW 1880*
Privatbesitz
Prov.: Berlin, Nachlaß des Künstlers, Inv. 2141 (?)
Figurenstudie zu 1881-2

1880-13
Soldat, 1880
Öl
Ehemals Berlin, Nachlaß des Künstlers, Inv. 1745

1880-14
Soldat, 1880
Öl
Ehemals Berlin, Nachlaß des Künstlers, Inv. 1746

1880-15
Österreichisches Käppi, 1880
Öl/Malpappe; 24 x 18 cm
Bez. u. r.: *AvW 80.*
Privatbesitz
Prov.: Berlin, Nachlaß des Künstlers, Inv. 1747

1880-16
Taufe in meinem Hause (Fritz von Werners Taufe am 10. Februar 1879 im Roten Salon der »Villa VI«), 1880
Öl/Holz; 33 x 46 cm
Bez. u. l.: *AvW 1880*
Frankfurt/Main, Bundespostmuseum, Inv. XII D2 808/3
Geschenk des Künstlers an die Kronprinzessin Victoria – Schloß Hemmelmark bei Kiel (1937) – Ankauf von der Herzogin von Mecklenburg (1956)
Lit.: Conrad 1889, S. 25; Rosenberg 1894, S. 231; Rosenberg 1895, S. 65 ff., Abb.71; Müller-Bohn 1898, Taf.147 (mit Erklärungstafel); Boetticher 1901, S. 1001, Nr. 42; Müller-Bohn 1913, Abb. nach S. 488 (mit Erklärungstafel); Werner 1913, S. 248 f., Abb. S. 248; Colonius 1937, S. 231 f.; Pomplun 1971, o.S. (mit Abb.); Jähner 1974, Abb.85; Weber-Kellermann 1983, Abb. S. 119; Bartmann 1985, S. 146-148, Abb.116; Lotz 1989, Abb. S. 220; Berlin Archiv (Loseblattslg.), Nr.B 05162, o.O. (Braunschweig) und J. (mit Abb.)
Ausst.: Kgl. Akademie der Künste, Berlin 1880, Kat. 737, Abb. S. 135; Aspekte der Gründerzeit, Akademie der Künste, Berlin 1974, Kat. 213, Abb. S. 96; Max Liebermann in seiner Zeit, Nationalgalerie Berlin, SMPK, und Haus der Kunst, München, 1979/80, Kat. 183, Abb. S. 459; Vor hundert Jahren: Dänemark und Deutschland 1864-1900. Gegner und Nachbarn, Kunsthalle zu Kiel u. a.O., 1981/82, Kat. 96, Abb. S. 323
Kat. 130, Abbildung S. 142/143

1880-17
Die Familie des Künstlers in Heringsdorf, Villa Delbrück, 1880
Öl (?)
Verbleib unbekannt
Lit.: Werner 1913, Abb. S. 296; Jähner 1974, Abb.81

1880-18
Die Stiftung des Schwarzen Adlerordens, Entwurf zu dem Wandbild im Berliner Schloß, 1880
Öl/Lwd.; 79 x 94 cm
Doorn, Stichting Huis Doorn, Inv. 1343 (GK I 8711)
Prov.: Berlin, Schloß – aus dem Besitz Kaiser Wilhelms II.
Lit.: siehe unter 1881-1
Ausst.: Kaiserlicher Kunstbesitz aus dem holländischen Exil Haus Doorn, Schloß Charlottenburg, Berlin 1991, Kat. 222, Abb. S. 231
Farbskizze zu 1881-1
Kat. 233, Abbildung S. 230/231

1881-1
Die Stiftung des Schwarzen Adlerordens, Wandbild im Berliner Schloß, Kapitelsaal des Schwarzen Adlerordens, 1881
Öl/Lwd.; 3,24 x 3,83 m
Ehemals Berlin, Schloß, Inv. GK I 995; Verbleib unbekannt
Lit.: Müller 1896, S. 80; Rosenberg 1895, S. 87 ff.; Werner 1913, S. 227, 284, 304, 309f.; Jähner 1974, S. 133; Peschken/Klünner 1982, S. 484, Abb.128; Ausst.-Kat. Antoine Pesne 1683-1757, Potsdam-Sanssouci 1983, Nr. 16; Bartmann 1985, S. 141, Abb.112
Vgl. 1880-18
Abbildung S. 229

1881-2
Der Kongreß zu Berlin (Schlußsitzung des Berliner Kongresses, 13. Juli 1878), ehemals Wandbild im Festsaal des Berliner Rathauses, 1881
Öl/Lwd.; 3,60 x 6,15 m
Bez. u. l. und u. r.: *AvW 1881*
Berlin, Senat von Berlin; infolge des Zweiten Weltkriegs vorübergehend Berlin, Nationalgalerie, SMB (Depositum)
Lit.: The Times, London, 12.7.1878; Communal-Blatt der Haupt- und Residenz-Stadt Berlin, 19, 1878, S. 246, 367; ...20, 1879, S. 85; ...22, 1881, S. 171; Deutsche Zeitung, Wien, 4.10.1881; Fr. 1881; Hamburger Correspondent, 20.12.1881; L. 1881, S. 220 f.; Pietsch 1881; Rosenberg 1881, Sp.481-483; Z. 1881, S. 231-234; Stillfried 1882, Abb. S. 413; Bericht über die Gemeinde-Verwaltung der Stadt Berlin in den Jahren 1877 bis 1881, 1. Teil, Berlin 1883, S. 6 f.; Reber 1884, S. 373; Zeitschrift für Bildende Kunst, 19, 1884, S. 19; Die Kunst für Alle, 1, 1885/86, Heft 18, S. 257; Pietsch 1886, S. 60; Helferich 1887, S. 14; Kugler 1888, Abb. S. 323; Pfau 1888, S. 493; Kunstberichte der Photographischen Gesellschaft, 1888/89, S. 31; Bilder-Atlas 1890, Abb. S. 105; Berner 1891, 2. Bd., Abb. nach S. 728; Rosenberg 1894, S. 231; Rosenberg 1895, S. 53 ff., Abb.62; Müller-Bohn 1898, S. 488 ff., Abb. S. 489 (mit Erklärungstafel); Gurlitt 1899, S. 524; Mazelière 1900, S. 197 f.; Boetticher 1901, S. 1002, Nr. 49; Scherr 1905, Abb. S. 452; Haack 1907, S. 239; Werner 1909, o.S.; Pflugk-Harttung/Tschudi 1910, Abb. nach S. 392 (mit Erklärungstafel); Müller-Bohn 1913, Abb. S. 497 (mit Erklärungstafel); Werner 1913, S. 223 ff., 315, Abb. S. 319; Garlepp 1914, Abb. nach S. 360; Velhagen & Klasings Monatshefte, 1914/15, Abb. S. 116; Scheffel 1915, S. 182; Funke 1921, 2. Bd., Abb. nach S. 80; Bismarck 1926, Bd.8, S. 458, Bd.9, S. 112; Bülow 1931, S. 450; Dollinger 1966, Abb. S. 146/147; Zentner 1970, Abb. S. 40/41; Jähner 1974, S. 27 ff., Abb.32; Gundermann 1978, S. 128-133, Abb. S. 129; Jahrbuch Preußischer Kulturbesitz, 15, 1978, Abb. S. 258; Scholz 1980, Abb. S. 140; Bedürftig 1981, Abb. S. 234/235; Paret 1981, Abb. S. 32; Fey 1984, S. 57-80; Bartmann 1985, S. 161 f., Abb.129, Erklärungstafel Abb.131; Zentner 1986, Abb. S. 199; Berlin Archiv (Loseblattslg.), Nr.B 05077, o.O. (Braunschweig) und J. (mit Abb.); Mauter 1990, S. 36 f.; Paret 1990, S. 245, Anm.30; Bartmann-Kompa 1991, S. 79, Abb. S. 80 f.; Gaile 1991, Abb. S. 330
Ausst.: Internationale Kunst-Ausstellung (Münchener Jubiläums-Ausstellung), München 1883, Kat. 2168a, Abb. S. 87 (mit Erklärungstafel); Jubiläumsausstellung, Kgl. Akademie der Künste, Berlin 1886, Kat. 1243; Internationale Kunst-Ausstellung zur Feier des 200jährigen Bestehens der Königlichen Akademie der Künste, Berlin 1896, Kat. 3699; Weltausstellung, St. Louis 1904, Kat. 1233; Ausstellung zur 100. Wiederkehr der Eröffnung des Berliner Kongresses am 13. Juni 1978, Geheimes Staats-

archiv PK, Berlin 1978, Kat. 79 (als Reproduktion; mit Abb.); Bismarck – Preußen, Deutschland und Europa, Deutsches Historisches Museum, Berlin 1990, Kat. 9/7a (als Lichtdruck; Abb. S. 373), Erklärungstafel Kat. 9/7b
Vgl. 1892-1
Kat. 587, Abbildungen S. 398–403

1881-3
Am 19. Juli 1870 (König Wilhelm am Sarkophag seiner Mutter, der Königin Luise, im Mausoleum zu Charlottenburg), 1881
Öl/Lwd.; 169 x 221 cm
Bez. u. r.: *AvW 1881*
Warszawa, Muzeum Narodowe w Warszawie, Inv. 186028
Prov.: Breslau, Schlesisches Museum der Bildenden Künste
Geschenk des Stadtrats Dr. Heinrich von Korn, Breslau
Lit.: Zeitschrift für Bildende Kunst, 17, 1882, S. 143; Reber 1884, S. 373; Kugler 1888, Abb. S. 245; Bilder-Atlas 1890, Abb. S. 104; Die Kunst für Alle, 9, 1893/94, Heft 9, S. 138; Kunst-Chronik, N.F., 5, 1894, Sp. 219; Rosenberg 1894, S. 231; Lindner 1895, Abb. nach S. 22; Rosenberg 1895, S. 72 f., Abb. 81; Boetticher 1901, S. 1002, Nr. 50; Warncke 1901, S. 872; Rousset 1902/03, 1. Bd., Abb. S. 37; Schlesisches Museum Breslau 1908, Nr. 698; Werner 1913, S. 324; Schlesisches Museum Breslau 1926, Nr. 698 (mit Abb.); Bilder deutscher Geschichte 1936, Bild 163; Beenken 1944, Abb. 110; Jähner 1974, S. 38; Schoch 1975, S. 183 f.; Bartmann 1985, S. 95 f.
Ausst.: Kgl. Akademie der Künste, Berlin 1881, Kat. 824 (verkäuflich); Jubiläums-Kunst-Ausstellung, Künstlerhaus, Wien 1888, Kat. 970, Abb. S. 217; Elite-Ausstellung, Berlin 1894; Weltausstellung, St. Louis 1904, Kat. 1233
Vgl. 1881-4
Kat. 300, Abbildungen S. 247–249

1881-4
Am 19. Juli 1870 (König Wilhelm am Sarkophag seiner Mutter, der Königin Luise, im Mausoleum zu Charlottenburg), ca. 1881 (?)
Öl (?)
Verbleib unbekannt
Lit.: Werner 1913, Abb. S. 325; siehe weiter unter 1881-3
Farbskizze zu 1881-3

1881-5
Innenansicht des Mausoleums im Park von Charlottenburg, 1881
Öl/Malpappe; 46 x 54 cm
Bez. u. l.: *AvW. 1881*
Berlin, Schloß Charlottenburg, SSG, Inv. GK I 30198
Prov.: Frankfurt/Main, Joseph Fach (1972)
Lit.: Börsch-Supan 1975, S. 72, Nr. 99
Raumstudie zu 1881-3
Kat. 302

1881-6
Preußischer Soldat mit Marschgepäck und Pfeife, 1881
Öl/Malpappe; 46 x 26 cm
Bez. u. r.: *AvW 1881*
Privatbesitz
Prov.: Berlin, Nachlaß des Künstlers, Inv. 1748
Modellstudie zu 1886-1

1881-7
Preußischer Soldat mit Bündel im Arm, 1881
Öl/Malpappe; 45 x 26 cm
Bez. u. l.: *AvW 1881.*
Privatbesitz
Prov.: Berlin, Nachlaß des Künstlers, Inv. 1749
Lit.: Bartmann 1985, Abb. 69
Modellstudie zu 1886-1

1881-8
Soldat, 1881
Öl
Ehemals Berlin, Nachlaß des Künstlers, Inv. 1750
Vermutlich Modellstudie zu 1886-1

1881-9
Generalstabsoffizier, 1881
Öl
Ehemals Berlin, Nachlaß des Künstlers, Inv. 1751
Vermutlich Modellstudie zu 1886-1

1881-10
Kaiser Wilhelm I. auf dem Hofball, 1881
Öl (?)
Bez. u. r.: *AvW 1881*
Verbleib unbekannt
Lit.: Rapsilber 1911, Abb. o.S.

1881-11
Häuser, 1881
Öl
Ehemals Berlin, Nachlaß des Künstlers, Inv. 1869

1881-12
Porträt Generalfeldmarschall von Moltke, ca. 1881
Öl
Verbleib unbekannt
Lit.: Studien-Mappen 1890 (Abb.); Boetticher 1901, S. 1002, Nr. 62
Ausst.: Internationale Kunst-Ausstellung veranstaltet vom Verein Berliner Künstler anläßlich seines 50jährigen Bestehens, Berlin 1891, Kat. 1178 (mit Abb.)
Figurenstudie zu 1882-1 (?)

1882-1
Die Proklamierung des Deutschen Kaiserreiches (18. Januar 1871), Wandbild in der Ruhmeshalle des Berliner Zeughauses, 1882
Wachsfarben/Lwd.; ca. 5,0 x 6,0 m
Kriegsverlust
Lit.: Kunst-Chronik, 19, 1884, Sp. 730; Halwas 1891, Abb. o.S.; Khaynach 1893, S. 12; Rosenberg 1894, S. 230; Universum, 1895/96, Abb. gegenüber Sp. 824; Daheim, 32, 1896, Abb. S. 253; Werner 1897, S. 196; Zeughaus 1900, S. 10 f.; Werner 1913, S. 54, 277, 292, Abb. S. 355; Zeughaus 1914, S. 16 f., Taf. II; Meyerheim 1915, S. 410 f.; Justi 1920, S. 41; Osborn 1920, S. 315; Denkmalpflege und Heimatschutz, 1924, S. 169; ...1925, S. 37; Amersdorffer 1925, S. 179; Antiquitäten-Rundschau, 1925, S. 52; Bilder deutscher Geschichte 1936, Bild 188; Thielen 1964, S. 822 ff.; Wormit 1971, o.S. (mit Abb.); Jähner 1974, S. 22 ff., Abb. 25; Schoch 1975, S. 172 ff.; Hamann/Hermand 1977, Bd. I, Abb. S. 266; Fiedler 1979, S. 14 f., Abb. S. 15; Pretsch 1981, S. 25 ff., Abb. 17; Schoeps 1981, Abb. S. 661 (Ausschnitt); Bock 1982, S. 274-276; Frowein-Ziroff 1982, Abb. 234; Fey 1984, S. 81-92; Arndt 1985, S. 56, 127f., Abb. 28; Bartmann 1985, S. 111-117, Abb. 81; Gaehtgens 1990, passim, Abb. 19; Paret 1990, S. 193-210, Taf. IV; Wirth 1990, S. 323, Abb. 400
Vgl. 1871-4, 1877-1, 1885-1, 1913-1
Pendant zu 1887-1
Abbildung S. 353

1882-2
Zwei preußische Soldaten mit Marschgepäck in unterschiedlicher Stellung, 1882
Öl/Malpappe; 56 x 40 cm
Bez. u. l.: *AvW 1882*
Potsdam, SSG Potsdam-Sanssouci, Inv. GK I 50908
Geschenk Leo von Braunschweig (1984)
Modellstudie zu 1883-1
Kat. 370, Abbildung S. 277

1882-3
Reiter in Uniform (Chasseur à Cheval), 1882
Öl/Malpappe; 51 x 53 cm
Bez. u. l.: *AvW 1882.*
Berlin, Gerda Bassenge, Auk. 28/I (1976), Nr. 985, Abb. S. 173 – Berlin, Gerda Bassenge, Auk. 30/I (1977), Nr. 796, Abb. S. 161 – Berlin, Gerda Bassenge, Auk. 32/II (1978), Nr. 958
Prov.: Berlin, Frau von Werner (1961)
Lit.: Werner 1913, Abb. S. 345
Ausst.: Künstlertradition in Berlin-Tiergarten, Haus am Lützowplatz, Berlin 1961, Kat. 80
Modellstudie zu 1883-1

1882-4
Französischer Kavallerist zu Pferde, 1882
Öl/Malpappe; 40 x 20 cm
Bez. u. l.: *AvW 1882.*
Maussane-les-Alpilles, Edmond Cielusek
Modellstudie zu 1883-1
Kat. 371

1882-5
Preußischer und französischer Soldat im Gefecht, 1882
Öl/Malpappe; 27 x 45 cm
Bez. u. r.: *AvW 1882.*
Privatbesitz
Prov.: Berlin, Nachlaß des Künstlers, Inv. 1754
Lit.: Bartmann 1985, Abb. 29
Modellstudie zu 1883-1

1882-6
Gesattelter, reiterloser Schimmel, 1882
Öl (?)
Bez. u. l.: *AvW 1882.*
Verbleib unbekannt
Naturstudie zu 1883-1

1882-7
Trompeter, 1882
Öl
Ehemals Berlin, Nachlaß des Künstlers, Inv. 1752a

1882-8
Reitender Franzose, 1882
Öl
Ehemals Berlin, Nachlaß des Künstlers, Inv. 1752b

1882-9
Zwei Soldaten, 1882
Öl
Ehemals Berlin, Nachlaß des Künstlers, Inv. 1753

1882-10
Gardeschützen, 1882
Öl
Ehemals Berlin, Nachlaß des Künstlers, Inv. 1753b

1882-11
General, 1882
Öl
Ehemals Berlin, Nachlaß des Künstlers, Inv. 1754a

1882-12
Generalsstudie, 1882
Öl
Ehemals Berlin, Nachlaß des Künstlers, Inv. 1755

1882-13
Französischer Kavallerist, 1882
Öl
Ehemals Berlin, Nachlaß des Künstlers, Inv. 1755a

1882-14
Französischer Infanterist mit Marschgepäck (Soldat in voller Montur), 1882
Öl/Malpappe; 27 x 20 cm
Bez. u. l.: *AvW. 1882.*
Berlin, Berlinische Galerie, Studienslg. Waldemar Grzimek
Prov.: Berlin, Nachlaß des Künstlers, Inv. 1752
Ausst.: Berliner Kunst von 1770-1930. Studiensammlung Waldemar Grzimek, Berlin Museum, Berlin u. a. O. 1982, Kat. IV/59, Abb. S. 221
Modellstudie zu 1886-1
Kat. 416, Abbildung S. 305

1882-15
Stehender preußischer Offizier in Parklandschaft, 1882
Öl/Malpappe; 46 x 28 cm
Bez. u. l.: *AvW. 1882.*
Berlin, Matthias Koeppel
Prov.: Berlin, Leo Spik, Auk. 509 (1979), Nr. 290, Taf. 34
Modellstudie zu 1886-1
Kat. 417, Abbildung S. 305

1882-16
Bismarcks Stiefel, 1882
Öl/Malpappe; 47 x 20 cm
Bez. u. l.: *AvW 1882.*
Offenbach/Main, Deutsches Ledermuseum/Schuhmuseum, Inv. 7049
Lit.: Ledermuseum Offenbach 1980, Nr. 20, Taf. 8
Ausst.: Bismarck – Preußen, Deutschland und Europa, Deutsches Historisches Museum, Berlin 1990, Kat. V/15, Abb. S. 82
Modellstudie zu 1884-1
Kat. 386, Abbildung S. 282

1882-17
Bismarck, ganze Figur, 1882
Öl
Ehemals Berlin, Nachlaß des Künstlers, Inv. 2139

1882-18
Bismarck, ganze Figur, 1882
Öl
Ehemals Berlin, Nachlaß des Künstlers, Inv. 2140

1882-19
Bildnis Prinzessin Friedrich Karl von Preußen (Prinzessin Marie), 1882
Öl (?)
Bez. M. r.: *AvW 1882*; o. r.: *Prinzess Friedrich Carl v. Preußen*
Ehemals Berlin, Nachlaß des Künstlers, Inv. 2137a (?)
Lit.: Werner 1913, Abb. S. 428
Figurenstudie zu dem Aquarell »Die Taufe des Urenkels« von 1883 (Potsdam, SSG Potsdam-Sanssouci, Aquarellslg., Inv. 3627a)

1882-20
Prinz Friedrich Karl von Preußen, 1882
Öl
Ehemals Berlin, Nachlaß des Künstlers, Inv. 2138

1882-21
Bildnis einer sitzenden Dame in nachdenklicher Haltung, 1882
Öl/Malpappe; 40 x 61 cm
Bez.: *AvW 1882*
Berlin, Leo Spik, Auk. 495 (1975), Nr. 230

1882-22
Morgen, Entwurf zu dem Wandbildzyklus »Ein römischer Tag« im Café Bauer Unter den Linden, 1882
Öl/Lwd.; 68 x 89 cm
Bez. u. l.: *AvW 1882*
Privatbesitz
Prov.: Berlin, Wilhelm Weick
Lit.: Orangerie '86. Deutscher Kunsthandel im Schloß Charlottenburg, 11.-28.9.1986, München 1986, S. 137 (mit Abb.); s. weiter unter 1885-7
Farbskizze zu 1885-7
Vgl. 1883-14
Kat. 160, Abbildung S. 134

1882-23
Bekränzung, Entwurf zu dem Wandbildzyklus »Ein römischer Tag« im Café Bauer Unter den Linden, 1882
Öl/Lwd.; 68 x 89 cm
Bez. u. r.: *AvW 1882*
Privatbesitz
Lit.: siehe unter 1885-7
Farbskizze zu 1885-8
Kat. 161, Abbildung S. 135

1882-24
Bewillkommnung, Entwurf zu dem Wandbildzyklus »Ein römischer Tag« im Café Bauer Unter den Linden, 1882
Öl/Lwd.; 66 x 87 cm
Verbleib unbekannt
Lit.: siehe unter 1885-7
Farbskizze zu 1885-9

1882-25
Mittagsstelldichein, Entwurf zu dem Wandbildzyklus »Ein römischer Tag« im Café Bauer Unter den Linden, 1882
Öl/Lwd.; 66 x 87 cm
Berlin, Rudolph Lepke, Auk. 1889 (1922), Nr. 115-116 (?) – Berlin, Rudolph Lepke, Auk. 1969 (1927), Nr. 40, Taf. 3
Lit.: siehe unter 1885-7
Farbskizze zu 1885-10

1882-26
An der Statue des Augustus, Entwurf zu dem Wandbildzyklus »Ein römischer Tag« im Café Bauer Unter den Linden, 1882
Öl/Lwd.; 66 x 87 cm
Berlin, Rudolph Lepke, Auk. 1889 (1922), Nr. 115-16 (?) – Berlin, Rudolph Lepke, Auk. 1969 (1927), Nr. 40, Taf. 3
Lit.: siehe unter 1885-7
Farbskizze zu 1885-11

1882-27
Abend, Entwurf zu dem Wandbildzyklus »Ein römischer Tag« im Café Bauer Unter den Linden, 1882
Öl/Lwd.; 66 x 87 cm
Berlin, Rudolph Lepke, Auk. 1889 (1922), Nr. 115-116 (?) – Berlin, Rudolph Lepke, Auk. 1969 (1927), Nr. 40, Taf. 3
Lit.: siehe unter 1885-7
Farbskizze zu 1885-12

1882-28
Am Rondell im Wannseer Garten, 1882
Öl/Lwd.; 58 x 42 cm
Bez. u.l.: *A.v.W. 1882*
Berlin, Frau von Werner (1961)
Lit.: Werner 1913, Abb. S. 371; Jähner 1974, Abb.82; Wirth 1982, Abb.110; Wirth 1990, S. 326 f., Abb.406
Ausst.: Galerie Fritz Gurlitt, Berlin o. J.; Künstlertradition in Berlin-Tiergarten, Haus am Lützowplatz, Berlin 1961, Kat. 79
Vgl.1882-29, 1883-7

1882-29
Das Rondell im Wannseer Garten, 1882
Öl
Ehemals Berlin, Nachlaß des Künstlers, Inv. 1862
Lit.: Werner 1913, S. 323
Vgl. 1882–28, 1883-7

1882-30
Häuser, 1882
Öl
Ehemals Berlin, Nachlaß des Künstlers, Inv. 1861

1882-31
Bett in der Villa Petzold, Wannsee, 1882
Öl
Ehemals Berlin, Nachlaß des Künstlers, Inv. 1868

1883-1
Die Schlacht bei Sedan am 1. September 1870, Rundbild im Sedan-Panorama am Bahnhof Alexanderplatz, 1883
Öl/Lwd. und Mischtechnik; ca. 15,0 x 115,0 m
Ehemals Berlin, Panorama-Aktiengesellschaft; Verbleib unbekannt
Prov.: nach Abriß des Gebäudes im Besitz Kaiser Wilhelms II. (1908) – Depositum der Berliner Nationalgalerie (1928)
Lit.: SMB/ZA,I/NG, Gen.15, Bd.12, Journal-Nr. 347/35; StB Berlin, Handschriftenabteilung, Nl. Werner 3, S. 330; GStA Merseburg, Rep. 92 Nl. A. v. Werner VIb, S. 58, ...VId, S. 142-143v, 144-145v; Deutsche Bauzeitung, 17, 1883, Nr. 103, S. 613-616; Rosenberg 1883, Sp.730; Rönnebeck 1884, S. 114-116; Panorama 1885, passim (mit Abb.); Pietsch/Dettinger 1885, passim; Hausmann 1889/90, S. 259 f.; Khaynach 1893, S. 29 f.; Rosenberg 1895, S. 73 ff., Abb.82 (Detail); Kossak 1913, S. 122 f.; Werner 1913, S. 340, 345, 348ff., 371; Brauer 1930, S. 151; Semerau 1940, o.S.; Hach 1943, o.S.; Sternberger 1946, passim; Kunstreich 1960, S. 252; Buddemeier 1970, S. 48-50; Bracht 1973, S. 99 ff.; Jähner 1974, S. 44 ff., Abb.55; Gillen 1975, S. 162, 164, Abb.16 (Ausschnitt); Oettermann 1980, S. 206 ff. mit weiteren Literaturhinweisen, Abb. im Tafelanhang; Bock 1982, S. 8386, Abb.7 (Ausschnitt); Bartmann 1985, S. 45-47, Abb.28; Springer 1990, S. 356 f.
Abbildungen S. 272–275

1883-2
Bismarck in Rückenansicht, eine Schlacht oder ein Manöver beobachtend, 1883
Öl/Malpappe; 66 x 30 cm
Bez. u. r.: *AvW 1883.*
Frankfurt/Main, Slg. Graf Douglas
Prov.: München, Sotheby's, Auk. 25.6.1992, Nr. 91
Figurenstudie in Zusammenhang mit 1884-1
Kat. 387

1883-3
Kürassierstudie zu Bismarck, 1883
Öl
Ehemals Berlin, Nachlaß des Künstlers, Inv. 1756

1883-4
Reiterbildnis General Hugo von Winterfeld, 1883
Öl (?)
Bez. u. l.: *AvW 1883.*
Ehemals Berlin, Gräfin von Alvensleben (1906)
Lit.: Werner 1913, S. 345, Abb. S. 346
Ausst.: Retrospektive Ausstellung im Rahmen der Großen Berliner Kunstausstellung, Berlin 1906, Kat. 728a

1883-5
Porträt des Hof- und Divisionspredigers Emil Frommel, 1883
Öl/Lwd.; 110 x 80 cm
Bez. u. l.: *AvW 1883*
Karlsruhe, Literarische Gesellschaft (Scheffelbund)
Lit.: Boetticher 1901, S. 1001, Nr. 43; Werner 1913, S. 390; Bartmann 1985, S. 138, Abb.107
Ausst.: Kgl. Akademie der Künste, Berlin 1883, Kat. 657
Kat. 582, Abbildung S. 390

1883-6
Pergola an der Wannsee-Villa, 1883
Öl/Holz; 41 x 32 cm
Bez. u. l.: *AvW 1883.*
Nordrhein-Westfalen, Privatbesitz
Lit.: Werner 1913, S. 322 f., Abb. S. 323
Kat. 74, Abbildung S. 212

1883-7
Blick von der Säulenhalle zum Rondell im Wannseer Garten, 1883
Öl/Malpappe; 52 x 36 cm
Bez. u. r.: *AvW 1883.*
Verbleib unbekannt
Lit.: Werner 1913, S. 322 f., Abb. S. 322
Ausst.: Hundert Jahre Berliner Kunst im Schaffen des Vereins Berliner Künstler, Berlin 1929, Kat. 1453
Vgl. 1882-28–1882-29

1883-8
Die Familie des Künstlers im Wannseer Garten, 1883
Öl
Bez. u. l.: *AvW 1883*
Verbleib unbekannt
Lit.: Wirth 1982, Abb.111

1883-9
Villa Petzold, Wannsee, 1883
Öl
Ehemals Berlin, Nachlaß des Künstlers, Inv. 1863

1883-10
Villa Petzold, Wannsee, 1883
Öl
Ehemals Berlin, Nachlaß des Künstlers, Inv. 1864

1883-11
Villa Petzold, Wannsee, 1883
Öl
Ehemals Berlin, Nachlaß des Künstlers, Inv. 1865

1883-12
Villa Hardy, Wannsee, 1883
Öl
Ehemals Berlin, Nachlaß des Künstlers, Inv. 1866

1883-13
Weibliches Profilbildnis in antikisierendem Gewand, 1883
Öl/Malpappe; 53 x 41 cm
Bez. u. l.: *AvW 1883*
Berlin, Nachlaß des Künstlers, Inv. 2029 – Leo Spik, Auk. 518 (1981), Nr. 384 – Berlin, Gerda Bassenge, Auk. 44/II (1984), Nr. 5163, Abb. S. 224
Modellstudie in Zusammenhang mit 1885-7–1885-12; nach einem Zettel auf der Rückseite ist eine Frau Pringsheim dargestellt

1883-14
Panorama mit Figuren in antikischer Kleidung, 1883
Öl/Holz; 9 x 30 cm
Bez. u. M.: *A.v.W. 1883*
Kassel, Staatliche Kunstsammlungen, Neue Galerie, Inv. 1875/1481
Lit.: Neue Galerie Kassel 1991, Nr. 742, Abb. S. 208
Variierende Farbskizze zu 1885-7
Vgl. 1882-22

1884-1
General Reille überbringt König Wilhelm Napoleons Brief (1. September 1870, 19 Uhr), Diorama im Sedan-Panorama am Bahnhof Alexanderplatz, 1884
Öl/Lwd.; 4,40 x 9,30 m
Ehemals Berlin, Panorama-Aktiengesellschaft; Verbleib unbekannt
Lit.: Pietsch/Dettinger 1885 (Erklärungstafel im

Anhang); Über Land und Meer, 74, 1885, Abb. S. 868/869; Kugler 1888, Abb. nach S. 266; Lindner 1895, Abb. nach S. 64; Rosenberg 1895, S. 76 ff., Abb.86; Boetticher 1901, S. 1002, Nr. 60; Müller-Bohn 1913, Abb. S. 377 (mit Erklärungstafel); Werner 1913, S. 353, 403, Abb. S. 395; Werner 1916, S. 177; Funke 1921, 1.Bd., Abb. S. 763; Buddemeier 1970, S. 50 f.; Gillen 1975, Abb.23; Bartmann 1985, S. 50-52, Abb.30
Pendant zu 1884-2, 1885-5
Abbildung S. 280/281

1884-2
Bismarcks Zusammentreffen mit Napoleon (2. September 1870, 6 Uhr), Diorama im Sedan-Panorama am Bahnhof Alexanderplatz, 1884
Öl/Lwd.; 3,80 x 6,0 m
Ehemals Berlin, Panorama-Aktiengesellschaft; Verbleib unbekannt
Lit.: Panorama 1885, Abb. o.S.; Pietsch/Dettinger 1885 (Erklärungstafel im Anhang); Pecht 1885/86, S. 197 f., Abb. nach S. 194; Meynell 1887, S. 7 f., Abb. S. 5; Kunstberichte der Photographischen Gesellschaft, 1888/89, Abb. S. 30; Dincklage-Campe 1895, Abb. S. 188; Rosenberg 1895, S. 83 ff., Abb.91; Illustrirte Zeitung, Nr. 2875, 4.8.1898 (mit Abb.); Bär/Quensel 1900, Taf.95; Boetticher 1901, S. 1002, Nr. 57; Rousset 1902/03, 1.Bd., Abb. S. 281; Pflugk-Harttung/Tschudi 1910, Abb. nach S. 352; Werner 1913, S. 405 f., Abb. S. 407; Garlepp 1914, Abb. nach S. 200; Die Gartenlaube, 1915, Abb. S. 103; Werner 1916, S. 177; Lewalter 1943, Abb. o.S.; Buddemeier 1970, S. 51; Herre 1970, Abb. S. 129; Scholz 1980, Abb. S. 139; Bedürftig 1981, Abb. S. 194/195; Schoeps 1981, Abb. S. 659; Bartmann 1985, S. 53 f., Abb.34
Pendant zu 1884-1, 1885-5
Abbildung S. 288/289

1884-3
Moltke bei Sedan (1. September 1870, Mittag), 1884
Öl/Lwd.; 135 x 219 cm
Bez. u.l.: *AvW 1884*
Köln, Wallraf-Richartz-Museum; Kriegsverlust
Geschenk eines Komitees für ein Moltke-Denkmal
Lit.: Rosenberg 1895, S. 85, Abb.92; Boetticher 1901, S. 1001, Nr. 44; Verzeichnis des Städtischen Museums Cöln 1902, Nr. 232; Werner 1913, S. 388, 421; Wallraf-Richartz-Museum 1942, Nr. 1417, Abb. S. 168; Kat. Aspekte der Gründerzeit, Akademie der Künste, Berlin 1974, Abb. S. 25; Schoeps 1981, Abb. S. 659; Bock 1982, S. 161 f.; Bartmann 1985, S. 43-45, Abb.27
Ausst.: Kgl. Akademie der Künste, Berlin 1884, Kat. 759, Abb. S. 25
Abbildung S. 268

1884-4
General, 1884
Öl
Ehemals Berlin, Nachlaß des Künstlers, Inv. 1756a

1885-1
Die Proklamierung des Deutschen Kaiserreiches (18. Januar 1871), 1885
Öl/Lwd.; 167 x 202 cm
Bez. u.r.: *AvW 1885.*
Friedrichsruh, Bismarck-Museum
Geschenk des königlich-preußischen Hauses zu Bismarcks 70. Geburtstag
Lit.: Die Kunst für Alle, 1, 1885/86, Heft 18, S. 257; Illustrirte Zeitung, Nr. 2281, 19.3.1887 (mit Abb.); Kunstberichte der Photographischen Gesellschaft, 1888/89, Abb. S. 27; Rosenberg 1894, S. 230; Lindner 1895, Abb. nach S. 140; Rosenberg 1895, Abb.23; Oncken 1900, Abb. nach S. 172; Boetticher 1901, S. 1001, Nr. 28; Rousset 1902/03, 1.Bd., Abb. S. 505; Scherr 1905, Abb. nach S. 446; Müller-Bohn 1913, Abb. nach S. 440; Werner 1913, S. 421 ff.; Bülow 1931, S. 583; Thielen 1964, S. 824 ff.; Herre 1970, Abb. nach S. 32; Laforgue 1970, Abb. nach S. 64; Zentner 1970, Abb. nach S. 160; Aretin 1971, Abb. o.S.; Wormit 1971, o.S.; Neumeyer 1974, S. 127, Abb.122; Schoch 1975, S. 172 ff., Abb.187; Arndt 1976, Abb.117; Linnenkamp 1976, Abb. auf dem Umschlag; Fiedler 1979, S. 15; Scholz 1980, Taf.VI; Bedürftig 1981, Abb. S. 206/207; Paret 1981, Abb.23; Pretsch 1981, S. 31 ff., Abb.23; Bock 1982, Abb.71; Glaser 1984, Abb. S. 242; Bartmann 1985, S. 117-120, Abb.86-87; Teeuwisse 1986, Abb.1; Gaehtgens 1990, S. 65 f., Abb.23 und Falttaf.; Paret 1990, S. 193-210, Taf.IV; Gaile 1991, Abb. S. 304/305
Ausst.: Kgl. Akademie der Künste, Berlin 1886, Kat. 1241; Historische Ausstellung zur Feier des königlich preußischen Kronjubiläums, Kgl. Akademie der Künste, Berlin 1901; Courbet und Deutschland, Hamburger Kunsthalle, Hamburg 1978, Kat. 137, Abb. S. 140; Bismarck – Preußen, Deutschland und Europa, Deutsches Historisches Museum, Berlin 1990, Kat. 8c/1, Taf. nach S. 346
Variierende Replik von (ursprünglich Kompositionsskizze zu) 1882-1
Vgl. 1871-4, 1877-1, 1882-1, 1913-1
Kat. 534, Abbildungen S. 362–365

1885-2
Die Krönung Friedrichs I. zum König in Preußen in der Schloßkapelle zu Königsberg (18. Januar 1701), 1885
Öl/Lwd.; 83 x 105 cm (oben abgerundet)
Bez. u.l.: *AvW 1885.*
Doorn, Stichting Huis Doorn, Inv. 1350 (GK I 8929)
Prov.: Berlin, Schloß – aus dem Besitz Kaiser Wilhelms II.
Lit.: Die Kunst für Alle, 6, 1890/91, Heft 17, S. 258; Kunst-Chronik, N.F., 5, 1894, Sp.418; Boetticher 1901, S. 1002, Nr. 61; Scherr 1905, Abb. S. 320; Werner 1913, S. 388, 421, 494; Jähner 1974, S. 134; siehe weiter unter 1887-1
Ausst.: Internationale Kunst-Ausstellung veranstaltet vom Verein Berliner Künstler anläßlich seines 50jährigen Bestehens, Berlin 1891, Kat. 1177 (mit Abb.); Kaiserlicher Kunstbesitz aus dem holländischen Exil Haus Doorn, Schloß Charlottenburg, Berlin 1990, Kat. 223, Abb. S. 232
Farbskizze zu 1887-1
Vgl. 1885-3
Kat. 526, Abbildung S. 356/357

1885-3
Die Krönung Friedrichs I. zum König in Preußen in der Schloßkapelle zu Königsberg (18. Januar 1701), 1885
Öl/Lwd.; 172 x 204 cm
Berlin, Akademie der Künste, Kunstslg., Inv. 84/56/312
Lit.: Werner 1913, S. 388, 421; siehe weiter unter 1887-1
Ausst.: »...zusammengekommen, um von den Künsten zu räsonieren«. Materialien zur Geschichte der Akademie der Künste, Berlin 1991, S. 318 f., Kat. 11.18 (mit Abb.)
Kompositionsskizze zu 1887-1
Vgl. 1885-2
Kat. 527, Abbildung S. 358

1885-4
Roter Thronsessel, 1885
Öl/Malpappe; 72 x 47 cm
Bez. u.r.: *AvW 1885*
Privatbesitz
Prov.: Berlin, Nachlaß des Künstlers, Inv. 1908
Kostümstudie zu 1887-1

1885-5
Die Kapitulationsverhandlungen in Donchery (1./2. September 1870, Mitternacht), Diorama im Sedan-Panorama am Bahnhof Alexanderplatz, 1885
Öl/Lwd.; 3,20 x 4,20 m
Bez. u.r.: *AvW 1885.*
Ehemals Berlin, Panorama-Aktiengesellschaft; Verbleib unbekannt
Lit.: GStA Berlin, Rep. 94, S. 281; Die Kunst für Alle, 1, 1885/86, Heft 3, S. 43; ...Heft 5, S. 73; Pecht 1885/86, S. 194 ff., Abb. nach S. 196; Kunst-Chronik, 21, 1886, Sp.66; Meynell 1887, S. 6 f., Abb. S. 7; Kugler 1888, Abb. nach S. 270; Bär/Quensel 1900, Abb. nach Taf.95; Lindner 1895, Abb. nach S. 68; Rosenberg 1895, S. 80 ff., Abb.89; Boetticher 1901, S. 1002, Nr. 56; Garlepp 1910/11, Abb. nach S. 256; Müller-Bohn 1913, Abb. S. 379 (mit Erklärungstafel); Werner 1913, S. 396 ff., Abb. S. 397; Garlepp 1914, Abb. nach S. 252; Pastor 1915, Abb. o.S.; Werner 1916, S. 177; Funke 1921, 1.Bd., Abb. S. 760/761; Dollinger 1966, Abb. S. 84; Buddemeier 1970, S. 50 f.; Bock 1982, S. 270-272; Bartmann 1985, S. 52 f., Abb.31, Erklärungstafel Abb.32; Hager 1989, Abb.102
Ausst.: Aspekte der Gründerzeit, Akademie der Künste, Berlin 1974, Kat. 15 (als Reproduktion), Abb. S. 28
Pendant zu 1884-1–1884-2
Vgl. 1885-6
Abbildung S. 283

1885-6
Die Kapitulationsverhandlungen in Donchery (1. September 1870, 24 Uhr), 1885
Öl/Lwd.; 63 x 95 cm
Bez. u. r.: *AvW 1885*
Privatbesitz
Prov.: Charlottenburg bei Berlin, Frau Geh. Kommerzienrat von Trostzsch (1908) (?)
Ausst.: Münchener Jahresausstellung, verbunden mit einer Jubiläumsausstellung der Allgemeinen Deutschen Kunstgenossenschaft, München 1908, Kat. 1268 (?)
Farbskizze zu 1885-5
Kat. 390, Abbildung S. 284/285

1885-7
Morgen, Wandbild aus dem Zyklus »Ein römischer Tag« im Café Bauer Unter den Linden, 1884
Wachsfarben/Lwd.; 350 x 250 cm
Verbleib unbekannt
Lit.: Werner 1913, S. 346 f.; Horsch 1990, S. 157-160
Vgl. 1882-22, 1883-14

1885-8
Bekränzung, Wandbild aus dem Zyklus »Ein römischer Tag« im Café Bauer Unter den Linden, 1884
Wachsfarben/Lwd.; 350 x 250 cm
Verbleib unbekannt
Lit.: siehe unter 1885-7
Vgl. 1882-23

1885-9
Bewillkommnung, Wandbild aus dem Zyklus »Ein römischer Tag« im Café Bauer Unter den Linden, 1884
Wachsfarben/Lwd.; 350 x 250 cm
Verbleib unbekannt
Lit.: siehe unter 1885-7
Vgl. 1882-24

1885-10
Mittagsstelldichein, Wandbild aus dem Zyklus »Ein römischer Tag« im Café Bauer Unter den Linden, 1884
Wachsfarben/Lwd.; 350 x 250 cm
Verbleib unbekannt
Lit.: siehe unter 1885-7
Vgl. 1882-25

1885-11
An der Statue des Augustus, Wandbild aus dem Zyklus »Ein römischer Tag« im Café Bauer Unter den Linden, 1884
Wachsfarben/Lwd.; 350 x 250 cm
Verbleib unbekannt
Lit.: siehe unter 1885-7
Vgl. 1882-26

1885-12
Abend, Wandbild aus dem Zyklus »Ein römischer Tag« im Café Bauer Unter den Linden, 1884
Wachsfarben/Lwd.; 350 x 250 cm
Verbleib unbekannt
Lit.: Werner 1913, Abb. S. 344; siehe weiter unter 1885-7
Vgl. 1882-27

1885-13
Am Bach, 1885
Öl/Malpappe; 36 x 27 cm
Bez. u. l.: *AvW. 1885.*
Berlin, Leo Spik, Auk. 509 (1979), Nr. 289, Taf. 34

1885-14
Selbstporträt im Atelier, 1885
Öl/Lwd.; 119 x 87 cm
Bez. u. r.: *A.v.W. 1885*
Frankfurt/Oder, Museum Viadrina, Inv. V/K_1-457
Prov.: Berlin, Lilli von Werner (1936) – Potsdam, Kunsthandel (mit 1885-15)
Lit.: Die Kunst für Alle, 1, 1885/86, Heft 20, S. 284; Pietsch 1886, S. 59, Abb. S. 57; Pietsch 1886/87, S. 102; Die Kunst für Alle, 3, 1887/88, Heft 10, S. 160; ...Heft 14, S. 212; Pietsch 1896, Abb. S. 317; Boetticher 1901, S. 1001, Nr. 47; Werner 1913, Abb. S. 443; Kramer 1971, Abb. 122; Jähner 1974, Abb. 86; Paret 1981, Abb. S. 25; Bartmann 1985, S. 131, Abb. 97; Paret 1990, Abb. 86; Krenzlin 1992, Abb. 53
Ausst.: Kgl. Akademie der Künste, Berlin 1886, Kat. 1245; Internationale Kunst-Ausstellung Berlin 1896 zur Feier des 200jährigen Bestehens der Königlichen Akademie der Künste, Berlin 1896, Kat. 3696; Bildnis-Ausstellung. Werke vom Ausgang des 18. Jahrhunderts bis zur Jetztzeit aus Berliner Privatbesitz, Akademie der Künste, Berlin 1920, Kat. 249
Kat. 7, Abbildung S. 189

1885-15
Porträt Malvina von Werner, die Gattin des Künstlers, in einem Kleid mit cul de Paris, ca. 1885
Öl/Lwd.; 119 x 87 cm
Frankfurt/Oder, Museum Viadrina, Inv. V/K_1-458
Prov.: Potsdam, Kunsthandel (mit 1885-14)
Kat. 65, Abbildung S. 208

1885-16
Bismarck stehend eine Rede haltend, 1885
Öl/Lwd.; 52 x 38 cm
Bez. u. r.: *AvW 1885*
Berlin, Gerda Bassenge, Auk. 9/I (1967), Nr. 1067 (?) – Berlin, Gerda Bassenge, Auk. 21/I (1973), Nr. 1185, Abb. S. 172
Lit.: Die Kunst für Alle, 1, 1885/86, Heft 14, S. 204
Vgl. 1887-13, 1888-17

1886-1
Kriegsgefangen (Oktober 1870), 1886
Öl/Lwd.; 106 x 157 cm
Bez. u. r.: *AvW 1886.*; rückseitig von fremder Hand: *A. v. Werner Kriegsgefangen Jouy aux Arches vor Metz 1886*
Berlin, Berlinische Galerie, Inv. BG-M 162/77
Prov.: Herr von Haase auf Boizenburg/Lauenburg (1896) – E. Haase auf Wiebenhof (1901) – Berlin, Volker Westphal KG, Auk. 5 (1974), Nr. 542 (mit Abb.) – Berlin, Leo Spik, Auk. 497 (1976), Nr. 281, Taf. 46
Lit.: Die Kunst für Alle, 1, 1885/86, Heft 20, S. 286 f.; Pietsch 1886, S. 57 f., Bildbd. o.S.; Die Kunst für Alle, 2, 1886/87, Heft 15, S. 235; ...Heft 18, S. 286; Pietsch 1886/87, S. 104; Meisterwerke der Holzschneidekunst, 12, 1890, Abb. LV; Pietsch 1890, S. 27-29, Abb. nach S. 26; Rosenberg 1895, S. 96 ff.; Illustrirte Welt, 44, 1896, Abb. S. 196/197; Rosenberg 1900, Abb. 103; Erste Grosse Berliner Ulk-Kunstausstellung, Berlin 1900, Nr. 38; Boetticher 1901, S. 1001, Nr. 46; Kladderadatsch, Nr. 31, 4.8.1912; Werner 1913, S. 440, 464; Jähner 1974, S. 49 f., Abb. 59 ; Bartmann 1985, S. 89 f., Abb. 66
Ausst.: Kgl. Akademie der Künste, Berlin 1886, Kat. 1244 (verkäuflich); Jubiläumsausstellung, Wien 1887; Internationale Kunst-Ausstellung Berlin 1896 zur Feier des 200jährigen Bestehens der Königlichen Akademie der Künste, Berlin 1896; Kat. 2434 (verkäuflich); Berlin realistisch 1890-1980, Berlinische Galerie, Berlin 1981, Kat. 106
Kat. 415, Abbildungen S. 306–309

1886-2
Bismarck in Kürassieruniform, sprechend, 1886
Öl
Ehemals Berlin, Nachlaß des Künstlers, Inv. 2142

1886-3
Wannsee, 1886
Öl
Ehemals Berlin, Nachlaß des Künstlers, Inv. 1867

1886-4
Wegstudie, 1886
Öl/Malpappe; 26 x 36 cm
Bez. u. l.: *AvW 1886*
Privatbesitz
Prov.: Berlin, Nachlaß des Künstlers, Inv. 2401

1887-1
Die Krönung Friedrichs I. zum König in Preußen in der Schloßkapelle zu Königsberg (18. Januar 1701), Wandbild in der Ruhmeshalle des Berliner Zeughauses, 1887
Wachsfarben/Lwd.; ca. 5,0 x 6,0 m
Kriegsverlust
Lit.: Kunst-Chronik, 19, 1884, Sp.730; Die Kunst für Alle, 2, 1886/87, Heft 10, S. 158; ...Heft 17, S. 269; Halwas 1891, Abb. o.S.; Rosenberg 1895, S. 87, Abb.96; Zeughaus 1900, S. 9; Boetticher 1901, S. 1002, Nr. 1; Pflugk-Harttung/Tschudi 1910, Abb. nach S. 222 (mit Erklärungstafel); Werner 1913, S. 357, 388, 421, 437, 453, 471; Zeughaus 1914, S. 8; Jähner 1974, S. 52 f., Abb.62; Arndt 1985, S. 55, 127, Abb.25; Bartmann 1985, S. 139-141, Abb.108, Erklärungstafel Abb.110; Gaehtgens 1990, S. 67 ff., Abb.24; Wirth 1990, S. 323, Abb.401
Pendant zu 1882-1
Vgl. 1885-2–1885-3
Abbildung S. 359

1887-2
Bildnis Kronprinz Friedrich Wilhelm in Zivil, 1887
Öl/Malpappe; 47 x 36 cm
Bez. M. r.: *AvW Baveno 24. Okt. 1887*
Potsdam, SSG Potsdam-Sanssouci, Inv. GK I 11729
Prov.: Berlin, Hohenzollernmuseum im Schloß Monbijou
Lit.: Werner 1913, S. 506, 510; Jähner 1974, S. 133; Bartmann 1985, S. 129, Abb.93
Ausst.: Ausstellung zur Vorfeier des Regierungs-Jubiläums Seiner Majestät des Kaisers und Königs, Kgl. Akademie der Künste, Berlin 1913, Kat. 2
Figurenstudie in Zusammenhang mit 1889-1 und zu 1889-4
Kat. 581, Abbildung S. 389

1887-3
Bildnis Prinzessin Heinrich von Preußen (Prinzessin Irene von Hessen-Darmstadt) in blauem Kleid, 1887
Öl/Malpappe; 47 x 32 cm
Bez. u. r.: *AvW 1887*
Schweinfurt, Slg. Georg Schäfer, Inv. 68490579
Prov.: Berlin, Antiquariat Burmeister (1939) – Berlin, Leo Spik, Auk. 454 (1965), Nr. 223
Lit.: SMB/ZA,I/NG, Spec.29, Bd.44, Journal-Nr. 1285/39
Figurenstudie zu 1889-1
Kat. 559, Abbildung S. 378

1887-4
Bildnis Prinz Heinrich, 1887
Öl
Verbleib unbekannt
Lit.: Werner 1913, S. 504 ff.
Vermutlich Figurenstudie zu 1889-1

1887-5
Bildnis Prinzessin Viktoria von Preußen, 1887
Öl/Malpappe; 48 x 36 cm
Bez. u. r.: *AvW Baveno 1887.*
Ehemals Berlin, Antiquariat Burmeister (1939)
Lit.: SMB/ZA,I/NG, Spec.29, Bd.44, Journal-Nr. 1285/39; Werner 1913, S. 510, Abb. S. 509
Figurenstudie zu 1889-1

1887-6
Doppelbildnisse der Prinzessinnen Margarete und Sophie von Preußen, 1887
Öl
Bez. M. l.: *Prinzess Margarete v. Preussen*; M. r.: *Prinzess Sophie v. Preussen*
Verbleib unbekannt
Lit.: Werner 1913, S. 509 f., Abb. S. 509
Figurenstudie zu 1889-1

1887-7
Bildnis Großherzog Ludwig IV. von Hessen-Darmstadt, 1887
Öl/Kupfer; 30 x 25 cm (?)
Bez.: *AvW*
Berlin, Leo Spik, Auk. 503 (1977), Nr. 199 (?)
Lit.: Werner 1913, S. 514 f., Abb. S. 515
Figurenstudie zu 1889-1

1887-8
Kostüm der Kaiserin Augusta, 1887
Öl/Malpappe; 72 x 49 cm
Bez.: *AvW 1887*
Berlin, Gerda Bassenge, Auk. 26/I (1975), Nr. 959
Vermutlich Kostümstudie zu 1889-1

1887-9
Reiterbildnis des preußischen Majors a.D. und Mitglieds des preußischen Abgeordnetenhauses, Freiherr Hugo Sholto Douglas, 1887
Öl
Bez. u. r.: *AvW 1887*
Ehemals Ralswiek, im Besitz des Dargestellten (1908)
Lit.: Werner 1913, S. 469
Ausst.: Retrospektive Ausstellung im Rahmen der Großen Berliner Kunstausstellung, Berlin 1906, Nr. 726

1887-10
Kronprinz Friedrich Wilhelm auf dem Hofball 1878 (auf dem Fastnachtsball im Weißen Saal des Berliner Schlosses am 11. Februar 1887 [?]), 1887
Öl/Malpappe; 68 x 49 cm
Bez. u. r.: *AvW. 87*
Berlin, Berlin Museum, Inv. GEM 88/20
Prov.: Berlin, Gerda Bassenge, Auk. 50/II (1987), Nr. 5183, Abb. S. 461
Lit.: Berlin Archiv (Loseblattslg.), Nr.B 05137, o.O. (Braunschweig) und J. (mit Abb.)
Ausst.: Kaiser Friedrich III. (1831-1888), Geheimes Staatsarchiv PK, Berlin 1988, Kat.II/46, Abb. S. 111
Farbskizze zu 1895-1
Kat. 549, Abbildung S. 370

1887-11
Interieur, Blick in einen Saal, 1887
Öl/Malpappe; 54 x 24 cm
Bez. u. r.: *AvW 87*
Privatbesitz
Prov.: Berlin, Nachlaß des Künstlers, Inv. 1916

1887-12
Der 70. Geburtstag des Kommerzienrats Valentin Manheimer, 1887
Öl/Lwd.; 101 x 143 cm
Bez. u. r.: *A.v.W. 1887.*
Berlin, Deutsches Historisches Museum, Inv. 1991/1848
Prov.: Privatbesitz – New York, Christie's, Auk. 26.10.1988, Nr. 163, Abb. S. 171 (Rückgang) – München, Kunsthandlung Kuhnke
Lit.: Die Kunst für Alle, 3, 1887/88, Heft 19, S. 295 f.; Boetticher 1901, S. 1001, Nr. 41; Werner 1913, S. 469
Ausst.: Internationale Kunst-Ausstellung (Münchener Jubiläums-Ausstellung), München 1888, Kat. 2445
Kat. 626, Abbildung S. 419

1887-13
Fürst Bismarck am Bundesratstisch, 1887
Öl/Lwd.
Bez. u. r.: *AvW 1887*
Ehemals Berlin, im Besitz des Staatsministers Freiherr Dr. Robert Lucius von Ballhausen (1895; 1901)
Lit.: Die Kunst für Alle, 2, 1886/87, Heft 24, S. 370; Rosenberg 1895, S. 103 f.; Boetticher 1901, S. 1002, Nr. 52; Werner 1913, S. 453, 476
Ausst.: Kgl. Akademie der Künste, Berlin 1887, Kat. 930, Abb. S. 185
Replik: 1888-17
Vgl. 1885-16

1888-1
Die Eröffnung des Reichstags im Weißen Saal des Berliner Schlosses durch Wilhelm II. (25. Juni 1888), 1888
Öl/Lwd.; 103 x 153 cm
Bez. u. l.: *Av. W. 1888*
Berlin, Johanniterorden, Slg. Werner, Inv. 11/404
Prov.: aus dem Besitz Kaiser Wilhelms II.
Lit.: Die Kunst für Alle, 6, 1890/91, Heft 17, S. 258; Jubelfeier 1896, Abb. nach S. 266; Boetticher 1901, S. 1002, Nr. 51; Kunst-Chronik, N.F., 5, 1894, Sp.418; Berlin Archiv (Loseblattslg.), Nr.B 05139, o.O. (Braunschweig) und J. (mit Abb.); Gaile 1991, Abb. S. 338; siehe weiter unter 1893-1
Ausst.: Internationale Kunst-Ausstellung veranstaltet vom Verein Berliner Künstler anläßlich seines 50jährigen Bestehens, Berlin 1891, Kat. 1176; Kunst-Ausstellung, Bremen 1894; Zur Jubelfeier 1696-1896. Ausstellung von Werken früherer und jetziger Lehrer und Schüler der Königlichen akademischen Hochschule für die Bildenden Künste, Berlin 1896, Kat. 528; Max Liebermann in seiner Zeit, Nationalgalerie Berlin, SMPK, und Haus der Kunst, München,

1979/80, Kat. 184, Abb. S. 461; Berlin, Berlin. Die Ausstellung zur Geschichte der Stadt, Berliner Festspiele GmbH, Berlin 1987, Kat. 15/7, Abb. S. 262; Hauptstadt. Zentren, Residenzen, Metropolen in der deutschen Geschichte, Kunsthalle Bonn, 1989, Kat. 15/103, Abb. S. 337
Farbskizze zu 1893-1
Kat. 608, Abbildung S. 409

1888-2
Fünf Kopf- bzw. Figurenstudien, ca. 1888
Öl
Verbleib unbekannt
Lit.: Rosenberg 1895, Abb. nach S. 112
Vermutlich Modellstudie zur vorderen linken Gruppe von 1888-1 bzw. 1893-1

1888-3
Bildnis des Feldmarschalls Graf Leonhard von Blumenthal, ca. 1888
Öl
Bez. u. r.: *AvW*
Verbleib unbekannt
Lit: Werner 1913, S. 551 (mit Abb.)
Figurenstudie zu 1888-1 bzw. 1893-1

1888-4
Bildnis eines Generals, 1888
Öl
Bez. u. M.: *AvW 1888*
Verbleib unbekannt

1888-5
Bildnis eines Generals, 1888
Öl/Malpappe; 62 x 44 cm
Bez. u. M.: *AvW 1888*
Privatbesitz
Prov.: Berlin, Nachlaß des Künstlers, Inv. 1757a

1888-6
Stiefelstudie, 1888
Öl
Ehemals Berlin, Nachlaß des Künstlers, Inv. 1757

1888-7
König Wilhelm von Preußen in Aachen 1865, 1888
Öl (?)
Bez. u. l.: *AvW 1888*; u. r.: *in Aachen 1865*
Verbleib unbekannt
Lit.: Werner 1913, Abb. S. 556; Jähner 1974, Abb. 36
Farbskizze zu einem nicht ausgeführten Wandbild (?)

1888-8
Kaiser Wilhelm I. auf dem Sterbelager, 1888
Öl (?)
Bez. u. r.: *AvW 1888*
Verbleib unbekannt
Lit.: Werner 1913, S. 527 ff., Abb. S. 529
Ausst.: Ausstellung zur Erinnerung an Kaiser Wilhelm I., veranstaltet von der Königlichen Akademie der Künste zu Berlin, Berlin 1897, Kat. 258
Figurenstudie zu 1898-2

1888-9
Aufbahrung der Leiche Kaiser Wilhelms I. im Berliner Dom, 1888
Öl
Bez. u. r.: *AvW 1888*
Verbleib unbekannt
Lit.: Werner 1913, S. 530, Abb. S. 531

1888-10
Fahnen, 1888
Öl
Ehemals Berlin, Nachlaß des Künstlers, Inv. 2400

1888-11
Alwine Schroedter, die Schwiegermutter des Künstlers, in Wannsee, 1888
Öl
Ehemals Berlin, Nachlaß des Künstlers, Inv. 2335

1888-12
Adolph Schroedter, der Schwiegervater des Künstlers, in Wannsee,
1888
Öl
Ehemals Berlin, Nachlaß des Künstlers, Inv. 2334

1888-13
Selbstporträt (Brustbild), 1888
Öl
Ehemals Berlin, Nachlaß des Künstlers, Inv. 2300
Ausst.: Jubiläums-Kunst-Ausstellung, Künstlerhaus, Wien 1888, Kat. 967 (?)

1888-14
Gartenstudie, 1888
Öl
Ehemals Berlin, Nachlaß des Künstlers, Inv. 2399

1888-15
Blick auf die »Villa VI« des Künstlers in der Potsdamer Str. 113 im Schnee, 1888
Öl
Ehemals Berlin, Nachlaß des Künstlers, Inv. 2398

1888-16
Vor dem Seglerhaus in Wannsee, 1888 (?)
Öl (?)
Bez. u. l.: *AvW 88* (?)
Verbleib unbekannt
Lit.: Werner 1913, Abb. S. 470

1888-17
Fürst Bismarck am Bundesratstisch, 1888
Öl/Lwd.; 155 x 115 cm
Bez. u. l.: *AvW. 1888*
Berlin, Reichstagsgebäude, Eigentum der Bundesrepublik Deutschland
Prov.: Melbourne, Deutscher Verein von Victoria (1888) – Treuhandverwahrung August Hoette (1915) – von diesem dem deutschen Bundestag vermacht (1965)
Lit.: Werner 1913, S. 476; Bartmann 1985, S. 138, Abb. 105
Ausst.: Centennial International Exhibition, Melbourne 1888/89, Kat. 184; Bismarck – Preußen, Deutschland und Europa, Deutsches Historisches Museum, Berlin 1990, Kat. 10/36, Abb. S. 399
Replik von 1887-14
Vgl. 1885-16
Kat. 583, Abbildung S. 391

1889-1
Verlobung des Prinzen Heinrich am 90. Geburtstag Kaiser Wilhelms I. (22. März 1887), 1889
Öl/Lwd.; 203 x 261 cm
Bez. u. r.: *A. v. W. 1889.*
London, Her Majesty Queen Elizabeth II, Inv. BP 1532
Geschenk der deutschen Kolonie in England an Königin Victoria zu ihrem 50jährigen Regierungsjubiläum 1887
Lit.: LaB Berlin, Rep. 241, Acc 438, S. 152; Die Kunst für Alle, 2, 1886/87, Heft 17, S. 271; ...3, 1887/88, Heft 3, S. 43; Rosenberg 1895, S. 101, 103; Boetticher 1901, S. 1002, Nr. 66; Paintings in Buckingham Palace 1909, S. 147; Werner 1913, S. 482 f., 492, 494, 498, 500, 516, 522, 533f., 549, 558; Laforgue 1970, Abb. nach S. 64; Schüddekopf 1973, Abb. S. 30/31; Bartmann 1985, S. 144-146, Abb. 114
Ausst.: Deutsche Industrie- und Kunst-Ausstellung, London 1891
Abbildung S. 379

1889-2
Standporträt Kaiser Wilhelm I., Wandbild im großen Sitzungssaal des Duisburger Rathauses, 1889
Öl/Lwd.; 173 x 115 cm
Duisburg, Stadt Duisburg
Geschenk der Duisburger Fabrikanten Otto und Arnold Böninger
Lit.: Werner 1913, S. 552; Wappenschmidt 1981, S. 51-53, 140f.; Bartmann 1985, S. 126-133, Abb. 95
Pendant zu 1889-4
Vgl. 1895-7
Kat. 578, Abbildung S. 388

1889-3
Porträt Kaiser Wilhelm I., auf einem Balkon stehend, 1889
Öl/Malpappe; 64 x 44 cm
Bez. u. r.: *AvW 1889*
Münster, Westfälisches Landesmuseum für Kunst und Kulturgeschichte, Inv. 1370 LM
Prov.: Berlin, Leo Spik, Auk. 488 (1974), Nr. 201
Lit.: Bartmann 1985, S. 130 f., Abb. 96
Figurenstudie zu 1889-2
Kat. 579, Abbildung S. 388

1889-4
Standporträt Kaiser Friedrich III., Wandbild im großen Sitzungssaal des Duisburger Rathauses, 1889
Öl/Lwd.; 173 x 115 cm
Bez. u. r.: *AvW 1889.*
Duisburg, Stadt Duisburg
Geschenk der Duisburger Fabrikanten Otto und Arnold Böninger
Lit.: Bilder deutscher Geschichte 1936, Bild 190; Bartmann 1985, Abb. 91; siehe weiter unter 1889-2
Pendant zu 1889-2
Kat. 580, Abbildung S. 389

1889-5
Porträt Kaiser Wilhelm II., 1889
Öl/Malpappe; 60 x 43 cm
Bez. u. r.: *AvW 1889*
Ehemals Berlin, Nachlaß des Künstlers, Inv. 2133 (?)
Lit.: Werner 1913, S. 552, 558, Abb. S. 559
Ausst.: Ausstellung zur Vorfeier des Regierungs-Jubiläums Seiner Majestät des Kaisers und Königs, Königliche Akademie der Künste zu Berlin, Berlin 1913, Kat. 1, Abb. als Frontispiz
Figurenstudie zu 1890-6

1889-6
Bildnis Kaiser Wilhelm II., 1889
Öl
Ehemals Berlin, Nachlaß des Künstlers, Inv. 2134a
Figurenstudie zu 1890-6

1889-7
Bildnis Kaiser Wilhelm II., 1889
Öl
Ehemals Berlin, Nachlaß des Künstlers, Inv. 2133

1889-8
Bildnis Prinz Wilhelm von Preußen in Husarenuniform, ca. 1887
Öl/Malpappe; 74 x 49 cm
Berlin, Berlin Museum, Inv. GEM 73/16
Prov.: Berlin, Nachlaß des Künstlers, Inv. 2135 – Berlin, Frieda Hinze
Lit.: Wirth 1979, Abb. S. 189; Bartmann 1985, S. 132, Abb. 98; Berlinische Notizen. Zeitschrift des Vereins der Freunde und Förderer des Berlin Museums e.V., Berlin 1987, Abb. S. 48
Figurenstudie zu 1889-1
Kat. 563, Abbildung S. 378

1889-9
Bildnis Kaiser Wilhelm II., 1889
Öl
Ehemals Berlin, Nachlaß des Künstlers, Inv. 2136

1889-10
Bildnis Kaiser Wilhelm II. (Grisaille), 1889
Öl
Ehemals Berlin, Nachlaß des Künstlers, Inv. 2137

1889-11
Bildnis des Staatssekretärs des Reichsmarineamtes, General Graf Georg Leo von Caprivi, 1889
Öl
Verbleib unbekannt
Lit.: Werner 1913, Abb. S. 574
Figurenstudie zu 1893-1

1889-12
Bildnis des badischen Bundesratsbevollmächtigten, Freiherr Adolf Marschall von Bieberstein, 1889
Öl
Verbleib unbekannt
Lit.: Werner 1913, Abb. S. 555
Figurenstudie zu 1893-1

1889-13
Bildnis des hanseatischen Ministerresidenten Dr. Daniel Christian Friedrich Krüger, 1889
Öl/Malpappe; 60 x 42 cm
Lübeck, Museum für Kunst und Kulturgeschichte Behnhaus, Inv. 1937/137
Lit.: Rosenberg 1895, Abb. nach S. 96; Werner 1913, S. 553; Seebacher 1973, o.S.; Museum Behnhaus 1976, Nr. 247
Ausst.: Die Lübecker im Porträt 1780-1930, Museum für Kunst und Kulturgeschichte, Lübeck 1973, Kat. 182
Figurenstudie zu 1893-1
Kat. 611, Abbildung S. 411

1889-14
Bildnis des preußischen Landwirtschaftsministers und Führers der Freikonservativen, Freiherr Dr. Robert Lucius von Ballhausen, 1889
Öl
Verbleib unbekannt
Lit.: Werner 1913, S. 567 (mit Abb.)
Figurenstudie zu 1893-1

1889-15
Bildnis des Oberbürgermeisters von Frankfurt am Main und Abgeordneten der Nationalliberalen, Johannes von Miquel, 1889
Öl/Malpappe; 46 x 37 cm
Bez. u. r.: *AvW 1889*
Berlin, Nationalgalerie, SMB, Inv. A II 941
Prov.: Berlin, Antiquariat Burmeister
Lit.: Werner 1913, S. 553; Jähner 1974, S. 115; Gemälde der Nationalgalerie 1986, o.S. und Nr.
Figurenstudie zu 1893-1
Kat. 613, Abbildung S. 408

1889-16
Bildnis Großherzog Friedrich Wilhelm Ludwig von Baden, 1889
Öl
Bez. u. r.: *AvW 14.1.1889*
Verbleib unbekannt
Lit.: Werner 1913, S. 553
Figurenstudie zu 1893-1

1889-17
Bildnis des Abgeordneten des Zentrums, Friedrich Wilhelm Weber, 1889
Öl (?)
Verbleib unbekannt
Lit.: Werner 1913, S. 553
Figurenstudie zu 1893-1

1889-18
Bildnis Herzog Ernst I. von Sachsen-Altenburg, 1889
Öl (?)
Verbleib unbekannt
Lit.: Werner 1913, S. 553
Figurenstudie zu 1893-1

1889-19
Bildnis des Abgeordneten der Nationalliberalen, des Geheimen Kommerzienrats Gustav Siegle, 1889
Öl (?)
Verbleib unbekannt
Lit.: Werner 1913, S. 553
Figurenstudie zu 1893-1

1889-20
Bildnis des Abgeordneten der Nationalliberalen, Friedrich Hammacher, 1889
Öl (?)
Verbleib unbekannt
Lit.: Werner 1913, S. 553
Figurenstudie zu 1893-1

1889-21
Bildnis des preußischen Kriegsministers, General Paul Bronsart von Schellendorf, 1889
Öl
Verbleib unbekannt
Lit.: Werner 1913, S. 553, Abb. S. 555
Figurenstudie zu 1893-1

1889-22
Bildnis des preußischen Finanzministers, Adolf Heinrich Wilhelm von Scholz, 1889
Öl (?)
Verbleib unbekannt
Lit.: Werner 1913, S. 553
Figurenstudie zu 1893-1

1889-23
Bildnis des Abgeordneten der Nationalliberalen, des Geheimen Kommerzienrats Wilhelm Oechelhäuser, 1889
Öl (?)
Verbleib unbekannt
Lit.: Werner 1913, S. 553
Figurenstudie zu 1893-1

1889-24
Bildnis des Generals Otto von Strubberg, 1889
Öl (?)
Verbleib unbekannt
Lit.: Werner 1913, S. 553
Figurenstudie zu 1893-1

1889-25
Bildnis des Abgeordneten der Nationalliberalen, Robert von Benda, 1889
Öl
Verbleib unbekannt
Lit.: Werner 1913, S. 553, Abb. S. 554
Figurenstudie zu 1893-1

1889-26
Bildnis des bayerischen Bundesratsbevollmächtigten, Graf Hugo von und zu Lerchenfeld-Köfering, 1889
Öl/Malpappe; 72 x 47 cm
Ehemals Berlin, Antiquariat Burmeister (1939)
Lit.: SMB/ZA,I/NG, Spec.29, Bd.44, Journal-Nr. 1285/39; Werner 1913, S. 553 (mit Abb.)
Figurenstudie zu 1893-1

1889-27
Bildnis des preußischen Ministers für Handel und der öffentlichen Arbeiten, Albert von Maybach, 1889
Öl
Verbleib unbekannt
Lit.: Werner 1913, S. 553 (mit Abb.)
Figurenstudie zu 1893-1

1889-28
Bildnis des Abgeordneten der Freisinnigen Vereinigung, Heinrich Rickert, 1889
Öl
Verbleib unbekannt
Lit.: Werner 1913, S. 553 (mit Abb.)
Figurenstudie zu 1893-1

1889-29
Bildnis des Abgeordneten der Nationalliberalen, Rudolf von Bennigsen, 1889
Öl
Verbleib unbekannt
Lit.: Werner 1913, S. 553 (mit Abb.)
Figurenstudie zu 1893-1

1889-30
Bildnis des Abgeordneten der Nationalliberalen und Reichstagsvizepräsidenten, Dr. Albert Bürklin, 1889
Öl (?)
Verbleib unbekannt
Lit.: Werner 1913, S. 553
Figurenstudie zu 1893-1

1889-31
Bildnis des Abgeordneten der Nationalliberalen und Reichstagsvizepräsidenten, Dr. Franz Armand Buhl, 1889
Öl (?)
Verbleib unbekannt
Lit.: Werner 1913, S. 553
Figurenstudie zu 1893-1

1889-32
Bildnis des preußischen Justizministers, Dr. Heinrich von Friedberg, 1889
Öl
Verbleib unbekannt
Lit.: Rosenberg 1895, Abb. nach S.92; Werner 1913, S. 553
Figurenstudie zu 1893-1

1889-33
Bildnis Prinz Albrecht von Preußen, 1889
Öl (?)
Verbleib unbekannt
Lit.: Werner 1913, S. 553
Figurenstudie zu 1893-1

1889-34
Bildnis des Generalpostmeisters Heinrich von Stephan, 1889
Öl; 71 x 46 cm
Bez. u. l.: *Dr. v. Stephan AvW 4.1.1889*
Ehemals im Besitz der Deutschen Reichspost (1937)
Prov.: aus dem Besitz des Dargestellten
Lit.: Werner 1913, Abb. S. 359; Colonius 1937, S. 232, Abb. S. 231
Figurenstudie zu 1893-1

1889-35
Bildnis des preußischen Kultusministers, Gustav von Goßler, 1889
Öl
Bez. u. r.: *AvW 13.4.89*
Verbleib unbekannt
Lit.: Rosenberg 1895, Abb. nach S. 104 ; Werner 1913, S. 578 f.
Figurenstudie zu 1893-1

1889-36
Bismarck bei der Reichstagseröffnung, 1889
Öl/Malpappe; 71 x 46 cm
Bez. u. l.: *AvW 1889*
Privatbesitz
Lit.: Werner 1913, Abb. S. 573; Bartmann 1985, S. 157-161, Abb.127
Figurenstudie zu 1893-1

1889-37
Bismarck in Kürassieruniform, ganze Figur, 1889
Öl
Ehemals Berlin, Nachlaß des Künstlers, Inv. 2142a
Figurenstudie zu 1893-1 (?)

1889-38
Fünf Köpfe, 1889
Öl/Malpappe; 51 x 70 cm
Bez. u. M.: *AvW 1889.*; r. daneben: *König. Straußbergerstr. 48*
Wrocław, Muzeum Narodowe we Wrocławiu, Inv. VIII-2851
Modellstudie zu 1893-1
Kat. 614, Abbildung S. 408

1889-39
Interieur (Roter und weißer Stoff auf einem Stuhl, dahinter eine Nähmaschine), 1889
Öl/Malpappe; 34 x 47 cm
Bez.: *AvW 1889*
Berlin, Leo Spik, Auk. 397 (1953), Nr. 176 – Berlin, Leo Spik, Auk. 510 (1979), Nr. 299
Möglicherweise Kostümstudie in Zusammenhang mit 1893-1

1889-40
Bildnis Graf Moltke, 1889
Öl
Ehemals Berlin, Nachlaß des Künstlers, Inv. 2143

1889-41
Kronprinz Friedrich Wilhelm an der Leiche des Generals Abel Douay (Weißenburg, 4. August 1870), 1889
Öl/Malpappe; 49 x 73 cm
Bez. u. r.: *AvW 1889*
Nürnberg, Germanisches Nationalmuseum, Inv. Gm 1801, Leihgabe der Stadt Nürnberg
Lit.: Germanisches Nationalmuseum Nürnberg 1977, Nr. 527 (mit Abb.); Ortenburg 1979, Abb. S. 150; Hager 1989, Abb.101; siehe weiter unter 1890-1
Farbskizze zu 1890-1
Vgl. 1889-42

1889-42
Kronprinz Friedrich Wilhelm an der Leiche des Generals Abel Douay (Weißenburg, 4. August 1870), 1889
Öl (?)
Bez. o. r.: *AvW. 1889.*
Lit.: Rosenberg 1895, Abb.17; siehe weiter unter 1890-1
Farbskizze zu 1890-1
Vgl. 1889-41

1890-1
Kronprinz Friedrich Wilhelm an der Leiche des Generals Abel Douay (Weißenburg, 4. August 1870), 1890
Öl/Lwd.; 117 x 167 cm
Bez. u. r.: *A.v.W. 1890.*
Hechingen, Burg Hohenzollern, SKH Dr. Dr. Louis Ferdinand Prinz von Preußen, Berlin, Inv. 734
Prov.: Berlin, Kommerzienrat C. Spindler (1896) – Berlin, Frau Meta Loth geb. Spindler (1936)
Lit.: SMB/ZA,I/NG, Spec.29, Bd.41, Journal-Nr. 1252/34; Zeitschrift für Bildende Kunst, N.F., 1, 1890, S. 303; Die Kunst für Alle, 6, 1890/91, Heft 17, S. 258; Universum, 1891/92, Abb. gegenüber Sp.409; Über Land und Meer, 67, 1892, 1. Heft, Abb. in der Kunstbeilage; Rosenberg 1895, S. 20, 103; Boetticher 1901, S. 1002, Nr. 53; Warncke 1901, S. 872; Haack 1907, S. 240; Müller-Bohn 1913, Abb. nach S. 360 (mit Erklärungstafel); Werner 1913, S. 511, 573ff., Abb. S. 522; Bilder deutscher Geschichte 1936, Bild 167; Schoch 1975, S. 184, Abb.193; Bartmann 1985, S. 94 f., Abb.72;

Seling/Grässle/Kemper 1992, S. 58 f., Abb. S. 58
Ausst.: Kgl. Akademie der Künste, Berlin 1890, Kat. 1550; Internationale Kunst-Ausstellung veranstaltet vom Verein Berliner Künstler anläßlich seines 50jährigen Bestehens, Berlin 1891, Kat. 1175; Erste Internationale Mitglieder-Ausstellung der Königlichen Akademie der Künste, Berlin 1907, Kat. 35; Jubiläums-Ausstellung 1786-1936 aus Anlaß des 150jährigen Bestehens der akademischen Ausstellungen, Berlin 1936, Kat. 336, Abb. S. 23
Vgl. 1889-41–1889-42
Kat. 303, Abbildung S. 250

1890-2
Stehender und an einen Tisch gelehnter Uniformierter, 1890
Öl/Malpappe; 64 x 43 cm
Bez. u. r.: *AvW 1890.*
Karlsruhe, Städtische Galerie im Prinz-Max-Palais, Inv. 60/2718
Prov.: Berlin, Nachlaß des Künstlers, Inv. 1758
Modellstudie zu Kronprinz Friedrich Wilhelm und dem französischen Militärarzt auf 1890-1
Kat. 304, Abbildung S. 251

1890-3
Studie zu Kronprinz Wilhelm, 1890
Öl
Ehemals Berlin, Nachlaß des Künstlers, Inv. 1780
Figuren- oder Modellstudie zu 1890-1

1890-4
Studie zu General Abel Douay, 1890
Öl
Ehemals Berlin, Nachlaß des Künstlers, Inv. 1781
Figuren- oder Modellstudie zu 1890-1

1890-5
Porträt Kaiser Wilhelm II. in Garde du Corps-Uniform, 1890
Öl
Bez. u. l.: *A.v.W. 1890.*
Bestimmt für die Berliner Börse; Verbleib unbekannt
Lit.: Die Kunst für Alle, 6, 1890/91, Heft 5, S. 75 f., Abb. S. 78; Kunst-Chronik, N.F., 2, 1891, Sp.74; Rosenberg 1895, S. 111, Abb.107; Boetticher 1901, S. 1002, Nr. 73; Werner 1913, S. 552, 558; Jähner 1974, Abb.37; Bartmann 1895, S. 126-133, Abb.99

1890-6
Moltkes 90. Geburtstag (26. Oktober 1890), 1890
Öl
Bez. u. r.: *AvW 1890* (?)
Verbleib unbekannt
Lit.: GStA Merseburg, Rep. 92 Nl. A. v. Werner VIb, S. 254-255; Werner 1913, S. 585 ff., Abb. S. 585
Farbskizze zu 1896-1

1890-7
Bildnis Admiral von der Goltz, 1890
Öl
Bez. M. r.: *AvW 1890*
Verbleib unbekannt
Lit.: Werner 1913, Abb. S. 589
Figurenstudie zu 1896-1

1890-8
Bildnis Helmuth Graf von Moltke im Profil, 1890
Öl; 80 x 65 cm
Bez. u. r.: *Av.W*
Ehemals Berlin, Nachlaß des Künstlers, Inv. 2144 (?)
Lit.: Werner 1913, S. 587, Abb. S. 586
Figurenstudie zu 1896-1

1890-9
Bildnis General Oskar von Meerscheidt-Hüllessem, ca. 1890
Öl
Verbleib unbekannt
Lit.: Werner 1913, Abb. S. 587
Figurenstudie zu 1896-1

1890-10
Bildnis General Golz, ca. 1890
Öl
Verbleib unbekannt
Lit.: Werner 1913, Abb. S. 589
Figurenstudie zu 1896-1

1890-11
Bildnis General Ludwig von Wittich, ca. 1890
Öl
Verbleib unbekannt
Lit.: Werner 1913, Abb. S. 587
Figurenstudie zu 1896-1

1890-12
Moltke und Wilhelm II., sich die Hände reichend, 1890
Öl/Malpappe; 59 x 48 cm
Bez. u. M.: *AvW.*
Verso: Dasselbe mit tieferer Verbeugung Moltkes
München, Galerie Füssl & Jakob
Figurenstudie zu 1896-1
Kat. 625, Abbildung S. 416/417

1890-13
Bildnis Fürst Hans Heinrich IX. von Pleß, 1890
Öl
Verbleib unbekannt
Lit.: Werner 1913, S. 573
Figurenstudie zu 1893-1

1890-14
Bildnis Graf Udo Stolberg-Wernigerode, 1890
Öl
Verbleib unbekannt
Lit.: Werner 1913, S. 573
Figurenstudie zu 1893-1

1890-15
Bildnis Graf Herbert Bismarck, 1890
Öl
Bez. M. l.: *AvW 1890*
Verbleib unbekannt
Lit.: Werner 1913, S. 573, Abb. S. 574
Figurenstudie zu 1893-1

1890-16
Bildnis Fürst Hermann Hetzfeldt-Trachenberg, 1890
Öl
Verbleib unbekannt
Lit.: Werner 1913, S. 573
Figurenstudie zu 1893-1

1890-17
Bildnis des Statthalters von Elsaß-Lothringen, Fürst Chlodwig zu Hohenlohe-Schillingsfürst, 1890
Öl
Verbleib unbekannt
Lit.: Werner 1913, S. 573
Figurenstudie zu 1893-1

1890-18
Bildnis des preußischen Staatsministers und Staatssekretärs des Innern, Karl Heinrich von Bötticher, 1890
Öl
Verbleib unbekannt
Lit.: Werner 1913, S. 573, Abb. S. 291
Figurenstudie zu 1893-1

1891-1
Bildnis Feldmarschall Graf Leonhard von Blumenthal, 1891
Öl; 80 x 67 cm
Ehemals Berlin, Nachlaß des Künstlers, Inv. 2146
Lit.: StB Berlin, Handschriftenabteilung, Nl. Werner 5, S. 149
Vermutlich Figurenstudie zu 1896-1

1891-2
Bildnis Herzog Ernst Günther von Schleswig-Holstein-Sonderburg-Augustenburg, 1891
Öl
Ehemals Berlin, Nachlaß des Künstlers, Inv. 2147
Vermutlich Figurenstudie zu 1893-1

1892-1
Der Kongreß zu Berlin (Schlußsitzung des Berliner Kongresses, 13. Juli 1878), 1892
Öl/Lwd.; 127 x 203 cm
Bez. u. l.: *A.v.W. 1892.*
Moline, Francis Joseph Dewes Burgweger Family
Lit.: siehe unter 1881-2
Ausst.: Weltausstellung, Chicago 1893, Kat. 5270
Replik von (wohl ursprünglich Kompositionsskizze zu) 1881-2
Kat. 605, Abbildung S. 406

1892-2
Bildnis Generalleutnant Salbach, 1892
Öl/Malpappe; 49 x 39 cm
Bez. u.l.: *AvW 1892.*
Privatbesitz
Prov.: Berlin, Nachlaß des Künstlers, Inv. 2122
Figurenstudie zu 1896-1

1892-3
Profilbildnis eines alten Mannes mit langem Vollbart, 1892
Öl/Malpappe; 39 x 31 cm
Bez.: *AvW 1892*
Berlin, Leo Spik, Auk. 385 (1952), Nr. 164

1893-1
Die Eröffnung des Reichstags im Weißen Saal des Berliner Schlosses durch Wilhelm II. (25. Juni 1888), 1893
Öl/Lwd.; 3,87 x 6,42 m
Bez. u.l.: *A.v.W. 1893.*
Potsdam, SSG Potsdam-Sanssouci, Inv. GK I 8879
Prov.: Berlin, Hohenzollernmuseum im Schloß Monbijou – aus dem Besitz Kaiser Wilhelms II.
Lit.: Die Kunst für Alle, 3, 1887/88, Heft 20, S. 319; ..., 6, 1890/91, Heft 22, S. 348; ...8, 1892/93, Heft 20, S. 316; Heft 21, S. 331; Rosenberg 1895, S. 106, 110ff., Abb.106; Moderne Kunst in Meisterholzschnitten, 10, 1896, Abb. o.S. (Lieferung VII); Bürenstein 1898, Abb. nach S. 68; Gurlitt 1899, S. 524; Mazelière 1900, S. 198; Boetticher 1901, S. 1002, Nr. 55; Scherr 1905, Abb. nach S. 478 (mit Erklärungstafel); Schmid 1906, S. 239; Pflugk-Harttung/Tschudi 1910, Abb. nach S. 412 (mit Erklärungstafel); Garlepp 1910/11, Abb. nach S. 376 (mit Erklärungstafel); Moderne Kunst in Meisterholzschnitten, 27, 1912/13, Abb. nach S. 248; Die Kunst, 1913, S. 499 f.; Goltz 1913, Abb. S. 15; Werner 1913, S. 543 ff., 551ff., 567, 569f., 573, Abb. S. 568; Garlepp 1914, Abb. nach S. 376; Funke 1921, 2.Bd., Abb. S. 274/275; Dollinger 1966, Abb. S. 178/179 (Ausschnitt); Viktoria Luise 1969, Abb. S. 26/27; Seebacher 1973, o.S. (mit Abb.); Jähner 1974, S. 29 ff., Abb.33; Scholz 1980, Abb. S. 141; Peschken/Klünner 1982, Abb. S. 461; Bartmann 1985, S. 155-161, Abb.125, Erklärungstafel Abb.128
Ausst.: Große Berliner Kunst-Ausstellung, Berlin 1893, Kat. 1664a; Internationale Kunst-Ausstellung Berlin 1896 zur Feier des 200jährigen Bestehens der Königlichen Akademie der Künste, Berlin 1896, Kat. 3698; Große Berliner Kunst-Ausstellung, Berlin 1906, Kat. 1202; Große Berliner Kunst-Ausstellung, Berlin 1913, Kat. 287
Vgl. 1888-1
Kat. 606, Abbildungen S. 412, 413

1893-2
Selbstporträt vor neutralem Hintergrund, 1893
Öl/Lwd.; 84 x 63 cm
Bez. u.r.: *AvW 1893*; rückseitig: *Anton von Werner Berlin nat. 9. mai 1843*
Florenz, Uffizien, Inv. 3109
Lit.: Rosenberg 1895, S. 47; Gli Uffizi 1979, Nr.A 1020, Abb. S. 1039

1893-3
Hildegard von Werner, die älteste Tochter des Künstlers, im Schwarzwald an einem Bach sitzend, 1893
Öl/Lwd., auf Pappe aufgezogen; 84 x 65 cm
Bez. u.l.: *AvW 1893*
Dortmund, Museum für Kunst und Kulturgeschichte, Inv. C 7100
Prov.: Geschenk des Künstlers an seine Frau – Berlin, Kunsthandel (1977)
Lit.: Bartmann 1985, S. 27 f., Abb.11
Kat. 70, Abbildung S. 210

1893-4
Wiesenstudie, 1893
Öl
Ehemals Berlin, Nachlaß des Künstlers, Inv. 2402

1893-5
Admiralsuniform, 1893
Öl
Ehemals Berlin, Nachlaß des Künstlers, Inv. 1759

1893-6
Ulan, 1893
Öl
Ehemals Berlin, Nachlaß des Künstlers, Inv. 1775

1893-7
Offizier in Dreiviertelgestalt nach links, 1893
Öl/Malpappe; 40 x 24 cm
Bez.: *AvW 1893*
Berlin, Gerda Bassenge, Auk. 1/I (1963), Nr. 791

1893-8
Im Etappenquartier vor Paris (24. Oktober 1870), 1893
Öl/Malpappe; 48 x 68 cm
Bez. u.l.: *AvW 1893*
Berlin, Rudolph Lepke, Auk. 2105 (1936), Nr. 153, Taf.5
Lit.: Boetticher 1901, S. 1002, unter Nr. 54
Farbskizze zu 1894-1

1894-1
Im Etappenquartier vor Paris (24. Oktober 1870), 1894
Öl/Lwd.; 120 x 158 cm
Bez. u.l.: *AvW. 1894.*
Berlin, Nationalgalerie, SMB, Inv. A I 521 (NG 670)
Ankauf auf Beschluß der Landeskunstkommission
Lit.: SMB/ZA,I/NG, Künstlerspezialakte Anton von Werner, Journal-Nr. 819/94, 105/95; GStA Merseburg, Rep. 76 Ve, Hist. Abt. II, Sekt.1, Abt.I, Nr. 3; Die Kunst für Alle, 9, 1893/94, Heft 18, S. 281; ...Heft 21, S. 330; Das Atelier, 1894, Heft 14, S. 5 f.; Helferich 1894, S. 471 f.; Kunst-Chronik, N.F., 5, 1894, S. 508; Universum, 1894/95, Abb. gegenüber Sp.1312; Rosenberg 1895, S. 12 ff., Abb.12; Vom Fels zum Meer, 1895, Abb. gegenüber S. 420; Daheim, 32, 1896, Abb. S. 13; National-Galerie 1897 (1912, 1913, 1934), Nr. 670; Bär/Quensel 1900, Taf.96; Boetticher 1901, S. 1002, Nr. 54; Rousset 1902/03, 1.Bd., Abb. S. 381; Schmid 1906, Abb. S. 239; Scheffler 1912, S. 137; Werner 1913, S. 408 f., Abb. S. 409; Die Gartenlaube, 1915, Abb. S. 105; Pastor 1915, Abb. o.S.; Bilder deutscher Geschichte 1936, Bild 187; Lewalter 1943, Abb. o.S.; Beenken 1944, S. 310; Doede 1961, Abb. S. 66; Verzeichnis Nationalgalerie 1968, S. 224; Kramer 1971, Abb.58; Celebonovic 1974, Abb. S. 107; Jähner 1974, S. 50 ff., Abb.60; Verzeichnis Nationalgalerie 1976, S. 451 f., Abb. S. 452; Hamann/Hermand 1977, Bd.I, S. 160 f.; Honisch 1979, S. 348; Mai 1979, Abb.13; Ortenburg 1979, Abb. S. 153/154; Dollinger 1980, Abb. S. 242/243; Bedürftig 1981, Abb. S. 190/191; Schiff 1981, Abb.19; Bartmann 1985, S. 90 f., Abb.67; Teeuwisse 1986, Abb.17; Angermann 1987, S. 60, Abb.40a-b; Grabowski 1990, S. 128, 131
Ausst.: Große Berliner Kunst-Ausstellung, Berlin 1894, Kat. 1694 (mit Abb.); Weltausstellung, St. Louis 1904, Kat. 1233; Berlin. Ort der Freiheit für die Kunst, Nationalgalerie Berlin, SMPK, und Recklinghausen, Kunsthalle, 1960, Kat. 4, Abb.4; Signale – Manifeste – Proteste im 20. Jahrhundert, Kunsthalle, Recklinghausen 1965, Kat. 1, Abb.1; Le salon imaginaire. Bilder aus den großen Kunstausstellungen der zweiten Hälfte des XIX. Jahrhunderts, Akademie der Künste, Berlin 1968, Kat. 167, Abb. S. 70; Ein Dokument deutscher Kunst 1901–1976. Bd.3: Akademie – Sezession – Avantgarde, Mathildenhöhe, Hessisches Landesmuseum, Kunsthalle, Darmstadt 1976/77, Kat. 190, Abb. S. 190; Max Liebermann in seiner Zeit, Nationalgalerie Berlin, SMPK, und Haus der Kunst, München, 1979/80, Kat. 185, Abb. S. 463; Preußen – Versuch einer Bilanz, Berliner Festspiele GmbH, Berlin 1981, Bd.1, Kat. 24/18; Art in Berlin: 1815-1989, High Museum of Art, Atlanta 1989, Kat. 109, Abb. S. 201; Bismarck – Preußen, Deutschland und Europa, Deutsches Historisches Museum, Berlin 1990, Kat. 8b/2
Vgl. 1893-8
Kat. 420, Abbildungen S. 311–313

1894-2
Bildnis General Graf Alfred Waldersee, 1894
Öl
Bez. u.r.: *AvW 1894*
Verbleib unbekannt
Lit.: Werner 1913, S. 588, Abb. S. 587
Figurenstudie zu 1896-1

1894-3
Bildnis des Mediziners und Politikers Rudolf Virchow, 1894
Öl/Malpappe; 40 x 31 cm
Bez.: *AvW 29/12. 94* und Name des Dargestellten
Berlin, Rudolph Lepke, Auk. 2051 (1932), Nr. 57
Vermutlich Figurenstudie zu 1895-1

1894-4
Kürassierstudie zu Kronprinz Friedrich Wilhelm, 1894
Öl
Ehemals Berlin, Nachlaß des Künstlers, Inv. 1760
Vermutlich Kostümstudie zu 1895-1

1894-5
Kürassierstudie zu Kronprinz Friedrich Wilhelm, 1894
Öl
Ehemals Berlin, Nachlaß des Künstlers, Inv. 1761
Vermutlich Kostümstudie zu 1895-1

1894-6
Kürassierstiefel, 1894
Öl
Ehemals Berlin, Nachlaß des Künstlers, Inv. 1762
Vermutlich Kostümstudie zu 1895-1

1894-7
Kürassierstiefel und Beinkleider, 1894
Öl
Ehemals Berlin, Nachlaß des Künstlers, Inv. 1763

1895-1
Kaiser Friedrich als Kronprinz auf dem Hofball 1878, 1895
Öl/Lwd.; 118 x 95 cm
Bez. u. r.: *AvW. 1895*
Berlin, Nationalgalerie, SMB, Inv. A III 367
Prov.: Breslau, Schlesisches Museum der Bildenden Künste, Inv. 903 (1895)
Lit.: Die Kunst für Alle, 10, 1894/95, Heft 18, S. 273 f.; Kunst-Chronik, N.F., 6, 1895, Sp. 410; Rosenberg 1895, S. 51; Müller-Bohn 1898, Taf. 144 (mit Erklärungstafel); Boetticher 1901, S. 1002, Nr. 58; Schlesisches Museum Breslau 1908, Nr. 903; Werner 1913, S. 107, 479f., Abb. S. 480; Funke 1921, 2.Bd., Abb. S. 101; Jähner 1974, S. 34 ff., 116, Abb. 40; Hartmann 1981, Abb. S. 23; Bartmann 1985, S. 150-153, Abb. 120; Gemälde der Nationalgalerie 1986, o.S. und Nr.; Krenzlin 1992, Abb. 58
Ausst.: Große Berliner Kunst-Ausstellung, Berlin 1895, Kat. 1880 (verkäuflich); Deutsche Kunst 19./20. Jahrhundert, Nationalgalerie SMB, Berlin 1966, Kat. S. 314; Kunst in Berlin 1648-1987, SMB, Altes Museum, Berlin 1987, Kat. H8, Abb. S. 308
Vgl. 1887-10
Pendant zu 1895-3
Kat. 548, Abbildungen S. 371, 373

1895-2
Uniformierter sowie fünf Handschuh-Studien, 1895
Öl/Malpappe; 35 x 44 cm
Bez. u. M.: *Av. W 1895*
Privatbesitz
Prov.: Zürich, Marianne Feilchenfeldt – London, Kunsthandel – München, Julius Böhler
Figurenstudie bzw. Kostümstudie zu 1895-1

1895-3
Kaiser Friedrich als Kronprinz 1870 im Hauptquartier zu Versailles in der Villa Les Ombrages (Vortrag des Generalleutnants Hann von Weyhern, 4. November 1870), 1895
Öl/Lwd.; 98 x 82 cm
Bez. u. r.: *AvW. 1895.*
Ehemals Wannsee bei Berlin, im Besitz des Bankiers Schrabacher (1896; 1912) – Berlin, Rudolph Lepke, Auk. 2051 (1932), Nr. 37, Taf. 14
Lit.: Die Kunst für Alle, 10, 1894/95, Heft 18, S. 274; Lindner 1895, Abb. S. 78; Müller-Bohn 1898, Taf. 145 (mit Erklärungstafel); Boetticher 1901, S. 1002, Nr. 59 (mit der nicht verifizierbaren Angabe: »Angek. für das Schles. Museum zu Breslau«); Müller-Bohn 1913, Abb. nach S. 408 (mit Erklärungstafel); Werner 1913, S. 17f; Herre 1970, Abb. S. 55
Ausst.: Große Berliner Kunst-Ausstellung, Berlin 1895, Kat. 1879 (verkäuflich)
Pendant zu 1895-1

1895-4
Stehender in Uniform, 1895
Öl/Malpappe; 62 x 42 cm
Bez. o. l.: *AvW 31/5.95.*
Berlin, Deutsches Historisches Museum
Prov.: aus dem Bestand des Museums für Deutsche Geschichte, Inv. Kg 56/4
Lit.: Jähner 1974, S. 115
Modellstudie zu König Albert von Sachsen auf 1896-1

1895-5
Generalsstudie, 1895
Öl/Malpappe; 42 x 33 cm
Bez. o. r.: *AvW 1895*
Privatbesitz
Prov.: Berlin, Nachlaß des Künstlers, Inv. 1783
Figurenstudie zu 1896-1

1895-6
Drei Generalsstudien, um 1895
Öl/Malpappe; 50 x 70 cm
Bez. u. r.: *AvW*
München, Sotheby's, Auk. 25.6.1992, Nr. 84, Abb. S. 54
Figurenstudie zur rechten Hälfte von 1896-1

1895-7
Bildnis Kaiser Wilhelm I., 1895 (?)
Öl/Lwd., auf Pappe aufgezogen; 57 x 37 cm
Bez. o. r.: *AvW 1895* (?)
Köln, Kunsthaus Lempertz, Auk. 603 (1984), Nr. 621
Replik (?) von 1889-2

1895-8
Kaiser Wilhelm I. legt den Grundstein zum Reichstagsgebäude (9. Juni 1884), 1895
Öl (?)
Bez. u. l.: *AvW 1895*
Verbleib unbekannt
Lit.: Die Post, Nr. 574, 7.12.1908; Werner 1913, S. 414 f., Abb. S. 415

1896-1
Moltkes 90. Geburtstag (26. Oktober 1890), 1896
Öl/Lwd.; 3,20 x 4,97 m
Bez. u. r.: *A.v.W. 1896.*
Ehemals Berlin, Hohenzollernmuseum im Schloß Monbijou; Kriegsverlust
Prov.: aus dem Besitz Kaiser Wilhelms II.
Lit.: Die Kunst für Alle, 9, 1893/94, Heft 24, S. 378; Brief Werners an Wilhelm Beckmann, 6.12.1896, in: Beckmann 1930, S. 153; Kunst-Chronik, N.F., 8, 1896/97, Sp. 219; Die Kunst für Alle, 12, 1896/97, S. 154; Das Atelier, 1897, Heft 2, S. 5 f.; Rosenhagen 1897, o.S.; Rosenberg 1900, S. 126, 128, Abb. 120; Boetticher 1901, S. 1002, Nr. 65; Moderne Kunst in Meisterholzschnitten, 27, 1912/13, Abb. S. 253; Goltz 1913, Abb. S. 19; Werner 1913, S. 585 ff.; Funke 1921, 2.Bd., Abb. S. 404; Jähner 1974, S. 31 f., Abb. 34; Bartmann 1985, S. 153 f., Abb. 121
Ausst.: Internationale Kunst-Ausstellung Berlin 1896 zur Feier des 200jährigen Bestehens der Königlichen Akademie der Künste, Berlin 1896, Kat. 2433; Weltausstellung, St. Louis 1904, Kat. 1233; Große Berliner Kunst-Ausstellung, Berlin 1906, Kat. 1201
Vgl. 1890-6
Abbildung S. 415

1896-2
Generalsstudie, 1896
Öl
Ehemals Berlin, Nachlaß des Künstlers, Inv. 1782

1896-3
Orden Kaiser Wilhelms, 1896
Öl
Ehemals Berlin, Nachlaß des Künstlers, Inv. 1784

1896-4
Am Wannsee, 1896
Öl (?)
Bez. u. r.: *AvW. 1896*
Verbleib unbekannt

1896-5
Birkenstudie, 1896
Öl
Ehemals Berlin, Nachlaß des Künstlers, Inv. 2403

1896-6
Stickerin, 1896
Öl/Lwd.; 46 x 39 cm
Bez. u. r.: *AvW 1896*
Berlin, Berlin Museum, Inv. GEM 64/10; 1984 entwendet
Prov.: Berlin, Frieda Hinze

1897-1
Der erste Hofball (Kaiser Wilhelm I. begrüßt auf einem Hofball ein Brautpaar), 1897
Öl/Holz; 70 x 50 cm
Bez. u. l.: *AvW 1897*
Regensburg, Ostdeutsche Galerie, Inv. 9249
Prov.: Berlin, im Besitz des Brauereibesitzers Heinrich Breithaupt (1900) – Berlin, Gerda Bassenge, Auk. 30/I (1977), Nr. 797, Abb. S. 162
Lit.: Rosenberg 1900, S. 128; Boetticher 1901, S. 1002, Nr. 67; Funke 1921, 2.Bd., Abb. S. 258; Jähner 1974, Abb.44; Bartmann, S. 148-150, Abb.118; Krenzlin 1992, Abb.50
Ausst.: Große Berliner Kunst-Ausstellung, Berlin 1897, Kat. 1567 (verkäuflich); Erste Internationale Mitglieder-Ausstellung der Königlichen Akademie der Künste, Berlin 1907, Kat. 57; Berlin, Berlin. Die Ausstellung zur Geschichte der Stadt, Berliner Festspiele GmbH, Berlin 1987, Kat. 15/20, Abb. S. 267
Abbildung S. 89

1897-2
Baumdickicht, 1897
Öl/Pappe; 31 x 24 cm
Bez. u. l.: *AvW 97*
Berlin, Leo Spik, Auk. 518 (1981), Nr. 386

1897-3
Wannseer Heide, 1897
Öl
Ehemals Berlin, Nachlaß des Künstlers, Inv. 2405

1897-4
Garten, Wannsee, 1897
Öl
Ehemals Berlin, Nachlaß des Künstlers, Inv. 2407

1897-5
Hinterer Hauseingang in Wannsee, 1897
Öl
Ehemals Berlin, Nachlaß des Künstlers, Inv. 2404

1897-6
Hinterer Gartenausgang, Wannsee, 1897
Öl
Ehemals Berlin, Nachlaß des Künstlers, Inv. 2408

1897-7
Wolkenstudie, Wannsee, 1897
Öl/Pappe; 40 x 45 cm
Bez. u. r.: *AvW*
Privatbesitz
Prov.: Ehemals Berlin, Nachlaß des Künstlers, Inv. 2406

1897-8
Wolkenstudie, 1897
Öl
Ehemals Berlin, Nachlaß des Künstlers, Inv. 2409

1897-9
Studien zu Kaiser Wilhelm I., Moltke und General, 1897
Öl
Ehemals Berlin, Nachlaß des Künstlers, Inv. 1766

1897-10
Generalsstudie, 1897
Öl
Ehemals Berlin, Nachlaß des Künstlers, Inv. 1764

1897-11
Säbel, 1897
Öl
Ehemals Berlin, Nachlaß des Künstlers, Inv. 1765

1897-12
Offizier, 1897
Öl
Ehemals Berlin, Nachlaß des Künstlers, Inv. 1767

1897-13
Schütze, 1897
Öl
Ehemals Berlin, Nachlaß des Künstlers, Inv. 1768

1897-14
Studie zu Kaiser Wilhelm I., 1897
Öl
Ehemals Berlin, Nachlaß des Künstlers, Inv. 1769

1897-15
Kadetten, 1897
Öl
Ehemals Berlin, Nachlaß des Künstlers, Inv. 1770

1897-16
Kadetten, 1897
Öl
Ehemals Berlin, Nachlaß des Künstlers, Inv. 1771

1897-17
Kadetten, 1897
Öl
Ehemals Berlin, Nachlaß des Künstlers, Inv. 1772

1897-18
Kadetten, 1897
Öl
Ehemals Berlin, Nachlaß des Künstlers, Inv. 1773

1897-19
Kadetten, 1897
Öl
Ehemals Berlin, Nachlaß des Künstlers, Inv. 1774

1897-20
Trabendes Pferd, 1897
Öl/Lwd., auf Pappe aufgezogen; 31 x 41 cm
Bez. u. r.: *AvW 1897.*
Privatbesitz
Naturstudie zu 1898-1

1897-21
Kaiser Wilhelm I. und die Lichterfelder Kadetten, 1897
Öl (?)
Bez. u. r.: *AvW 1897.*
Verbleib unbekannt
Lit.: Werner 1913, Abb. S. 450
Farbskizze zu 1898-1

1898-1
Kaiser Wilhelm I. und die Lichterfelder Kadetten, 1898
Öl/Lwd.; 110 x 150 cm
Bez. u. r.: *AvW. 1898.*
Ehemals Buenos Aires, Privatbesitz (1911)
Lit.: GStA Merseburg, Rep. 92 Nl. A. v. Werner XI, Lit B (Ba-Bi), S. 56-65v; Die Kunst für Alle, 13, 1897/98, S. 341; Berliner Illustrirte Zeitung, Nr. 24, 12.6.1898, Abb. auf dem Titelblatt (Foto Anton von Werners vor der Staffelei); Rosenberg 1900, Abb.122; Boetticher 1901, S. 1002, Nr. 71; Lewalter 1943, Abb. o.S.; Jähner 1974, S. 41, Abb.52; Bartmann 1985, S. 154 f., Abb.122
Ausst.: Große Berliner Kunst-Ausstellung, Berlin 1898, Kat. 1082 (verkäuflich); Weltausstellung, St. Louis 1904, Kat. 1233
Vgl. 1897-21
Abbildung S. 382/383

1898-2
Kaiser Wilhelm I. auf dem Sterbebett (9. März 1888), 1898
Öl/Lwd.; 189 x 289 cm
Bez. u. r.: *Av.W. 1898.*
Hannover, Niedersächsisches Landesmuseum, Landesgalerie, Inv. PNM 345
Geschenk des Landesbauinspektors Funck, Lüneburg (1902)
Lit.: GStA Merseburg, Rep. 92 Nl. A. v. Werner VIb, S. 254-255; Die Kunst für Alle, 13, 1897/88, S. 341; Kunst-Chronik, N.F., 9, 1898, Sp. 501; Die Kunst für Alle, 14, 1898/99, S. 311 f.; Die Kunst, 1899/1900, S. 358; Rosenberg 1900, S. 128, Abb.121; Boetticher 1901, S. 1002, Nr. 72; Die Kunst, 1902/03, S. 97; Werner 1913, S. 527-530; Funke 1921, 2.Bd., Abb. S. 261; Seelhoff 1932, S. 372; Landesgalerie Hannover 1973, S. 533 f. (mit weiteren Angaben), Bildbd. S. 556; Jähner 1974, S. 37 ff., Abb.45; Schoch 1975, S. 184, Abb.192; Bartmann 1985, S. 135-137, Abb.104
Ausst.: Große Berliner Kunst-Ausstellung, Berlin

1898, Kat. 1081 (verkäuflich); Münchener Jahresausstellung, München 1899, Kat. 1187; Internationale Kunstausstellung, Dresden 1901; Weltausstellung, St. Louis 1904, Kat. 1233; Hundert Jahre Berliner Kunst im Schaffen des Vereins Berliner Künstler, Berlin 1929, Kat. 1454; Le salon imaginaire. Bilder aus den großen Kunstausstellungen der zweiten Hälfte des XIX. Jahrhunderts, Akademie der Künste, Berlin 1968, Kat. 168
Kat. 570, Abbildungen S. 385–387

1898-3
Profilbildnis Generalfeldmarschall von Moltke in ganzer Figur, ca. 1898
Öl/Malpappe; 50 x 31 cm
Bez. u. l.: *AvW.*
Dresden, Staatliche Kunstsammlungen, Gemäldegalerie Neue Meister, Inv. 3130
Prov.: Berlin, Kunsthandel (1952)
Lit.: Jähner 1974, S. 132; Gemäldegalerie Dresden 1987, S. 336 (mit Abb.)
Figurenstudie zu 1898-2
Kat. 573, Abbildung S. 384

1898-4
Peter der Große in Altona (14. Januar 1713), Entwurf zu einem nicht ausgeführten Wandbild im Rathaus von Altona, 1898
Öl/Lwd.
Bez. u. r.: *AvW. 1898.*; im Türausschnitt: *Peter der Grosse in Altona d. 14. Januar 1713.*
Verbleib unbekannt

1898-5
Hausmädchen im Garten, 1898
Öl/Malpappe; 37 x 30 cm
Bez. u. l.: *AvW 98*
Dortmund, Museum für Kunst und Kulturgeschichte, Inv. C 6741
Lit.: Weber-Kellermann 1983, Abb. S. 125 und auf dem Umschlag

1898-6
Belling, 1898
Öl
Ehemals Berlin, Nachlaß des Künstlers, Inv. 2412

1899-1
Das Gastmahl der Familie Mosse, Wandbild im Speisesaal der Villa des Verlegers Rudolf Mosse am Leipziger Platz, 1899
Öl- und Wachsfarben (?)
Bez. u. r.: *Av. W 1899.*
Kriegszerstört
Lit.: Rosenberg 1900, S. 128; Haus Mosse 1929, Abb. o.S. (mit Erklärungstafel); Tergit 1957, S. 82; Jähner 1974, Abb. 75; Bartmann 1985, S. 29, Abb. 14
Vgl. 1899-2
Abbildung S. 130

1899-2
Das Gastmahl der Familie Mosse, Entwurf zu dem Wandbild im Speisesaal der Villa Mosse, 1899
Öl/Lwd.; 46 x 89 cm
Bez. u. l.: *AvW 1899*
Berlin, Berlin Museum, Abteilung Jüdisches Museum, Inv. GEM 90/20
Prov.: Berlin, Galerie Tableau
Lit.: siehe unter 1899-1
Ausst.: Verein Berliner Künstler. Versuch einer Bestandsaufnahme von 1814 bis zur Gegenwart, Verein Berliner Künstler, Berlin 1991, außer Kat.; Jüdische Lebenswelten, Berliner Festspiele GmbH, Berlin 1992, Kat. 9/184
Farbskizze zu 1899-1
Kat. 146, Abbildung S. 130

1899-3
Bildnis Emilie Mosse, die Gattin des Verlegers Rudolf Mosse, 1899
Öl/Lwd.; 57 x 44 cm
Bez. u. r.: *AvW 1899*
Berlin, Berlin Museum, Abteilung Jüdisches Museum, Dauerleihgabe aus Privatbesitz
Ausst.: Jüdische Lebenswelten, Berliner Festspiele GmbH, Berlin 1992, Kat. 9/183
Figurenstudie zu 1899-1

1899-4
Junges Mädchen mit Haarschleife, in den Händen einen Apfel, 1899
Öl/Malpappe; 50 x 38 cm
Bez.: *AvW 1899*
Bad Kissingen, Leo Spik, Auk. 442 (1962), Nr. 159

1899-5
Interieur, hohes Fenster mit Gardine und Spiegel, 1899
Öl/Malpappe; 35 x 28 cm
Bez.: *AvW 99*
Berlin, Leo Spik, Auk. 376 (1950), Nr. 315

1899-6
Schwarzer Adlerorden, 1899
Öl
Ehemals Berlin, Nachlaß des Künstlers, Inv. 1776

1899-7
Hände in Handschuhen, 1899
Öl
Ehemals Berlin, Nachlaß des Künstlers, Inv. 1777

1899-8
Generalstabsoffizier, 1899
Öl
Ehemals Berlin, Nachlaß des Künstlers, Inv. 1778

1899-9
Generalsstudie, 1899
Öl
Ehemals Berlin, Nachlaß des Künstlers, Inv. 1785

1899-10
Generalsstudie, Franzose, 1899
Öl
Ehemals Berlin, Nachlaß des Künstlers, Inv. 1786

1899-11
Zwei Fürsten im Schwarzen Adlerorden-Mantel, 1899
Öl
Ehemals Berlin, Nachlaß des Künstlers, Inv. 1787

1899-12
Studie, 1899
Öl
Ehemals Berlin, Nachlaß des Künstlers, Inv. 1788

1900-1
Kriegsrat in Versailles (November/Dezember 1870), 1900
Öl/Lwd.; 2,98 x 4,0 m
Bez. u. r.: *Av. W. 1900.*
Hamburg, Kunsthalle, Inv. 3550
Lit.: GStA Merseburg, Rep. 92 Nl. A. v. Werner VIb, S. 254-255; Rosenberg 1900, S. 128, 130; Rousset 1902/03, 1. Bd., Abb. S. 424; Die Uhrmacherkunst. Verbandszeitung der deutschen Uhrmacher, 49, Nr. 29, 25.7.1924, S. 397 (Abb. des Kaisersaals im Hamburger Rathaus); Herre 1970, Abb. S. 25; Bedürftig 1981, Abb. S. 198/199; Bartmann 1985, S. 53; Zentner 1986, Abb. S. 10/11
Ausst.: Bismarck – Preußen, Deutschland und Europa, Deutsches Historisches Museum, Berlin 1990, Kat. L/7
Vgl. 1900-2
Kat. 409, Abbildungen S. 298/299, 202/203

1900-2
Kriegsrat im Schloß zu Versailles während der Belagerung von Paris 1870, ca. 1900
Öl/Lwd; 53 x 69 cm
Berlin, Leo Spik, Auk. 492 (1975), Nr. 288, Taf. 59
Prov.: Hamburg, Slg. Konsul Eduard Weber
Lit.: siehe unter 1900-1
Ausst.: Münchener Jahresausstellung, verbunden mit einer Jubiläumsausstellung der Allgemeinen Deutschen Kunstgenossenschaft, München 1908, Kat. 1269 (verkäuflich) (?)
Farbskizze zu 1900-1

1900-3
Uniformierter mit Schriftstücken am Tisch sitzend, ca. 1900
Öl/Malpappe; 50 x 43 cm
Bez. u. r.: *AvW*
München, Galerie Füssl & Jakob
Prov.: Berlin, Nachlaß des Künstlers, Inv. 2393
Modellstudie zu König Wilhelm auf 1900-1
Kat. 410, Abbildung S. 301

1900-4
Roter Vorhang, ein Portal einrahmend, ca. 1900
Öl; 70 x 49 cm
Verbleib unbekannt
Lit.: StB Berlin, Handschriftenabteilung, Nl. Werner 5, S. 331
Kostümstudie in Zusammenhang mit 1900-1

1900-5
Kopf eines Greyhound, 1900
Öl/Lwd.; 41 x 38 cm
Bez. u. r.: *AvW 4.9.1900*
Berlin, Leo Spik, Auk. 460 (1967), Nr. 158

1900-6
»Selig sind, die da geistlich arm sind« (eine der acht Seligpreisungen der Bergpredigt; Matthäus 5,3), Farbskizze zu dem Mosaik in der Innenkuppel des Berliner Doms, um 1900
Öl/Lwd.; 160 x 160 cm
Berlin, Berliner Dom
Lit.: GStA Merseburg, Rep. 92 Nl. A. v. Werner VIe, S. 73; Die Kunst, 1899/1900, S. 478; Dom zu Berlin 1911, Abb. S. 35; Amersdorffer 1925, S. 180; Schümann 1980, S. 253 (mit Anmerkungen); Brozat 1985, S. 59, Abb. 51-52; Klingenburg 1987, S. 190, Abb. 195

1900-7
»Selig sind, die da Leid tragen« (eine der acht Seligpreisungen der Bergpredigt; Matthäus 5,4), Farbskizze zu dem Mosaik der Innenkuppel des Berliner Doms, um 1900
Öl/Lwd.; 160 x 160 cm
Berlin, Berliner Dom
Lit.: siehe unter 1900-6

1900-8
»Selig sind die Sanftmütigen« (eine der acht Seligpreisungen der Bergpredigt; Matthäus 5,5), Farbskizze zu dem Mosaik der Innenkuppel des Berliner Doms, um 1900
Öl/Lwd.; 160 x 160 cm
Berlin, Berliner Dom
Lit.: siehe unter 1900-6

1900-9
»Selig sind, die da hungert und dürstet nach der Gerechtigkeit« (eine der acht Seligpreisungen der Bergpredigt; Matthäus 5,6), Farbskizze zu dem Mosaik der Innenkuppel des Berliner Doms, um 1900
Öl/Lwd.; 160 x 160 cm
Berlin, Berliner Dom
Lit.: siehe unter 1900-6

1900-10
»Selig sind die Barmherzigen« (eine der acht Seligpreisungen der Bergpredigt; Matthäus 5,7), Farbskizze zu dem Mosaik der Innenkuppel des Berliner Doms, um 1900
Öl/Lwd.; 160 x 160 cm
Berlin, Berliner Dom
Lit.: siehe unter 1900-6

1900-11
»Selig sind, die reinen Herzens sind« (eine der acht Seligpreisungen der Bergpredigt; Matthäus 5,8), Farbskizze zu dem Mosaik der Innenkuppel des Berliner Doms, um 1900
Öl/Lwd.; 160 x 160 cm
Berlin, Berliner Dom
Lit.: siehe unter 1900-6

1900-12
»Selig sind die Friedfertigen« (eine der acht Seligpreisungen der Bergpredigt; Matthäus 5,9), Farbskizze zu dem Mosaik der Innenkuppel des Berliner Doms, um 1900
Öl/Lwd.; 160 x 160 cm
Berlin, Berliner Dom
Lit.: siehe unter 1900-6

1900-13
»Selig sind, die um Gerechtigkeit willen verfolgt werden« (eine der acht Seligpreisungen der Bergpredigt; Matthäus 5,10), Farbskizze zu dem Mosaik der Innenkuppel des Berliner Doms, um 1900
Öl/Lwd.; 160 x 160 cm
Berlin, Berliner Dom
Lit.: siehe unter 1900-6

1902-1
Generalstabsstudie, 1902
Öl
Ehemals Berlin, Nachlaß des Künstlers, Inv. 1779

1902-2
Studienkopf, 1902
Öl
Ehemals Berlin, Nachlaß des Künstlers, Inv. 1790

1902-3
Blonde Jünglingsköpfe, 1902
Öl
Ehemals Berlin, Nachlaß des Künstlers, Inv. 2023
Modellstudie zu 1905-1–1905-3

1902-4
Weibliche Studie, 1902
Öl
Ehemals Berlin, Nachlaß des Künstlers, Inv. 2024
Modellstudie zu 1905-1–1905-3

1902-5
Weibliche Studie, 1902
Öl
Ehemals Berlin, Nachlaß des Künstlers, Inv. 2025
Modellstudie zu 1905-1–1905-3

1902-6
Weibliche Studie, 1902
Öl
Ehemals Berlin, Nachlaß des Künstlers, Inv. 2026
Modellstudie zu 1905-1–1905-3

1902-7
Weibliche Studie, 1902
Öl
Ehemals Berlin, Nachlaß des Künstlers, Inv. 2027
Modellstudie zu 1905-1–1905-3

1902-8
Weibliche Studie (Maria Magdalena), 1902
Öl
Ehemals Berlin, Nachlaß des Künstlers, Inv. 2028
Modellstudie zu 1905-2

1903-1
Porträt Constantin von Alvensleben auf dem Schlachtfeld von Vionville (16. August 1870), 1903
Öl/Lwd.; 164 x 115 cm
Bez. u. l.: *AvW. 1903*
Berlin, Nationalgalerie, SMB, Inv. A I 797
Angekauft nach Bestellung durch den preußischen Kultusminister (1904)
Lit.: SMB/ZA,I/NG, Künstlerspezialakte Anton von Werner, Journal-Nr. 238/1900, 266/04, 315/04, 434/04; GStA Merseburg, Rep. 92 Nl. A. v. Werner VIb, S. 24-24v; Keßler 1903/04, S. 59, 61; Die Kunst, 1903/04, S. 342 f.; Nationalgalerie 1913, Nr. 22; Jähner 1974, S. 65 f., Abb. 91; Bartmann 1985, S. 42 f., Abb. 26; Gemälde der Nationalgalerie 1986, o.S. und Nr.; Grabowski 1990, S. 137, 221
Kat. 355, Abbildung S. 267

1903-2
Selbstporträt im roten Mantel, 1903
Öl
Ehemals Berlin, Nachlaß des Künstlers, Inv. 2302

1904-1
Engel mit Palmwedel, Farbskizze zu einem der drei Glasfenster in der Apsiskalotte des Berliner Doms, 1904
Öl/Lwd.; 147 x 120 cm
Bez. u. l.: *AvW 1904*
Berlin, Berliner Dom
Pendant zu 1904-2–1904-3

1904-2
Engel mit Kelch, Farbskizze zu einem der drei Glasfenster in der Apsiskalotte des Berliner Doms, 1904
Öl/Lwd.; 147 x 120 cm
Verbleib unbekannt
Pendant zu 1904-1, 1904-3

1904-3
Engel mit Siegesbanner, Farbskizze zu einem der drei Glasfenster in der Apsiskalotte des Berliner Doms, 1904
Öl/Lwd.; 147 x 120 cm
Bez. u. M.: *AvW. 1904.*
Berlin, Berliner Dom
Pendant zu 1904-1–1904-2

1905-1
Anbetung der Hirten, Farbskizze zu einem der drei Glasfenster in der Apsis des Berliner Doms, 1905
Öl/Lwd.; 280 x 145 cm (aus 2 Teilen bestehend)
Bez. u. l.: *AvW 1905*
Berlin, Berliner Dom
Lit.: GStA Merseburg, Rep. 92 Nl. A. v. Werner VIe, S. 50; Dom zu Berlin 1911, Abb. S. 17; Amersdorffer 1925, S. 180; Bartmann 1985, S. 30
Pendant zu 1905-2–1905-3

1905-2
Kreuzigung, Farbskizze zu einem der drei Glasfenster in der Apsis des Berliner Doms, 1905
Öl/Lwd.; ca. 280 x 145 cm
Bez. u. r.: *A.v.W. 1905.*
Ehemals Eichenberg/Arenshausen, im Besitz des Apothekers von Ley (1914)
Lit.: siehe unter 1905-1; außerdem Bartmann 1985, Abb. 15
Pendant zu 1905-1, 1905-3

1905-3
Auferstehung, Farbskizze zu einem der drei Glasfenster in der Apsis des Berliner Doms, 1905
Öl/Lwd.; ca. 280 x 145 cm
Ehemals Eichenberg/Arenshausen, im Besitz des Apothekers von Ley (1914)
Lit.: siehe unter 1905-1
Pendant zu 1905-1–1905-2
Vgl. 1908-4

1905-4
Die Enthüllung des Richard-Wagner-Denkmals (1. Oktober 1903), um 1905
Öl (?)
Verbleib unbekannt
Lit.: Werner 1913, Abb. S. 521
Farbskizze zu 1908-1

1905-5
Bildnis des Kunstkritikers Ludwig Pietsch, 1905
Öl (?)
Bez. u. r.: *L. Pietsch AvW 1905*
Verbleib unbekannt
Lit.: Werner 1913, Abb. S. 392
Figurenstudie zu 1908-1

1905-6
Bildnis des Malers Paul Meyerheim, 1905
Öl/Malpappe; 37 x 29 cm
Bez.: *AvW 1905* sowie Signatur des Dargestellten
Ehemals Berlin, Antiquariat Burmeister (1939)
Prov.: Berlin, Nachlaß des Künstlers, Inv. 2212
Lit.: SMB/ZA,I/NG, Spec.29, Bd.44, Journal-Nr. 1285/39
Vermutlich Figurenstudie zu 1908-1

1905-7
Skizze zu Adolph Menzel, 1905
Öl
Ehemals Berlin, Nachlaß des Künstlers, Inv. 2213
Vermutlich Figurenstudie zu 1908-1

1905-8
Bildnis des Bildhauers Gustav Eberlein, 1905
Öl/Malpappe; 36 x 26 cm
Bez.: *AvW 1905*
Ehemals Berlin, Antiquariat Burmeister (1939)
Lit.: SMB/ZA,I/NG, Spec.29, Bd.44, Journal-Nr. 1285/39
Vermutlich Figurenstudie zu 1908-1

1905-9
Herbstliche Linde, 1905
Öl
Ehemals Berlin, Nachlaß des Künstlers, Inv. 2410
Vermutlich Naturstudie zu 1908-1

1905-10
Linde, 1905
Öl
Ehemals Berlin, Nachlaß des Künstlers, Inv. 2411
Vermutlich Naturstudie zu 1908-1

1905-11
Selbstporträt im Garten in Wannsee, 1905
Öl/Lwd.; 69 x 20 cm
Bez. u. r.: *AvW. 1905.*
Privatbesitz
Prov.: Berlin, Nachlaß des Künstlers, Inv. 2352 (*»Anton, Hildegard und Lilli v. Werner und ? Schrödter im Garten in Wannsee«*)
Ausst.: Berlin um 1900, Berlinische Galerie in Verbindung mit der Akademie der Künste, Berlin 1984, Kat. 678
Möglicherweise Fragment von 0000-13
Kat. 8, Abbildung S. 190

1905-12
Trauerfeier der Akademie der Wissenschaften für Kaiser Wilhelm I. (22. März 1888), Entwurf für ein nicht ausgeführtes Wandbild im Sitzungssaal der Akademie der Wissenschaften, 1905
Öl (?); 72 x 98 cm (?)
Ehemals Potsdam, SSG Potsdam-Sanssouci, Inv. GK I 9276; Kriegsverlust
Lit.: StB Berlin, Handschriftenabteilung, Nl. Werner 4, S. 126, 131, 180ff.; GStA Merseburg, Rep. 92 Nl. A. v. Werner XI, Lit. V, S. 2-2v; Werner 1913, Abb. S. 542; Jähner 1974, S. 134

1906-1
»Die drei Grazien« von Canova im Wannseer Garten, 1906
Öl/Malpappe; 50 x 70 cm
Bez. u. l.: *AvW 1906.*
Privatbesitz
Prov.: Berlin, Nachlaß des Künstlers, Inv. 2413

1906-2
Bildnis des Malers Felix Possart, 1906
Öl/Malpappe; 36 x 23 cm
Bez. u. r.: *AvW 1906*
Schweinfurt, Slg. Georg Schäfer, Inv. 57490483
Prov.: Berlin, Antiquariat Burmeister (1939) – Berlin, Leo Spik, Auk. 453 (1964), Nr. 202
Lit. SMB/ZA,I/NG, Spec.29, Bd.44, Journal-Nr. 1285/39
Figurenstudie zu 1908-1
Kat. 633, Abbildung S. 420

1906-3
Bildnis des Unterstaatssekretärs im preußischen Innenministerium und sächsisch-coburg-gothaischen Staatsministers, Ernst von Richter, 1906
Öl/Malpappe; 32 x 24 cm
Bez. u. l.: *AvW 1906.*
Berlin, Leo Spik, Auk. 518 (1981), Nr. 381 – Berlin, Leo Spik, Auk. 521 (1982), Nr. 285
Figurenstudie zu 1908-1

1906-4
Bildnis des Kapellmeisters Roßberg, 1906
Öl/Malpappe; 35 x 25 cm
Bez. M. r.: *AvW 1906*
Berlin, Frieda Hinze
Prov.: Berlin, Nachlaß des Künstlers, Inv. 2192
Figurenstudie zu 1908-1

1906-5
Herr und Frau von Studt, Herr und Frau von Budde sowie Adolph Menzel, 1906
Öl
Ehemals Berlin, Nachlaß des Künstlers, Inv. 2208
Figurenstudie zu 1908-1

1906-6
Bildnis des Generalintendanten Graf Hochberg, 1905
Öl/Malpappe; 36 x 31 cm
Bez.: *AvW 1906*
Ehemals Berlin, Antiquariat Burmeister (1939)
Lit.: SMB/ZA,I/NG, Spec.29, Bd.44, Journal-Nr. 1285/39
Vermutlich Figurenstudie zu 1908-1

1906-7
Bildnis der Sängerin Lilli Lehmann, ca. 1906
Öl/Malpappe; 50 x 36 cm
Bez.: *AvW*
Ehemals Berlin, Antiquariat Burmeister (1939)
Lit.: SMB/ZA,I/NG, Spec.29, Bd.44, Journal-Nr. 1285/39
Vermutlich Figurenstudie zu 1908-1

1907-1
Dame in Trauer, 1907
Öl
Ehemals Berlin, Nachlaß des Künstlers,
Inv. 2022

1907-2
Bildnis des Chefs des Zivilkabinetts Wilhelms II., Geheimrat Hermann von Lucanus, 1907
Öl/Malpappe; 35 x 24 cm
Bez.: *AvW*
Ehemals Berlin, Antiquariat Burmeister (1939)
Prov.: Berlin, Nachlaß des Künstlers, Inv. 2214
Lit.: SMB/ZA,I/NG, Spec.29, Bd.44, Journal-Nr. 1285/39
Vermutlich Figurenstudie zu 1908-3

1907-3
Garten in Wannsee, um 1907/08
Öl/Malpappe; 33 x 49 cm
Privatbesitz

1907-4
Wannsee-Villa, um 1907/08
Öl (?)
Verbleib unbekannt
Lit.: Werner 1913, S. 596

1908-1
Die Enthüllung des Richard-Wagner-Denkmals (1. Oktober 1903), Wandbild für die Villa des Kosmetikfabrikanten und Baritons Johann Ludwig Leichner in der Rheinbabenallee 9, 1908
Öl/Lwd.; 2,30 x 2,80 m
Bez. l. des Postaments: *AvW 1908*
Berlin, Berlinische Galerie, Inv. BG-M 194/76
Lit.: StB Berlin, Handschriftenabteilung, Nl. Werner 3, S. 281; GStA Merseburg, Rep. 92 Nl. A. v. Werner XI, Lit. L, S. 47; Berliner Tageblatt, Nr. 285, 6.6.1908; Amersdorffer 1925, S. 180; Zelinsky 1976, Abb. S. 97; Bloch 1978, Abb. Sp. 395/396; Bartmann 1985, S. 155, Abb. 124; Bartmann 1986, S. 32-34, Abb. S. 35; Berlin Archiv (Loseblattslg.), Nr. B 05173, o.O. (Braunschweig) und J. (mit Abb.)
Ausst.: Große Berliner Kunst-Ausstellung, Berlin 1908, außer Katalog; Berlinische Galerie. Eröffnungsausstellung in der Akademie der Künste, Berlin 1975; Berlin um 1900, Berlinische Galerie in Verbindung mit der Akademie der Künste, Berlin 1984, Kat. 679, Taf. 6
Vgl. 1905-4
Kat. 631, Abbildungen S. 421–423

1908-2
Bildnis des bis 1895 amtierenden Direktors der Nationalgalerie, Geheimrat Dr. Max Jordan, 1908
Öl (?)
Bez. u. r.: *AvW 17.4.08*
Verbleib unbekannt
Lit.: Werner 1913, S. 520 (mit Abb.)
Posthume Figurenstudie zu 1908-1

1908-3
Porträt des Chefs des Zivilkabinetts Wilhelms II., Geheimrat Hermann von Lucanus, 1908
Öl/Lwd.; 150 x 104 cm
Bez. u. r.: *AvW 1908*
Berlin, Nationalgalerie, SMB, Inv. A I 1055
Lit.: SMB/ZA,I/NG, Künstlerspezialakte Anton von Werner, Journal-Nr. 2303/06, 223/09, 312/09; StB Berlin, Handschriftenabteilung, Nl. Werner 3, S. 2, 3v; Nationalgalerie 1913, Nr. 16; Jähner 1974, S. 66 f., Abb. 92; Bartmann 1985, S. 138, Abb. 106; Gemälde der Nationalgalerie 1986, o.S. und Nr.
Vgl. 1907-2
Kat. 584, Abbildung S. 392/393

1908-4
Kreuzigung (Domfenster), 1908
Öl
Ehemals Berlin, Nachlaß des Künstlers,
Inv. 2265
Vgl. 1905-3

1908-5
Der Große Kurfürst und andere Statue, 1908
Öl
Ehemals Berlin, Nachlaß des Künstlers,
Inv. 2414

1909-1
Partie aus dem Wannseer Garten, 1909
Öl/Malpappe; 34 x 35 cm
Bez. u. l.: *AvW 1909.*
Privatbesitz
Prov.: Berlin, Nachlaß des Künstlers, Inv. 1882

1909-2
Christus, Altarbild für die Berliner Garnisonkirche, 1909
Öl (?)
Verbleib unbekannt
Lit.: StB Berlin, Handschriftenabteilung, Nl. Werner 3, S. 467; Rapsilber 1911, Abb. o.S.; Amersdorffer 1925, S. 180
Vgl. 1909-3–1909-5

1909-3
Christus in weißem Gewand, 1909
Öl
Ehemals Berlin, Nachlaß des Künstlers,
Inv. 1521

1909-4
Christus in rotem Gewand, 1909
Öl/Malpappe; 25 x 17 cm
Bez. u. r.: *AvW 1909*
Berlin, Frieda Hinze
Prov.: Berlin, Nachlaß des Künstlers, Inv. 1522

1909-5
Skizze zum Altarbild in der Garnisonkirche, ca. 1909
Öl (?); 106 x 76 cm
Verbleib unbekannt
Lit.: StB Berlin, Handschriftenabteilung, Nl. Werner 4, S. 122
Vermutlich Farbskizze zu 1909-2

1910-1
Die Zweihundertjahrfeier der preußischen Königskrone, Wandbild im Sitzungssaal des Landeshauses in Königsberg, um 1910
Öl; 2,0 x 3,0 m
Verbleib unbekannt
Lit.: GStA Merseburg, Rep. 92 Nl. A. v. Werner XI, Lit. K, S. 255-255v

1911-1
Porträt Dr. Aschoff, 1911
Öl (?)
Verbleib unbekannt
Lit.: GStA Merseburg, Rep. 92 Nl. A. v. Werner XI, Lit. A, S. 101

1911-2
Selbstporträt, 1911
Öl
Verbleib unbekannt
Lit.: StB Berlin, Handschriftenabteilung, Nl. Werner 4, S. 366

1911-3
Generalsstudie, 1911
Öl
Ehemals Berlin, Nachlaß des Künstlers,
Inv. 1789

1913-1
Die Proklamierung des Deutschen Kaiserreiches (18. Januar 1871), Wandbild in der Aula des Realgymnasiums zu Frankfurt/Oder, 1913
Wachsfarben/Lwd.; 4,90 x 7,50 m
Verbleib ungeklärt; angeblich kein Kriegsverlust
Lit.: StB Berlin, Handschriftenabteilung, Nl. Werner 4, S. 167 f., 212ff., 226ff.; GStA Merseburg, Rep. 92 Nl. A. v. Werner VIa, S. 121-155; ...XI, Lit. A, S. 5-6v; Meyerheim 1915, S. 411; Bartmann 1985, S. 120 f.
Vgl. 1871-4, 1877-1, 1882-1, 1885-1

Nur grob datierbare Gemälde

0000-1
Männliches Porträt, Kniestück, vor 1877
Öl (?)
Verbleib unbekannt
Ausst.: Kgl. Akademie der Künste, Berlin 1876, Nr. 788; ...1881, Nr. 825 (?)

0000-2
Kaiser Wilhelm I. auf der Jagd, vor 1883
Öl (?); 50 x 38 cm
Berlin, Rudolph Lepke, Auk. 407 (1882), Nr. 65

0000-3
Ein Sommernachtstraum, vor 1886
Öl; 31 x 24 cm
Berlin, Rudolph Lepke, Auk. 519 (1885), Nr. 129 – Berlin, Rudolph Lepke, Auk. 550 (1885), Nr. 127

0000-4
Porträtstudie, Pleinair-Studie, vor 1888
Öl
Verbleib unbekannt
Ausst.: Kgl. Akademie der Künste, Berlin 1887, Kat. 931

0000-5
Porträtstudie, Pleinair-Studie, vor 1888
Öl
Verbleib unbekannt
Ausst.: Kgl. Akademie der Künste, Berlin 1887, Kat. 932

0000-6
Der Ruhm Friedrichs des Großen, Deckengemälde im Speisesaal der Kaiserlichen Wohnung im Berliner Schloß, ausgeführt von Karl Wendling, nach 1888
Kriegszerstört
Lit.: Werner 1913, Abb. S. 552 (Vorstudie); Peschken/Klünner 1982, S. 530, Abb. 261

0000-7
Mädchen mit Rosen, vor 1911
Öl (); 60 x 70 cm
Verbleib unbekannt
Lit.: StB Berlin, Handschriftenabteilung, Nl. Werner 4, S. 366

Undatierbare Gemälde

0000-8
Burgturm
Öl/Lwd.; 31 x 20 cm
Potsdam, SSG Potsdam-Sanssouci; Kriegsverlust
Lit.: Jähner 1974, S. 133

0000-9
Trompetender Husar in friderizianischer Uniform vor einem Stall
Öl/Holz; 22 x 15 cm
Bez.: *AvW*
Berlin, Leo Spik, Auk. 379 (1951), Nr. 290 – Berlin, Leo Spik, Auk. 382 (1951), Nr. 156 – Berlin, Leo Spik, Auk. 384 (1951), Nr. 222

0000-10
Begrüßung des Prinzen Wilhelm bei seiner Rückkehr vom Exerzieren
Öl/Lwd.; 46 x 57 cm
Potsdam, SSG Potsdam-Sanssouci; Kriegsverlust
Lit.: Jähner 1974, S. 134

0000-11
Bildnis eines bärtigen alten Herrn
Öl/Malpappe; 54 x 41 cm
Bez.: *AvW*
Berlin, Nachlaßversteigerung Dr. Achenbach (1942) – Berlin, Leo Spik, Auk. 464 (1968), Nr. 197
Prov.: aus dem Besitz des Prinzen Leopold von Preußen

0000-12
Porträtstudie Adolph von Menzel
Öl
Verbleib unbekannt
Lit.: GStA Merseburg, Rep. 92 Nl. A. v. Werner VIb, S. 252-255

0000-13
Selbstporträt mit seinen Töchtern und seiner Nichte im Wannseer Garten
Öl; 71 x 50 cm
Verbleib unbekannt
Lit.: StB Berlin, Handschriftenabteilung, Nl. Werner 5, S. 331
Möglicherweise identisch mit 1905-11

Thematisches Register zum Werkverzeichnis

Abgekürzt zitierte Literatur

ALO 1943
ALO: Morgen würde Anton von Werner 100 Jahre alt werden. Die »Villa 6« in der Potsdamer Straße. Gespräch mit der einzigen noch lebenden Tochter des berühmten Historienmalers, in: Berliner Illustrierte Nachtausgabe, 8.5.1943

Amersdorffer 1925
Amersdorffer, Alexander: Werner, Anton von, in: Deutsches Biographisches Jahrbuch, hg. vom Verbande der deutschen Akademien. Überleitungsbd. I: 1914–1916, Stuttgart/Berlin/Leipzig 1925, S. 177–182; Totenliste 1915: S. 344

Angermann 1987
Angermann, Gertrud: Ars multiplicata – Wiedergabe bekannter Gemälde in Webtechnik (anhand von Beispielen des 19. und 20. Jahrhunderts), in: Westfalen, 65, 1987, S. 51–84

Aretin 1971
Aretin, Karl Otmar Frhr. von: Hundert Jahre deutscher Nationalstaat, in: Frankfurter Allgemeine Zeitung, 16.1.1971

Arndt 1976
Arndt, Monika: Die Goslarer Kaiserpfalz als Nationaldenkmal, Hildesheim 1976

Arndt 1985
Arndt, Monika: Die »Ruhmeshalle« im Berliner Zeughaus. Eine Selbstdarstellung Preußens nach der Reichsgründung (Die Bauwerke und Kunstdenkmäler von Berlin, Beiheft 12), Berlin 1985

Bär/Quensel 1900
Bildersaal Deutscher Geschichte. Zwei Jahrtausende deutschen Lebens in Bild und Wort, hg. von Adolf Bär und Paul Quensel unter Mitwirkung von A. Großkopf und M. Merker, Stuttgart/Berlin/Leipzig 1900

Balfour 1967
Balfour, Michael: Der Kaiser. Wilhelm II. und seine Zeit, Berlin 1967

Bartmann 1984
Bartmann, Dominik: Berlin offiziell – Kunst und Kunstpolitik unter Wilhelm II., in: Ausstellungskatalog »Berlin um 1900«, Berlinische Galerie, Berlin 1984, S. 183–209

Bartmann 1985
Bartmann, Dominik: Anton von Werner. Zur Kunst und Kunstpolitik im Deutschen Kaiserreich, Berlin 1985

Bartmann 1986
Bartmann, Dominik: Hohenzollernkunst und Secession, in: Kunst in Berlin von 1870 bis heute. Sammlung Berlinische Galerie, Berlin 1986, S. 32–38

Bartmann 1987
Bartmann, Dominik: Anton von Werner: Kampf und Sieg, in: Berlinische Notizen. Zeitschrift des Vereins der Freunde und Förderer des Berlin Museums e.V., Berlin 1987, S. 45–48

Bartmann 1990
Bartmann, Dominik: Anton von Werners »Villa VI«. Plädoyer für die Wiederherstellung eines gründerzeitlichen Gesamtkunstwerks, in: Museums-Journal, hg. vom Museumspädagogischen Dienst Berlin, 4, Nr. 3, 1990, S. 6–9

Bartmann-Kompa 1991
Bartmann-Kompa, Ingrid: Das Berliner Rathaus, Berlin 1991

Beckmann 1930
Beckmann, Wilhelm: Im Wandel der Zeiten, Berlin 1930

Bedürftig 1981
Bedürftig, Friedemann (Hg.): Preußisches Lesebuch. Bilder – Texte – Dokumente, Stuttgart 1981

Beenken 1944
Beenken, Hermann: Das Neunzehnte Jahrhundert in der deutschen Kunst, München 1944

Behne 1913/14
Behne, Adolf: Der Kaiser und die Kunst, in: Die Tat, 5, Bd. I, 1913/14, S. 576–587

Beringer 1922
Beringer, Joseph August: Badische Malerei 1770–1920, Karlsruhe 1922

Berner 1891
Berner, Ernst: Geschichte des preußischen Staates, 2 Bde., München/Berlin 1891

Beschreibung Sieges-Säule 1875
Vollständige Beschreibung der Sieges-Säule nebst Mosaikbild der Säulenhalle und der vier Reliefs auf dem Königsplatz in Berlin, Berlin o.J. (um 1875)

Bestände der Akademie der Künste 1982
Die Bestände des Archivs und der Bibliothek der Akademie der Künste, hg. vom Senator für Wissenschaft und Kulturelle Angelegenheiten, Berlin 1982

Bilder-Atlas 1890
Bilder-Atlas zur deutschen Geschichte. 2000 Jahre deutschen Lebens in Wort und Bild. Ein Volksbuch für Haus und Schule, Köln o.J. (um 1890)

Bilder deutscher Geschichte 1936
Bilder deutscher Geschichte, hg. vom Cigarettenbilderdienst, Altona-Bahrenfeld 1936

Bismarck 1898
Bismarck, Otto Fürst von: Gedanken und Erinnerungen, 2 Bde., Stuttgart 1898

Bismarck 1903
Bismarcks Briefe an seine Gattin aus dem Kriege 1870/71, Stuttgart/Berlin 1903

Bismarck 1926
Bismarck, Otto Fürst von: Die gesammelten Werke. Bd. 8 (2. Bd. der Abteilung Gespräche: Bis zur Entlassung Bismarcks); Bd. 9 (3. Bd. der Abteilung Gespräche: Von der Entlassung bis zum Tode Bismarcks), hg. und bearbeitet von Willy Andreas, Berlin [3]1926

Bloch 1978
Bloch, Peter und Grzimek, Waldemar: Die Berliner Bildhauerschule im neunzehnten Jahrhundert (Das klassische Berlin), Frankfurt am Main/Berlin/Wien 1978

Bock 1982
Bock, Sybille: Bildliche Darstellungen zum Krieg von 1870/71. Phil. Diss., Freiburg 1982

Bode 1896/97
Bode, Wilhelm von: Die Berliner Akademie, in: Pan, 2, 1896/97, S. 45–48, 325–328

Bode 1930
Bode, Wilhelm von: Mein Leben, Bd. 2, Berlin 1930

Börsch-Supan 1975
Börsch-Supan, Helmut: Die Erwerbungstätigkeit der Verwaltung der Staatlichen Schlösser und Gärten in Berlin seit 1945, in: Festschrift für Margarete Kühn, hg. von Martin Sperlich und Helmut Börsch-Supan, Berlin 1975, S. 23–102

Börsch-Supan 1988
Börsch-Supan, Helmut: Die Deutsche Malerei von Anton Graff bis Hans von Marées 1760–1870, München 1988

Boetticher 1901
Boetticher, Friedrich von: Malerwerke des Neunzehnten Jahrhunderts, 2. Bd., 2. Hälfte, Bogen 33–67, Dresden 1901

Bracht 1973
Bracht, Eugen: Lebenserinnerungen, hg. von Rudolf Theilmann, Karlsruhe 1973

Brandt 1957
Brandt, Heinz-Jürgen: Das Hamburger Rathaus, Hamburg 1957

Brauer 1930
Brauer, Hans M.: Schlachten-Panorama, in: Zeitschrift für Heereskunde, 1930, S. 151

Brieger 1930
Brieger, Peter: Die deutsche Geschichtsmalerei des 19. Jahrhunderts, Berlin 1930

Brommenschenkel 1942
Brommenschenkel, Karin: Berliner Kunst- und Künstlervereine des 19. Jahrhunderts bis zum Weltkrieg. Phil. Diss., Berlin 1942

Brozat 1985
Brozat, Dieter: Der Berliner Dom und die Hohenzollerngruft, hg. und bearbeitet von Wolfgang Schulz, Berlin 1985

Brückner 1975
Brückner, Wolfgang: Populäre Druckgraphik Europas. Deutschland vom 15. bis zum 20. Jahrhundert, München 1969; ^{2}1975

Buddemeier 1970
Buddemeier, Heinz: Panorama, Diorama, Photographie, München 1970

Bülow 1931
Bülow, Bernhard Fürst von: Denkwürdigkeiten, Bd.4, Berlin 1931

Bürenstein 1898
Bürenstein, Georg W. (Hg.): Unser Kaiser. Zehn Jahre der Regierung Wilhelms II. 1888–1898, Berlin/Leipzig/Stuttgart 1898

Bußmann 1956
Bußmann, Walter: Das Zeitalter Bismarcks, Konstanz 1956

Café Bauer 1877
Wandgemälde im Café Bauer, Berlin, von A. von Werner und Ch. Wilberg, Berlin o. J. (um 1877)

Celebonovic 1974
Celebonovic, Aleska: Bürgerlicher Realismus. Die Meisterwerke der Salonmalerei, Berlin 1974

Colonius 1937
Colonius, Hans: Bildnisse und Bildwerke Heinrich von Stephans im Besitz der Deutschen Reichspost, in: Deutsche Postgeschichte, 1, 1937/38, S. 215–234

Conrad 1889
Conrad, Georg: Genealogische und biographische Notizen über die ostpreußische Familie von Werner, Marienwerder 1889

Deuerlein 1977
Deuerlein, Ernst (Hg.): Die Gründung des Deutschen Reiches 1870/71 in Augenzeugenberichten, Düsseldorf 1970; Taschenbuchausgabe München 1977

Dincklage-Campe 1895
Dincklage-Campe, Friedrich Frhr. von: Kriegserinnerungen. Wie wir unser Eisern Kreuz erworben, Berlin/Leipzig o. J. (1895)

Doede 1961
Doede, Werner: Berlin. Kunst und Künstler seit 1870, Recklinghausen 1961

Doede 1977
Doede, Werner: Die Berliner Secession, Berlin 1977

Doering 1916
Doering, Oskar: Krieg und Kunst, Mönchengladbach 1916

Dohme 1874
Dohme, R.: Die Werner-Ausstellung in Berlin, in: Kunst-Chronik, 9, 1874, Sp. 345–354

Dollinger 1966
Dollinger, Hans (Hg.): Das Kaiserreich. Seine Geschichte in Texten, Bildern und Dokumenten, München 1966

Dollinger 1980
Dollinger, Hans: Preußen. Eine Kulturgeschichte in Bildern und Dokumenten, München 1980

Dom zu Berlin 1911
Der königliche Dom zu Berlin, Berlin 1911

Düwell 1983
Düwell, Kurt: Geistesleben und Kulturpolitik des Deutschen Kaiserreichs, in: Ideengeschichte und Kunstwissenschaft. Philosophie und bildende Kunst im Kaiserreich. Hg. von Ekkehard Mai, Stephan Waetzoldt und Gerd Wolandt (Kunst, Kultur und Politik im Deutschen Kaiserreich. Schriften eines Projekt-Kreises der Fritz-Thyssen-Stiftung, Bd. 3), Berlin 1983, S. 15–30

Eggers 1871
Eggers, Karl: Die Siegesstraße in Berlin beim Einzuge des Kaisers Wilhelm mit den deutschen Truppen am 16. Juni 1871, Berlin 1871

Ehrendenkmal 1926
Ehrendenkmal der Deutschen Armee und Marine 1871–1918, Berlin 1926

Ende 1896
Ende, Hermann: Die deutsche Kunst seit Neubegründung des deutschen Kaisertums. Rede zur Feier des allerhöchsten Geburtstages Seiner Majestät des Kaisers und Königs am 27. Januar 1896, Berlin 1896

Fechner 1871
Fechner, Hermann: Der deutsch-französische Krieg von 1870/71, Berlin 1871

Fechner 1927
Fechner, Hanns: Menschen, die ich malte, Berlin 1927

Feuerbach 1911
Feuerbach, Anselm: Briefe an seine Mutter, 2 Bde., Berlin 1911

Fey 1984
Fey, Holger: Anton von Werners Beitrag zur politischen Bewußtseinsbildung in der Bismarckzeit, dargestellt an der »Kaiserproklamation« und dem »Berliner Kongreß von 1878«. Magisterarbeit an der Universität Hamburg, 1984

Fiedler 1979
Fiedler, Siegfried: Bismarck als Soldat, in: Mitteilungen des Wehrgeschichtlichen Museums im Schloß in Rastatt, Heft 5/1979, S. 11–15

Fontane 1873; 1875
Fontane, Theodor: Der Krieg gegen Frankreich 1870–1871. 1. Bd.: Der Krieg gegen das Kaiserreich, Berlin 1873; 2. Bd.: Der Krieg gegen die Republik, Berlin 1875

Fr. 1881
Fr., K.: Anton von Werner's Kongreßbild, in: National-Zeitung, 22. 3. 1881

Friedel 1882
Friedel, Ernst: Die deutsche Kaiserstadt Berlin, Berlin/Leipzig 1882

Friedrich III. 1926
Kaiser Friedrich III.: Das Kriegstagebuch von 1870/71, hg. von Heinrich Otto Meisner, Berlin/Leipzig 1926

Frowein-Ziroff 1982
Frowein-Ziroff, Vera: Die Kaiser-Wilhelm-Gedächtniskirche. Entwicklung und Bedeutung (Die Bauwerke und Kunstdenkmäler von Berlin, Beiheft 9), Berlin 1982

Funke 1921
Funke, Alfred: Das Bismarck-Buch des deutschen Volkes. 1. Bd.: Bismarcks Werden und Wirken bis zur Reichsgründung; 2. Bd.: Bismarck der Fürst, Kanzler und Schloßherr von Friedrichsruh, Berlin/Leipzig/Wien/Zürich 1921

Gaehtgens 1990
Gaehtgens, Thomas W.: Anton von Werner. Die Proklamierung des Deutschen Kaiserreiches. Ein Historienbild im Wandel preußischer Politik, Frankfurt am Main 1990

Gaile 1991
Gaile, Jochen: Wir Deutschen. Eine Reise zu den Schauplätzen der Vergangenheit, Dortmund ^{2}1991

Garborini 1976
Garborini, Norbert (Bearbeiter), Patriotischer und politischer Wandschmuck im 19. und 20. Jahrhundert (= Ausstellungskatalog, Pädagogische Hochschule, Neuß 1976)

Garlepp 1910/11
Garlepp, Bruno: Bismarck-Denkmal für das Deutsche Volk, Berlin 1910/11

Garlepp 1914
Garlepp, Bruno: Bismarck-Denkmal für das deutsche Volk, Jubiläumsausgabe, Berlin 1914

Gebauer 1932
Gebauer, Curt: Deutsche Kulturgeschichte der Neuzeit, Berlin 1932

Geistiges Deutschland 1898
Das geistige Deutschland am Ende des XIX. Jahrhunderts. Enzyklopädie des deutschen Geisteslebens in biographischen Skizzen. 1. Bd.: Die bildenden Künstler, Leipzig/Berlin 1898

Gemälde der Nationalgalerie 1986
Staatliche Museen zu Berlin, Nationalgalerie. Die Gemälde der Nationalgalerie. Verzeichnis. Deutsche Malerei vom Klassizismus bis zum Impressionismus. Ausländische Malerei von 1800 bis 1930, Berlin 1986

Gemäldegalerie Dresden 1987
Gemäldegalerie Dresden. Neue Meister. 19. und 20. Jahrhundert. Bestandskatalog und Verzeichnis der beschlagnahmten, vernichteten und vermißten Gemälde, Dresden 1987

Germanisches Nationalmuseum Nürnberg 1977
Germanisches Nationalmuseum Nürnberg. Führer durch die Sammlungen, München 1977

Gillen 1975
Gillen, Eckhart: V.V. Vereščagin – Anton von Werner. Zum Verhältnis von kritischem und affirmativem Realismus in der Historien- und Schlachtenmalerei des späten 19. Jahrhunderts, in: Ausstellungskatalog »Beitrag der bildenden Kunst zum Thema Krieg und Frieden«, Neue Gesellschaft für bildende Kunst, Berlin 1975, S. 152–174

Glaser 1984
Glaser, Hermann: Die Kultur der Wilhelminischen Zeit, Frankfurt am Main 1984

Gli Uffizi 1979
La Fondiaria Incendio e La Fondiaria Vita (Hg.), Gli Uffizi. Catalogo Generale, Firenze 1979

Goltz 1913
Goltz, Freiherr Kolmar von der: Kaiser Wilhelm II. und das Vaterland, Bielefeld/Leipzig 1913

Grabowski 1990
Grabowski, Jörn: Die politische und kunstpolitische Konzeption der Nationalgalerie, behandelt anhand der Erwerbungen historischer Darstellungen in der Zeit von 1861 bis 1896 und deren Präsentation in Berlin und Potsdam. Diss. A, Berlin 1990

Granier 1910
Granier, Herman: Die Aquarell-Sammlung Kaiser Wilhelms I. Ein Beitrag zu seiner Lebensgeschichte (III), in: Hohenzollern-Jahrbuch, 14, 1910, S. 73–116

Große Berliner aus dem Osten
Große Berliner aus dem Osten, bearbeitet von Wolfgang Schulz, Gisela Höhle u. a. (=Ausstellungskatalog, Stiftung Deutschlandhaus Berlin, Berlin 1987)

Grunow 1970
Grunow, Alfred: Der Kaiser und die Kaiserstadt, Berlin 1970

Gundermann 1978
Gundermann, Iselin: Berlin als Kongreßstadt 1878 (Berlinische Reminiszenzen, Bd. 49), Berlin 1978

Gurlitt 1899
Gurlitt, Cornelius: Die Deutsche Kunst seit 1800. Ihre Ziele und Thaten (Das Neunzehnte Jahrhundert in Deutschlands Entwicklung, Bd. II), Berlin 1899

Haak 1907
Haak, Friedrich: Die Kunst des XIX. Jahrhunderts. Grundriß der Kunstgeschichte von Wilhelm Lübke, V. Bd., Eßlingen [2]1907

Hach 1943
Hach, Arno: Berliner Panoramen. Erinnerungen an Anton von Werner, in: Deutsche Allgemeine Zeitung, 9. 5. 1943

Hager 1989
Hager, Werner: Geschichte in Bildern. Studien zur Historienmalerei des 19. Jahrhunderts, Hildesheim/Zürich/New York 1989

Halwas 1891
Halwas, Adolf: Die Ruhmeshalle im Königlichen Zeughaus zu Berlin. Aufgenommen vom Hof-Photographen Adolf Halwas, Berlin o. J. (1891)

Hamann/Hermand 1977
Hamann, Richard und Hermand, Jost: Deutsche Kunst von der Gründerzeit bis zum Expressionismus. Bd. I: Gründerzeit; Bd. II: Naturalismus, München 1977

Hamburger Kunsthalle 1969
Katalog der Meister des 19. Jahrhunderts in der Hamburger Kunsthalle, bearbeitet von Eva Maria Krafft und Carl-Wolfgang Schümann, Hamburg 1969

Hansen 1977
Hansen, Hans Jürgen (Hg.): Das pompöse Zeitalter, Oldenburg/Hamburg 1970

Hartmann 1976
Hartmann, Wolfgang: Der historische Festzug. Seine Entstehung und Entwicklung im 19. und 20. Jahrhundert (Studien zur Kunst des neunzehnten Jahrhunderts, Bd. 35), München 1976

Hartmann 1981
Hartmann, Günter: Deutschland von der Reichsgründung bis zum Ersten Weltkrieg, in: Ausstellungskatalog »Dreimal Deutschland. Lenbach, Liebermann, Kollwitz«, Hamburger Kunsthalle, Hamburg 1981, S. 11–38

Haseloff 1938
Haseloff, Arthur: Führer durch die Gemälde-Sammlung, Kunsthalle Kiel, Kiel 1938

Hausmann 1889/90
Hausmann, S.: Die neueste Entwicklung der deutschen Panoramenmalerei, in: Die Kunst für Alle, 5, 1889/90, S. 257–263

Haus Mosse 1929
Haus der Sammlungen Rudolf Mosse, Berlin o. J. (1929)

Helferich 1887
Helferich, Hermann: Neue Kunst, Berlin 1887

Helferich 1894
Helferich, Hermann: Die große Kunstausstellung, in: Die Zukunft, 7, 1894, S. 471 f.

Herre 1970
Herre, Franz: Anno 70/71. Ein Krieg, ein Reich, ein Kaiser, Köln/Berlin 1970

Herre 1980
Herre, Franz: Kaiser Wilhelm I., Köln 1980

Hessling 1900
Hessling, Egon (Hg.): Decorative und monumentale Malereien zeitgenössischer Meister. 48 Tafeln in Lichtdruck, Leipzig o. J. (um 1900)

Hildebrandt 1924
Hildebrandt, Hans: Die Kunst des 19. und 20. Jahrhunderts. Handbuch der Kunstwissenschaft, Wildpark-Potsdam 1924

Historienmalerei in Europa 1990
Historienmalerei in Europa. Paradigmen in Form, Funktion und Ideologie, hg. von Ekkehard Mai unter Mitarbeit von Anke Repp-Eckert, Mainz 1990

Hoffmeister 1874
Hoffmeister, Hermann: Das National-Siegesdenkmal der Deutschen Kaiserstadt in Photographie nebst einer volksthümlichen Darstellung des Entwicklungsganges der dem Berliner neuen Siegesdenkmal zu Grunde liegenden deutschen Einheitsidee, Berlin 1874

Hofmann 1906
Hofmann, Albert: Denkmäler (Handbuch der Architektur, 4. Teil, 8. Halbbd., Heft 2b), Stuttgart 1906

Hohl 1981
Hohl, Hanna: Lenbach, Lichtwark und die Reichsgründer, in: Ausstellungskatalog »Dreimal Deutschland. Lenbach, Liebermann, Kollwitz«, Hamburger Kunsthalle, Hamburg 1981, S. 47–49

Holsten 1976
Holsten, Siegmar: Allegorische Darstellungen des Krieges 1870–1918 (Studien zur Kunst des neunzehnten Jahrhunderts, Bd. 27), München 1976

Honisch 1979
Honisch, Dieter: Die Nationalgalerie Berlin, Recklinghausen 1979

Horsch 1990
Horsch, Sigrid: Darstellungen römischer Geschichte in der Malerei des 19. Jahrhunderts – Deutschland und Österreich. Magisterarbeit in der Philosophischen Fakultät I der Friedrich-Alexander-Universität Erlangen-Nürnberg, 1990

Jähner 1974
Jähner, Brigitte: Anton von Werner als Maler und Kunstpolitiker. Diplomarbeit für das Fach Kunstwissenschaft an der Humboldt-Universität zu Berlin, Sektion Ästhetik und Kunstwissenschaft (Bereich Kunstwissenschaft), 1974

Jenderko-Sichelschmidt 1973
Jenderko-Sichelschmidt, Ingrid: Die Historienbilder Carl Friedrich Lessings. Anhang: Katalog der Gemälde. Phil. Diss., Köln 1973

Jubelfeier 1896
Zur Jubelfeier 1696–1896. Kgl. Akad. Hochschule für die Bildenden Künste zu Berlin, Berlin 1896

Justi 1920
Justi, Ludwig: Deutsche Malkunst im neunzehnten Jahrhundert. Ein Führer durch die Nationalgalerie (Amtliche Veröffentlichungen der Nationalgalerie), Berlin 1920

Kauffmann 1919
Kauffmann, Hans: Kieler Brief, in: Kunstchronik und Kunstmarkt, 54, N.F., XXX, 1918/19, S. 572–578

Keßler 1904
Keßler, Harry Graf: Herr von Werner, in: Kunst und Künstler, 2, 1903/04, S. 287–290; nachgedruckt in: Kunst und Künstler. Aus 32 Jahrgängen einer deutschen Kunstzeitschrift, unter Mitarbeit von Ursula Feist hg. von Günter Feist, Mainz 1971, S. 57–61

Keyser 1935
Keyser, Erich: Das Bild als Geschichtsquelle (Historische Bildkunde, hg. von Walter Goetz), Hamburg 1935

Khaynach 1893
Khaynach, Friedrich Frhr. von: Anton von Werner und die Berliner Hofmalerei, Zürich 1893

Kiaulehn 1969
Kiaulehn, Walter: Berlin, Schicksal einer Weltstadt, München 1969

Klingenburg 1987
Klingenburg, Karl-Heinz: Der Berliner Dom. Bauten, Ideen und Projekte vom 15. Jahrhundert bis zur Gegenwart, Berlin 1987

Köppen 1881
Köppen, Fedor von: Männer und Thaten. Vaterländische Balladen, Leipzig 1881

Korte 1979
Korte, Klaus: Das wechselvolle Bild der Antike in der Berliner Malerei und Graphik von Adolph Menzel bis zur Gegenwart, in: Ausstellungskatalog »Berlin und die Antike. Architektur, Kunstgewerbe, Malerei, Skulptur und Wissenschaft vom 16. Jahrhundert bis heute«, Deutsches Archäologisches Institut und Staatliche Museen Preußischer Kulturbesitz, Berlin 1979, S. 132–150

Koschnick 1992
Koschnick, Leonore: Kaiserproklamation im Spiegelsaal von Versailles, in: Zeitzeugen. Ausgewählte Objekte aus dem Deutschen Historischen Museum, hg. von Rosemarie Beier und Gottfried Korff (Bausteine, Teil 6), Berlin 1992, S. 180f.

Kossak 1913
Kossak, Adalbert von: Erinnerungen, Berlin 1913

Kramer 1971
Kramer, Hans: Deutsche Kultur zwischen 1871 und 1918 (Handbuch der Kulturgeschichte, I/10), Frankfurt am Main 1971

Krenzlin 1992
Krenzlin, Ulrike: »auf dem ernsten Gebiet der Kunst ernst arbeiten« – zur Frauenausbildung im künstlerischen Beruf, in: Ausstellungskatalog »Profession ohne Tradition. 125 Jahre Verein der Berliner Künstlerinnen«, Berlinische Galerie, Berlin 1992, S. 73–87

Krieg 1870–71
Der deutsch-französische Krieg 1870–71, redigiert von der kriegsgeschichtlichen Abtheilung des Großen Generalstabes, 5 Bde., Berlin 1874–1881

Kugler 1888
Kugler, Bernhard von: Kaiser Wilhelm und seine Zeit, München 1888

Kunstdenkmäler Frankfurt a.O. 1912
Die Kunstdenkmäler der Stadt Frankfurt a.O., unter der Schriftleitung des Provinzialkonservators Theodor Goecke bearbeitet von Wilhelm Jung (Die Kunstdenkmäler der Provinz Brandenburg, VI, 2), Berlin 1912

Kunsthalle Karlsruhe 1971/1972
Staatliche Kunsthalle Karlsruhe. Katalog Neuere Meister, bearbeitet von Jan Lauts und Werner Zimmermann, 2 Bde., Karlsruhe 1971/1972

Kunsthalle Mannheim 1977
Kunsthalle Mannheim. Verzeichnis der Gemäldesammlung, Mannheim 1977

Kunsthalle zu Hamburg 1890
Lichtwark, Alfred: Kunsthalle zu Hamburg. Zur Wiedereröffnung am 23. Dezember 1890. Führer durch die Geschenke und Erwerbungen 1889–1890, München 1890

Kunsthalle zu Kiel 1875
Die Galerie der Kunsthalle zu Kiel, Kiel 1875

Kunsthalle zu Kiel 1958
Kunsthalle zu Kiel. Katalog der Gemäldegalerie, Kiel 1958

Kunsthalle zu Kiel 1973
Kunsthalle zu Kiel. Katalog der Gemälde, bearbeitet von Johann Schlick, Kiel 1973

Kunst in der Residenz 1990
Kunst in der Residenz. Karlsruhe zwischen Rokoko und Moderne (= Ausstellungskatalog, Staatliche Kunsthalle Karlsruhe, Karlsruhe 1990)

Kunstreich 1960
Kunstreich, Jan S.: Historische Zusammenhänge von Kunst und Photographie. Bemerkungen vor dem Kieler Moltkebild Anton von Werner's, in: Nordelbingen, 28/29, 1960, S. 243–262

Kunstreich 1963
Kunstreich, Jan S.: Anton von Werner's Aulabilder von 1870, in: Mitteilungen der Kieler Gelehrtenschule, Heft 32, 1963, S. 60–66

Kutschmann 1899
Kutschmann, Th. von: Geschichte der deutschen Illustration. Zweite Hälfte, Goslar/Berlin o. J. (1899)

L.
L., Th.: Aus der Kunstwelt, in: Die Gegenwart, 19, 1881, S. 220–222

Laforgue 1970
Laforgue, Jules: Berlin, der Hof und die Stadt, Neudruck der Auflage von 1887, Frankfurt am Main 1970

Lammert 1939
Lammert, Friedrich: Drei Briefe Anton von Werners über seine Wandbilder in der Aula der Kieler Gelehrtenschule, in: Mitteilungen der Gesellschaft für Kieler Stadtgeschichte, 43, 1939, S. 77–81

Landesgalerie Hannover 1973
Die Gemälde des neunzehnten und zwanzigsten Jahrhunderts in der Niedersächsischen Landesgalerie Hannover (Kataloge der Niedersächsischen Landesgalerie Hannover, Bd. III), 2 Bde., München 1973

Lange 1972
Lange, Annemarie: Berlin zur Zeit Bebels und Bismarcks, Berlin 1972

Ledermuseum Offenbach 1980
Deutsches Ledermuseum. Katalog Heft 6: Deutsches Schuhmuseum, Offenbach 1980

Lessing 1877
L., J. (Lessing, Julius): Die Kaiserproklamation zu Versailles, gemalt von Anton von Werner, in: National-Zeitung, 23. 3. 1877

Leuschner 1982
Leuschner, Vera: Carl Friedrich Lessing 1808–1880. Die Handzeichnungen (Böhlau Dissertationen zur Kunstgeschichte, 14/I), 2 Bde., Köln/Wien 1982

Lewalter 1943
Lewalter, Ernst: Der Maler der Reichsgründung. Am 9. Mai vor 100 Jahren wurde Anton von Werner geboren, in: Die Woche, 5. 5. 1943

Linde 1939
Linde, Fritz: Bismarck: Größe und Grenze seines Reiches, Leipzig 1939

Lindner 1895
Lindner, Theodor: Der Krieg gegen Frankreich und die Einigung Deutschlands. Zur 25jährigen Wiederkehr der Gedenktage von 1870/71, Berlin 1895

Linnenkamp 1976
Linnenkamp, Rolf: Die Gründerzeit 1835–1918, München 1976

Löhneysen 1960
Löhneysen, Wolfgang Frhr. von: Der Einfluß der Reichsgründung von 1871 auf Kunst und Kunstgeschmack in Deutschland, in: Zeitschrift für Religions- und Geistesgeschichte, 12, 1960, S. 17–44

Löhneisen 1967
Löhneisen, Wolfgang Frhr. von: Kunst und Kunstgeschmack von der Reichsgründung bis zur Jahrhundertwende, in: Zeitgeist im Wandel, Bd. I (Das Wilhelminische Zeitalter), hg. von Hans Joachim Schoeps, Stuttgart 1967, S. 87–120

Lotz 1989
Lotz, Wolfgang (Hg.): Deutsche Postgeschichte, Berlin 1989

Lützow 1875
Lützow, Carl von (Hg.): Kunst und Kunstgewerbe auf der Wiener Weltausstellung 1873, Leipzig 1875

Mai 1979
Mai, Ekkehard: Die Düsseldorfer Malerschule und die Malerei des 19. Jahrhunderts, in: Ausstellungskatalog »Die Düsseldorfer Malerschule«, Kunstmuseum Düsseldorf/Mathildenhöhe Darmstadt, Mainz 1979, S. 19–40

Mai 1981
Mai, Ekkehard: Die Berliner Kunstakademie im 19. Jahrhundert. Kunstpolitik und Kunstpraxis, in: Kunstverwaltung, Bau- und Denkmal-Politik im Kaiserreich. Hg. von Ekkehard Mai und Stephan Waetzoldt (Kunst, Kultur und Politik im Deutschen Kaiserreich. Schriften eines Projekt-Kreises der Fritz-Thyssen-Stiftung, Bd. 1), Berlin 1981, S. 431–479

Malkowsky 1912
Malkowsky, Georg: Die Kunst im Dienste der Staats-Idee. Hohenzollerische Kunstpolitik vom Großen Kurfürsten bis auf Wilhelm II., Berlin 1912

Mast 1980
Mast, Peter: Künstlerische und wissenschaftliche Freiheit im Deutschen Reich, 1890–1901, München 1980

Masur 1971
Masur, Gerhard: Das kaiserliche Berlin, München/Wien/Zürich 1971

Mauter 1990
Mauter, Horst: Der Kongreß dankt. Ein Photoalbum zur Erinnerung, in: Museums-Journal, hg. vom Museumspädagogischen Dienst Berlin, 4, Nr. 3, 1990, S. 36 f.

Mazelière 1900
Mazelière, Mis de la: La Peinture Allemande du XIXe Siècle, Paris 1900

Meyer 1871
Meyer, Bruno: Der künstlerische Theil der Berliner Siegesfeier. 16. Juni 1871, in: Kunst-Chronik, 6, 1871, S. 161–164, 169–172, 177–181, 186–189

Meyerheim 1915
Meyerheim, Paul: Erinnerungen an Anton von Werner von seinem Freunde Paul Meyerheim, in: Velhagen & Klasings Monatshefte, 29, 1914/15, S. 408–412

Meynell 1887
Meynell, Alice: A German Military Painter, in: The Art Journal, 1887, S. 5–9

Müller 1884
Müller, Hermann Alexander: Biographisches Künstler-Lexikon, Leipzig 1884

Müller 1896
Müller, Hans: Die Königliche Akademie der Künste zu Berlin. 1. Teil: Von der Begründung durch Friedrich III. von Brandenburg bis zur Wiederherstellung durch Friedrich Wilhelm II. von Preußen, Berlin 1896

Müller-Bohn 1897
Müller-Bohn, Hermann: Die Denkmäler Berlins, Berlin 1897

Müller-Bohn 1898
Müller-Bohn, Hermann: Kaiser Friedrich der Gütige. Vaterländisches Ehrenbuch, hg. von Paul Kittel, Berlin ³o. J. (1898)

Müller-Bohn 1913
Müller-Bohn, Hermann: Kaiser-Friedrich-Gedächtniswerk, hg. von Paul Kittel, Berlin o. J. (1913)

Museum Behnhaus 1976
Museum Behnhaus (Lübecker Museumskataloge, Bd. III), Lübeck ²1976

Museum Stuttgart 1900; 1903
Verzeichnis der Gemälde-Sammlung im Kgl. Museum der bildenden Künste zu Stuttgart, Stuttgart 1900; 1903

Muther 1893
Muther, Richard: Geschichte der Malerei im XIX. Jahrhundert. 2. Bd., München 1893

National-Galerie 1897
Jordan, Max: Katalog der Königlichen National-Galerie zu Berlin, Berlin ¹⁰1897

National-Galerie 1912
Verzeichnis der Gemälde und Skulpturen in der Königlichen National-Galerie zu Berlin, Berlin 1912

Nationalgalerie 1913
Führer durch die Bildnis-Sammlung der Königlichen Nationalgalerie, im Auftrage der Direktion bearbeitet von Hans Mackowsky, Berlin 1913

National-Galerie 1934
Verzeichnis der Gemälde und Bildwerke in der National-Galerie zu Berlin, Berlin 1934

Neue Galerie Kassel 1991
Staatliche Kunstsammlungen Kassel. Bestandskatalog der Gemälde des 19. Jahrhunderts, bearbeitet von Marianne Heinz, hg. von Ulrich Schmidt (Kataloge der Staatlichen Kunstsammlungen Kassel, Neue Galerie I), Kassel 1991

Neumeyer 1974
Neumeyer, Alfred: Geschichte der amerikanischen Malerei, München 1974

Nipperdey 1968
Nipperdey, Thomas: Nationalidee und Nationaldenkmal in Deutschland im 19. Jh., in: Historische Zeitschrift, 206, 1968, S. 529–585

Noack 1927
Noack, Friedrich: Das Deutschtum in Rom. 2 Bde., Stuttgart 1927; Neudruck Aalen 1974

Oettermann 1980
Oettermann, Stephan: Das Panorama. Die Geschichte eines Massenmediums, Frankfurt am Main 1980

Oncken 1888; 1892
Oncken, Wilhelm: Das Zeitalter des Kaisers Wilhelm, 2 Bde., Berlin 1888–1892

Oncken 1900
Oncken, Wilhelm: Unser Heldenkaiser, Berlin o. J. (um 1900)

Ortenburg 1979
Ortenburg, Georg: Mit Gott für König und Vaterland. Das preußische Heer 1807–1914, München 1979

Osborn 1901
Osborn, Max: Die deutsche Kunst im neunzehnten Jahrhundert (Das Deutsche Jahrhundert, hg. von George Stockhausen, 1. Bd.), Berlin 1901

Osborn 1920
Osborn, Max: Die Kunst von 1800 bis zur Gegenwart. Handbuch der Kunstgeschichte von Anton Springer, Bd. V, Leipzig ⁷1920

Osborn 1945
Osborn, Max: Der bunte Spiegel. Erinnerungen aus dem Kunst-, Kultur- und Geistesleben der Jahre 1890 bis 1933, New York 1945

Paintings in Buckingham Palace 1909
Catalogue of Paintings and Drawings in Buckingham Palace. For private use, o.O. 1909

Pallat 1959
Pallat, Ludwig: Richard Schöne, Generaldirektor der Königlichen Museen zu Berlin. Ein Beitrag zur Geschichte der preußischen Kunstverwaltung 1872–1905, Berlin 1959

Panorama 1885
Panorama der Schlacht bei Sedan gemalt von A. v. Werner und E. Bracht. Text von Ludwig Pietsch, Berlin o. J. (um 1885)

Paret 1981
Paret, Peter: Die Berliner Secession. Moderne Kunst und ihre Feinde im Kaiserlichen Deutschland, Berlin 1981 (Erstveröffentlichung: The Berlin Secession; Modernism and its Enemies in Imperial Germany, Cambridge/Mass. 1980)

Paret 1990
Paret, Peter: Kunst als Geschichte. Kultur und Politik von Menzel bis Fontane, München 1990 (Erstveröffentlichung: Art as History: Episodes in the Culture and Politics of Nineteenth-Century Germany, Princeton 1988)

Pastor 1915
Pastor, Willy: Anton von Werner, in: Illustrierte Zeitung, 14. 1. 1915

Pauli 1934
Pauli, Gustav: Das neunzehnte Jahrhundert (Bd. IV der Geschichte der deutschen Kunst, hg. von Georg Dehio), Berlin/Leipzig 1934

Pecht 1867
Pecht, Friedrich: Kunst und Kunstindustrie auf der Weltausstellung von 1867, Leipzig 1867

Pecht 1885
Pecht, Friedrich: Deutsche Künstler des 19. Jahrhunderts, Bd.4, Nördlingen 1885

Pecht 1885/86
Pecht, Friedrich: Anton von Werner und das Jahr 1870, in: Die Kunst für Alle, 1, 1885/86, S. 193–198

Pecht 1886
Pecht, Friedrich: Die Deutsche Malerei der Gegenwart auf der Jubiläumsausstellung der Kgl. Akademie der Künste zu Berlin, 2 Bde., München 1886

Peschken/Klünner 1982
Peschken, Goerd und Klünner, Hans-Werner: Das Berliner Schloß (Das klassische Berlin), Frankfurt am Main/Wien/Berlin 1982

Pfau 1888
Pfau, Ludwig: Kunst und Kritik. Aesthetische Schriften, 1. Bd., Stuttgart/Leipzig/Berlin 1888

Pflugk-Harttung 1895
Pflugk-Harttung, Julius von: Krieg und Sieg 1870/71, Berlin 1895

Pflugk-Harttung/Tschudi 1910
Pflugk-Harttung, Julius von (Schriftleitung) und Tschudi, Hugo von (Leitung des illustrativen Teiles): Deutsche Gedenkhalle. Bilder aus der Vaterländischen Geschichte, Berlin/Leipzig o. J. (um 1910)

Pieske 1988
Pieske, Christa: Bilder für jedermann. Wandbilddrucke 1840–1940. Mit einem Beitrag von Konrad Vanja, München 1988

Pieske 1990
Pieske, Christa: Historienbilder vor aller Augen. Wandbilder für Schule und Haus, in: Praxis Geschichte, Heft 6, 1990, S. 34–37

Pietsch 1875
Pietsch, Ludwig: Der Fries um das Siegesdenkmal auf dem Königsplatze, Berlin o. J. (um 1875)

Pietsch 1881
P., L. (= Pietsch, Ludwig): A. v. Werners Bild des Berliner Congresses, in: Vossische Zeitung, 23. 3. 1881

Pietsch 1886
Pietsch, Ludwig: Die Deutsche Malerei der Gegenwart auf der Jubiläumsausstellung der Kgl. Akademie der Künste zu Berlin 1886, 2 Bde., München 1886

Pietsch 1886/87
Pietsch, Ludwig: Anton von Werner, in: Deutsche Dichtung, 1, 1886/87, S. 102–104

Pietsch 1890
Pietsch, Ludwig: Deutsche Kunst und Künstler der Gegenwart in Bild und Wort, München o. J. (um 1890)

Pietsch 1896
Pietsch, Ludwig: Anton von Werner, in: Die Gartenlaube, 19, 1896, S. 316–319

Pietsch/Dettinger 1885
Pietsch, Ludwig und Dettinger, Hauptmann a. D.: Sedan-Panorama nebst Dioramen gemalt von A. v. Werner und E. Bracht. Die Schlacht bei Sedan am 1. September 1870, Berlin o. J. (um 1885)

Pomplun 1971
Pomplun, Kurt: Bismarck schickte nur seine Stiefel. Häuser und ihre Geschichten, in: Berliner Morgenpost, 5. 12. 1971

Pretsch 1981
Pretsch, Peter: Anton von Werners »Kaiserproklamation in Versailles«. Arbeit zur Erlangung des Magistergrades der Fakultät für Geistes- und Sozialwissenschaften der Universität Karlsruhe (TH), 1981

Rapsilber 1911
Rapsilber, Maximilian: Der Hof Wilhelms des Zweiten, hg. vom Seidenhaus Michels & Cie, Berlin o. J. (um 1911)

Reber 1884
Reber, Franz von: Geschichte der Neueren deutschen Kunst, 3. Bd., Leipzig ²1884

Reclams Kunstführer Deutschland VII 1977
Reclams Kunstführer Deutschland VII: Berlin. Kunstdenkmäler und Museen, bearbeitet von Eva und Helmut Börsch-Supan, Günther Kühne und Hella Reelfs, Stuttgart 1977

Redslob 1965
Redslob, Edwin: Berliner Portrait-Galerie. 3. Veröffentlichung des Berlin-Museums, Berlin 1965

Rönnebeck 1884
R.-r. (= Rönnebeck, Richard): Das Sedan-Panorama am Alexanderplatz in Berlin, in: Centralblatt der Bauverwaltung, 4, 1884, S. 114–116

Rosenberg 1873
Rosenberg, Adolf: Das Siegesdenkmal zu Berlin, in: Kunst-Chronik, 8, 1873, Sp. 809–817

Rosenberg 1877
R., A. (Rosenberg, Adolf): Die Kaiserproklamation in Versailles von Anton von Werner, in: Kunst-Chronik, 12, 1877, Sp. 430–433

Rosenberg 1879
Rosenberg, Adolf: Berliner Malerschule, Berlin 1879

Rosenberg 1881
R., A. (Rosenberg, Adolf): Der Berliner Kongreß von A. von Werner, in: Kunst-Chronik, 16, 1881, Sp. 481–483

Rosenberg 1883
Rosenberg, Adolf: Das Sedanpanorama in Berlin, in: Kunst-Chronik, 18, 1883, Sp. 730

Rosenberg 1894
Rosenberg, Adolf: Geschichte der modernen Kunst. 3. Bd.: Die deutsche Kunst, Leipzig ²1894

Rosenberg 1895; 1900
Rosenberg, Adolf: Anton von Werner (Künstler-Monographien, hg. von Hermann Knackfuß u. a., Bd. IX), Bielefeld/Leipzig 1895; ²1900

Rosenhagen 1897
Rosenhagen, Hans: Ein neues Bild Anton von Werners, in: Tägliche Rundschau, 5. 1. 1897

Rousset 1902/03
Rousset, Lt-Colonel: Histoire Générale de la Guerre Franco-Allemande (1870–1871), 2 Bde., Paris o. J. (ca. 1902/03)

Sauerhering 1896
Sauerhering, Friedrich: Geschichtsbilder aller Zeiten und Schulen. Ein systematisch geordnetes Verzeichnis der bedeutendsten Schöpfungen der Historienmalerei aller Zeiten. Erster Teil des Vademecum für Künstler und Kunstfreunde, Stuttgart 1896

Schade 1932
Schade, Wolfgang: Europäische Dokumente. Historische Photos aus den Jahren 1840–1900, Stuttgart/Berlin/Leipzig o. J. (1932)

Scheffel 1915
Scheffel, Joseph Victor von: Briefe von Josef Victor von Scheffel an Anton von Werner 1863–1886. Mit Anmerkungen versehen und hg. von dem Empfänger, Stuttgart 1915

Scheffler 1912
Scheffler, Karl: Die Nationalgalerie zu Berlin. Ein kritischer Führer, Berlin 1912

Scheibert 1895
Scheibert, J.: Der Krieg zwischen Deutschland und Frankreich in den Jahren 1870/71, Leipzig o. J. (um 1895)

Scherr 1905
Scherr, Johannes: Germania. Zwei Jahrtausende deutschen Lebens, neu hg. und bis auf die Gegenwart fortgeführt von Hans Prutz, Stuttgart/Berlin/Leipzig ⁶o. J. (1905)

Schiff 1981
Schiff, Gert: Epoche der Sehnsucht. Aspekte deutscher Malerei des 19. Jahrhunderts, in: Meisterwerke deutscher Malerei des 19. Jahrhunderts, hg. von Stephan Waetzoldt, New York/Berlin 1981, S. 13–54

Schlesisches Museum Breslau 1908; 1926
Schlesisches Museum der Bildenden Künste zu Breslau. Beschreibendes Verzeichnis der Gemälde, Breslau ⁴⁺⁵1908; ⁶1926

Schlick 1990
Kunsthalle zu Kiel der Christian-Albrechts-Universität. 150 Handzeichnungen und Aquarelle aus fünf Jahrhunderten, bearbeitet von Johann Schlick (Aus der Graphischen Sammlung der Kunsthalle zu Kiel der Christian-Albrechts-Universität und des Schleswig-Holsteinischen Kunstvereins, hg. von Jens Christian Jensen), Kiel 1990

Schlink 1992
Schlink, Wilhelm: Bildende Kunst im Lebenshaushalt der Gründerzeit, in: Bildungsbürgertum im 19. Jahrhundert, Bd. 47, Teil III, Stuttgart 1992, S. 65–81

Schmid 1906
Schmid, Max: Kunstgeschichte des XIX. Jahrhunderts, 2. Bd., Leipzig 1906

Schmidt-Ott 1952
Schmidt-Ott, Friedrich: Erlebtes und Erstrebtes 1860–1950, Wiesbaden 1952

Schoch 1975
Schoch, Rainer: Das Herrscherbild in der Malerei des 19. Jahrhunderts (Studien zur Kunst des neunzehnten Jahrhunderts, Bd. 23), München 1975

Schoeps 1981
Schoeps, Hans-Joachim: Preußen. Geschichte eines Staates, Frankfurt am Main/Berlin 1981

Scholz 1980
Scholz, Robert: Volk – Nation – Geschichte. Deutsche historische Kunst im 19. Jahrhundert, Rosenheim 1980

Schüddekopf 1972
Schüddekopf, Otto-Ernst: Herrliche Kaiserzeit. Deutschland 1871–1914. Mit einer Einführung von Hans Joachim Schoeps, Berlin/Frankfurt am Main/Wien 1973

Schümann 1980
Schümann, Carl-Wolfgang: Der Berliner Dom im 19. Jahrhundert (Die Bauwerke und Kunstdenkmäler von Berlin, Beiheft 3), Berlin 1980

Seebacher 1973
Seebacher, Hedwig: Lübeck und Anton von Werner, in: Lübecker Nachrichten, 10. 6. 1973

Seelhoff 1932
Seelhoff, Paul: Im Strom der Zeit, Stuttgart 1932

Seidel 1900
Seidel, Paul: Die Gründung des hohen Ordens vom Schwarzen Adler und die Königskrönung am 17. und 18. Januar 1701 in Königsberg in Ostpreußen, in: Hohenzollern-Jahrbuch, 4, 1900, S. 127–139

Seidel 1907
Seidel, Paul: Der Kaiser und die Kunst, Berlin 1907

Seling/Grässle/Kemper 1992
Seling, Helmut; Grässle, Ulrike und Kemper, Thomas: Burg Hohenzollern. Stammsitz des preußischen Königshauses, Berlin/Gütersloh/Leipzig/München/Potsdam/Stuttgart 1992

Semerau 1940
Semerau, Alfred: Das Panorama von Sedan. Zu Anton von Werners 25. Todestag, in: Berliner Lokal-Anzeiger, 4. 1. 1940

Siegessäule 1875
Pietsch, Ludwig: Anton von Werner's Fries zur Siegessäule, Berlin o. J. (um 1875)

Simson 1979
Simson, Jutta von: Die Berliner Säulenmonumente, in: Ausstellungskatalog »Berlin und die Antike. Architektur, Kunstgewerbe, Malerei, Skulptur und Wissenschaft vom 16. Jahrhundert bis heute«, Deutsches Archäologisches Institut und Staatliche Museen Preußischer Kulturbesitz, Berlin 1979, S. 204–208

Spielhagen 1874
Spielhagen, Friedrich: Aus meinem Skizzenbuche, Leipzig 1874

Spitzemberg 1960
Das Tagebuch der Baronin Spitzemberg. Aufzeichnungen aus der Hofgesellschaft des Hohenzollernreiches, hg. von Rudolf Vierhaus (Deutsche Geschichtsquellen des 19. und 20. Jahrhunderts, Bd. 43), Göttingen 1960

Springer 1990
Springer, Peter: Panorama der Dauer – Inferno des Wandels. Historienmalerei in Walter Benjamins »Berliner Kindheit um Neunzehnhundert«, in: Historienmalerei in Europa 1990, S. 347–368

Staatsgalerie Stuttgart 1931
Katalog der Staatsgalerie zu Stuttgart, bearbeitet im Auftrag der Direktion von Klaus Graf von Baudissin, Stuttgart 1931

Steinhausen 1912
Steinhausen, Wilhelm: Aus meinem Leben, Berlin 1912

Sternberger 1946
Sternberger, Dolf: Panorama oder Ansichten vom 19. Jahrhundert, Hamburg ²1946

Stiber 1875
Stiber, Hermann (Hg.): Durch ganz Berlin in einem Tag nebst genauer Beschreibung der Siegessäule. Bester Rathgeber für Fremde mit 17 Illustrationen, Berlin o. J. (um 1875)

Stillfried 1882
Stillfried-Alcántara, H. Graf und Kugler, Bernhard: Die Hohenzollern und das Deutsche Vaterland, Bd. II, München 1882

Studien-Mappen 1890
Lohmeyer, Julius: Aus Studien-Mappen Deutscher Meister. Zehn Studien-Blätter in Lichtdruck von Anton von Werner, Breslau o. J. (1890)

Teeuwisse 1986
Teeuwisse, Nicolaas: Vom Salon zur Secession. Berliner Kunstleben zwischen Tradition und Aufbruch zur Moderne 1871–1900, Berlin 1986

Tergit 1957
Tergit, Gabriele: Effingers, Hamburg 1957

Thielen 1964
Thielen, Peter G.: Zur Historienmalerei der Bismarckzeit, in: Spiegel der Geschichte. Festgabe für Max Braubach, Münster 1964, S. 816–827

Toeche-Mittler 1896
Toeche-Mittler, Theodor: Die Kaiserproklamation in Versailles am 18. Januar 1871. Mit einem Verzeichniß der Festtheilnehmer und einem Grundriß der Festräume (= Beihefte zum Militär-Wochenblatt, 1896, Heft 1, S. 1–101); Zum Jahrestage der Kaiserproklamation. Nachträge zum 1. Beiheft 1896, ebd., 1897, S. 59–71

Triumpf und Tod des Helden 1988
Triumpf und Tod des Helden. Europäische Historienmalerei von Rubens bis Manet, hg. von Ekkehard Mai und Anke Repp-Eckert (= Ausstellungskatalog, Wallraf-Richartz-Museum der Stadt Köln/Kunsthaus Zürich/Musée des Beaux-Arts Lyon), Zürich 1988

Verzeichnis des Städtischen Museums Cöln
Verzeichnis der Gemälde des Städtischen Museums Wallraf-Richartz zu Cöln, Köln 1902

Verzeichnis Nationalgalerie 1968
Verzeichnis der vereinigten Kunstsammlungen Nationalgalerie (Preußischer Kulturbesitz). Galerie des 20. Jahrhunderts (Land Berlin), Berlin 1968

Verzeichnis Nationalgalerie 1976
Verzeichnis der vereinigten Kunstsammlungen Nationalgalerie (Preußischer Kulturbesitz). Galerie des 20. Jahrhunderts (Land Berlin), Bd. I, 19. Jahrhundert, Berlin 1976

Viktoria Luise 1969
Viktoria Luise, Herzogin: Bilder der Kaiserzeit, Göttingen 1969

Waetzoldt 1918
Waetzoldt, Wilhelm: Deutsche Malerei seit 1870, Leipzig 1918

Wagner 1989
Wagner, Monika: Allegorie und Geschichte. Ausstattungsprogramme öffentlicher Gebäude des 19. Jahrhunderts in Deutschland. Von der Cornelius-Schule zur Malerei der Wilhelminischen Ära (Tübinger Studien zur Archäologie und Kunstgeschichte, hg. von Ulrich Hausmann und Klaus Schwager, Bd. 9), Tübingen 1989

Wallraf-Richartz-Museum 1942
Wallraf-Richartz-Museum der Hansestadt Köln. III. Bd.: Die deutschen Gemälde des 18. und 19. Jahrhunderts, Köln 1942

Wappenschmidt 1981
Wappenschmidt, Heinz-Toni: Studien zur Ausstattung des deutschen Rathaussaales in der 2. Hälfte des 19. Jahrhunderts bis 1918 (Habelts Dissertationsdrucke, Reihe Kunstgeschichte, Heft 5), Bonn 1981

Warncke 1901
Warncke, Paul: Anton von Werner, in: Das Neunzehnte Jahrhundert in Bildnissen, hg. von Karl Werckmeister, Bd. V, Berlin 1901

Weber-Kellermann 1983
Weber-Kellermann, Ingeborg: Frauenleben im 19. Jahrhundert, München 1983

Wedderkop 1936
Wedderkop, H. von: Das unbekannte Berlin, Leipzig/Berlin 1936

Werner 1886
Werner, Anton von: Erinnerungen an Josef Victor von Scheffel, in: Die Gegenwart, 29, 1886, S. 293–295, 312–315

Werner 1896
Werner, Anton von: Ansprachen und Reden des Direktors A. von Werner an die Studierenden der Königlichen akademischen Hochschule für die bildenden Künste zu Berlin und Verzeichniss der Lehrer, Beamten und Schüler derselben seit 1875, Berlin o. J. (1896)

Werner 1897
Werner, Anton von: Rede zur Gedächnisfeier des 100. Geburtstages weiland Kaiser Wilhelms des Großen am 22. März 1897 in der Hochschule für die bildenden Künste, in: Der Bär, 23, 1897, S. 186 ff., 195–198

Werner 1908
Werner, Anton von: Rede bei der Preisverteilung in der Königlichen akademischen Hochschule für die bildenden Künste am 4. Juli 1908, Berlin 1908

Werner 1909
Werner, Anton von: Erinnerungen an den europäischen Kongreß in Berlin 1878, in: Neue Freie Presse, 30. 5. 1909

Werner 1913
Werner, Anton von: Erlebnisse und Eindrücke 1870–1890, Berlin 1913 (Ein Teil daraus, der die Jahre 1870/71 betrifft, nachgedruckt in: Die Kunst, 31, 1915, S. 10–16)

Werner 1914
Werner, Anton von: Jugenderinnerungen. Typoskript, unveröffentlicht, verfaßt 1888–98, vollendet 1914. Ausschnittweise publiziert von Lilli von Werner in: Deutsche Revue, 41, 1916, S. 24–38; 42, 1917, S. 160–167, 276–282; 43, 1918, S. 78–87, 145–152. Kleinere Abschnitte, die den Italienaufenthalt betreffen, in: Die Gegenwart, 53, 1898, S. 86–88, 133–136, 165

Werner 1916
Werner, Anton von: Briefe an J.V. Scheffel vom 27. September 1863, 2. Januar 1865, 19. Januar 1865, 21. November 1868, 3. November 1879 und 2. März 1884; Brief an den Musketier N. aus Hannover vom 16. Juli 1910, in: Deutsche Revue, 41, 1916, S. 171–178

Wilhelm II. 1922
Kaiser Wilhelm II.: Ereignisse und Gestalten aus den Jahren 1878–1918, Leipzig/Berlin 1922

Wilhelm II. 1927
Kaiser Wilhelm II.: Aus meinem Leben 1859–1888, Berlin/Leipzig ^{3}1927

Wirth 1955
Wirth, Irmgard: Die Bauwerke und Kunstdenkmäler von Berlin. Bezirk Tiergarten, Berlin 1955

Wirth 1982
Wirth, Irmgard: Berlin und die Mark Brandenburg – Landschaften, Hamburg 1982

Wirth 1990
Wirth, Irmgard: Berliner Malerei im 19. Jahrhundert, Berlin 1990

With 1986
With, Christopher: The Prussian Landeskunstkommission 1862–1911. A Study in State Subvention of the Arts (Kunst, Kultur und Politik im Deutschen Kaiserreich. Schriften eines Projekt-Kreises der Fritz-Thyssen-Stiftung, Bd. 6), Berlin 1986

Wormit 1971
Wormit, Hans-Georg: Gemalte Urkunde? Zweimal Kaiserproklamation, in: Frankfurter Allgemeine Zeitung, 25. 9. 1971

Z. 1881
Z., N.: Anton von Werner's Congressbild im Berliner Rathause, in: Allgemeine Kunst-Chronik, 5, 1881, S. 231–234

Zabel 1918
Zabel, Eugen: Vor vierzig Jahren. Erinnerungen an den Berliner Kongreß, in: Velhagen & Klasings Monatshefte, 32, 1918, S. 181–190

Zelinsky 1976
Zelinsky, Hartmut: Richard Wagner – ein deutsches Thema, Frankfurt am Main 1976

Zentner 1970
Zentner, Christian: Deutschland von 1870 bis heute, München 1970

Zentner 1986
Zentner, Christian: Illustrierte Geschichte des deutschen Kaiserreichs, München 1986

Zedlitz-Trützschler 1924
Zedlitz-Trützschler, Robert: Zwölf Jahre am deutschen Kaiserhof, Berlin/Leipzig 1924

Zeughaus 1900; 1914
Das Königliche Zeughaus. Führer durch die Ruhmeshalle und die Sammlungen, hg. von der Zeughaus-Verwaltung, Berlin 1900; ^{6}1914

Chronik

zusammengestellt von Sabine Beneke

	Geschichte	Kunst und Kultur	Anton von Werner
1843		Adolph Menzel beginnt mit der Arbeit an der Holzschnittfolge für die Ausgabe der *Werke Friedrichs des Großen*; Karl Schnaase: *Geschichte der bildenden Künste* (7 Bde., 1843–64)	* 9. 5. in Frankfurt/Oder
1844	Weberaufstand in Schlesien	*The pencil of Nature* von W. H. F. Talbot erscheint als erstes mit Photographien illustriertes Buch (1844–46)	
1845		Alexander von Humboldts *Kosmos* erscheint (1845–62)	
1846		Bau des Neuen Museums in Berlin beendet	
1847	Karl Marx und Friedrich Engels verfassen das *Kommunistische Manifest*	* Max Liebermann; Leopold von Ranke: *Neun Bücher preußischer Geschichte* (1847/48); Friedrich Theodor Vischer: *Ästhetik, oder Wissenschaft des Schönen* (3 Bde., 1847–58)	
1848	revolutionäre Erhebungen in Europa; am 18. 5. Eröffnung der Deutschen Nationalversammlung in der Frankfurter Paulskirche	Adolph Menzel: *Die Aufbahrung der Märzgefallenen*; Düsseldorfer Künstler fordern die Gründung einer Deutschen Nationalgalerie vor dem Frankfurter Parlament	
1849	Friedrich Wilhelm IV. lehnt Angebot der deutschen Kaiserkrone durch die Nationalversammlung ab	Alfred Rethel: *Auch ein Totentanz*	
1850	die preußische Unionspolitik einer deutschen Einigung unter Ausschluß Österreichs scheitert: Wiederherstellung des Deutschen Bundes unter Österreichs Führung im Vertrag von Olmütz	† Johann Gottfried Schadow; Emanuel Leutze: *Washington überquert den Delaware*; Adolph Menzel: *Die Tafelrunde in Sanssouci*	
1851	Bismarck als Vertreter Preußens beim Deutschen Bundestag in Frankfurt; Staatsstreich des französischen Präsidenten Louis Bonaparte	in London findet die erste Weltausstellung statt; Vollendung des *Denkmals für Friedrich den Großen* von Christian Daniel Rauch in Berlin	
1852	mit Louis Bonaparte als Napoleon III. beginnt das II. Kaiserreich in Frankreich	Karl Marx: *Der achtzehnte Brumaire des Louis Bonaparte*	
1853	Ausbruch des Krimkrieges: Rußland gegen die Türkei, Frankreich und Großbritannien	* Vincent van Gogh; Eröffnung der Neuen Pinakothek in München	
1854		Weltausstellung in Paris; Theodor Mommsen: *Römische Geschichte* (1854–56)	
1855		Karl von Piloty: *Seni an der Leiche Wallensteins*; Jacob Burckhardt: *Der Cicerone*; Gustav Droysen: *Geschichte der Preußischen Politik*	
1856	durch die Beendigung des Krimkrieges im Pariser Frieden erfolgt eine Umordnung des europäischen Staatensystems	† Franz Kugler; Gründung der Allgemeinen Deutschen Kunstgenossenschaft	
1857	Prinz Wilhelm von Preußen übernimmt die Regentschaft von seinem Bruder, König Friedrich Wilhelm IV.	* Max Klinger	beginnt dreijährige Lehre als Stubenmaler

1858		* Lovis Corinth; Gründung der Bayerischen Akademie der Wissenschaften als ein gesamtdeutsches geschichtswissenschaftliches Unternehmen	
1859	Bismarck wird preußischer Gesandter in St. Petersburg; Heeresvorlage des Kriegsministers von Roon, die von der liberalen Parlamentsmehrheit abgelehnt wird	Arnold Böcklin: *Pan im Schilf*; Karl Marx: *Zur Kritik der politischen Ökonomie*; Gründung der *Historischen Zeitschrift* durch Heinrich von Sybel	Ende des Jahres Beginn des Malereistudiums an der Berliner Akademie
1860		Jakob Burckhardt: *Die Kultur der Renaissance in Italien*; Wilhelm Lübke: *Grundriß der Kunstgeschichte*	
1861	Prinz Wilhelm wird preußischer König (Wilhelm I.)	Edouard Manet: *Gitarrenspieler*	
1862	Bismarck wird Gesandter in Paris; im Verfassungskonflikt (Heeresvorlage) auf Vorschlag Roons Berufung Bismarcks zum preußischen Ministerpräsidenten durch Wilhelm I.	Anselm Feuerbach: *Iphigenie* (erste Fassung)	Wechsel an die Karlsruher Akademie
1863	Ferdinand Lassalle gründet den Allgemeinen Deutschen Arbeiterverein	Manets *Frühstück im Freien* verursacht Skandal im Pariser Salon; Hans von Marées: *Selbstbildnis mit dem Maler Lenbach*	erste Illustrationen für Scheffel: *Frau Aventiure*
1864	Dänemark verliert im Krieg um Schleswig-Holstein gegen Preußen und Österreich und tritt Schleswig, Lauenburg und Holstein ab		
1865		* Walter Leistikow; Richard Wagners *Tristan und Isolde* in München uraufgeführt	erste Parisreise, dort von Meissonier beeindruckt; malt sein erstes Historienbild: *Luther vor Cajetan*
1866	infolge des österreichisch-italienischen Krieges Auflösung des Deutschen Bundes durch Preußen; Preußen besiegt Österreich; Gründung des Norddeutschen Bundes unter Führung Preußens	Beginn des Baus der Nationalgalerie in Berlin; Vollendung der Wandmalereien im Treppenhaus des Neuen Museums von Friedrich August Kaulbach	*Konradin von Hohenstaufen und Friedrich von Baden, das Todesurteil hörend*; Illustrationen zu Scheffels *Juniperus*
1867	Bismarck wird Kanzler des Norddeutschen Bundes	Weltausstellung in Paris; Edouard Manet: *Erschießung Kaiser Maximilians*; Karl Marx: *Das Kapital*; Gustav Droysen: *Grundriß der Historik*	Illustrationen zu Scheffels *Gaudeamus!*; Parisaufenthalt anläßlich der Weltausstellung als Beauftragter der süddeutschen Staaten; im Oktober nach Frankfurt/Oder, im Winter wieder nach Paris
1868		Richard Wagner: *Die Meistersinger von Nürnberg*	*Heinrich IV. durch Anno von Köln geraubt*; Illustrationen zu Scheffels *Bergpsalmen*; im September von Paris aus in die Schweiz und nach Karlsruhe, im November nach Italien, wo er Scheffels *Trompeter von Säckingen* zu illustrieren beginnt
1869	Gründung der Sozialdemokratischen Arbeiterpartei durch Bebel und Liebknecht	erste Internationale Kunstausstellung in München mit Werken von Corot, Courbet, Manet, Millet; Anselm Feuerbach: *Das Gastmahl des Platon* (erste Fassung)	Ende des Jahres Rückkehr nach Karlsruhe
1870	Deutsch-Französischer Krieg unter Beteiligung der süddeutschen Staaten: spanische Thronkandidatur Prinz Leopolds von Hohenzollern-Sigmaringen und die von Bismarck redigierte *Emser Depesche* führen zur französischen Kriegserklärung an Preußen (19. 7.); 1. 9. Schlacht bei Sedan, Napoleon III. wird gefangengenommen; 4. 9. Proklamierung der III. Republik in Paris; 19. 9.–28. 1. 1871 Belagerung von Paris	Heinrich Schliemann beginnt mit den Ausgrabungen in Troja	beginnt mit Arbeiten an den Wandbildern für die Aula des Kieler Gymnasiums: *Luther vor dem Reichstag in Worms*, *Die nationale Erhebung von 1813*; erhält in Kiel Auftrag des Schleswig-Holsteinischen Kunstvereins zu *Moltke vor Paris*; fährt im Oktober nach Straßburg und Versailles: trifft am 4. 11. in Versailles zum ersten Mal mit Kronprinz Friedrich Wilhelm zusammen; Ende November zurück nach Karlsruhe

1871	im Januar kapituliert Paris; am 18. 1. Proklamierung des Deutschen Reichs mit Wilhelm I. von Preußen als Deutschem Kaiser im Spiegelsaal von Versailles; Bismarck wird Reichskanzler; Frankreich verliert Elsaß-Lothringen	Adolph Menzel: *Die Abreise König Wilhelm I. zur Armee am 31. Juli 1870*	erhält am 15. 1. Telegramm, wonach er auf Wunsch des Kronprinzen vor dem 18. 1. in Versailles eintreffen soll; anwesend bei der Proklamierung des Deutschen Reiches; im März in Berlin; mietet Wohnung am Lützowufer 31; Velarium *Kampf und Sieg* für die Dekorationen zum Einzug der siegreichen Truppen in Berlin am 16. 6.; beginnt mit Entwürfen für den *Siegesdenkmalfries*
1872	Beginn des die Innenpolitik beherrschenden *Kulturkampfs*: katholische Zentrumspartei im Reichstag gegen Bismarcks Politik; Drei-Kaiser-Bündnis zwischen Deutschland, Österreich und Rußland zwecks Abwehr revolutionärer Gefahr in Berlin geschlossen	Arnold Böcklin: *Selbstbildnis mit fiedelndem Tod*; Edouard Detailles *Vainqueurs* vom Salon in Paris zurückgewiesen	*Moltke in seinem Arbeitszimmer in Versailles*; Mitglied der Jury für das Goethe-Denkmal in Berlin
1873	Wiener Börsenkrach	Hans von Marées: Fresken in der Zoologischen Station in Neapel; Wilhelm Lübke: *Geschichte der Renaissance in Deutschland*; Friedrich Nietzsche: *Unzeitgemäße Betrachtungen* (1873–76)	*Moltke mit seinem Stabe vor Paris*; Bau des Hauses Potsdamer Straße 113 (»Villa VI«); wird als Akademiedirektor vorgeschlagen; beendet Arbeit am *Siegesdenkmalfries*; reist zur Weltausstellung nach Wien, dort von Meissonier und Makart beeindruckt
1874		erste Gruppenausstellung der Impressionisten in Paris; Karl von Piloty wird Direktor der Münchner Akademie; Gustav Ebe führt beim Bau des Palais Pringsheim in Berlin erstmals eine polychrom gefaßte Fassade ein	*Dr. Martin Luther auf einem Familienfest* für die Familie Wollner in Berlin, erhält dafür die Kleine Goldene Medaille auf der Berliner Akademieausstellung; vom Senat der Akademie und vom Verein Berliner Künstler dem Kultusminister als Akademiedirektor vorgeschlagen; im Oktober Umzug in das Haus Potsdamer Straße
1875	Schutzzölle und Steuerreform in Deutschland; Vereinigung der Sozialdemokratischen Arbeiterpartei mit dem Allgemeinen deutschen Arbeiterverein zur Sozialistischen Arbeiterpartei Deutschlands	Adolph Menzel: *Das Eisenwalzwerk*	Wandbilder für die »Villa VI«; 6. 4. Ernennung zum Direktor der Berliner Akademie; Mitglied der preußischen Landeskunstkommission (bis 1877 und von 1882 bis 1911); Einweihung der Siegessäule
1876		Eröffnung der Nationalgalerie; Wagner begründet die Festspiele in Bayreuth	Wandbilder *Schneewittchen* und *Die sieben Raben* für die Villa Sußmann in Berlin; *La Festa* für die Villa Behrens in Hamburg; Pfingstreise nach Paris zum Salon, nach Bayreuth zur Einweihung des Festspielhauses
1877		Beginn des Baus des Kunstgewerbemuseums in Berlin (1881 eingeweiht)	Wandbild-Zyklus *Römisches Leben* für das Café Bauer in Berlin; *Die Proklamierung des Deutschen Kaiserreiches* zum Geburtstag des Kaisers am 22. 3. fertiggestellt; Entwürfe für die Saarbrücker Rathausbilder
1878	11. 5. und 2. 6. zwei Attentate auf Wilhelm I.; *Sozialistengesetz*: Verbot von Vereinen, Versammlungen und Druckschriften der deutschen Arbeiterbewegung (bis 1890); nach dem russisch-türkischen Krieg 1877/78 *Berliner Kongreß* unter Leitung Bismarcks zur Lösung der Balkanfrage	Hans Makart: *Einzug Karls V. in Antwerpen*; Arnold Böcklin: *Die Gefilde der Seligen*; Theodore Duret: *Les Impressionistes*; Ludwig II. von Bayern beginnt mit dem Bau von Schloß Herrenchiemsee	Werner leitet die Kommission für die Organisation der Deutschen Kunstausstellung innerhalb der Pariser Weltausstellung in Paris; beginnt im Auftrag des Berliner Magistrats mit Vorarbeiten für den *Berliner Kongreß*; erhält Auftrag für die Saarbrücker Rathausbilder; *Zinsgroschen* als Stiftung Werners infolge der Attentate auf Kaiser Wilhelm I. für die Gertraudenkirche in Frankfurt/Oder
1879	Franz Joseph I. von Österreich schließt Geheimbund mit Deutschland gegen Rußland (Zweibund)	Internationale Kunstausstellung in München	Familienbildnis *Was ihr wollt* für das Palais Pringsheim in Berlin
1880		† Anselm Feuerbach; Lenbach beginnt mit seinen Bismarck- Bildnissen; Vollendung des Kölner Doms	*Taufe in meinem Hause* (10. 2. 1879), Patin des ersten Sohns ist Kronprinzessin Viktoria; stellt die *Kaiserproklamation* auf der Internationalen Kunstausstellung in München aus; Einweihung der Saarbrücker Rathausbilder

1881		* Pablo Picasso	*Am 19. Juli 1870; Stiftung des Schwarzen-Adler-Ordens; Der Kongreß zu Berlin*
1882	Gründung des Deutschen Kolonialvereins; geheimer Dreibund zwischen Deutschland, Österreich-Ungarn und Italien	Edouard Manet: *Die Bar in den Folies-Bergère*; Wilhelm Leibl: *Drei Frauen in der Kirche*; Richard Wagner: *Parsifal*; Edouard Detaille stellt das mit Alphonse de Neuville geschaffene Panorama vom Deutsch-Französischen Krieg in Paris aus	Ende Mai nach Paris und Sedan, um Studien für das Sedan-Panorama anzufertigen; zweite Fassung der *Kaiserproklamation* für die Ruhmeshalle im Berliner Zeughaus; *Die Taufe des Urenkels*
1883	Sozialgesetzgebung in Deutschland: Krankenversicherungsgesetz	in der Berliner Galerie Gurlitt erste öffentliche Ausstellung französischer Impressionisten in Deutschland	*Sedan-Panorama*
1884	Gründung deutscher Kolonien (*Schutzgebiete*) in Afrika		*Moltke bei Sedan*; beginnt mit den drei Dioramen zum *Sedan-Panorama*
1885		Gründung der Zeitschrift *Die Kunst für Alle* durch Friedrich Pecht	dritte Fassung der *Kaiserproklamation* als Geschenk des Kaisers zu Bismarcks 70. Geburtstag; Wandbildzyklus *Ein römischer Tag* für das Café Bauer
1886		die Impressionisten stellen zum letzten Mal gemeinsam in Paris aus; Internationale Kunstausstellung in Berlin	*Kriegsgefangen*
1887	Beendigung des *Kulturkampfs*; das Commonwealth entsteht	Gründung der Zeitschrift *Der Kunstwart* durch Ferdinand Avenarius	seit 3. 1. Vorsitzender des Vereins Berliner Künstler und der Allgemeinen Deutschen Kunstgenossenschaft, leitet die Organisation der deutschen Kunstabteilung der Weltausstellung in Melbourne; *Die Krönung Friedrichs I. zum König in Preußen in Königsberg* für die Ruhmeshalle
1888	Drei-Kaiser-Jahr: 9. 3. Wilhelm I. stirbt, 15. 6. nach 99 Regierungstagen sein Sohn Friedrich III., dessen Sohn als Wilhelm II. nachfolgt	Vollendung des *Siegesdenkmals* in Leipzig von Rudolf Siemering	Werner erhält Aufträge für die Dekorationen zur feierlichen Eröffnung des ersten Reichstags unter Wilhelm II. im Weißen Saal des Berliner Schlosses sowie für ein Gemälde der Zeremonie
1889	Einführung der Alters- und Invaliditätsversicherung in Deutschland	Gerhart Hauptmann: *Vor Sonnenaufgang*; Maximilian Harden, Otto Brahm, Theodor Wolff, die Brüder Hart gründen in Berlin die Zeitschrift und den Theaterverein *Freie Bühne*; Weltausstellung in Paris ohne offizielle deutsche Beteiligung, eine kleine Gruppe von Künstlern – darunter Liebermann – stellt dennoch aus	*Kaiser Wilhelm auf dem Sterbebett*; *Die Verlobung des Prinzen Heinrich am 90. Geburtstag Kaiser Wilhelms I.*
1890	Bismarck wird aufgrund zunehmender Differenzen mit Wilhelm II. entlassen, Leo von Caprivi sein Nachfolger (bis 1894); die *Sozialistengesetze* werden aufgehoben; Sozialdemokraten bei den Reichstagswahlen stimmstärkste Partei	† Vincent van Gogh; erste Ausstellung der *Société Nationale des Beaux-Arts*, deren Präsident Ernest Meissonier ist; Julius Langbehn: *Rembrandt als Erzieher*	*Kronprinz Friedrich an der Leiche des Generals Abel Douay*; erhält Auftrag von Wilhelm II.: *Moltkes 90. Geburtstag*
1891	† Moltke; Gründung des eine imperialistische Politik betreibenden Alldeutschen Verbandes	Internationale Kunstausstellung in Berlin; die Internationale Kunstausstellung in München zeigt erstmals Werke von Manet, Monet, Sisley	übernimmt Organisation der Internationalen Kunstausstellung anläßlich des 50jährigen Bestehens des Vereins Berliner Künstler
1892		Munch-Affäre: Ausstellung von Werken Edvard Munchs im Verein Berliner Künstler wird schon kurz nach der Eröffnung wieder geschlossen; Gründung der *Gruppe XI* in Berlin, die neben den offiziellen Ausstellungen kleine, ausgesuchte Ausstellungen veranstaltet, Mitglieder sind u. a. Walter Leistikow, Max Liebermann, Franz Skarbina, Ludwig von Hofmann; Gründung der *Münchner Secession*	

1893	Teilreform des Drei-Klassen-Wahlrechts in Preußen	Weltausstellung in Chicago; die Galerie Gurlitt zeigt in Berlin französische Impressionisten; Adolf von Hildebrand: *Das Problem der Form in der bildenden Kunst*; Richard Muther: *Geschichte der Malerei im 19. Jahrhundert*	*Selbstbildnis* für die Sammlung berühmter Maler aller Zeiten der Uffizien; *Die Eröffnung des Reichstags im Weißen Saal des Berliner Schlosses durch Wilhelm II.*
1894	Fürst zu Hohenlohe wird Reichskanzler und preußischer Ministerpräsident; französisch-russischer Zweibund	Vollendung des Reichstagsgebäudes in Berlin; im Deutschen Theater in Berlin werden *Die Weber* von Hauptmann erstmals öffentlich aufgeführt; Richard Muther: *Geschichte der Malerei im 19. Jahrhundert* (1893/94)	*Im Etappenquartier vor Paris*
1895		Vollendung der Kaiser-Wilhelm-Gedächtniskirche von Franz Schwechten in Berlin; Gründung der von Otto Julius Bierbaum und Julius Meier-Graefe herausgegebenen Zeitschrift *PAN* in Berlin	*Kaiser Friedrich als Kronprinz auf dem Hofball 1878*; Rücktritt vom Vorsitz des Vereins Berliner Künstler
1896		Hugo von Tschudi wird Direktor der Nationalgalerie; Gründung der Zeitschrift *Jugend* in München	*Moltkes 90. Geburtstag*
1897		Gründung der *Wiener Secession*; Vollendung des *Denkmals für Kaiser Wilhelm I.* von Reinhold Begas in Berlin	*Der erste Hofball*
1898	† Bismarck; Ausbau der Kriegsflotte mit Unterstützung des neugegründeten Deutschen Flottenvereins	Gründung der *Berliner Secession* nach Ablehnung des Gemäldes *Grunewaldsee* von Leistikow durch die Jury der Großen Berliner Kunstausstellung; Eröffnung der Galerie Cassirer in Berlin mit einer Ausstellung von Werken Liebermanns, Degas' und Meuniers	*Kaiser Wilhelm I. und die Lichterfelder Kadetten*; *Kaiser Wilhelm I. auf dem Sterbebett*
1899	Haager Konvention über die friedliche Beilegung internationaler Konflikte	der Großherzog von Hessen beruft Künstler zur Gründung einer Künstlerkolonie nach Darmstadt	Wandbild *Das Gastmahl der Familie Mosse*; erneut Vorsitzender des Vereins Berliner Künstler (bis 1901); Vorsitzender der Sektion für bildende Künste des Senats der Akademie (bis 1900 und von 1902 bis 1906)
1900	Bernhard von Bülow Reichskanzler (bis 1909)	Weltausstellung in Paris, gleichzeitig findet die *Centennale* als Retrospektive französischer Kunst statt; Cornelius Gurlitt: *Die Kunst des 19. Jahrhunderts*	*Kriegsrat in Versailles*; Kartons für Mosaike in der Kuppel des Berliner Doms
1901		Reinhold Begas: *Bismarck-Denkmal* vor dem Reichstag in Berlin; Vollendung der *Siegesallee* in Berlin auf Initiative Wilhelms II.	
1902		Gründung der Zeitschrift *Kunst und Künstler* durch Bruno Cassirer	
1903		Gründung des *Deutschen Künstlerbundes* in Weimar als Vereinigung der Secessionsverbände	*Konstantin von Alvensleben auf dem Schlachtfeld von Vionville*; wird dem Staatssekretär des Inneren »beratend« für die Kunstabteilung der Weltausstellung 1904 in St. Louis, deren Ausführung man der Allgemeinen Deutschen Kunstgenossenschaft übertragen hatte, zur Seite gestellt
1904	britisch-französische *Entente cordiale* gegen Deutschland	Weltausstellung in St. Louis: Reichstagsdebatte über das Auswahlverfahren für die Kunstwerke bzw. die Nichtberücksichtigung des Deutschen Künstlerbundes bei der Zusammenstellung der Ausstellung; Paul Cassirer stellt in seiner Galerie in Berlin Cézanne aus; Julius Meier-Graefe: *Entwicklungsgeschichte der modernen Kunst*	Werner stellt sechs große, ältere Bilder in St. Louis aus
1905	erste Marokko-Krise (bis 1906) zwischen Deutschland und Frankreich wegen marokkanischer Rohstoffgebiete führt zur Festigung der Entente	Gründung der Künstlergruppe *Brücke* durch Erich Heckel, Ernst Ludwig Kirchner und Karl Schmidt-Rottluff in Dresden; Julius Meier-Graefe: *Der Fall Böcklin*	

1906		Wilhelm von Bode wird Generaldirektor der Berliner Museen; die *Jahrhundert-Ausstellung deutscher Kunst* findet in der Nationalgalerie statt	erneut Vorsitzender des Vereins Berliner Künstler (bis 1907)
1907		Pablo Picasso: *Demoiselles d'Avignon*; Gründung des *Deutschen Werkbundes*	
1908	Versuch einer deutsch-britischen Regelung der Flottenfrage: dennoch neue Vorlagen zur deutschen Flottenverstärkung; Daily-Telegraph-Affäre: Wilhelm II. läßt sich ohne diplomatische Rücksicherung über das deutsch-englische Verhältnis aus	Hugo von Tschudi läßt sich infolge der Auseinandersetzung mit Wilhelm II. um Ankäufe neuerer französischer Kunst von seinem Amt als Direktor der Nationalgalerie beurlauben	*Die Enthüllung des Richard-Wagner-Denkmals*; Werner wird vom preußischen Kultusminister als interimistischer Nachfolger Hugo von Tschudis im Amt des Direktors der Nationalgalerie vorgeschlagen; Werner veröffentlicht eine gegen Wilhelm von Bode gerichtete Broschüre *Zum Fall Tschudi*
1909	Theobald von Bethmann-Hollweg Reichskanzler	Ludwig Justi wird Direktor der Nationalgalerie	
1910		Gründung der *Neuen Secession* in Berlin: Zurückgewiesene der *Secession* und Mitglieder der *Brücke* stellen gemeinsam aus 1911 Lovis Corinth wird Vorsitzender der *Berliner Secession*; erste Ausstellung des *Blauen Reiter* in München; Umzug der *Brücke* nach Berlin	Ernennung zum Wirklichen Geheimrat mit dem Prädikat Excellenz
1911	zweite Marokkokrise: Abkommen über französisches Protektorat in Marokko gegen deutsche Entschädigung in Kamerun		
1912	Flottenverhandlungen zwischen Deutschland und England scheitern erneut; SPD wird stärkste Fraktion im Reichstag	Herwarth Walden eröffnet seine Galerie *Der Sturm* in Berlin mit einer Ausstellung des *Blauen Reiter*; in Köln findet die zweite Sonderbund-Ausstellung statt	
1913	Balkankrise durch Aufteilung der europäischen Türkei	Liebermann, Slevogt, die Brüder Cassirer und die Mehrheit der Mitglieder treten aus der Berliner Secession aus, was 1914 zur Gründung der *Freien Secession* führt; Herwarth Walden organisiert den *Ersten Deutschen Herbstsalon* in Berlin	anläßlich seines 70. Geburtstages soll er mit einer Retrospektive geehrt werden, die aber aus außenpolitischen Rücksichten nicht zustande kommt, da Werner auf einige, den Krieg von 70/71 betreffende Bilder nicht verzichten will; die Autobiographie *Erlebnisse und Eindrücke 1870–1890* erscheint
1914	der Mord am österreichischen Thronfolger Franz Ferdinand in Sarajewo (28. 6.) löst den Ersten Weltkrieg aus: 28. 7. Kriegserklärung Österreich-Ungarns, dem das Deutsche Reich die unbedingte Bündnistreue versichert hat, an Serbien; 1. 8. Kriegserklärung Deutschlands an Rußland, 3. 8. an Frankreich		
1915	Italien tritt an der Seite Großbritanniens, Frankreichs und Rußlands in den Krieg ein	Arthur Kampf wird Direktor der Hochschule für bildende Künste in Berlin als Nachfolger Anton von Werners	† 4. 1. in Berlin

Abbildungsnachweis

Akademie der Künste, Berlin: Kat. 435, 527
Alexandra Restaurierungen, Berlin: Abb. 111, 112, 113, 114, 115, 123
Jörg P. Anders, Berlin: Abb. 8, 21, 22, 23, 25; Kat. 64, 245, 307, 355, 361, 400, 401, 407, 413, 420, 421, 449, 456, 462, 464, 466, 467, 472, 475, 477, 479, 485, 486, 487, 552, 560, 584
Archiv für Kunst und Geschichte, Berlin: Abb. 141; Kat. 258, 259, 587
Atelier Altenkirch, Karlsruhe: Abb. 7, 9, 17; Kat. 43, 582
Dominik Bartmann, Berlin: Abb. 11, 20, 19, 24, 26, 117; Kat. 30, 52, 61, 68, 157, 232, 301, 321, 346, 359, 360, 375, 376, 396, 397, 405, 412, 427, 437, 448, 509, 514, 515, 525, 530, 536, 537, 564, 578, 580, 592, 595, 600, 607, 628, 633, 634
Hans-Joachim Bartsch, Berlin: Abb. 1, 44, 50, 73, 85, 88, 99, 102, 109, 116, 119, 124, 125, 126, 127, 130, 131, 132, 133, 134, 135; Kat. 1, 7, 8, 9, 13, 15, 17, 21, 29, 32, 33, 35, 44, 47, 51, 55, 65, 69, 72, 73, 78, 81, 89, 152, 156, 221, 226, 227, 228, 230, 235, 246, 257, 300, 305, 306, 309, 310, 311, 312, 316, 320, 323, 335, 336, 343, 350, 353, 356, 358, 368, 372, 383, 384, 389, 390, 394, 403, 410, 411, 425, 426, 428, 429, 434, 436, 444, 457, 503, 508, 513, 524, 528, 529, 541, 549, 562, 563, 566, 568, 569, 575, 576, 583, 591, 594, 598, 605, 606, 608, 610, 616, 617, 618, 624, 625, 630, 635
Berlinische Galerie, Berlin: Kat. 447
Bildarchiv PK, Berlin: Abb. 2, 48, 90; Kat. 414, 454, 586, 587, 613
Bildarchiv Marburg: Kat. 392, 510
Gabriele Bößert, Kassel: Kat. 54
Eva Maria Borgwald, Berlin: Abb. 105, 106, 107, 108, 118, 120, 121, 122
Hilda Deecke, Berlin: Kat. 10
Deutsches Ledermuseum/Schuhmuseum, Offenbach: Kat. 386
Ege, Düsseldorf: Kat. 626
Forbes Magazine Collection, New York: Abb. 35
Fotoherr, Essen: Kat. 460
Gemäldegalerie Alte Meister, Dresden: Abb. 87
Germanisches Nationalmuseum, Nürnberg: Kat. 572
Ingrid Geske, Berlin: Abb. 100; Kat. 45, 147, 531
Klaus Göken, Berlin: Kat. 548
Anne Gold, Aachen: Kat. 46
Jörn Grabowski, Berlin: Abb. 54, 55, 56, 57, 58, 59
Hauck, Mannheim: Kat. 538, 574
Markus Hawlik, Berlin: Kat. 415, 631
Christoph Hehl, Tiefenbronn: Kat. 303
Udo Hesse, Berlin: Kat. 416
Hirsch, Nördlingen: Kat. 593
Hochschule der Künste, Berlin: Abb. 83, 86, 89; Kat. 238, 313, 328, 349, 450, 461, 555
Ludwig Hoheisel, Weinheim: Kat. 214
Christoph Irrgang, Hamburg: Kat. 406, 409
Hans-Werner Klünner, Berlin: Kat. 367
Heinrich Kobusch, Bielefeld: Abb. 132
Matthias Koeppel, Berlin: Kat. 417
Kramer, Dresden: Kat 537
Kunsthistorisches Institut, Kiel: Kat. 231
Liedl, Radolfzell: Kat. 12
Liegl, Rödermark: Kat. 517
Literarische Gesellschaft, Karlsruhe: Abb. 16, 18
Märkisches Museum, Berlin: Abb. 74, 91, 92, 93, 94, 95, 96, 137, 142; Kat. 433, 458, 565
Gilbert Mangin, Nancy: Abb. 38
Patrice Maurin, Paris: Abb. 43
Meßbildarchiv Land Brandenburg, Berlin: Kat. 523
Museum für Kunst und Kulturgeschichte, Dortmund: Kat. 70, 627
Museum für Kunst und Kulturgeschichte, Lübeck: Kat. 611
Nationalgalerie, SMB, Berlin: Abb. 5, 45, 49, 51, 104
Niedersächsisches Landesmuseum, Hannover: Kat. 332, 570
Ostdeutsche Galerie, Regensburg: Abb. 52
Österreichisches Staatsarchiv, Kriegsarchiv, Wien: Kat. 264
Knud P. Petersen, Berlin: Kat. 588
Pfleiderer, Minden: Kat. 507
Renard, Kiel: Kat. 247, 398, 399
Réunion des musées nationaux, Paris: Abb. 27, 28, 31, 32, 34, 37, 39, 40, 41
Royal Collection, Windsor Castle: Kat. 556
Saarland-Museum, Saarbrücken: Kat. 314, 315, 330, 333, 334, 337, 338, 341, 369
Christoph Sandig, Leipzig: Kat. 550
Slg. Georg Schäfer, Schweinfurt: Abb. 53; Kat. 5, 559
Schleswig-Holsteinisches Landesmuseum, Schleswig: Kat. 236, 254
Kai Schwabe, Bremen: Abb. 75, 76, 77, 78, 79, 80, 81, 82
Ursula Seitz-Gray, Frankfurt/Main: Abb. 110
Skulpturengalerie, SMB, Berlin: Abb. 129, 138, 139, 140
Sotheby's, München: Abb. 97, 98
Staatliche Graphische Sammlung, München: Abb. 70
Staatliche Kunsthalle, Karlsruhe: Abb. 10, 13, 14, 15, 29, 60; Kat. 56, 173, 180
Staatliche Schlösser und Gärten Potsdam-Sanssouci, Potsdam: Kat. 234, 370, 551, 581
Staatsbibliothek PK, Berlin: Abb. 42, 66, 67, 68, 69, 71, 72
Staatsgalerie Stuttgart, Graphische Sammlung, Stuttgart: Abb. 62; Kat. 58, 244
Stadtarchiv Saarbrücken, Saarbrücken: Kat. 308
Städtische Galerie, Karlsruhe: Kat. 42, 304
Stichting Huis Doorn: Kat. 233, 526
The Walters Art Gallery, Baltimore, Maryland: Abb. 101
Andreas C. Theil, Berlin: Abb. 61, 63; Kat. 329, 511
Unbekannt: Abb. 3, 4, 6, 12, 33, 36, 39, 46, 47, 64, 65, 84, 103, 128; Kat. 74
Elke Walford, Hamburg: Kat. 53, 534
Wehrgeschichtliches Museum, Rastatt: Kat. 455
Wendel, Düsseldorf: Abb. 30
Westfälisches Landesmuseum, Münster: Kat. 579
Volker Westphal, Berlin: Kat. 63
Edmund Witecki, Wrocław: Kat. 393, 418, 614

Register